L. Peterson/P. Renström

Verletzungen im Sport

Prävention und Behandlung

Deutsche Übersetzung R. E. Willburger, K. S. Kleemeyer

3. völlig neu bearbeitete Auflage

Deutscher Ärzte-Verlag Köln

Lars Peterson, MD, PhD
Professor, Department of Orthopaedics,
University of Gothenburg
Clinical Director, Gothenburg Medical
Center
Gothenburg

Per Renström, MD, PhD
Professor, Karolinska Institutet
Director, Section of Sports Medicine,
Department of Orthopaedics,
Karolinska Hospital
Consultant, Tipskliniken, St Göran's
Hospital
Stockholm

1. Auflage 1981
2. Auflage 1987
3. Auflage 2002

Mit 335 Abbildungen in 560
Teilabbildungen und 14 Tabellen

ISBN 3-7691-0320-3

Die Deutsche Bibliothek - CIP Einheitsaufnahme
Peterson, Lars:
Verletzungen im Sport : Prävention und
Behandlung / Lars Peterson ; Per
Renström.
Dt. Übers.: R. Willburger ; K. S. Kleemeyer.
- 3. Aufl.. - Köln : Dt. Ärzte-Verl., 2002
Einheitssacht.: Skador inom idrotten <dt.>
ISBN 3-7691-0320-3

Titel der englischen Originalausgabe:
Sport Injuries
Their Prevention and Treatment

Satz: Deutscher Ärzte-Verlag GmbH, Köln
Druck/Bindung: Kyodo Printing Pte. Ltd.,
Singapure

5 4 3 2 1 0 620

Danksagung der Autoren

Die erste Auflage dieses Buches ist 1970, die zweite Auflage 1983 und die englische Übersetzung 1986 erschienen. Das Buch wurde später in 10 weitere Sprachen übersetzt und ist, wie man uns sagte, das am weitesten verbreitete Buch, das sich mit Sportverletzungen befasst. Diese dritte Auflage ist das Ergebnis vieler Jahre Arbeit, in denen der Text nicht nur ständig aktualisiert und umgeschrieben wurde, sondern auch die Zeichnungen und die Fotos eingeführt wurden. Es gibt zahlreiche Menschen, die sehr hilfreich waren und auf ihre eigene Art und Weise zu diesem Buch beigetragen haben. Hierfür sind wir sehr dankbar.

Gute Zeichnungen sind von größter Wichtigkeit. Die Zeichnungen in der ersten Auflage stammten hauptsächlich von Tommy Bolic Eriksson, die in der zweiten Auflage von Tommy Berglund und die in der dritten von Lennart Molin. Diese exzellenten Zeichner haben unsere Absichten mit großem Geschick und großer Vorstellungskraft umgesetzt. Unser Freund Ole Roos hat uns mit den Fotografien in diesem Buch professionell geholfen und unterstützt. Seinem fotografischen Geschick gilt unsere dankbare Anerkennung.

Scott Lynch hat uns sehr bei der Arbeit für dieses Buch geholfen. Er trug hierzu durch sein Fachwissen insbesondere in den Kapiteln über die Hand und das Handgelenk bei. Scott ist ein großartiger orthopädischer Chirurg und wir schätzen seine Mitarbeit sehr. Denise Alosa hat das Rehabilitationsprogramm ausgearbeitet, wir sind ihr sehr dankbar für die kompetente Arbeit, die sie hierin investiert hat. Anna Frohm-Grönqvist, RPT aus Bosön, und Dane Thomas, aus dem Karolinska Institut, haben mit ihrer kritischen Durchsicht des Rehabilitationskapitels ihr Fachwissen mit uns geteilt. Darüber hinaus sind wir auch anderen Personen, die konstruktive Kritik am Manuskript geübt haben, dankbar, so Margaret Olmedo, MD, Louisiana State University, und Professor Bengt Saltin, Kopenhagen. Magnus Tengvar, Radiologe aus Sophiahemmet, Stockholm, versorgte uns großzügig mit den meisten MRT-Bildern.

Wir möchten unseren Sekretärinnen Carrie Plunkett, Burlington, Vermont, und Louise von Essen, Abteilung für Sportmedizin, Karolinska Hospital, Stockholm, für ihre unschätzbare Hilfe beim Tippen der Manuskripte für dieses Buch danken. Wir möchten auch Robert Peden von Martin Dunitz Publishers für seine exzellente Überprüfung der Sprache und redaktionelle Detailarbeit danken. Robert hat viel Mühe in den gesamten Produktionsprozess dieses Buches investiert, indem er sich ständig mit uns traf und den notwendigen Druck ausübte. Wir möchten Martin Dunitz auch für seine großartige Unterstützung und das Verlegen dieses Buches danken.

Wir freuen uns, dass dieses Buch das Interesse so vieler Menschen geweckt hat. Dieses Buch beruht auf unserer eigenen Philosophie und unseren persönlichen Erfahrungen und wird durch diese belebt. Wir hoffen sehr, dass Sie als Leser dieses Buch genießen werden.

Danksagung des Verlages

Der Verlag ist der All Sport Fotoagentur für die Erlaubnis, folgende Abbildungen ihrer Fotografen wiedergeben zu dürfen, sehr dankbar:

Umschlagseite vorne (Karl Weatherly); 2.1 (Shaun Botterill); 2.3 (Mike Powell); 2.18 (links, Todd Warshaw; rechts, Dan Smith); 2.29 (Alvin Chung); 2.30 (Alvin Chung); 3.2 (links, Mike Powell; rechts, Alvin Chung); 3.3 (Gary M Prior); 3.4 (links, Otto Greule; rechts, Jim Commentucct); 3.5 (Stu Forster); 3.6 (Chris Cole); 3.7 (Clive Brunskill); 3.8 (Trevor Jones); 4.7 (Simon Bruty); 5.2 (Mike Powell); 6.5 (rechts, Mike Powell); 6.7; 7.13 (links; Mitte, Doug Pensinger); 8.4; 8.10 (Mike Powell); 8.14 (Gary Prior); 8.19 (Mike Powell); 9.2 (Stu Forster); 9.3 (Nebenbild: David Cannon); 9.4; 9.6 (oben, Simon Bruty; Mitte, Mike Powell; unten, Gray Mortimore); 9.9 (Gray Mortimore); 9.16 (Tony Duffy); 9.21 (Mann Guichaoua); 10.4 (Mike Powell); 10.6 (links); 10.19 (Gray Mortimore); 10.25 (Mike Powell); 11.22 (Stephen Dunn); 11.45 (Jim De Frisco); 11.47 (Doug Pensinger); 12.11 (oben, Pascal Rondeau); 12.13A (Gray Mortimore); 13.4 (Stephen Munday); 14.12 (Gray Mortimore); 17.1 (Didier Givois); 17.2 (David Leah); 18.2 (Clive Brunskill); 18.3 (Adam Pretty); 20.1 (Gray Mortimore);

Blackwell Scientific Publishers für die Erlaubnis, die Abbildungen 3.11 und 3.12 aus Johnson R and Renström P, in Renström PA (ed.) *Clinical Practice of Sports Injury: Prevention and Care* (1994) S. 676, wiederzugeben;

Fotograf Roland Rygin für die Erlaubnis, Abbildung 12.5 (rechts) wiederzugeben;

der International Society of Biorheology and IOS Press für die Erlaubnis, Abbildung 20.2 aus Woo SL et al, in *Biorheology* 19 (1982) 397 wiederzugeben;

und Prisma Forlag für die Erlaubnis, Abbildung 2.15 aus Eriksson BO, Mellstrand T, Peterson L et al, *Sjukdomar, ldkemedel och idrott* (1990) S. 251, wiederzugeben.

Vorwort

Millionen von Menschen aller Altersgruppen treiben Sport oder sind auf andere Art und Weise körperlich aktiv. Auf der ganzen Welt und an jedem Tag vermittelt Sport ein Gefühl der Zusammengehörigkeit, der sozialen Interaktion und des Wohlbefindens.

Körperliche Aktivität ist auch für die Gesundheit des Menschen insgesamt sehr wichtig. Regelmäßige körperliche Aktivität, Bewegungsübungen, Training und Sport können die kardiovaskuläre, metabolische und funktionelle muskuläre Leistungsfähigkeit erhöhen. Zudem unterstützen diese Tätigkeiten die Bemühungen, Risikofaktoren für Krankheiten zu reduzieren: Sie wirken sich dadurch günstig aus sowohl im Hinblick auf primäre und sekundäre Prävention als auch bei der Therapie und Rehabilitation. Körperliche Aktivität wirkt sich auf alle Körpergewebe positiv aus und kann das Verletzungsrisiko insbesondere im Hinblick auf Überlastungsschäden reduzieren. Laut Bericht des US-amerikanischen Gesundheitsministers über körperliche Aktivität und Gesundheit reduziert regelmäßige Aktivität, die mehr oder weniger täglich ausgeführt wird, das Risiko, Faktoren zu entwickeln, die zu Erkrankung und Tod führen können. Die körperliche Aktivität verbessert die Gesundheit in folgenden Bereichen: Sie reduziert das Risiko, an einer Herzerkrankung zu sterben, Diabetes, hohen Blutdruck oder ein Kolonkarzinom zu entwickeln; sie hilft auch denen, die bereits einen hohen Blutdruck haben, ihn zu reduzieren. Sie hilft dabei, das Körpergewicht zu kontrollieren, gesunde Knochen, Muskeln und Gelenke aufzubauen und zu erhalten. Sie hilft älteren Erwachsenen dabei, kräftiger zu werden und sich ohne hinzufallen zu bewegen, und sie fördert das psychische Wohlbefinden.

Körperlich aktiv zu sein ist demnach günstig und notwendig für den Erhalt einer guten Gesundheit, die für den aktiven Menschen wie auch für die Gesellschaft von großem Wert ist. Einige behaupten, dass Sportverletzungen und -beschwerden die Gesellschaft viel Geld kosten, daher sollte betont werden, dass die Kosten, die der Gesellschaft durch Sportverletzungen entstehen, im Verhältnis zur Gesundheit und den sozialen Vorteilen, die durch Sport und körperliche Aktivität geschaffen werden, sehr gering sind.

Es gibt jedoch auch gewisse Risiken im Hinblick auf Verletzungen und andere medizinische Probleme. Mit zunehmendem Wissen um den Wert körperlicher Aktivität und die Behandlung und Prävention von Verletzungen werden die Kosten für die Gesellschaft abnehmen. Es besteht daher ein großer Bedarf an sportmedizinischem Fachwissen und Information. Dieses Buch wird hoffentlich einer wichtigen Rolle gerecht, indem es Informationen darüber verbreitet, wie Verletzungen beim Sport und bei körperlicher Aktivität so korrekt wie möglich behandelt und verhindert werden können.

Einleitung

Die Sportmedizin umfasst folgende Elemente: Vorbereitung und Training; Prävention von Verletzungen und Erkrankungen; Diagnose und Behandlung von Verletzungen und Erkrankungen; Rehabilitation und Rückkehr zu körperlicher Aktivität und Teilnahme am Sport. Dieses Buch behandelt hauptsächlich den Teil der Sportmedizin, der sich auf Verletzungen, ihre Prävention, Diagnose, Behandlung und Rehabilitation konzentriert (d.h. Sporttraumatologie).

Vorbereitung und Training beinhalten die Anleitung zu Trainingsmethoden, Technik, diätetische Anforderungen, missbräuchliche Wirkung von Drogen, Alkohol und Doping insgesamt, wie auch psychologische Vorbereitung auf Wettkämpfe. Dieser Teil wird in diesem Buch nur kurz behandelt.

Die Prävention von Verletzungen im Sport hängt von guter Vorbereitung, aber auch von adäquater Kleidung und adäquatem Schutz, guter Ausrüstung, vernünftigem Regelwerk, adäquaten Sportstätten, regelmäßigen Gesundheitskontrollen usw. ab.

Diagnose und Behandlung von Verletzungen machen den Hauptteil der Sporttraumatologie aus. Eine korrekte Diagnose ist die Voraussetzung für eine erfolgreiche Behandlung. Schwerwiegende akute Verletzungen werden im Allgemeinen auf den Notfallstationen adäquat behandelt. Subakute und chronische Schäden stellen häufiger ein Problem für den Teammanager, den Trainer oder den Arzt dar. Verletzungen wie Überlastungsschäden der Sehnen und Knochen wie auch Verletzungen des Gelenkknorpels sind oftmals schwierig zu diagnostizieren und zu behandeln, und sie werden nicht immer gut verstanden.

Rehabilitation und Rückkehr zum Sport erfordern oftmals Teamwork zwischen dem Arzt, dem Physiotherapeuten, dem Trainer und dem Sportler. Verletzungen heilen mit unterschiedlicher Geschwindigkeit abhängig von der Art des betroffenen Gewebes, aber auch abhängig von Schwere und Lokalisation. Soll die Rehabilitation erfolgreich sein, ist es unabdingbar, dass die für die Behandlung verantwortliche Person über ein fundiertes Wissen des Heilungsprozesses in den unterschiedlichen Geweben verfügt und auch mit den Anforderungen des jeweiligen Sports vertraut ist.

Letztlich ist die Sportmedizin eine Disziplin, an der viele unterschiedliche medizinische Fachgebiete beteiligt sind. Der Sportmediziner kann ein Orthopäde, Rehabilitationsspezialist, ein Allgemeinmediziner, ein Rheumatologe oder einer von vielen anderen Spezialisten sein. In einigen Ländern gibt es spezielle Ausbildungsprogramme für Sportmediziner. Jedes Land verfügt über ein eigenes, etwas unterschiedliches System. Es ist aber zu hoffen, dass auf diesem Gebiet langfristig eine Einigung erzielt wird. Unabhängig von der Ausbildung wird ein guter Sportmediziner mit den oben beschriebenen Prinzipien der Sportmedizin vertraut sein und auch mit den Anforderungen der unterschiedlichen Sportarten.

Glossar

Anmerkung: Seitenzahlangaben von Illustrationen anatomischer Ausdrücke sind im Sachverzeichnis kursiv gedruckt.

Abduzieren: Einen Körperteil von der Mittellinie des Körpers wegbewegen.
Adduzieren: Einen Körperteil zur Mittellinie des Körpers hin bewegen.
Abrissfraktur: Abriss eines knöchernen Ansatzes.
Bursa: Schleimbeutel, ein kleines Säckchen fibrösen Gewebes, das mit Synovialmembran ausgekleidet und mit Synovia gefüllt ist.
Chondral: Knorpelig.
Cutting: Eine plötzliche scharfe Drehung (z.B. wie das Knie sie bei Laufsportarten ausführt).
Débridement: Entfernung von abgestorbenem Material.
Distal: Vom Ursprung oder Ansatzpunkt oder der Mittellinie im Körper entfernt gelegen.
Dorsalflexion: Nachhintenbeugen des Fußes oder der Hand oder der Finger, das heißt Beugung in Richtung der streckseitigen Oberfläche.
Epiphyse: Das Ende eines langen Knochens, das anfänglich durch Knorpel vom Knochenschaft getrennt ist.
Evertieren: Nach außen drehen.
Exostose: Knöcherne Wucherung.
Exzentrische Arbeit: Muskelkontraktion bei Längenzunahme des Muskels.
Hallux: Die Großzehe.
Hypertrophie: Größenzunahme von Gewebe oder Organen durch Vergrößerung der Zellen und weniger durch eine Zunahme der Zellzahl.
Hypotrophie: Abnahme eines Gewebes oder Organs durch Schrumpfen der Zellen, weniger durch Abnahme der Zellzahl.
Invertieren: Einwärts drehen.
Isokinetisches Training: Eine Form des Muskeltrainings, welches mit konstanter Geschwindigkeit gegen einen variablen Widerstand ausgeführt wird.
Isometrisches Training: Eine Art des Muskeltrainings, das in einer konstanten Haltung (ohne Veränderung der Muskellänge) und mit variabler Belastung durchgeführt wird.
Isotonisches Training: Eine Form des Muskeltrainings, das mit variabler Belastung durchgeführt wird.
-itis: Entzündung eines Organs, Gewebes etc.
Kinetische Kette: Mehrgliedrige Bewegung, bei der ein oder mehrere Gelenke beteiligt sind: (geschlossen), wenn das distale Glied stabil ist und das proximale frei ist; (offen), wenn das proximale Segment stabil ist und das distale Segment frei ist.
Konzentrische Arbeit: Muskelkontraktion bei verkürztem Muskel.
Knorpel: Dichtes Bindegewebe, welches aus einer Matrix besteht, die von spezialisierten Zellen (Chondroblasten) gebildet wird.
Krepitation: Knisterndes oder quietschendes Geräusch.
Lateral: An der Seite eines Organs oder Körpers gelegen bzw. die Seite betreffend.

Ligament: Ein kräftiges Band aus weißem fibrösem Bindegewebe, welches zwei Knochen verbindet.

Luxation: Vollständige Ausrenkung eines Gelenkes: gegenüberliegende Gelenkoberflächen stehen nicht mehr in Kontakt zueinander.

Medial: In der mittleren Region eines Organs, Gewebes oder des Körpers gelegen.

Osteochondral: Knochen und Knorpel betreffend.

Osteophyten: Knöcherne Randzacken.

Periost: Eine Schicht dichten Bindegewebes, welches die Oberfläche eines Knochens mit Ausnahme der Gelenkoberflächen bedeckt.

Plantar: Die Fußsohle betreffend.

Pronation: Die Drehung der Hand oder des Fußes derart, dass Handfläche oder Fußsohle nach unten zeigen.

Propriozeption: Die Fähigkeit, Haltungsveränderungen verschiedener Körperteile oder Grade muskulärer Aktivität ohne Hilfe durch Sicht wahrzunehmen.

Proximal: Nahe am Ursprung oder Ansatz oder nahe zur Mittellinie des Körpers gelegen.

Rotatorenmanschette: Das Gebiet, in dem die Sehnen der Musculi subscapularis, supraspinatus, infraspintatus und teres minor zusammenlaufen.

Spongiosa: Poröser (markhaltiger) Knochen.

Subluxation: Eine teilweise Ausrenkung eines Gelenkes: Gegenüberliegende Gelenkoberflächen sind dabei nicht mehr korrekt ausgerichtet.

Supination: Die Drehung der Hand oder des Fußes nach innen, sodass Handfläche bzw. Sohle so weit wie möglich nach oben zeigen.

Synovia: Dicke farblose, gleitfähig machende Flüssigkeit, die ein Gelenk oder einen Schleimbeutel umgibt und die Sehnenscheide ausfüllt, sie wird von der Synovialmembran gebildet.

Valgus: Beschreibt jegliche Deformität, bei der ein Gelenk in Richtung Mittellinie fehlgestellt ist.

Varus: Beschreibt jegliche Deformität, bei der ein Gelenk von der Mittellinie weg fehlgestellt ist.

1 Allgemeine Grundsätze

Sportschäden werden durch Traumen unterschiedlichen Ausmaßes verursacht. Der Einfachheit halber unterscheiden wir zwischen Sportverletzungen, die durch Einwirkung großer Kräfte entstehen (Makrotraumen), und Überlastungssyndromen, verursacht durch wiederholte Mikrotraumen.

Unfallverletzungen

Akute Unfallverletzungen sind im Sport häufig und erwecken das meiste öffentliche und wissenschaftliche Interesse, denn die Ursache der Verletzung kann exakt ermittelt werden. Somit ist es leichter, die Verletzung zu definieren und nach einer angemessenen Behandlung zu suchen.

Die Häufigkeit von Unfallverletzungen variiert sehr stark zwischen den Sportarten. Kontaktsportarten wie z.B. Fußball, Eishockey, Handball, Ringen, Football und Rugby weisen tendenziell mehr Unfallverletzungen auf.

Die Ursache und Schwere der Verletzung sind normalerweise offensichtlich. Im Allgemeinen verspürt der Sportler einen rasch einsetzenden Schmerz, und eine Schwellung bildet sich aus, die jedoch typischerweise erst nach einigen Stunden ihr Maximum erreicht. Aus diesem Grunde ist es am Besten, die Untersuchung sofort nach dem eingetretenen Trauma durchzuführen, bevor die Schwellung dem Sportler bei der Untersuchung des verletzten Bereiches unerträgliche Schmerzen verursacht.

Die sofortige Eindämmung der Schwellung kann wesentlich zu einer schnelleren Rückkehr zum Sport beitragen. Behandlungsprinzipien werden in Kapitel 5 beschrieben. Sobald diese frühzeitigen Maßnahmen abgeschlossen sind, wird entschieden, ob weiterer ärztlicher Rat notwendig ist, und entsprechend gehandelt.

Überlastungssyndrome

Überlastungssyndrome sind schwer zu diagnostizieren und zu behandeln. Diese Schäden treten immer häufiger auf, da sowohl die sportlichen Aktivitäten im Allgemeinen als auch die Trainingsdauer und -intensität zunehmen.

Obwohl Überlastungsverletzungen (Stressfrakturen) bereits 1855 erstmals dokumentiert wurden, hat es seither nur wenige Untersuchungen darüber gegeben, und das heutige Wissen basiert hauptsächlich auf praktischer klinischer Erfahrung. Überlastungsverletzungen werden zumeist durch wiederholte Überbelastung verursacht, die zu mikroskopischen Verletzungen im Muskel- und Skelettsystem führt. Gewebe können großen Belastungen standhalten, diese Fähigkeit hat aber eine kritische Grenze, die stark interindividuell und abhängig von der Belastungshäufigkeit variiert (Abb. 1.1). *Intrinsische*

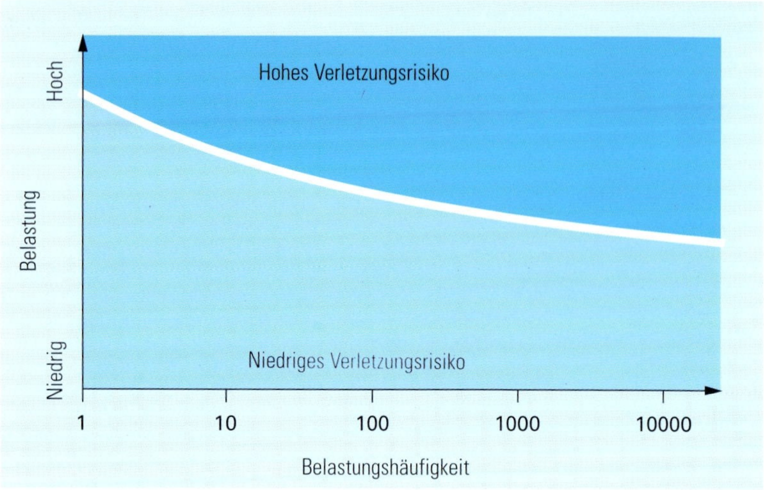

Abb. 1.1: Verhältnis zwischen Belastung und Belastungshäufigkeit bei Verletzungen.

Faktoren wie Achsfehlstellungen des Beines, muskuläre Imbalance und andere anatomische Probleme sowie *extrinsische* Faktoren wie Trainingsfehler, fehlerhafte Technik, falsche Ausrüstung und Bodenbeläge und schlechte Bedingungen können zu einer erhöhten Verletzungsanfälligkeit der Gewebe führen.

Die tatsächliche Häufigkeit überlastungsbedingter Verletzungen ist unbekannt, aber Schätzungen besagen, dass 25–50% der Sportler, die eine Sportmedizinische Klinik aufsuchen, eine Überlastungsverletzung erlitten haben. Das Alter beim Auftreten von Überlastungsverletzungen variiert ebenfalls, am häufigsten treten sie bei Spitzensportlern im Alter von 20–29 Jahren auf, werden aber auch bei Freizeitsportlern im Alter von 30–49 Jahren beobachtet. Bei Erwachsenen herrschen Überlastungsverletzungen nach 2 Jahren mit regelmäßigem, täglichen Training vor. Einige Sportarten beinhalten ein erhöhtes Risiko: 80% der Überlastungsverletzungen werden in Ausdauersportarten wie Langstreckenlauf beobachtet oder in Individualsportarten, die eine anspruchsvolle Technik und sich wiederholende Bewegungen erfordern wie Tennis, Turnen und Gewichtheben. Von diesen Verletzungen traten 80% an den unteren Extremitäten auf, am häufigsten am Knie (28%) und am Sprunggelenk, dem Fuß und der Ferse (21%). Den meisten Überlastungsverletzungen liegt eine Entzündungsreaktion zu Grunde. Überlastungsverletzungen an Sehnen sind häufig eine Folge degenerativer Veränderungen (S. 43).

Entzündung

Entzündung ist die Antwort des Körpers auf Gewebeverletzungen durch Druck, Friktion, wiederholte Belastung oder Überbelastung und ein äußeres Trauma. Ein Trauma geht einher mit einer Blutung, die Schwellung und erhöhten Druck verursacht. Sowohl extrinsische als auch intrinsische Faktoren (siehe oben) tragen zur Entzündungsreaktion in Sehnenscheiden, Sehnen- und Muskelansätzen, Schleimbeuteln und dem Periost bei. Überlastungsverletzungen können durch verschiedene Kombinationen von Häufigkeit und Belastung verursacht werden, wie z.B.:

Inhaltsverzeichnis

Mitarbeiter

Die Autoren sind folgenden Mitarbeitern für ihre Hilfe und Arbeit an einzelnen Textabschnitten sehr dankbar:

Scott Lynch, MD
Department of Orthopaedics
Penn State University
Hershey, Pennsylvania, USA

Denise Alosa, ATC
University of Vermont
Burlington, Vermont, USA

Die folgenden Künstler haben Beiträge zu diesem Buch geliefert:

Lennart Molin
Tommy Berglund
Tommy Bolic Eriksson
Marian Tasker

Die exzellenten Studiofotografien wurden aufgenommen von:

Ole Roos
Svensk Sportfoto & Bildmedia
Mölndal, Schweden

- normale Belastung bei hoher Frequenz/vielen Wiederholungen;
- hohe Belastung bei normaler Frequenz;
- hohe Belastung bei hoher Frequenz.

Eine Entzündung entsteht auch als Antwort auf bakterielle Infektionen. Sie begrenzt und bekämpft solche Infektionen ebenso wie sie die Heilung stimuliert. Gleich welcher Natur die zu Grunde liegende Ursache ist, führt die Entzündungsreaktion zu einer gestörten und schmerzhaften Beweglichkeit des betroffenen Körperteiles und erzwingt somit Ruhe. Wenn gleitende Oberflächen betroffen sind wie die der Sehnen und ihrer Scheiden, kann sich eine Krepitation oder „Knarren" entwickeln. Wird die Entzündung nicht kontrolliert, entsteht Narbengewebe. Daher ist eine frühzeitige, intensive Behandlung angeraten.

Das Wichtigste bei der Behandlung einer Entzündung ist, ihre Ursache zu beseitigen. Als Nächstes ist die Abschwellung wichtig, um Schmerzen zu lindern, die Beweglichkeit zu verbessern und die Heilung zu fördern. Typische Symptome der Entzündung sind:

- Schwellung durch Flüssigkeitsansammlung;
- Rötung durch vermehrte Durchblutung;
- lokale Überwärmung durch vermehrte Durchblutung im Verletzungsbereich;
- Berührungsempfindlichkeit des betroffenen Bereiches;
- Funktionseinschränkung des betroffenen Bereiches durch Schwellung und Empfindlichkeit.

Entzündungen beginnen oft schleichend, anfänglich können Schmerz und Steifigkeit nach dem Aufwärmen abnehmen oder gar verschwinden. Normalerweise kehrt jedoch der Schmerz während fortgesetzter Aktivität zurück und verschlimmert sich. Solange keine Ruhepause eingehalten wird, besteht große Gefahr, in einen „Schmerzkreislauf" zu geraten, in dem die Fortsetzung der Aktivität zu weiteren Verletzungen, Entzündung und Schmerz führt. Wird dieser Kreislauf nicht unterbrochen, kommt es zu chronischen Schmerzen, deren Behandlung äußerst schwierig sein kann.

Schmerz

Die Schmerzempfindung entsteht in freien Nervenendigungen, die blind zwischen den Gewebezellen enden. Diese Schmerzrezeptoren sind in den meisten Geweben vorhanden, in der Haut aber besonders zahlreich. Der Schmerz ist ein Mechanismus, der uns vor Verletzungen warnt, damit wir entsprechend reagieren können.

Es können verschiedene Schmerzarten empfunden werden, der spitze Schmerz bei einer Fraktur, der dumpfe Schmerz bei einer chronischen Entzündung, ein anhaltender Schmerz wie beim Sodbrennen, ein pochender Schmerz wie bei Gefäßbedrängungen, ein fortgeleiteter Schmerz durch Nerveneinklemmung und brennender Schmerz. Die Art des Schmerzes kann auf die richtige Diagnose hinweisen. Die häufigsten Schmerzarten bei Sportverletzungen sind der spitze Schmerz und der anhaltende, dumpfe Schmerz, der bei chronischen entzündlichen Problemen nach sportlicher Aktivität oder in der Nacht verspürt wird. Der Schmerz kann oft wirksam mit Medikamenten behandelt werden, aber er wird nicht aufhören, solange seine Ursache nicht beseitigt ist.

Der Schmerz sollte als Warnsignal für Gewebeverletzungen angesehen werden und sollte zu einer Änderung der Aktivität oder Ruhepause für das verletzte Gewebe führen.

2 Verletzungen im Muskel- und Skelettsystem

Knochenverletzungen

Skelettverletzungen beim Sport sind häufig, insbesondere bei Kontaktsportarten wie Fußball (Abb. 2.1) und bei Individualsportarten wie Ski fahren, Turnen und Reiten.

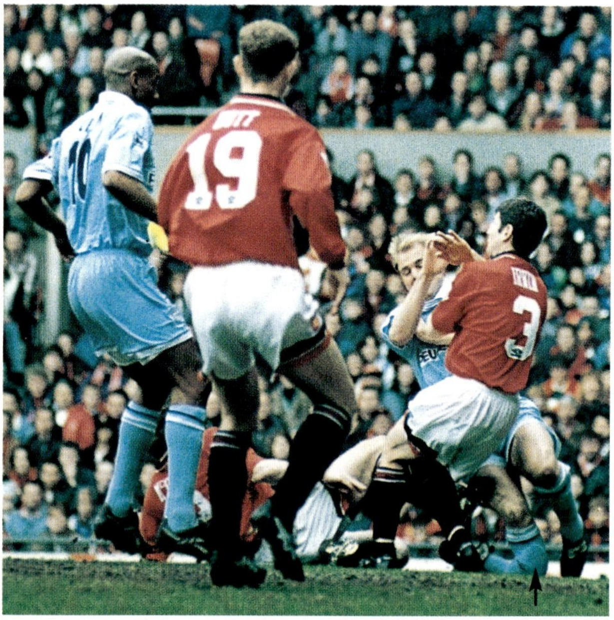

Abb. 2.1: Einer dieser Spieler hat eine Unterschenkelfraktur erlitten (Pfeil) (mit freundlicher Genehmigung von All Sport, Fotograf: Shaun Botterill).

Funktionelle Anatomie

Die Knochen des Skelettes haben hauptsächlich drei Aufgaben. Die erste besteht darin, ein stabiles Tragegerüst zu schaffen, das dem Körper ermöglicht zu stehen: Dies ist die Hauptfunktion des Beckens, der Wirbelsäule und der unteren Extremitäten. Die zweite Aufgabe besteht darin, stabile Ansätze für die Muskeln, Sehnen und Bänder zu bieten, um effiziente Bewegungen zu ermöglichen. Die dritte Aufgabe ist es, verletzliches Weichteilgewebe zu schützen.

Knochen sind lebendes Material, und sie können sich als Antwort auf Veränderungen ihrer örtlichen Umgebung selbst umformen (Wolff'sches-Gesetz). Aktivität bewirkt eine Kräftigung der Knochen; Inaktivität schwächt sie (s. S. 481). Stoßende Aktivitäten wie z.B. Laufen bewirken eine Verdickung und Kräftigung der Gewicht tragenden Knochen. Knochen können auch auf andere

Stressfaktoren wie z.B. Frakturen reagieren: Die Zellen innerhalb eines Knochens sind in der Lage, den abgestorbenen Knochen der Fraktur zu entfernen und ihn durch neuen gesunden Knochen zu ersetzen. Eine gewisse Belastung des Knochens fördert den Heilungsprozess, ein Zuviel zerstört die heilenden Strukturen, sodass „die goldene Mitte“ angestrebt werden muss. Eine Unterbrechung des Heilungsprozesses kann zu einer Pseudarthrose führen.

Knochen widerstehen Druckbelastung besser als Spannung und/oder Torsion. Aus diesem Grunde entstehen die meisten Brüche, wenn ein Knochen verdreht oder gebogen wird. Die Biegebewegung führt auf der Gegenseite des Knochens, dort wo die Fraktur beginnt, zu einer Zugbelastung (Auseinanderziehen). Wiederholte Zugbelastungen auf den Knochen können zu Stressfrakturen führen.

Frakturen

Eine Fraktur ist eine potenziell schwere Verletzung, die nicht nur den Knochen schädigt, sondern auch das umgebende Weichteilgewebe, Sehnen, Bänder, Muskeln, Nerven, Blutgefäße und Haut. Frakturen können das Ergebnis eines direkten Traumas sein, z.B. ein Stoß gegen das Bein, oder durch ein indirektes Trauma verursacht werden, z.B. wenn der Fuß eingeklemmt wird und dadurch der Sportler ungünstig fällt und sich das Bein bricht.

Frakturarten

Skelettfrakturen können quer, schräg und spiralförmig verlaufen oder es können Trümmerbrüche auftreten (Abb. 2.2). Wenn die Frakturenden die Haut durchspießen, spricht man von einer offenen oder komplizierten Fraktur (Abb. 2.3). Wenn die Haut unverletzt bleibt, handelt es sich um eine geschlossene oder einfache Fraktur. Bei komplizierten Frakturen besteht ein hohes Infektionsrisiko für den Knochen, und es ist eine besondere Behandlung erforderlich. Bei Beteiligung einer benachbarten Gelenkfläche spricht man von einer Fraktur mit Gelenkflächenbeteiligung. Eine Abrissfraktur bedeutet, dass ein knöcherner Muskel- oder Bandansatz abgerissen wurde.

Die verschiedenen Arten der Frakturdislokation sind die Abknickung, Rotation und Verkürzung. Ziel jeder Behandlung sollte es sein, die Frakturenden so genau wie möglich in ihre Position zurückzubringen, d.h. die Dislokation zu reponieren und den Knochen durch Manipulation in seine normale Ausrichtung zurückzubringen. Bezüglich der Frakturen bei Kindern und Jugendlichen s. S. 444.

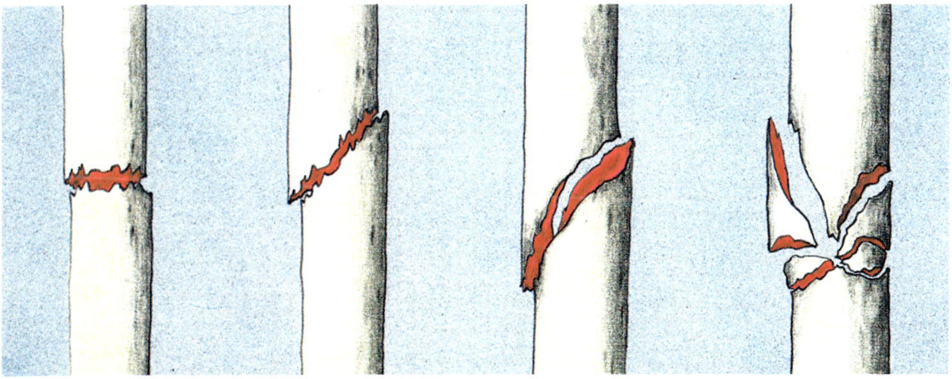

Abb. 2.2: Verschiedene Frakturtypen (von links) Querfraktur, Schrägfraktur, Spiralfraktur und Trümmerfraktur.

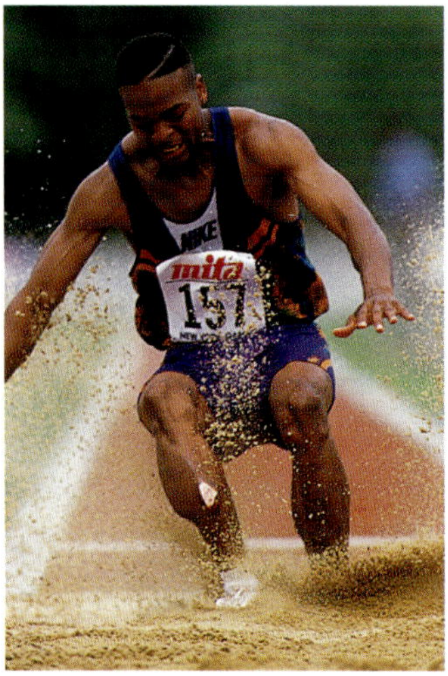

Abb. 2.3: Die frakturierte Tibia durchspießt hier sichtbar die Haut (mit freundlicher Genehmigung von All Sport, Fotograf: Mike Powell).

Begleitende Weichteilverletzungen

Das Weichteilgewebe in der Umgebung der Fraktur wird oft durch scharfe Knochenfragmente geschädigt, und je stärker der Aufprall, desto größer ist das Risiko ausgedehnter Weichteilverletzungen (Abb. 2.4). Solche Verletzungen können die Blutung verstärken und die Heilung verzögern. Sie können sogar zu größeren Problemen als die Fraktur selbst führen. Große Blutgefäße und Nerven werden nur selten bei Frakturen geschädigt, aber diese Komplikationen kommen bei Humerusfrakturen knapp oberhalb des Ellenbogengelenkes und bei Handgelenkfrakturen vor.

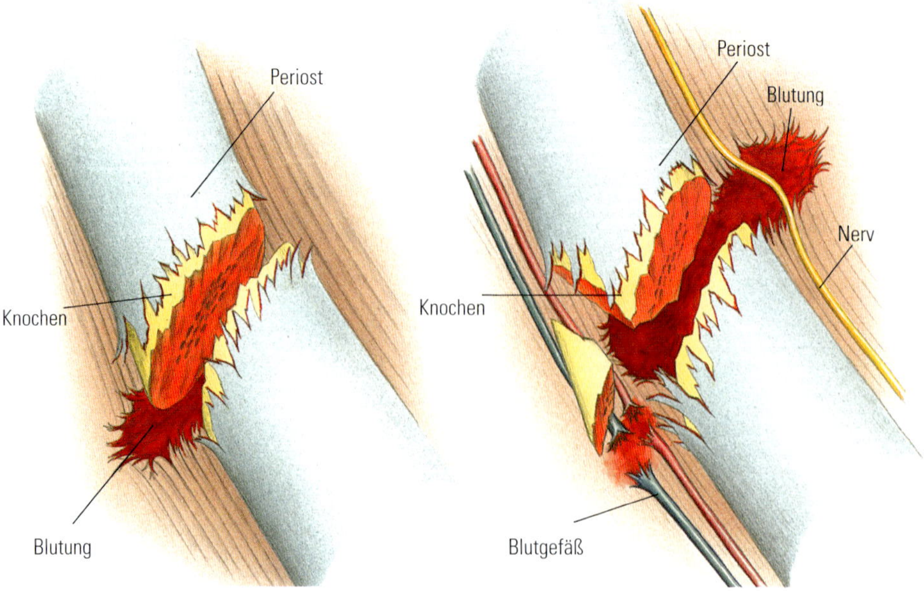

Abb. 2.4: (Links) Fraktur mit Blutung und Periostruptur. **(Rechts)** Fraktur mit Blutung und Periostruptur, bei der auch Nerven und Blutgefäße mitbetroffen sind.

Lokalisation

Bestimmte Sportarten führen zu charakteristischen Verletzungen: Frakturen des Unterschenkels sind bei Fußballspielern vorherrschend, Frakturen des Unterarmes sind bei Kunstturnern häufig und Frakturen der Klavikula bei Reitern.

Symptome und Diagnose

Folgende Merkmale lassen eine Fraktur vermuten:
- Schwellung und zunehmende Hämatomverfärbung im verletzten Bereich;
- Empfindlichkeit und Schmerzen werden durch Bewegung und Belastung der Extremität im Verletzungsbereich ausgelöst;
- Deformierung und abnormale Beweglichkeit des frakturierten Knochens.

Manchmal verursachen Frakturen wenige oder keine dieser genannten Zeichen und Symptome. Dies kann bei Schenkelhalsfrakturen oder Humerusfrakturen zutreffen, wenn die Frakturenden ineinander geschoben werden, sodass sie fest eingestaucht sind und der Fraktur Stabilität verleihen.

Behandlung

Wenn eine Fraktur vermutet wird, sollte der *Sportler* oder *Trainer:*
- eine offene Verletzung mit einer sterilen Kompresse, einem sauberen Verband oder Tuch abdecken;
- die Extremität durch Schienung ruhig stellen;
- die verletzte Extremität hochlagern;
- so bald wie möglich den Transport zum Krankenhaus für eine Röntgenuntersuchung und weitere Behandlung arrangieren. Falls Verbände oder Schienen nicht zur Verfügung stehen, muss improvisiert werden. Saubere Taschentücher, Gürtel, Riemen, Kleidungsstücke und auch Ausrüstungsteile können benutzt werden. Eleganz ist nicht wichtig, aber eine effektive Ruhigstellung ist notwendig, wenn man Schmerzen und zusätzliche Verletzungen verhindern will. Ein verletzter Arm wird normalerweise gestützt, indem man ihn am Körper fixiert. Ein verletztes Bein kann durch Fixierung an das gesunde Bein geschient werden. Die Ruhigstellung sollte die der Fraktur benachbarten Gelenke mit einschließen. Der verletzte Sportler sollte nicht essen und trinken, falls eine Operation indiziert ist.

Es ist die Aufgabe des *Arztes*, eine erhebliche Dislokation so früh wie möglich zu reponieren, um Blutungen zu kontrollieren, Schmerzen zu lindern und die Durchblutung zu verbessern.
- Bei undislozierten Frakturen wird der verletzte Bereich durch Anlage einer Gipsschiene, eines Gehgipses oder einer Schiene ruhig gestellt und gestützt. Nach Anlage eines Gipses muss der Sportler auf zunehmende Schmerzen, Schwellungen oder ein Kribbelgefühl unterhalb des Gipses achten und ärztlichen Rat einholen, wenn dieses passiert; eventuell muss der Gips abgenommen oder verändert werden. Ambulante Behandlung und frühzeitige, geschützte Bewegungen können bei vielen Frakturen wichtig sein und eine frühzeitige Rückkehr zum Training und zum Wettkampf ermöglichen. Dies kann durch eine Frakturschienung, die Anwendung von Orthesen und in einigen Fällen durch äußere Fixierung (Gebrauch eines Fixateur extern) erreicht werden.
- Bei dislozierten Frakturen werden die Frakturenden durch Manipulationen reponiert, entweder ohne Operation *(geschlossenes* Vorgehen) oder mit Operation *(offenes* Vorgehen). Bei Letzterem wird eine innere Schienung der Fraktur durch Cerclagen (Stahldraht), Platten, Schrauben, Drähte, Stifte oder Nägel erreicht. Die innere Schienung erfordert zudem auch meist die Anlage eines Gipses oder einer Schiene, welche nach kurzer Zeit abgenommen werden kann. In einigen Fällen ist eine Frühmobilisation ohne Gips möglich. Ein Fixateur externe kann bei offenen Frakturen eingesetzt werden.

Nachbehandlung

Aktive Muskelübungen wie Beugen und Heben (Kap. 20) müssen alle Körperteile einbeziehen, die nicht eingegipst sind, um eine allgemeine kardiovaskuläre Fitness zu erhalten und eine Muskelhypotrophie zu vermeiden. Die Muskeln im Gips können isometrisch beübt werden. Dort, wo Bewegung möglich ist, sollten auch dynamische Übungen ausgeführt werden.

Die Zeit der Gips- oder Schienenruhigstellung hängt von der Lokalisation der Fraktur, ihrer Schwere und dem Heilungsfortschritt ab. Eine Handgelenkfraktur kann für 4–6 Wochen ruhig gestellt werden, wohingegen eine Unterschenkelfraktur wahrscheinlich für mindestens 3 Monate eine Schiene oder einen Gips benötigt. Eine ebenso lange Zeit ist für die Rehabilitation nach Abnahme des Gipses erforderlich.

Stressfrakturen

Stressfrakturen (auch Ermüdungsbrüche genannt) treten zumeist als Folge wiederholter Skelettbelastungen über einen langen Zeitraum auf, wahrscheinlich geht ihnen eine Periostitis voraus.

Ursachen

Stressfrakturen können infolge einer normalen Belastung mit hoher Wiederholungszahl (z.B. Langstreckenlauf) auftreten; infolge einer hohen Belastung mit normaler Wiederholungszahl (z.B. wiederholte 100-Meter-Läufe, eine zweite Person tragend); oder infolge einer hohen Belastung mit einer hohen Wiederholungszahl (z.B. intensives Gewichtstraining). Letzteres ist am gefährlichsten, da es nicht nur Stressfrakturen, sondern auch Überbelastung anderer Gewebe verursachen kann. Die Inzidenz von Stressfrakturen ist bei Sportlern mit vermehrter Knochenbreite und Hüftrotation erhöht. Sportler mit einer Beinlängendifferenz oder außergewöhnlich hohem oder niedrigem Fußgewölbe haben ebenfalls häufiger Stressfrakturen. Laufen von mehr als 100 km pro Woche und Basketballspielen gehen mit vermehrten Stressfrakturen einher, zudem sind diese Verletzungen bei jungen Leuten und Frauen häufiger. Die Inzidenz ist auch bei Frauen mit Menstruationsbeschwerden und Essstörungen sowie bei Frauen, die orale Kontrazeptiva einnehmen, erhöht.

Es gibt zwei Theorien über die Ursache der Stressfrakturen. Die *Ermüdungstheorie* besagt, dass die Muskulatur während wiederholten und andauernden Anstrengungen wie z.B. beim Laufen ihre Belastungsgrenze überschreitet und daher nicht länger in der Lage ist, das Skelett beim Aufprall zu unterstützen, wenn der Fuß den Boden berührt. Die Belastung wird daher direkt auf das Skelett übertragen; seine Toleranz wird irgendwann überschritten und eine Fraktur tritt auf (genauso wie eine Büroklammer nach mehrfachem Umbiegen bricht).

Die *Überlastungstheorie* basiert auf der Tatsache, dass bestimmte Muskelgruppen sich derart kontrahieren, dass sie die Knochen, an denen sie ansetzen, biegen. Die Kontraktion der Wadenmuskulatur z.B. bewirkt, dass sich die Tibia wie ein gespannter Bogen verbiegt. Nach wiederholten Kontraktionen wird die angeborene Stärke der Tibia überschritten und sie bricht.

Stressfrakturen treten bei gesunden Individuen in allen Altersgruppen vom 7. Lebensjahr an auf. Sie treten nach normaler Aktivität auf und betreffen gesunde Knochen, die keinem Aufprall ausgesetzt waren. Unzureichend trainierte Personen haben ein höheres Risiko, diese Frakturen zu erleiden, die bei jedem Sportler vermutet werden sollten, der über Knochenschmerzen klagt, insbesondere bei Schmerzen in den Beinen während des Trainings.

In 44–50% der Fälle treten Stressfrakturen in der Tibia auf (S. 341), in der Fibula in 12–16%, in den Metatarsalknochen in 16–20% und im Femur in 6–8%. Der Kalkaneus, Os naviculare, Humerus, Becken und Wirbel sind ebenfalls, aber seltener betroffen. Stressfrakturen treten beidseitig in 25% und multipel in 8–12% der Fälle auf. Sie entstehen nicht ein zweites Mal an der gleichen Stelle. Nahezu jeder Knochen im Körper kann eine Stressfraktur erleiden. Läufer ziehen sich typischerweise Stressfrakturen im unteren Drittel der Fibula zu, normalerweise 5–7 cm oberhalb des Außenknöchels. Hochspringer können Stressfrakturen im oberen Drittel der Fibula erleiden.

Stressfrakturen können in den Mittelfußknochen auftreten (S. 412) und sollten angenommen werden, wenn die Schmerzen 6–8 Wochen oder länger bestehen (diese Verletzung ist als „Marschfraktur" bekannt, da sie in der Armee häufig auftrat). Andere Stressfrakturen am Fuß sind die Jones-Fraktur des proximalen fünften Mittelfußknochens (S. 412), die oftmals eine operative Versorgung oder Immobilisation unter Entlastung erforderlich macht, und die Stressfraktur des Navikulare in der Fußwurzel (S. 410), deren Diagnose schwierig sein kann. Ein frühes Knochenszintigramm kann der Schlüssel zur Entdeckung dieser Stressfraktur sein, und mittels CT kann sie dann genauer bestimmt werden. Eine potenziell gefährliche Lokalisation eines Ermüdungsbruches ist der Schenkelhals. Diese Frakturen bedürfen oft der operativen Versorgung, um die Heilung zu gewährleisten und eine Dislokation und gefäßbedingte Femurkopfnekrose zu vermeiden. Leistenschmerzen bei Sportlern sollten nicht vernachlässigt werden, da diese Fraktur ausgeschlossen werden muss.

Symptome und Diagnose

Folgendes lässt Stressfrakturen vermuten:

- Die Symptome beginnen schleichend in 50% der Fälle und akut ohne offensichtliche Verletzungen in den anderen 50%.
- Die Schmerzen sind aktivitätsabhängig. In der ersten Woche der Symptome werden Schmerzen während der Aktivität empfunden, aber nicht in Ruhe. Bei hartem Training nimmt der Schmerz an Intensität zu und gelegentlich verbleibt ein dumpfer Schmerz nach dem Training. Die Schmerzen werden oft nachts verspürt.
- Lokale Schwellung und Druckempfindlichkeit sind im Frakturbereich feststellbar.

Einfache Röntgenaufnahmen haben eine geringe Sensitivität, aber hohe Spezifität bei der Diagnose von Stressfrakturen. Die typische Röntgenaufnahme einer Stressfraktur zeigt neue periostale Knochenformationen, einen sichtbaren Sklerosebereich (härterer Knochen) und das Vorhandensein von Kallus oder eine erkennbare Frakturlinie. Diese Auffälligkeiten können jedoch auch erst sichtbar werden, wenn die Symptome bereits für 2–3 Wochen bestanden haben, da diese Merkmale Zeichen der Heilung sind. Nur 40–50% der Röntgenaufnahmen zeigen zu Beginn Veränderungen (Abb. 2.5). Dies macht deutlich, wie wichtig wiederholte Röntgenuntersuchungen sind, falls die erste Röntgenaufnahme negativ ist, die Symptome aber persistieren. Ist eine einfache Röntgenaufnahme positiv, bedarf es keiner weiteren Untersuchung.

- Ein Szintigramm ist notwendig, wenn der dringende Verdacht auf eine Stressfraktur besteht (Abb. 2.6). Die Dreiphasen-Knochenszintigraphie hat eine Sensitivität von 100%. Veränderungen im Knochen können bereits 48–72 h nach dem Einsetzen der Symptome festgestellt werden. Der größte Nachteil einer Szintigraphie ist die fehlende Spezifität, da nicht die Fraktur selbst dargestellt wird und auch andere Läsionen wie z.B. ein Tumor oder eine Infektion zu einer erhöhten lokalen Signalverstärkung führen können.
- Bei Stressfrakturen können alle drei Phasen des Knochenszintigramms positiv sein. Eine andere knöcherne Veränderung wie das mediale Tibiasyndrom (Schienbeinkantensyndrom) ist nur in späten Aufnahmen positiv. Die Diagnose einer Stressfraktur ist als lokale/umschriebene Erhöhung der Signalintensität definiert.

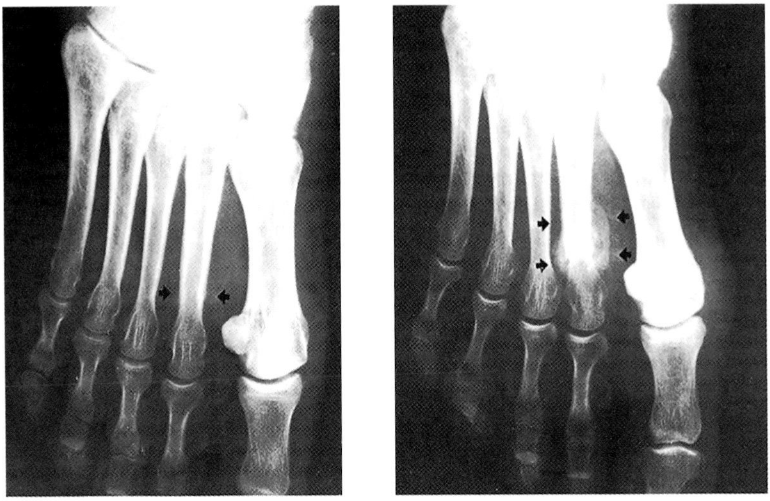

Abb. 2.5: (Links) Röntgenbild des Fußes mit Stressfraktur des zweiten Mittelfußknochens in einem frühen Stadium (Pfeile). **(Rechts)** Röntgenbild derselben Stressfraktur sechs Wochen nach dem ersten Symptom. Die Ossifikation um den Knochen ist ein Zeichen der Heilung.

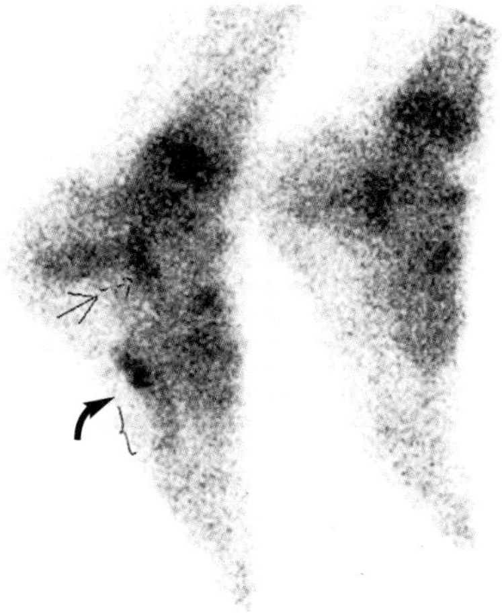

Abb. 2.6: Knochenszintigramm **(rechter Fuß):** Das dunkle Areal (gebogener Pfeil) zeigt eine vermehrte Anreicherung der radioaktiven Substanz, was auf eine Stressfraktur des fünften Mittelfußknochens proximal hinweist. **(Linker Fuß)** Normale Anreicherung.

- In einigen Fällen können andere bildgebende Verfahren wertvoll sein. Ein Computertomogramm (CT) kann hilfreich bei der Bewertung einer Stressfraktur sein. Eine Kernspinresonanztomographie (MRT) kann drei Wochen nach Beginn der Symptome hilfreich sein, um eine Stressfraktur von einem vermuteten Knochentumor oder einer Infektion zu unterscheiden.

Behandlung

Wenn eine Stressfraktur auftritt, sollte der *Sportler:*
- den verletzten Bereich in Abhängigkeit von der Verletzungsart 2–8 Wochen schonen, bis die Schmerzen abgeklungen sind und auf den Röntgenaufnahmen die Heilung sichtbar ist;
- die Kondition im Schwimmbad oder durch Radfahren aufrechterhalten;

- schrittweise sportliche Aktivität wieder aufnehmen, wenn Alltagsaktivitäten schmerzfrei möglich sind und keine lokale Schmerzempfindlichkeit mehr besteht.

Der *Arzt* kann:
- Gehstützen verschreiben, um die verletzte Extremität zu entlasten, insbesondere bei Schenkelhalsfrakturen;
- einen Gehgips oder Gipsverband für 2–6 Wochen anlegen, wenn der Schmerz stark ist oder wenn sich die Fraktur in der Tibia, dem Os naviculare oder der Basis des fünften Mittelfußknochens befindet;
- den Heilungsfortschritt durch Röntgenuntersuchungen überprüfen;
- Frakturen im Schenkelhals, der Vorderseite der medialen Tibia, der Basis des fünften Mittelfußknochens und des Os naviculare besondere Aufmerksamkeit schenken.

Diese Frakturen bedürfen zur Heilung oft der operativen Versorgung, damit der Sportler innerhalb eines vernünftigen Zeitraumes seine Aktivitäten wieder aufnehmen kann, ohne Komplikationen zu riskieren.

Präventivmaßnahmen

Stressfrakturen müssen vermieden, Risikofaktoren analysiert und beseitigt werden. Sportler sollten ihre Trainingsmethoden mit dem Trainer, Physiotherapeuten und Arzt absprechen und dem Schuhwerk und der Ausrüstung besondere Aufmerksamkeit widmen. Die Zeit, die ein Gewebe zur Anpassung benötigt, ist wichtig. Andere Risikofaktoren bestehen in der „weiblichen Triade“ mit Menstruationsstörungen, geringer Knochendichte und Ernährungsstörungen (S. 470). Die Knochengeometrie und biomechanische Auffälligkeiten sollten ebenfalls analysiert werden.

Literatur

Brukner P, Benal K (1997) Stress fractures in femal athletes. Dianosis, management and rehabilitation. Injury Clinic. Sports Medicine December, 24/6: 419–429.

Mediales tibiales Stress-Syndrom (Periostitis, Schienbeinkantensyndrom)

Das Schmerzsyndrom im Unterschenkel wird durch eine periostale Reaktion an der posteromedialen Schienbeinkante verursacht. Biopsieuntersuchungen zeigen eine chronische Entzündung. Dieser Zustand ist wahrscheinlich ein Vorläuferstadium einer Stressreaktion oder Stressfraktur der Tibia. Dieses Syndrom hat viele Namen, da bezüglich des Ausdrucks „Schienbeinkantensyndrom“ immer noch Verwirrung besteht. Der Ausdruck „mediales Stress-Syndrom“ wurde geprägt, da Schmerzen und Empfindlichkeit entlang der medialen, distalen zwei Drittel des Tibiaschaftes lokalisiert sind. Chronische Entzündungen im Bereich des Muskelansatzes entlang der posterioren medialen Tibia und knöcherne Veränderungen (Stadien vor einer Stressfraktur) werden als die wahrscheinlichste Ursache des medialen tibialen Stress-Syndroms angesehen. Die Diagnose und Behandlung werden auf S. 339 diskutiert. Eine andere Ursache für Unterschenkelschmerzen ist das Kompartmentsyndrom (S. 334).

Knochenerkrankungen

Osteoporose

Die Osteoporose ist die häufigste Knochenerkrankung der Welt, da sie infolge postmenopausaler hormonaler Veränderungen und einer Aktivitätsabnahme, die fast bei allen älteren Frauen vorkommt, anzutreffen ist. Die Hälfte aller Frauen über 45 Jahre zeigen röntgenologische Zeichen einer Osteoporose, im Alter von 75 Jahren steigt der Anteil auf 90%. Die Osteoporose kann auch bei jüngeren Frauen als Teil der „weiblichen Triade" auftreten (S. 470).

Osteoporose bedeutet eine Verringerung der Knochenmineraldichte infolge eines Ungleichgewichtes zwischen Resorption und Aufbau. Am häufigsten betroffen sind der Trabekelknochen am distalen Ende des Radius am Handgelenk, die Wirbelkörper der Wirbelsäule und der Schenkelhals. Die Risiken der primären Osteoporose können genetisch, hormonell und ernährungsbedingt sein, oder sie stehen mit dem Lebensstil wie z.B. der Aktivität in Beziehung. Die sekundäre Osteoporose kann durch Krankheiten oder Drogen verursacht werden.

Der Knochen besteht aus Kollagen und einer Mineralstruktur aus Kalzium und Phosphor, welche dem Knochen seine Härte verleiht. Fehlende Aktivität, Alterung, hormonelle und ernährungsbedingte Probleme können dazu führen, dass der Knochen in unterschiedlichem Ausmaß Kalzium verliert, sodass er verletzungsanfälliger wird. Nicht nur die Wahrscheinlichkeit schwerer Frakturen, sondern auch die von Mikrofrakturen (Frakturen, die nicht sofort sichtbar sind) nimmt zu, wenn der Knochen schwächer wird.

Physische Aktivität erhöht die Knochendichte bei den meisten Menschen und sollte allen empfohlen werden. Regelmäßige Übungen erhalten die Knochenmasse bei den Frauen nach der Menopause und verbessern die allgemeine Gesundheit. Zur Vorbeugung kann Kalzium verabreicht werden, aber nur unter medizinischer Betreuung. Eine gute Ernährung ist notwendig. Wenn die Osteoporose zu Schmerzen führt, sollte die Person so aktiv wie möglich bleiben, ggf. unter Zuhilfenahme von Schmerzmitteln, um eine weitere Verschlechterung und Muskelschwäche zu vermeiden.

Die internationale Sportmedizinföderation (FIMS) hat folgende Empfehlungen zur Osteoporose und Übungen ausgearbeitet, die hier mit deren Genehmigung aufgeführt werden:

1. Physische Aktivität unter Belastung ist Voraussetzung für die normale Entwicklung und Erhaltung eines gesunden Skelettes. Aktivitäten, die sich auf eine Zunahme der Muskelkraft konzentrieren, können ebenfalls positiv sein, insbesondere für Knochen, die kein Gewicht tragen.
2. Aktuelle Erkenntnisse zeigen, dass der wachsende Knochen auf mechanische Belastungen und physische Aktivität besser anspricht als erwachsener Knochen, sodass regelmäßiges Training in jungen Jahren ein wichtiger Faktor für die Vermeidung einer Osteoporose im späteren Leben sein kann.
3. Exzessives Ausdauertraining kann hormonelle Veränderungen und Menstruationsstörungen hervorrufen und sogar die Knochenstruktur negativ beeinflussen.
4. Training kann nicht als Ersatz für eine Hormontherapie während der Menopause empfohlen werden.

5. Aktivitäten, die Kraft, Beweglichkeit und Koordination verbessern, können indirekt, aber wirksam, die Häufigkeit osteoporotischer Frakturen reduzieren, indem sie die Sturzwahrscheinlichkeit mindern. Diese Übungen sollten in ein optimales Übungsprogramm für ältere Leute einbezogen werden.

Gelenkverletzungen

Ein Gelenk wird durch zwei benachbarte Knochen gebildet, deren Oberflächen von Gelenkknorpel überzogen sind. Die Gelenke sind in ihrer Struktur unterschiedlich, aber im Allgemeinen ist eine Gelenkoberfläche konvex (der Kopf) und die andere konkav (die Pfanne). Je nach Gelenk passen beide in unterschiedlichem Ausmaß zusammen. In der Hüfte wird der Kopf nahezu vollständig von der Pfanne umgeben, wohingegen Knie-, Schulter- und Fingergelenke sehr flach sind.

Die gegenüberliegenden Knochenenden werden durch eine bindegewebige Kapsel zusammengehalten, welche das Gelenk umgibt. Die Gelenkkapsel ist von einer Membran ausgekleidet, die die Synovialflüssigkeit produziert. An den Stellen, an denen die Belastung, der das Gelenk ausgesetzt ist, am größten ist, wird es durch Ligamente (bindegewebige Bänder, die abnormale Bewegungen verhindern) verstärkt und geschützt. Das gesamte Gelenk ist von Muskeln und Sehnen umgeben.

Die Stabilität eines Gelenkes wird sowohl von aktiven als auch passiven Faktoren beeinflusst. Aktive Stabilität wird durch kontrollierte Muskelaktivität des Individuums aufrechterhalten. Die passive Stabilität wird durch Ligamente gewährleistet. Ohne adäquate passive Stabilität kann ein Gelenk nicht normal funktionieren.

Ligamentäre Verletzungen

Ligamentäre Verletzungen treten bei Sportlern häufig auf, insbesondere im Bereich des Knies und Sprunggelenkes, aber auch in der Schulter, dem Ellenbogen und Daumen.

Funktionelle Anatomie

Die Ligamente setzen an den zwei Knochen an, die das Gelenk bilden (Abb. 2.7). Die Ligamente geben dem Gelenk Stabilität, während sie gleichzeitig Bewegung erlauben. Sie können der Bewegung nicht aktiv entgegenwirken, sind aber ein Sicherheitszügel gegen Instabilität bei Extrembewegungen des Gelenkes. Aufgrund ihrer Mikrostruktur widerstehen Ligamente Zugkräften (Auseinanderziehen) gut, haben aber nur einen geringen Wert im Hinblick auf Druckkräfte.

Eine Ligamentverletzung tritt auf, wenn die einwirkenden Kräfte die Belastungsfähigkeit übersteigen, diese kann von der Geschwindigkeit, mit der die Verletzung erfolgt abhängig sein. Ligamente sind kräftiger, wenn eine Belastung langsam einwirkt. Dies ist der Grund, warum verhältnismäßig langsam einwirkende Belastungen eher zu einer Abrissfraktur führen (wobei ein kleines Stück Knochen im Bereich des ligamentären Ansatzes abbricht) als zu einer Zerreißung des Ligamentes selbst. Schnell einwirkende Belastungen führen zu einer mittigen Ligamentzerreißung, bevor es zu einer Schädigung des Knochens kommt. Wenn ein Sportler mit dem Sprunggelenk umknickt, werden die zwei Knochen des Sprunggelenkes, die Tibia und der

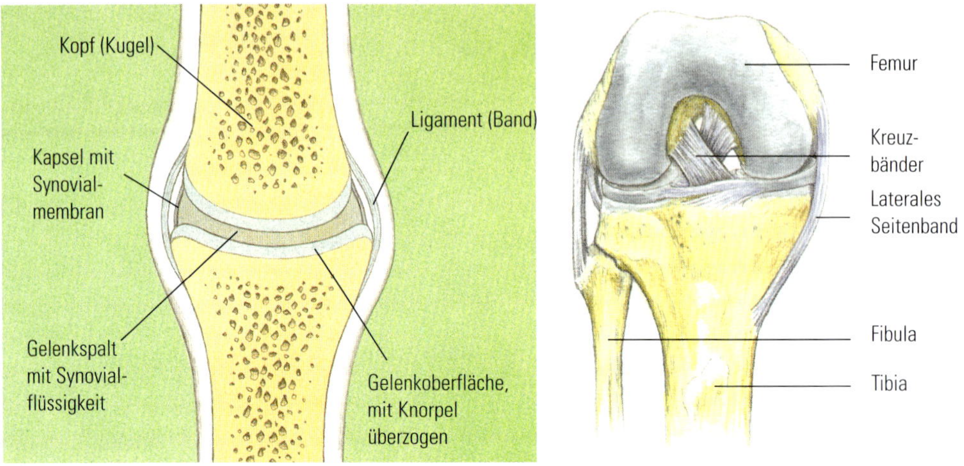

Abb. 2.7: (Links) Beispiel für den Gelenkaufbau. **(Rechts)** Kniegelenk: Vorderansicht.Periost

Talus, rasch auseinander gezogen, dies führt zu einer Ruptur der Bänder, welche Tibia und Talus zusammenhalten.

Arten der ligamentären Verletzungen (Bandverletzungen)

Eine Ligamentzerreißung kann lediglich wenige Fasern oder das gesamte Ligament betreffen (Abb. 2.8). In der klinischen Praxis ist es zweckmäßig, zwischen partiellen und kompletten Rupturen zu unterscheiden, da Behandlung und Prognose unterschiedlich sind.

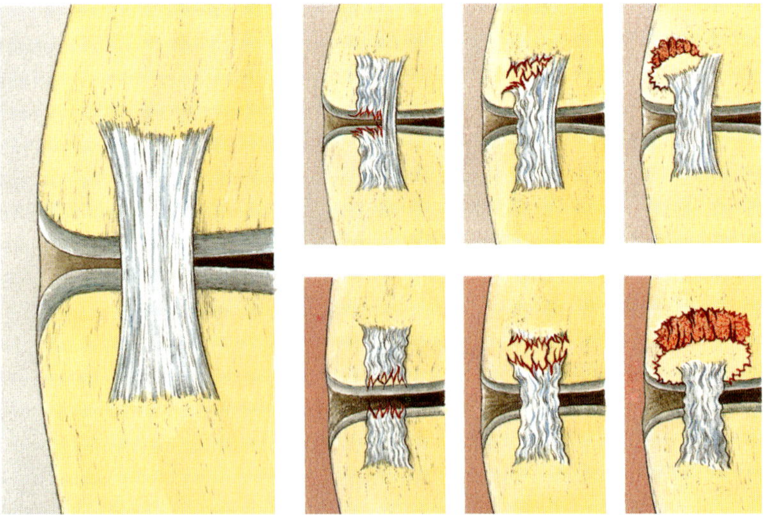

Abb. 2.8: (Links) Normales Band. **(Oben rechts)** Ein Teil des Bandes ist gerissen, während der Rest unverletzt ist; ein Teil ist ohne Knochen ausgerissen; ein Teil ist knöchern ausgerissen. **(Unten rechts)** Vollständige Trennung der Enden; vollständige Ablösung vom Knochen; vollständige knöcherne Ablösung mit Fragment.

1. Bei einer *partiellen Ruptur* sind lediglich einige Fasern betroffen, dies kann gelegentlich die Stabilität beeinträchtigen.
   Ein Teil des Ligamentes kann zerrissen sein, während der Rest unverletzt ist.
   Ein Teil des Bandansatzes kann mit oder ohne ein knöchernes Fragment von seiner Anheftungsstelle abgerissen sein.
2. Bei einer *kompletten Ruptur* sind die meisten oder alle Fasern des Ligamentes beteiligt, und das betroffene Gelenk ist instabil.
   Das Ligament kann vollständig zerrissen und die Enden können auseinander gewichen sein.
   Der gesamte Bandansatz kann vom Knochen abgelöst sein.
   Das Knochenfragment, an dem das Ligament ansetzt, kann vom übrigen Knochen abgerissen sein.

Eine partielle Ruptur kann als erstgradig bezeichnet werden (Riss weniger Fasern) und eine kleinere als zweitgradig (Riss von weniger als der Hälfte der Fasern); in beiden Fällen ist das Gelenk stabil. Eine größere zweitgradige Ruptur entspricht einer Zerreißung von mehr als 50% der Fasern; eine drittgradige Ruptur entspricht einer Zerreißung aller Fasern und somit einer kompletten Ruptur; in beiden Fällen ist das Gelenk in unterschiedlichem Maße instabil.

Eine Zerreißung der Fasern des Ligamentes wird oft von einer Blutung begleitet, die sich in das umgebende Gewebe ausbreitet und häufig als Hämatom zu erkennen ist. Eine Ligamentverletzung innerhalb des Gelenkes oder in der Gelenkkapsel kann zu einer intraartikulären Blutung führen. Bandverletzungen können von Gelenkknorpelschäden begleitet werden.

Symptome und Diagnose

Folgende Symptome weisen auf eine stattgehabte Ligamentverletzung hin:
- Hämatomverfärbung, Schwellung und Schmerzempfindlichkeit des betroffenen Gelenkes, verursacht durch die Blutung;
- Schmerzen bei Bewegung oder Belastung der Extremität; es kann auch ein Druckschmerz bestehen;
- Gelenkinstabilität, abhängig von der Art des Gelenkes und dem Ausmaß der Verletzung.

Wenn die Diagnose unklar ist, kann ein MRT oftmals das Ausmaß der Bandverletzungen zeigen. Immer wenn eine Bandverletzung vermutet wird, muss die Gelenkstabilität überprüft werden.

Behandlung

Wenn der Verdacht auf eine frische Bandverletzung besteht, sollte der *Sportler* oder *Trainer:*
- das Gelenk durch einen elastischen Verband oder eine Schiene stützen;
- Kompression anwenden, wenn eine Blutung besteht;
- das Gelenk kühlen;
- pausieren und eine Belastung des betroffenen Gebietes vermeiden (die Benutzung von Gehstützen ist oft sinnvoll);
- die Extremität hochlagern.

Die Aufgabe des *Arztes* ist es:
- die Stabilität des Gelenkes zu bestimmen (bei starken Schmerzen ist es manchmal notwendig, den Stabilitätstest unter Anästhesie durchzuführen);
- eine mögliche Fraktur durch Röntgenaufnahmen auszuschließen;
- wenn das Gelenk stabil ist, frühzeitige Bewegungsübungen zu verschreiben. Ein stützender Tape-Verband oder eine Orthese können je nach Art und Lokalisation der Verletzung sinnvoll sein. Frühe Bewegung ist wichtig;

– *wenn das Gelenk instabil ist,* zu entscheiden, ob eine konservative Behandlung mit frühzeitigen geschützten Bewegungsübungen oder Anwendung von stützenden Tape-Verbänden, Schienen oder Gips erfolgen sollte oder ob eine operative Therapie notwendig ist.

Rehabilitation

Aktive Muskelübungen und Bewegungstraining sind während der Rehabilitationsphase von größter Wichtigkeit und sollten in Zusammenarbeit des Sportlers mit dem Trainer, Arzt und Physiotherapeuten durchgeführt werden.

Die Heilung eines Ligamentes nach einer Verletzung kann lange dauern, normalerweise mehr als sechs Wochen. Wenn das Ligament Bestandteil einer Kapsel ist, wie z.B. das mediale Kollateralband des Kniegelenkes, sind unter Anlage einer stützenden Orthese normalerweise frühzeitig Bewegungen erlaubt. Befindet sich das Ligament intraartikulär, wie das vordere Kreuzband des Knies, wird das Gelenk frühzeitig mobilisiert und/oder später operiert. Die Bewegungsübungen für das Gelenk als Ganzes sind normalerweise günstig, sollten aber nicht die Behandlung des Arztes stören. Die Übungen dürfen nicht die Heilung des verletzten Ligamentes stören.

Solange keine Fraktur oder Luxation vorliegt, sollten alle Verletzungen im Bereich eines Gelenkes, die zu einer Schwellung führen, und alle Zerrungen, die zu einer Blutung, Schwellung und Schmerzempfindlichkeit führen, wie eine Bandverletzung behandelt werden.

Heilungsverlauf und Wiederherstellung

Die Heilung der Ligamente erfolgt genauso wie in anderen Geweben. Zunächst wandern Entzündungszellen und damit Reparaturzellen in den Bereich ein. Diese Zellen beseitigen totes Gewebe und bereiten den Bereich für neues Gewebe vor. Hiernach entstehen in diesem Bereich neue Blutgefäße, die schließlich zu einer neuen Zellformation und letztendlich zur Bildung strukturierten Gewebes zwischen den lebenden Zellen führen. Das initiale Gewebe ist unreif, sodass eine Reifungsperiode stattfinden muss, bevor die Heilung abgeschlossen ist. Der gesamte Prozess dauert viele Monate. Bei den meisten Bandverletzungen ist eine ausreichende Festigkeit jedoch nach 6–12 Wochen erreicht, sodass Kräftigungsübungen im Bereich des Gelenkes begonnen werden können. Bei partiellen Rupturen kann damit viel eher begonnen werden.

Luxationen

Die Gelenke sind von einer Gelenkkapsel und Bändern umgeben. Damit es zu einer Luxation kommen kann, müssen zumindest Teile der Kapsel und ihrer Bänder zerreißen. Somit führt eine Luxation immer auch zu einer Verletzung dieser Strukturen und manchmal auch zu einer Verletzung des Gelenkknorpels. Die Rehabilitation hängt von der Geschwindigkeit ab, mit der diese verletzten Gewebe heilen.

Eine *vollständige Luxation* bedeutet, dass die gegenüberliegenden Gelenkflächen getrennt wurden und sich nicht mehr berühren. Bei einer Subluxation behalten die Gelenkflächen teilweise Kontakt, allerdings mit Fehlstellung des Gelenkes. Auch hierbei können die Kapsel, die Bänder und der Knorpel verletzt werden.

Lokalisation

Am häufigsten sind die Schulter-, Ellenbogen-, Fingergelenke und die Patella von vollständigen Luxationen betroffen, während Subluxationen normalerweise das Knie- und Sprunggelenk betreffen. Im Akromioklavikulargelenk kann eine vollständige oder teilweise Trennung der Gelenkflächen auftreten (s.u.).

Symptome und Diagnose

Die folgenden Symptome weisen auf eine Luxation hin:
- Bewegungsschmerz;
- abnorme Kontur des Gelenkes;
- Schwellung und Schmerzempfindlichkeit;
- Gelenkinstabilität unterschiedlichen Ausmaßes;
- eine Röntgenaufnahme zeigt, ob eine Fraktur vorliegt, und gibt auch Auskunft über den Grad der Luxation, d.h. ob eine Subluxation oder vollständige Luxation vorliegt.

Behandlung

Aufgabe des Arztes ist es, das Gelenk zu reponieren, d.h. die Gelenkoberflächen so zu manipulieren, dass sie in ihre normale Position zurückgelangen. Hierzu ist gelegentlich eine örtliche Betäubung oder Allgemeinanästhesie notwendig. Die weitere Behandlung dient der Wiederherstellung der Gelenkstabilität und -funktion. Abhängig vom Grad der Instabilität wird der Arzt die geeignetste Behandlung für das betroffene Gelenk vorschlagen. Diese kann eine Frühmobilisierung mit Krafttraining oder eine Immobilisierung über unterschiedliche Zeitdauer (1–6 Wochen), gefolgt von Übungen oder operativer Therapie, beinhalten. Verletzungen des Schultergelenkes und der Patella können wiederholt auftreten. Hier sind speziell junge Sportler gefährdet, insbesondere nach inadäquater Behandlung oder Rehabilitation. Luxationen können durch Schädigung von Nerven und Blutgefäßen kompliziert werden.

Sprengungen

Der Ausdruck „Sprengung“ wird zumeist bei Verletzungen des Akromioklavikulargelenkes gebraucht, dem Gelenk an der Schulterkuppe zwischen der Klavikula (Schlüsselbein) und dem Akromion (die Ausziehung des Schulterblattes). Die Verletzung der Bänder, welche die Klavikula an ihrem Platz halten, ermöglicht eine Dislokation der Klavikula nach oben (S. 118).

Meniskus- und Diskusverletzungen

Meniskusverletzungen des Kniegelenkes werden auf S. 294 beschrieben. Eine kleine meniskusartige Struktur findet sich manchmal im Akromioklavikular- und Sternoklavikulargelenk der Schulter (S. 118). Ein kleiner Diskus findet sich auch im Radioulnargelenk der Hand.

Gelenkknorpelverletzungen

Der glatte, weiße, glänzende Überzug der Gelenkknochen wird als Gelenkknorpel bezeichnet. Schäden dieses Gelenkknorpels können durch Traumen verursacht werden, häufiger jedoch sind sie das Resultat wiederholter kleiner Verletzungen durch stauchende Aktivitäten, allgemein als Gelenkverschleiß oder Osteoarthritis bezeichnet, obwohl man es Osteoarthrose oder Arthrose nennen sollte.

Knorpelschäden sind als häufiges Problem bei Sportlern anerkannt. Dank intensiverer Behandlung von Bandverletzungen sowie dem Einsatz von Arthroskopie und MRT wurde festgestellt, dass Gelenkknorpelverletzungen viel häufiger sind, als man früher dachte. Bei operativ behandelten frischen und chronischen Kniegelenkverletzungen findet man bei mehr als 40% der Patienten Gelenkknorpelverletzungen, die bis zum subchondralen Knochen reichen (der Knochen unterhalb des Knorpels).

Bei Patienten mit einer chronischen vorderen Kreuzbandruptur wurden Gelenkknorpelverletzungen in 20–70% der Fälle gefunden. Knorpelverletzungen sind schwerwiegend, insbesondere bei jungen Sportlern. Fortgesetzte sportliche Aktivität kann die Gelenkfunktion und damit die Karriere des Sportlers ruinieren.

Funktionelle Anatomie

Der Gelenkknorpel bedeckt die Enden artikulierender Knochen und optimiert die Gelenkfunktion, indem er Reibung reduziert und die Stoßdämpfung verbessert. Der Knorpel besteht aus Zellen, die man Chondrozyten nennt, und dem umgebenden Stützgewebe, der Matrix. Die Chondrozyten machen nur etwa 5% des Gesamtvolumens des Knorpels aus und sind in Säulen angeordnet. Die Zellen sind in den tiefen Schichten rund und werden zur Oberfläche hin flacher (Abb. 2.9). Die Chondrozyten produzieren die Matrix, die aus Kernproteinen besteht (Kollagen), welche den Knorpel schützen und ihm Zugfestigkeit verleihen. Zudem produzieren sie Proteoglykane, eine Verbindung von Proteinen und Kohlenwasserstoffen, die Wasser binden und den Wassergehalt im Knorpel bei etwa 70% des Gesamtvolumens halten. Die Proteoglykane binden Wasser und tragen zur stoßdämpfenden Eigenschaft des Knorpels bei. Besteht keine Belastung, wird das Wasser aus der Synovialflüssigkeit mithilfe der Proteoglykane in die Matrix gesaugt. Unter Belastung wird der Wassergehalt des Knorpels reduziert, indem das Wasser in das Gelenk zurückgedrückt wird. Sämtliche Nährstoffe sowie den Sauerstoff erhält der Knorpel durch die Synovialflüssigkeit, die von der synovialen Gelenkkapsel produziert wird. Die Synovialflüssigkeit (Gelenkflüssigkeit) schmiert auch die Gelenkknorpeloberflächen und reduziert damit die Reibung zwischen ihnen.

Der Gelenkknorpel ist ein einzigartiges Gewebe, da er weder von Gefäßen, Nerven noch Lymphbahnen versorgt wird. Das Fehlen von Gefäßen bedeutet, dass der Knorpel nicht durch Entzündungsgewebe heilen kann und für Nährstoffe und Sauerstoff von dem Austausch der Synovialflüssigkeit abhängig ist. Die Metabolisierungsrate ist gering. Das Fehlen einer Innervation bedeutet, dass Verletzungen des Gelenkknorpels nicht zu Schmerzen führen, solange umgebendes Gewebe wie z.B. die Synovialmembran, der subchondrale Knochen oder das Periost nicht durch die Verletzung mitbetroffen sind.

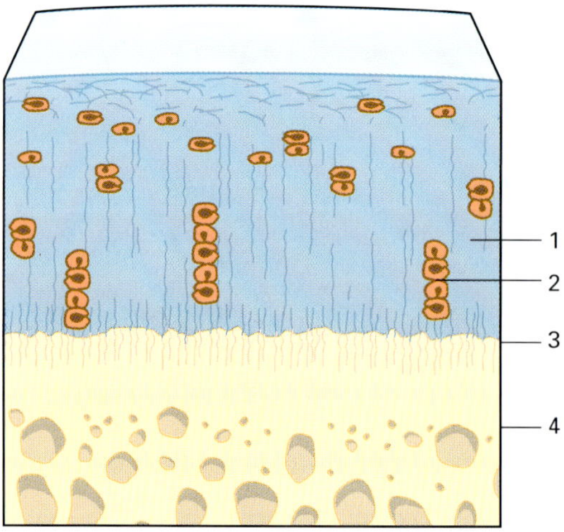

Abb. 2.9: Aufbau des Knorpels: 1, Knorpelmatrix; 2, Chondrozyten (Knorpelzellen); 3, Knorpel-Knochen-Grenze; 4, Knochen unterhalb des Knorpels (subchondral und trabekulär).

Verletzungsmechanismen

Verletzungen des Gelenkknorpels können durch Distorsionen, Luxationen oder Prellungen des Gelenkes verursacht werden. Knorpelverletzungen sind oft mit Bandverletzungen oder Gelenksubluxationen vergesellschaftet. Gelenkknorpelverletzungen können auch durch wiederholte Mikrotraumen verursacht werden. Frakturen, die in die Gelenkknorpeloberfläche hineinreichen, können Gelenkdefekte zurücklassen. Fehlstellungen eines Gelenkes können zu wiederholten Mikrotraumen und ungünstiger Belastung der Gelenkoberfläche beitragen, sodass es mit der Zeit zu einem Knorpelverschleiß kommt.

Einteilung der Gelenkknorpelverletzungen

Gelenkknorpelschäden können oberflächlich (partiell) oder tief (komplett) sein oder bis in den Knochen reichen (osteochondral).

- Oberflächliche Gelenkknorpelverletzungen reichen bis in die oberen 50% der Knorpelschicht; diese Verletzungen heilen nicht, schreiten aber auch nicht fort, sofern sie nicht in Belastungszonen liegen.
- Tiefe oder vollständige Gelenkknorpelverletzungen reichen bis an den subchondralen Knochen, aber nicht in diesen hinein; sie heilen nicht, sondern schreiten zur Osteoarthrose fort.
- Osteochondrale (Knochen- und Knorpel-) Verletzungen reichen durch den subchondralen Knochen bis in den trabekulären Knochen und können durch eine Entzündungsreaktion heilen, indem Gefäße (Blut) einsprossen und Fibroblasten einwandern (Bindegewebszellen), die zu einer bindegewebigen Reparatur führen.

Gelenkknorpelverletzungen können klinisch gemäß der Klassifikation nach Outerbridge eingeteilt werden (Abb. 2.10):

- Grad I: Fissuren, die nur in den oberflächlichen Knorpel hineinreichen.
- Grad II: Zunehmende Auffaserung der Oberfläche und multiple Fissuren, die die Hälfte der Knorpelschichtdicke betreffen.
- Grad III: Zunahme der Fissuren und Risse, die bis zum subchondralen Knochen reichen, jedoch noch kein freiliegender Knochen.
- Grad IV: Vollständiger Knorpelverlust und Freiliegen des subchondralen Knochens.

Gelenkknorpelverletzungen können freie Gelenkkörper bilden, die die Gelenkfunktion stören.

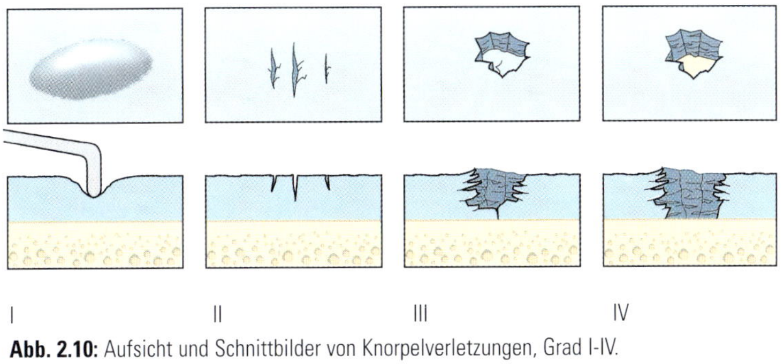

Abb. 2.10: Aufsicht und Schnittbilder von Knorpelverletzungen, Grad I-IV.

Heilung und Wiederherstellung

Verletzungen, die auf den Gelenkknorpel begrenzt sind, haben eine geringe Heilungs- oder Reparaturfähigkeit. Sowohl oberflächliche als auch vollständige Knorpelverletzungen können infolge mechanischer Belastung und Zerstörung der Matrix durch Enzyme, die von den verletzten Chondrozyten freigesetzt werden, fortschreiten. Innerhalb der ersten 10–14 Tage nach der Knorpelverletzung produzieren die Chondrozyten aktiv ein Reparaturgewebe, diese Reparaturaktivität endet jedoch aus unbekannten Gründen.

Die Zerstörung der Matrix führt letztendlich zur Osteoarthrose (S. 25), die eine ernst zu nehmende Situation darstellt, wenn beide Gelenkoberflächen verletzt sind. Bei fortgesetzter hoher Aktivität, insbesondere bei Bandinstabilitäten oder Gelenkfehlstellungen, schreiten Gelenkknorpelverletzungen rasch zur posttraumatischen Arthrose fort.

Die Unfähigkeit des Knorpels, sich selbst zu reparieren, ist zum Teil darin begründet, dass die Chondrozyten von der Matrix eingekapselt sind und nicht in das geschädigte Gebiet einwandern können, um dort ein Reparaturgewebe herzustellen. Eine osteochondrale Verletzung kann heilen, indem Fibroblasten aus dem subchondralen Knochenmark in den Defekt einwandern. Das entstehende fibröse Reparationsgewebe ist im Hinblick auf neuerlichen Verschleiß nicht sehr widerstandsfähig und hat geringere stoßdämpfende Eigenschaften. Arthrose kann die Folge sein.

Lokalisation

Knorpelverletzungen treten am häufigsten im Knie auf, finden sich jedoch auch im Sprunggelenk, Ellenbogen, in der Schulter und den Hüftgelenken. Bandverletzungen oder Feststellungen eines Gelenkes sind oft mit Knorpelverletzungen vergesellschaftet.

Frische Gelenkknorpelverletzungen

Gelenkknorpelverletzungen können in der akuten oder chronischen Phase diagnostiziert werden.

Symptome und Diagnosen

- Anamnestisch können Distorsionen, Luxationen oder Prellungen des Gelenkes aufgetreten sein.
- Eine Schwellung kann infolge eines Ödems oder einer Blutung auftreten.
- Schmerzen treten bei Belastung oder Bewegung des Gelenkes auf.
- „Blockierungen“ können bei Gelenkbewegungen oder Belastung auftreten.
- Bei Gelenkbewegungen ist eine Krepitation (Reiben) feststellbar.

Behandlung

Der *Sportler* kann:
- das Gelenk mit einer Eispackung kühlen;
- das Gelenk durch eine elastische Bandage stützen;
- für Ruhe und Entlastung des verletzten Bereiches sorgen;
- die Extremität hochlagern;
- einen Arzt zurate ziehen;
- Übungen unter Entlastung und ohne Stauchung ausführen.

Der *Arzt* kann:
- eine klinische Untersuchung mit Stabilitätsprüfung durchführen;
- eine Röntgenuntersuchung oder MRT anfordern, um Frakturen oder Knorpelabsprengungen auszuschließen;
- das Gelenk punktieren, wenn die Schwellung Schmerzen verursacht;
- eine Arthroskopie durchführen, um die Gelenkknorpelverletzung sicher zu diagnostizieren und losen Knorpel zu entfernen;

- osteochondrale Fragmente einige Tage nach der Verletzung refixieren oder entfernen;
- den Patienten frühzeitig für 6–8 Wochen mit Bewegungsübungen und Teilbelastung behandeln.

Chronische Gelenkknorpelverletzungen

Wenn der Sportler nach 2–3 Monaten immer noch Symptome zeigt, sind weitere diagnostische und therapeutische Maßnahmen notwendig.

Symptome und Diagnose

- Schmerzen und Schwellung bestehen während und nach sportlicher Aktivität.
- Blockierungen treten während der Aktivität auf.
- Druckempfindlichkeit über dem betroffenen Gelenkspalt, Schwellungen infolge Ödembildung und Belastungsschmerzen sind charakteristisch.
- Röntgenaufnahme, MRT und Schichtaufnahme des Knochens können von Nutzen sein.
- Eine Arthroskopie ist nützlich, um Größe, Tiefe und Lokalisation der Verletzung zu bestimmen (Abb. 2.11).

Nichtoperative Behandlung

Die konservative Therapie beinhaltet Reduzierung oder Änderung der sportlichen Aktivität, Übungen, um Muskelkraft, Ausdauer und Propriozeption zu verbessern, sowie antiphlogistische Medikamente.

Operative Behandlung bei Knochenbeteiligung

- Die Entfernung freier Knorpelstücke und Knorpellappen, die die Gelenkfunktion stören, ist notwendig. Anschließend kann eine Anbohrung, Mikrofrakturierung oder Abrasion erfolgen, um eine Gefäßeinsprossung und Fibroblasteneinwanderung zur bindegewebigen Defektreparatur hervorzurufen (s. Abb. 2.11). Die Behandlung wird nahezu immer arthroskopisch durchgeführt.
- Beim *Anbohren* wird eine Vielzahl von Bohrlöchern durch den subchondralen Knochen des Defektes in den trabekulären Knochen angelegt.
- *Mikrofrakturierung* bedeutet das Verursachen kleinster Frakturen in dem subchondralen Knochen, um eine Einblutung in den Defekt und damit eine bindegewebige Reparatur zu ermöglichen.
- Eine *Abrasionsarthroplastik* ist das oberflächliche Anfräsen der subchondralen Knochenoberfläche, um eine Blutung aus Kapillaren im subchondralen Knochen zu erzielen, die eine bindegewebige Reparatur des Defektes ermöglicht.

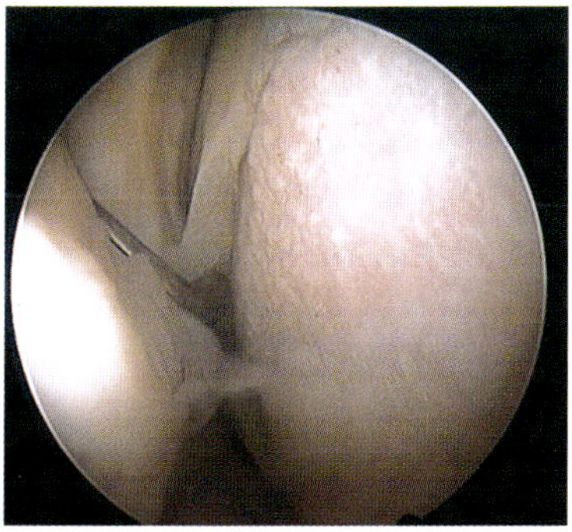

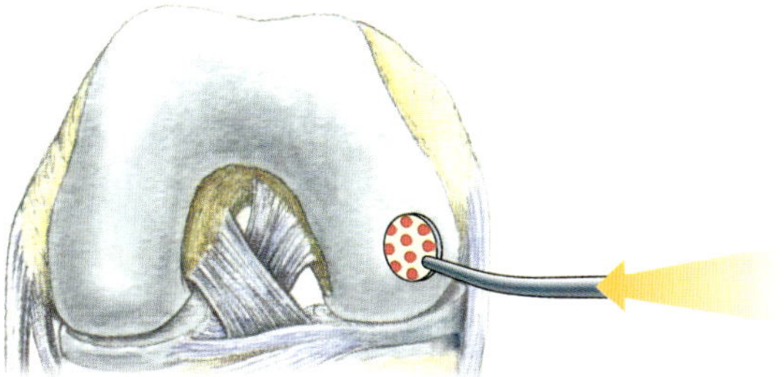

Abb. 2.11: (Links) Arthroskopische Ansicht des medialen Femurkondylus: Chronische Gelenkknor-pelverletzung mit Ausdehnung bis zum subchondralen Knochen. **(Rechts)** Mittels „Mikrofrakturie-rung" wird der subchondrale Knochen eröffnet, sodass Blutgefäße und Stammzellen aus dem Mark-raum einwachsen können.

Operative Behandlung mit Tissue-Engineering

- *Perichondrales* und *periostales Grafting* bedeutet die Implantation von Gewebe mit chondroidem (knorpelartigem) Potenzial wie Perichondrium und Periost auf eine angefräste Oberfläche des subchondralen Knochens. Die Langzeitergebnisse sind unklar.
- Die *autologe Chondrozytentransplantation* ist bei umschriebenen Knorpelverletzungen der femuralen Gelenkfläche des Knies anwendbar (Abb. 2.12). Bei der arthroskopischen Diagnostik der Verletzung werden Knorpelscheiben für Zellkulturen gewonnen. Zwei Wochen später wird der Patient erneut operiert und die Knorpelverletzung exzidiert; die angezüchteten Zellen werden in den Defekt injiziert, der zuvor mit Periost bedeckt wurde. Die Langzeitergebnisse sind vielversprechend.
- *Osteochondrale Plastiken* durch Knorpel-Knochen-Zylinder (Mosaik-plastik) werden mit viel versprechenden Ergebnissen bei kleineren Verletzungen eingesetzt (Abb. 2.13).

Abb. 2.12: Autologe Chondrozytentransplantation: Knorpelzellen werden kultiviert und wiedereingepflanzt.

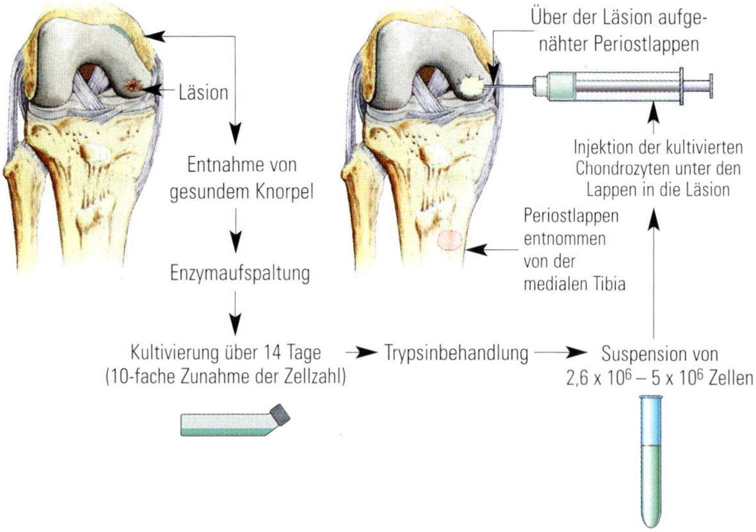

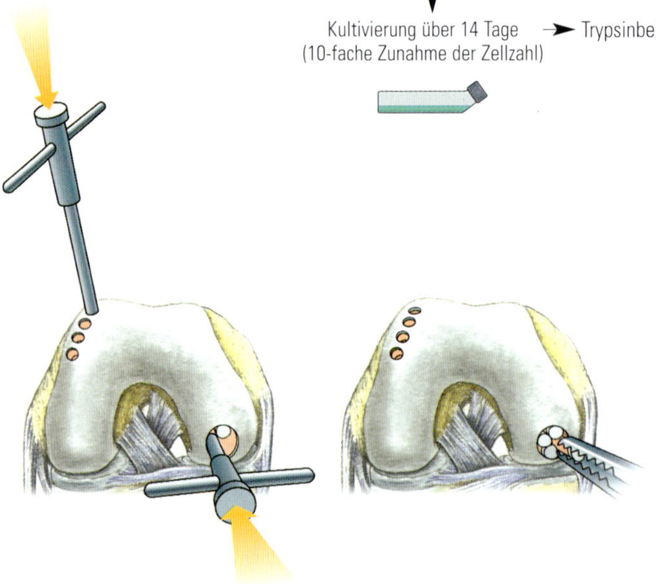

Abb. 2.13: Osteochondrale Plastik (Mosaikplastik): Knorpel-Knochen-Zylinder werden aus geringer belasteten Gelenkzonen gewonnen und in Bohrlöcher im Bereich der Defektzone transplantiert.

Rehabilitation

Frühzeitige Bewegungsübungen sind für die Wiederherstellung der Gelenkfunktion von größter Wichtigkeit. Sie sollten in Abstimmung mit dem Trainer, Arzt und Physiotherapeuten durchgeführt werden. Muskelkrafttraining, zunehmende Belastung des Gelenkes, nachfolgende Rückkehr zum Sporttraining und Wettkampfsport sowie Gewichtsbelastung müssen individuell beurteilt werden.

Prognose

Unbehandelte Gelenkknorpelverletzungen können durch mechanische und enzymatische Zerstörung zur Arthrose fortschreiten, die zu einer permanenten Fehlfunktion des Gelenkes führt. Die frühe Diagnose und optimale Behandlung von Gelenkknorpelverletzungen bei Sportlern sind für eine gute Prognose wichtig.

Osteochondrosis dissecans

Die Osteochondrosis dissecans (OD) ist eine umschriebene Abgliederung eines Knorpelknochensegmentes vom umgebenden normalen Knochen und Knorpel. Wenn der knöcherne Teil des Fragmentes nekrotisch wird (abstirbt), gibt es keine Heilung und das Fragment wird sich vollständig vom umgebenden Gewebe lösen (Abb. 2.14).

In 75% der Fälle befindet sich die Schädigung am medialen Femurkondylus des Kniegelenkes. Sie kann ebenfalls im Sprunggelenk, Ellenbogen, in der Schulter und den Hüftgelenken auftreten. Sie kann bereits im Alter von 5–10 Jahren beginnen oder bis zum Alter von 40 Jahren, tritt aber am häufigsten zwischen dem 10. und 20. Lebensjahr auf. Sie tritt zwei- bis dreimal häufiger beim männlichen Geschlecht auf. Die OD kann in eine juvenile Form und eine adulte Form eingeteilt werden. Die juvenile Form betrifft Kinder und Jugendliche bis zum Schluss der Epiphysenfugen (Wachstumszonen). Die adulte Form betrifft Jugendliche nach dem Epiphysenschluss. Je jünger der Patient und je früher die OD entdeckt wird, desto besser sind die Behandlungsergebnisse und die Prognose.

Verletzungsmechanismen

Für die OD werden viele Ätiologien angegeben. Ein Trauma oder wiederholte Mikrotraumen mit Anschlagen der Tibiakante gegen die laterale Seite des medialen Femurcondylus wurden als Ursache im Kniegelenk erwogen.

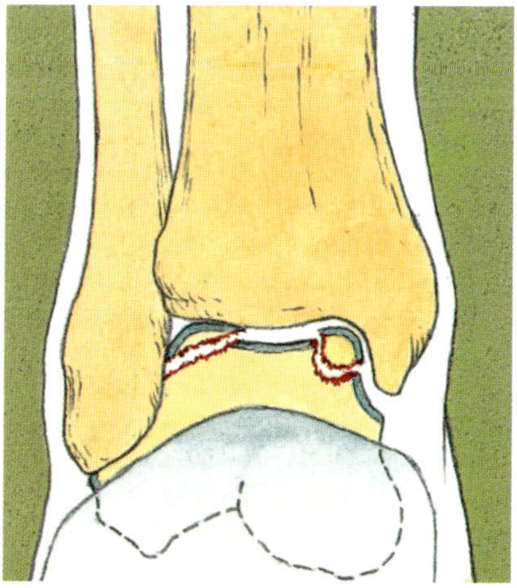

Abb. 2.14: Osteochondrosis dissecans des Talus im Sprunggelenk.

Gelenkdistorsionen können genauso wie eine wiederholte Überbelastung im Sprunggelenk und Ellenbogen ursächlich sein (vergleiche „Werfer-Ellenbogen" auf S. 169). Sogar eine vaskuläre Genese mit Durchblutungsstörungen im Knochen ist diskutiert worden. Der Zusammenhang zwischen dem Auftreten einer OD und Sport wurde bei jungen, aktiven Patienten nachgewiesen.

Es ist wichtig, zwischen einem stabilen und einem instabilen Fragment zu unterscheiden. Eine vollständige Loslösung des Fragmentes hinterlässt ein leeres Bett und einen Defekt in der Gelenkoberfläche.

Symptome und Diagnose

- Diffuser Schmerz über dem Gelenk.
- Blockierungen und „Giving way" sind oftmals vorhanden.
- Es kommt zu wiederholten Schwellungen des Gelenkes.
- Röntgenuntersuchung und MRT bestätigen die Diagnose.
- Eine arthroskopische Untersuchung hilft, über die adäquate Behandlung zu entscheiden. Jeder freie Gelenkkörper und Knorpellappen können entfernt werden.
- Schichtaufnahmen können die Diagnose untermauern und die Heilung dokumentieren.

Behandlung

Der *Arzt* kann:
- Schonung und Training zur Muskelkräftigung verordnen;
- mittels einer Schiene immobilisieren und bei Jugendlichen die sportlichen Aktivitäten für 3–4 Monate aussetzen;
- bei anhaltenden Symptomen nach fehlgeschlagener konservativer Therapie operieren:
  - in akuten Fällen, insbesondere bei jugendlichen Sportlern, mit einem losen Fragment oder nur teilweise abgelöstem Fragment dieses unter Verwendung resorbierbarer Stifte oder Schrauben refixieren;
  - alle freien Gelenkkörper entfernen;
  - bei kleinen Defekten anbohren, eine Mikrofrakturierung, eine Abrasion (S. 22) oder eine Mosaikplastik mit Transplantaten osteochondraler Zylinder durchführen;
  - sowohl bei kleinen als auch großen Defekten eine autologe Chondrozytentransplantation (S. 22) oder andere adäquate Techniken versuchen.

Heilung und Rückkehr zum Sport

Bei der juvenilen Form sollte vor Wiederaufnahme des Sportes nach konservativer Therapie eine Untersuchung mittels MRT, Schichtaufnahme oder Arthroskopie durchgeführt werden. Das Wiedererlangen der Muskelkraft und Beweglichkeit des Gelenkes ist wichtig.

Bei der adulten Form und/oder nach einer Operation sollte eine MRT oder Arthroskopie durchgeführt werden, bevor sportliche Aktivitäten wieder aufgenommen werden.

Prognose

Die Prognose ist bei der juvenilen Form besser, insbesondere wenn sie frühzeitig behandelt wird. Eine OD an der Gewicht tragenden Kondyle wird innerhalb von 20–30 Jahren in 80% der Fälle zur Gonarthrose fortschreiten.

Gelenkerkrankungen

Die Gelenkoberflächen sind mit Knorpel überzogen, der über keine Blutversorgung verfügt und deshalb bei Verletzungen nicht gut heilt. Der Gelenkknorpel reduziert die Reibung und erhöht die Stoßdämpfung zwischen den Knochen. Die Membran, die die Gelenkkapsel auskleidet, sezerniert die Synovialflüssigkeit, welche die vom Knorpel benötigten Nährstoffe bereitstellt und zudem dazu dient, die Reibung bei den Gelenkbewegungen zu reduzieren.

Osteoarthritis (Osteoarthrose)

Der Begriff „Osteoarthritis" bezieht sich insbesondere auf die Degeneration und übermäßige Abnutzung des Gelenkknorpels, obwohl auch schrittweise Veränderungen des darunter liegenden Knochengewebes (subchondraler Knochen) auftreten. Mit zunehmendem Alter entwickelt sich dieser Zustand und schreitet fort. Er kann „primär" oder „sekundär" sein.

- Die primäre Osteoarthritis, deren Ursache unbekannt ist, tritt am häufigsten bei Frauen und Diabetikern auf. Für den Beginn der Erkrankung ist Übergewicht nicht von Bedeutung, aber es beschleunigt den degenerativen Prozess, sobald er in Gang gekommen ist.
- Die sekundäre Osteoarthritis entwickelt sich in Folge einer Verletzung oder Gelenkerkrankung. Frakturen der Gelenkoberflächen, einschließlich geschädigtem Knorpel, Bandverletzungen und Dislokationen sind mögliche Ursachen ebenso wie Infektionen und die rheumatoide Arthritis. Andauernde inadäquate Belastung der Gelenke, z.B. bei Joggern, die auf unebenem Untergrund laufen, können in seltenen Fällen ebenfalls zur Osteoarthritis führen.

Pathologische Veränderungen

Unabhängig davon, ob die Osteoarthritis primär oder sekundär ist, sind die Veränderungen im Gelenk die gleichen (Abb. 2.15). Zunächst wird der Gelenkknorpel weich. Nachfolgend wird die Oberfläche uneben, der Knorpel fasert auf und entwickelt Risse, die bis auf den darunter liegenden Knochen reichen können. Letztendlich ist der Knorpel aufgebraucht und der Knochen

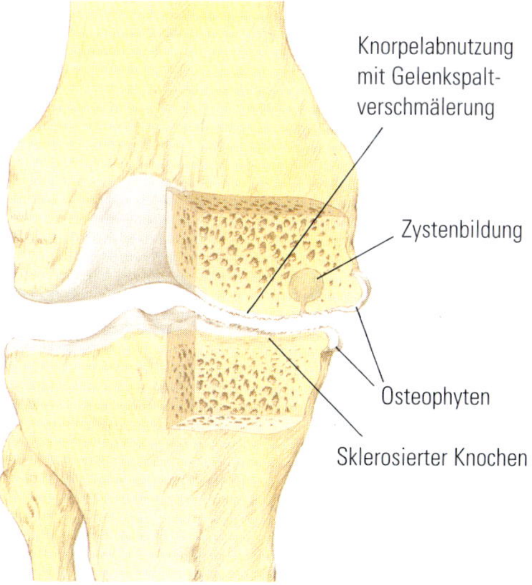

Abb. 2.15: Knochenveränderungen bei Arthrose (mit Erlaubnis von Prisma Forlag).

freigelegt; dieser muss dann als Gewicht tragende Oberfläche des Gelenkes dienen. Gleichzeitig verhärtet sich der Knochen (sklerosiert) und es entstehen Zysten im Knochen. Neue Knorpelzellen, die sich um den abgenutzten Knorpel herum ausgebildet haben, ossifizieren, und knöcherne Ausziehungen (Osteophyten) bilden sich als Ergebnis der Gelenkkapselverdickung. Die Veränderungen werden am häufigsten in der Hüfte und den Kniegelenken, seltener im Sprunggelenk gesehen. Sie sind deutlich auf Röntgenaufnahmen unter Belastung des Gelenkes zu sehen.

Symptome und Diagnose

- *Schmerz.* Ein gewisses Ausmaß an Schmerzen ist normalerweise vorhanden. Auch wenn während der Alltagsaktivitäten keine Schmerzen vorhanden sind, können sie durch Zunahme der Belastung des betroffenen Gelenkes ausgelöst werden. Anfänglich entwickelt sich der Schmerz schrittweise, bei Sportlern kann er während des Aufwärmens verschwinden, jedoch nur, um nach dem Training oder Wettkampf zurückzukehren. Ruheschmerzen treten auf, wenn die Osteoarthrose ein fortgeschrittenes Stadium erreicht hat, dann kann auch der Schlaf gestört sein.
- *Gelenkauffälligkeiten.* Bei der klinischen Untersuchung können zahlreiche Veränderungen im Bereich des arthrotischen Gelenkes gefunden werden. Hierzu gehören Schwellung, eingeschränkte Beweglichkeit, Muskelhypotrophie (Verlust der Muskelmasse), Empfindlichkeit, Krepitation, lokale Überwärmung, Instabilität und/oder abormale Gelenkbeweglichkeit infolge ligamentärer Schwäche.
- *Steifheit.* Steifigkeit tritt typischerweise nach einer Zeit der Inaktivität auf, es kann auch ein Hinken vorliegen. Am häufigsten tritt dies morgens auf.
- *Röntgenologische Veränderungen.* Hierzu gehören Gelenkspaltverschmälerung, Zysten, Osteophyten und Sklerose. Es können auch Anzeichen einer erhöhten Synoviaproduktion vorliegen.

Behandlung

Die Veränderungen der Osteoarthrose können nicht rückgängig gemacht werden, aber es können verschiedene Methoden angewandt werden, um Symptome zu lindern und eine weitere Degeneration zu verzögern.
- Die Belastung des betroffenen Gelenkes sollte reduziert werden. Es kann notwendig sein, stauchende und belastende Sportarten zu beenden, wenn eine Hüfte oder ein Kniegelenk betroffen ist. In diesen Fällen kann die körperliche Fitness durch Radfahren oder Schwimmen aufrecht erhalten werden.
- Aktive Bewegungs- oder Muskelkräftigungsübungen sollten unter der Anweisung eines Physiotherapeuten ausgeführt werden (möglichst im Wasser). Passive Übungen, die keinerlei Mitarbeit des Patienten erfordern, sollten vermieden werden.
- Ultraschall, Kurzwellentherapie und Wärmeanwendung können einen positiven psychologischen Effekt haben, eine Wärmebandage kann benutzt werden.
- Ein Gehstock, der auf der gesunden Seite getragen wird, wenn eine Hüfte oder ein Knie betroffen ist, oder stoßdämpfende leichte Wanderstöcke können benutzt werden.
- Bandagen und Schienen verschiedener Art können benutzt werden, um die Belastung der Gelenke zu vermindern.
- Antiphlogistische und analgetische Medikamente können verschrieben werden.
- Operative Therapie kann notwendig sein, wenn die degenerativen Veränderungen schwerwiegend sind.

Osteoarthrose und Sport

Sportler, die unter Osteoarthrose leiden, sollten im Hinblick auf die Fortführung ihrer sportlichen Aktivität den Rat ihres Arztes annehmen. Jeder Fall muss individuell beurteilt werden. In den frühen Stadien gibt es zumeist keinen Grund, die Teilnahme am Sport einzustellen, obwohl es notwendig sein kann, die Art der Übungen zu verändern. Radfahren und Schwimmen können eher empfohlen werden als Laufen, um die Belastung eines Gelenkes zu eliminieren oder zu reduzieren. Aktive Bewegungs- und Muskelkräftigungsübungen sollten gefördert werden, um eine weitere Verschlechterung zu verhindern oder zu verzögern. Wenn eine geschädigte Hüfte oder ein Knie durch eine Endoprothese operativ ersetzt worden ist, sollten sportliche Aktivitäten nur nach Rücksprache mit dem zuständigen Arzt wieder aufgenommen werden.

Rheumatoide Arthritis

Die rheumatoide Arthritis, die als Autoimmunerkrankung (eine Krankheit des körpereigenen Immunsystems) klassifiziert ist, obwohl ihre genaue Ursache nicht bekannt ist, ist ein chronisch entzündlicher Zustand, der Gelenke, Sehnen, Sehnenscheiden (Faszien), Muskeln und Schleimbeutel ebenso wie andere Gewebe im ganzen Körper betrifft. Sie tritt dreimal häufiger bei Frauen als bei Männern auf und beginnt normalerweise zwischen dem 20. und 30. oder 45. und 55. Lebensjahr. Sie kann jedoch auch bereits in der Kindheit beginnen.

Pathologische Veränderungen

Das erste Stadium der rheumatoiden Arthritis ist eine Entzündung der Synovialmembran (Synovitis), verbunden mit der Ablagerung von Proteinen (Fibrin). Als Ergebnis der Entzündung wird Flüssigkeit in das Gelenk sezerniert und eine Schwellung verursacht. Das entzündliche Gewebe wächst in Richtung Gelenkspaltmitte und überwuchert die Gelenkoberflächen sowie die umgebenden Bänder und Sehnen. Gleichzeitig wird der Gelenkknorpel systematisch von seiner Oberfläche aus bis zum darunter liegenden Knochen zerstört. Im angrenzenden Knochen bilden sich Zysten aus. Während das entzündliche Gewebe allmählich durch Narbengewebe ersetzt wird, verdickt sich die Gelenkkapsel und kann im Nachfolgenden die Beweglichkeit des Gelenkes beeinträchtigen und die Schwellung verstärken.

Symptome und Diagnose

Die folgenden Symptome legen die Diagnose einer rheumatoiden Arthritis nahe:
- Schmerzen und Schwellung von Gelenken;
- Gelenksteifigkeit, die besonders am Morgen und nach Aktivitäten ausgeprägt ist;
- Gelenkdeformierungen, muskuläre Hypotrophie und Sehnenabnormalitäten;
- schubweiser Verlauf der Erkrankung mit Remissionen.

Aus Gründen der Praktikabilität wird eine rheumatoide Arthritis angenommen, wenn drei oder vier der folgenden Kriterien erfüllt sind:
1. Morgensteifigkeit.
2. Schmerzen und Druckempfindlichkeit mindestens eines Gelenkes.
3. Weichteilschwellung oder ausgeprägte Ergüsse in wenigstens einem Gelenk.
4. Wenn (2) oder (3) vorhanden sind, Schwellung mindestens eines weiteren Gelenkes.
5. Symmetrische Gelenkschwellung.
6. Sehnen- und Rheumaknoten an für die rheumatoide Arthritis typischen Lokalisationen.
7. Röntgenologische Veränderungen, die typisch für die rheumatoide Arthritis sind.
8. Blutuntersuchungen, die typische Veränderungen der rheumatoiden Arthritis zeigen.

Behandlung

Wie bei der Osteoarthrose gibt es auch für die rheumatoide Arthritis keine Heilung. Die Manifestation und das Fortschreiten der Krankheit können jedoch zeitweise kontrolliert und Symptome gelindert werden durch:
- Physiotherapie und Aufrechterhaltung allgemeiner körperlicher Fitness;
- antiphlogistische Medikamente;
- Steroidgabe;
- anerkannte Medikamente, die die Ursache der Erkrankung behandeln;
- örtliche Behandlung mit Steroiden oder Gold in fortgeschrittenen Fällen;
- operative Therapie in schwerwiegenden Fällen.

Rheumatoide Arthritis und Sport

Die rheumatoide Arthritis muss keinen Ausschluss vom Sport bedeuten. Körperliche Aktivitäten, deren positiver Effekt bekannt ist, sollten gefördert werden. Vor allem sollten Sportler mit Arthritis aktive Übungen durchführen, die eine muskuläre Anstrengung erfordern. Wandern, Schwimmen und Skilanglauf sind vorteilhaft.

Andere Erkrankungen der Gelenke

Gelenkinfektionen

Eine Infektion kann ein Gelenk entweder über den Blutkreislauf (von den Harnwegen, den Atemwegen, den Stirnhöhlen, dem Mund usw. ausgehend), direkt durch eine offene Wunde oder nach einer operativen Therapie erreichen. Medizinischer Rat ist unerlässlich, wenn eine Gelenkinfektion vermutet wird.

Gicht

Die Gicht wird durch eine Anhäufung von Harnsäurekristallen in Gelenken verursacht, 96% der Betroffenen sind Männer im mittleren Alter. Das erste Metatarsophalangealgelenk (an der Basis der großen Zehe) ist am häufigsten betroffen, und während eines akuten Anfalles (der normalerweise 2–7 Tage dauert) wird es rot, heiß, geschwollen und extrem schmerzhaft. Die chronische Gicht kann mehr als ein Gelenk betreffen, in diesen Fällen kann sie andere generalisierte Gelenkerkrankungen vortäuschen.

Eine medizinische Untersuchung und Beratung sind für den Sportler mit einer Gicht empfehlenswert. Die Behandlung kann antiphlogistische und andere Medikamente, Veränderungen der Diät und Ruhe beinhalten.

Muskelverletzungen

Muskelverletzungen gehören zu den häufigsten Zuständen in der Sportmedizin, die am häufigsten fehlverstanden und inadäquat behandelt werden. Ihre Bedeutung wird oftmals unterschätzt, da die meisten Patienten ihren täglichen Aktivitäten schon bald nach der Verletzung wieder nachgehen können. Einigen Untersuchungen zufolge sind Muskelverletzungen für 10–30% aller Verletzungen im Sport verantwortlich. Darüber hinaus wurde festgestellt, dass 30% aller Fußballverletzungen Muskelverletzungen sind.

Muskeln können sowohl durch ein direktes Trauma (Aufprall) als auch durch ein indirektes Trauma (Überbelastung) geschädigt werden. Die resultierenden Verletzungen können in Rupturen und Hämatome unterteilt werden:

- *Rupturen* können komplett oder partiell sein, sie können in Zerrungen und Druckverletzungen unterteilt werden.
- *Hämatome* sind das Ergebnis der Verletzung und können sowohl inter- als auch intramuskulär vorliegen (es gibt wesentliche Unterschiede in der Behandlung und Diagnose der beiden Arten).

Muskelverletzungen sind normalerweise gutartig, oftmals aber ärgerlich für den Sportler, da eine inadäquate Behandlung ein langes Aussetzen der sportlichen Aktivitäten bedeuten kann. Eine gewisse Kenntnis der normalen Struktur und Funktion der Muskulatur ist notwendig, um zu verstehen, wie Verletzungen am besten vermieden und behandelt werden können.

Muskelstruktur

Der menschliche Körper besitzt mehr als 300 unterschiedliche Muskeln, die insgesamt ungefähr 40% des totalen Körpergewichts ausmachen. Jeder Muskel hat einen oberen Ursprung (Kopf) und einen unteren Ansatz. Dazwischen befindet sich der gewölbte, sich aktiv kontrahierende Teil (Bauch). Der Muskel ist über Sehnen am Knochen befestigt. Ein Skelettmuskel besteht aus Tausenden von langen schmalen Muskelzellen oder Fasern, die kontraktile Elemente enthalten, er ist von einer Membran oder Scheide umgeben. Die Muskelfasern sind in Bündeln (Faszikeln) zusammengefasst, die gemeinsam den Muskelbauch bilden (Abb. 2.16). In einigen Muskeln ist der Muskelbauch in mehrere Teile aufgegliedert. Jeder Bauch hat seinen eigenen Ursprung oder Kopf, ein Muskel mit zwei Köpfen heißt Bizeps, mit drei Köpfen Trizeps und mit vier Köpfen Quadrizeps.

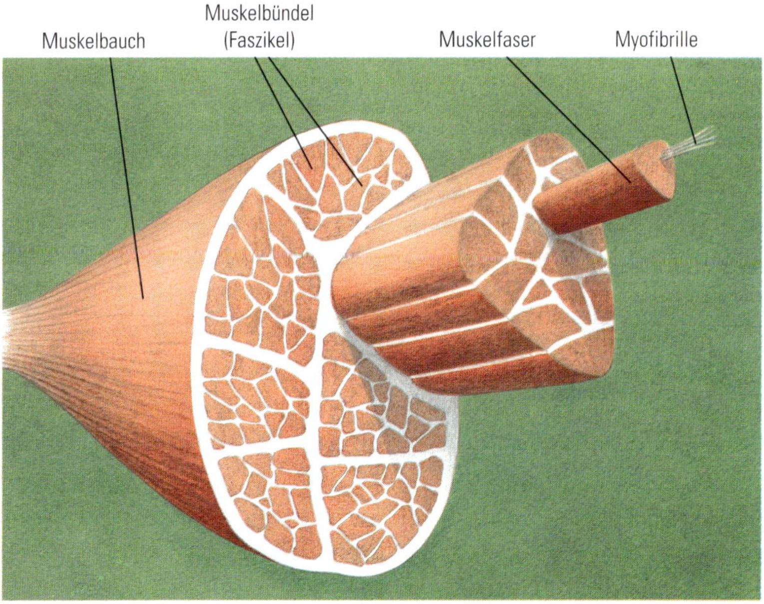

Abb. 2.16: Schematische Darstellung des Muskelaufbaus.

Es gibt zwei grundlegende Arten von Muskelfasern – langsame (Typ I oder rot) und schnelle (Typ II oder weiß). Langsame Fasern erhalten ihre Energie aus der Glukose, die aus Glykogen in Gegenwart von Sauerstoff über die Blutzirkulation gewonnen wird (aerob), wohingegen schnelle Fasern ihre Energie aus Glukose erhalten, die in dem muskulären Glykogen gespeichert ist und ohne Sauerstoff in Energie verwandelt wird (anaerob). Langsame Fasern sind im Vergleich zu schnellen Fasern kleiner, haben eine geringe anaerobe glykolytische Kapazität und kontrahieren langsamer. Sie sind mit einem größeren Netzwerk von Kapillaren ausgestattet, haben weniger Nerven und eine geringere Ausdauer. Die langsamen Fasern sprechen sehr gut auf statische und gering dynamische Übungen an, wohingegen die schnellen Fasern besser auf dynamische Übungen, insbesondere bei hoher Intensität, ansprechen. Die schnellen Fasern werden weiter in Typ IIa unterteilt, die durch eine große Kraft über eine lange Zeit charakterisiert sind, und Typ IIb, welche die gleiche Kraft über eine kurze Zeit haben. Wenn sich ein Muskel kontrahiert, werden die unterschiedlichen Fasern nacheinander aktiviert, auf Typ I folgt Typ IIa und zuletzt Typ IIb. Es gibt erhebliche Unterschiede in der Zusammensetzung der individuellen Muskeln. Die häufigste Kombination ist die einer gleichen Anzahl von schnellen und langsamen Fasern. Bei einem ausgezeichneten Sportler einer Ausdauersportart (wie z.B. Marathonlauf) werden die langsamen Fasern vorherrschen, während bei einem Sprinter mehr schnelle Fasern vorhanden sein werden. Die Kenntnis der Faserverteilung in Muskeln ist wichtig, wenn es um das Training spezieller Sportarten geht.

Das Muskelgewebe ist mit einem ausgedehnten Netzwerk kleiner Blutgefäße (den Kapillaren) ausgestattet, durchschnittlich ungefähr 3.000 pro mm^2 im Querschnitt. Wenn der Muskel ruht, sind 95% der Kapillaren geschlossen, wenn jedoch körperliche Aktivität aufgenommen wird, öffnen sie sich nacheinander, um einen ausreichenden Blutfluss in das arbeitende Gewebe zu sichern.

Training kann zu folgenden Effekten im Muskel führen:

- der Muskelenzymspiegel steigt;
- die Anzahl der subzellulären Einheiten, in denen die Energieumwandlung stattfindet, (Mitochondrien) nimmt mit aerobem Training zu;
- der Nährstoffspeicher für die Energieproduktion wird vergrößert;
- das Kapillarnetz wird verdichtet;
- das Muskelvolumen nimmt mit dem Krafttraining zu (Hypertrophie).

Diese Kombination von Wirkungen erhöht die Muskelkraft, Stabilität, Ausdauer und Fähigkeit zur raschen Kontraktion. Verschiedene Arten des Muskeltrainings werden auf S. 488 beschrieben.

Verletzungsarten des Muskel-Sehnen-Komplexes

Muskeln und Sehnen funktionieren gemeinsam als Einheit. Im Prinzip können Muskelverletzungen den Muskelursprung betreffen, den Muskelbauch, den Punkt, an dem Muskulatur und Sehne miteinander verschmelzen (den Muskel-Sehnen-Übergang), die Sehne selbst und den Ansatz der Sehne am Knochen und Periost. In der Praxis treten Verletzungen der Muskeln normalerweise im Muskel-Sehnen-Übergang, unabhängig von der Zugbelastung, auf (Abb. 2.17). Bevor es zu einer Muskelschädigung kommt, absorbieren kontrahierte Muskeln mehr Kraft und Energie als nicht stimulierte Muskeln. Bei isometrisch vorbereiteten Muskeln sind größere Kräfte und Längenzunahme notwendig, bevor sie geschädigt werden, als bei nicht vorbereiteten Muskeln.

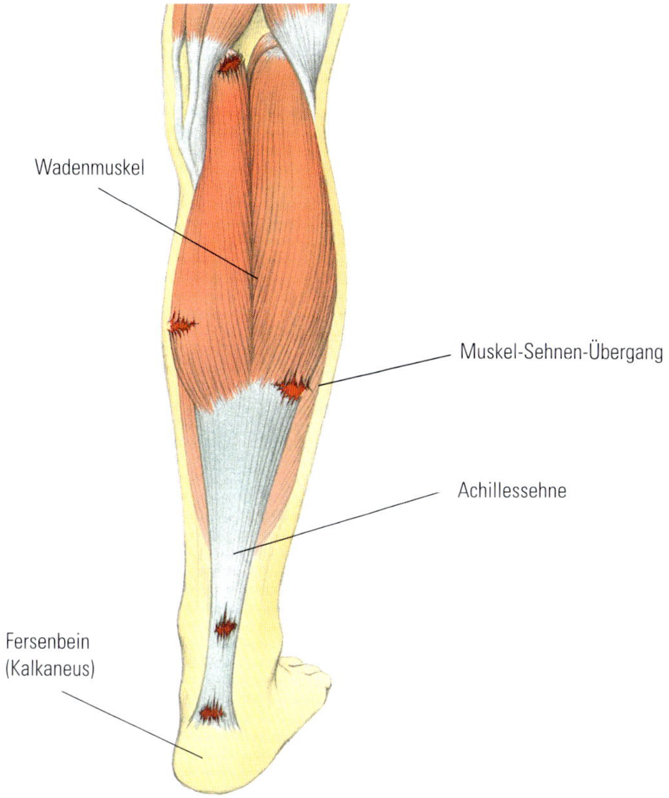

Abb. 2.17: Lokalisationen von Verletzungen im Muskel-Sehnen-Komplex: Zumeist ist der Muskel-Sehen-Übergang betroffen.

Erhaltung der Kraft und ein angemessenes Aufwärmen können daher eine Muskel-Sehnen-Einheit vor Verletzung schützen.

Muskelrupturen

Muskelfasern reagieren schnell auf Veränderungen und passen sich an. Ein geschädigter Muskel kann schnell heilen, und Fasern können sich innerhalb von ca. drei Wochen regenerieren. Wenn es jedoch zu einer Verletzung kommt, ist eine gewisse Blutung nahezu unvermeidbar. Diese kann den Heilungsprozess mechanisch beeinträchtigen, indem der Kontakt zwischen den rupturierten Enden der Muskelfasern behindert wird. Wenn die Blutung eingedämmt werden kann, wird die Heilung wahrscheinlich schneller und vollständiger sein. Sportliche Aktivitäten können unterschiedliche Arten von Muskelrupturen verursachen.

1. *Zerrungen.* Diese werden durch Überdehnung oder exzentrische Überbelastung verursacht und sind im Muskel-Sehnen-Übergang lokalisiert. Diese Rupturen treten als Ergebnis der intrinsischen Kraft auf, die im Sportlermuskel entsteht, oftmals beim Wechsel zwischen exzentrischer und konzentrischer Traktion.
2. *Kontusionen.* Diese treten als Ergebnis einer direkten Krafteinwirkung auf (Trauma). Der Muskel wird gegen den darunter liegenden Knochen gepresst, z.B. wenn das Knie eines Spielers den Oberschenkel eines anderen während eines Fußballspieles trifft. Eine Muskelzerreißung und starke Blutung tief im Inneren des Muskels können die Folge sein.

Man sollte zwischen *kompletten* Rupturen, bei denen alle Muskelfasern zerrissen sind und die Funktion verloren geht, und *partiellen* Rupturen, bei denen nur einige Fasern betroffen sind und die Kontinuität sowie eine gewisse Funktion erhalten bleiben, unterscheiden. Verschiedene Faktoren tragen zum Entstehen von Muskelrupturen bei:

- Der Muskel kann durch unzureichendes Training und fehlendes Aufwärmen schlecht vorbereitet sein.
- Der Muskel kann durch eine vorhergehende Verletzung und nachfolgend unzureichende Rehabilitation geschwächt sein.
- Der Muskel kann zuvor massiv verletzt gewesen sein und es kann sich Narbengewebe ausgebildet haben (Narbengewebe ist weniger elastisch als Muskulatur und daher für wiederholte Verletzungen anfälliger).
- Ein Muskel, der überbelastet oder müde ist, kann leichter verletzt werden.
- Gespannte Muskeln, die keinen freien Bewegungsumfang für ein Gelenk erlauben, können bei einem Sport, der Flexibilität verlangt, verletzt werden.
- Muskeln, die längere Zeit der Kälte ausgesetzt werden, sind weniger kontraktil als normal.

Zerrungen (Zerreißungen)

Zerrungen treten häufig bei Sportarten auf, die eine explosive Muskelanstrengung während einer kurzen Zeitspanne erfordern, z.B. beim Baseball, Sprint, Springen, American Football und Fußball (Abb. 2.18). Wenn die Anforderungen an den Muskel seine natürliche Kraft überschreiten, kann es zu einer Ruptur kommen, z.B. bei Überbelastung während eines exzentrischen Muskelzuges. Andere Beispiele im Sport sind plötzliches Anhalten, Verlangsamung (exzentrische Arbeit), rasche Beschleunigung (konzentrische Arbeit) oder plötzliche Richtungswechsel beim Umdrehen, Springen usw.

Zerrungen treten häufig in Muskeln auf, die zwei Gelenke bewegen, z.B. der dorsalen Oberschenkelmuskulatur, die das Knie beugt und das Hüftgelenk streckt. Diese Muskeln können beim Laufen nicht beide Funktionen zur gleichen Zeit erfüllen, deshalb werden sie von einem empfindlichen neuromuskulären System genau gelenkt. Fehler in diesem System führen zu schwere-

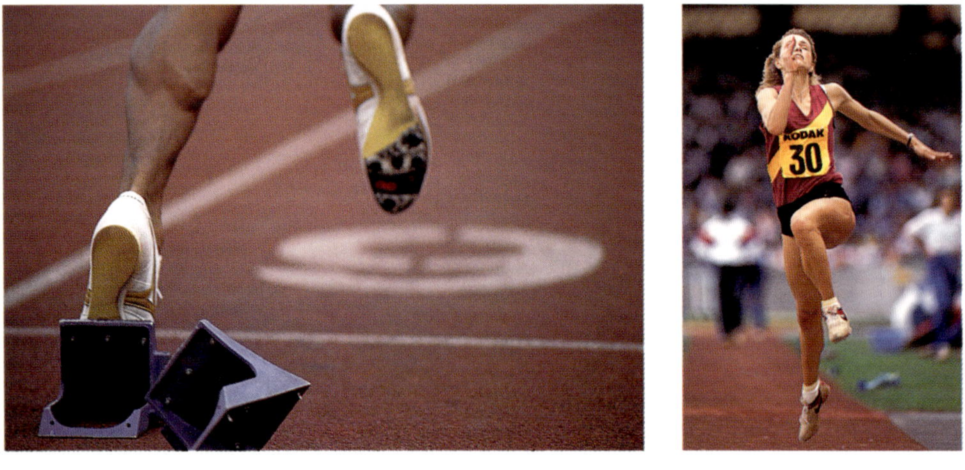

Abb. 2.18: Beim Sprinten **(links)** und Springen **(rechts)** wird eine explosive Anstrengung verlangt (mit freundlicher Genehmigung von All Sport, Fotografen: Todd Warshaw und Dan Smith).

ren Verletzungen. Andere Beispiele zerrungsanfälliger Muskeln sind der Quadrizeps an der Oberschenkelvorderseite, der Gastroknemius in der Wade und der Bizeps im Oberarm.

Zerrungen kann man nach dem Grad der Faserzerreißung einteilen: Erst- und zweitgradige Zerrungen sind partielle Rupturen und drittgradige Zerrungen sind vollständige Rupturen oder Fasertrennungen.

- *Eine erstgradige oder leichte Zerrung* beschreibt eine Überdehnung des Muskels mit einer Ruptur von weniger als 5% der Muskelfasern. Es findet sich keine wesentliche Kraftminderung oder Bewegungseinschränkung. Aktive Bewegungen oder passives Dehnen verursachen jedoch Schmerzen im Bereich der Schädigung, die als etwas unangenehm empfunden werden. Es sollte bedacht werden, dass eine kleine Ruptur oder leichte Zerrung für den Sportler genauso schmerzhaft sein kann wie eine ernstere Verletzung.
- *Bei einer zweitgradigen oder mäßigen Zerrung* kommt es zu einer erheblicheren, aber nicht vollständigen Zerreißung des Muskels. Der Schmerz verstärkt sich bei dem Versuch, den Muskel anzuspannen.
- *Eine drittgradige oder schwere Zerrung* hat eine vollständige Zerreißung des Muskels zur Folge.

Symptome und Diagnose

Die folgenden Merkmale lassen eine stattgehabte Zerrung vermuten.

- Bei der Verletzung wird ein scharfer oder stechender Schmerz verspürt. Er kann durch Kontraktion des Muskels erneut ausgelöst werden. Normalerweise bestehen geringe Schmerzen, wenn der Muskel ruht.
- Bei einer teilweisen Ruptur kann der entstehende Schmerz die Muskelkontraktion behindern. Bei vollständigen Rupturen sind die Muskeln aus mechanischen Gründen nicht mehr in der Lage, sich zu kontrahieren.
- Bei Teilrupturen ist es manchmal möglich, in einem Teil des Muskels bei der Untersuchung einen Defekt zu fühlen. Bei einem vollständig rupturierten Muskel kann der Defekt im Bereich des gesamten Muskelbauches gefühlt werden. Der Muskel kann sich aufwölben und einen Klumpen bilden, der ähnlich einem Tumor ist.
- Oftmals bestehen über dem geschädigten Bereich Druckempfindlichkeit und eine Schwellung.
- Nach ungefähr 24 h können Hämatome und Verfärbungen sichtbar werden, oftmals unterhalb der verletzten Stelle; dies sind Zeichen einer Blutung innerhalb des geschädigten Muskels. Muskelkrämpfe können auftreten.

Die klinische Untersuchung wird zunächst durch lokale Inspektion und Palpation durchgeführt, um das Ausmaß des Traumas zu analysieren. Der effektivste Diagnostiktest ist häufig ein Funktionstest mit oder ohne Widerstand.

Heilungsverlauf

Wenn ein Muskel überdehnt wird, zerreißen Muskelfasern und Blutgefäße. Die zerissenen Enden ziehen sich vom verletzten Gebiet zurück und lassen es aufgefüllt mit Blut zurück. Anfänglich kommt es zu einer Entzündung, danach zur Resorption der Blutung. Die Reparatur einer Muskelverletzung beinhaltet zwei kompetitive Vorgänge: Die *Formation neuer Muskelfasern* (Regeneration) und die gleichzeitige *Produktion von Narbengewebe* (Granulationsgewebe). Die Skelettmuskulatur verfügt über eine große Regenerationsfähigkeit, die neu gebildeten Muskelfasern sind jedoch kürzer und beinhalten unelastisches Narbengewebe. Bedeckt die Narbe ein großes Gebiet, wird die Funktion behindert, da die Kontraktion begrenzt ist. Gebiete unterschiedlicher Elastizität können innerhalb des Muskels entstehen, wodurch es zu einem erhöhten Risiko einer Reruptur kommt. Es ist daher wichtig, einer Muskelverletzung ein langfristiges Rehabilitationsprogramm folgen zu lassen.

Kontusionsrupturen

Wenn eine direkte Einwirkung die Ursache der Verletzung ist, können tiefe Rupturen und Blutungen auftreten, da der kontrahierte Muskel gegen den darunter liegenden Knochen komprimiert wird. Prellungsbedingte Verletzungen können auch in oberflächlichen Muskeln auftreten. In diesen Fällen sind die Symptome denen einer Zerrung ähnlich (s.o.).

Muskelhämatome

Während physischer Aktivität kommt es zu einer erheblichen Umverteilung des Blutflusses. In den Muskeln nimmt er von ungefähr 0,8 l/min (15% der kardialen Auswurfleistung) in Ruhe auf wenigstens 18 l/min während großer Anstrengungen zu (72% der kardialen Auswurfleistung). Infolgedessen ist die Blutversorgung der Muskulatur während sportlicher Aktivität enorm. Das Ausmaß der Blutung bei einer Schädigung des Muskels ist direkt proportional zum Blutfluss und indirekt proportional zur Muskelspannung zum Zeitpunkt der Verletzung. Die Auswirkung einer Verletzung hängt von ihrer Lokalisation und ihrem Ausmaß ab, nicht so sehr von ihrer Ursache. In den folgenden Abschnitten wird daher zwischen kontusions- und distraktionsbedingten Rupturen nicht unterschieden. Die Behandlung, Heilung und Rehabilitation unterscheiden sich ebenfalls in Abhängigkeit von der Art, Lokalisation und dem Ausmaß der Blutung und des rupturierten Gewebes.

Intramuskuläre Hämatome

Blutungen innerhalb eines Muskels können durch Ruptur oder Prellung verursacht werden (Abb. 2.19). Sie beginnen innerhalb der Muskelhülle (Faszie) und führen zu einer Erhöhung des intramuskulären Druckes, was jeder Tendenz zu weiterer Blutung entgegenwirkt, indem die Blutgefäße komprimiert werden. Die resultierende Schwellung bleibt über die ersten 48 h hinaus erhalten und wird von Druckempfindlichkeit, Schmerzen und eingeschränkter Beweglichkeit begleitet. Da die Blutung zu einem weiteren Flüssigkeitseinstrom vom umgebenden Gewebe führt (Osmose), kann es zu einer zunehmenden Schwellung kommen, und die Muskelfunktion kann vollständig aufgehoben werden. Wenn die Muskelhülle beschädigt ist, kann sich Blut in den Raum zwischen den Muskeln (s.u.) oder in umgebendes Gewebe verteilen. Intramuskuläre Hämatome können infolge eines erhöhten Druckes im Kompartiment zu einem akuten Kompartmentsyndrom führen, dies geschieht aber selten (S. 336).

Intermuskuläre Hämatome

Blutungen können zwischen den Muskeln auftreten, wenn die Muskelfaszie und die benachbarten Blutgefäße geschädigt werden. Nach einem anfänglichen Anstieg, der zu einer Verteilung der Blutung führt, fällt der Druck rasch ab. Typischerweise treten 24–48 h nach der Verletzung infolge der Schwerkraft distal des geschädigten Gebietes eine Hämatomverfärbung und Schwellung auf, die durch eine Blutansammlung verursacht sind. Da kein anhaltender Druckanstieg auftritt, besteht auch nur vorübergehend eine Schwellung und die Muskelfunktion kehrt rasch zurück.

Vorausgesetzt, dass eine sofortige Behandlung möglich ist, kann eine schnelle und vollständige Wiederherstellung erwartet werden.

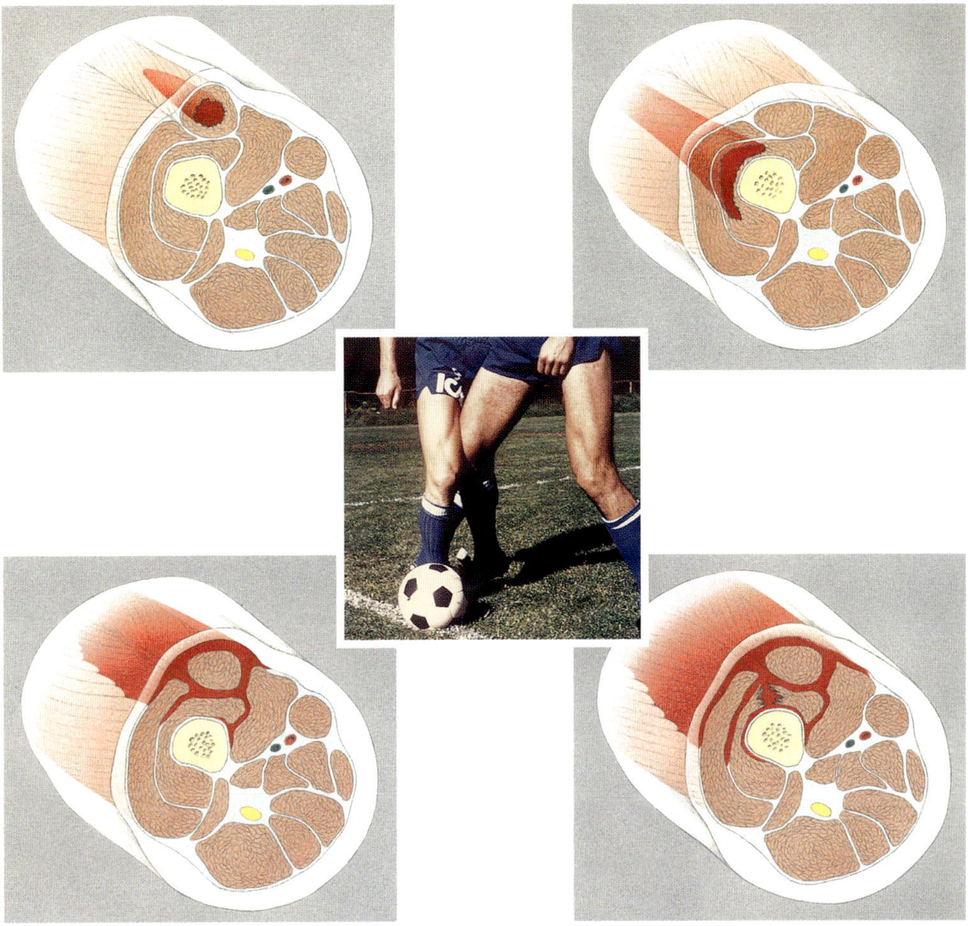

Abb. 2.19: (Mitte) Ein Stoß mit dem Knie gegen den Oberschenkel beim Fußball kann eine Muskelverletzung verursachen. **(Oben links)** Beispiel eines oberflächlichen intramuskulären Hämatoms. **(Oben rechts)** Beispiel eines tiefen intramuskulären Hämatoms. **(Unten links)** Beispiel eines intermuskulären Hämatoms. **(Unten rechts)** Beispiel eines tiefen intramuskulären Hämatoms mit intermuskulärer Ausbreitung.

Behandlung der akuten Verletzung

Der *Sportler* oder *Trainer* sollte die Muskelblutung in der akuten Phase unabhängig von ihrer Ursache durch folgende Maßnahmen stoppen oder kontrollieren:
- zu einer Ruhepause raten;
- den verletzten Körperteil bandagieren, Kompression ist der effektivste Weg, um eine Blutung zu begrenzen;
- den betroffenen Bereich kühlen, um Schmerzen einzudämmen;
- die Extremität hochlagern;
- die Extremität entlasten. Wenn die Verletzung das Bein betrifft, sollten Gehstützen benutzt werden, bis eine definitive Diagnose gestellt ist. Wenn ein Arm betroffen ist, kann eine Schienung während der akuten Phase nützlich sein.

Der körpereigene Schutz gegen Blutungen (Koagulation oder Blutgerinnung) setzt sich in Gang, sobald die Verletzung aufgetreten ist, und bleibt für mehrere Stunden in Funktion. Der Reparaturmechanismus ist jedoch während der ersten 24–36 h instabil, sodass weitere Blutungen als Folge einer erneuten Prellung, kraftvollen Muskelkontraktion oder ungeschützten Gewichtsbelastung auftreten können.

Eine Massage, die wiederholte geringgradige Traumen im Verletzungsgebiet verursachen kann, sollte in den ersten 48–72 h einer Muskelverletzung nicht angewendet werden.

Wenn der geringste Verdacht auf eine größere Muskelruptur oder signifikante Blutung besteht, sollte ein Arzt so schnell wie möglich konsultiert werden.

Die Maßnahmen des Arztes werden von dem Ausmaß der Verletzung abhängen. Bei einer schweren Verletzung kann die Einweisung ins Krankenhaus zur Beobachtung indiziert sein. Es besteht die Möglichkeit, dass Blutung und Schwellung zunehmen und die Blutversorgung beeinträchtigen sowie den intramuskulären Druck erhöhen; unbeobachtet kann dies gefährlich sein. Falls die Blutung nicht ausgedehnt ist oder Unsicherheit über Art und Ausmaß der Verletzung besteht, können 48–72 h Ruhe verschrieben werden. Eine präzise Diagnose kann während der akuten Phase schwierig sein, und während der ersten 2–3 Tage sollte eine Verletzung als potenziell schwerwiegend angesehen werden.

Frühe und wiederholte Untersuchungen des verletzten Gebietes sind notwendig, um zwischen inter- und intramuskulärer Blutung zu unterscheiden. Abnehmende Schwellung und rasche Wiederherstellung der Funktion lassen Ersteres vermuten, und eine anhaltende oder zunehmende Schwellung mit schlechter Funktion Letzteres.

Nach 48–72 h sollten folgende Fragen beantwortet werden:
1. Ist die Schwellung rückläufig? Wenn nicht, liegt vermutlich ein intramuskuläres Hämatom vor.
2. Hat sich die Blutung ausgebreitet und zu einer Hämatomverfärbung auch in einiger Entfernung von der Verletzung geführt? Wenn nicht, liegt das Hämatom wahrscheinlich intramuskulär.
3. Ist die Kontraktionsfähigkeit des verletzten Muskels wiederhergestellt oder verbessert? Wenn nicht, liegt bei der Verletzung vermutlich ein intramuskuläres Hämatom vor.
4. Ist das Hämatom ein Symptom einer totalen oder partiellen Muskelruptur?

Es ist wichtig, dass eine korrekte Diagnose gestellt wird, da vorzeitige Übungen in einem Muskel, der von einem ausgedehnten intramuskulären Hämatom oder einer vollständigen Ruptur betroffen ist, Komplikationen in Form weiterer Blutungen und manchmal erhöhter Narbengewebebildung verursachen können. Dies wiederum führt wahrscheinlich zu einem protrahierten Heilungsprozess und möglicherweise sogar zu andauernder Behinderung. Die Behandlung nach den ersten 72 h hängt von der Diagnose ab.

Behandlung nach 72 h

Nach der ersten Akutbehandlung sollten geringfügige Teilrupturen, intermuskuläre Hämatome und geringfügige intramuskuläre Hämatome durch folgende Maßnahmen behandelt werden:
- Unterstützung durch einen elastischen Verband;
- lokale Wärmeanwendung; Wechselbehandlung mit Wärme und Kälte kann gelegentlich sinnvoll sein.

Für ein optimales Ergebnis sollten in Abhängigkeit von der Art der Verletzung Muskelübungen nach 2–5 Ruhetagen begonnen werden.

Die Übungen sollten sich an besondere Prinzipien halten (s. Kap. 20 und 21) und in folgender Reihenfolge ausgeführt werden:

1. Statische Übungen ohne Belastung.
2. Statische Übungen mit leichter Belastung.
3. Begrenztes dynamisches Muskeltraining mit Übungen innerhalb des aktiven Bewegungsumfanges bis zur Schmerzgrenze.
4. Dynamische Übungen mit zunehmender Belastung. Eisbehandlungen können nach dem Übungsprogramm angewandt werden, um Schmerzen und Schwellung zu begrenzen.
5. Dehnungsübungen zur Verbesserung des Bewegungsumfanges. Es ist wichtig, Übungen für die dem verletzten Muskel entgegenwirkenden Muskeln (Antagonisten) nicht zu vernachlässigen.
6. Funktionelles und propriozeptives Training.
7. Schrittweise Steigerung der Aktivität und Belastung des verletzten Muskels. Wenn eine untere Extremität betroffen ist, kann es ratsam sein, Laufen durch Radfahren und Schwimmen sowie andere Arten des Wassertrainings zu ersetzen.
8. Sportartspezifisches Training.

Wenn die Symptome, die durch den verletzten Muskel verursacht sind, anfänglich schwerwiegend sind oder sich nicht bessern, ist es wichtig, ein intramuskuläres Hämatom und einen Gewebeschaden auszuschließen. Zur Klärung kann der Arzt einen oder mehrere dieser Schritte unternehmen:

- eine weitere lokale Untersuchung durchführen;
- den intramuskulären (intrakompartimentalen) Druck messen;
- das verletzte Gebiet mit einer Nadel punktieren, um zu aspirieren, wenn eine Fluktuation vorliegt;
- eine Ultraschall- oder MRT-Untersuchung durchführen; die Ultraschalluntersuchung ist die genaueste Methode, um eine Muskelverletzung zu bewerten und die Heilung zu verfolgen;
- eine Operation durchführen.

Wenn die Diagnose feststeht, gibt es mehrere Möglichkeiten:

- eine elastische Stützbandage, ein Muskelübungsprogramm wie oben ausgeführt und antiphlogistische Medikation;
- eine Operation kann bei einer ausgedehnten Blutung erwogen werden, insbesondere wenn sie intramuskulär besteht und eine komplette oder teilweise Ruptur von mehr als der Hälfte des Muskelbauches vorliegt. Dies ist besonders wichtig, wenn der geschädigte Muskel einzig in seiner Funktion ist oder es keine Agonisten gibt (Muskeln mit gleicher Funktion), z.B. der Pectoralis major. Ziel der Operation ist es, beeinträchtigende Blutkoagel zu entfernen und die zerrissenen Muskelfasern durch Naht zu reparieren; dieses Vorgehen minimiert die Ausbildung von Narbengewebe. Nach einer Muskeloperation ist normalerweise eine Ruhigstellung in einer Orthese notwendig.

Rehabilitation

Die Rehabilitation nach einer Operation wird gemeinsam von dem Sportler und dem Behandlungsteam, unter Berücksichtigung der Lokalisation und Schwere der Verletzung, geplant. Bei früher Rehabilitation verlaufen Heilung und Wiederherstellung der Zirkulation und Verbesserung der Kraft schneller. Mit Zustimmung des Arztes kann der Sportler bald mit statischen Muskelübungen beginnen und später zu dynamischem Kraft- und Flexibilitätstraining übergehen.

Rückkehr zu sportlicher Aktivität

Eine Muskelverletzung kann als vollständig geheilt angesehen werden, wenn keine Schmerzen oder Empfindlichkeit bei vollständiger Kontraktion des Muskels bestehen. Sind vollständige Muskelfunktion, volle Beweglichkeit in benachbarten Gelenken und ein normales Bewegungsmuster wiedererlangt, kann das volle Trainingsprogramm wieder aufgenommen werden.

Die Zeit, die eine vollständige Muskelruptur benötigt um zu heilen, beträgt 3–16 Wochen, abhängig von der Lokalisation und dem Ausmaß der Verletzung. In Fällen eines intramuskulären Hämatoms, bei dem Gewebeschäden oft ein Merkmal sind, kann die Heilungszeit 2–8 Wochen oder sogar länger betragen, wohingegen die sportliche Aktivität nach einem intramuskulären Hämatom oft schon nach nur 1–2 Wochen wieder aufgenommen werden kann. Konditionsübungen und schrittweise gesteigerte Muskelübungen gegen Widerstand sollten explosiven Trainingsübungen gegenüber bevorzugt erfolgen, wenn die sportliche Aktivität wieder aufgenommen wird.

Ein Sportler sollte nach einer Muskelverletzung solange an keinem Wettkampf teilnehmen, bis während eines anstrengenden Trainings keinerlei Schmerzen mehr auftreten.

Komplikationen bei Muskelverletzung

Ausbildung von Narbengewebe

Muskelfasern, bei denen Überlastung zur Blutung und Ruptur geführt hat, verlieren ihre Kontraktilität. Der Raum zwischen den rupturierten Muskelfaserenden füllt sich mit Blut, das koaguliert und schrittweise durch Bindegewebe ersetzt wird. Die Bildung von Narbengewebe kann im Muskel Gebiete unterschiedlicher Elastizität hinterlassen; eine weitere Verletzung (Ruptur oder Hämatom) kann dann auftreten, wenn der Muskel zu hart und zu früh trainiert wird. Wenn Narbengewebe zu anhaltenden Problemen führt, kann es notwendig sein, es operativ zu entfernen (Abb. 2.20); dies kommt jedoch nicht häufig vor.

Traumatische Myositis ossificans (heterotope Knochenformationen)

Wenn die sofortige Behandlung inadäquat ist, kann ein tief intramuskulär befindliches Hämatom nach und nach kalzifizieren und ossifizieren. Die Ossifikation schreitet so lange fort, wie die Heilung durch wiederholte Prellungen oder Kontraktionen behindert wird. Dies führt zu Gebieten unterschiedlicher Festigkeit und Elastizität im betroffenen Muskel und zu einem erhöhten Risiko einer weiteren Verletzung. Die Ossifikation ist ein langfristig entzündlicher Prozess, bei dem Ärzte lange Zeit zögern, eine aktive Behandlung zu empfehlen. Wenn die Muskelfunktion und Beweglichkeit für mehr als 6–20 Wochen erheblich beeinträchtigt sind und Röntgenaufnahmen Ossifikationen zeigen, sollte eine operative Entfernung der Ossifikation erwogen werden. Die Rückkehr zum Sport ist nach 8–10 Wochen möglich.

Fehldiagnose eines Tumors

In späteren Stadien können vollständige Muskelrupturen missinterpretiert und als Tumor diagnostiziert werden. Mitunter wird eine Masse gefunden, die schrittweise an Größe zunimmt. Eine gründliche klinische Untersuchung ist notwendig, um die korrekte Diagnose zu stellen.

Folgender Ablauf von Vorkommnissen ist typisch: Der Musculus abductor longus befindet sich auf der inneren (medialen) Seite des Oberschenkels und seine Funktion ist es, das Bein nach innen zu ziehen (Adduktion). Er entspringt am Schambein und setzt am Femur an. Eine partielle Ruptur betrifft normalerweise seinen Ursprung und eine vollständige Ruptur seinen Ansatz. Letztere kann ohne Schmerzen und ohne Verursachung wesentlicher Probleme auftreten. Schrittweise wird jedoch eine an Größe zunehmende Vorwölbung im Oberschenkel bemerkbar. Diese kann mit einem Tumor verwechselt werden, wird aber tatsächlich durch eine Zunahme der Muskelwölbung verursacht. Der ursprüngliche Muskel, der sich infolge der

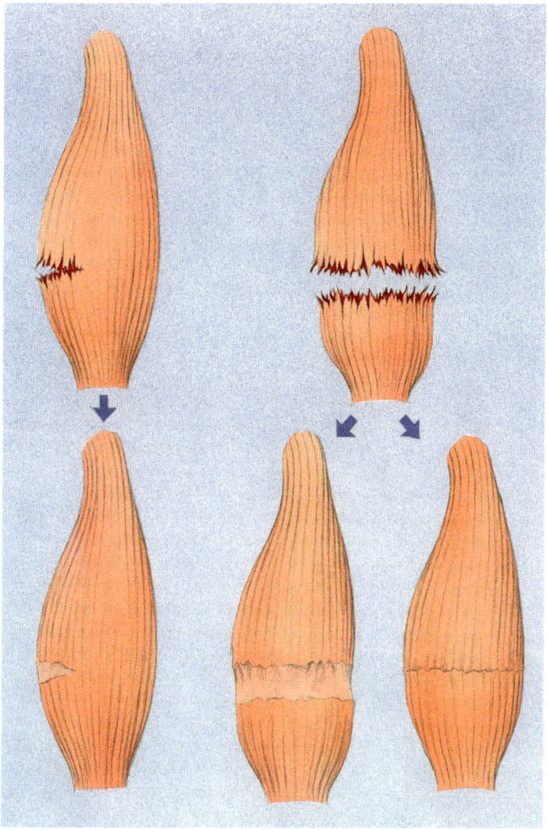

Abb. 2.20: Partielle und vollständige Muskelruptur sowie Ausheilungsergebnisse. **(Oben links)** Partielle Muskelruptur. **(Oben rechts)** Vollständige Muskelruptur. **(Unten links)** Geheilte partielle Muskelruptur, die nicht operiert wurde. **(Unten Mitte)** Narbengewebe einer verheilten vollständigen Muskelruptur, die nicht operiert wurde. **(Unten rechts)** Heilung einer vollständigen Muskelruptur, die operiert wurde, das Hämatom wurde entfernt und die gerissenen Muskelenden zusammengenäht.

Ruptur verkürzt hat, wird gezwungen, über eine kürzere Distanz zu arbeiten, und wird daher härter als vorher, wenn ein neuer Ansatz durch Narbengewebe gebildet wird (S. 238). Die Diagnose einer alten vollständigen „Adductor-longus-Ruptur" ist nicht schwer zu stellen, vorausgesetzt, dass die Untersuchung sowohl bei relaxiertem als auch kontrahiertem Zustand des Muskels vorgenommen wird.

Myositis

Eine Myositis oder Muskelentzündung ist selten; sie betrifft hauptsächlich die Muskeln des Oberschenkels, Rückens, der Schulter und Wade.

Symptome und Diagnose

Das Folgende lässt die Diagnose einer Myositis annehmen:
- Schmerzen in der betroffenen Muskelgruppe bei Anstrengung;
- Zunahme der Symptome bei intensiverer und wiederholter Anstrengung;
- empfindliche Verhärtungen, die bei der Untersuchung im Muskel tastbar sind;
- Muskelkrämpfe.

Behandlung

Wenn eine Myositis auftritt, sollte der *Sportler:*
- antiphlogistische Medikamente anwenden;
- den fraglichen Muskel schonen oder das Training reduzieren;
- lokal Wärme anwenden und eine Wärmebandage benutzen.

Muskelkrämpfe

Fast alle Menschen leiden irgendwann in ihrem Leben unter Muskelkrämpfen. Bei Sportlern kann ein Muskelkrampf während oder nach einer großen Anstrengung wie einem Fußballspiel oder einem Langstreckenlauf auftreten. Tennisspieler, die bei sehr hohen Temperaturen Wettkämpfe austragen, erleiden häufig Krämpfe.

Ursachen

- Bei lang dauernden Übungen, insbesondere bei sehr heißem Wetter, kann der Körper große Mengen Flüssigkeit verlieren. Diese Dehydrierung prädisponiert den Muskel für einen Krampf, obwohl der genaue Zusammenhang nicht bekannt ist; Glykogenaufbrauch und Salzmangel könnten dazu beitragen.
- Die Erscheinungsform des Krampfes, die Fußballspieler gegen Ende eines Spieles erleiden, wird vermutlich durch Veränderungen in der Muskulatur infolge früherer muskulärer Blutung und kleiner Muskelrupturen oder durch den allgemeinen Gesundheits- und Trainingszustand des Sportlers verursacht.
- Die exakten Ursachen von Muskelkrämpfen sind nicht klar, aber jegliche Faktoren, die die Zirkulation beeinträchtigen, sollten in Betracht gezogen werden. Hierzu gehören engsitzende Socken, zu eng geschnürte Schuhe, eine Anhäufung von Milchsäure in den Muskeln, Krampfadern, kaltes Wetter und Infektionen.

Behandlung und Präventivmaßnahmen

Der *Sportler* sollte:
- Muskelkrämpfen durch gutes Basistraining und Aufwärmübungen sowie durch die Verwendung einer korrekten Ausrüstung vorbeugen;
- eine angemessene Ernährung und Flüssigkeitsaufnahme, Elektrolytreserven und volle Glykogenspeicher sicherstellen (verlorene Flüssigkeit und Elektrolyte müssen ersetzt werden, insbesondere bei einem heißen Klima);
- die sportliche Aktivität einstellen, wenn ein akuter Krampf auftritt und den antagonistisch wirkenden Muskel kontrahieren. Wenn z. B. ein Krampf im Wadenmuskel den Fuß abwärts zieht, sollte der Fuß vorsichtig bei gebeugtem Knie angehoben werden, bis er im rechten Winkel zum Bein steht. Die Bewegung sollte nicht erzwungen werden und der betroffene Muskel sollte massiert werden (Abb. 2.21).

Ein Sportler, der trotz vorbeugender Maßnahmen unter anhaltenden Krämpfen leidet, sollte sich einer medizinischen Untersuchung unterziehen, um jegliche spezifischen Probleme auszuschließen.

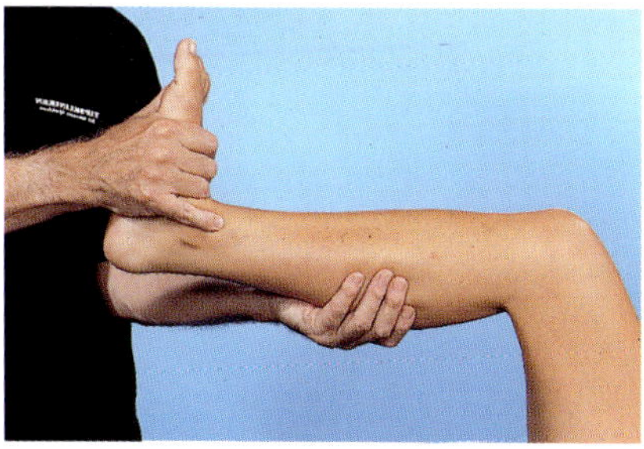

Abb. 2.21: Um einen Wadenkrampf zu lösen, beugt man den Fuß bei ebenfalls gebeugtem Kniegelenk rechtwinklig zum Unterschenkel und massiert den Muskel.

Muskelbeschwerden nach dem Training

Beschwerden mit Schmerzen, Druckempfindlichkeit und gelegentlich Schwellung der Muskulatur können einige Stunden nach einem anstrengenden Training auftreten. Der Schmerz kann sowohl während aktiver Übungen als auch passiver Bewegungen auftreten, und die Muskeln können sich schwach anfühlen. Viele Sportler erleben dieses Problem im späten Herbst und frühen Frühjahr, wenn sie die Beläge wechseln und entweder ihre Schuhe nicht der neuen Oberfläche anpassen oder zu intensiv mit dem Training beginnen. Die Symptome treten hauptsächlich bei Übungen auf, in denen die Muskeln gleichzeitig gedehnt und kontrahiert werden (exzentrische Aktion oder negative Arbeit).

Bei untrainierten Personen, die plötzlich massiver Anstrengung ausgesetzt werden, wurden innerhalb von 2–7 Tagen Muskelveränderungen in Form von Gewebeschädigungen der kleinen Elemente der Muskelfasern beobachtet. Diese Rupturen wurden mit Steifheit nach dem Training in Verbindung gebracht und verschwanden, nachdem der Muskulatur Ruhe gegönnt worden war. Die Faserelemente enthalten keine sensorischen Körper und verursachen selbst keine Schmerzen; wenn sie jedoch zerreißen, wird die Muskelzellwand ebenfalls geschädigt, und es können Rupturen der Muskelkapillaren auftreten. Diese Veränderungen führen zu einer Druckerhöhung und beeinträchtigten die Blutzirkulation. Schwellungen können auftreten, die als Steifheit und Schmerzen empfunden werden. Dieser Zustand ist nicht gefährlich und verschwindet normalerweise nach wenigen Tagen.

Vorbeugende Maßnahmen und Behandlung

Die folgenden Maßnahmen helfen dabei, das Problem zu minimieren:
- Das Trainingsprogramm sollte dem Trainingszustand und dem jeweiligen Untergrund angepasst werden. Geeignete Ausrüstung ist wichtig.
- Wenn geringgradige Beschwerden verspürt werden, kann das Training fortgesetzt, sollte aber verändert werden. Die Trainingsintensität sollte immer schrittweise erhöht werden, insbesondere während der Anfangsphase.
- Vorsichtige Bewegungen und eine warme Umgebung helfen, die Schmerzen zu lindern.

Literatur

Garrett W (1990) Muscle strain injuries. Medicine and Science in Sports and Exercise 22: 436–438.

Järvinen M, Vadimo M (1996) Muscle injuries in sport. In Järvinen H ed. Balliere's Clinical Orthopedics: Soft Tissue Injuries in Sport. London: Balliere Tindall.

Sehnenverletzungen

Sehnenverletzungen stellen ein häufiges diagnostisches und therapeutisches Problem der Sportmedizin dar. Wenn diese Verletzungen nicht gut behandelt werden, resultieren daraus chronische und langandauernde Probleme. Die Basis für eine erfolgreiche Behandlung ist eine korrekte Diagnose.

Ein Muskel ist normalerweise über eine Sehne am Knochen befestigt, durch welche die Wirkung der Muskelkontraktion übertragen wird. Die wesentliche Funktion einer Sehne ist es, Kräfte vom Muskel auf den Knochen zu übertragen. Ein Muskel produziert nur bei der Kontraktion Kraft, dieses hat eine dehnende Wirkung auf die Sehne. Die Sehnen zeigen eine große anatomische Vielfalt mit Unterschieden in Form, Länge, Gefäßversorgung und dem Ausmaß des synovialen Überzuges. Es gibt auch Unterschiede in den biochemischen und biomechanischen Eigenschaften.

Sehnen, die im Sport regelmäßig beansprucht werden, sind normalerweise sehr kräftig. Die Spitzenbelastung in der Achillessehne beim Laufen wurde auf nahezu 9.000 Newton (Wirkung einer Tonne) oder das 12,5fache Körpergewicht geschätzt. Als Ursache eines Gewebeschadens kann die Häufigkeit der Kraftaufwendung jedoch wichtiger sein als die Größe der Kraft. Sehnen widerstehen Zugkräften gut, halten Scherkräften jedoch weniger effektiv stand und bieten Druckkräften nur wenig Widerstand. Sehnen bestehen aus Kollagen, das eine große mechanische Festigkeit bietet, und Elastin, das für die Elastizität sorgt.

Im normalen Ruhezustand hat eine Sehne eine wellenförmige Konfiguration, wenn sie aber mehr als 2% gedehnt (elongiert) wird, verschwindet das Wellenmuster und die Kollagenfasern werden Belastungen ausgesetzt. Bei einer Dehnung von 4–8% beginnen die Querverbindungen, die die Kollagenmoleküle zusammenhalten, auseinander zu brechen und die Fasern gleiten aneinander vorbei. Bei einer Dehnung von 8–10% beginnt die Sehne zu versagen und die schwächsten Fasern zerreißen (Abb. 2.22).

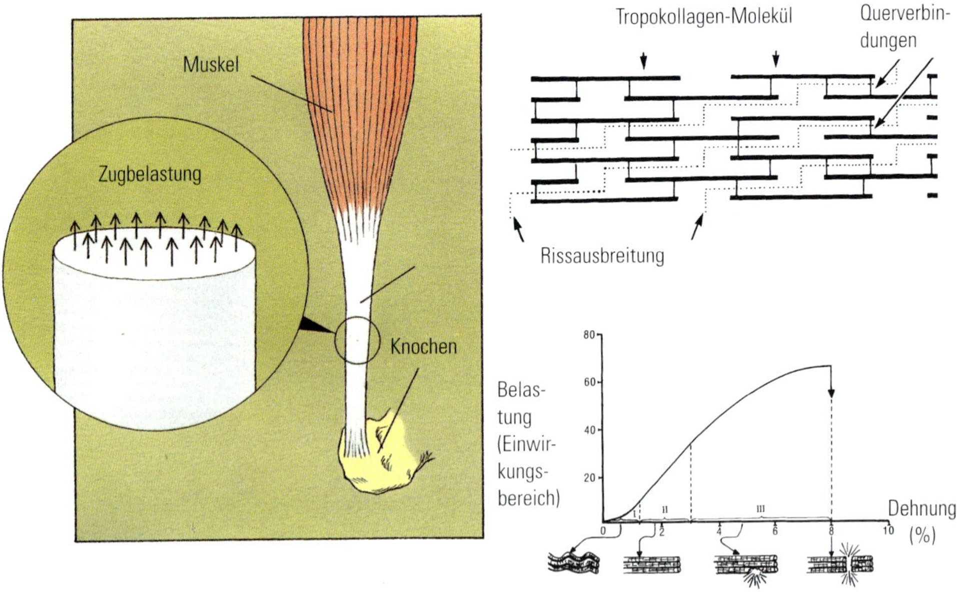

Abb. 2.22: **(A)** Beispiel für die Zugbelastung in einer Sehne. **(B)** Kollagenstruktur einer Sehne. **(C)** Belastungs-Dehnungs-Kurve.

Sehnen sind besonders verletzungsgefährdet, wenn:

1. die Spannung rasch einsetzt und ohne angemessenes Aufwärmen beibehalten wird;
2. schräge Spannungen auftreten;
3. die Sehne vor dem Trauma gespannt wird;
4. die Kontaktfläche zum anhängenden Muskel und dessen Innervation maximal ist;
5. die Muskelgruppe durch von außen einwirkende Kräfte gedehnt wird;
6. die Sehne im Vergleich zum Muskel schwach ist.

Alle diese Faktoren können auf Sportler jeden Alters zutreffen.

Sehnenverletzungen sind häufig beim Sport, da die Kraft auf die Sehne als Teil der Muskeleinheit konzentriert wird und somit das Verletzungsrisiko erhöht ist. Das Sehnengewebe passt sich leicht den Bedingungen an, denen es ausgesetzt ist. Eine Sehne kann einer Überbelastung (dies beinhaltet eine rasche Zunahme an Widerstand) oder einer Überbeanspruchung (was eine wiederholte Bewegung ohne Zunahme des Widerstandes ist) ausgesetzt werden. Eine Sehnenverletzung entspricht dem Versagen der Zellmatrix (umgebendes unterstützendes Gewebe), sich der Belastung anzupassen, egal, ob es sich um eine plötzliche Überbelastung oder eine kumulative Überbelastung infolge einer zyklischen Überbeanspruchung handelt (s. Abb. 2.22).

Einteilung der Sehnenverletzungen

Tendinitis war die klinische Bezeichnung, die traditionell bei nahezu allen schmerzhaften Sehnenstrukturen, einschließlich der Sehne, des synovialen Überzuges und der benachbarten Bursa angewandt wurde. Es wurde jedoch nachgewiesen, dass es nur eine begrenzte entzündliche Reaktion bei der Sehnenverletzung gibt. Die Verletzungen sind am häufigsten mit degenerativen Prozessen vergesellschaftet, die mit dem Alter zunehmen, während die Sehnen beginnen, ihre Elastizität zu verlieren. Ermüdungsrupturen von Sehnenfasern sind wahrscheinlich ein Mitverursacher von Sehnenproblemen und können der Degeneration und Tendinose, insbesondere bei jungen Sportlern, vorausgehen.

Die Degeneration wird durch eine Trennung der Sehnenfibrillen charakterisiert. Das Kollagen (das Protein, aus dem die Sehne aufgebaut ist) in der Fibrille spleißt auf, fragmentiert und die Ausrichtung des Kollagens geht verloren. Der Zellmetabolismus wird verändert, es bilden sich andere Kollagene und Proteoglykane, Kapillaren proliferieren und wenige Entzündungszellen wandern ein. Die Degeneration führt zu Mikrorupturen und zu Zerreißungen des Gewebes. Das Endergebnis ist Zellhypotrophie (die Zellen nehmen an Größe ab).

Gründe, die zur Sehnendegeneration beitragen, sind unzureichende Sauerstoffversorgung, abnehmende Ernährung, hormonelle Veränderungen, chronische Entzündungen und Eiterungen. Der degenerative Prozess ist eine Folge der Sehnenüberbeanspruchung, Ermüdung, Schwäche und vermutlich vaskulärer Veränderungen. Den meisten Spontanrupturen von Sehnen (97%) gehen pathologische Veränderungen in der Sehne voraus.

Sehnenverletzungen, die mit Degeneration und nicht mit Entzündung einhergehen, finden sich oft in Gebieten schlechter Zirkulation. Zum Beispiel können Achillessehnenverletzungen 2–5 cm proximal des Sehnenansatzes am Kalkaneus lokalisiert sein, dort wo die Vaskularisation vermindert ist. Eine Verletzung der Supraspinatussehne kann 1–2 cm vor ihrer Anheftung am Humerus auftreten, wo die Blutversorgung ebenfalls schlecht ist. Infolge dieser schlechten Zirkulation gibt es auch nur eine geringe entzündliche Antwort und Reparaturkapazität.

Basierend auf der Sehnenanatomie ist es möglich, vier pathologische Zustände zu beschreiben. Diese Einteilung betont die Unterscheidung zwischen Peritendineum oder synovialer Entzündung und zunehmender

Beteiligung der Sehnensubstanz als mögliches Zeichen für das Versagen, sich an physikalische Belastung anzupassen und betont die unterschiedlichen Stressantworten in der Sehnenstruktur. Diese Kategorien sind:

1. Peritendinitis (Paratendinitis, Tenosynovitis): Entzündung nur des Peritendineums.
2. Peritendinitis mit Tendinose: Entzündung der Sehnenscheide in Verbindung mit intratendinöser Degeneration.
3. Tendinose: Degeneration in der Sehne selbst infolge zellulärer Hypotrophie.
4. Tendinitis: Asymptomatische Degeneration (oben definiert) der Sehne mit Zerreißung und entzündlicher Heilungsantwort.

Eine häufig vorgeschlagene Bezeichnung für Sehnenschmerzprobleme ist Tendinopathie.

Ätiologie der Sehnenverletzungen

Trainingsfehler, wie plötzliche Steigerung der Laufdistanz oder Veränderungen in der Aktivität, sind der primäre ätiologische Faktor bei den meisten Sehnenverletzungen infolge Überbeanspruchung. Die Fehler beinhalten eine erhöhte Trainingshäufigkeit und Laufen auf gekrümmtem Untergrund, harten oder rutschigen Straßen oder weichen Stränden. Das Übergangprinzip (nach Leadbetter 1992) besteht darin, dass Sportverletzungen am wahrscheinlichsten auftreten, wenn der Sportler die Art des Trainings oder den zu trainierenden Körperteil ändert. Das Übergangsrisiko ist abhängig von der Geschwindigkeit. Beispiele hierfür sind Versuche, das Leistungsniveau zu erhöhen, unangemessenes Training, Veränderungen der Ausrüstung, Veränderungen der Umgebung wie neue Bodenbeläge und geänderte Höhenlage, Veränderungen der Häufigkeit und Intensität oder Dauer des Trainings, Versuche, neue Techniken zu beherrschen, Körperwachstum und die Erholungszeit nach einer Verletzung und nach dem Training.

Änderungen der Unterschenkelachse können ebenfalls Sehnenprobleme verursachen. Exzessive Pronation des Fußes kann zu erhöhter lokaler Dehnung (Elongation) der medialen Seite der Achillessehne führen und erhöht das Risiko einer Überbeanspruchungsverletzung. Erhöhte Pronation erhöht auch das Risiko einer Verletzung der Tibialis posterior-Sehne (S. 387).

Diagnostische Prinzipien

Vernünftige Ergebnisse werden am ehesten durch korrekte Behandlung erzielt, die auf einer genauen Diagnose basiert. Dies erfordert eine sorgfältige Anamneseerhebung und gründliche klinische Untersuchung.

Mit der Entwicklung der Kernspinresonanztomographie (MRT) hat sich die Beurteilung von Sehnenverletzungen dramatisch verbessert. Dieses bildgebende Verfahren ermöglicht nicht nur eine korrekte Diagnose, sondern erlaubt auch eine Beurteilung der Verletzungsausdehnung und des Verletzungsausmaßes. Es verschafft ausgezeichnete Weichteilgewebekontraste in vielen Ebenen und erlaubt eine detaillierte Beurteilung intrinsischer Abnormalitäten der Sprunggelenksehnen; es kann eine Tendinose darstellen und erlaubt eine detaillierte Beurteilung der Sehnenkontinuität (Abb. 2.23). Die MRT ist jedoch teuer.

Ultraschall wird zunehmend (insbesondere in Europa) eingesetzt, um Sehnenverletzungen zu beurteilen. Er ermöglicht eine funktionelle Untersuchung, ist preiswert und kann zur Kontrolle der Heilung eingesetzt werden. Diese Technik ist wertvoll, erfordert jedoch einen geschickten und erfahrenen Untersucher und zeigt nicht das volle Ausmaß der pathologischen Veränderungen.

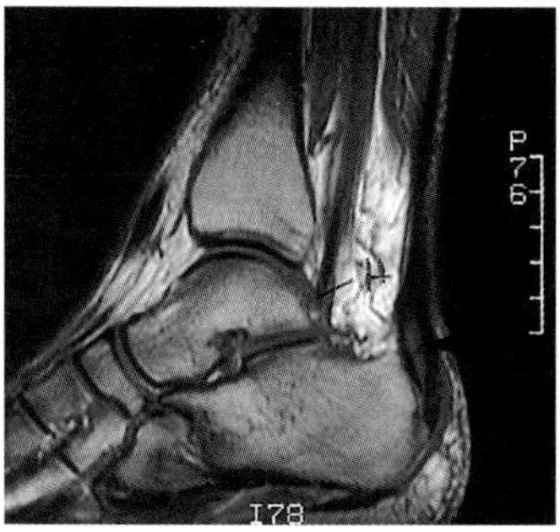

Abb. 2.23: MRT der Achillessehne. Der Pfeil weist auf eine Tendinose hin.

Behandlungsprinzipien

Die Behandlung von Sehnenverletzungen hängt von der Diagnose ab. Die Behandlung variiert auch entsprechend den unterschiedlichen Stadien des Heilungsprozesses.

Die Sehnenkraft hängt direkt von Anzahl und Größe der Kollagenfasern und deren Ausrichtung ab. Diese Fasern sprechen bevorzugt auf Spannung und Bewegung an, es ist daher wichtig, die geschützte Bewegung einer Sehne so früh wie möglich zu stimulieren. Frühzeitige Mobilisation sollte daher angeregt werden. Sie kann durch schützende Schienen limitiert sein, um die Spannungsbelastung der Sehne zu mindern. Mit Bewegungen sollte innerhalb von 2 Wochen nach der Verletzung begonnen werden.

Übungen

Die Schmerzgrenze ist oftmals die Richtlinie für das Übungsprogramm und diktiert den Funktionsgrad bei chronischen Sehnenverletzungen. Der Schmerz ist unterschiedlich, abhängig davon, ob er durch Entzündung oder Degeneration verursacht wird. Der Schmerz kann der sportlichen Leistung entsprechend eingeteilt werden (s. Tab. 2.1).

Es gibt eine Zeit, in der eine Anfälligkeit für eine erneute Verletzung besteht. Bei chronischen Verletzungen ist es die Schmerzanamnese, die eine angemessene Empfehlung und Anpassung der Aktivität erlaubt. Wenn ein Übungsprogramm korrekt ausgeführt wird, kann die Schmerzschwelle während der letzten Serie von 10 Wiederholungen erreicht und überschritten werden; treten keine Schmerzen auf, arbeitet der Sportler nicht hart genug. Während die Sehne sich kräftigt, sollte der Schmerz verschwinden.

Isometrische und konzentrische Übungen haben ihren Platz im Rehabilitationsprogramm, aber auf eine chronische Sehnenerkrankung haben im Wesentlichen exzentrische Übungen einen deutlichen Einfluss (Abb. 2.24). Exzentrische Übungen können die Wirksamkeit der Behandlung von überbeanspruchungsbedingten Sehnenverletzungen verbessern und stimulieren die Heilung (obwohl weitere Untersuchungen notwendig sind, um dieses zu verifizieren). Sie scheinen bei der Behandlung chronischer Sehnenprobleme wirksam zu sein, sodass Operationen oft vermieden werden können.

Das folgende Programm wurde entwickelt, um Sehnen zu kräftigen, damit sie der größeren Beanspruchung durch exzentrische Belastungen widerstehen können:

1. Dehnung – die Dehnung statisch für 15–30 s beibehalten und 3 bis 5mal wiederholen.
2. Exzentrische Übungen – man steigert von langsam an den Tagen 1 und 2, zu mittelschnell an den Tagen 3–5 und zu schnell an den Tagen 6 und 7. Anschließend erhöht man den äußeren Widerstand und wiederholt den Zyklus.
3. Statische Dehnung.
4. Eisanwendung für 5–10 min, um die Schwellung zu reduzieren und Schmerzen zu lindern.

Tab. 2.1: Klassifikationssystem für die Auswirkung von Schmerzen auf die sportliche Leistung

Stufe	Beschreibung des Schmerzes	Sportliche Leistung
1	Kein Schmerz	Normal
2	Schmerz nur bei extremer Anstrengung	Normal
3	Schmerz bei extremer Anstrengung und für 1-2 Stunden danach	Normal oder wenig vermindert
4	Schmerz bei und nach starker Aktivität	Etwas vermindert
5	Schmerz bei der Aktivität, der stark genug, ist diese beenden zu müssen	Wesentlich vermindert
6	Schmerz bei Alltagsaktivitäten	Nicht möglich

Mit Erlaubnis von Curwin S, Stanish WD (1984) Tendinitis: Its Etiology and Treatment, S. 64, Lexington: Health

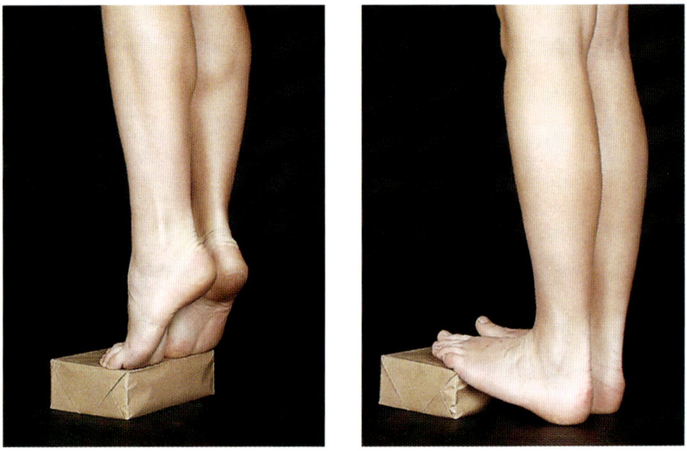

Abb. 2.24: (Links) Konzentrische Kontraktion, **(rechts)** exzentrische Aktion.

Dehnung (Stretching)

Dehnung wird in großem Ausmaß angewandt und spielt wahrscheinlich eine wesentliche Rolle in der Behandlung von Überbeanspruchungsverletzungen (Abb. 2.25). Die theoretischen Grundlagen der Dehnung sind gut erforscht, aber der epidemiologische und wissenschaftliche Beweis hierfür ist eher dürftig. Untersuchungen zum biomechanischen Effekt der Dehnung zeigen, dass sie zu einer größeren Flexibilität und zunehmenden Widerstandskraft der Muskel-Sehnen-Einheit führt. Es gibt allerdings Bedenken im Hinblick darauf, welche Dehnungstechniken oder Vorgehensweisen angewendet werden sollten, um eine optimale Verbesserung der Flexibilität zu erreichen. Die experimentelle Bewertung von Dehnungstechniken zeigt, dass die Methode „kontrahiere – entspanne – und kontrahiere den Antagonisten“ im Allgemeinen besser ist als die Techniken „kontrahiere – entspanne“ oder „halte – entspanne“; der Unterschied ist aber gering.

Geeignete Übungen fördern die Heilung von Sehnenverletzungen.

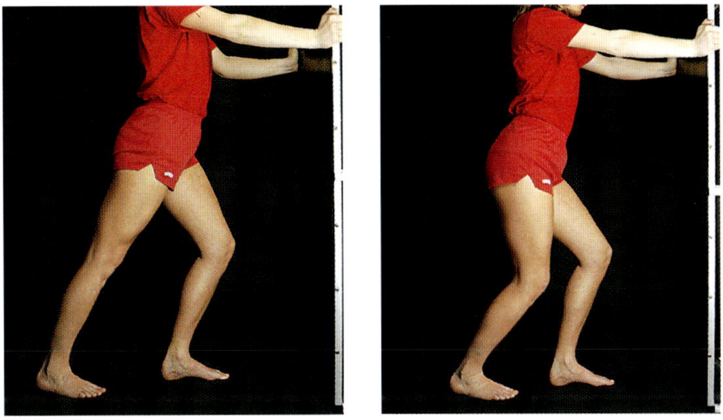

Abb. 2.25: Dehnung der Achillessehne.

Operative Therapie

Die Indikation zur Operation ist häufig ein anhaltender Schmerz und Verlust der sportlichen Leistung. Das Ziel der operativen Behandlung einer Sehnenverletzung ist, pathologisches Gewebe zu entfernen und den Wundheilungszyklus zu reaktivieren. Eine operative Inzision ist der stärkste Stimulus für das lokale Gewebe, um die biologischen Zellmediatoren der Heilung freizusetzen. Das Ergebnis ist nicht eine regenerierte, sondern eine remodellierte Sehne. Es fehlt ein wissenschaftlicher Hinweis dafür, wann und wie eine operative Therapie bei Überbeanspruchungsverletzungen der Sehnen durchgeführt werden sollte. Der primäre Grund für eine operative Therapie ist immer noch ihr offensichtlicher Erfolg in vielen gut dokumentierten Fällen und das häufige Versagen der konservativen Therapie.

Zusammenfassung

Die Behandlung von Sportlern mit chronischen Sehnenverletzungen erfordert eine lange Erfahrung und die Zusammenarbeit mit dem Physiotherapeuten. Die erfolgreiche Behandlung von Sehnenverletzungen hängt von der korrekten Diagnose ab. Die Ursache der Verletzungen sollte behandelt werden. Die Korrektur von Trainingsfehlern ist oft der Schlüssel zu einem erfolgreichen Behandlungsprogramm. Die Korrektur von Achsfehlstellungen durch Orthesen ist oftmals hilfreich. Bei Patienten mit Sehnenproblemen am Sprunggelenk können Schuhe mit einer hinteren Unterstützung hilfreich sein. Sehnenverletzungen durch Überbeanspruchung müssen sorgfältig behandelt werden.

Chronische Sehnenverletzungen bleiben eine der größten Herausforderungen in der orthopädischen Sportmedizin.

Vollständige Sehnenrupturen

Vollständige Sehnenrupturen (drittgradige Zerrungen) treten oft in einer degenerativ veränderten Sehne auf und sind besonders häufig bei älteren Sportlern, die nach einigen Jahren der Trainingspause zum Sport zurückkehren. Diese Rupturen betreffen insbesondere Badmintonspieler und auch Sportler im Tennis, Handball, Basketball, Rugby, American Football und Fußball ebenso wie Weitspringer, Hochspringer und Läufer.

Symptome und Diagnose

Vollständige Sehnenrupturen können folgendermaßen in Erscheinung treten:
- Der Sportler kann ein plötzliches „Schnappen" verspüren, dem starke Schmerzen folgen, wenn die Verletzung auftritt.
- Der verletzte Sportler ist nicht in der Lage, Bewegungen auszuführen, die nur mit intakter Sehne und Unversehrtheit des ansitzenden Muskels möglich sind.
- Ein Defekt mit erheblicher Druckempfindlichkeit kann in der Sehne getastet werden.
- Schwellung und Hämatomverfärbung, die auf eine Blutung hinweisen, treten bald nach der Verletzung auf.
- Eine gründliche klinische Untersuchung wird die Diagnose bestätigen.

Lokalisation

Die Sehnen, die am häufigsten von einer vollständigen Ruptur betroffen werden, sind die Achillessehne, Supraspinatussehne, Bizepssehne, Quadrizepssehne und Patellarsehne.

Behandlung

Der *Sportler* oder *Trainer* sollte eine sofortige Behandlung entsprechend den in Kapitel 5 angeführten Richtlinien durchführen.

Der Arzt hat die Wahl zwischen unterschiedlichen Behandlungsmethoden in Abhängigkeit von der Lokalisation der Verletzung.
- Die nichtoperative Behandlung wird gelegentlich bei Freizeitsportlern und älteren Sportlern versucht. Vollständige Zerreißungen der Bizepssehne am Oberarm werden z.B. oft konservativ behandelt. Es gibt auch Berichte über erfolgreiche nichtoperative Behandlungen vollständiger Achillessehnenrupturen bei solchen Patienten. Die konservative Behandlung beinhaltet funktionelles Training, manchmal ist aber eine Immobilisation notwendig, z.B. bei vollständigen Achillessehnenrupturen. Prinzipiell sollte jedoch die Mobilisation so früh wie möglich beginnen.
- Die Operation wird oft empfohlen, da sie frühzeitige Anspannung und frühzeitige Mobilisation der Sehne erlaubt. Dies ermöglicht dem Kollagen, sich korrekt auszurichten. Dadurch wird eine gute Wiedererlangung der Kraft sichergestellt. Die Behandlung variiert jedoch von Verletzung zu Verletzung.

Partielle Sehnenruptur

Bei partiellen Sehnenrupturen (erst- und zweitgradige Zerrungen) ist die Sehne nur teilweise zerrissen. Abhängig vom Ausmaß der Verletzung kann es vorkommen, dass sich der betroffene Sportler der stattgehabten Ruptur nicht bewusst ist, sondern glaubt, dass die Sehne überbeansprucht oder entzündet ist. Partielle Rupturen können in akute und chronische Verletzungen eingeteilt werden.

Symptome und Diagnose

Eine akute partielle Sehnenruptur kann folgendermaßen in Erscheinung treten:
- Eine Vorgeschichte mit einem plötzlichen Schmerzbeginn, oft in Kombination mit einem besonderen Vorkommnis oder einer besonderen Bewegung.
- Schmerzen treten im verletzten Bereich bei weiterer Aktivität auf und wenn Bewegungen in benachbarten Gelenken gegen Widerstand ausgeführt werden.
- Eine umschriebene Druckempfindlichkeit besteht im verletzten Gebiet.
- Eine Schwellung und manchmal ein Hämatom können auftreten.
- Eine kleine schmerzempfindliche Lücke ist in der Sehne bald nach der Verletzung tastbar.

Eine chronische partielle Sehnenruptur kann folgendermaßen in Erscheinung treten:
- In der Anamnese wird häufig ein plötzlicher Schmerz angegeben, aber oft ist kein Trauma erinnerlich.
- Schmerzen können während Aufwärmübungen verspürt werden, danach aber verschwinden, nur um später stärker zurückzukehren.
- Schmerzen im verletzten Bereich können durch Bewegungen benachbarter Gelenke gegen Widerstand ausgelöst werden.
- Eine umschriebene Druckempfindlichkeit kann vorliegen.
- Eine gewisse Schwellung kann sichtbar sein.
- Ein MRT oder eine Ultraschalluntersuchung zeigt die Lokalisation und das Ausmaß der Verletzung (s. Abb. 2.23).

Lokalisation

Die Sehne, die am häufigsten sowohl von akuten als auch chronischen partiellen Rupturen betroffen ist, ist die Achillessehne. Die Verletzung kann auch in der Patellarsehne, in der Rotatorenmanschette und in der Sehne des Abductor longus auftreten.

Behandlung

Der *Sportler* oder *Trainer* sollte eine akute partielle Sehnenverletzung sofort wie folgt behandeln:
- Behandlung mit Eis, Kompressionsverband, Ruhe und Hochlagerung; gelegentlich können Gehstützen wertvoll sein;
- einen Arzt konsultieren, um die Diagnose zu bestätigen und anschließend über die weitere Behandlung zu entscheiden.

Der *Arzt* kann:
- einen Gips, einen Orthesenschuh oder einen stützenden Verband anlegen, insbesondere während der akuten Phase;
- ein Übungsprogramm mit schrittweise steigernder Intensität verordnen;
- antiphlogistische Medikamente verschreiben.

Wenn eine akute partielle Sehnenruptur inadäquat behandelt wird, bildet sich entzündliches Gewebe im verletzten Gebiet und heilt nur schwer. Wenn die Heilung prolongiert ist, kann eine chronische Entzündung resultieren, welche die gleichen Symptome aufweist wie eine chronische Tendinitis. Es ist daher unabdingbar, dass diese Verletzungen von Anfang an korrekt behandelt werden. Vernachlässigt man sie, können sie zu den am schwierigsten zu behandelnden Sportverletzungen gehören.

Bei einer chronischen Ruptur (Tendinose) sollte der *Sportler* oder *Trainer:*
- ein Übungsprogramm mit einer Kombination von Dehnung und exzentrischen Übungen versuchen;
- Methoden der physikalischen Therapie versuchen;
- eine unterstützende Bandage, Tape oder eine Schiene benutzen, um den verletzten Bereich zu entlasten;
- wärmende Bandagen tragen.

Der *Arzt* kann:
- Antiphlogistika verschreiben;
- operieren, wenn anhaltende und stark beeinträchtigende Symptome vorliegen.

Auch kleinere Teilrupturen sollten ernst genommen und mit großer Sorgfalt behandelt werden, da sie sonst unter Bildung von Narben und Granulationsgewebe heilen. Diese können weitere Probleme verursachen und zu einem chronischen Zustand führen, der oftmals sehr schwer zu behandeln ist.

Die Notwendigkeit einer Operation scheint mit der Dauer der Symptome zuzunehmen. Wenn ein Patient mehr als 22 Monate an einer Achillessehnenverletzung laboriert, beträgt die Wahrscheinlichkeit einer operativen Therapie 38%. Ungefähr 10–20% der Sportler mit Überlastungsschäden der Achillessehnen werden früher oder später operiert und ungefähr 70–80% dieser Athleten gelingt ein erfolgreiches Comeback. Die vollständige Genesung dauert jedoch 6–8 Monate. Re-Operationen sind in 10–20% der Fälle notwendig, und 3–5% der Sportler müssen ihre Karriere aufgeben.

Peritendinitis

Wiederholte einseitige Bewegungen oder anhaltende mechanische Reizungen können zu einer Entzündungsreaktion in der Sehnenscheide und einer geringfügigen Entzündungsreaktion in der Sehne selbst führen. Dieser Zustand chronifiziert häufig und ist mitunter schwierig zu behandeln.

Lokalisation

Am häufigsten ist das Peritendineum der Achillessehne betroffen, darüber hinaus die lange Bizepssehne und ihre Sehnenscheide, die Supraspinatussehne und die Extensorensehnen des Handgelenkes und Sprunggelenkes.

Symptome und Diagnose

- In der akuten Phase werden Schmerzen und gelegentlich eine Krepitation in der betroffenen Sehne während und nach Beanspruchungen empfunden.
- Bei chronischen Zuständen verschwindet der anfängliche Schmerz häufig nach dem Aufwärmen.
- Diffuse Schwellungen und Druckempfindlichkeit können vorhanden sein.
- Die Funktion ist beeinträchtigt.
- Weichteil-Röntgenaufnahmen zeigen eine Schwellung und gelegentlich eine Kalzifikation der betroffenen Gewebe.

Behandlung

Wenn eine Peritendinitis entsteht, sollte der *Sportler* oder *Trainer*:
- den verletzten Bereich während der akuten Phase kühlen;
- den betroffenen Bereich schonen, bis die Schmerzen verschwinden;
- lokal Wärme anwenden und wärmende Bandagen anlegen;
- einen Arzt konsultieren, wenn die Probleme trotz dieser Maßnahmen persistieren.

Der *Arzt* hat folgende Behandlungsmöglichkeiten:
- ein Übungsprogramm, mit dem begonnen werden sollte, sobald es der Heilungsverlauf erlaubt. In der Anfangsphase sollten isometrische Übungen ohne Belastung durchgeführt werden. Danach kann mit dynamischen Übungen begonnen werden, diese sollten exzentrische Übungen zusammen mit vorsichtigem Dehnen beinhalten. Bei diesen Übungen sollte zu keiner Zeit die Schmerzschwelle überschritten werden;
- stützendes Bandagieren und Tapen;
- antiphlogistische Medikamente;
- galvanische Hochspannungsreize;
- Ultraschall- oder Kurzwellentherapie;
- operative Therapie.

Ansatztendinosen (Tendoperiostitis)

Die Anheftung eines Muskels am Knochen erfolgt in einem allmählichen Übergang von Muskel-Sehne zu Knorpel und von mineralisiertem Knorpel zum Knochen. Die Knochen-Sehnen-Verbindungen sind schlecht durchblutet, da der Faserknorpel eine „Barriere“ bildet. Diese Tatsache könnte erklären, warum dort auftretende Verletzungen oft lange brauchen, um auszuheilen, und daher chronifizieren können.

Eine Entzündung des Muskelsehnenansatzes am Knochen (Insertionitis oder Tendoperiostitis) wird durch wiederholten Zug auf die Ansatzstelle und das Periost verursacht. Die dabei entstehenden geringfügigen Rupturen und Blutungen führen zu einer Reizung und Entzündung. Heranwachsende sind selten von einer Ansatztendinose betroffen, da ihre Sehnen und Muskeln verhältnismäßig kräftiger sind als der Knochen. Dafür kommt es bei ihnen zu einer Entzündung und Fragmentation des Knochens, z.B. beim Morbus Osgood-Schlatter im Knie und der Apophysitis des Kalkaneus.

Lokalisation

Ansatztendinosen treten am häufigsten im Ellenbogenbereich auf („Tennisellenbogen" und „Golferellenbogen"), in der Leiste am Ansatz des Musculus adductor longus, am Knie im Bereich des proximalen und distalen Patellarsehnenansatzes, an der Ferse im Achillessehnenansatz am Kalkaneus sowie am Ansatz der Plantarfaszie am Kalkaneus (Fasciitis plantaris).

Symptome und Diagnose

Die Ansatztendinose ist durch Ausbildung folgender Symptome charakterisiert:
- Schmerzen im Ansatzbereich eines Muskels oder einer Sehne am Knochen;
- eine leichte Schwellung und geringgradig beeinträchtigte Funktion;
- eine umschriebene, abgegrenzte Druckempfindlichkeit über der betroffenen Ansatzstelle;
- Schmerzzunahme im Bereich der Ansatzstelle, wenn die betroffene Muskelgruppe angespannt wird.

Behandlung

Wenn eine Ansatztendinose entsteht, sollten der *Sportler* oder *Trainer:*
- schmerzauslösende Aktivitäten einstellen (Gehstützen können hilfreich sein);
- die Verletzung mit Eiselementen während der akuten Phase kühlen, um Schmerz und Schwellung zu reduzieren;
- durch Tapen oder Bandagen stützen;
- nach der akuten Phase lokal Wärme anwenden und wärmende Bandagen anlegen.

Der *Arzt* kann:
- antiphlogistische Medikamente verabreichen;
- ein Übungsprogramm verschreiben;
- eine dorsal flektierende Schiene verschreiben, die nachts angelegt wird;
- in einem späteren Stadium lokale Steroidinjektionen verabreichen, in Verbindung mit ein- bis zweiwöchiger Ruhepause;
- Patienten mit anhaltenden Schmerzen und Chronifizierung der Symptome operieren.

Präventivmaßnahmen

Folgende Maßnahmen können die Wahrscheinlichkeit für das Auftreten einer Ansatztendinose reduzieren:
- korrekte Trainingstechniken;
- für den jeweiligen Sport angemessene Ausrüstung (neue Ausrüstung, insbesondere Schuhwerk sollte „eingelaufen" werden);
- Kleidung und Ausrüstung müssen dem Athleten angepasst sein;
- gutes Grundlagentraining und speziell auf verletzungsgefährdete Bereiche ausgerichtetes Training.

Literatur

Leadbetter WB (1992) Cell matrix response in sports injury. Clinics in Sports Medicine July: 533–579

Fify I, Stannish WD (1992) The use of eccentric training and stretching and the treatment and prevention of tendon injuries. Clinics in Sports Medicine July: 601–624

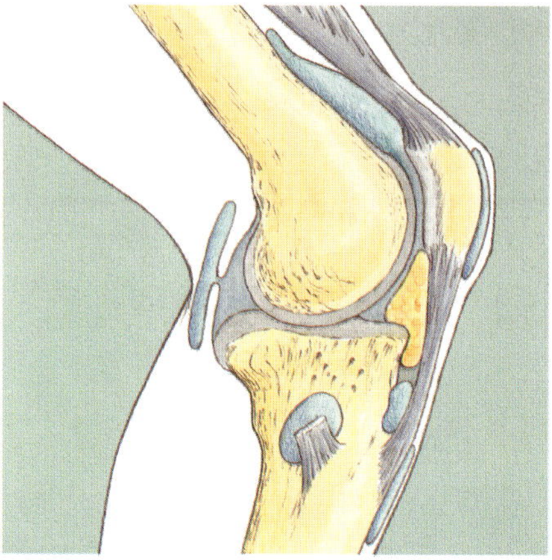

Abb. 2.26: Beispiele für Bursae im Bereich des Knies.

Schleimbeutelverletzungen

Schleimbeutel (bursae) sind kleine flüssigkeitsgefüllte Beutel, deren Aufgabe es ist, Reibung zu vermindern, Druck zu verteilen und die darunter liegenden Strukturen zu schützen. Sie können sich zwischen Knochen und Sehne befinden, zwischen zwei Sehnen oder zwischen einem Knochen oder einer Sehne und der darüber liegenden Haut (Abb. 2.26). Es gibt eine Reihe ständig bestehender Schleimbeutel im Bereich der Hüften, Knie, Füße, Schultern und Ellenbogen, und einige von ihnen haben eine Verbindung zum benachbarten Gelenk. Die Bursa an der Rückseite des Kniegelenkes (popliteale oder Semimembranosus-Gastrocnemius-„Baker"-Zyste) steht z.B. in Verbindung mit dem Kniegelenk, während die Bursa unter dem Iliopsoas Verbindung zum Hüftgelenk haben kann. Erworbene Bursae finden sich in Gebieten, die wiederholter Belastung, Reibung oder Druck ausgesetzt sind, wie über hervorstehenden Knochen oder Metallimplantaten.

Eine Bursitis kann entzündlich sein oder durch Trauma mit nachfolgender Blutung verursacht sein (hämorrhagische Bursitis).

Entzündliche Bursitis

In Abhängigkeit von ihrer Ursache kann man eine Bursitis als reibungsbedingt, chemisch oder septisch bedingt einteilen. Sie kann isoliert auftreten oder im Rahmen einer Infektionskrankheit oder generalisierten Entzündung wie z.B. der rheumatoiden Arthritis, Tuberkulose oder Spondylitis ankylosans (Morbus Bechterew).

Reibungsbedingte Bursitis

Mechanisch bedingte Bursitiden entstehen, wenn sich eine Sehne ständig über eine Bursa bewegt, oft kombiniert mit Druck von außen. Eine mechanische Bursitis entsteht bei Sportlern, die sich ständig wiederholende Bewegungen ausführen, z.B. Tennisspieler und Läufer. Häufig sind Schleimbeutel in der Schulter, dem Ellenbogen, der Hüfte, dem Knie, im Bereich der Ferse und der Großzehe betroffen.

Symptome und Diagnose

Die mechanische Reizung stimuliert eine Entzündung, die wiederum zu einer Flüssigkeitssekretion in die Bursa mit nachfolgender Schwellung und Druckempfindlichkeit führt. Bei der Untersuchung der Bursa lässt sich die Fluktuation der Flüssigkeit oftmals tasten. Bei starker Entzündung, und insbesondere bei oberflächlich gelegenen Bursae, ist die darüber liegende Haut rot und heiß. Zu den Zeichen und Symptomen gehören:
- Schwellung;
- lokale Überwärmung;
- Rötung;
- Druckempfindlichkeit;
- bewegungsabhängige Schmerzen.

Behandlung

Der *Sportler* oder *Trainer* sollte:
- pausieren, bis die Schmerzen vollständig rückläufig sind;
- den verletzten Bereich mit Eiselementen kühlen;
- eine Bandage anlegen, um die Bursa zu komprimieren;
- äußere Belastungen der Bursa vermeiden (z.B. durch Auflage eines Schaumstoffringes);
- eine Neoprenmanschette zur Kompressionsbehandlung verwenden;
- einen Arzt konsultieren, wenn die Schwellung ausgedehnt, die Haut rot oder die Schmerzen stark und anhaltend sind.

Der *Arzt* kann:
- Schonung und gelegentlich eine Schiene für einige Tage verschreiben;
- die Bursa zur Flüssigkeitsentlastung punktieren, manchmal in Verbindung mit einem Druckverband;
- lokal Steroide injizieren;
- antiphlogistische Medikamente verschreiben;
- eine Bursektomie durchführen; das Abtragen eines darunter liegenden Knochenspornes kann manchmal notwendig sein, falls dieser ein Mitverursacher der Bursitis war;
- eine Bursoskopie durchführen (Inspektion der Bursa mittels Arthroskop) und falls nötig entzündliches Gewebe entfernen.

Chemische Bursitis

Eine chemische Bursitis wird durch Entzündungsprodukte verursacht, die bei entzündlichen oder degenerativen Erkrankungen der Sehnen freigesetzt werden. Sie sollte frühzeitig durch einen Arzt behandelt werden. Die Anzeichen und Symptome entsprechen denen, die oben beschrieben wurden. Der Arzt kann zunächst die Bursa punktieren und Steroide injizieren, wenn jedoch die Symptome persistieren, ist die operative Entfernung notwendig.

Die Diagnose einer chemischen Bursitis wird zumeist bei Sportlern über 30 diagnostiziert, die mehrere Jahre Schläger- oder Wurfsportarten betrieben haben. Häufig ist die Bursa über der Supraspinatussehne in der Schulter betroffen und begleitend können Kalkdepots bestehen, die sich von der Sehne in die Bursa entleeren können (kalzifizierende Bursitis). In einigen Fällen kann die Bursitis sekundär auftreten und eine Pseudogicht auslösen.

Septische Bursitis

Symptome und Diagnose

Die septische Bursitis wird durch Bakterien verursacht, die entweder über die Blutbahn oder von außen durch verletzte Haut, z.B. bei Schürfungen oder Blasen in die Bursa gelangen. Oberflächliche Bursae am Ellenbogen und Knie sind am häufigsten betroffen; Sportler und Fußballspieler, die sich leicht verschmutzte Schürfungen zuziehen können, sind hier besonders gefährdet. Selten kann eine infektiöse Bursitis nach einer Punktion auftreten.

Eine septische Bursitis ist anzunehmen bei:
- erheblichen Schmerzen und Druckempfindlichkeit;
- deutlicher Schwellung und Rötung des betroffenen Gebietes;
- erheblicher Funktionseinschränkung;
- röntgenologisch sichtbaren Veränderungen des unter der Bursa liegenden Knochens nach anhaltender Infektion.

Behandlung

Wenn eine infektiöse Bursitis vermutet wird, sollte der *Sportler* oder *Trainer:*
- pausieren und den betroffenen Bereich entlasten;
- die verletzte Haut mit Wasser und Seife sauber halten;
- einen Arzt so früh wie möglich konsultieren.

Der *Arzt* kann:
- die zugrunde liegende Ursache behandeln, wenn eine hämatogene Infektion vorliegt;
- eventuell für einige Tage einen Kompressions- oder Entlastungsverband anlegen;
- Antibiotika verschreiben, ggf. intravenös, wenn Zeichen einer Zellulitis vorliegen;
- die infizierte Bursa drainieren;
- auf eine operative Therapie zurückgreifen, wenn die Infektion nicht ausheilt.

Hämorrhagische Bursitis

Normalerweise wird eine Bursaeinblutung durch ein direktes Trauma wie einen Sturz verursacht. Sie kann aber auch indirekt durch eine Sehnenruptur oder Blutung innerhalb eines Gelenkes, zu dem die Bursa Verbindung hat, entstehen. Blut innerhalb einer Bursa führt zu einer chemischen Reizung, in schweren Fällen kann es koagulieren und zu Adhäsionen zwischen Bindegewebe und freien Körpern führen (Kalzifikationen). Wenn dies passiert, ist eine chronische Entzündung eine wahrscheinliche Folge.

Lokalisation

Schleimbeutelblutungen treten häufig bei Spielern auf, deren Sport einen wiederholten Kontakt mit einer harten Oberfläche oder einem harten Objekt erforderlich macht, z.B. Handball oder Volleyball. Neben den Schleimbeuteln am Fuß können die Bursa praepatellaris, die Bursa über dem Trochanter major, dem Ellenbogen und über der Supraspinatussehne betroffen sein.

Symptome und Diagnose

Bei einer akuten Verletzung weisen folgende Zeichen und Symptome auf eine Bursaeinblutung hin:
- ein Anschwellen der Bursa, während sie sich mit Blut füllt;
- extreme Druckempfindlichkeit;
- Schmerz und Funktionseinschränkung in dem fraglichen Bereich;
- manchmal Rötung und Hautläsionen.

Behandlung

Wenn eine Bursaeinblutung auftritt, sollte der *Sportler* oder *Trainer:*
- den Bereich kühlen, um die Blutung einzudämmen;
- einen Kompressionsverband anlegen;
- den betroffenen Bereich schonen.

Der *Arzt* kann:
- die Bursa durch Punktion entlasten;
- einen Kompressionsverband und ggf. eine Gipsschiene anlegen.

Diese Art der Bursitis kann zu Verwachsungen und freien Körpern führen, wenn sie nicht korrekt behandelt wird. Eine chronische Bursitis ist dann die Folge.

Verletzungen peripherer Nerven

Verletzungen peripherer Nerven sind relativ häufig und können, wenn sie nicht erkannt werden, verheerende Auswirkungen für den Sportler haben. Die Nerven können insbesondere durch Druck oder Zug geschädigt werden. Wenn Nerven wie der Nervus peronaeus communis über dem Fibulaköpfchen oder der Nervus ulnaris am Epicondylus medialis des Ellenbogens oberflächlich liegen, können sie durch starken Druck komprimiert werden (Abb. 2.27). Eine Fraktur oder Luxation kann zu einer Nervenverletzung führen, wenn der Nerv überdehnt wird. Der Nervus ulnaris am Ellenbogen kann durch Dehnung beim Werfen oder Schlagen geschädigt werden (S. 171). Durch eine Supinationsverletzung des Sprunggelenkes kann der Nervus peronaeus geschädigt werden. Eine mechanische Schädigung des Nervs kann bei einer Dehnung von 30–70% auftreten. Seltene Ursachen für Nervenverletzungen sind Durchblutungsstörungen, die durch Einengung, Kompartmentsyndrome oder in Verbindung mit einer Fraktur oder Luxation auftreten können.

Nervendurchtrennungen und direkte Verletzungen sind ungewöhnliche Verletzungsursachen, können jedoch bei Kontaktsportarten wie Eishockey, Skifahren und American Football vorkommen.

Symptome und Diagnose

Die Diagnose der Verletzung kann schwierig sein, da Symptome während der akuten Phase nicht immer offensichtlich sind. Sie können schleichend begin-

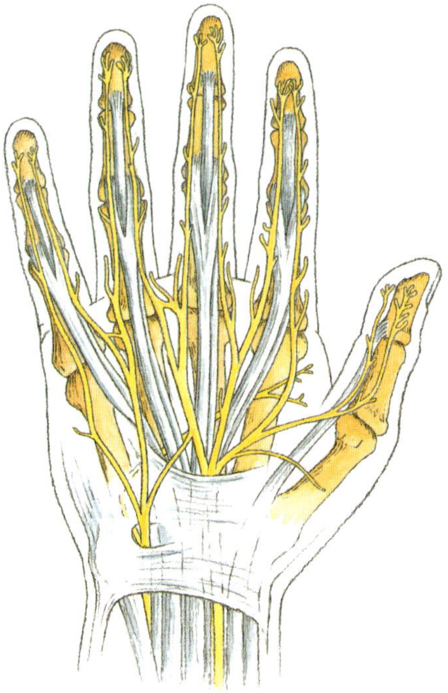

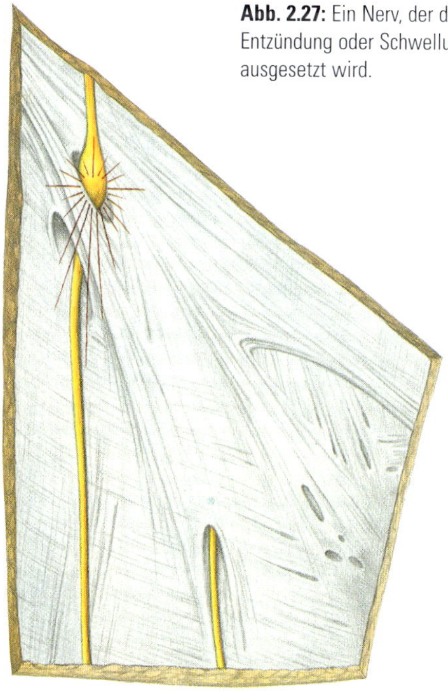

Abb. 2.27: Ein Nerv, der durch Entzündung oder Schwellung Druck ausgesetzt wird.

nen. Der Sportler kann über Taubheit, Kribbelgefühl und in die Extremität ausstrahlende Schmerzen klagen.

- Manchmal besteht ein Schmerz oder eine Schmerzausstrahlung. Hierdurch kann die Überprüfung der Muskelkraft beeinträchtigt sein. Ein lokalisierter oder fortgeleiteter Schmerz kann manchmal vorübergehend durch Lokalanästhetikainjektion ausgeschaltet werden, um die Muskelkraft vollständig beurteilen zu können.
- Die Kraftprüfung gegen Widerstand ist wichtig; denn Nervenverletzungen können eine Schwäche verursachen.
- Eine Hypotrophie (Verlust von Muskelmasse) kann nach zwei Wochen beobachtet werden, und sie kann ein erhebliches Ausmaß annehmen.
- Die Reflexprüfung ist unerlässlich bei der Suche nach einer peripheren Nerven- oder Nervenwurzelverletzung.
- Sensibilitätsstörungen können zu Taubheit, Kribbelgefühl oder Schmerzen führen.
- Es gibt spezielle Tests für unterschiedliche Nervenverletzungen. Der Tinel-Test (ein leichtes Klopfen über dem Nervenverlauf) kann positiv sein, wenn er ein ausstrahlendes Kribbelgefühl oder eine Taubheit im Verlauf des Nervensegmentes verursacht. Auch andere spezifische Tests stehen zur Verfügung.
- Elektromyographische Untersuchungen (EMG) erlauben die Lokalisation der peripheren Nervenverletzung und geben Informationen über die Prognose. Ein EMG-Test besteht aus zwei Teilen: Untersuchung der Nervenleitung (sowohl motorisch als auch sensorisch) und Untersuchung mit der Nadelelektrode. Idealerweise sollten diese Untersuchungen drei Wochen nach der Verletzung durchgeführt werden. Ein EMG wird veranlasst, wenn eine periphere Schädigung des Nervenplexus oder einer Nervenwurzel vermutet wird; hierdurch kann das Vorliegen einer Nervenverletzung bestätigt und ihr Ausmaß und die Lokalisation bestimmt werden. Diese Untersuchungen werden normalerweise von einem Neurologen durchgeführt.

Behandlung

Diese Syndrome kommen oft von selbst zum Stillstand, können aber auch zu Dauerschäden führen. Kompressionsverletzungen können durch Druckentlastung im betroffenen Bereich behandelt werden. Die Behandlung hängt vom Verletzungsmechanismus, von der Verletzungsart, der Lokalisation und den Symptomen ab.

Prognose und Rückkehr zum Sport

Im Allgemeinen haben proximale Nervenverletzungen eine schlechte Prognose. Viele Faktoren können die Regeneration und die Heilung einer Nervenverletzung beeinflussen, wie z.B. Narbenbildung im betroffenen Bereich, die zu einer Dysorganisation im heilenden Gewebe führt. Langanhaltende Verletzungen beeinträchtigen die Wiederherstellung der Muskelfunktion. Es müssen auch andere Faktoren beachtet werden, wenn es um die Prognose einer Nervenverletzung geht. Das Elektromyogramm hilft bei der Beurteilung ebenso wie die Konsultation eines Spezialisten.

Periphere Nervenverletzungen treten häufiger in den oberen Extremitäten auf. Ein Beispiel einer peripheren Verletzung ist das „Burner-Syndrom", welches nicht nur im American Football beobachtet wird, sondern auch beim Ringen, Basketball, Eishockey etc. Andere Nervenverletzungen der Schulter betreffen den Nervus thoracicus longus und den Nervus suprascapularis. In 9–18% der vorderen Schulterluxationen wird der Nervus axillaris verletzt. Am Arm ist der Nervus medianus beim Karpaltunnelsyndrom betroffen; auch können der Nervus ulnaris und Nervus radialis betroffen sein. An der unteren Extremität ist der Nervus ischiadicus der wichtigste Nerv, er wird jedoch selten bei Sportverletzungen geschädigt. Der Nervus peronaeus communis ist eine Fortsetzung des Nervus ischiadicus und kann dort verletzt werden, wo er hinter dem Fibulaköpfchen verläuft. Diese Verletzung kann zu Schmerzausstrahlung, Taubheit und Schmerzen auf dem Fußrücken führen und auch zu einer Muskelschwäche. Die Einengung des Nervus peronaeus superficialis distal und lateral am Unterschenkel kann zur Schmerzausstrahlung führen. Der Nervus tibialis kann in Höhe des Tarsaltunnels verletzt werden. Der Nerv kann unterhalb des Tarsaltunnels eingeengt sein und zu Problemen im Fuß führen. In der Leiste können der Nervus cutaneus femoris lateralis, der Nervus ilioinguinalis, der Nervus genitofemoralis und Nervus obturatorius eingeengt sein.

Eine frühe Diagnose ist wichtig, da sie eine Rehabilitation und Beeinflussung der biomechanischen Ursachen der Verletzung ermöglicht, bevor der Nervenschaden irreversibel wird.

Literatur

Fineburg J, Nodular S, Kreveckor S (1977) Peripheral nerve injuries in the athlete. Sports Medicine 24(6): 385–408

Sonstige Verletzungen

Offene Wunden

Offene Wunden sind bei Sportlern häufig, insbesondere bei denen, die Kontaktsportarten wie z.B. Fußball, American Football, Rugby und Eishockey ausüben. Reiter, Radfahrer und Orientierungsläufer, die häufig auf harte Unterlagen stürzen, sind auch gefährdet. Der Entstehungsmechanismus einer Wunde bestimmt ihre Art und ihr Ausmaß. Es kann zu Schnitten, Prellungen, Rissen, Stichwunden, Schürfungen und Platzwunden kommen. Manche Wunden betreffen nur die oberflächlichen Hautschichten, andere können Sehnen, Muskeln, Blutgefäße und Nerven schädigen.

Durch Verschmutzung und Infektion, Blutung, Dehiszenz der Wundränder und Reizung des verletzten Gewebes kann die Wundheilung verzögert werden. Behandlungsziel ist es, diese Faktoren auszuschalten.

Behandlung

Um die Blutung zu stoppen, sollten der *Sportler* oder *Trainer:*

- den verletzten Bereich hochlagern. Bei den meisten Extremitätenverletzungen reicht eine Hochlagerung der Extremität bei Rücken- oder Seitlagerung des Sportlers aus, um die Blutung zu stillen;
- direkten Druck anwenden. Bei Hochlagerung der verletzten Extremität sollten die Wundränder von beiden Seiten mit der Hand zusammengedrückt werden, ggf. mithilfe einer dritten Person. Wenn die Wundoberflächen selbst nicht berührt werden, ist die Gefahr einer Kontamination gering. Wenn der Sportler alleine ist, sollte er durch direkten Druck auf die Wunde die Blutung stillen;
- einen Druckverband anlegen, sobald Erste-Hilfe-Materialien zur Verfügung stehen. Die Wundränder sollten wie oben beschrieben angenähert und eine gefaltete Kompresse oder ein sauberes Taschentuch sollte angewickelt werden, um den Druck im Wundbereich zu erhöhen (Abb. 2.28). Ein Tourniquet sollte niemals benutzt werden und auch eine Druckbandage sollte nicht länger als 10–20 min belassen werden. Wenn ein Druckverband notwendig war, um die Blutung zu stoppen, sollte ein Arzt konsultiert werden.

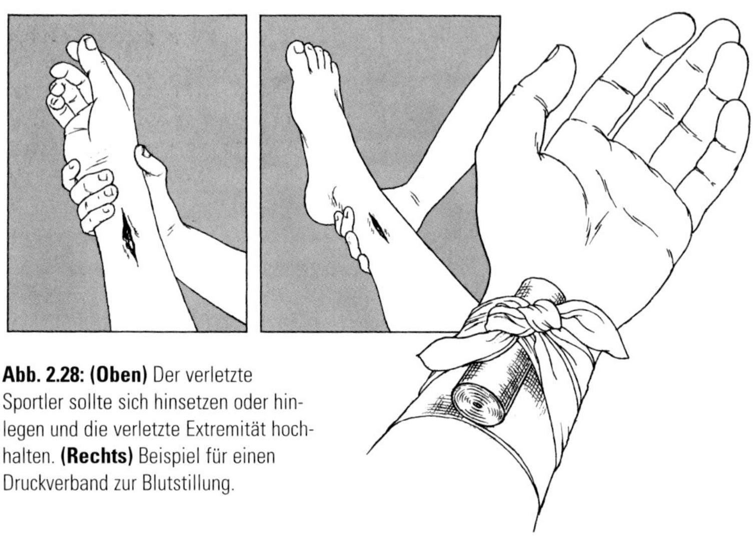

Abb. 2.28: (Oben) Der verletzte Sportler sollte sich hinsetzen oder hinlegen und die verletzte Extremität hochhalten. **(Rechts)** Beispiel für einen Druckverband zur Blutstillung.

Reinigung

Oberflächliche Wunden, die durch Schmutz kontaminiert wurden, müssen innerhalb von 6 h sorgfältig gereinigt werden, da es sonst durch die im verletzten Gewebe sich vermehrenden Bakterien zu einer Infektion kommt. Sämtlicher Schmutz muss unbedingt entfernt werden, insbesondere von Schürfungen im Gesicht, da zurückgebliebenes Schmutzmaterial entstellende Narben verursachen kann. Stark verunreinigte Schürfungen sollen gründlich für einige Minuten mit Wasser und Seife sowie einer weichen Nagelbürste gereinigt werden. Danach sollten sie ausgiebig mit klarem Wasser oder einer Kochsalzlösung gespült werden und mit sterilen Kompressen abgedeckt werden, die durch einen Verband fixiert werden. Wenn Flüssigkeit durch den Verband dringt, sollte er täglich gewechselt werden. Ein Arzt kann wirkstoffhaltige Wundauflagen verschreiben, um die Heilung zu fördern. Kleine oberflächliche Schürfungen heilen am besten, wenn man sie gut reinigt und dann ungestört lässt.

Tiefe Wunden betreffen die Haut, das darunter liegende Bindegewebe und eventuell auch Sehnen, Muskeln, Blutgefäße und Nerven. Die Wundränder sind oft dehiszent, und es kann eine erhebliche Blutung vorliegen. Stichverletzungen durch Nägel oder Spikes können heimtückisch sein und sollten immer ärztlich behandelt werden. Wunden an der Fußsohle müssen abgepolstert werden, um die Belastung beim Gehen zu verteilen. Tiefe Wunden müssen besonders sorgfältig gereinigt werden, und wenn die Verletzung ausgedehnt ist, muss der Arzt manchmal abgestorbenes Gewebe entfernen (Débridement). Als Faustregel gilt, dass Wunden, die nicht innerhalb von 6 h behandelt werden, als infiziert angesehen werden sollten.

Wunden, die tief sind, die diffus bluten und deren Wundränder nicht gut angenähert werden können, müssen durch einen Arzt genäht werden. Auch die Wundnaht sollte vorzugsweise innerhalb von 6 h durchgeführt werden.

Infizierte Wunden sind durch Schmerzen, Schwellung, Hautrötung und lokale Druckempfindlichkeit gekennzeichnet. Die Infektion kann sich über die Lymphbahnen in die Lymphknoten ausbreiten. Eine Infektion des Beines beispielsweise breitet sich bis in die Leistenlymphknoten aus. Wenn dieses passiert, erscheint die Lymphangitis als roter Streifen in der Haut und andere Symptome wie Fieber und allgemeines Krankheitsgefühl treten häufig auf. Die betroffenen Lymphknoten sind geschwollen und druckschmerzhaft. Dieser Zustand sollte immer durch einen Arzt behandelt werden, der Antibiotika zusätzlich zu allen anderen Behandlungsmaßnahmen verschreibt. Während der akuten Erkrankung kann zeitweise Bettruhe notwendig sein.

Während einer Infektion muss der Sportler mit dem Training und Wettkampf aussetzen.

Tetanusprophylaxe

Alle Wunden, die man sich im Freien zuzieht, bringen ein gewisses Risiko einer Tetanusinfektion mit sich und in vielen Ländern ist es üblich, kleine Kinder routinemäßig dagegen zu impfen. Eine Tetanusgrundimmunisierung beinhaltet drei Injektionen, die über einen Zeitraum von 6 Monaten gegeben werden und führt zu einer langanhaltenden Immunität. Die meisten Menschen haben diese drei Injektionen in jungen Jahren erhalten, z.B. in der Schule oder beim Militär. Eine unvollständige Grundimmunisierung bedeutet einen unvollständigen Schutz, daher sollte man die Patienten dazu anhalten, über ihren Impfstatus Bescheid zu wissen und sich an die Anweisung ihres Arztes zu halten. Normalerweise wird jedes Mal eine Auffrischimpfung verabreicht, sobald eine Wunde medizinisch versorgt werden muss und möglicherweise kontaminiert ist.

Blasen

Blasen an den Füßen sind die Geißel eines jeden Leichtathleten, und Blasen an den Händen können für Skilangläufer, Baseballspieler, Basketballspieler, Kricketspieler, Ruderer, Tennis-, Badminton-, Squash- und Handballspieler ein Problem sein. Öffnet sich eine Blase, entsteht hieraus eine möglicherweise schmerzhafte offene Wunde. Sportler in Rollstühlen sind eine besondere Gruppe, die oftmals Probleme mit Druckstellen und Blasen haben. Aufgrund eingeschränkter Hautsensibilität und schlechter Durchblutung kann es schwierig sein, sie zu behandeln (Abb. 2.29).

Behandlung

Die Blasen sollten folgendermaßen behandelt werden:
- Wenn die Gefahr einer Blasenbildung besteht, sollte das Training unterbrochen werden, um weitere Reizungen zu vermeiden. Die Problemzone kann dann durch selbstklebende Verbände geschützt werden. Faltenbildungen im Verband sollen vermieden werden, da sie eine Blasenbildung eher fördern als sie verhindern.
- Hat sich eine Blase bereits gebildet, so sollte ihre Oberfläche intakt erhalten werden, da sie als Bakterienschranke fungiert. Eine Blase sollte niemals absichtlich eröffnet werden. Große Blasen können am Rand mit einer sterilen Nadel punktiert werden. Die Blase kann durch ein in der Mitte ausgeschnittenes Schaumstoffstück vor Druck geschützt werden.
- Öffnet sich eine Blase von selbst, ist es wichtig, sie sorgfältig mit Wasser und Seife oder einem Antiseptikum zu reinigen. Die Wunde wird mit einer sterilen, nicht haftenden Wundauflage oder einem Verband bedeckt.

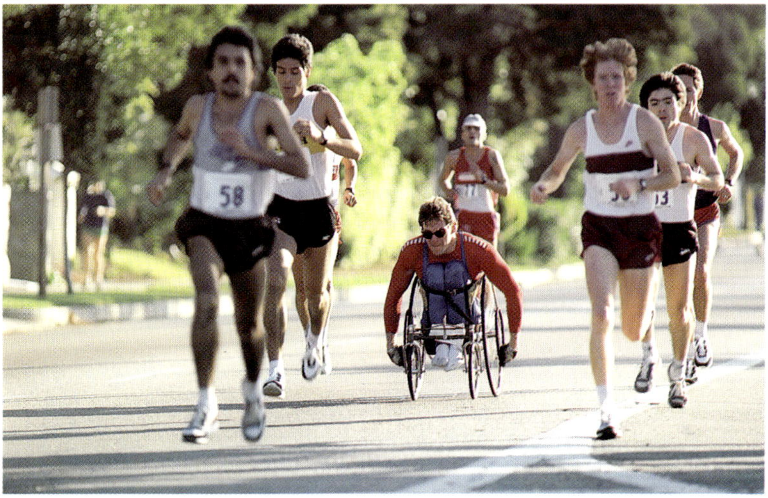

Abb. 2.29: Sportler, die einen Rollstuhl oder ein ähnliches Gerät benutzen, laufen Gefahr, Wunden oder Blasen zu entwickeln (mit freundlicher Genehmigung von All Sport: Fotograf, Alvin Chung).

Präventivmaßnahmen

Folgende Maßnahmen können Blasen verhindern:

- Sämtliche Ausrüstungsgegenstände sollten gleichermaßen für Training und Wettkampf geeignet sein. Besonders Schuhwerk sollte gut eingelaufen sein.
- Die Strümpfe sollten keine Löcher aufweisen, trocken, sauber und passend sein, damit sich keine Falten bilden. Sie sollten oft gewechselt werden.
- Hygiene sollte sorgfältig beachtet werden. Die Füße sollten täglich gewaschen werden und können mit salicylhaltiger Vaseline eingerieben werden, die Schwielen erweicht und die Haut glatt hält.
- Empfindliche Hautstellen können vor dem Training durch direkt auf der Haut straff angebrachte selbstklebende Verbände geschützt werden.

Es kann nicht genügend betont werden, dass Blasen sich durch vorbeugende Maßnahmen vermeiden lassen. Sie mögen harmlos erscheinen, aber sie können lange Trainingspausen erforderlich machen, insbesondere wenn sie sich infizieren.

Reibungsverbrennungen

Ein Sportler, der während des Trainings oder Wettkampfes auf eine synthetische Oberfläche oder einen synthetisch behandelten Bodenbelag fällt, läuft Gefahr, sich Reibungsverbrennungen zuzuziehen (Abb. 2.30). Normalerweise betrifft die Verbrennung nur die obere Hautschicht und verursacht im leichtesten Fall nur eine oberflächliche Rötung, die keiner Behandlung bedarf. Nur bei einem harten Aufprall kann eine Schürfung entstehen. Wenn sich Blasen in der Haut zeigen, sollten sie mit einem sauberen Verband bedeckt werden. Wenn die Haut verletzt ist, sollte die Wunde so früh wie möglich wie oben beschrieben gereinigt und verbunden werden, um eine Infektion zu vermeiden.

Behandlung und Präventivmaßnahmen

Der *Sportler* oder *Trainer* sollte:

- darauf achten, dass die korrekte Ausrüstung und Bekleidung zum Schutz verletzungsgefährdeter Bereiche benutzt wird, um Reibungsverbrennungen zu vermeiden;

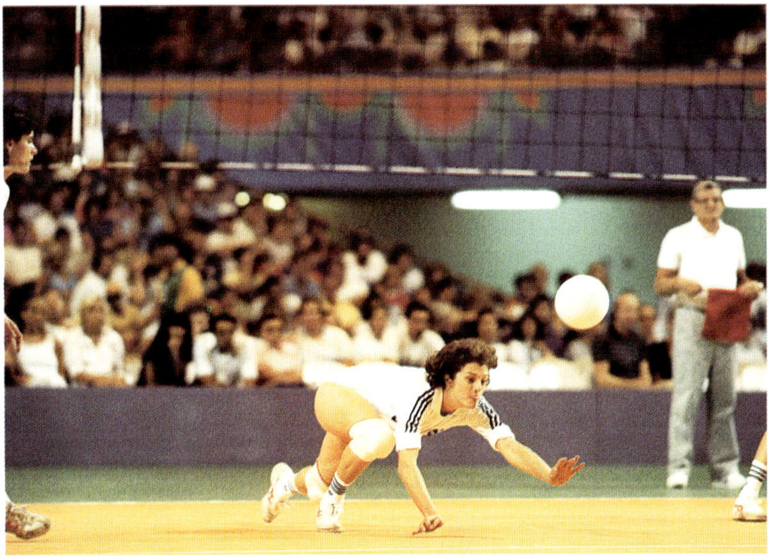

Abb. 2.30: Stürze auf synthetische Bodenbeläge können zu Reibungsverbrennungen führen (mit freundlicher Genehmigung von All Sport: Fotograf, Alvin Chung).

- die Reibung beim Fall durch das Einreiben exponierter Körperteile mit einer Fettsalbe vermindern;
- Reibungsverbrennungen durch sorgfältige Reinigung der Wunde mit Wasser und Seife behandeln und mit wirkstoffhaltigen Kompressen abdecken, die mit einer Binde fixiert werden.

Seitenstiche

Läufer, die sich nicht ausreichend aufgewärmt haben, verspüren gelegentlich wenige Minuten nach Laufbeginn stechende Schmerzen im Oberbauch. Diese können sowohl auf der rechten als auch auf der linken Seite lokalisiert sein und treten häufiger auf, wenn die sportliche Aktivität direkt nach einer Mahlzeit begonnen wird. Der Schmerz kann sich durch tiefe Exspiration verschlimmern und durch tiefe Inspiration gelindert werden.

Die tatsächlichen Ursachen der Seitenstiche sind nicht bekannt, obwohl einige Untersuchungen darauf hinweisen, dass sie durch eine rein mechanische Anstrengung ausgelöst werden. Das Bindegewebe, an dem die Bauchorgane befestigt sind, trägt direkt nach einer Mahlzeit eine wesentlich größere Last, und körperliche Aktivität könnte zu dieser Zeit Zerrungen und geringfügige innere Blutungen auslösen. Andere vermutete Ursachen sind eine unzureichende Sauerstoffversorgung des Zwerchfells oder Schmerzen, die von den inneren Bauchorganen wie der Milz und Leber ausgehen, da der Blutfluss umverteilt wird.

Behandlung

Der *Sportler* sollte:
- Training und Wettkampf für einige Stunden nach Hauptmahlzeiten vermeiden;
- nach vorn geneigt laufen oder anhalten, damit die Seitenstiche aufhören können, bevor das Training wieder aufgenommen wird;
- in den Händen einen harten Gegenstand wie z.B. einen Stein drücken. Die meisten Sportler spüren hierbei, dass die Seitenstiche aufhören, der Mechanismus dieses Phänomens ist jedoch nicht bekannt.

3 Mechanismen und Ätiologie von Verletzungen

Laufsport

Das Laufen ist eine wirksame Methode, um große Muskelgruppen zu trainieren, und hat eine nachgewiesene Wirkung auf die Erhaltung der Gesundheit und in der Prävention kardiovaskulärer Erkrankungen. Dennoch ist es eine potenziell gefährliche Aktivität und Verletzungen beim Laufen sind häufig, wenn auch 2 bis 2,5-mal seltener als in anderen Sportarten. Insgesamt beträgt die Inzidenz von Laufsportverletzungen pro Jahr 37–56%. Die Inzidenz aller Laufsportverletzungen reicht von 3,6–5,5 Verletzungen pro 1.000 Laufstunden. Bei Wettkampfsportlern liegt der Bereich zwischen 2,5 und 5,8 Verletzungen pro 1.000 Laufstunden, abhängig von der Laufdisziplin.

Der untersuchende Arzt muss daran denken, dass die meisten Läufer sich ihrem Sport verschrieben haben. Die Läufer beklagen sich gewöhnlich über Beschwerden beim Laufen, sie können aber oftmals an sportlichen Aktivitäten wie Radfahren, Schwimmen und Skilanglauf teilnehmen, die ein geringeres Maß an Wiederholungsbelastungen aufweisen. Das Laufen sollte vom Sprinten unterschieden werden, da Letzteres durch Faktoren wie erhöhte Geschwindigkeit, verringerte Stoßdämpfung während der Anfangsdistanz und beginnenden Bodenkontakt mit den Zehen gekennzeichnet ist. Ungefähr 75–80% der Läufer berühren beim Langstreckenlauf den Boden zuerst mit der Ferse, die verbleibenden 20–25% mit dem Mittel- und Vorfuß.

Die Probleme der Läufer sind bedingt durch die sich wiederholende Belastung, denen die unteren Extremitäten beim Laufen ausgesetzt sind. Die einwirkende Kraft beim Bodenkontakt während der Standphase beim Laufen entspricht einer vertikalen Kraft von dem 1,5–5fachen des Körpergewichts. Ein Mann, der mit einer Schrittlänge von 1,6 m läuft, macht ungefähr 1.175 Schritte pro Meile. Nimmt man eine Einwirkung von 250% des Körpergewichtes (68 kg) an, absorbiert der Läufer beim Bodenkontakt insgesamt 220 t oder 110 t auf jedem Fuß pro Meile. Bei einer Geschwindigkeit von 7 min pro Meile beträgt die Schrittzeit ungefähr 0,2 s, dies beläuft sich auf ungefähr 5.100 Bodenkontakte während eines 1-stündigen Laufes. Bedenkt man die massiven Belastungen der Gewebe, so ist klar, dass sogar geringfügige biomechanische Abnormalitäten zu wesentlichen Belastungskonzentrationen führen können.

Ätiologie der Laufsportverletzungen

Die Ätiologie der Laufsportverletzungen ist multifaktoriell, die Faktoren können extrinsisch oder intrinsisch sein.

Extrinsische Faktoren

Extrinsische Faktoren finden sich bei Läufern in 60–80% der angegebenen Verletzungen. Die häufigsten sind Trainingsfehler.

Trainingsfehler

Die häufigsten Fehler sind plötzliche Veränderungen der läuferischen Aktivität wie z.B. Erhöhung der Laufdistanzen oder Trainingsintensität. Die besten Beispiele hierfür sind Anfänger, die mit regelmäßigem Lauftraining beginnen oder verletzte Läufer, die das Lauftraining wieder aufnehmen und zu viel zu früh versuchen, was zu einer Überlastungsreaktion führt. Spezielle Trainingsfehler beinhalten:

- dauerndes Training mit hoher Intensität ohne dazwischenliegende Tage geringerer Trainingsintensität;
- plötzliche Erhöhung der Distanz und Intensität ohne angemessene Ruhepausen;
- einzelne, schwere Trainings- oder Wettkampfeinheiten wie beispielsweise Marathon- oder andere Langstreckenläufe;
- wiederholtes Bergtraining.

Die Verletzungsrate ist sowohl dem absoluten Trainingszustand als auch den Veränderungen der relativen Intensität und des Trainingsumfanges proportional. Die Verletzungshäufigkeit hängt signifikant von der wöchentlichen Gesamtlaufdistanz ab. Die Beziehung zwischen Laufgeschwindigkeit und Verletzungsrisiko bleibt unklar. Für die Lauferfahrung konnte kein signifikanter Zusammenhang mit Laufverletzungen nachgewiesen werden.

Laufgelände

Zuviel Bergablaufen kann zu Problemen in den Kniegelenken führen, da sich das Körpergewicht im Wesentlichen hinter der vertikalen Kniegelenkachse befindet und es hoher Quadrizepskräfte bedarf, um das Knie zu schützen. Beim Bergablaufen wird die Kniebeugung vermehrt, zudem das Nettoextensionsmoment, die Belastung im Femuropatellargelenk, die Kraftabsorption der Knieextensoren und die Kontraktion der Knieextensoren. Abwechselndes Bergauf- und Bergablaufen steht im Verdacht zu Verletzungen zu führen. Es besteht keine Beziehung zwischen dem Gelände und der Verletzungsrate beim Laufen. Bergablaufen kann zu Verletzungssyndromen wie femuropatellaren Schmerzen und zum Tractus-iliotibialis-Syndrom führen. Zuviel Bergauflaufen kann Probleme wie die Peritendinitis der Achillessehne und Fasciitis plantaris verursachen.

Bodenbeschaffenheiten

Bodenbeläge können beim Laufen wichtig sein. Bestimmte Beläge verdreifachen oder vervierfachen die Verletzungsrate bei bestimmten sportlichen Aktivitäten. Laufen auf harten Oberflächen, wie Asphalt oder Beton, das zu mechanischen Stößen und dadurch zu Überlastungen von Sehnen und Gelenken führt, kann zu einer höheren Rate von Laufsportverletzungen führen. Das Laufen auf einem zu weichen Belag fördert die Hypermobilität von Gelenken, ermüdet die Muskeln und kann Überlastungsverletzungen verursachen. Holzspäne stellen einen exzellenten Bodenbelag dar (Abb. 3.1).

Das Laufen auf unebenen oder künstlichen Belägen oder auf rutschigen Straßen kann ebenfalls Überlastungsverletzungen verursachen. Laufen an einem Abhang oder einseitiges Laufen auf einer gewölbten Straße verursacht eine abnormale Belastung auf einer Körperseite. Das Ergebnis ist eine funktionelle Beinlängendifferenz, die zu einem Tractus-iliotibialis-Syndrom oder einer Bursitis trochanterica führen kann.

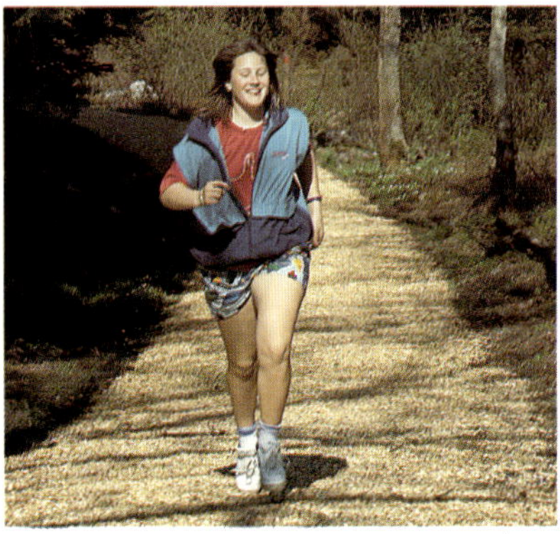

Abb. 3.1: Ein Weg mit Holzspänen.

Laufschuhe

Eine schlechte Auswahl der Sportschuhe kann für die Entwicklung von Sportverletzungen verantwortlich sein, da Schuhe die Krafteinwirkung in bestimmten anatomischen Strukturen um mehr als 100% verändern können. Sportschuhe können auch die Lokalisation, Art und Häufigkeit von Sportverletzungen beeinflussen. Eine Untersuchung von drei gängigen Marken gut konstruierter Laufschuhe zeigte allerdings keine Unterschiede in der Verletzungshäufigkeit.

Ungeeignete oder abgetragene Schuhe können zu vermehrter Belastung und Überbeanspruchung führen. Während eines regelmäßigen Lauftrainings dürfen keine Tennis- oder Basketballschuhe benutzt werden. Diese Schuhe verfügen nicht über die notwendigen Eigenschaften, um den Läufer vor Verletzungen zu schützen. Verbesserungen des Schuhwerks haben insgesamt zu einer Abnahme der Fuß- und Unterschenkelverletzungen geführt, bestimmte Verletzungen wie das Tractus-iliotibialis-Syndrom haben jedoch zugenommen.

Die stoßdämpfende Wirkung von Laufschuhen ist ein wichtiger Faktor bei der Prävention von Verletzungen. Die Stoßdämpfung kann durch gut passende Schuhe noch verbessert werden. Die stoßdämpfenden Eigenschaften sind in nassen Schuhen vermindert und nehmen auch durch Abnutzung ab, sodass sie nach nur 400 Laufkilometern bereits um 30–50% reduziert sind.

Technik

Die Lauftechniken unterscheiden sich bei den verschiedenen Sportarten (Abb. 3.2). Langstreckenläufer treten im Allgemeinen zunächst mit der Ferse auf, gefolgt von den Zehen, während Kurzstreckenläufer entweder mit dem Mittelfuß oder nur mit den Zehen auftreten. Die häufigsten Technikfehler sind

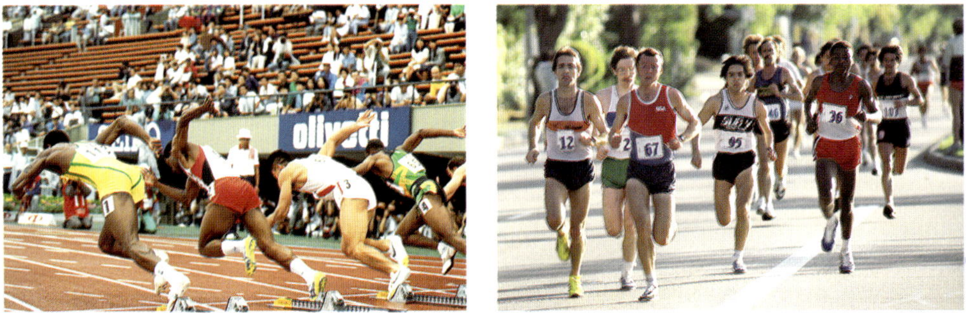

Abb. 3.2: Die Lauftechnik unterscheidet sich bei **(links)** Sprintern und **(rechts)** Marathonläufern (mit freundlicher Genehmigung von All Sport: Fotografen, Mike Powell und Alvin Chung).

zu hartes Auftreten mit der Ferse und Laufen ohne Abrollbewegungen. Diese Fehler können zu Überlastungsverletzungen führen. Wiederholtes inkorrektes Laufen oder Springen führt fast immer zu Überlastungsverletzungen.

Intrinsische Faktoren

Intrinsische (körperbezogene) Faktoren können in Basisfaktoren, primäre und sekundäre (erworbene) Faktoren unterteilt werden. Intrinsische Basisfaktoren umfassen Geschlecht, Alter, Körperbau, Gewicht und Körpergröße. Wichtige primäre intrinsische Faktoren sind Achsfehlstellungen, Beinlängendifferenzen, muskuläre Dysbalance und unzulängliche Muskelkraft sowie schlechte Beweglichkeit und neuromuskuläre Koordination. Sekundäre, erworbene Faktoren wie vorangegangene Verletzungen und Störungen der Bewegungsabläufe sind ebenfalls bedeutsam.

Laufsportverletzungen – intrinsische ätiologische Faktoren

- Basisfaktoren
  - Geschlecht
  - Alter
  - Körperbau
  - Gewicht
  - Körpergröße
- Primäre Faktoren
  - knöcherne Achsen
    - Fuß, Tibia, Knie, Hüfte, Becken, Beinlänge
- strukturelle Unterschiede
- Zustand der Muskulatur
  - Kraft
  - Beweglichkeit
  - neuromuskuläre Koordination
  - Bandführung
- Sekundäre oder erworbene Dysfunktion
  - mechanisch
    - Fuß, Sprunggelenk, Knie, Hüfte, Rücken, Kreuzdarmbeinfugen
  - Muskelasymmetrien
    - Imbalance
    - umschriebene Schwächen
    - umschriebene Unbeweglichkeit
  - vorangegangene oder wiederkehrende Verletzungen

Intrinsische Basisfaktoren

Geschlecht: Geschlecht und Alter haben für die Vorhersage von Laufsportverletzungen keine wesentliche Bedeutung. Frauen haben ein schwächeres Muskel- und Skelettsytem, 25% weniger Muskelmasse pro Körpergewicht, eine geringere Knochendichte und ein breiteres Becken sowie beweglichere Gelenke als Männer. Diese Faktoren können bei Frauen zu einer Prädisposition zu speziellen Verletzungen wie z.B. Stressfrakturen des Beckens und dem femuropatellaren Schmerzsyndrom führen. Außerdem ist bekannt, dass Menstruationsstörungen einen Risikofaktor für bestimmte Überlastungsverletzungen wie Stressfrakturen darstellen. Insgesamt gesehen gibt es jedoch kein erhöhtes Risiko für Laufsportverletzungen bei Frauen.

Alter: Veränderungen des Muskel- und Skelettsystems, die mit der Alterung in Verbindung stehen, sind eine Abnahme der Knochendichte, der

Muskelkraft, des Wassergehaltes, der metabolischen Aktivität und des Kollagens in Sehnen. Ältere Menschen haben stärkere degenerative Veränderungen in ihrem Gewebe, damit verbunden eine geringere stoßdämpfende Wirkung und daher ein erhöhtes Verletzungsrisiko. Menschen, die mehr als 30 oder 40 Jahre intensiv gelaufen sind, zeigten keine höhere Koxarthroseinzidenz. Das Alter als primärer Faktor führt zu keiner höheren Inzidenz von Laufsportverletzungen. Dies könnte daran liegen, dass ältere Menschen aus Spaß laufen, sie laufen langsamer und über kürzere Distanzen, und sie sind im Allgemeinen vorsichtiger.

Körperbau: Bei Jugendlichen zwischen dem 12. und 15. Lebensjahr besteht oft ein Ungleichgewicht zwischen Muskelkraft im Hebelarm, Muskelspannung, Gelenkbeweglichkeit und Koordination. Die Muskelsehneneinheiten in diesem Alter sind relativ verkürzt. Einige Diagnosen sind alters- und wachstumsabhängig wie z.B. der Morbus-Osgood-Schlatter, Apophysenverletzungen und bestimmte Abrissfrakturen. Nach dem Wachstumsschub benötigen die Jugendlichen normalerweise ein flexibleres Trainingsprogramm, darunter auch Dehnungsübungen.

Größe und *Gewicht:* Obwohl Übergewicht oftmals als mögliches Problem für Langstreckenläufer angesehen wird, konnte keine Beziehung zwischen dem Körpergewicht und Laufsportverletzungen nachgewiesen werden. Die Ausbildung von Knie- und Hüftgelenksymptomen und Arthrose ist zu einem gewissen Ausmaß vom Übergewicht abhängig, da Laufen den Arthroseprozess weiter beschleunigen kann. Die Häufigkeit der Laufsportverletzungen hängt nicht von der Körpergröße ab.

Primäre intrinsische Faktoren

Achsfehlstellungen des Fußes können der Einfachheit halber in den Pes planus (Senkfuß) und den Pes cavus (Hohlfuß) eingeteilt werden, beide sind bei jeweils etwa 20% der Bevölkerung anzutreffen. Der Senkfuß führt zu einer übermäßigen Pronation beim Auftreten. Die Pronation wird auf S. 397 diskutiert. Übermäßige Pronation kann physiologisch sein, aber sie kann auch sekundär auftreten bei einer Tibia vara von mehr als 10°, einem funktionellen Spitzfuß (die Fußspitze weist nach unten) oder einer Varusstellung des Talus und/oder Vorfußsupination. Viele gute Läufer haben ein leichtes Genu varum. Es könnte eine geringere Verletzungswahrscheinlichkeit bestehen, wenn die Varusstellung weniger als 8° beträgt, und eine erhöhte Inzidenz laufsportbedingter Verletzungen, wenn die Varusstellung mehr als 18° beträgt.

Verschiedene Achsfehlstellungen können kombiniert auftreten. Bei einem Syndrom kombinierter Fehlstellungen, das bei einigen Läufern beobachtet werden kann, treten eine Schenkelhalsanteversion mit Innenrotation der Hüfte und Genu varum (mit oder ohne Überstreckbarkeit des Kniegelenkes), eine lateralisierte Patella, ein übermäßiger Q-Winkel, eine Tibia vara, ein funktioneller Spitzfuß und eine kompensatorische Pronation des Fußes gemeinsam auf. Dieses Syndrom der kombinierten Achsfehlstellungen kann bei normalem Laufen solche Probleme bereiten, dass manche Menschen mit dieser Fehlstellung vernünftigerweise einfach keine Langstrecken laufen sollten.

Hohlfüße (S. 397) werden auch mit Laufsportverletzungen in Verbindung gebracht. Bei einer Gruppe verletzter Läufer fand man in 20% der Fälle einen Hohlfuß. Sportler mit Hohlfüßen haben eine verminderte Beweglichkeit der subtalaren Gelenke, daraus resultiert eine verminderte Beweglichkeit im Mittelfuß und eine übermäßig belastete Varusstellung des Rückfußes. Während des Auftretens verbleibt die Ferse in Varusstellung, die Längswölbung bleibt erhalten und der Fuß blockiert. Die Tibia verbleibt in Außenrotation und das Gesamtresultat ist eine vermehrte Belastung, da die Fußwölbung in der Auftrittphase des Laufens fest aufgewölbt bleibt. Wenn die Innenrotation der Tibia reduziert ist, wird die Belastung über den

Fußaußenrand und das Knie fortgeleitet und führt zu Verletzungen wie dem Tractus-iliotibialis-Syndrom, der Bursitis trochanterica, Stressfrakturen, der Achillodynie, einer Zerrung der Peronaeusmuskulatur, der Fasciitis plantaris und Metatarsalgien, die bei Läufern mit Hohlfüßen häufig sind.

Eine funktionelle *Beinlängendifferenz* kann beim Laufen auf gewölbten Straßen entstehen. Eine funktionelle Beinverkürzung kann auch das Ergebnis einer Fehlfunktion des Sakroiliakalgelenkes sein, einseitiger übermäßiger Pronation, Muskelschmerzen im Lendenwirbelsäulenbereich, Kontrakturen oder Muskelungleichgewichten. Beinlängendifferenzen können zu einer Beckenverkippung zur kürzeren Seite führen, zu einer funktionellen Lendenwirbelsäulenskoliose, vermehrter Abduktion der Hüfte, übermäßiger Pronation, vermehrter Valgusstellung im Knie und Außenrotation des Beines. Während des Laufens berühren die Beine nicht gleichzeitig den Boden, und eine absolute Beinlängendifferenz sollte kein Problem darstellen. Eine Veränderung der Biomechanik des Weichteilgewebes, verursacht durch eine funktionelle Differenz, kann jedoch zur Überlastung führen. Beinlängendifferenzen können mit Verletzungen wie dem Tractus-iliotibialis-Syndrom, der Bursitis trochanterica, Lendenwirbelsäulenbeschwerden und Stressfrakturen in Verbindung stehen. Beinlängendifferenzen, die isoliert ohne andere orthopädische Probleme auftreten, bedürfen normalerweise keines Ausgleiches. Wenn orthopädische Probleme auftreten, bedarf eine Beinlängendifferenz von mehr als 20 mm normalerweise der Korrektur. Bei Läufern mit wiederholten hohen Belastungen und Überlastungsproblemen muss eine Beinlängendifferenz von mehr als 5–10 mm normalerweise ausgeglichen werden.

Strukturelle Unterschiede können zu Verletzungen prädisponieren. Ein hervorstehender hinterer Kalkaneusanteil kann zu Achillessehnen- und/oder Bursaproblemen führen. Ein großes Os trigonum oder ein hervorstehender Sporn an der hinteren Talusseite kann posterolaterale Sprunggelenkschmerzen verursachen. Tarsale Verschmelzungen unterschiedlicher Art können abnorme schmerzhafte Bewegungen verursachen. Ein akzessorisches Os naviculare kann einen medialen Mittelfußschmerz verursachen (s. Kap. 14).

Eine gute *Beweglichkeit* wird von vielen als wichtig für die Vermeidung von Laufsportverletzungen hervorgehoben. Das Laufen selbst verursacht eine Spannung der rückseitigen Oberschenkel- und Wadenmuskulatur. Diese regionale Unbeweglichkeit kann zu Verletzungen beitragen. Zwischen Dehnungsgewohnheiten und Verletzungsraten scheint keine Beziehung zu bestehen.

Muskelkraft: Muskeln stabilisieren die untere Extremität und verringern die Kräfte und Stöße beim Laufen. Da die Muskeln eine wichtige Rolle bei der Stabilität und Stoßdämpfung spielen, kann eine Muskelschwäche zu Stressfrakturen prädisponieren.

Neuromuskuläre Koordination: Ein Verlust des Gleichgewichtes und der motorischen Kontrolle kann einen Läufer für Verletzungen prädisponieren. Jedes Defizit der propriozeptiven Fähigkeiten kann zu einer funktionellen Instabilität führen, die den Sportler verletzungsanfälliger macht.

Bandinstabilität: Eine generelle Bandlaxität bei übermäßiger Pronation kann das Verletzungsrisiko erhöhen.

Sekundäre oder erworbene Faktoren

Die Bewegungskette der unteren Extremität kann als Reihe beweglicher Segmente und Verbindungen betrachtet werden, die eine Vorwärtsbewegung während des Schrittes erlauben. Die Bewegungskette ist geschlossen, wenn der Fuß den Boden in der Standphase berührt und offen, wenn der Fuß den Boden in der Schwungphase verlassen hat. Alles, was mit dem normalen Durchlaufen der Bewegung und der mechanischen Kaftübertragung interferiert, kann zu Veränderungen im Schritt führen und zu kompensatorischen Veränderungen der Bewegung in anderen Bereichen der Kette. Bei Patienten mit vorangegangenen oder wiederholten Verletzungen ist es besonders wichtig, auf eine Fehlfunktion in der Bewegungskette zu achten. Da der Bewegungsablauf sehr kompliziert ist, wird er als Ätiologie von Laufsportverletzungen häufig übersehen.

Die Bedeutung der sekundären oder erworbenen Dysfunktionen bei der Verletzungsverursachung wird kontrovers diskutiert. Normalerweise resultieren diese Dysfunktionen aus Hyper- oder Hypomobilität eines Segmentes der Bewegungskette nach einer Verletzung. Jegliche Dysfunktion in dieser Bewegungskette kann zu kompensatorischen Veränderungen der Körperhaltung und des Gangbildes führen, die ihrerseits zu Gewebemikrotraumen, Versagen und offensichtlichen Verletzungen führen können.

Mechanische Dysfunktion: Veränderungen der Position und Beweglichkeit des Sakroiliakalgelenkes sind relativ häufig. Obwohl das Sakroiliakalgelenk normalerweise stabil und wenig beweglich ist, wird behauptet, dass Bewegungen im Sinne einer anterioren Subluxation und Rotation auftreten können und zu einer Asymmetrie des Beckenringes führen können. Diese Fehlfunktion ist durch ein Blockieren oder eine Hypomobilität des betroffenen Sakroiliakalgelenkes gekennzeichnet. Das Hauptsymptom, der Schmerz, ist normalerweise im Sakroiliakalgelenk lokalisiert, kann aber auch zum Gesäß und in die Leistenregion ausstrahlen. Um eine Fehlfunktion des Sakroiliakalgelenkes zu identifizieren, muss man sich seiner Existenz bewusst sein und die zugrunde liegende Biomechanik verstehen. Bei der Behandlung von Patienten mit wiederholten Verletzungen sollte man unbedingt an diese Störung denken.

Vorangegangene Verletzungen: Die meisten Verletzungen heilen früher oder später aus, sie können aber Narbengewebe zurücklassen. Diese Narbe kann eine andere Elastizität haben als das normale Gewebe und kann so zu einer Schwachstelle mit erhöhtem Verletzungsrisiko führen. Multiple und wiederkehrende Verletzungen können auf eine Fehlfunktion der Bewegungskette hinweisen. Vorangegangene Verletzungen können zur Fibrose mit Adhäsionen und Einschränkungen der Gelenkbeweglichkeit und -funktion führen. Langwierige Gelenkverletzungen, die zu chronischer Instabilität führen, und sogar der leichteste Erguss können zu einer reflektorischen Hemmung der Muskeln und einer sekundären Veränderung des Schrittablaufes führen. Eingeschränkte Beweglichkeit im Knie, Sprunggelenk oder subtalaren Gelenk erhöht die Belastung in anderen Gebieten. Eine Gelenkinstabilität führt zur Muskelhypotrophie und erhöhten kompensatorischen Belastung in anderen Strukturen.

Diagnose der Laufsportverletzungen

Die präzise Diagnose von Laufsportverletzungen ist oft eine Herausforderung. Das Verständnis des Verletzungsmechanismus und der unterschiedlichen diagnostischen Möglichkeiten ist wichtig. Ärzte konzentrieren sich häufig auf den Verletzungsbereich, wenn sie Überlastungsverletzungen im Laufsport behandeln. Eine Verletzung sollte jedoch als Manifestation einer Fehlfunktion in der Bewegungskette angesehen werden, und die gesamte Bewegungskette muss untersucht werden, um zugrunde liegende asymptomatische Verletzungen oder Fehlfunktionen auszuschließen. Diese Vorgehensweise ist besonders bei Personen mit vorangegangenen oder wiederholten Verletzungen wichtig.

Vorgeschichte

Die Vorgeschichte ist bei Laufsportverletzungen wichtig, da sie die Grundlage der Diagnosestellung ist. Der Arzt sollte sich der Anforderungen und der Biomechanik des Laufens bewusst sein. Es ist wichtig das gesamte Laufprogramm zu analysieren, einschließlich der Veränderungen von Distanz und Trainingsbedingungen. Das Schuhwerk, das der Läufer getragen hat, und die Anwendung von Orthesen müssen ebenfalls besprochen werden.

Körperliche Untersuchung

Eine Beurteilung der gesamten unteren Extremität und des Rückens kann beim stehenden Läufer sowie in Bauch- und Rückenlage durchgeführt werden. Die gesamte untere Extremität sollte sorgfältig sowohl auf statische als auch dynamische Asymmetrien der Achsstellung und Funktion untersucht werden. Jedes biomechanische Ungleichgewicht im Fuß oder in der unteren Extremität muss beachtet werden. Die dynamische Untersuchung sollte Gang, funktionelle Fußbewegungen, Patellalauf, Messung der Beinlänge und funktionelle Überprüfung des Sakroiliakalgelenkes beinhalten. Die dynamische Beurteilung kann auch indirekt erfolgen. Es können z.B. die Schuhe des Läufers auf Abnutzungsmuster untersucht werden. Eine vollständige funktionelle Untersuchung sollte auch die unterschiedlichen Verbindungen in der Bewegungskette überprüfen, auch das Laufen auf einem Laufband kann hilfreich sein.

Manchmal sind Röntgenuntersuchungen wertvoll. Sie sind u.a. indiziert, wenn man eine Arthrose oder Stressfraktur vermutet. Ein Szintigramm des Knochens kann 2–8 Tage nach dem Beginn der Stressfraktursymptome positiv sein. Die Magnetresonanztomographie ist eine nichtinvasive bildgebende Technik, die eine exzellente Weichteilkontrastierung in zahlreichen Schichten erlaubt, ohne den Patienten ionisierender Strahlung auszusetzen. Sie kann eine detaillierte Beurteilung der intrinsischen Abnormalitäten in Sehnen liefern. Die Ultraschalluntersuchung hat sich als wertvoll bei der Diagnose des „Springerknies", bei Meniskusläsionen und Verletzungen der Achillessehne erwiesen. Die Entwicklung der Arthroskopie ist für die Diagnostik und Behandlung von Knie- und Sprunggelenkverletzungen von großer Bedeutung.

Überlastungsverletzungen im Laufsport stellen ein diagnostisches Problem dar, da die Symptome dieser Verletzungen oftmals diffus und uncharakteristisch sind. Die Diagnose einer Läuferverletzung beruht auf der Identifikation nicht nur der beteiligten Gewebe, sondern auch der zugrunde liegenden prädisponierenden Faktoren.

Behandlungsprinzipien

Bei der Behandlung von Laufsportverletzungen ist es wichtig, nicht nur die Symptome, sondern auch die Ursache der Verletzung zu behandeln. Es ist daher entscheidend, das primäre Problem sowie mögliche resultierende sekundäre Probleme zu bestimmen. Die Bestimmung von Fehlfunktionen in der Bewegungskette ist wichtig. Eine korrekte Diagnose ist die Basis einer erfolgreichen Behandlung.

Verletzungsursachen

Die Trainingsroutine muss überprüft und Trainingsfehler müssen identifiziert werden. Eine wirkungsvolle biomechanische Strategie, um Belastung und Stress im Bewegungssystem zu reduzieren, kann darin liegen:

- den Bewegungsablauf zu ändern (den Laufstil zu verändern);
- den Bodenbelag zu verändern (auf einem weichen Untergrund und nicht auf einem harten Untergrund zu laufen);
- das Schuhwerk zu wechseln;
- die Wiederholungsfrequenz der Bewegungen zu verringern (die Laufstrecken zu reduzieren).

Eine normale Achsstellung und Symmetrie der Bewegungskette müssen wiederhergestellt werden. Orthesen – starr, semiflexibel oder flexibel – können die Behandlung der Wahl sein, wenn Achsfehlstellungen oder Asymmetrien vorliegen. Eine Orthese kann die maximale Pronation signifikant beeinflussen, ebenso die Zeit bis zur maximalen Pronation, die maximale Pronationsgeschwindigkeit und die Dauer der Pronation und Bewegung des Rückfußwinkels während der ersten 10° des Bodenkontaktes für den Fuß. Eine zu geringe Korrektur ist häufig, zudem führen Orthesen nur selten zur exakten Rück- und Vorfußstellung, die notwendig ist, um ein neutrales Subtalargelenk zu gewährleisten. Eine häufige Vorgehensweise, das Subtalargelenk bei maximal 4° Varus einzustellen, schafft adäquate Kontrolle. Trotz ihrer Popularität wird die Anwendung von Orthesen immer noch kontrovers diskutiert und es gibt Fehlschläge bei der Behandlung. Diese Fehlschläge können dadurch verursacht sein, dass eine Anpassung oder Veränderung der Orthesen, wie sie von Zeit zu Zeit notwendig ist, vernachlässigt wird. Es liegen keine prospektiven wissenschaftlichen Studien über die Wirkung dieser Hilfsmittel vor. Unsere Untersuchungen zeigten, dass mehr als 80% der Läufer mit ihrer Orthesenbehandlung zufrieden waren und eine Verbesserung nach einem Jahr regelmäßigen Tragens angaben. Die meisten Läufer gewöhnten sich an ihre Orthese nach nur 2–3 Wochen, eine wesentlich kürzere Zeit als erwartet.

Es ist wichtig, gut konstruierte Laufschuhe zu benutzen, um eine gepolsterte Unterstützung und Schutz vor Reibung zu gewährleisten. Laufschuhe begrenzen die maximale Pronation, die wesentlich früher erreicht wird als beim Barfußlaufen. Die Stoßdämpfung kann durch gut passende Schuhe verbessert werden. Ein Laufschuh sollte ein stabiler Schuh mit optimaler Stoßdämpfung in der Sohle oder Innensohle sein, zudem einen angepassten Fersenschutz haben, der im Bereich der Fersenkappe fest ist.

Läufern sollten, mit nur sehr wenigen Ausnahmen, immer Dehnungsübungen empfohlen werden, da sie im Allgemeinen eine sehr feste Muskulatur und feste Sehnen haben. Wenn der Sportler sehr beweglich ist, können Kräftigungsübungen indiziert sein. Angemessene Muskelkraft, Gleichgewicht, Beweglichkeit und Koordination sind notwendig, genauso wie normale Achsstellung, Beweglichkeit und Symmetrie der Bewegungskette.

Bei manchen Achsfehlstellungen kann eine chirurgische Korrektur angezeigt sein.

Symptome

Bei der Behandlung von Laufsportverletzungen ist es wichtig, die exakte Diagnose vor dem Beginn einer speziellen Behandlung zu stellen. Der Heilungsfortschritt sollte die Art der Behandlung bestimmen. Die Behandlung sollte so früh wie möglich beginnen. Anfänglich werden Schmerzen und Entzündung durch Ruhe, Vermeidung von Gewichtsbelastung, Hochlagerung, Kryotherapie, Kompression, Immobilisation und Schutz des verletzten Bereiches behandelt. Oft müssen Gehstützen benutzt werden. Antiphlogistika können hilfreich sein. Wärme, welche die Dehnbarkeit des Kollagens im Bindegewebe erhöht, vermindert Gelenksteifigkeit und führt zur Schmerzlinderung und sollte nach 24–48 h angewandt werden. Lokal kann Wärme durch Wärmebandagen erzeugt werden.

Mit Übungen sollte so früh wie möglich begonnen werden. Anfänglich sollte das verschriebene Programm dem Prinzip der langsamen Steigerung folgen, mit einer schrittweisen Erhöhung der Belastung unterhalb der Schmerzgrenze. Da Krafttraining allein einen negativen Effekt auf die Gelenkbeweglichkeit hat, sollte dem durch Beweglichkeitstraining und Stretching entgegengewirkt werden. Skilanglauf, Schwimmen und Radfahren sind wertvolle Alternativen, um eine gute Kondition zu erhalten, wenn Laufen nicht möglich ist, kann Aquajogging ebenfalls wirkungsvoll sein.

Solange die konservative Therapie nicht versagt hat, sollte die operative Therapie vermieden werden. Die Entfernung von Narben und degenerativem Gewebe infolge verzögerter Heilung in Sehnen wie z.B. bei chronischen Teilrupturen der Achillessehne und des Adductor longus haben gute Ergebnisse gezeigt. Obwohl die postoperative Rehabilitation lange dauern kann, sind die Ergebnisse insgesamt gut.

Art und Lokalisation der Laufsportverletzungen

Laufsportverletzungen können fast alle Körpergewebe, einschließlich Muskeln, Sehnen, Faszien, Knochen, Bursa, Nerven und Knorpel betreffen (Abb. 3.3). Als häufigste bei Überlastungsverletzungen beteiligte Strukturen werden Muskel und Faszie 27,2%, Sehne und Muskelansatz 21,6%, Gelenkoberflächen 15,9%, Sehne und Sehnenscheide 15,1%, Schleimbeutel, Knochen und Nerven 21,4% angegeben. Das Knie, der häufigste Verletzungsort, war an 48% aller Laufsportverletzungen beteiligt, gefolgt vom Unterschenkel 20,4%, Fuß 17,2%, Hüften 6,0%, Oberschenkel 4,2%, und Lendenwirbelsäulenbereich 4,1%. Die häufigsten Laufsportverletzungen sind in Tab. 3.1 aufgeführt.

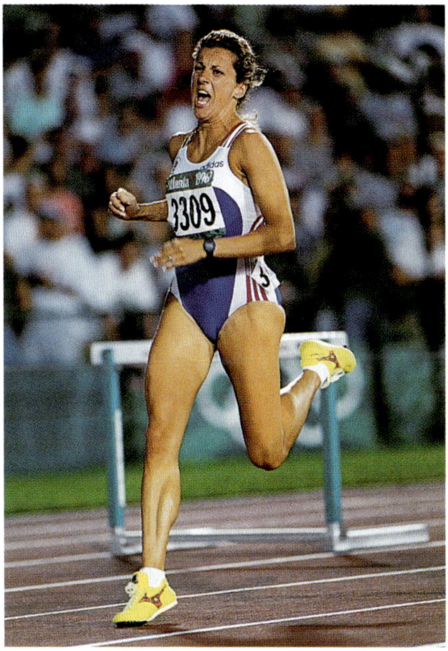

Abb. 3.3: Laufverletzung der Achillessehne (mit freundlicher Genehmigung von All Sport: Fotograf, Gary M Prior).

Der Erfolg einer Behandlung basiert auf der exakten Diagnose. Es ist wichtig, auf die besonderen Wünsche eines jeden Läufers zu hören und sie zu verstehen, denn die Patientencompliance hat als einzelner Faktor den größten Einfluss auf Erfolg oder Versagen der Behandlung.

Literatur

James J, Jones D (1990) Biomechanical aspects of distance running injuries. In: Cavanagh PR (ed.) Biomechanics of Distance Running, pp. 249–269. Champaign: Human Kinetics.

MacIntyre JG, Tauntn JE, Clement DB, et al. (1991) Running injuries: a clinical study of 4173 cases. Clinical Journal of Sports medicine 1: 81–87.

Tab. 3.1: Die häufigsten Verletzungen beim Laufen

	Männer (%)	Frauen (%)
Patellofemoraler Schmerz	24,3	29,6
Stressverletzung der Tibia	7,2	11,4
Reiben des Tractus iliotibialis	7,2	7,9
Fasciitis plantaris	5,2	4,0
Patellarsehnenentzündung	5,1	3,1
Achillessehnenentzündung	4,7	2,7
Mittelfuß-Stresssyndrom	3,1	3,8
	n = 2359	n = 1814

Modifiziert mit der Erlaubnis von MacIntyre JG, Traunton JE, Clement DB, et al. (1991) Running injuries: Clinical Survey of 4173 cases. Clinical Journal of Sports Medicine 1: 81-87.

Werfen

Wurfsportverletzungen sind von zunehmender Bedeutung sowohl im Berufs- als auch Amateursport. Erwachsene und Kinder sind von ihnen gleichermaßen betroffen. Sportarten, bei denen es zu Wurfverletzungen kommen kann, sind u.a. Baseball, American Football, Tennis und andere Schlägersportarten, Speerwurf, Handball, Kricket und Sportarten mit anderen Überkopfbewegungen wie Schwimmen und Volleyball.

Wurfmechanismus

Das Grundprinzip beim Werfen ist der Einsatz einer Bewegungskette, um eine Energieübertragung von größeren Körperteilen (Beinen und Rumpf) auf eine kleinere (verletzungsanfälligere) obere Extremität zu erzeugen. Diese Bewegungskette beim Werfen besteht aus der folgenden Bewegungssequenz: Schritt, Beckenrotation, Rotation des Oberkörpers, Ellenbogenextension, Innenrotation der Schulter und Handgelenkbeugung. Diese biomechanische Bewegung ist eine Kombination aus einer wirklichen glenohumeralen Rotation, einer Überextension des Körpers und einer Schulterblattbewegung gegen den Brustkorb. Beim Werfen eines Balles z.B. werden eine erhebliche Energie und ein Bewegungsmoment auf den werfenden Arm und den Ball übertragen. Nach dem Loslassen des Balles muss die Bewegungskette den sich bewegenden Arm abbremsen.

Der Wurfmechanismus (hier z.B. beim Baseball) kann in sechs Phasen eingeteilt werden: Ausholphase, Schrittphase, Aufrichtphase, Armbeschleunigung, Abbremsbewegung des Armes mit Loslassen des Balles und Durchschwingen (Abb. 3.4).

Ausholphase

Während der Ausholphase wird die Schulter überstreckt, außenrotiert und abduziert, der Ellenbogen ist in einem Winkel von etwa 45° gebeugt. In dieser Phase sind die vorderen Strukturen der Schulter unter leichter Spannung. Das Ziel dieser Phase ist es, den Werfer in eine gute Ausgangsposition zu bringen.

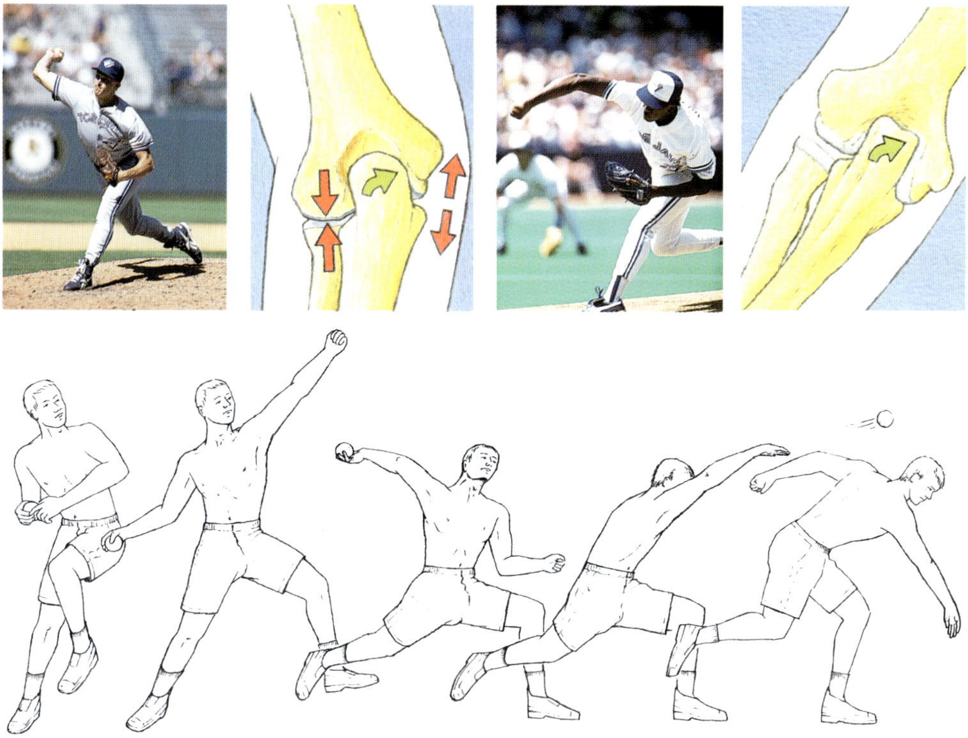

Abb. 3.4: Ausholphase, Schritt-/Aufrichtphase (mit lateraler Kompression und medialer Zugspannung), Armbeschleunigung, Abbremsen des Armes, Durchschwingen des Armes. **(Oben)** Aufrichtphase und Durchschwingen des Armes beim Baseball (mit Kompression des Olekranons posteromedial) (mit freundlicher Genehmigung von All Sport: Fotografen, Otto Greule und Jim Commentucct).

Schrittphase

In dieser Phase dreht sich der Werfer dem Ziel zu. Das Standbein ist aufgesetzt, der Arm abduziert, der Sportler streckt den Körper. Die Vorwärtsbewegung wird durch Abduktion in der Hüfte des Standbeines eingeleitet, es folgen Kniegelenk- und Hüftextension. Während des Schrittes rotiert die Schulter nach außen und wird zur Horizontalen abduziert. Handgelenk- und Fingerextensoren sind während der Schrittphase sehr aktiv. Die Schrittphase endet, wenn das Schwungbein den Boden berührt.

Aufrichtphase

Die Aufrichtung des Armes beginnt, sobald das Schwungbein den Boden berührt, und endet mit der maximalen Außenrotation der Schulter. Die Schultergürtelmuskulatur stabilisiert das Schulterblatt und positioniert die Schulterpfanne (Glenoid). Die Rotatorenmanschette und andere Schultermuskeln tragen auch zur Stabilisierung des Glenohumeralgelenkes bei. Die Schulter bleibt während der gesamten Aufrichtphase des Armes in etwa 90° abduziert. Am Ende dieser Phase wird die Schulter um 150–180° außenrotiert. Wettkampfmäßiges Werfen kann die Schulterkapsel dehnen und die Schulterbeweglichkeit erhöhen. Ein Baseballpitcher im Wettkampfsport kann die Wurfschulter ohne weiteres 10–15° mehr außenrotieren als die der Gegenseite (Abb. 3.5).

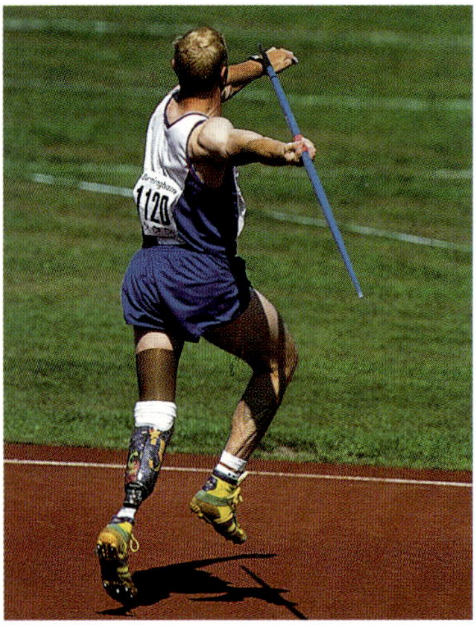

Abb. 3.5: Armaufrichtung beim Speerwurf (mit freundlicher Genehmigung von All Sport, Fotograf: Stu Forster).

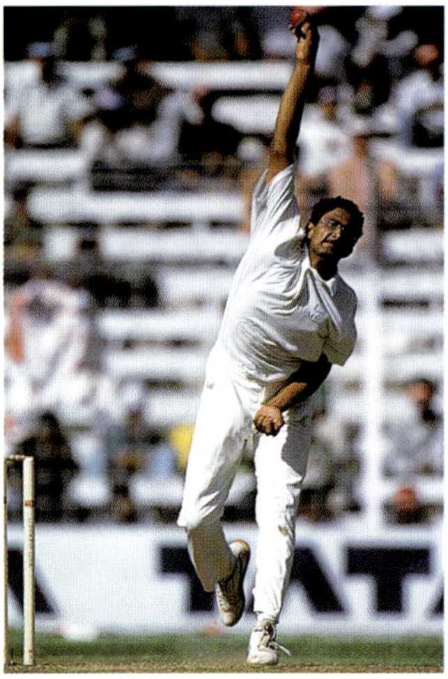

Abb. 3.6: Armbeschleunigung beim Cricketwurf (mit freundlicher Genehmigung von All Sport, Fotograf: Trevor Jones).

Armbeschleunigung

Die Armbeschleunigung ist die explosive Phase, in der der Oberkörper sich zu einer neutralen Position vorneigt und der Ball losgelassen wird. Die werfende Schulter bleibt während dieser Phase bei etwa 90° abduziert. Die Innenrotatoren der Schulter kontrahieren sich, um eine maximale Innenrotationsgeschwindigkeit zu erreichen. Die Rotatorenmanschettenmuskulatur ist stark angespannt, um das Glenohumeralgelenk zu stabilisieren (Abb. 3.6, 3.7).

Abbremsen des Armes

Das Abbremsen des Armes ist eine kurze Phase, die mit dem Loslassen des Balles beginnt. Während dieser Phase rotiert die Schulter maximal nach innen bis auf etwa 0°. In der Schulter tritt eine posteriore Gegenkraft auf, um der vorderen Translation des Humerus entgegenzuwirken. In dieser Phase hat der Musculus teres minor die höchste Aktivität aller glenohumeralen Muskeln.

Die Beschleunigungs- und Abbremsphase können Verletzungen der inneren Schulterrotatorenmuskulatur verursachen. Bei Heranwachsenden kann eine Verletzung der proximalen Wachstumsfuge (Epiphyse) des Humerus auftreten. Dies führt zu einer Verbreitung und Absorption der Epiphyse des proximalen Humerus, was einer Stressfraktur vergleichbar ist (Abb. 3.8).

Durchschwingen des Armes

Das Durchschwingen beginnt bei maximaler Innenrotation der Schulter und endet, wenn der Arm seine Bewegung vor dem Körper beendet und der Sportler sein Gleichgewicht wieder gefunden hat. Die Bewegungskette während dieser Bewegung hilft dabei, die Belastung des werfenden Armes zu reduzieren, indem das Körpergewicht und die Schwungkraft auf das Führungsbein übertragen werden. Die hinteren Schultermuskeln sind weiter-

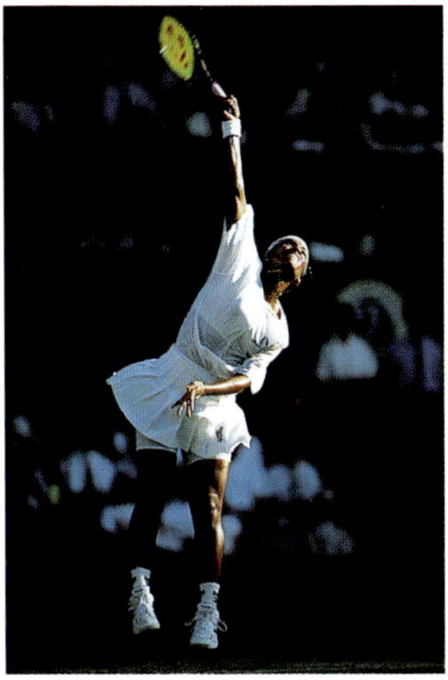

Abb. 3.7: Ein Tennisaufschlag verursacht ähnliche Belastungen wie die Armbeschleunigung beim Werfen (mit freundlicher Genehmigung von All Sport, Fotograf: Clive Brunskill).

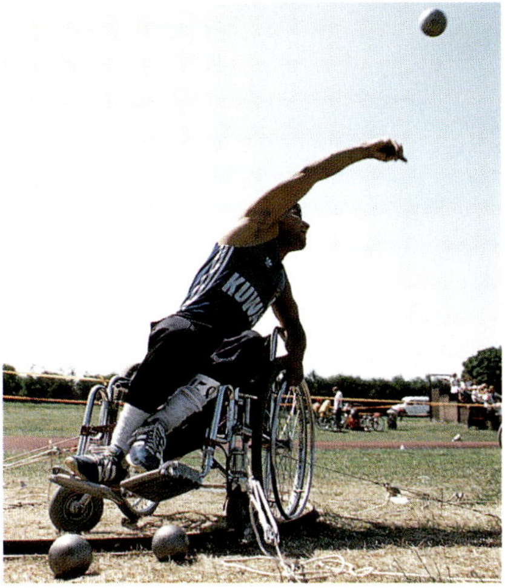

Abb. 3.8: Abbremsen des Armes beim Kugelstoßen (mit freundlicher Genehmigung von All Sport, Fotograf: Trevor Jones).

hin während des gesamten Durchschwunges aktiv. Während dieser Phase ist der Musculus serratus anterior der aktivste Stabilisator der Scapula. Zusätzlich wird während des Durchschwunges der Unterarm in Pronation gedreht. Dies kann zu Rotations- und Scherkräften auf der Außenseite (lateral) des Ellenbogens führen, ebenso wie zur Kompression der Rückseite (posterior) des Ellenbogens.

Behandlung

Überlastungsverletzungen durch übertriebenes Werfen sind häufig. Ein Sportler, der Überlastungsanzeichen infolge wiederholter Überkopfaktivitäten entwickelt, muss diese Aktivität begrenzen, um Schmerzen und eine mögliche weitere Verletzung zu vermeiden. Die meisten dieser Probleme lösen sich durch Ruhe und eine schrittweise Rückkehr zur Aktivität von alleine. Für Einzelheiten s. Kap. 6 und 7.

Skisport

Seit 1960 hat der Abfahrtslauf im Skisport in den USA um mindestens das 40fache zugenommen. Die Anzahl der aktiven Skiläufer wird auf etwa 8 Mio. pro Jahr geschätzt. Die Anzahl der Verletzungen im Skisport beträgt wahrscheinlich mehr als 1 Mio. pro Jahr weltweit.

Ätiologie der Skisportverletzungen

Skiläuferabhängige Faktoren

Im Verhältnis zur Gesamtzahl der Skiläufer haben Männer tendenziell häufiger Kollisionsverletzungen als Frauen. Das Vermeiden rücksichtsloser Verhaltensweisen beim Skifahren und Vorsicht beim Skilauf in der Nähe von feststehenden Objekten sind wahrscheinlich wichtige Faktoren bei der Prävention von Verletzungen.

Ausrüstung

Vom Standpunkt der Sicherheit im Skilauf aus betrachtet kann es keinen Zweifel daran geben, dass die Skibindungen der wichtigste Faktor sind. Die Zahl der Verletzungen, die dadurch verursacht sind, dass der Ski als Hebelarm wirkt und dabei das Bein beugt oder dreht, hat insbesondere während der 1980er Jahre signifikant abgenommen. Dennoch muss die perfekte Skibindung noch erfunden werden. Die Skistiefel sollten bequem sein und gut passen. Sie sollten die Belastung weitgehend auf das Bein verteilen, sowohl beim Vor- als auch beim Rückneigen. An der Bindungsstelle sollte der Stiefel den international festgelegten Standards entsprechen.

Verletzungsarten

Die häufigsten Verletzungen beim alpinen Skilauf sind Kniegelenkzerrungen, die ungefähr 23% aller Verletzungen ausmachen. Andere häufige Verletzungen sind: Bandverletzungen des Daumens 10%, Risswunden 8%, Schulterprellungen 5%, und Prellungen am Skistiefelrand 4%. Tibiafrakturen machen ungefähr 3,4% aller Verletzungen aus, wobei dies eine dramatische Zunahme im Vergleich mit den 1970er Jahren darstellt.

Seit 1980 ist eine enorme Zunahme der vorderen Kreuzbandverletzungen (VKB) zu verzeichnen, die in den frühen 1970er Jahren weniger als 1% aller Skilaufverletzungen ausmachten. Es gibt signifikante Unterschiede zwischen Skiern, die vorwiegend schwere mediale Kollateralband (MKL)-Läsionen verursachen und solchen, die isolierte VKB-Verletzungen verursachen. Stürze nach rückwärts verursachen häufiger VKB-Verletzungen. Personen mit VKB-Verletzung waren erfahrener und häufiger männlich als solche mit einer MKL. In einer Studie trugen die Personen, die eine VKB-Zerreißung erlitten hatten, höhere und steifere Skischuhe als eine Kontrollgruppe von Skiläufern.

Verletzungsmechanismus

Während der 1970er Jahre war eine übermäßige Außenrotationsbelastung der unteren Extremität der wichtigste Faktor bei der Entstehung von Skilaufverletzungen. Andere Mechanismen, darunter Innenrotation der Tibia im Verhältnis zum Femur, wurden auch beschrieben (Abb. 3.9, 3.10). In den 1990ern waren neue Verletzungsmechanismen für schwere Verletzungen verantwortlich, insbesondere für VKB-Verletzungen.

Bei einem häufigen Mechanismus fällt der Skiläufer rückwärts, während die Oberkante des Skischuhes eine vordere Schubladenbelastung auf die vordere proximale Tibia bewirkt (Abb. 3.11). Dieser Mechanismus, der bei vollständigen VKB-Rupturen beteiligt ist, wird durch den Schuh ausgelöst. Nach einem Sprung landet der Skiläufer auf einem Ski, während er noch nicht voll im Gleichgewicht und der Oberkörper zurückgelehnt ist. Das Ende des Skis berührt als Erstes den Schnee. Der Ski wird dadurch in den Schnee gebohrt und der Stiefeloberrand bewegt den Tibiaschaft nach vorne. Im Moment der

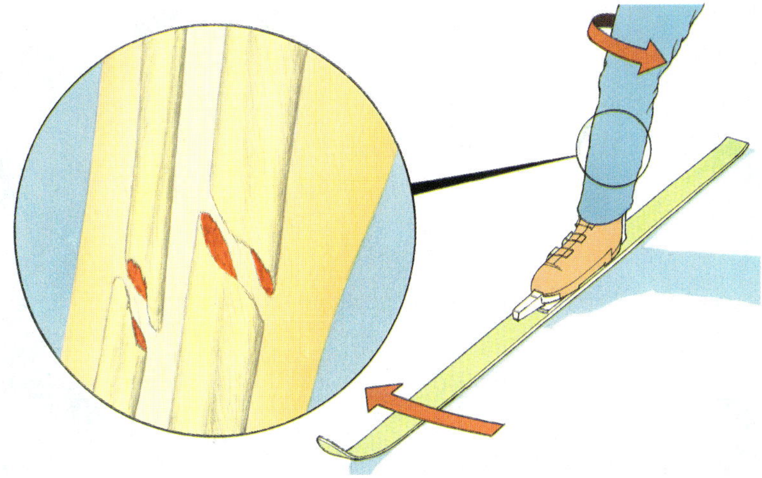

Abb. 3.9: Fraktur infolge einer Drehbelastung.

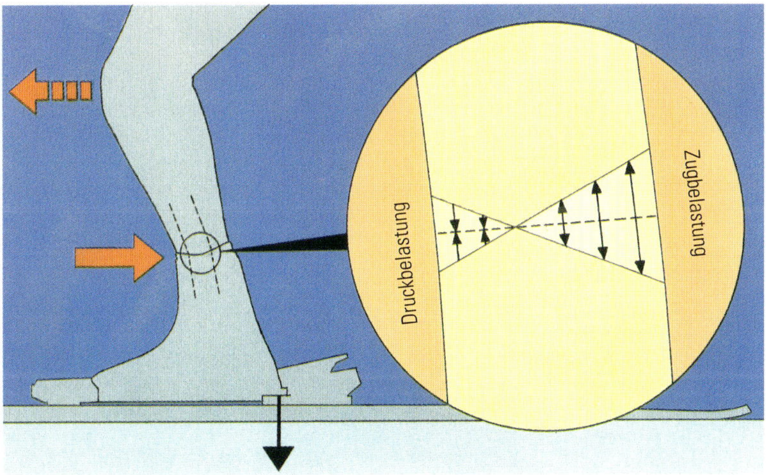

Abb. 3.10: Fraktur infolge einer Biegebelastung.

Landung ist das Knie des Skiläufers voll gestreckt und der entgegengesetzte Arm wird zurückgeführt, um das Gleichgewicht wiederzuerlangen. Die tatsächliche Verletzung des VKB findet ungefähr dann statt, wenn der Fuß flach auf dem Schnee aufkommt. Die eingebaute Vorneigung moderner Skistiefel bewirkt diese Art der Verletzung.

Ein zweiter Mechanismus der VKB-Verletzung ist ein unkontrollierter Sturz des Skiläufers. Die einzige Möglichkeit, diese Verletzung zu vermeiden, wäre gegeben, wenn der Skistiefel sich vorne lösen würde oder dem Sprunggelenk eine Plantarflexion erlaubte. Dieser Verletzungsmechanismus tritt nur bei Skiunfällen auf und wird „Phantomfuß"-Mechanismus genannt (Abb. 3.12). Bei dieser Verletzung fällt der Skiläufer rückwärts, und der Ski verlässt die Schneeoberfläche,

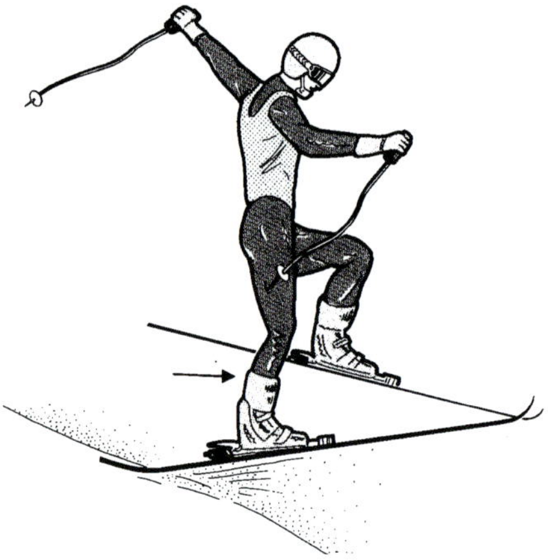

Abb. 3.11: Sturz eines Skifahrers nach hinten (mit Erlaubnis von Blackwell Scientific Publishers).

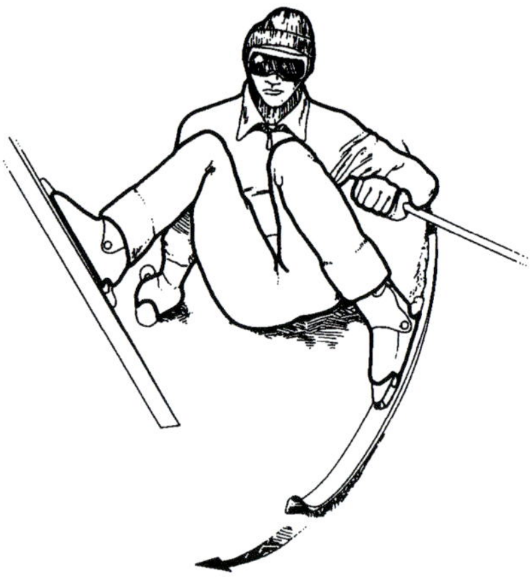

Abb. 3.12: Die Ski geraten außer Kontrolle (mit Erlaubnis von Blackwell Scientific Publishers).

sodass nur noch die Skiinnenkante hinter dem Fuß des Skiläufers Kontakt zum Schnee hat. Sobald dies passiert ist, biegt sich der Ski und führt zu einer Innenrotation der Tibia im Verhältnis zum Femur. Dies passiert, wenn das Knie über 90° gebeugt ist. Der Mechanismus kann isolierte Verletzungen des VKB verursachen oder Verletzungen der lateralen oder posterolateralen Kniegelenkanteile. Dieser Mechanismus ist wahrscheinlich häufiger als der stiefelinduzierte vordere Schubladenmechanismus.

Die Kombination hoher, steifer Stiefel mit Bindungen, die sich nicht bei der Aufwärtsbewegung der Stiefelspitze lösen, ist zumindest teilweise für die unglückliche Häufung der VKB-Zerrungen verantwortlich. Es ist nun klar, dass eine moderne Skiausrüstung das vordere Kreuzband nicht sehr effektiv schützt.

Beim Skilaufen kommt es aufgrund der hohen Geschwindigkeiten, denen der ungeschützte menschliche Körper durch die unnatürliche Verlängerung des Fußes mit dem Ski-Bindung-Skistiefel-System ausgesetzt ist, zu einer Vielzahl verheerender Verletzungen. 30% aller Skisportverletzungen sind wahrscheinlich das Ergebnis einer Fehlfunktion der Skibindung.

Eine gute Bindungskonstruktion zusammen mit korrekter Anpassung und regelmäßiger Wartung sind notwendig, um das Verletzungsrisiko zu reduzieren.

Literatur

Johnson RJ, Renström PA (1994) Injuries in alpine skiing. In: Renström PA (ed.) Clinical Practice of Sports Injury: Prevention and Care, pp. 676–698. Oxford: Blackwell Scientific.

4 Sport- und Schutzausrüstung

Schuhwerk

Normale tägliche Aktivitäten stellen schon erhebliche Anforderungen an die Füße, die ständig das gesamte Körpergewicht tragen müssen. Diese Anforderungen sind während sportlicher Aktivität viel höher, und in den meisten Sportarten sind die Schuhe mit Abstand der wichtigste Bekleidungs- oder Ausrüstungsgegenstand.

Man sollte einen dem Zweck angepassten Schuh tragen. Bei der Auswahl von Sportschuhen muss eine Vielzahl von Faktoren berücksichtigt werden, dazu gehören das beabsichtigte Trainingsprogramm, der Bodenbelag, die Anatomie des Fußes, vorangegangene Verletzungen und die Erfordernisse des jeweiligen Sports. Fußballspieler, die ihre Fitness durch Laufen auf dem Asphalt verbessern, sollten beispielsweise keine Stollenstiefel oder -schuhe tragen.

Schuhkonstruktion

Die Sohle des Schuhs bestimmt das Ausmaß der Stoßdämpfung, das ein Schuh bietet. Daher sollten Sportschuhe aus Schichten mit verschiedenen Eigenschaften zusammengesetzt sein. Die äußere Sohle sollte kälteisolierend sein, zudem wasserabstoßend und abnutzungsfest, da die Oberfläche die Haltbarkeit des Schuhes bestimmt und zudem die Reibung gegen den Bodenbelag reduziert (Abb. 4.1).

Die Fersenkappe eines Sportschuhes sollte aus einem festen Material gefertigt sein, den gesamten Fersenbereich bedecken und gut passen. Eine gut angepasste Fersenkappe sollte die Seitstabilität verbessern und dabei die Beweglichkeit der Gelenke unterhalb des Sprunggelenkes begrenzen. Die Konstruktion der Schuhe variiert bei den unterschiedlichen Sportarten.

Schuhe sind bei den meisten Sportarten die wichtigsten Kleidungsstücke, und richtige Schuhe sind eine gute Investition.

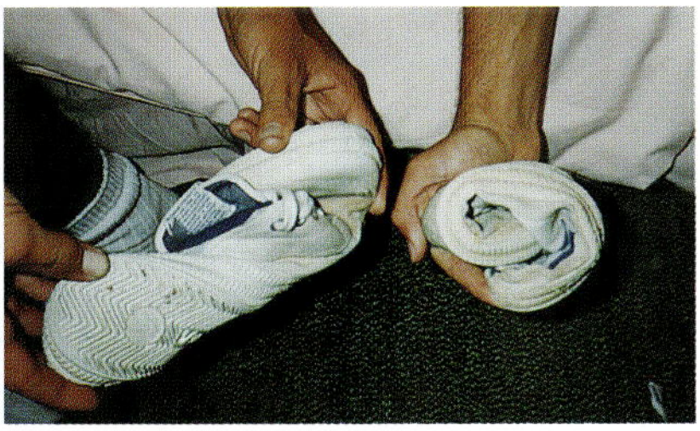

Abb. 4.1: Die Qualität von Schuhen unterscheidet sich beträchtlich.

Ausrüstungsdesign und Standards

Rasche technische Entwicklungen im Bereich der Sportausrüstungen bedeuten sowohl Vorteile als auch Nachteile für die Sportler. Die Leistung verbessert sich auf Kosten eines erhöhten Verletzungsrisikos. Moderne Abfahrtskier und Skistiefel haben z.B. sowohl zu erhöhter Leistung als auch zu einem veränderten Verletzungsmuster beigetragen. Die Gestaltung des Skistiefels ist so, dass die meisten Verletzungen heutzutage nicht unmittelbar oberhalb des Sprunggelenkes, sondern zumeist in der Mitte des Unterschenkels und ganz besonders im Knie auftreten. Technische Entwicklungen haben auch zu besseren Ergebnissen in der Leichtathletik beigetragen, z.B. beim Stabhochsprung, wo eine Veränderung in Aufbau und Material des Stabes zu einer Veränderung der Sprungtechnik und somit zur Überwindung größerer Höhen geführt hat.

Wenn neue Ausrüstungsgegenstände entworfen werden, sollte frühzeitig medizinischer Rat im Hinblick auf ihre Anforderungen eingeholt werden.

Dies befähigt den Entwickler, Fehler zu vermeiden, die zu einer unvorhergesehenen Zunahme der Verletzungen führen könnten. Wenn es offensichtliche Risikoelemente gibt, sollten Sicherungen von Anfang an in die Ausrüstung eingebaut werden. Die Veränderung eines Ausrüstungsgegenstandes kann die Funktion eines anderen beeinflussen: Die Form der Skistiefelsohle beeinflusst z.B. das Funktionieren der Skibindung wesentlich, die Öffnung im Gesichtsschutz von Torhütern und Spielern beim Eishockey muss dem Design der Schläger angepasst sein.

Sicherheitsstandards

- Standardisierte Normen bei Schutzausrüstungen sind eine Notwendigkeit.
- Die Ausrüstung kann zu ernsthaften Verletzungen führen, insbesondere wenn die Regeln für ihren Gebrauch nicht eingehalten werden. Es ist die Pflicht eines jeden Sportlers und Trainers, sich an die Spielregeln zu halten.
- Führen die Spielregeln vermeintlich zu erhöhten Verletzungsrisiken, sollten sie geändert werden.
- Wenn neue Regeln entworfen werden, sollte vor ihrer letztendlichen Genehmigung sorgfältig überdacht werden, ob sie zu weiteren Verletzungsrisiken führen könnten.

Schutzausrüstung

Jegliche Schutzausrüstung sollte sowohl Langzeit- als auch Kurzzeitverletzungen des Körperteiles, für den sie entworfen wurde, verhindern oder zumindest reduzieren. Normalerweise wird dies erreicht, indem die volle Krafteinwirkung vom betroffenen Körperteil weg über ein größtmögliches Gebiet verteilt wird. Schutzausrüstungen sollten nicht die Aktivität oder Technik des Sportlers beeinträchtigen, obwohl die menschliche Anpassungsfähigkeit beträchtlich ist. Bewegungseinschränkungen können z.B. beim ersten Gebrauch eines Schutzes auftreten, die Anpassungsfähigkeit des Sportlers wird jedoch bald jegliche Probleme überwinden.

In vielen Sportarten gibt es weder standardisiertes Design noch Vorschriften für Schutzausrüstungen, somit bleibt es dem einzelnen Sportler überlassen, die Wirksamkeit zu beurteilen. *Ein schlecht gestalteter Schutz gibt ein falsches Sicherheitsgefühl,* das katastrophale Folgen haben kann.

Sportler wie auch Zuschauer haben oftmals vorgefasste Meinungen von dem, was ein Sportler tragen sollte. Wenn diese Haltung durch erhellende und objektive Informationen geändert werden kann, könnten Einsatz und Verbreitung schützender Kleidung zunehmen und es könnte dadurch zu einer entsprechenden Verringerung der Anzahl erlittener Verletzungen kommen.

Alle individuell schützenden Ausrüstungsgegenstände sollten (und werden bald) durch Standardnormen und Tests reglementiert sein.

Helme

Sicherheitshelme werden von Boxern, American-Football-Spielern, Lacross- und Eishockeyspielern, Fahrradfahrern, Reitern, Skiabfahrtsläufern und Rennfahrern benutzt. Unterschiedliche Sportarten haben spezielle Sicherheits- und Ausstattungsbedürfnisse in Bezug auf die Helme, aber die Prinzipien sind im Allgemeinen die gleichen für Helme beim Eishockey, Radfahren, Reiten und American Football. Die Helme beim alpinen Skilauf und Motorsport müssen erheblich höheren Sicherheitsstandards gerecht werden, da es in diesen Sportarten wesentlich höhere Aufprallgeschwindigkeiten gibt. Kopfverletzungen werden in Kap. 15 behandelt.

Der Kopf muss vor Kontakt mit anderen Spielern, dem Untergrund und umgebenden Objekten geschützt werden sowie vor Schlägen mit Stöcken, Pucks und Bällen. Sicherheitshelme bestehen normalerweise aus einer harten äußeren Schale, die vom Kopf durch ein weiches Innenfutter getrennt ist (Abb. 4.2). Wenn der Helm einem heftigen Anprall ausgesetzt wird, wird die Energie auf die weiche Auskleidung übertragen. In einigen Helmen, beispielsweise Eishockeyhelmen, ist die äußere Hülle halbweich und kann teilweise verformt werden, ohne dass sie dabei in direkten Kontakt mit dem Schädel kommt. Die Kraft des Aufpralls wird durch die Formveränderung gemäßigt, und die verbleibende Energie wird durch das weiche Innenfutter sowohl über ein großes

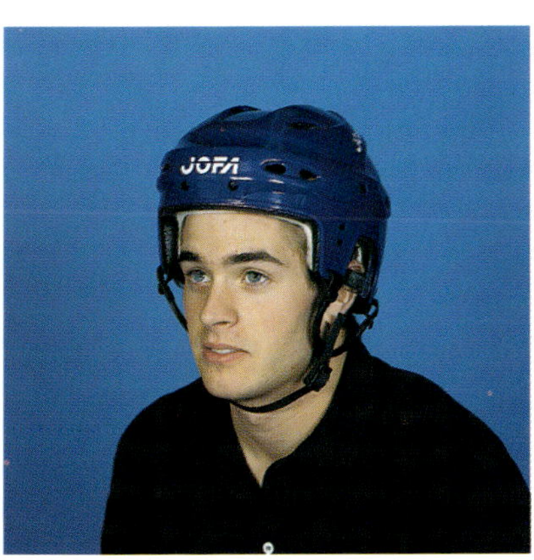

Abb. 4.2: Eishockey-Helm.

Gebiet verteilt als auch durch Zusammendrücken des Innenfutters weiter gemindert.

Damit ein Schutzhelm seiner Aufgabe gerecht werden kann, muss er sicher befestigt sein, sodass er bei einem Sturz nicht herunterfällt, ins Gesicht rutscht und dabei die Sicht des Spielers blockiert.

Fahrradhelme

Es gibt jedes Jahr etwa 1.000 tödliche Fahrradunfälle in den USA. Die Hälfte davon betreffen Kinder und Jugendliche, die meisten der Opfer tragen keine Helme. Untersuchungen haben darauf hingewiesen, dass Fahrradhelme das Risiko von Kopfverletzungen um 85% vermindern können.

In den Sportarten, in denen das Tragen von Sicherheitshelmen vorgeschrieben ist, sind ernsthafte Kopfverletzungen selten geworden, und die Verletzungen, die trotz der Helme auftraten, waren weniger schwerwiegend. Sicherheitsstandards gibt es für alle Sporthelme.

Gesichtsmasken

Gesichtsmasken werden von Spielern im American Football oder Junioren-Hockey benutzt, von Torhütern im Eishockey, Fechtern, Kricketspielern und alpinen Skiläufern (Abb. 4.3). Gesichtsverletzungen können durch Stoß von einem Schläger, Puck oder Ball herrühren oder durch Kollision mit Gegenständen in der Umgebung oder anderen Spielern entstehen. Es ist wichtig, dass die Gesichtsmasken unter Berücksichtigung der Form und Größe der übrigen Ausrüstungsgegenstände des jeweiligen Sports entwickelt werden. Für das Design von Gesichtsmasken im Eishockey und American Football sind Standards festgelegt.

Gesichtsmasken verhindern Augenverletzungen, die eine dauernde Behinderung verursachen können. Sie verhindern Schnitte und Platzwunden sowie Knochen- und Zahnverletzungen. Der Erfolg wird dadurch bestätigt, dass es praktisch keine solchen Verletzungen bei Sportlern gibt, die Vollgesichtsmasken tragen. Es gibt gewichtige Argumente, Gesichtsmasken bei Sportarten wie Eishockey zur Pflicht zu machen.

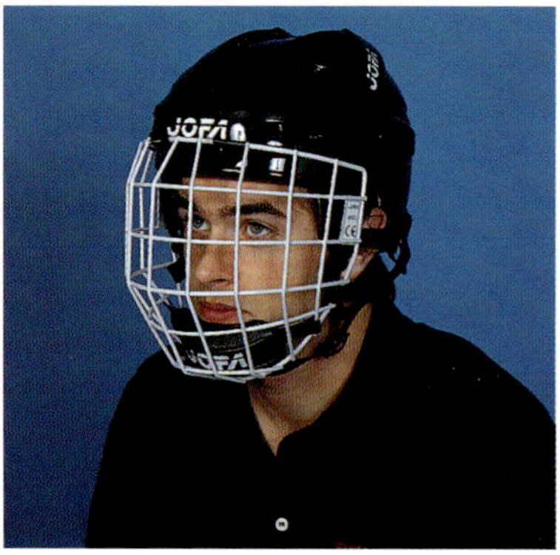

Abb. 4.3: Eishockey-Gesichtsmaske.

Ein *Visier* aus Plexiglas (Perspex) bedeckt die obere Hälfte des Gesichtes und dient im Wesentlichen dazu, Augen, Nase und Schläfenknochen vor Verletzungen zu schützen. Eine *Maske* aus Stahldraht bedeckt das Gesicht ganz oder teilweise und schützt vor Augenverletzungen, Frakturen der Gesichtsknochen, Schnitt- und Platzwunden des Gesichts sowie Zahnschäden. Schutzbrillen sind beim Squash und anderen Schlägersportarten unerlässlich. Skibrillen sind ein wertvoller Schutz vor Schnee, Sonne und Wind.

Zahnschutz

Zahnverletzungen sind ernst und teuer und können ein großes Problem darstellen, insbesondere bei Kontaktsportarten wie Rugby, Boxen, Eishockey und American Football. Da der Verlust eines Zahnes die Entwicklung des Ober- und Unterkiefers beeinflussen kann, muss eine Zahnverletzung bei einem jungen, noch wachsenden Sportler ernster genommen werden als bei einem Erwachsenen. Beim Boxen ist es obligatorisch, einen Zahnschutz zu benutzen. Dieser kann nach zwei Grundprinzipien konstruiert sein. Ein *intraoraler* Zahnschutz wird von einem Abdruck des Oberkiefers hergestellt und wird im Mund getragen, wohingegen ein *externer* Schutz vor dem Mund getragen wird. Der sicherste Schutz vor Zahnverletzungen ist wahrscheinlich die Benutzung beider Typen in Kombination.

Für den extraoralen Zahnschutz sind Standards festgelegt worden.

Nackenschutz

Ernsthafte Verletzungen des Nackens können durch einen Nackenschutz verhindert werden (Abb. 4.4).

Schulterpolster

Schulterpolster werden im Eishockey, American Football, beim Lacross und bei Autorennen verwandt. Ähnliche Polster könnten ebenso bei anderen Sportarten, in denen Schulterverletzungen häufig auftreten, benutzt werden, wie z.B. Reiten, Radfahren, alpiner Skilauf und Skisprung. Schulterverletzungen werden in Kap. 6 behandelt.

Schulterpolster schützen im Wesentlichen die vordere und äußere Seite der Schulter vor Anpralltraumen (Abb. 4.5). Die Polster sollten die

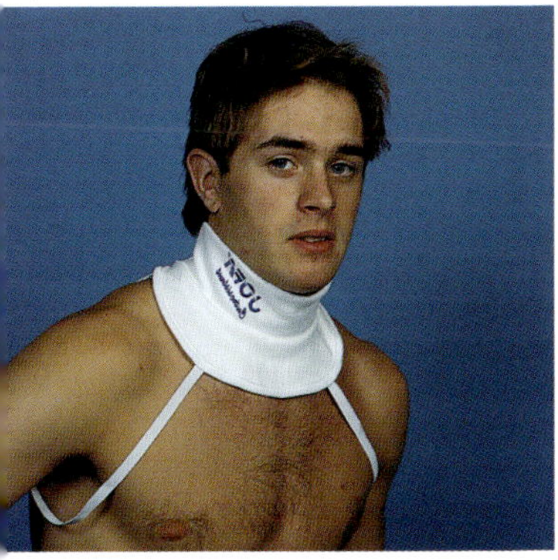

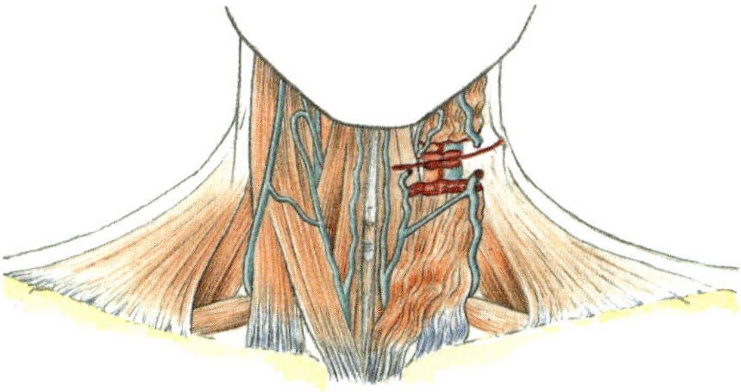

Abb. 4.4: Halsschutz gegen (z.B.) traumatische Gefäßverletzungen beim Eislaufen und Skisport.

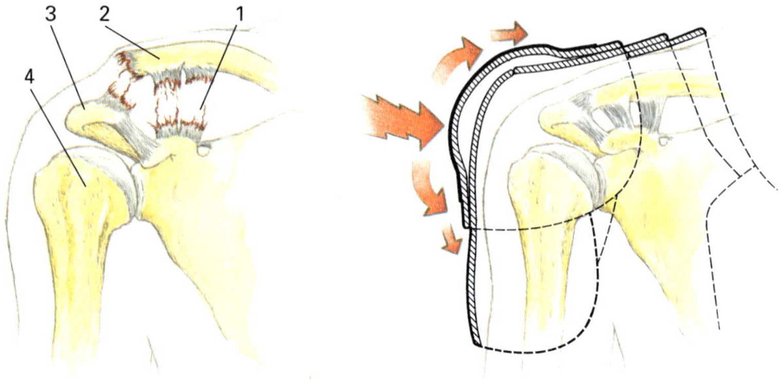

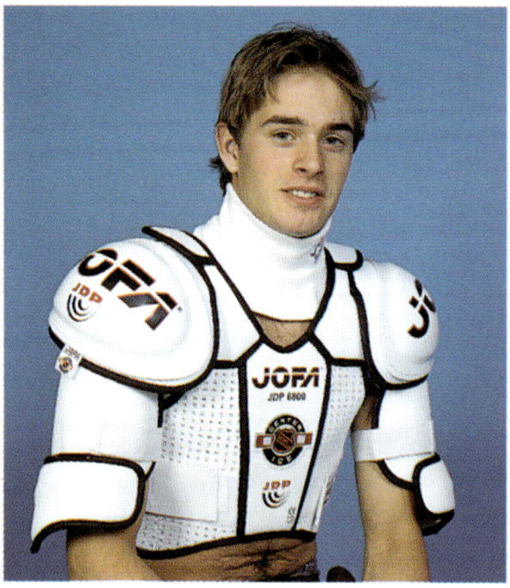

Abb. 4.5: (links) Aufprallbedingter Riss der akromioklavikulären Bänder, **(rechts)** Schutz durch Polsterung, **(unten)** Schulterpolster. 1, akromioklavikuläre Bänder; 2, Klavikula; 3, Akromion; 4, Humerus.

Schulterkugel und das Gelenk schützen und die Aufprallenergie auf die robusteren umgebenden Gewebe verteilen. Die häufigste Ursache von Schulterverletzungen sind Stürze auf die Außenseite der Schulter, Schulter-Schulter-Kontakte z.B. beim Football oder Kollisionen mit der Bande im Eishockey. Solche Verletzungen können durch Schulterpolster verhindert werden. Beim American Football trifft der Angriff die Schulter oft von oben. All diese Bereiche werden ganz besonders durch Schulterpolster geschützt.

Schulterpolster können viele der häufigen Schulterverletzungen verhindern, die oft schwierig zu behandeln sind und langsam heilen.

Ellenbogenschützer

Ellenbogenschützer werden beispielsweise im Basketball, Handball, Volleyball, Eishockey, American Football und Lacross benutzt. Die häufigste Ursache von Ellenbogenverletzungen sind Stürze auf die Ellenbogenspitze. Der Ellenbogenschutz sollte dieses Gebiet vollständig abpolstern und vor dem Aufprall auf den Boden schützen (Abb. 4.6). Ellenbogenverletzungen werden in Kap. 7 behandelt.

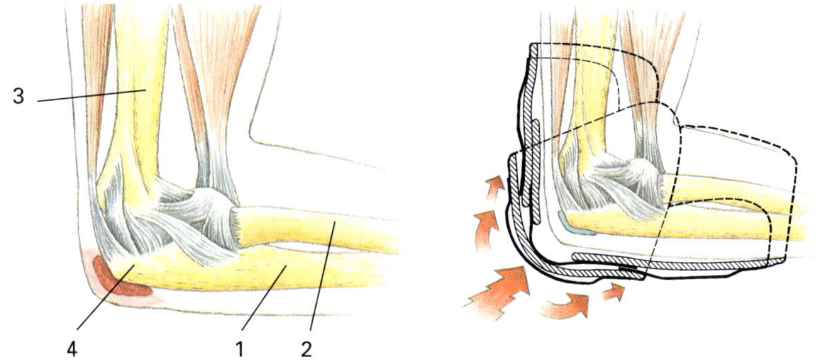

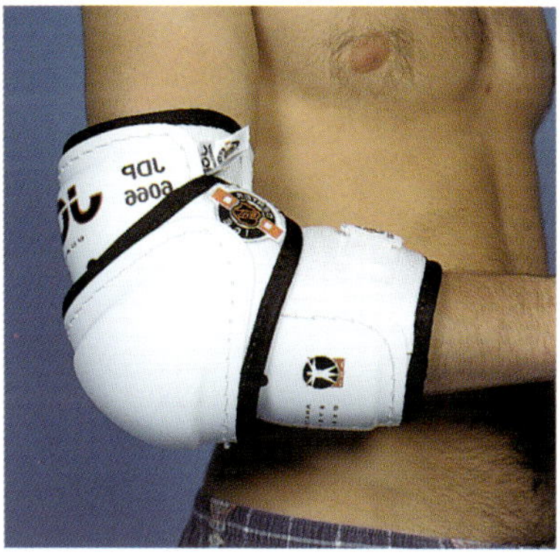

Abb. 4.6: (links) Bereiche des Ellenbogens die durch Stöße verletzt werden können, **(rechts)** Schutz durch Polsterung, **(unten)** Ellenbogenschützer. 1, Ulna; 2, Radius; 3, Humerus; 4, Olekranon.

Kurzfristig verhindert ein Ellenbogenschutz Verletzungen der Bursa und der Ellenbogenspitze, langfristig gesehen verhindert er Knorpelverletzungen im Ellenbogengelenk.

Handgelenkschützer

Handgelenkschützer sollten beim Inlineskating, Skateboarding, Snowboarding usw. benutzt werden (s. Abb. 4.7).

Genitalschutz

Ein Genitalschutz wird von Eishockey-, Fußball- und Kricket-Spielern sowie Boxern benutzt, gelegentlich auch in anderen Sportarten wie American Football und Handball. Ein Genitalschutz sollte sowohl den Penis als auch die Hoden umschließen und sie vor direktem Anprall schützen.

Kurzfristig betrachtet bewahrt ein Genitalschutz vor den akuten Schmerzen, die ein direkter Schlag auf die Genitalien verursacht. Da diese Organe eine gute Blutversorgung haben, sind sie für Blutungen nach einem Schlag sehr anfällig. Es kann schwierig sein, eine solche Blutung zu behandeln, und sie kann zu rezidivierenden Beschwerden führen.

Hüft- oder Oberschenkelschützer

Hüft- oder Oberschenkelschützer werden von Kricket-, Eishockey- und American-Football-Spielern benutzt, zudem von Torhütern im Handball und Feldhockey. Sie sollten jedoch wesentlich häufiger benutzt werden. Es gibt nur wenige Hüftschützer auf dem Markt, zudem sind sie im Allgemeinen schlecht konstruiert. Ein Hüft- oder Oberschenkelschutz sollte das obere Femurende abpolstern und somit das Hüftgelenk selbst entlasten. Leisten- und Oberschenkelverletzungen werden in Kap. 10 behandelt.

Kurzfristig gesehen verhindert ein Hüft- oder Oberschenkelschutz die Schmerzen, die nach einem Sturz oder bei einem Angriff durch einen Gegenspieler auftreten können. Langfristig gesehen verhindert ein solcher Schutz Knorpelschäden im Hüftgelenk, indem er den direkten Aufprall ablenkt.

Knieschoner

Knieschoner schützen das Kniegelenk nur bei einem Sturz und nicht, wenn es einen seitlichen Stoß erhält oder verdreht wird, wodurch es zu Band- oder Meniskusverletzungen kommen kann (Abb. 4.7). Kombinierte Knie- und Schienbeinschoner werden von Eishockey- und Feldhockeyspielern benutzt, während isolierte Knieschoner im Basketball, Handball, Volleyball, American Football, Kricket sowie von Fußballtorhütern benutzt werden.

Die Schoner sollten die Aufprallwucht bei Stürzen und auch bei Tritten im Bereich des Knies und Schienbeines abpolstern. Die Patella ist besonders empfindlich und sollte gegenüber einem Anprall vollständig abgepolstert werden, sodass ein Tritt gegen das Knie über die umgebenden Gewebe abgeleitet wird (Abb. 4.8). Knieverletzungen werden in Kap. 11 behandelt.

Es ist wichtig, das Kniegelenk abzupolstern, um Knorpelverletzungen der Gelenkoberfläche zu vermeiden, insbesondere im Femuropatellargelenk.

Schienbeinschoner

Schienbeinschoner benutzt man, um das Schienbein vor Tritten und schmerzhaften Kontakten mit der Umgebung zu bewahren (Abb. 4.9). Weitere Untersuchungen und eine Weiterentwicklung der Schienbeinschoner sind notwendig, um sie im Hinblick auf ihre Stoßdämpfung zu verbessern und letztendlich das Risiko der Weichteil- und Knochenverletzungen zu verhindern. Unterschenkelverletzungen werden in Kap. 12 behandelt.

Schienbeinschoner sollten Knochen- und Weichteilverletzungen verhindern können oder zumindest ihren Schweregrad verringern, indem sie die Anprallwucht auf das Schienbein über ein größeres Gebiet verteilen.

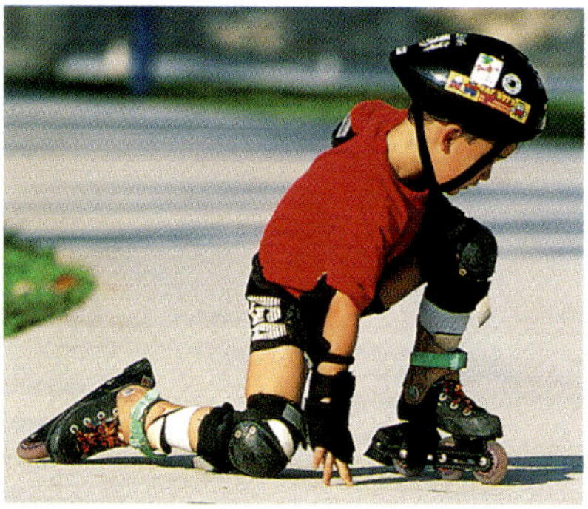

Abb. 4.7: Kniepolster schützen das Knie beim Sturz (mit freundlicher Genehmigung von All Sport, Fotograf: Simon Bruty).

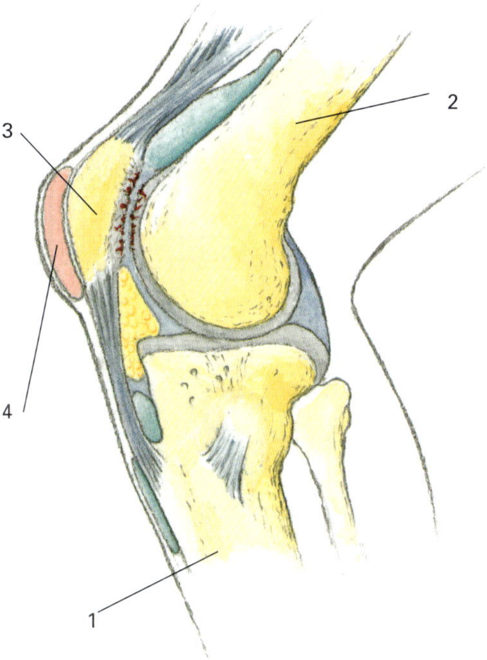

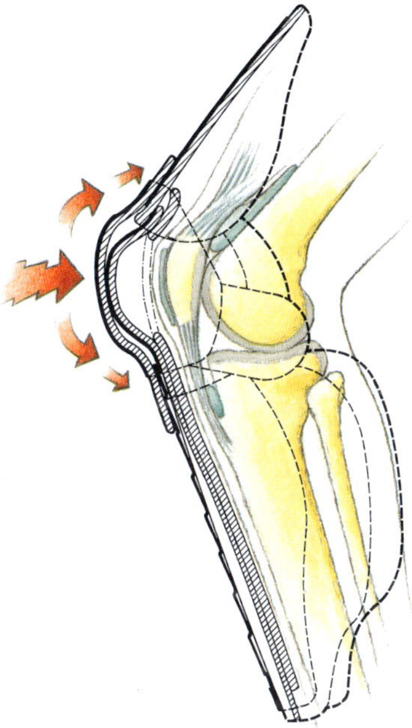

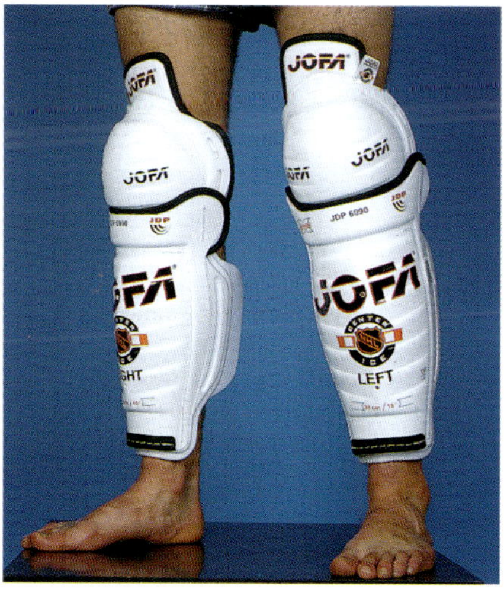

Abb. 4.8: (links) Bereiche an der Knievorderseite, die durch Stöße oder Verdrehungen verletzt werden können; **(rechts)** Schutz durch Polsterung; **(unten)** Kniepolster. 1, Tibia; 2, Femur; 3, Patella; 4, Bursa.

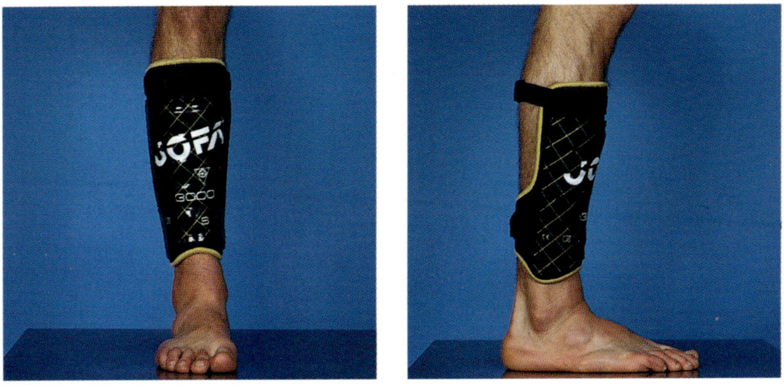

Abb. 4.9: Schienbeinschützer.

Sprunggelenk- und Fußschutz

Für viele Sportler sind Schuhe oder Stiefel von größter Bedeutung, da sie vor Überlastungsverletzungen und Zerrungen schützen. Die Entwicklung der schützenden Eigenschaften der Schuhe ist jedoch bislang vernachlässigt worden, und das Wissen über den Zusammenhang zwischen Bodenbelag, Schuh und Fuß sowie die Wichtigkeit der Sohlenbeschaffenheit im Hinblick auf Stollen, Profil, Elastizität usw. ist begrenzt.

Ein Eishockeystiefel bietet Schutz vor Sprunggelenk- und Fußverletzungen. Im alpinen Skilauf wird ein ähnlicher Schutz durch den Skistiefel gewährleistet. Eislauf- und Skistiefel schützen die Bänder und Knochen im Fuß- und Sprunggelenk. Sprunggelenk- und Fußverletzungen werden in Kap. 13 und 14 behandelt.

Skisicherheitsbindungen

Skisportverletzungen sind trotz verbesserter Ausrüstung und Skisportanlagen weiterhin häufig. Bei der Prävention von Skisportverletzungen ist die Sicherheitsbindung des Skis ein wichtiger Schutz, vorausgesetzt, dass sie korrekt konstruiert und eingestellt wurde. Die Art der Skibindung hat insgesamt einen direkten Einfluss auf die Verletzungshäufigkeit bei Skiläufern. Einige Verletzungen treten aufgrund schlechter Konstruktion und Anpassung der Bindung auf, wenn die Bindung sich nicht vollständig oder zur falschen Zeit öffnet. Während der letzten Jahre hat die Häufigkeit von bindungsbezogenen Verletzungen signifikant abgenommen. Es gibt Hinweise darauf, dass eine besser funktionierende Skibindung der wichtigste Einzelfaktor ist, der zu diesem Trend beiträgt, aber ungefähr 30% aller Verletzungen beruhen immer noch auf einer Fehlfunktion der Bindung.

Eine Bindung kann multidirektional sein, das heißt, sie löst sich in jeder Richtung, in die der Skiläufer fällt. Heuzutage verfügen die Bindungen zumeist über einen limitierten Auslösemechanismus, der sich z.B. bei seitlicher Krafteinwirkung oder Drehbewegung an der Fußspitze und Vorwärtsneigung an der Ferse löst. Nur wenige Bindungen ermöglichen mehrere Auslösemechanismen. Ein Anfänger, der vermutlich häufig fällt, sollte eine Skibindung mit multidirektionalem Auslösesystem wählen.

Die Funktion einer Bindung sollte regelmäßig überprüft und gut gewartet werden. Eine mechanische Überprüfung sollte zumindest einmal vor jeder Saison durchgeführt werden. Die Stiefel, Bindungen und Skier sollten sauber gehalten werden. Die Bindung sollte vor jedem Gebrauch überprüft werden. Bevor man sich auf die Pisten begibt, sollte die Bindung in jeder Richtung überprüft werden.

Skistöcke und Handschuhe

Die Verletzung des ulnaren Kollateralbandes am Daumen ist die häufigste Verletzung der oberen Extremität bei Skiläufern und hängt in gewissem Maß mit der Konstruktion der Skistöcke zusammen. Ein Skistock sollte so konstruiert sein, dass er leicht losgelassen werden kann (Abb. 4.10). Eine andere Möglichkeit besteht darin, die Hand nicht durch die Schlaufe zu führen, sodass der Skistock während eines Falls losgelassen werden kann.

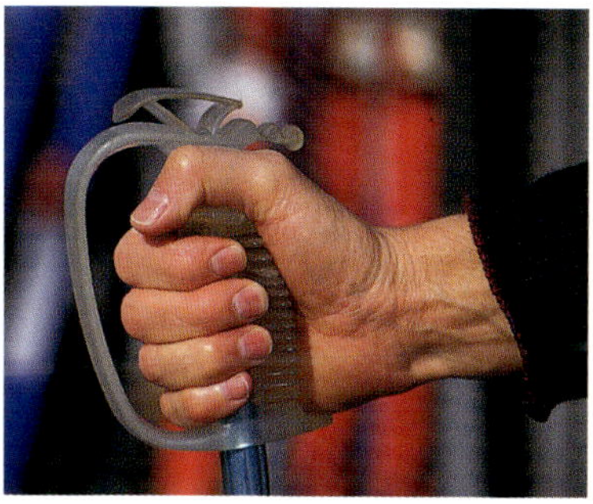

Abb. 4.10: Dieser Skistock kann leicht abgeworfen werden.

Handschuhe schützen vor schmerzhaften Prellungen und Handskelettfrakturen. Sie werden zumeist von Eishockey- und American-Football- sowie Kricketspielern und Boxern benutzt. Verletzungen der Daumenbänder und des Handgelenkes können ebenfalls verhindert werden. Handgelenk- und Handverletzungen werden in Kap. 8 behandelt.

Grundsätzliche Hinweise

Es liegt im Interesse jedes Sportlers, den bestmöglichen Schutz vor Verletzungen zu erhalten.

Die Sportler sollten sich ihre eigene Meinung über Verletzungsrisiken in ihrer Sportart bilden und dann die zur Verfügung stehende Schutzkleidung testen. Wenn diesem Rat häufiger gefolgt würde, könnte die Verletzungsrate in vielen Sportarten gesenkt werden, insbesondere in Sportarten wie Rugby, in dem traditionell wenig oder kaum Schutzausrüstung getragen wird.

5 Behandlungsprinzipien

Akute Phase

Zu den Weichteilverletzungen gehören:
- Muskel- und Sehnenschäden (Hämatom und/oder Ruptur);
- Gelenk- und Bandverletzungen (Luxation und/oder Ruptur);
- Weichteilverletzungen bei Frakturen.

Wenn Muskeln, Sehnen oder Bänder geschädigt werden, werden auch Blutgefäße in diesem Bereich zerrissen und die Blutung verteilt sich rasch in das umgebende Gewebe. Die Blutung führt zu einer Schwellung, wodurch es zu erhöhtem Druck auf das Umgebungsgewebe kommt, das gespannt und druckempfindlich wird. Der erhöhte Druck verursacht Schmerzen in empfindlichen Geweben, und die Kombination von Blutung, Schwellung und erhöhtem Druck kann einen negativen Einfluss auf den Heilungsprozess haben und ihn verzögern (Abb. 5.1).

> Bei Weichteilverletzungen ist es wichtig, die Blutung so schnell wie möglich zu stillen und einzudämmen. Die Behandlung sollte sofort einsetzen. Eine korrekte Erstbehandlung kann der wichtigste die Heilung beeinflussende Faktor sein.

Ist die Blutung gestillt, verbleibt Blut im Gewebe und muss resorbiert werden. Diese Funktion erfüllt im Wesentlichen das lymphatische System. Narbengewebe bildet sich in unterschiedlichem Ausmaß und stellt in dem verletzten Muskel, der Sehne oder dem Band eine Schwachstelle dar. Wenn die-

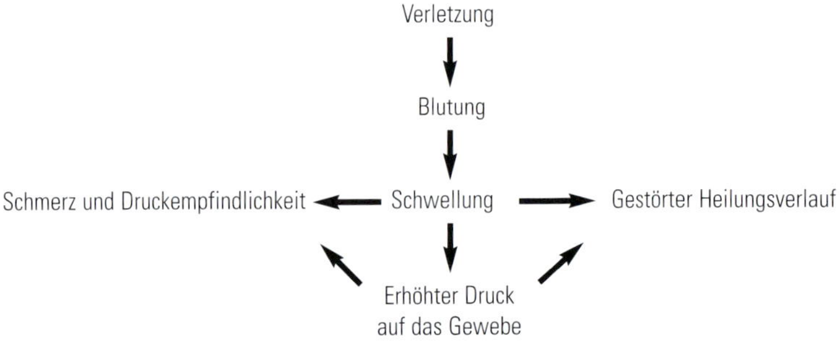

Abb. 5.1: Verletzungsprozess im Weichteilgewebe.

ses Narbengewebe zu früh oder zu stark belastet wird, kann die Verletzung erneut entstehen.

Sportverletzungen können so verschieden sein, dass es unmöglich ist, ein standardisiertes Behandlungsregime aufzustellen. Gewisse Richtlinien für die Erstbehandlung können jedoch erstellt werden.

Sofortmaßnahmen

- Eine sofortige Beurteilung des Verletzungsausmaßes sollte durch den verletzten Sportler oder Trainer erfolgen (Abb. 5.2). Danach sollte eine sorgfältigere Untersuchung an einem ruhigen Ort wie z.B. dem Umkleideraum erfolgen.
- Der verletzte Sportler sollte sich so weit ausziehen, wie es für eine vollständige Untersuchung des verletzten Gebietes notwendig ist. Tapes, Bandagen und Schutzpolster werden entfernt.
- Das vorangegangene Geschehen sollte analysiert werden. Hören Sie auf die Beschreibung, die der verletzte Sportler über die Entstehung der Verletzung und die vorhandenen Symptome gibt.
- Die Verletzung sollte unter Berücksichtigung der Anamnese untersucht werden. Gibt es Blutansammlungen, Schwellungen, eine offene Wunde oder andere Abnormalitäten?
- Eine einfache funktionelle Untersuchung des verletzten Körperteils sollte durchgeführt werden. Kann der verletzte Sportler normale Bewegungen (mit oder ohne Belastung) ohne Schmerzen ausführen?
- Das die Verletzung umgebende Gebiet sollte untersucht werden. Besteht Druckempfindlichkeit im Weichteilgewebe oder Knochen? Kann man einen Defekt im Weichteilgewebe tasten?

Wenn Schwellung und Druckempfindlichkeit zusammen mit Belastungs- oder Bewegungsschmerzen bestehen, sollte die Behandlung wie nachfolgend beschrieben beginnen.

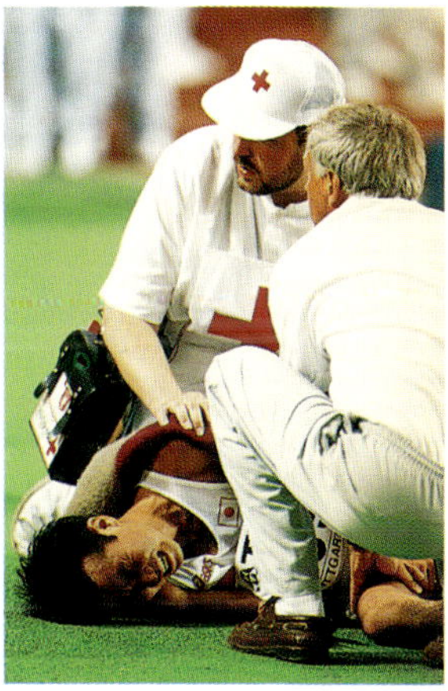

Abb. 5.2: Beurteilung der Verletzung vor Ort (mit freundlicher Genehmigung von All Sport, Fotograf: Mike Powell).

Kompression

Ein Kompressionsverband soll einen Gegendruck für die im Verletzungsbereich entstehende Blutung erzeugen, sodass die körpereigene Blutstillung

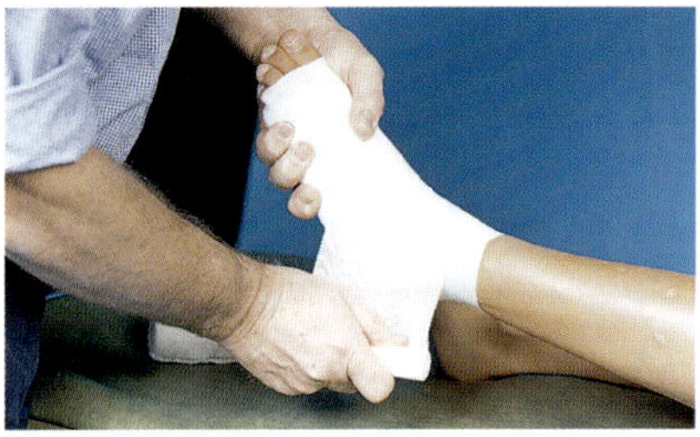

Abb. 5.3: Bei akuten Verletzungen ist sofortige Kompression am effektivsten.

leichter greifen kann. Der Kompressionsverband ist ein elastischer Verband, der mit vorsichtigem Zug angelegt wird. Er sollte so früh wie möglich angelegt werden (Abb. 5.3). Es ist angenehm, einen Eisbeutel mit einer elastischen Bandage zu fixieren, sodass die kühlende und komprimierende Wirkung gleichzeitig erreicht wird. Der Kompressionsverband sollte normalerweise für weitere 2 Tage, nachdem die kühlende Wirkung aufgehört hat, angelegt bleiben, vorausgesetzt Ort und Ausmaß der Verletzung erlauben dies. Später kann er durch einen Stützverband oder Bandagen ersetzt werden.

Ein Kompressionsverband ist die wirksamste Methode, ein Hämatom oder eine Schwellung einzugrenzen, und sollte so früh wie möglich angelegt werden. Achten Sie darauf, den Verband nicht zu straff anzulegen.

Kryotherapie (Kälteanwendung)

Beim Auftreten von Weichteilverletzungen hat die Blutstillung Priorität, da die Blutung Schwellungen, Schmerzen und Druckempfindlichkeit verursacht. In der Regel gilt: Je geringer die Blutung, desto schneller wird die Blutansammlung resorbiert und desto weniger Narbengewebe bildet sich im verletzten Gewebe. Aus diesem Grund sollte man bei Weichteilverletzungen das Ausmaß der Blutung durch einen Kompressionsverband, rasche Kühlung, Hochlagerung der verletzten Extremität und Ruhe reduzieren. So können die hämostatischen Funktionen des Körpers selbst leichter greifen. Die Kühlung des Gewebes bewirkt:

- eine *lokale Schmerzlinderung,* sodass es dem verletzten Sportler besser geht und die Rückkehr zur sportlichen Aktivität gefördert wird. Hier tragen Trainer eine große Verantwortung. Wenn eine Verletzung gekühlt werden muss, ist sie vermutlich so schwerwiegend, dass weitere Belastung die Heilung nur verzögert. Hier sollte der gesunde Menschenverstand regieren;
- eine *Kontraktion der Blutgefäße,* sodass die Durchblutung im verletzten Gebiet reduziert wird. Der Effekt der Behandlung ist begrenzt, und die Wirkung beginnt im Wesentlichen erst nach 15 min. Die Schwellung kann verringert werden und der Heilungsprozess rascher fortschreiten.

Bei Anzeichen einer ausgedehnten Weichteilverletzung mit Blutung oder knöcherner Verletzung sollte die verletzte Person erst nach Ausheilung der Verletzung den Sport wieder aufnehmen. Durch eine Gefährdung der Gesundheit wird nichts gewonnen.

Die Kryotherapie wird normalerweise für 15–20 min pro Behandlung angewandt und kann während der ersten 24–72 h nach der Verletzung stündlich eingesetzt werden. Während jeder Kälteanwendung gibt es vier aufeinander folgende Empfindungen: Kälte, Brennen, Schmerz und Taubheit.

Die Kryotherapie wirkt sich auf Sportverletzungen positiv aus, weil:
- der Patient rasch eine Linderung der Symptome verspürt;
- die Behandlung leicht durchzuführen ist und gut toleriert wird;
- es wenige Risiken gibt;
- sie preiswert ist.

Die Kryotherapie ist im Wesentlichen eine Schmerzbehandlung und kann auf verschiedene Art und Weise angewendet werden.

Eismassage

Die Eismassage wird aufgrund ihres lokalen analgetischen Effektes zumeist vor Bewegungsübungen als Friktionsmassage angewendet. Das Eis wird für 5-10 min in kleinen kreisenden Bewegungen im betroffenen Bereich eingerieben, bis ein Taubheitsgefühl eintritt.

Eispackungen und vorgeformte Kryomanschetten

Eispackungen, die mit Eiswürfeln oder gestoßenem Eis hergestellt werden, sind mit Abstand die populärste, wirksamste und einfachste Form der Anwendung. Die Eispackung wird über einer dünnen Stofflage zum Schutz der Haut auf das betroffene Gebiet gelegt, oft zur Kompression mit einer elastischen Bandage angewickelt und für 15–20 min belassen (Abb. 5.4). Eispackungen können der Körperkontur entsprechend geformt werden und die Extremität kann über Herzniveau hochgelagert werden, um die Schwellung so gering wie möglich zu halten.

Geformte Kryomanschetten verwenden Eiswasser, das in eine isolierte separate Kammer fließt, während ein mäßiger Druck zur gleichen Zeit aufrechterhalten bleibt und somit Kälte und Kompression kombiniert werden. Kryomanschetten sind jedoch teuer.

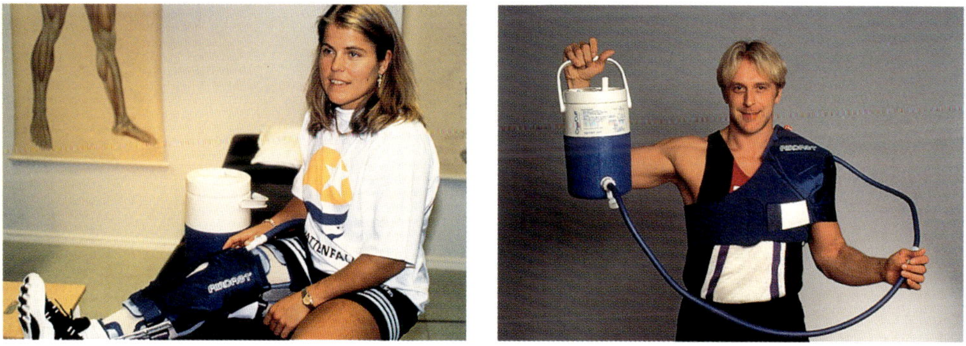

Abb. 5.4: (links) Kältemanschette am Knie, **(rechts)** Kältemanschette an der Schulter.

Eistauchbäder, kalte Whirlpools

Das Eintauchen in Eiswasser und kalte Whirlpools werden oft benutzt, um den analgetischen Effekt der Kälte und den Auftrieb des Wassers bei der Behandlung der entzündlichen Phase zu nutzen und frühzeitige Bewegungsübungen zu ermöglichen. Das Wasser sollte eine Temperatur von 10–15°C haben und die Behandlung sollte 5-15 min dauern. Sobald der Schmerz gelindert ist, wird der betroffene Körperteil aus dem Wasser genommen und funktionelle Bewegungen werden durchgeführt.

Kommerziell verfügbares Kältegel und chemische Packungen

Käufliche Kältepackungen bestehen im Allgemeinen aus einer chemischen oder gelatineartigen Substanz, die in einer kräftigen Vinylhülle eingeschlossen ist. Durch Kneten oder Schlagen werden diese Packungen aktiviert, indem eine chemische Reaktion in Gang gesetzt wird, die Kälte produziert. Diese Packungen sind einfach zu tragen und viele davon sind für den einmaligen Gebrauch bestimmte Wegwerfpackungen. Sie können sehr teuer sein und halten die Kälte normalerweise nicht so gut wie richtiges Eis. Diese Packungen können dem Körper angepasst werden und bei Hochlagerung der Extremität genauso wie Eis für die Behandlungen genutzt werden.

Kaltes Wasser

Wenn Eiselemente nicht zur Verfügung stehen oder wenn die Verletzung einen so großen Bereich betrifft, dass er mit den Packungen üblicher Größe nicht bedeckt werden kann, kann kaltes Wasser benutzt werden, um Verletzungen zu kühlen.

Weder kaltes Wasser noch Eiselemente sollten direkt auf offene Wunden aufgebracht werden.

Kältesprays

Wenn lediglich eine lokale Schmerzlinderung angestrebt wird, kann ein Kältespray angewendet werden. Dies trifft auf Bereiche zu, in denen die Haut dicht über dem Skelett verläuft wie z.B. dem Schienbein, den Fingerknöcheln oder dem Sprunggelenk. Die Kälte eines solchen Sprays dringt nur ca. 3-4 mm in die Haut ein und erreicht daher darunter liegendes verletztes Gewebe nicht. Durch eine Reflexreaktion kann es zur Kontraktion auch tieferer Blutgefäße kommen, aber dieser Effekt ist wahrscheinlich nur geringfügig und vorübergehend. Nachdem man aufgehört hat zu sprühen, nimmt die Kühlung ab und nachfolgend die Durchblutung zu. *Dies verursacht eine Wirkung, die dem gewünschten Ziel genau entgegenwirkt.* Abgesehen von diesem Nachteil besteht die Gefahr, durch Kältesprays Kälteschäden der Haut zu verursachen.

Die Kühlung hat hauptsächlich einen schmerzlindernden Effekt. Sie verschleiert daher das tatsächliche Ausmaß der Verletzung. Es besteht die große Gefahr, dass eine Verletzung sich verschlimmert, wenn ein Sportler nach der Kühlung mit der sportlichen Aktivität fortfährt.

Schonung

Generell gilt, dass ein verletzter Sportler den betroffenen Bereich 24-48 h schonen und nicht belasten sollte. Dementsprechend sollte man den Sportler so schnell wie möglich nach Hause oder zu einem Arzt bringen. In der akuten Phase sind Gehstützen normalerweise sehr hilfreich.

Hochlagerung

Wenn ein verletzter Körperteil hochgelagert wird, wird die Durchblutung reduziert, ausgetretenes Blut besser vom Verletzungsbereich abtransportiert und somit die Schwellung reduziert. Ein verletztes Bein sollte in einem Winkel von mehr als 45° hochgelagert und unterstützt werden, wenn der Patient auf dem Rücken liegt. Vier oder fünf Kissen oder ein Stuhl unter dem Bein reichen hierfür aus. Bei starker Blutung oder Schwellung sollte der verletzte Körperteil möglichst 24–48 h hochgelagert werden. Im Anschluss daran sollte die Hochlagerung, wann immer die Möglichkeit besteht, wiederholt werden.

Schmerzlinderung

Kühlung, Kompression und Schonung bewirken normalerweise eine Schmerzlinderung bei Weichteilverletzungen. Schmerzstillende Medikamente können gegeben werden, nachdem die Untersuchung abgeschlossen ist, jedoch nicht vorher, da es die Behandlung komplizieren kann, wenn weitere Untersuchungen notwendig sind.

Vorbereitung

Bei Sportveranstaltungen sollte die verfügbare Ausrüstung (ebenso wie die Ausrüstung des Trainers und Arztes) Gehstützen, Tragbahren und Schienen zur Ruhigstellung beinhalten. Ein Notfallplan für die korrekte Akutbehandlung und den Krankentransport sollte vorhanden sein. Das Personal sollte gut ausgebildet und geübt sein.

Behandlung innerhalb der ersten 24-48 h

Wenn eine Weichteilverletzung keiner weiteren medizinischen Betreuung bedarf, der verletzte Bereich aber schmerzt und ein Erguss sowie eine Funktionsbeeinträchtigung vorliegen, sollte sich die Weiterbehandlung an Folgendem orientieren:

- *ein Kompressionsverband* sollte nach einigen Stunden durch einen Stützverband ersetzt werden;
- *weitere Kühlung,* wenn Schmerzlinderung angestrebt wird;
- *Schonung* des verletzten Bereiches bei anhaltenden Schmerzen;
- *Hochlagerung* des verletzten Körperteiles. Wenn Gehen notwendig ist, sollten Gehstützen benutzt werden, um den verletzten Bereich zu entlasten, sofern die unteren Extremitäten betroffen sind.

Eine Extremität, die eine Weichteilverletzung erlitten hat, sollte nicht belastet oder bewegt werden, bis eine endgültige Diagnose gestellt ist. Bei ausgedehnten Blutungen, anhaltenden Schmerzen und eingeschränkter Funktion oder bei Unsicherheit im Hinblick auf die korrekte Behandlungsmethode sollte ein Arzt konsultiert werden.

Verletzte Sportler sollten medizinischen Rat innerhalb der ersten 24-48 h einholen, wenn:
- die Beschwerden durch Muskel-, Sehnen-, Gelenk- oder Bandverletzungen anhalten;
- massive Schmerzen bestehen.

Generell gilt, dass ein Arzt konsultiert werden sollte, wenn bei einer Sportverletzung irgendeine Unsicherheit im Hinblick auf die Diagnose und somit die Behandlung besteht.

Dringende Maßnahmen

Bezüglich lebensbedrohlicher Verletzungen s. S. 428.
Medizinischer Rat sollte dringend in folgenden Fällen eingeholt werden:
- Bewusstlosigkeit oder anhaltende Kopfschmerzen, Übelkeit, Erbrechen oder Schwindelgefühl nach einer Kopfverletzung;
- Atembeschwerden nach Schlägen auf den Kopf, den Hals oder die Brust;
- Nackenschmerzen nach einem Aufprall, unabhängig davon, ob sie in die Arme ausstrahlen;
- Bauchschmerzen;
- Blut im Urin;
- Fraktur oder Verdacht auf eine Fraktur;
- schwere Gelenk- oder Bandverletzungen;
- schwere Muskel- oder Sehnenverletzungen;
- Luxationen;
- schwere Augenverletzungen;
- tiefe Wunden mit Blutungen;
- Verletzungen mit starken Schmerzen;
- jede Verletzung, bei der man sich über ihre Schwere, Diagnose oder Behandlung nicht im Klaren ist.

Man bedenke, dass durch Sicherung der Atmung und Stillung jeglicher Blutung ein Schwerverletzter gerettet werden kann.

Behandlung nach 48 h

Neben den in diesem Abschnitt beschriebenen Behandlungsmöglichkeiten sind Übungen ein wichtiger Teil der Langzeitbehandlung und werden in Kap. 21 beschrieben.

Schonung

Nach jeder Verletzung ist es normalerweise notwendig, schmerzende Bewegungen zu vermeiden und den betroffenen Körperteil zu schonen. Gelegentlich ist sogar Bettruhe gerechtfertigt. In Fällen von Überlastungsverletzungen und bestimmten Bandverletzungen, die von Schwellungen begleitet sind, können selbstklebende Bandagen oder Tape Linderung verschaffen. Auch nach einer Operation ist Schonung so lange anzuraten, bis die Schmerzen und Schwellung vernachlässigbar sind. Erst dann wird die Belastung des verletzten Körperteils gestattet.

Auch wenn ein verletzter Sportler einen Gips oder eine Schiene tragen muss, können andere Körperteile weitertrainiert werden und Muskel- sowie Konditionstraining durchgeführt werden. Ein Unterschenkelgips oder eine Schiene hindern nicht daran, physische Fitness durch Aktivitäten wie beispielsweise Fahrradfahren aufrechtzuerhalten. Der ruhig gestellte Körperteil sollte hochgelagert werden und durch isometrische Anspannungen trainiert werden.

Obwohl Schonung und Ruhigstellung in der akuten Phase günstig sind, haben sie langfristig einen nachteiligen Effekt auf alle Gewebe. Frühzeitige Bewegung ist notwendig.

Wärmeanwendung (Thermotherapie)

Wärme wird schon seit tausenden von Jahren bei der Behandlung unterschiedlicher Schmerzen eingesetzt. Die Erfahrung zeigt uns, dass sie sich positiv auf entzündlich bedingte Schmerzen auswirkt. Die Entzündung ist der körpereigene Abwehrmechanismus bei Unfall- oder Überlastungsverletzungen. Verletzungen, die durch ein Trauma oder Überbelastung verursacht werden, wie z.B. Bandverletzungen und Muskelrupturen, werden während der akuten Phase oft mit Kühlung und Bandagen behandelt, damit die Blutung im betroffenen Bereich begrenzt wird. Nach den ersten 48 h kann Wärme angewandt werden, um den Heilungsprozess zu fördern. Sobald das Blutungsrisiko nicht mehr besteht, kann sofort Wärme angewandt werden, ebenso andere Hilfsmittel, die die Heilung durch Verbesserung der Durchblutung des verletzten Gebietes unterstützen.

Wenn man eine Verletzung während der akuten Phase durch Wärme behandelt, erweitern sich die Blutgefäße und die Blutgerinnung kann unterbrochen werden. Die Flüssigkeitsansammlung im Gewebe nimmt zu. Dies führt wiederum zu einer vermehrten Blutung im verletzten Bereich sowie zu vermehrter Schwellung und höherem Druck im Umgebungsgewebe. Das Ergebnis können stärkere Schmerzen und eine langsamere Heilung sein.

Wärmebehandlungen sollten nicht innerhalb der ersten 48 h nach einer Verletzung angewandt werden, das Gleiche gilt für die Massage.

Vielleicht ist der wichtigste Effekt der Wärmebehandlung der Einfluss auf die Kollagenfasern. Eine Sehne besteht zu 90% aus Kollagenfasern und zu 10% aus elastischen Fasern. Das Kollagen hat sowohl visköse als auch elastische Eigenschaften, deshalb wird eine Sehne umso steifer (weniger elastisch) und weniger dehnbar, je schneller sie belastet wird. Wärme verbessert die Elastizität und Plastizität, sodass die Kollagenfasern nach Wärmeanwendung dehnbarer werden und die Rehabilitationsübungen leichter ausgeführt werden können. Wärme vermindert auch die Gelenksteifigkeit und lindert den Muskelhartspann. Hierdurch wird das Verletzungsrisiko reduziert.

Wärme kann sowohl bei der Prävention als auch bei der Rehabilitation von Überlastungsverletzungen angewandt werden und die Folgeerscheinungen zerrissener Muskeln und Sehnen lindern. Sie kann während des Aufwärmens vor Trainingseinheiten und Wettkämpfen und bei kaltem Wetter wertvoll sein, indem sie die Gelenkbeweglichkeit erhöht.

Wärmeanwendung führt zur Schmerzlinderung, macht Kollagenfasern dehnbarer und ist in der Prävention und Rehabilitation von Verletzungen von großer Bedeutung.

Nach der akuten entzündlichen Phase wird Wärme angewandt, um die Durchblutung zu verbessern und die Heilung des verletzten Bereiches zu fördern. Sie verbessert die Zirkulation und den Zellmetabolismus, vermindert Muskelverspannungen und hat eine analgetische Wirkung auf das umgebende Gewebe. Wärme wird typischerweise vor körperlichen Aktivitäten angewandt, um die Dehnbarkeit des Bindegewebes zu verbessern und so einen besseren Bewegungsumfang zu erzielen. Die Eindringtiefe der Wärme hängt von der jeweiligen Anwendungsform ab.

Oberflächliche Wärmebehandlung

Oberflächliche Anwendungen übertragen die Wärme durch Leitung, Konvektion und Strahlung. Die Wärme dringt weniger als 1 cm in die Tiefe ein.

Whirlpools

Whirlpools kombinieren Wärme mit einer Wassermassage, um die oberflächliche Hauttemperatur zu erhöhen, Muskelverspannungen und Schmerzen zu lindern und Bewegungsübungen zu erleichtern. Die Behandlungsdauer beträgt 20–30 min, dabei wird der betroffene Körperteil in das Wasser mit einer Temperatur von 37–40°C eingetaucht.

Feuchtwärmeelemente

Diese bewirken eine oberflächliche feuchte Wärme mit einer geringfügig größeren Eindringtiefe als die Whirlpoolbehandlung. Die Elemente bestehen aus einem Silikon-Gel, das in Leinenbehälter eingeschlossen und in einem Heißwasserbehälter gelagert wird. Die Elemente werden in Frotteehandtücher oder käufliche Wärmeelement-Bezüge eingewickelt und ca. 20 min auf den verletzten Bereich gelegt.

Wechselbäder

Wechselbäder kombinieren Kryotherapie und Thermotherapie, um Ödeme zu reduzieren und den Bewegungsumfang bei subakuten oder chronischen Verletzungen zu verbessern. Ein Whirlpool oder Behälter wird mit kaltem Wasser und Eis von etwa 10–15°C gefüllt, der andere mit heißem Wasser von 37–43°C. Der verletzte Körperteil wird für ungefähr 20 min abwechselnd (4 oder 5 Zyklen) in die beiden Behälter getaucht, in einem Verhältnis von Wärme zu Kälte von 3:1, 3:2 oder 4:1. Die Behandlung sollte im kalten Wasser beendet werden.

Wärmebandagen

Eine Wärmebandage besteht aus synthetischem Material, das in dem Körperteil, den es umschließt, Wärme erzeugt und auch speichert. Wärmebandagen können sowohl im Training und Wettkampf als auch bei Schonung wirksam sein. Weitere Bandagen werden aus einem fein porösen Material mit geringer Flüssigkeitsabsorption und guter Wärmeisolierung hergestellt. Sie sind elastisch, damit sie nicht verrutschen und dennoch nicht die Bewegungen des bandagierten Körperteils beeinträchtigen. Zusätzlich wirken sie stützend und üben einen gewissen Gegendruck aus, was bei Schwellungen günstig sein kann. Wärmebandagen gibt es passend für fast alle Gelenke und alle Verletzungsarten (Abb. 5.5).

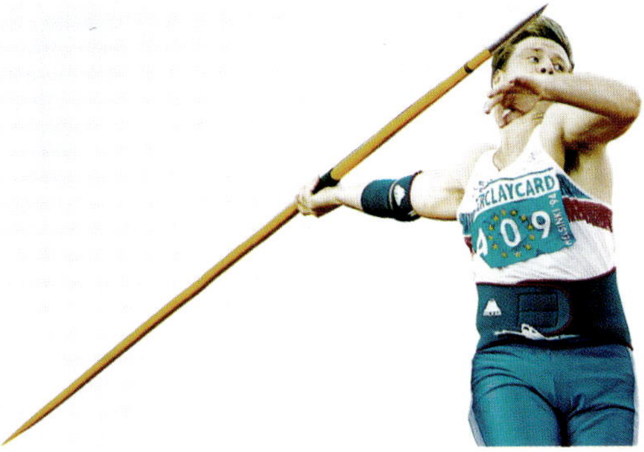

Abb. 5.5: Eine Wärmebandage ist oft wirksam.

Wärmebandagen sind mit guten Ergebnissen klinisch auf ihre Wirksamkeit im Hinblick auf Prävention und Behandlung von Sportverletzungen untersucht worden. Dadurch, dass sie Schmerzen lindern, die Gewebeelastizität verbessern und die Beweglichkeit erhalten und verbessern, helfen sie nicht nur bei der Rehabilitation von Bandverletzungen im Knie- und Sprunggelenk, sondern auch bei der Schmerzbehandlung von Muskelverletzungen und Arthrose.

Wärmebandagen sind eine einfache Form der Thermotherapie und eine wertvolle Ergänzung der vorhandenen Behandlungsmethoden. Sie können sowohl in Ruhe als auch im Training, bei der Prävention und Behandlung von überlastungs- und unfallbedingten Verletzungen nützlich sein, nicht nur beim Sport, sondern auch bei anderen Aktivitäten.

Tiefenwärmebehandlung

Ultraschall

Ultraschallwellen haben eine höhere Frequenz als Schallwellen, die das menschliche Ohr wahrnehmen kann. Die Eindringtiefe von Ultraschallwellen ist ihrer Frequenz umgekehrt proportional. Während die Ultraschallwelle sich im Gewebe ausbreitet, wird Energie absorbiert und dadurch Wärme erzeugt. Ultraschallenergie kann noch Temperaturerhöhungen in einer Gewebetiefe von 10 cm erzeugen. Die Methode ist insbesondere für die Behandlung von Schmerzen in Sehnenansätzen geeignet.

Eine Indikation zur Ultraschallbehandlung ist bei tief liegenden Schmerzen und Entzündungsprozessen gegeben. Ultraschall kann die Schmerzen reduzieren und auch die Dehnbarkeit der Kollagenfasern erhöhen. Seine Wirksamkeit in Kombination mit Dehnungsübungen konnte nachgewiesen werden. Auch könnte Ultraschall einen gewissen Effekt auf Verkalkungen in verschiedenen Geweben haben, dies ist jedoch umstritten.

Phonophorese

Die Phonophorese nutzt die mechanische Energie des Ultraschalls, um Medikamente wie beispielsweise Kortison durch die Haut in tiefer gelegenes Gewebe zu leiten. In einer Studie gaben 68% der Patienten, die mit Phonophorese und einer Hydrokortisonsalbe behandelt wurden, eine Schmerzlinderung und Verbesserung des Bewegungsumfanges an. Im Vergleich dazu verspürten nur 28% der Patienten, die mit Ultraschall allein behandelt wurden, positive Auswirkungen. Nach 5 Behandlungsminuten wurde das Medikament in 10 cm Tiefe im Gewebe nachgewiesen, es ist jedoch nicht bekannt, wie lange es dort verbleibt. Dieses Verfahren findet in der postakuten Phase entzündlicher Reizzustände wie der Tendinitis, Bursitis, Prellung oder Arthritis Anwendung. Der Vorteil dieser Behandlungsmethode liegt darin, dass das Medikament direkt in den Verletzungsbereich gebracht wird, das Vorgehen jedoch weniger invasiv ist als eine antiphlogistische Injektion und überall dort angewendet werden kann, wo eine Injektion kontraindiziert ist.

Elektrostimulation

Die Elektrostimulation findet zunehmend breitere Anwendung (Abb. 5.6). Bei der Behandlung von Weichteilverletzungen ist ihre Wirksamkeit in drei Bereichen nachgewiesen:
- Schmerzlinderung durch transkutane Stimulation sensorischer Nerven; diese Anwendung ist als transkutane elektrische Nervenstimulation (TENS) bekannt;

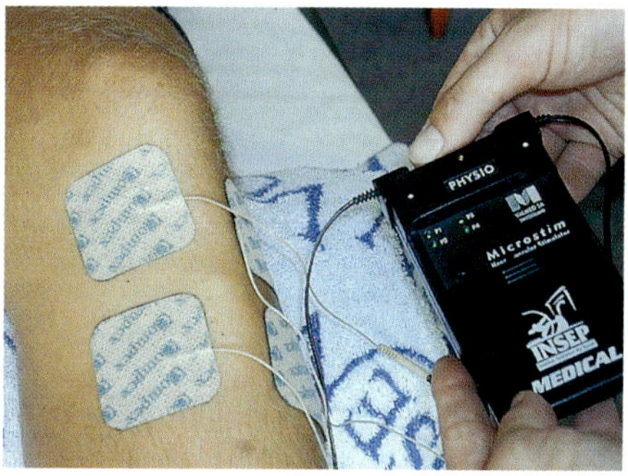

Abb. 5.6: Elektrostimulationsgerät.

- Muskelkräftigung; gelegentlich wird Elektrotherapie bei schwerwiegenden Muskelhypotrophien nach operativer Therapie eingesetzt;
- Heilungsförderung.

Weitere Untersuchungen im Hinblick auf die Effekte elektrischer Stimulation sind notwendig. Obwohl Elektrostimulation Schmerzen begrenzen kann und sich positiv auf die Muskelkraft auswirkt, sollte sie nicht routinemäßig in der Rehabilitation eingesetzt werden. Die Behandlung sollte nur von anerkannten Physiotherapeuten durchgeführt werden.

Iontophorese

Die Iontophorese nutzt Gleichstrom, um elektrisch geladene Moleküle eines Medikamentes in das geschädigte Gewebe zu leiten. Das Medikament wird unter die Elektrode gleicher Polarität gegeben, und die Moleküle werden von der Elektrode weg in die Haut und in Richtung des verletzten Bereiches geschoben. Antiphlogistische, analgetische oder anästhetische Medikamente können auch verwendet werden.

TENS

Transkutane elektrische Nervenstimulation verbessert die Fähigkeit des Körpers, Schmerzen zu kontrollieren. Mithilfe oberflächlicher Elektroden wird die Haut über dem schmerzhaften Bereich mit einem schwachen elektrischen Strom stimuliert. Die Reaktion auf TENS ist unterschiedlich und einige, wenn auch nicht alle Patienten, empfinden es als sehr wirksam bei der Schmerzbekämpfung. Die Wirkung liegt vermutlich darin, dass eine Art Schleusenmechanismus im Rückenmark aktiviert wird, der Schmerzempfindungen daran hindert, das Gehirn zu erreichen.

Akupunktur

Die Akupunktur ist eine in China entwickelte und weit verbreitete Methode, die heute zunehmend in der ganzen Welt angewandt wird. Die traditionelle Akupunktur basiert auf der Annahme, dass jede Körperhälfte 12 Meridiane besitzt, die jeweils bestimmte Organsysteme repräsentieren. Auf diesen Meridianen liegen eine Reihe von Punkten, die mit bestimmten Organen verbunden sind. Diese Punkte können durch Nadeln unterschiedlicher Form und Länge stimuliert werden und dadurch Veränderungen in den betroffenen Organen hervorrufen. Die Verbindung zwischen den Meridianen und den anatomischen Nervenbahnen konnte bislang noch nicht erklärt werden. Die Wirkung der Akupunkturnadeln wird verstärkt, wenn man sie dreht oder mit Stromquellen niedriger elektrischer Spannung verbindet (Elektroakupunktur).

Die wissenschaftliche Bewertung der Akupunktur ist noch unvollständig und unschlüssig, aber sie scheint einer Vielzahl von Menschen zu helfen.

Massage

Die Massage wird in der Welt des Sports bereits seit uralten Zeiten angewandt. Früher dachte man, dass sie die Durchblutung in den Muskeln verbessere und dadurch Schmerzen, Verspannungen und Druckempfindlichkeit lindere. Obwohl Massage tatsächlich zu einer Linderung der Symptome führt, konnten Untersuchungen die durchblutungsfördernde Wirkung nicht nachweisen.

Die Massage sollte nicht zu kräftig durchgeführt werden, und sie sollte bei den Extremitäten beginnend sich in Richtung Herz bewegen. Wird sie durch einen geübten und fähigen Masseur ausgeführt, kann die Massage ein Gefühl des allgemeinen Wohlbefindens und der Entspannung bewirken (Abb. 5.7).

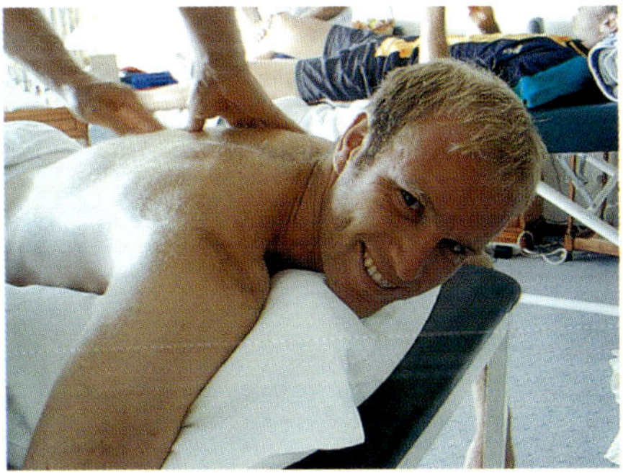

Abb. 5.7: Massage ist eine populäre Behandlung.

Wassermassage

Die Wassermassage wird normalerweise in warmem Wasser ausgeführt. Der verletzte Bereich wird für etwa 20 min ins Wasser eingetaucht, während dieser Zeit wird Luft unter hohem Druck ins Wasser eingeleitet. So entsteht ein Effekt, der der manuellen Massage vergleichbar ist. Wird ein Whirlpool oder Jacuzzi eingesetzt, können entweder der ganze Körper oder einzelne Körperteile abwechselnd in warmes und kaltes Wasser getaucht werden. Hierdurch sollen der Kreislauf stimuliert und Heilung und Rehabilitation gefördert werden.

Stützverbände

In Abhängigkeit von der geforderten Stabilität kommen unterschiedliche Arten von Stützverbänden zur Anwendung.

Eine *elastische Binde* ist aus Baumwolle unter Einschluss von Gummifäden gewebt. Sie kann für die Fixierung von Verbänden oder Eiselementen über verletzten Bereichen benutzt werden und bewirkt bei akuten Verletzungen wie z.B. Sprunggelenkzerrungen auch eine gewisse Kompression. Die elastische Binde ist flexibel und dehnt sich beim Gebrauch, dadurch ist sie für eine Langzeitanwendung nicht geeignet. Sie hat den Vorteil, waschbar und wiederverwendbar zu sein.

Eine *elastische Klebebandage* ist fest und flexibel und die Klebeeigenschaften sorgen für einen sicheren Sitz. Sie ist besonders bei Knie-, Sprunggelenk- und Handgelenkverletzungen nützlich. Elastische Klebebandagen können präventiv zum Tapen eingesetzt werden. Die Nachteile dieser Bandagenart sind, dass sie recht stark aufträgt und nicht wieder verwendet werden kann.

Selbstklebende elastische Binden bestehen aus eng aneinander liegenden, ungewebten Polyesterfasern. Das Bindenmaterial haftet mit sich selbst, aber nicht an der Haut. Es stört die normale Hautfunktion nicht und ist hypoallergen. Es verrutscht nicht beim Baden und trocknet rasch, wenn es nass geworden ist. Selbstklebende elastische Binden können sowohl als Präventivmaßnahme als auch während der Rehabilitation nach einer Verletzung eingesetzt werden. Sie stellen einen stabilen, aber flexiblen Verband dar, der nicht aufträgt und sogar bei Anwendung am Fuß in einen Schuh passt. Wird der Verband korrekt angelegt und das Material nicht überdehnt, kann eine selbstklebende elastische Binde als semipermanenter Stützverband bei Band- und anderen Weichteilverletzungen verwendet werden.

Schienen

Schienen werden im Sport immer häufiger benutzt. Zumeist werden sie am Sprunggelenk und am Knie getragen, zunehmend aber auch an Schulter, Ellenbogen, Hand und Handgelenk.

Kniegelenkschienen

Knieverletzungen sind oftmals schwerwiegend. Das Risiko für Knieverletzungen liegt zwischen 6% und 22% pro Jahr für einen Collegespieler im American Football. Viele dieser verletzten Spieler tragen während der Behandlung irgendeine Knieschiene. Die Knieschienen können in drei Typen unterteilt werden: prophylaktische, rehabilitative und funktionelle Schienen.

Prophylaktische Knieschienen

Prophylaktische Knieschienen sind so konstruiert, dass sie die auf das Knie auftreffenden Kräfte verteilen und dadurch die Belastung des medialen Kollateralbandes (MKB) und vielleicht auch des vorderen Kreuzbandes (VKB) reduzieren. Biomechanische Studien zeigen, dass sie einen begrenzten Schutz für das MKB und VKB bei Valgusbelastung bieten können. Untersuchungen weisen eine erhöhte Widerstandskraft gegenüber Valgusbelastungen nach, die größte Wirksamkeit besteht bei einer Kniebeugung von ca. 20°. Die Vorteile der Schienen sind jedoch nur bei geringen unphysiologischen Belastungen nachgewiesen. Die wenigen vorliegenden klinischen Studien zeigten eine tendenzielle Verringerung schwerwiegender MKB-Verletzungen. Es gibt nur einen Bericht über eine prospektive randomisierte Studie, in der Bodenbelag, Schuhwerk und Schienenart festgelegt waren und zusätzlich eine Kontrollgruppe untersucht wurde. Diese Studie zeigte, dass eine prophylaktische Kniegelenkschiene das Ausmaß von Knie- und MKB-Verletzungen bei defensiven American-Football-Spielern reduzieren kann.

Rehabilitative Knieschienen

Rehabilitative Knieschienen sind bei der Behandlung vollständiger MKB-Verletzungen mindestens so wirksam wie eine Gipsschiene, da sie kontrollierte frühzeitige Bewegung erlauben. Sie sind in den ersten Wochen einer konservativen Behandlung von Knieverletzungen und nach Operationen von Kniegelenkbändern wertvoll.

Funktionelle Knieschienen

Der Wert funktioneller Knieschienen (Abb. 5.8) liegt darin, dass sie das Knie stützen und so eine Gelenkfunktion ohne „Giving way" ermöglichen. Die Schiene arbeitet durch Wechselwirkung mit den Bändern, Menisken und der Muskelfunktion. Die funktionelle Knieschiene unterstützt bei Folgendem:

- Varus-/Valgus- (seitliche) Instabilität durch mediale und laterale Verstärkungen;
- vorderer Schublade (Vorwärtsbewegung der Tibia im Verhältnis zum Femur) durch Verhinderung einer Hyperextension;
- Rotationsbegrenzung – dies ist sehr schwer zu erreichen und zur Zeit kann keine Schiene die Rotation wirklich begrenzen;
- Aufhängung des Oberschenkels zur Entlastung des Kniegelenkes in diesen Schienen ist am schwierigsten zu kontrollieren, da die Oberschenkelmuskeln sehr nachgiebig sind und ihre Bewegungen nur schwer kontrolliert werden können.

Biomechanische Studien zeigen, dass funktionelle Knieschienen die vordere Schublade bei geringen physiologischen Belastungen und Gewichtsbelastung reduzieren können. Klinische Studien zeigen, dass der Sportler die Wirkung der Schiene als positiv empfindet, obwohl viele Sportler trotz Schiene weiterhin gelegentlich unter Instabilitäten leiden. Die Schienen haben eine nachgewiesene Wirkung auf die Alltagsaktivitäten. Die Vorteile bei

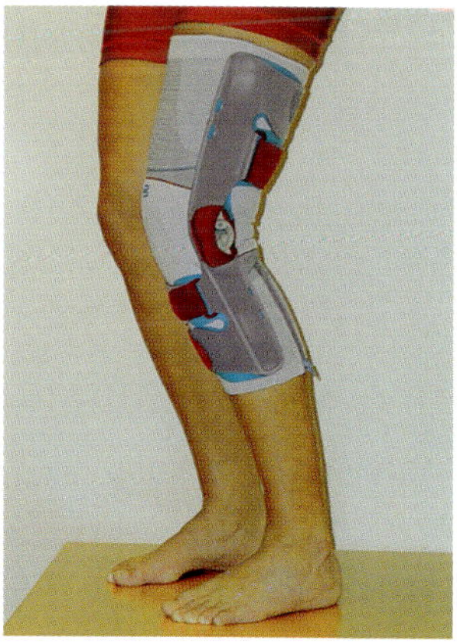

Abb. 5.8: Funktionelle Knieschiene.

physischer Aktivität sind jedoch nicht besonders gut dokumentiert und von Mensch zu Mensch unterschiedlich.

Schienen für das Patellaspitzensyndrom

Schienen, die beim Patellaspitzensyndrom eingesetzt werden (S. 310) verfügen über der Patella angepasste Entlastungszonen. Normalerweise bestehen sie aus hufeisenförmigen lateralen Stützen, um die Patella zu stabilisieren und eine laterale Subluxation zu verhindern. Mediale Bänder können für eine zusätzliche Stabilität sorgen. Einige Untersuchungen zeigen, dass diese Schienen die Leistung der Patienten verbessern. Durch diese Schienen scheint es möglich, isotonische und isokinetische Übungen in das Rehabilitationsprogramm aufzunehmen und eine frühzeitige Rückkehr zu Freizeitaktivitäten und Sport zu erlauben.

Sprunggelenkschienen

Sprunggelenkverletzungen machen 15% aller Sportverletzungen aus. Um ihre Häufigkeit zu reduzieren, werden zur Unterstützung des Sprunggelenkes im Sport das Tapen und Schienen in großem Umfang eingesetzt (Abb. 5.9). Im Allgemeinen beeinflussen Sprunggelenkschienen die Leistung nicht signifikant. Beim Hochsprung können sie allerdings zu einer geringen Leistungsminderung führen.

Biomechanische Untersuchungen zeigen, dass durch diese Schienen insbesondere unter Belastung eine gewisse Stützfunktion gewährleistet ist. Klinische Untersuchungen zeigen, dass Schienen die Schwere von Sprunggelenkzerrungen vermindern und auch die Wiederholungshäufigkeit von Sprunggelenkzerrungen reduzieren. Andere Untersuchungen zeigen, dass die Kombination von niedrig geschnittenen Schuhen und sprunggelenkstabilisierenden Schienen die wirksamste Methode in der Prävention von Sprunggelenkverletzungen bei American-Football-Collegespielern ist.

In der Rehabilitation nach Sprunggelenkverletzungen sind sowohl Tapes als auch Schienen wirksam. Tapes verlieren allerdings ihre biomechanische Stützfunktion mit der Zeit und Sprunggelenkschienen scheinen Sprunggelenkverletzungen wirksamer zu reduzieren. Das Tapen ist bei Sportlern immer noch sehr beliebt, vorausgesetzt sie fühlen sich in ihrer Leistung nicht beeinträchtigt. Der Einsatz von Sprunggelenkschienen wird sich vermutlich in dem Maße erhöhen, in dem die Schienen leichter und wirksamer werden.

Wie Untersuchungen zeigen, scheint bei der Behandlung erstmaliger Sprunggelenkdistorsionen die Kombination einer Sprunggelenkschiene mit einer zirkulären Befestigung am effektivsten zu sein (Abb. 5.10).

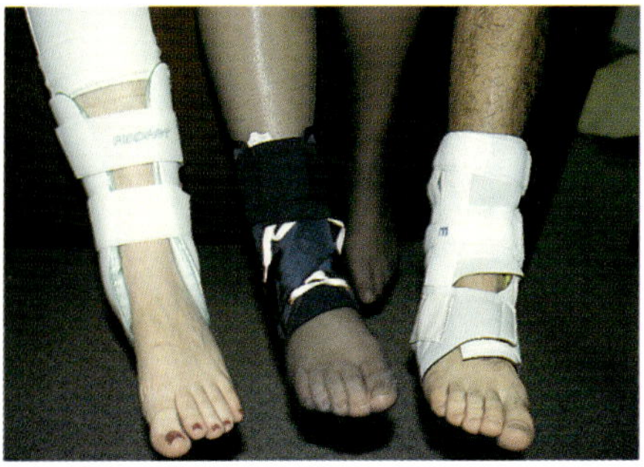

Abb. 5.9: Sprunggelenkschienen.

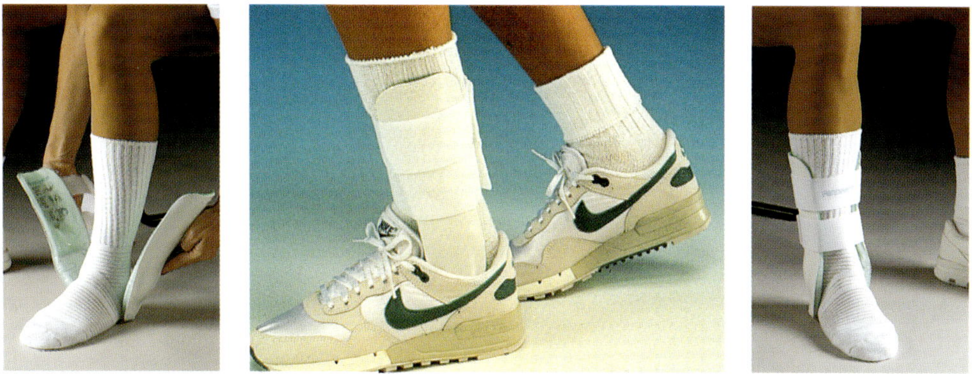

Abb. 5.10: (links) Eine Sprunggelenkschiene mit Manschette bietet eine sehr effektive Behandlung von akuten und subakuten Sprunggelenkdistorsionen, ob mit **(Mitte)** oder ohne **(rechts)** Schuh.

Schulterschienen

Die operative Behandlung einer vorderen Schulterinstabilität kann erfolgreich sein, der Gebrauch von Schienen hingegen wird kontrovers diskutiert. Nur wenige Schulterschienen sind auf dem Markt. Ziel dieser Schienen ist es, die Abduktion und Außenrotation zu begrenzen und die Schulter daran zu hindern, in eine instabile Position bewegt zu werden. Diese Schienen sind groß und beeinträchtigen die Leistung von Spitzensportlern. Sie können beispielsweise von Eishockeyspielern benutzt werden, die keine Überkopfbewegungen ausführen müssen. Die Schienen wurden bislang weder in klinischen noch biomechanischen Untersuchungen bewertet.

Ellenbogenschienen

Ellenbogenschienen gibt es für den Einsatz beim Tennisellenbogen (S. 166) oder bei Überstreckungsverletzungen des Ellenbogens.

Schienen für den Tennisellenbogen basieren auf dem Gegendruckprinzip. Ein elastischer Riemen über dem proximalen Anteil des Unterarmes bewirkt einen Gegendruck zu den Muskelkontraktionen, indem entweder die volle Muskelausdehnung begrenzt wird und dadurch die Kraft, die ein Muskel entwickeln kann, vermindert wird, oder es wird der Druck vom verletzten Bereich fortgeleitet, sodass die Belastung am Epicondylus lateralis reduziert wird. Somit begrenzt die Gegendruckschiene die Muskelkraft und verteilt übermäßige Spannung auf gesundes Gewebe. Untersuchungen zeigen, dass die Gegendruckschiene (Spange) die elektromyographische Aktivität in den proximalen Unterarmmuskeln vermindert. Bei Sportlern mit einem Tennisellenbogen kann eine Gegendruckschiene zu signifikanter Verbesserung der Handgelenkextension und Griffstärke führen, obwohl keine signifikante Wirkung auf die Schmerzempfindung festgestellt wurde. Auch wenn es nur wenige wissenschaftliche Belege für die Wirksamkeit gibt, scheinen diese Schienen bei der Behandlung des Tennisellenbogens wertvoll zu sein.

Traumatische Überstreckungsverletzungen können in Kontaktsportarten wie American Football und beim Ringen auftreten. Es gibt Schienen, die eine Überstreckung des Ellenbogengelenkes verhindern können.

Hand- und Handgelenkschienen

Funktionelle Handgelenkorthesen, die bei Bandverletzungen des Handgelenkes eingesetzt werden, können so hergestellt werden, dass sie vor Verletzung schützen und eine Wiederaufnahme des Sports erlauben. Sogar distale Radius- und Kahnbeinfrakturen können auf diese Art und Weise geschützt werden.

Eine Verletzung des ulnaren Kollateralbandes (S. 198) kann ebenfalls durch schützende Schienen behandelt werden. Oftmals müssen diese Schienen gut abgepolstert werden, da die verwendeten harten und unnachgiebigen Materialien nur in wenigen Sportarten erlaubt sind. In weniger schweren Fällen kann die Verletzung durch Tapen behandelt werden.

Literatur

Ough JV, Clancy WG (1993) Functional knee braces: review. Orthopedics 16: 171–176.

Rovere GD, Clark TJ, Yeats CS et al. (1988) Retrospective comparison of taping and ankle stabilizers in preventing ankle injuries. American Journal of Sports Medicine 16(2): 228–233.

Tapen

Tape-Verbände wurden bereits 300 v. Chr. in Ägypten benutzt. Sie werden immer noch in großem Umfang eingesetzt, insbesondere bei Bandverletzungen am Sprunggelenk. Hauptsächlich wird das Tapen zum Schutz unverletzter Sprunggelenkbänder eingesetzt, man verwendet es aber auch nach einer Verletzung, um ein Wiederauftreten oder eine Verschlimmerung der Verletzung zu verhindern. Nach einer gerade erst ausgeheilten Bandverletzung am Sprunggelenk benötigt dieses eine Langzeitrehabilitation, um die Kraft und Nerven-Muskel-Funktion wiederzuerlangen. Während dieser Zeit ist es gut, das Sprunggelenk zu schützen, um eine neue Verletzung zu verhindern.

Das Ziel des Tapen ist es, *Bewegungen zu verhindern, die den geschwächten Bereich belasten würden, und so den Körperteil zu stützen, ohne dabei seine Funktion einzuschränken.* Dieses Ziel ist allerdings auch mit einem korrekt angelegten Tape-Verband nur sehr schwer zu erreichen.

Indikationen für Tape-Verbände

Das Tapen dient in erster Linie dazu, eine halbfeste oder feste Schienung für ein Gelenk und/oder das umgebende Gewebe zu erreichen. Es stabilisiert im Wesentlichen solche Strukturen und Gelenke, die von wenig Weichteilgewebe umgeben sind und bei denen die Haut über dem Gelenk nicht allzu beweglich ist, so etwa beim Sprung- und Handgelenk. Das Tapen von Weichteilverletzungen wie Muskelrissen im Oberschenkel kann infrage gestellt werden, da der stabilisierende Einfluss des Tape-Verbandes in diesen Fällen sehr zweifelhaft ist. Dennoch kann hierbei ein positiver Effekt durch Kompression auftreten.

Tape-Verbände und Leistung

Das Tapen eines verletzten Sprunggelenkes schränkt seinen Bewegungsumfang für 2–3 h physischer Aktivität ein. Korrekt angelegte Tape-Verbände beeinflussen die Leistung im Sport wahrscheinlich nicht sehr stark. Biomechanisch gesehen ist der Stützeffekt durch Tape-Verbände begrenzt, dennoch scheint klinisch eine Wirksamkeit vorzuliegen. Untersuchungen auf Kippbrettern zeigen, dass Tape-Verbände die Propriozeption bei instabilen Sprunggelenken verbessern.

Anwendungsbereiche

Akute Verletzungen

Es kann gefährlich sein, bei frischen Verletzungen zu tapen, da ein zu straffes Tapen in einem Bereich mit Schwellung und Blutung zu einer ernsthaften Beeinträchtigung der Blutzirkulation führen kann.

Soll eine frische Verletzung getapet werden, sollte dies nur von einem auf diesem Gebiet erfahrenen Arzt durchgeführt werden, und es sollte ein elastisches Tape benutzt werden.

Bevor eine frische Verletzung getapet wird, muss eine ausführliche medizinische Untersuchung durchgeführt werden, dazu gehört auch eine sorgfältige Stabilitätsprüfung. Liegen irgendwelche Hinweise für eine vollständige Ruptur vor, sollte kein Tape angelegt werden. Das Tapen einer frischen Verletzung kann den Sportler in falscher Sicherheit wiegen und ihn dazu verführen, die sportliche Aktivität wieder aufzunehmen, wodurch die Verletzung erheblich verschlimmert wird.

Präventives Tapen

Es gibt Vermutungen, wonach das präventive Tapen gesunder Sprunggelenke durch Veränderungen der mechanischen Gegebenheiten die Häufigkeit von Knieverletzungen erhöhen könnte. Untersuchungen haben gezeigt, dass dies nicht der Fall ist, und bestätigen, dass präventives Tapen die Zahl der Bandverletzungen am Sprunggelenk vermindern kann. Diese Maßnahme ist daher in allen Sportarten von besonderem Wert, in denen massive Kräfte auf die Sprunggelenke einwirken, wie z.B. Fußball, Handball oder Volleyball.

Bänder wie die im Sprunggelenk können wiederholten Krafteinwirkungen und Verletzungen ausgesetzt sein, sodass sie letztendlich schwach und überdehnt werden.

In solchen Fällen leisten Tape-Verbände einen wichtigen Beitrag zur Gelenkstabilität. Wenn die Instabilität des Gelenkes trotz solcher Vorsichtsmaßnahmen zunimmt, sollte die operative Therapie erwogen werden.

Tapen während der Rehabilitation

Tape-Verbände sind in der Rehabilitation nach einer operativ behandelten oder spontan ausgeheilten Verletzung äußerst nützlich. Bei Sportlern ist es inzwischen üblich, Tape-Verbände anzulegen, wenn sie nach einer Verletzung ihren Sport wieder aufnehmen, auch wenn der Wert dieser Maßnahme noch nicht bewiesen wurde. Untersuchungen haben gezeigt, dass Tapen einem Kniegelenk keine nennenswerte Stabilität verleihen kann. Bei einer medialen Kniegelenkinstabilität stützt ein Tape-Verband nach nur 5 min starker körperlicher Aktivität praktisch überhaupt nicht mehr.

Bei korrekter Anwendung kann das Tapen nach einer Verletzung von Nutzen sein, aber es sollte auf keinen Fall als Wundermittel für alle Fälle betrachtet werden.

Tape-Arten

Der im Allgemeinen verwendete Tape-Verband ist unelastisch und in unterschiedlichen Breiten erhältlich; die Breiten 38 mm und 50 mm werden oft benutzt. Der Tape-Verband ist perforiert, sodass man leicht Streifen abreißen kann. Durch Dehnen des Tape-Verbandes vor der Anlage ist es möglich, das Bewegungsausmaß eines Gelenkes sicher zu begrenzen.

Risiken des Tapens

- In bestimmten Situationen, z.B. bei frischen Verletzungen, kann ein Tape-Verband die Blutzirkulation einschränken.
- Der Langzeiteffekt eines Tape-Verbandes ist begrenzt. Er kann niemals eine dauerhafte Lösung bieten und nur selten ist es gerechtfertigt, einen Tape-Verband kontinuierlich eine Woche lang zu tragen.
- Hautreizungen können auftreten, wenn der Tape-Verband für längere Zeit direkt der Haut aufliegt. Solche Probleme treten selten innerhalb einer Woche auf, aber grundsätzlich sollte das Tape nie länger als einige Stunden direkt der Haut anliegen. Wenn dieses Zeitlimit überschritten werden muss, sollte ein Schutzmaterial unter dem Tape getragen werden.

Tape-Verbände können mechanisch, chemisch oder allergisch bedingte Irritationen verursachen, und die Auswirkungen können durch Schwitzen, Kratzen und bakterielle Infektionen verschlimmert werden. Um das Risiko einer Hautirritation zu reduzieren, sind einige Tape-Verbände mit Zinkoxid beschichtet.

Anlegen des Tapes

Das Tapen erlernt man zunächst durch entsprechende Anleitung, danach durch Erfahrung. Nur durch ständige Übung ist es möglich, schnelles und sicheres Tapen zu lernen. Abbildung 5.11 zeigt die Technik, aber die folgenden Punkte sollten auch beachtet werden:

- Körperhaare in dem zu tapenden Bereich sollten abrasiert werden. Wenn die Haut beschädigt oder infiziert ist, ist es ratsam, vor Anlage eines Tape-Verbandes die Heilung abzuwarten.
- Die Haut in dem zu tapenden Bereich muss gereinigt werden, da Hautfett oder Schweiß das Haften des Tape-Verbandes verhindern. Es kann auch ein Sprühkleber benutzt werden.
- Verschiedene Arten der Tape-Unterlage wie dünner Schaumstoff, eine Adhäsivcreme oder Plastikmaterialien können auf die Haut aufgebracht werden. Soll der Tape-Verband für eine lange Zeit getragen werden oder besteht eine Hautallergie, sollte eine dieser Unterlagen benutzt werden.
- Ein Tape-Verband sollte niemals an einem geschwollenen Gelenk angelegt werden, da er hier die Durchblutung behindern kann.
- Grundsätzlich sollte die Anlage eines Tape-Verbandes distal von der Verletzung beginnen, nach proximal über die Verletzung vervollständigt und unterhalb befestigt werden.
- Der Tape-Verband haftet besser an sich selbst als an der Haut, aus diesem Grunde sollte ein Tape-Streifen als „Anker" an jeder Seite des verletzten Gelenkes angebracht werden. Während des Tapens sollte das verletzte Ligament, welches gestützt werden soll, in eine verkürzte Haltung gebracht werden. Ist z.B. das Band an der lateralen (äußeren) Seite des Sprunggelenkes verletzt, sollte die laterale (äußere) Kante des Fußes angehoben und das Tape über die äußere Seite des Gelenkes gespannt werden.

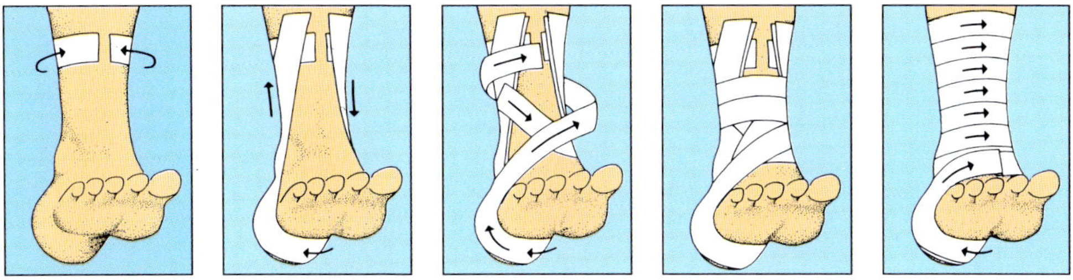

Abb. 5.11: Anlage eines Tape-Verbandes bei Außenbandverletzungen am Sprunggelenk.

- Falten im Verband sollten geglättet werden, da sie zu Blasen und Hautreizungen führen können. Die Wirkung des Verbandes ist auch vermindert, wenn der Tape-Verband „ziehharmonikaähnlich" angelegt ist.
- Der Tape-Verband sollte vorsichtig entfernt werden. Es ist besser, die Haut vom Tape-Verband wegzudrücken, als den Tape-Verband von der Haut zu ziehen. Es ist oft schwierig, Wundränder vom Verband zu befreien, aber manchmal hilfreich, die Haut anzuspannen und vom Tape-Verband wegzuziehen. Eine Alternative ist die Entfernung der Tape-Verbände mithilfe von Tape-Scheren oder Tape-Messern; auch Lösungsmittel sind erhältlich.
- Man sollte immer auf den Sportler hören; wenn der Tape-Verband Unbehagen verursacht, sollte er geändert werden.

Laufschuhorthesen

Laufschuhorthesen sind besonders nützlich, da sie die Bewegung des Sprunggelenkes bei Gewichtsbelastung und beim Laufen limitieren, sie aber gleichzeitig entfernt werden können, um frühzeitige Bewegungsübungen unter Entlastung durchzuführen.

Gipsverbände und starre Schienen

Wenn eine starre Schienung (z.B. bei Frakturen und Ligamentverletzungen) oder eine vollständige Ruhigstellung (z.B. bei akuter Peritendinitis) erforderlich ist, ist ein Gipsverband oder eine starre Schiene die beste Lösung. Abhängig von der Verletzungsart kann eine gewisse Aktivität, wie isometrische Übungen der eingegipsten Muskulatur, erlaubt werden. Grundsätzlich sollte ein Gipsverband oder eine starre Schiene den verletzten Bereich und das darüber liegende Gelenk umschließen, nicht jedoch das darunter liegende Gelenk.

Wasserfester „Gips"

Ein „Gipsverband" kann aus vielen unterschiedlichen synthetischen Materialien hergestellt werden; einige davon bestehen aus Glasfasern, die mit einer Plastikverbindung imprägniert sind, die in kaltem Wasser aushärtet. Der „Kunststoffgips" wird 5–7 min, nachdem er ins kalte Wasser getaucht wurde, verformbar und kann dann um den verletzten Körperteil gewickelt oder als

Schiene angepasst werden. Nach 30 min ist er belastbar. Solche Kunststoffverbände eignen sich zur kurzfristigen oder länger dauernden Schienung verschiedener Körperteile, ohne dass man bei ihnen aufs Baden, Duschen oder Schwimmen verzichten muss.

Während der letzten Jahre hat eine rasante Entwicklung auf dem Gebiet der Kunststoffverbände stattgefunden. Verschiedene Arten mit unterschiedlichen Eigenschaften (und Farben) sind erhältlich.

Medikamente

Auch Medikamente können in der Behandlung von Weichteilverletzungen eingesetzt werden.

Schmerzstillende und entzündungshemmende Medikamente

Acetylsalicylsäure *(Aspirin)* ist bei milden und mäßigen Schmerzen wirksam, insbesondere bei Muskel- und Gelenkproblemen und Kopfschmerzen. Aspirin ist jedoch nicht geeignet, starke Schmerzen, wie sie z.B. bei einer Fraktur auftreten, zu lindern. Zu den Nebenwirkungen gehören auch Magenirritationen. Paracetamol ist bei einigen Schmerzformen genauso wirksam wie Aspirin, die entzündungshemmende Aktivität ist jedoch nicht sehr ausgeprägt. Es kann Fieber senken und hat keine ernsthaften Nebenwirkungen.

Medikamente mit kombinierter analgetischer und antiphlogistischer Wirkung werden in der Sportmedizin häufig eingesetzt. Am weitesten verbreitet sind Diclofenac, das gut gegen Entzündungen wirkt und auch einen gewissen schmerzlindernden Effekt hat (es kann zu Magenreizungen führen), und Ketoprofen, Naproxen und Ibuprofen, die eine relativ gute und lang anhaltende analgetische und antiphlogistische Wirkung haben (es können gelegentlich Magenreizungen auftreten). Die COX-2-Hemmer (Cyclooxygenase 2) Celecoxib und Rofecoxib sind erst seit kurzem auf dem Markt. Sie scheinen eine gute Wirksamkeit zu haben und seltener zu Magenproblemen zu führen.

Kortisonpräparate (Kortikosteroide) für lokale Injektionen

Kortisoninjektionen können bei Überlastungsverletzungen von großem Wert sein, sollten jedoch nicht direkt in die Muskulatur oder Sehnen oder bei jungen Menschen appliziert werden, da sie zu einer Schwächung und nachfolgenden Verletzung der Sehne führen können. Sie können um den Muskel- oder Sehnenansatz herum oder in die umgebende Faszie bzw. Sehnenscheide appliziert werden. Nach einer Injektion sollten für 1–2 Wochen keine Übungen unter Belastung ausgeführt werden.

Eine lokale Injektion mit einem schmerzlindernden Medikament kann manchmal hilfreich bei der Diagnosesicherung sein.

Salben und Einreibemittel

Salben können bei Muskelschmerzen, Verspannungen und beim medialen tibialen Überlastungssyndrom angewandt werden. Diese Produkte können die Hautdurchblutung verbessern und lokal ein Hitzegefühl erzeugen, ohne die tatsächliche Durchblutung der Muskeln zu beeinflussen. Der psychologische Effekt, den das Einreiben auf den Sportler hat, ist nicht zu leugnen.

6 Schulter und Oberarm

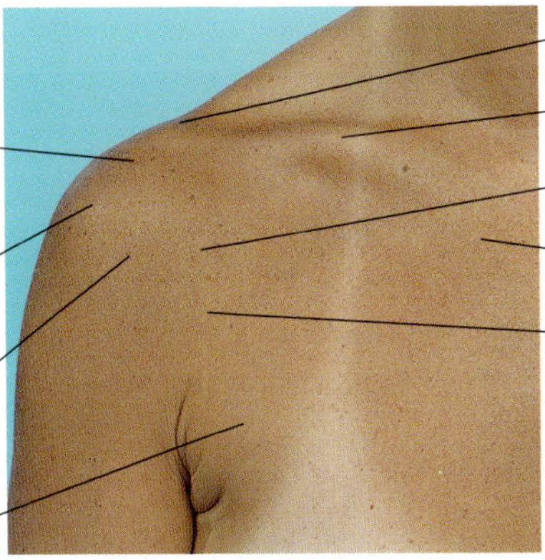

Abb. 6.1: Vorderseite der Schulter und Lokalisation der hier auftretenden Verletzungen.

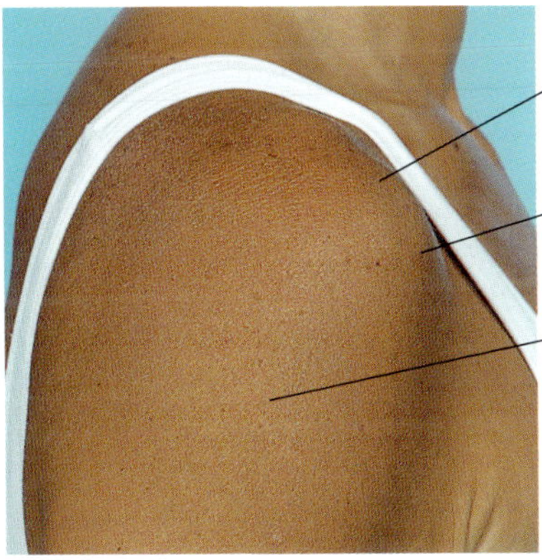

Abb. 6.2: Seitenansicht der Schulter und Lokalisation der hier auftretenden Verletzungen.

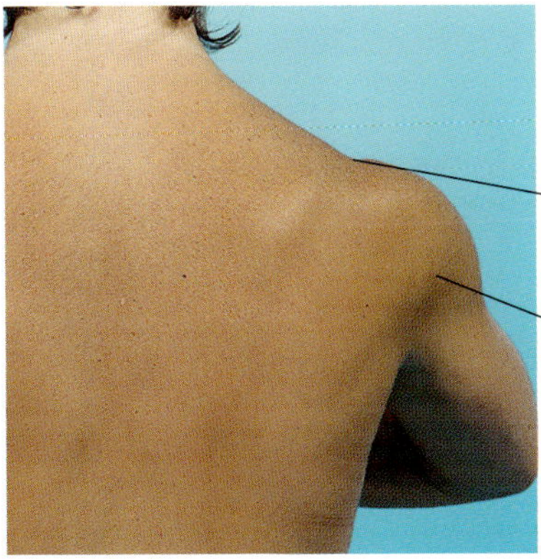

Abb. 6.3: Rückseite der Schulter und Lokalisation der hier auftretenden Verletzungen.

Bewegungen der Schulter

Die Schulterbewegung ist eine zusammengesetzte Bewegung verschiedener Gelenke wie des Sternoklavikulargelenkes, des Akromioklavikulargelenkes, des Glenohumeralgelenkes und des thorakoskapularen Gelenkes (Abb. 6.4).

- Das Hauptgelenk der Schulter ist das Glenohumeralgelenk, es besteht aus dem Humeruskopf (Schulterkugel) und dem Glenoid (Gelenkpfanne) der Skapula (Schulterblatt). Die umgebende Gelenkkapsel ist locker und erlaubt einen großen Bewegungsumfang. Die Gelenkfläche der Gelenkpfanne wird durch das Labrum glenoidale vergrößert. Durch diese Gelenkflächenerweiterung wird die Gelenkstabilität erhöht.
- Das Sternoklavikulargelenk befindet sich zwischen der Klavikula (Schlüsselbein) und dem Sternum (Brustbein). Dieses Gelenk ist von der Gelenkkapsel und kräftigen Bändern umgeben.
- Das Akromioklavikulargelenk befindet sich zwischen der Klavikula und der Skapula. Die Klavikula ist ein relativ flacher Knochen, hat die Form eines verlängerten S und ist durch kräftige Bänder mit der Skapula verbunden.
- Das Thorakoskapulargelenk ist ein Pseudogelenk (es wirkt wie ein Gelenk), in dem die Skapula sich auf den Brustkorb hin bewegt.

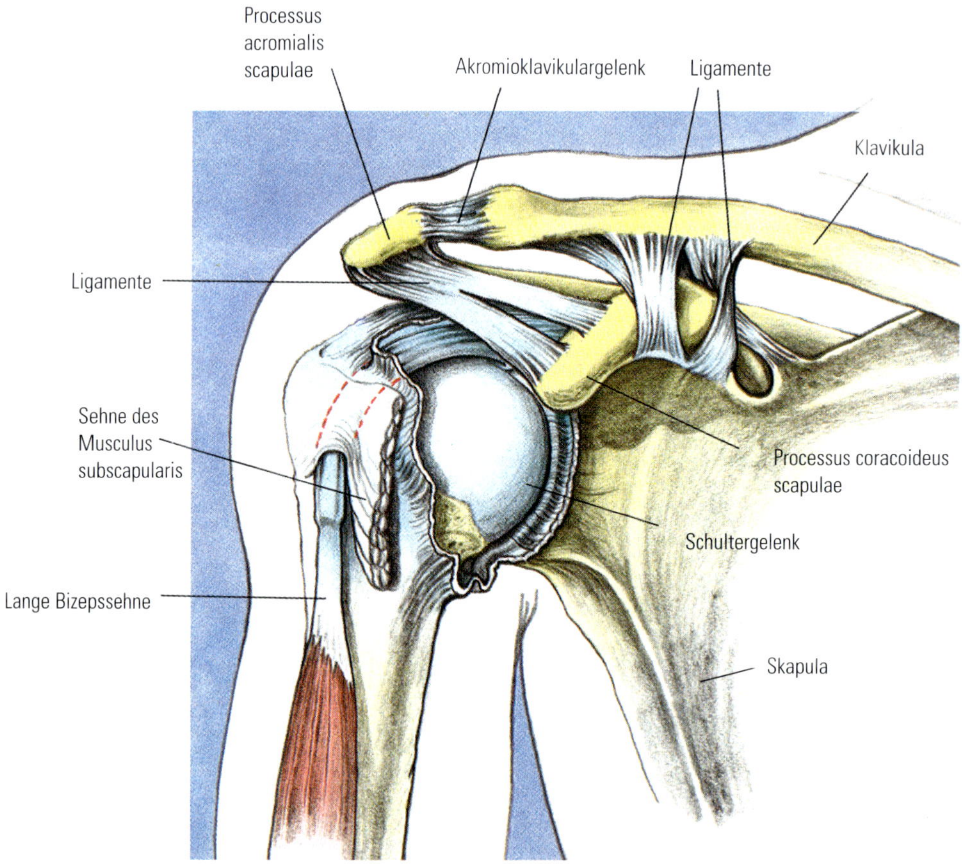

Abb. 6.4: Anatomie der Schulterregion.

Der vollständige Bewegungsumfang der Schulter ist sehr groß, da das Schultergelenk selbst nur über eine flache Gelenkpfanne und eine lockere Kapsel verfügt. Der Arm kann von 0° auf 180° angehoben werden und verfügt über etwa 150° Innen- und Außenrotation. Supination und Pronation in der Horizontalebene betragen etwa 170°. 26 Muskeln sind notwendig, um die verschiedenen Gelenke für eine optimale Schulterfunktion zu kontrollieren.

Schulterstabilität

Die Schulter ist ein lockeres Gelenk mit großer Beweglichkeit. Für die Stabilität sind im Wesentlichen die Muskeln und Sehnen der Rotatorenmanschette verantwortlich.

Statische Stabilität

Durch den Kapselbandapparat, die Gelenkflächen, den negativen intraartikulären Druck und das Labrum glenoidale verfügt die Schulter über eine gewisse *statische Stabilität.*

Der *Kapselbandapparat* besteht aus den superioren, mittleren und anterioren sowie den posterioren inferioren glenohumeralen und den korakohumeralen Ligamenten.

1. Das *Ligamentum glenohumerale superior* findet sich in der Schulter bei ungefähr 90% aller Personen. Es entspringt am Glenoid (Schulterpfanne) vor der langen Bizepssehne, verläuft dann unterhalb und lateral, um dann an dem Tuberculum minus an der Außenseite des Humerus zu inserieren. Dieses Ligament begrenzt die inferiore Translation des Humeruskopfes, wenn der Humerus dem Körper anliegt.
2. Das *mittlere Ligamentum glenohumerale* findet sich in der Schulter bei 70% aller Personen und verläuft vom Labrum ausgehend zu seinem Ansatz medial an dem Tuberculum minus unter der Subskapularissehne. Dieses Ligament schützt gegen Instabilität, indem es der anterioren Translation als sekundäre Begrenzung entgegenwirkt.
3. Das *Ligamentum glenohumerale inferior* findet sich in der Schulter bei 90% aller Personen und besteht aus einem anterioren und posterioren Faserzug. Der Ursprung befindet sich an der inferioren Hälfte des Labrum glenoidale und der Ansatz am Humerus. Dieses Ligament sorgt für die meiste Stabilität, insbesondere wenn die Schulter abduziert (vom Körper wegbewegt) und außenrotiert wird.
4. Das *Ligamentum coracohumerale* entspringt vom Processus coracoideus, geht in die Kapsel über und setzt am Humerus an. Dieses Ligament spannt sich bei der Außenrotation an und wirkt der unteren Subluxation des Gelenkes entgegen.

Der Einfluss der *Gelenkgeometrie* ist begrenzt. Die Konkavität des Glenoids in Kombination mit einer Druckkraft bietet dem Humeruskopf allerdings eine erhebliche Stabilität.

Der *negative intraartikuläre Druck* in Ruhe beträgt minus 4 mm Hg (minus 0,5 kPa). Eine 52%-ige Zunahme der Humeruskopftranslation (anteriore-posteriore Bewegung) wurde nach Eröffnen der Schultergelenkkapsel nachgewiesen.

Die Stabilität des Glenohumeralgelenkes wird durch das *Labrum glenoidale* verstärkt. Hierbei handelt es sich um eine fibröse Struktur, die einen Ring um den Außenrand des Glenoids bildet und damit am Glenoid einen Ankerpunkt für den Kapselbandapparat bildet (Abb. 6.5). Das Labrum ist an der glenoidalen Gelenkoberfläche befestigt. Dadurch, dass es die glenoidale Gelenkpfanne vertieft, trägt es zur glenohumeralen Stabilität bei. Bei einem Verlust des Labrum glenoidale wird die Tiefe der Pfanne um 50% in jeder

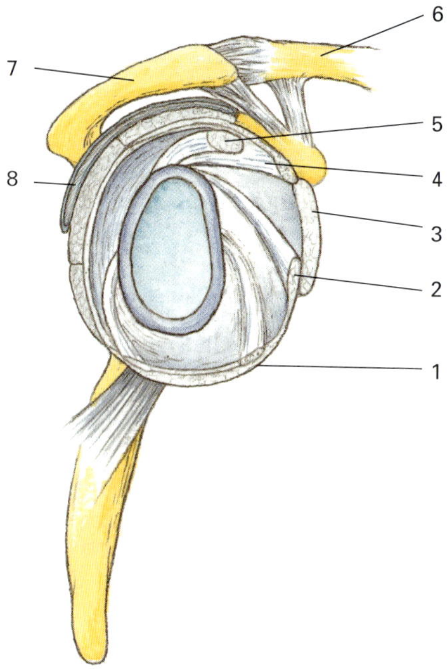

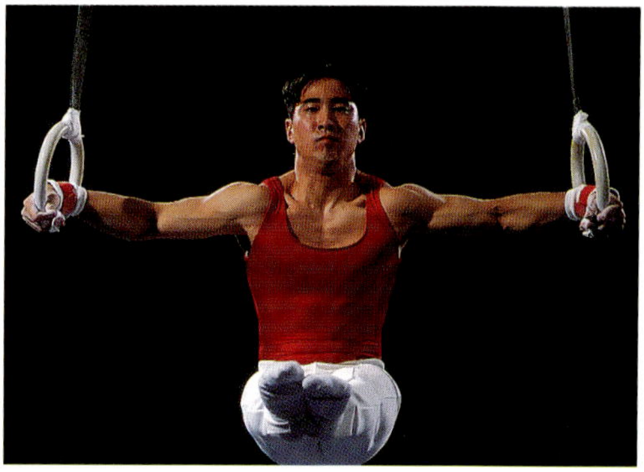

Abb. 6.5: (links) Kapselbandapparat der Schulter. 1, Ligamentum glenohumerale inferius; 2, Ligamentum glenohumerale medius; 3, Musculus subscapularis; 4, Ligamentum glenohumerale superius; 5, Bizepssehne; 6, Klavikula; 7, Akromion; 8, Bursa. **(rechts)** Die Schultermuskeln in Aktion (mit freundlicher Genehmigung von All Sport, Fotograf: Mike Powell).

Richtung vermindert. Auch durch Vergrößerung der Oberfläche des Glenoids trägt das Labrum zur Stabilität bei, und es fungiert als Lastenträger für den Humeruskopf. Das Labrum ist unterhalb des Gelenkäquators durchgehend fest mit dem Gelenkknorpel des Glenoids verbunden, aus diesem Grund führt ein Abriss in diesem Bereich häufiger zu einer Instabilität.

Das *Rotatorenintervall* ist die dreieckige Region zwischen der anterioren Grenze der Supraspinatussehne und der oberen Grenze der Subskapularissehne. Eine Verletzung der Kapselstrukturen in dieser Rotatorenmanschettenlücke der Schulter kann zu einer Instabilität führen.

Dynamische Stabilität

Die Schultergelenkmuskulatur sorgt für die dynamische Stabilität. Die Rotatorenmanschette ist der Schlüssel zur dynamischen glenohumeralen Stabilität. Die Sehne des *Musculus supraspinatus* spielt eine Hauptrolle bei der Stabilisation, was sich z.B. bei der Wurfbewegung zeigt (S. 72). Während der späten Aufrichtphase, wenn der Arm bereits abduziert und für eine Subluxation am anfälligsten ist, ist der Supraspinatus am stärksten aktiviert. Der Supraspinatus trägt zur Stabilität bei, indem er den Humeruskopf gegen das Glenoid zieht.

Die *Musculi infraspinatus* und *teres minor* werden nach dem Supraspinatus aktiviert und rotieren den Humerus nach außen. Zusätzlich stabilisieren sie die Schulter durch Gelenkkompression. Die Hauptaktivität findet sich in der späten Aufrichtphase und Durchschwungphase der Wurfbewegung.

Der *Musculus subscapularis* ist während der späten Aufrichtphase des Werfens aktiv und schützt die anterioren Schulterstrukturen. Im Anschluss daran arbeitet er als Innenrotator während der Beschleunigung und der Durchschwungphase.

Der lange Kopf der *Bizepssehne* ist bei der Schulterflexion und -abduktion aktiv. Die Sehne drückt den Humeruskopf nach unten. Die *Musculi pectoralis major* und *latissimus dorsi* sind Innenrotatoren des Glenohumeralgelenkes. Die *Trapeziusmuskulatur* ist ein wichtiger Stabilisator der Skapula und bremst die Skapula während der Durchschwungphase ab.

Der *Musculus deltoideus* hat drei unterschiedlich wirkende Anteile. Der mittlere Anteil nimmt an allen Bewegungen des Armes teil. Der vordere Deltoideusanteil wirkt bei Flexion und wird vom Pectoralis major und Bizeps unterstützt. Der posteriore Deltoideusanteil bewirkt die Streckung des Armes im Schultergelenk.

Untersuchung von Schulter- und Oberarmverletzungen

Anamnese

Eine gründliche Anamneseerhebung ist der Schlüssel zur korrekten Diagnose. Dies bedeutet, dass die richtigen Fragen gestellt werden, und noch wichtiger, dass dem Sportler genügend Zeit für die Antwort gegeben wird. Der Arzt muss den Antworten aufmerksam zuhören und den Patienten während der Befragung beobachten, um Hinweise durch die Körpersprache zu erhalten. Die wesentlichen Fragen sollten sich auf folgende Bereiche konzentrieren:

- *Was ist passiert?* Dies ist besonders bei frischen Unfallverletzungen wichtig. Wenn der Sportler den Verletzungsmechanismus reproduzieren kann, sollte geprüft werden, ob es möglich ist, durch eine allgemeine biomechanische Analyse herauszufinden, welche Gewebe besonders belastet wurden. Je mehr Einzelheiten der Sportler erinnern kann, desto besser können Ursache und Mechanismus der Verletzung reproduziert werden und einen Hinweis auf die verletzte Struktur liefern.
- *Wo tut es weh?* Der beste Weg, diese Frage anzugehen ist es, den verletzten Sportler mit dem Finger auf die schmerzhafteste Stelle weisen zu lassen. Manchmal kann dies allerdings schwierig sein, da die Schmerzen tief und/oder diffus sein können.
- *Wie fühlt sich der Schmerz an?* Brennende Schmerzen, die entlang einer Extremität ausstrahlen, können ein Hinweis auf Nervenschmerzen sein. Pochende Schmerzen können ihren Ursprung im Gefäßsystem haben. Kurzfristige Schmerzen, die rasch verschwinden, können ein Hinweis auf mechanische Probleme sein, die entstehen, wenn Gewebe aneinander reibt oder sich ineinander verhakt. Dumpfe Schmerzen werden am ehesten durch chronische Überlastungsprobleme ausgelöst.
- *Was lindert oder verschlimmert den Schmerz?* Aktivitäten, die den Verlauf des Schmerzes ändern, können Hinweise auf die Diagnose geben. Stressfrakturen werden z.B. bei fortgesetzter Aktivität schlimmer, und bei Verletzungen, die gut auf antiphlogistische Medikamente ansprechen, liegt vermutlich ein entzündlicher Prozess zugrunde.
- *War der Sportler schon einmal verletzt?* Oftmals resultieren Verletzungen aus dem Wiederauftreten vorheriger Probleme, oder sie stehen in Beziehung zu Veränderungen in den Trainingsgewohnheiten nach früheren Verletzungen.
- *Welche Behandlung wurde durchgeführt und hat sie geholfen?* Möglicherweise hat die Behandlung zu einer Verschlimmerung der Verletzung und nicht zu einer Besserung geführt.
- *Welche anderen Gesundheitsprobleme liegen vor, welche Medikamente werden genommen?* Viele Muskel- und Skelettprobleme bestehen aufgrund einer Krankheit und nicht aufgrund einer Verletzung. Vielfach bringen diese Krankheiten andere Probleme mit sich, und der Patient glaubt, dass sie keine Beziehung zur Muskel-

oder Skelettverletzung haben. Letztendlich haben alle Medikamente Nebenwirkungen, die manchmal auch das Muskel- und Skelettsystem betreffen können.

Die Anamnese sollte den Arzt zu Untersuchungen führen, die die Diagnose bestätigen können. Eine gute und akkurate Anamneseerhebung wird die korrekte Diagnose in mindestens 80% der Fälle sichern.

Körperliche Untersuchung

Beide Schultern sollten für die vergleichende Betrachtung entkleidet werden. Es muss auf Bewegungseinschränkungen, Muskelhypotrophien, Knochendeformitäten und eine Schulterasymmetrie geachtet werden. Eine hervorstehende Spina scapulae lässt eine Rotatorenmanschettenhypotrophie vermuten, was wiederum ein Hinweis auf eine Rotatorenmanschettenruptur oder eine Läsion des Nervus suprascapularis sein kann. Bei einer Fraktur oder Schädigung des Nervus axillaris ist eine Hypotrophie der Deltoideusmuskulatur zu beobachten.

Überprüfung des Bewegungsumfanges

Das Bewegungsausmaß sollte sowohl im Stand als auch in Rückenlage überprüft werden. Bei der Untersuchung werden sowohl das vollständige Bewegungsausmaß und der Bewegungsrhythmus als auch der Schmerz bei endgradigen Bewegungen beurteilt. Um die vollständige aktive Elevation zu bestimmen, wird der Arm von der Seite betrachtet und der Winkel zwischen Arm und Brust gemessen. Auch die Beurteilung von Innen- und Außenrotation ist wichtig. Abduktion (Bewegung des Armes vom Körper weg) gibt nützliche Informationen im Hinblick auf Impingementsymptome und Kraft. Schmerzen zwischen 80° und 120° Abduktion sind ein verlässlicher Hinweis auf eine impingementbedingte Tendinitis. Man nennt dieses auch den "schmerzhaften Bogen" (s. Abb. 6.28).

Überprüfung der Kraft

Die Kraft beim Absenken des Armes, bei der Abduktion, Adduktion, Innen- und Außenrotation sollte dokumentiert werden (Abb. 6.6). Bei einer Erkrankung der Rotatorenmanschette ist die Kraft bei der Abduktion und Außenrotation vermindert. Die isolierte Überprüfung des Supraspinatus erfolgt, indem der Arm des Sportlers 90° abduziert wird, dann 20° nach vorn geführt und maximal innenrotiert wird, bis der Daumen nach unten zeigt. In dieser Position wird die Muskelkraft des Supraspinatus und eines kleinen Anteils des zentralen Deltoideus überprüft. Da Rotatorenmanschettenrupturen normalerweise auch den Supraspinatus betreffen, ist dies ein wichtiger Test.

Muskeln, die eine Außenrotation bewirken, sind der Infraspinatus und Teres minor. Die Außenrotation (Kraft) wird bestimmt, während die Arme in einer neutralen Position am Körper anliegen; die Kraft gegen Widerstand wird überprüft und mit der Gegenseite verglichen. Die Innenrotationskraft entspricht der Kraft des Subskapularis.

Überprüfung der Stabilität

Der „Apprehension"-Test, Repositionstest und Schubladenstabilitätstest sind notwendige Untersuchungen, die bei der entsprechenden Verletzung beschrieben werden (S. 127).

Abb. 6.6: Kraftprüfung der Schulter.
(A) Adduktion,
(B) Abduktion,
(C) Außenrotation,
(D) Innenrotation.

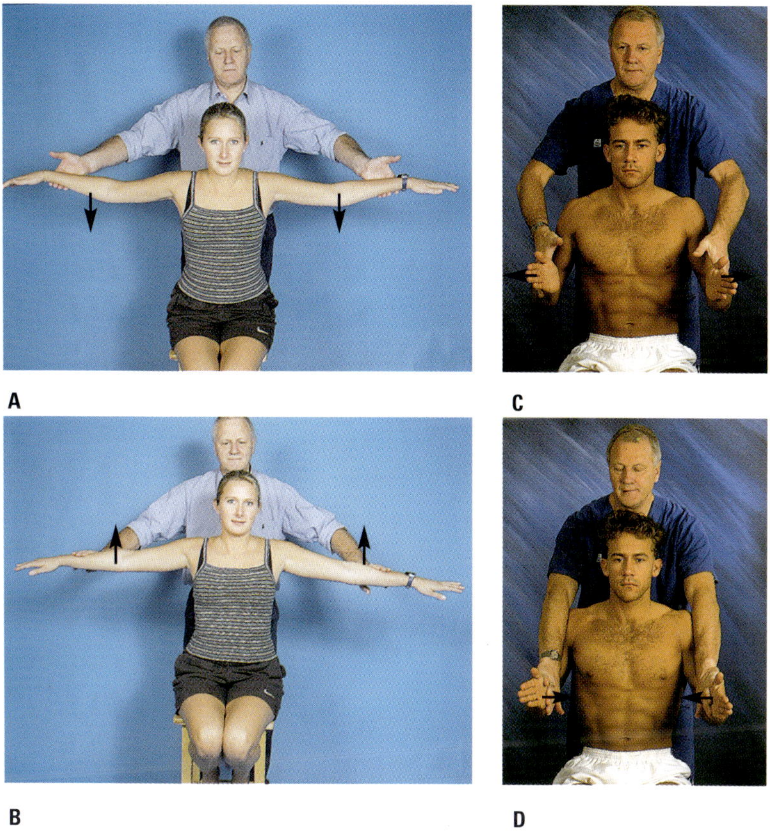

Klavikulaverletzungen

Klavikulafrakturen

Klavikulafrakturen entstehen beim Tackling oder beim Sturz auf die Schulter oder die ausgestreckte Hand (Abb. 6.7). Klavikulafrakturen treten häufig beim Skisport, Radfahren, Reiten und bei Kontaktsportarten auf. Die Fraktur ist oft im mittleren Drittel oder am Übergang zum äußeren Drittel des Knochens lokalisiert.

Symptome

Der Frakturbereich ist extrem druckempfindlich und geschwollen. Schmerzen entstehen bei Bewegungen der Schulter. Ein Reiben (Krepitus) ist bei Bewegungen zwischen den Frakturenden spürbar.

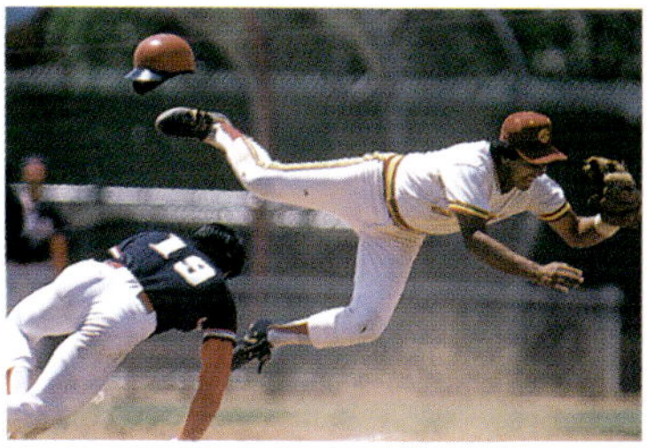

Abb. 6.7: Ein Sturz auf die Schulter oder den ausgestreckten Arm birgt das Risiko einer Klavikulafraktur (mit freundlicher Genehmigung von All Sport).

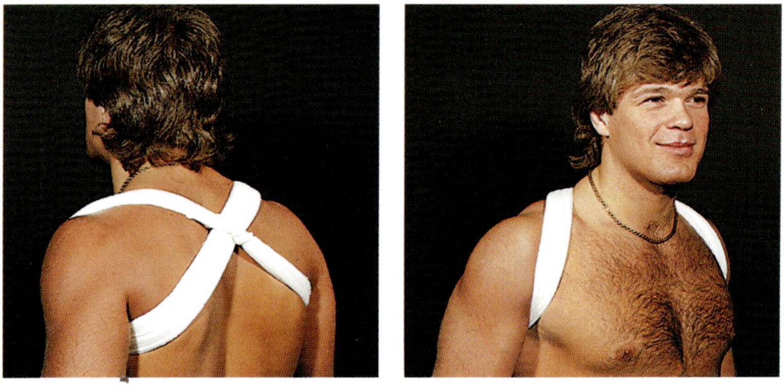

Abb. 6.8: Ein Rucksackverband von hinten und vorn gesehen.

Behandlung

Eine Klavikulafraktur wird durch einen Rucksackverband, der beide Schultern ruhig stellt, behandelt (Abb. 6.8). Bei angelegtem Verband können die Arme unterhalb der Horizontalebene immer noch frei bewegt werden. Normalerweise ist diese Behandlung ausreichend. Eine operative Therapie kann jedoch in gewissen Fällen notwendig sein, z.B. wenn die Fraktur sich am lateralen Ende des Knochens befindet und die Frakturenden die Haut zu penetrieren drohen.

Heilungsverlauf

Normalerweise heilen Klavikulafrakturen gut. Konditionsübungen wie Laufen sollten nicht durchgeführt werden, bis die Fraktur verheilt ist oder keine Schmerzen mehr verursacht (ungefähr 3-8 Wochen nach der Verletzung). Radfahren und andere nichtstauchende Aktivitäten können während der Heilungsphase oft weiter ausgeführt werden.

Akromioklavikulargelenksprengungen

Eine Akromioklavikulargelenksprengung ist eine relativ häufige Verletzung bei Kontaktsportarten, beim Reiten, Radfahren, im Skisport und beim Ringen. Das Gelenk ist von Bändern umgeben, die zwischen der Klavikula und dem Akromion der Skapula verlaufen (Ligamentum acromioclaviculare), zudem wird es durch andere Bänder stabilisiert, die zwischen der Klavikula und dem Processus coracoideus der Skapula verlaufen (Ligamenta coracoclaviculare). Manchmal befindet sich in dem Gelenk eine knorpelige Zwischenscheibe (Diskus).

Die große Mehrheit der akromioklavikularen Verletzungen entsteht infolge direkter Krafteinwirkung, wenn der Sportler bei adduziertem (dem Körper anliegenden) Arm auf die Schulterkuppe fällt oder wenn ein Eishockeyspieler gegen die Bande gedrückt wird. Die Kraft wird über den Arm durch den Humeruskopf und das Akromion übertragen. Verletzungen des Akromioklavikulargelenkes treten seltener als Folge indirekter Krafteinwirkung auf, z.B. wenn der Sportler auf den ausgestreckten Arm fällt.

Einteilungen

Diese Verletzungen können dem Ausmaß der ligamentären Verletzungen im Akromioklavikulargelenk und der Verletzung der korakoklavikularen Bänder entsprechend eingeteilt werden. Am häufigsten sind bei Sportlern Verletzungen der Grade I–III; Verletzungen der Grade IV–VI sind sehr selten (Abb. 6.9).

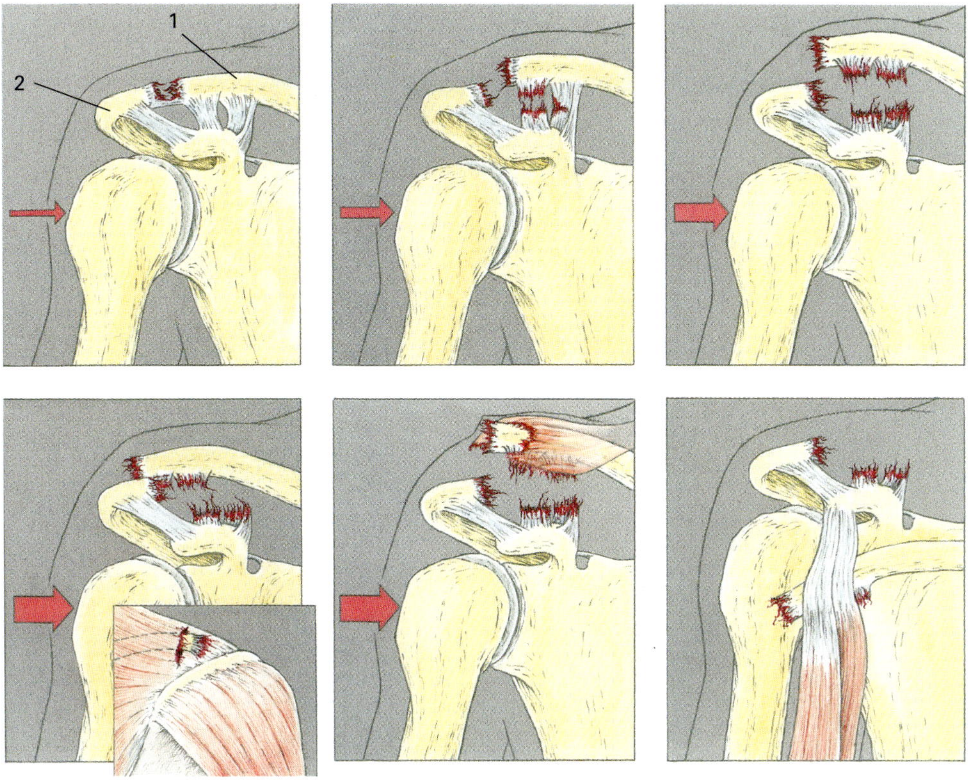

Abb. 6.9: Grade I-VI der Akromioklavikulargelenksprengung: 1. Klavikula; 2. Akromion.

Sie lassen sich folgendermaßen beschreiben:

- *Grad I:* Eine Zerrung des Ligamentum acromioclaviculare, die Schmerzen über dem Akromioklavikulargelenk und minimale Schmerzen bei Schulterbewegungen verursacht. Es besteht eine geringe Druckempfindlichkeit.
- *Grad II:* Zerreißung und Dehiszenz des Akromioklavikulargelenkes mit geringer Elevation des distalen Klavikulaendes. Es bestehen mäßige oder starke Schmerzen im Bereich des Akromioklavikulargelenkes und die Schulterbeweglichkeit ist eingeschränkt. Normalerweise wird ein Sportler hierbei einen Wettkampf abbrechen.
- *Grad III:* Zerreißung und Luxation des Akromioklavikulargelenkes mit Dislokation der Klavikula nach oben. Die korakoklavikularen Bänder sind zerrissen und der korakoklavikulare Abstand ist größer als in der gesunden Schulter. Die obere Extremität scheint heruntergedrückt und die Klavikula kann freischwebend sein, wobei sie möglicherweise die Haut anhebt. Es bestehen mäßige bis starke Schmerzen. Über dem Gelenk besteht Druckempfindlichkeit. Der Sportler kann normalerweise nicht weiter am Sport teilnehmen. Das laterale Ende der Klavikula kann reponiert werden.
- *Grad IV:* Das Akromioklavikulargelenk ist luxiert, die Klavikula ist nach posterior in oder durch den Trapeziusmuskel disloziert. Die korakoklavikularen Bänder sind vollständig zerrissen. Die klinischen Symptome entsprechen denen einer drittgradigen Verletzung, allerdings bestehen zumeist stärkere Schmerzen und die Klavikula ist nach posterior disloziert und kann nicht reponiert werden.
- *Grad V:* Zerreißung des Ligamentum acromioclaviculare wie auch der Ligamenta coracoclaviculare. Das Akromioklavikulargelenk ist luxiert, und es besteht ein großer Abstand zwischen der Klavikula und der Skapula. Die

klinischen Symptome entsprechen wiederum denen einer drittgradigen Verletzung, aber die Schmerzen sind stärker, und die Dislokation zwischen der Klavikula und dem Akromion ist größer. Die Haut kann so weit vorgewölbt sein, dass die Gefahr einer Durchspießung besteht. Eine solche Verletzung sieht man nur selten bei Sportlern.
- *Grad VI:* Die akromioklavikularen und korakoklavikularen Bänder sind zerrissen, das Gelenk ist luxiert und die Klavikel ist unter das Akromion oder unter das Korakoid disloziert. Die Schulterkuppe erscheint abgeflacht. Diese Verletzung wird bei Sportlern selten beobachtet, da es einer großen Krafteinwirkung bedarf, um die subkorakoidale Dislokation hervorzurufen. Häufig bestehen hierbei Begleitfrakturen.

Symptome und Diagnose

Eine vollständige Anamnese wird die Diagnose oftmals sichern.
- Der Schmerz ist im vorderen oberen Anteil der Schulter lokalisiert (Abb. 6.10). Der Schmerz strahlt nicht aus und die Schmerzintensität entspricht oft dem Verletzungsgrad.
- Die klinische Untersuchung zeigt eine Schwellung, Schürfung, Veränderungen der Hautfarbe (Ekchymosen) und gelegentlich eine Deformierung des Gelenkes. Der betroffene Arm wird normalerweise am Körper gehalten und alle Schulterbewegungen sind schmerzbedingt eingeschränkt.
- Über dem Gelenk besteht eine umschriebene Druckempfindlichkeit.
- Die passive Adduktion bei etwa auf Schulterhöhe erhobenem Arm ist oftmals schmerzhaft (Abb. 6.11).
- Die Injektion eines Lokalanästhetikums kann die Schmerzen lindern.
- Abhängig vom Grad der Sprengung kann das laterale Frakturende der Klavikula nach oben disloziert sein, eine teilweise Sprengung (Grad I und II) bedeutet eine Zerreißung der akromioklavikularen Kapsel und der Bänder. Eine vollständige Sprengung (Grad III) bedeutet auch eine vollständige Zerreißung des Ligamentum coracoclaviculare.
- Die Diagnose kann durch Röntgenaufnahmen bestätigt werden. Diese zeigen die ungewöhnliche Stellung eher, wenn sie unter Belastung des Gelenkes durchgeführt werden. Bei einer drittgradigen Sprengung besteht kein Kontakt zwischen den Gelenkoberflächen.

Behandlung

Der *Arzt* kann:
- frühzeitig Bewegungsübungen verordnen, insbesondere bei erst- bis drittgradigen Verletzungen;
- die Klavikula mittels Verband reponieren. Die Erfolge dieser Methode sind begrenzt;

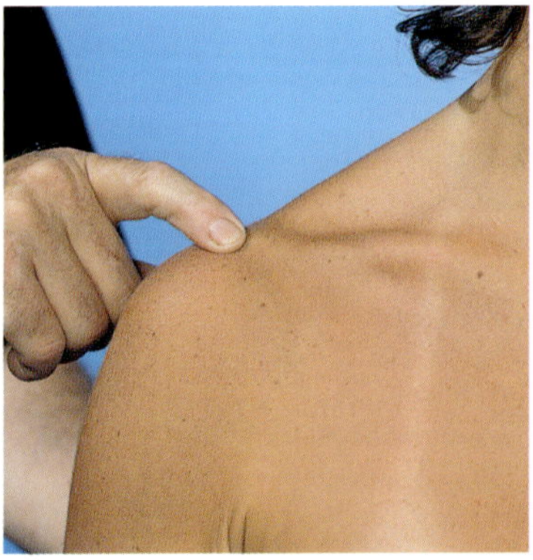

Abb. 6.10: Schmerzlokalisation bei der Akromioklavikulargelenksprengung.

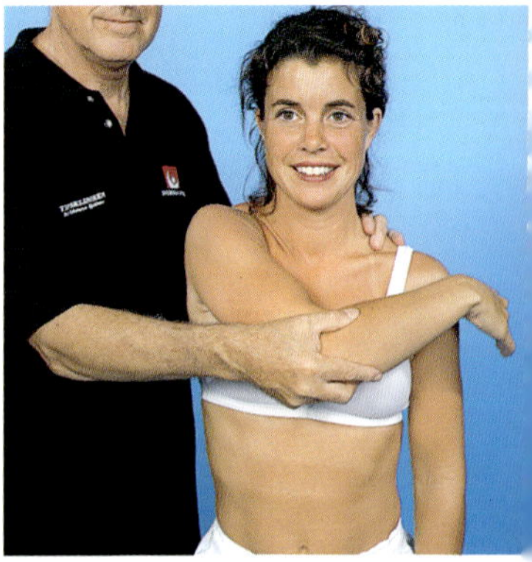

Abb. 6.11: Passive Adduktion in Schulterhöhe.

- bei viert- bis sechstgradigen Verletzungen die operative Versorgung empfehlen. Die Behandlung drittgradiger Verletzungen wird kontrovers diskutiert, der Trend geht jedoch definitiv in Richtung konservativer Therapie mit frühzeitiger Mobilisation. Eine operative Versorgung sollte bei jungen Sportlern (15–25 Jahre) erwogen werden, wenn sie einen Sport mit Überkopfaktivitäten ausüben. Bei nichtoperativer Behandlung kann eine gewisse Dislokation verbleiben, Endergebnis und Funktion sind jedoch im Wesentlichen gleich. Daher wird in den meisten Fällen die frühe symptomatische Behandlung und der Übergang zu belastenden Übungen empfohlen, sobald diese toleriert werden. Der Athlet kann den Sport wieder aufnehmen, wenn schmerzfreie Beweglichkeit erreicht ist. Dies ist normalerweise nach 4–8 Wochen der Fall.

Heilungsverlauf und Komplikationen

Bei erst- und zweitgradigen Verletzungen treten degenerative Veränderungen und Arthritis des Gelenkes in 8–9% der Fälle auf. Wenn die Verletzung anhaltende Schmerzen verursacht, ist eine operative Kürzung des lateralen Klavikulaendes um 1 cm indiziert. Dies ermöglicht normalerweise eine frühzeitige und schmerzfreie Rückkehr zum Sport. Wenn nach einer drittgradigen Verletzung Schmerzen oder Behinderungen verbleiben, die die Leistungsfähigkeit einschränken, kann eine Kürzung der lateralen Klavikula bei gleichzeitiger Wiederherstellung der korakoklavikularen Bänder angezeigt sein. Die Rückkehr zum Sport ist normalerweise innerhalb von 2–3 Monaten möglich.

Chronische Schäden des Akromioklavikulargelenkes

Anhaltende Schmerzen nach einer Verletzung des Akromioklavikulargelenkes können eine operative Therapie erforderlich machen, hierbei wird das laterale Ende der Klavikula entfernt.

Sternoklavikulargelenksprengung

Das Sternoklavikulargelenk wird nur selten gesprengt, aber es ist wichtig, eine solche Verletzung zu erkennen. Das mediale Ende der Klavikula und damit auch die Schulter sind durch die sternoklavikularen Bänder am Sternum aufgehängt (Abb. 6.12). Die Gelenkpfanne verläuft schräg und enthält eine Gelenkzwischenscheibe (Diskus). Wenn die Schulter einen starken Anprall erleidet, kann das Sternoklavikulargelenk verrutschen und die Bänder können zerreißen, sodass das mediale Ende der Klavikula entweder nach anterior bewegt wird, wodurch es prominenter wird, oder nach posterior.

Symptome und Diagnose

- Die Schmerzen können in Richtung Schulter lokalisiert sein und weniger am Sternoklavikulargelenk selbst.
- Das Gelenk ist druckempfindlich.
- Normalerweise ist die Klavikula nur teilweise vom Sternum getrennt, das mediale Ende kann aber auch vollständig vom Sternum gelöst sein.
- Röntgenaufnahmen und ein CT sollten angefertigt werden.
- Wenn die Klavikula nach hinten (posterior) in Richtung auf die großen Blutgefäße disloziert, kann eine lebensbedrohliche Verletzung resultieren.

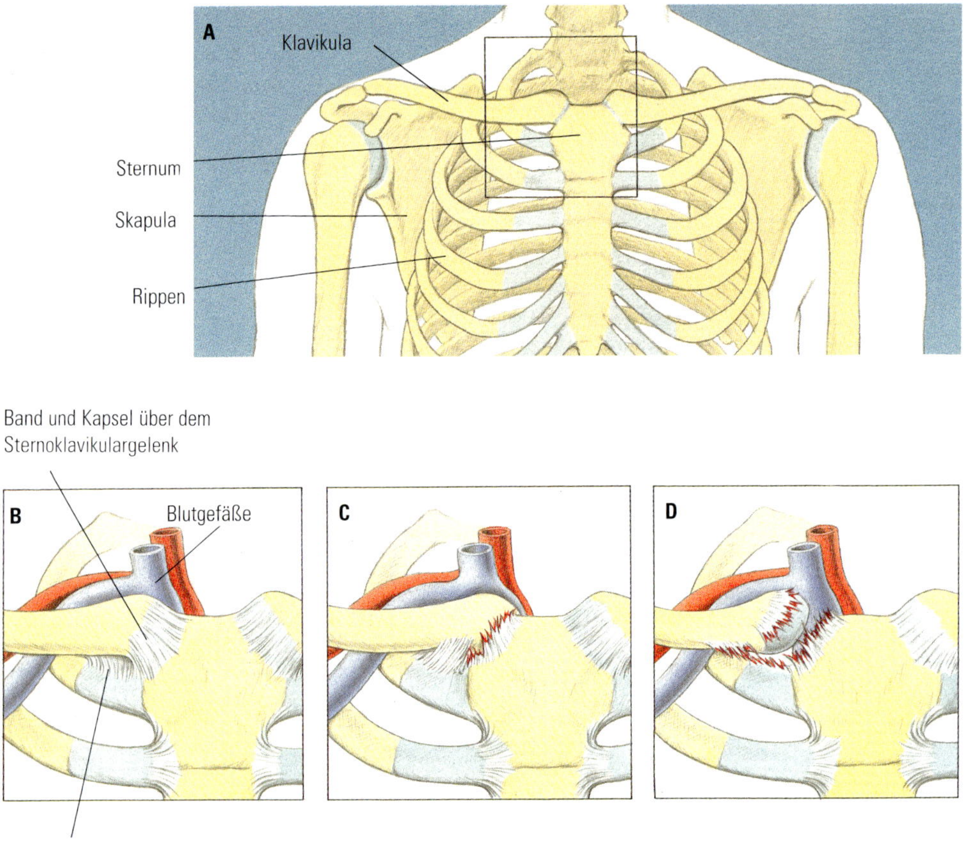

Abb. 6.12: (A) Schaubild der Schulterregion. Der eingerahmte Bezirk zeigt ein normales Sternoklavikulargelenk. **(B)** Ein normales Sternoklavikulargelenk. Man beachte die Lage der großen Blutgefäße, die nach oben zum Kopf und nach unten zum Arm verlaufen. **(C)** Teilweise Luxation (Subluxation) des Sternoklavikulargelenkes. Die Bänder und Kapsel um das Gelenk sind gerissen. **(D)** Vollständige posteriore Luxation (nach hinten) des Sternoklavikulargelenkes. Das Band zwischen der Klavikula und ersten Rippe ist ebenfalls gerissen. In einigen Fällen kann das Klavikulaende Blutgefäße durchbohren.

Behandlung

Der *Arzt* kann:
- bei einer teilweisen Sprengung 1–2 Wochen Schonung empfehlen, wobei die Schulter bis zur Schmerzgrenze mobilisiert wird;
- bei einer posterioren Sprengung ausschließen, dass die darunter liegenden Blutgefäße komprimiert oder geschädigt sind. Bei einer vollständigen Dislokation nach posterior ist die operative Therapie indiziert;
- bei chronischen Schmerzen oder stärkeren Behinderungen operieren. Die Operation bedeutet normalerweise die Exzision des medialen Endes der Klavikula.

Heilungsverlauf

Bei einer teilweisen Sprengung des Sternoklavikulargelenkes kann der verletzte Sportler im Allgemeinen frühzeitig seinen Sport wieder aufnehmen. Schmerzen und andere Symptome können dennoch mehrere Monate andauern.

Schulterverletzungen

Luxationen des Schultergelenkes

Schulterluxationen sind eine relativ häufige Verletzung in Sportarten wie Eishockey, Handball, American Football, Rugby, im Reit- und alpinen Skisport sowie beim Schlittschuhlaufen und Ringen. Schulterluxationen treten dreimal häufiger bei Männern zwischen dem 20. und 30. Lebensjahr auf als bei Personen, die älter als 30 sind. Das Verhältnis männlich zu weiblich bei primären Luxationen ist 9:1.

Verletzungsmechanismus

Wenn man fällt, hebt man instinktiv den Arm und dreht ihn nach außen, um den Körper zu schützen. Zur Luxation kann es kommen, wenn der Arm in dieser Position den Sturz auffängt. Das Schultergelenk kann auch luxieren, wenn man direkt auf die Außenseite der Schulter fällt oder heftig mit einem anderen Spieler kollidiert. Wird der Arm von einem anderen Spieler festgehalten und vehement nach hinten und außen gezogen, kann es ebenfalls zu dieser Verletzung kommen.

Luxationsformen

- Die *anteriore Luxation (nach vorn und unten)* ist die häufigste Form und tritt bei jungen aktiven Menschen oft wiederholt auf.
- Die *posteriore Luxation (nach hinten)* ist ungewöhnlich. Die Verletzung wird oftmals übersehen und bedarf besonderer Aufmerksamkeit. Es kann schwierig sein, sie zu diagnostizieren und zu behandeln.

Pathologie

Vollständige Luxationen der Schulter sind durch Schäden des Labrums, der Kapsel, der Muskulatur und/oder des Knochens gekennzeichnet. Das Labrum kann vom Glenoidrand abgerissen sein; dies wird als *Bankart-Läsion* bezeichnet und ist die häufigste Ursache einer habituellen Luxation (Abb. 6.13).

Eine Schulterluxation kann in unterschiedlichem Ausmaß zu einer Überdehnung oder einem Abriss der Kapsel vom Glenoid führen. Gelegentlich frakturiert auch der Rand des Glenoids oder die Kapsel reißt vom Humeruskopf ab. Als Folge wiederholter Verletzungen kann eine extreme Schwäche der Kapsel resultieren. Wesentliche Muskelschäden treten bei Luxationen nicht auf.

Wird die Rückseite des Humeruskopfes bei der Luxation gegen den Vorderrand des Glenoids gedrückt oder gestoßen, kommt es zu einer knöchernen Verletzung. Man nennt sie *Hill-Sachs (Hermodson)-Läsion* des Humeruskopfes. Sie ist häufig bei habituellen Luxationen zu beobachten (Abb. 6.14).

Symptome und Diagnose

- Die Verletzung verursacht massivste Schmerzen, die bestehen bleiben, solange das Gelenk luxiert ist.
- Die Beweglichkeit ist aufgehoben, der Arm hängt locker neben dem Körper.
- Der obere Anteil des Humerus kann als Vorwölbung in der Achsel getastet werden, an seinem normalen Platz ist eine leere Gelenkpfanne tastbar.
- Die Kontur der verletzten Schulter sieht im Vergleich zur runden Kontur der unverletzten Schulter uneben aus.
- Die Diagnose kann durch Röntgenaufnahmen verifiziert werden. Eine posteriore Luxation erfordert oftmals spezielle Röntgentechniken.

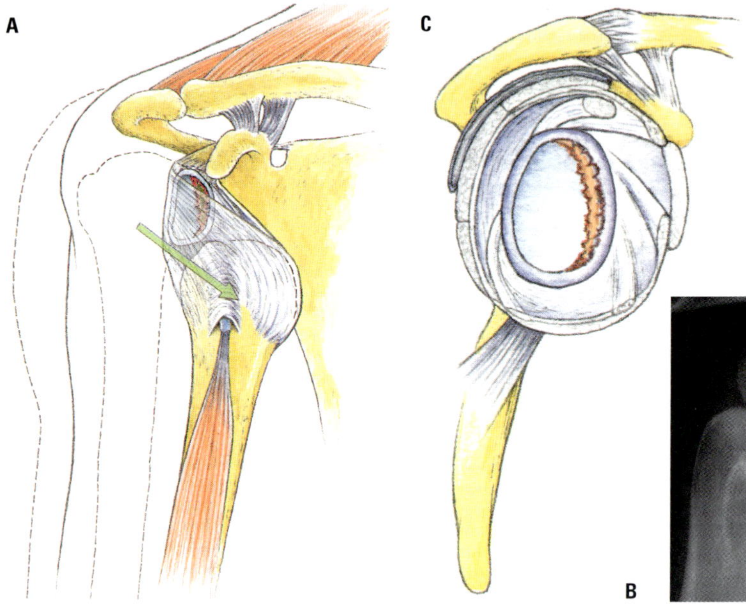

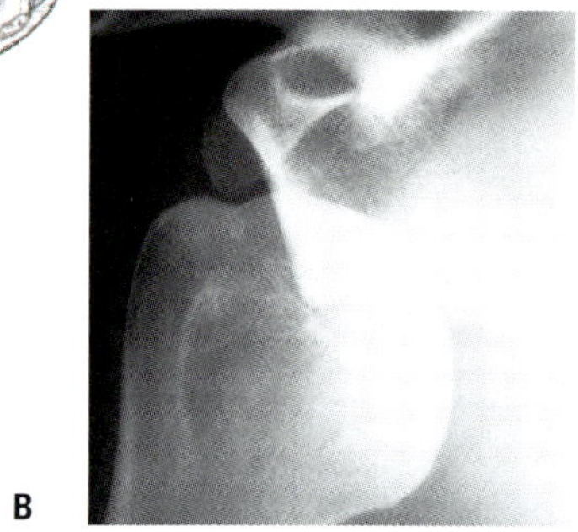

Abb. 6.13: (A, B) Vordere Schulterluxation. **(C)** Bankart-Läsion (Ablösung des Labrum glenoidale).

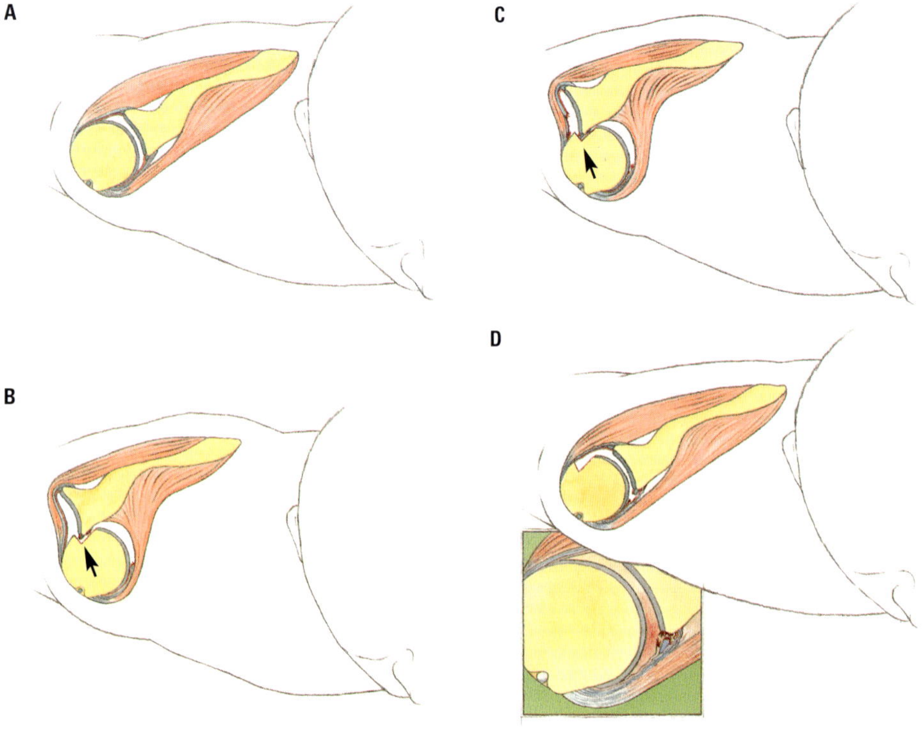

Abb. 6.14: Hill-Sachs-Defekt (Pfeile): **(A)** normale Anatomie, **(B)** luxierter Humeruskopf (Rückseite) in Kontakt mit dem vorderen Schulterpfannenrand (Glenoid), **(C)** zusätzliche Überdehnung der hinteren Kapsel, **(D)** reponierte Schulter mit Läsion des Knochens und Labrums.

Behandlung

Der verletzte Sportler sollte zur sofortigen Behandlung zu einem Arzt gebracht werden. Generell gilt: Je früher das Gelenk reponiert wird, desto geringer sind die Komplikationen und desto kürzer ist die Heilungsphase. Es ist vernünftiger, das Gelenk erst zu reponieren, nachdem der Patient anästhesiert worden ist. Vor der Reposition sollte eine Röntgenaufnahme angefertigt werden, um eine Begleitfraktur auszuschließen. Nach der Reposition sollte durch eine Röntgenaufnahme das korrekte Repositionsergebnis überprüft werden.

Nach der Manipulation wird der Arm am Körper ruhig gestellt, um die Schmerzen zu reduzieren und der Gelenkkapsel und den Bändern die Heilung zu ermöglichen. Die Dauer der Immobilisation wird kontrovers diskutiert. Ein älterer Sportler kann für 1–2 Wochen eine „Armschlinge" tragen, sollte aber zwischenzeitlich die Schlinge ablegen, um Bewegungsübungen durchzuführen. Bei einem jungen Sportler, der ein höheres Risiko für eine erneute Luxation trägt, kann die Zeit in der Armschlinge verlängert werden, insbesondere wenn es sich um eine Erstluxation handelt. Bei habituellen Luxationen kann ein frühes und intensives Muskelkrafttraining begonnen werden. Bewegungsübungen (S. 495, 502) sollten auf jeden Fall frühzeitig begonnen werden.

Bei sehr aktiven Sportlern mit einer Erstluxation kann die sofortige Arthroskopie mit Lavage und/oder Débridement und Refixierung der Labrumverletzung sinnvoll sein. Diese Akutbehandlung wird immer üblicher, da hierdurch offensichtlich die Häufigkeit von Wiederholungsverletzungen bei Sportlern im Alter von 16–25 Jahren gesenkt werden kann, derzeit liegt sie bei über 85%.

Heilungsverlauf und Komplikationen

- Wenn keine Komplikationen auftreten, heilt eine luxierte Schulter gut. Leichtes Konditionstraining und vorsichtige Übungen können nach 2–4 Wochen wieder aufgenommen werden.
- Die Rückkehr zu sportlicher Aktivität, bei der der verletzte Arm benutzt wird, sollte nicht erfolgen, bevor volle Beweglichkeit und Kraft wiedererlangt sind. Dies ist normalerweise 2–3 Monate nach der Verletzung der Fall.
- Manchmal wird eine Schulterluxation durch eine Fraktur des proximalen Humerus oder der Skapula kompliziert.
- In seltenen Fällen können Nerven- und Blutgefäßverletzungen sowie Muskelrupturen auftreten.

Patienten, die ihre erste Luxation vor dem 25. Lebensjahr erleiden, haben ein hohes Risiko, eine habituelle Luxation zu entwickeln. Wenn es öfter als drei- oder viermal zu einer Luxation gekommen ist, sollte eine stabilisierende Schultergelenkoperation erwogen werden. Die Ergebnisse hierbei sind gut bis sehr gut. Bei einer offenen Stabilisation wie der Bankart-Operation zeigen 90–95% der Fälle exzellente Ergebnisse. Arthroskopische Rekonstruktionen haben in ungefähr 80–85% exzellente Ergebnisse und werden ständig besser. Bei jungen Sportlern ist das offene Vorgehen daher immer noch die Behandlungsmethode der Wahl. Bei älteren Sportlern kann jedoch die arthroskopische Behandlung versucht werden, vorausgesetzt, der Sportler ist sich der etwas geringeren Erfolgsrate bewusst. Eine Rückkehr zum Sport unter Einsatz des betroffenen Armes ist normalerweise nach 4–6 Monaten möglich.

Schulterinstabilität

Es ist wichtig, zwischen *Laxität* und *Instabilität* zu unterscheiden. Unter Schulterlaxität versteht man die Translation des Humeruskopfes auf dem Glenoid (Gelenkpfanne) in Abwesenheit klinischer Symptome oder pathologischer Veränderungen. Dies bedeutet, dass eine normale Schulter eine Laxität zeigen kann, ohne instabil zu sein. Sobald die Laxität zu klinischen Symptomen führt und pathologische Veränderungen auftreten, resultiert eine Instabilität. Die Schultergelenkinstabilität ist im Wesentlichen ein chronischer, wiederkehrender Zustand. Die Richtung der Schulterinstabilität kann anterior und inferior, posterior und inferior, posterior oder multidirektional sein. Der Grad der Instabilität kann von der Luxation zur Subluxation reichen.

Bei Schultererkrankungen besteht ein fließender Übergang zwischen Schultergelenkinstabilität und Impingement. Es gibt viel zu viele Einteilungssysteme, aber ein für den Sport praktikables System könnte folgendes sein:
- Typ I ist reines Impingement;
- Typ II ist sekundäres Impingement und primäre Instabilität, verursacht durch eine Kapselverletzung;
- Typ III ist ein sekundäres Impingement mit primärer Instabilität durch gleichzeitige Hyperelastizität;
- Typ IV ist die reine Instabilität.

Chronische Schulterinstabilitäten treten besonders häufig bei Sportlern auf, die in ihrem Sport werfen oder andere Überkopfaktivitäten ausführen. Die meisten Probleme scheinen durch eine chronische Ermüdung der dynamischen anterioren Schulterstabilisatoren ausgelöst zu werden. Wenn es zur Ermündung dieser dynamischen Stabilisatoren kommt, werden die statischen anterioren, glenohumeralen (Schultergelenk-) Stabilisatoren vermehrtem und wiederholtem Druck ausgesetzt, wodurch es zu einer allmählichen Dehnung dieser Stabilisatoren kommt. Ein relatives Ungleichgewicht zwischen der anterioren und der posterioren Kapsel kann die Folge sein. Diese Ermüdung kann zu Veränderungen beim Wurf- oder Schlagmechanismus führen, hierzu gehört ein Zurückbleiben der Skapula und/oder ein gesenkter Ellenbogen. In den frühen Phasen treten zumeist nur Ermüdung oder Verlust der Leistungskonstanz auf, jedoch kein wesentlicher Leistungsabfall. In diesem Stadium kann ein Trainingsprogramm mit der Zeit eine gute Wirkung zeigen. Bei einer anterioren Subluxation tritt eine allmähliche Dehnung der anterioren Strukturen auf. Dadurch kann es zu einem Impingement der Rotatorenmanschette an der hinteren oberen glenoidalen Gelenkfläche kommen, wenn der Arm abduziert und außenrotiert wird. Bei einem Fortschreiten dieses Effektes kann es zu einem Zerfasern der Unterseite der Rotatorenmanschette kommen. Dieses Verletzungsmuster kann man bei Wurfsportlern beobachten sowie bei Baseball-, Volleyball- und Tennisspielern, auch Schwimmer haben ähnliche Schulterprobleme. Belastung kombiniert mit einer Schulterlaxität prädisponiert zu einem inneren Impingement. Zu diesem Zeitpunkt sind krankengymnastische Übungen sehr wichtig. Das Gleiten des Gelenkes in der Gelenkpfanne kann zu Schmerzen während und nach sportlicher Aktivität führen. Beim Stabhochsprung, Eishockey, Handball, Volleyball, Basketball, American Football sowie bei Wurf- und Schlägersportarten haben die Sportler oftmals das Gefühl, die Schulter sei fast aus ihrer Gelenkpfanne herausgerutscht. Um diese Verletzungen erfolgreich zu behandeln, ist es wichtig, die Richtung und das Ausmaß der Instabilität zu erkennen.

Symptome und Diagnose

- Schulterschmerzen treten während und nach dem Training sowie bei Wettkampfbelastung auf.
- Es liegt das Symptom des „toten Armes“ vor. Das plötzliche Einsetzen von Schwäche, Taubheit und Kribbelgefühl im Arm wird durch bestimmte Bewegungen ausgelöst und kann Folge einer plötzlichen vorübergehenden Subluxation der Schulter sein.
- Der Sportler empfindet ein Gefühl der Luxation, wenn der Arm über die Horizontalebene gehoben und außenrotiert wird.
- Die Diagnose kann unter Zuhilfenahme des „Apprehension“-Tests und einer Stabilitätsüberprüfung gestellt werden.

Der **vordere „Apprehension"-Test** überprüft eine vordere Schulterinstabilität. Der Arm wird dabei abduziert und in Außenrotation gedrückt. Der Test kann sowohl bei aufrechtem Oberkörper als auch im Liegen durchgeführt werden. Der Untersucher hebt den Arm in 90° Abduktion (mit dem Ellenbogen 90° gebeugt). Die rechte Hand des Untersuchers liegt dorsal über dem Humeruskopf und der Daumen drückt gegen die Rückseite des Humeruskopfes, um einen zusätzlichen Hebel zu haben (Abb. 6.15). Bei zunehmender Außenrotation und sanftem Vorwärtsdruck gegen den Humeruskopf kann das unangenehme Gefühl einer vorderen Instabilität ausgelöst werden, der „Apprehension"-Test ist damit positiv.

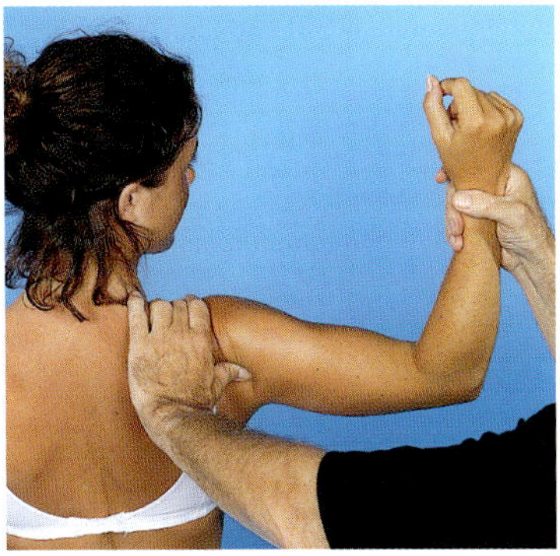

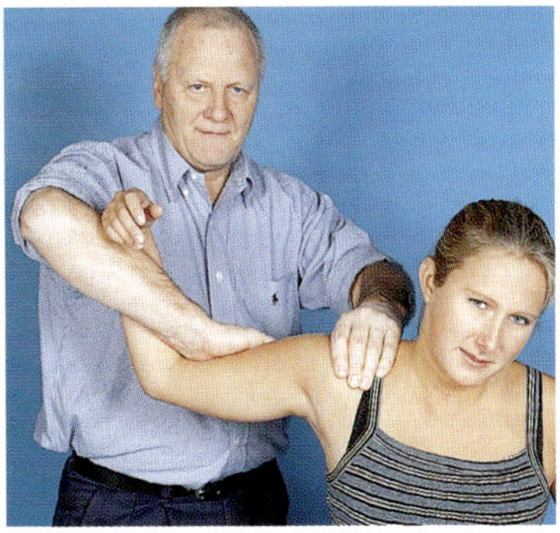

Abb. 6.15: Vorderer „Apprehension"-Test: Zwei verschiedene Methoden.

Der **Relokationstest** wird bei Patienten mit einem positiven „Apprehension"-Test durchgeführt und lässt eine Instabilität vermuten. Der Untersucher abduziert den Arm um 90° und rotiert ihn nach außen, um einen positiven „Apprehension"-Test auszulösen. Danach wird der Humeruskopf nach hinten gedrückt und so in das Glenoid reponiert. Eine sofortige Schmerzlinderung wird als positives Testergebnis gewertet.

Stabilitätsüberprüfungen können bei sitzendem oder auf dem Rücken liegendem Sportler durchgeführt werden. Die Schulter wird bei neutraler Rotation in die Ebene des Schulterblattes positioniert. Von vorn und von hinten wird Kraft auf den proximalen Humerus ausgeübt und das Ausmaß der Translation bestimmt (der Schubladentest) (Abb. 6.16):

- Grad 1: Der Untersucher kann den Humeruskopf der betroffenen Schulter weiter in anteroposteriorer Richtung verschieben als den in der kontralateralen Schulter.
- Grad 2: Der Untersucher kann den Humeruskopf über den Rand des Glenoids subluxieren, aber der Humeruskopf kehrt spontan in eine neutrale Position zurück, wenn keine Kraft mehr auf den Humeruskopf ausgeübt wird.
- Grad 3: Der Untersucher kann den Humeruskopf vor bzw. hinter dem Rand des Glenoids einrasten lassen.

Für die anteriore Stabilität ist jeder Zustand ab Grad 1 pathologisch. Für die posteriore Instabilität ist nur eine drittgradige Instabilität pathologisch, da viele normale Schultern bis zu 50% nach hinten aus dem Gelenk subluxiert werden können.

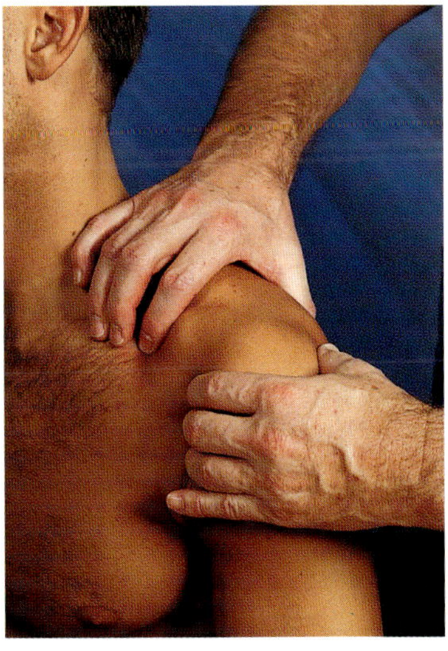

Abb. 6.16: Vorderer Schubladentest.

Die inferiore Laxität wird durch den Sulkustest gemessen (Abb. 6.17). Die Schulter wird in 0° Abduktion und neutraler Rotation sowie neutraler Flexion/Extension gehalten. Der Untersucher zieht den Arm nach unten. Wenn sich eine Rinne zwischen dem Humeruskopf und dem lateralen Akromion zeigt, ist das Sulkuszeichen positiv. Das Sulkuszeichen wird als Grad 1 bezeichnet, wenn der Abstand zwischen Akromion und Humerus um mehr als 1 cm zunimmt; Grad 2 bedeutet eine Zunahme des Abstandes um 1–2 cm; Grad 3 bedeutet eine Zunahme um mehr als 2 cm. Das Sulkuszeichen ist pathologisch, wenn es zweitgradig oder größer ist. Normale Schultern können sich etwa 1 cm nach unten bewegen, wenn am Arm gezogen wird. Das Ausmaß der Instabilität ist klinisch oftmals schwierig zu bestimmen.

- Eine Röntgenuntersuchung zeigt Skelettveränderungen am Vorderrand der Gelenkpfanne.
- Ein MRT (Abb. 6.18) oder vorzugsweise ein MR-Arthrogramm kann einen Riss des Labrums zeigen sowie intraartikuläre Veränderungen und die zu große Gelenkkapsel. Diese Untersuchung ist sehr gut, aber teuer.
- Eine Arthroskopie und Narkoseuntersuchung bestätigen die Diagnose.

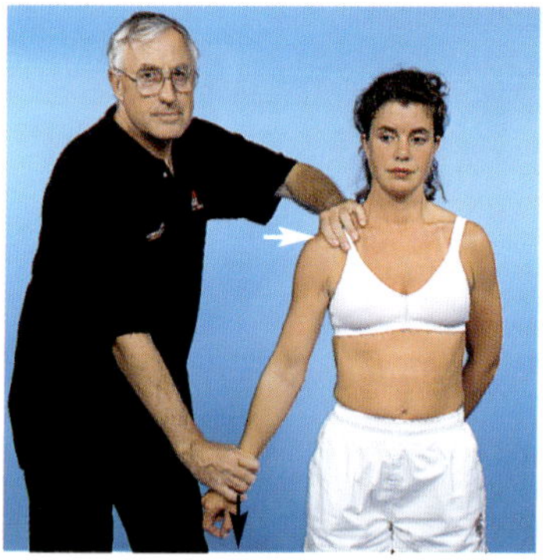

Abb. 6.17: Der Sulkustest. Der weiße Pfeil zeigt, wo sich der Sulkus bildet.

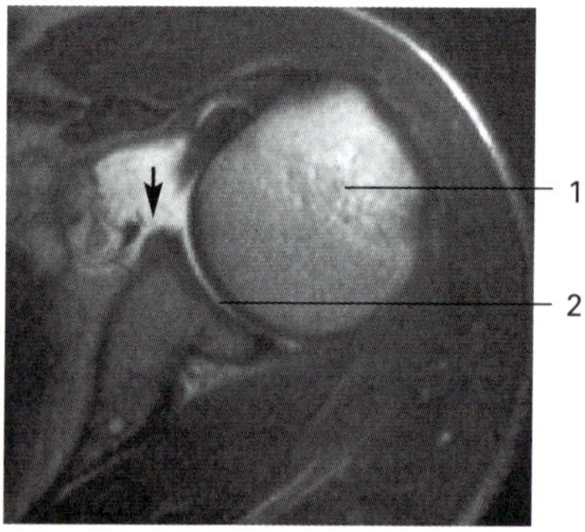

Abb. 6.18: Das MRT zeigt das vom vorderen Pfannenrand abgelöste Labrum (Pfeil). 1, Humeruskopf; 2, Glenoid.

Behandlung

Der *Sportler* sollte die Funktion des Gelenkes durch aktive Kräftigungsübungen verbessern.

Der Arzt kann bei anhaltenden Beschwerden operieren. Oftmals reicht es aus, einen Riss des Labrums zu versorgen. Wenn jedoch eine multidirektionale Instabilität vorliegt, kann eine offene Operation mit einer Verschiebeplastik der Kapsel notwendig sein.

Risse des Labrum glenoidale

Das Labrum glenoidale ist ein fibrokartilaginärer Rand, der die Gelenkfläche des Glenoids (die Pfanne des Schultergelenkes) umgibt (Abb. 6.19). Das Labrum trägt zur Schultergelenkstabilität bei, indem es die Gelenkpfanne ver-

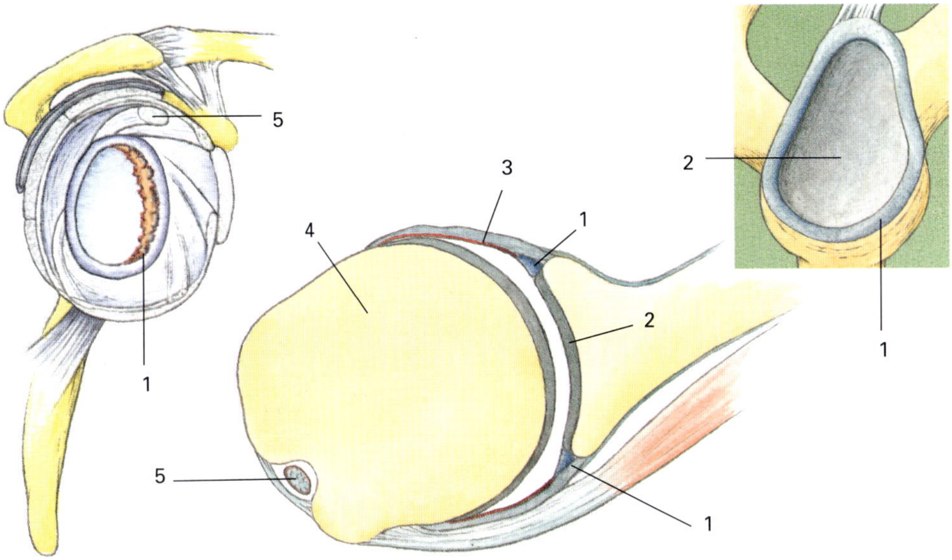

Abb. 6.19: (Links) Labrumverletzung. **(Mitte)** Glenoid und Labrum im Querschnitt. 1, Labrum; 2, Schultergelenkpfanne; 3, Gelenkkapsel; 4, Humeruskopf; 5, Bizepssehne. **(Rechts)** Pfannenbereich mit Labrum.

tieft. Der Verlust des Labrum glenoidale flacht die Gelenkpfanne um 50% in jeder Richtung ab. Ein Riss des Labrum glenoidale ist zumeist mit einer vorderen Luxation oder Subluxation der Schulter oder mit einer degenerativen Schädigung vergesellschaftet. Ein isolierter Riss des Labrum glenoidale ohne Instabilität kann bei jungen Wurfsportlern, bei Ringern, Boxern und bei Rückschlagsportarten auftreten.

Symptome und Diagnose

- Schulterschmerzen treten während des Sports auf, insbesondere bei Überkopfbewegungen wie dem Werfen. Der Schmerz wird oft tief im Inneren und an der Vorderseite der Schulter verspürt. Wenn ein Sportler die Schmerzen hier lokalisiert, sollte man einen Riss des Labrums vermuten.
- Das Gefühl eines „Gelenkspringens“, einer Einklemmung oder einer Gelenkblockade ist vorhanden.
- Manchmal wird eine Instabilität und eine geringfügige Bewegungseinschränkung verspürt.
- Während der Untersuchung kann der Arzt ein Klicken oder eine Blockade feststellen. Dies lässt sich bei Überkopfabduktion und Rotation tasten.
- Über dem Gelenkspalt besteht Druckempfindlichkeit.
- Der anteriore Gleittest (Kibler-Test: Abb. 6.20), bei dem der Arm von schräg hinten nach oben gedrückt wird, kann Schmerzen verursachen.
- Die Diagnose wird durch eine MRT (mit einer Genauigkeit von 76–90%), eine MR-Arthrographie (Genauigkeit: 90–93%) oder eine Schulterarthroskopie bestätigt.

Behandlung

Der *Sportler* sollte:
- schmerzhafte Bewegungen unterlassen;
- Übungen mit offenen und geschlossenen kinetischen Ketten zur Kräftigung durchführen.

Der Arzt kann eine Arthroskopie durchführen, um das Labrum durch Nähte oder resorbierbare Stifte zu refixieren (Abb. 6.21). Die Heilungsphase dauert etwa 3–4 Monate, es vergehen 3–6 Monate, bis Wurfsport wieder ausgeübt werden kann.

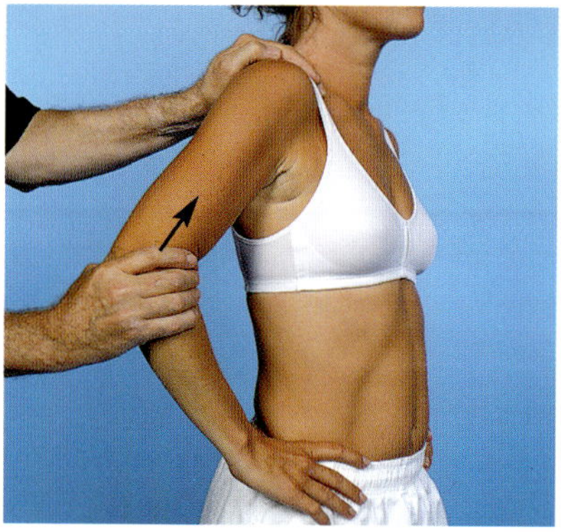

Abb. 6.20: Kibler-Test.

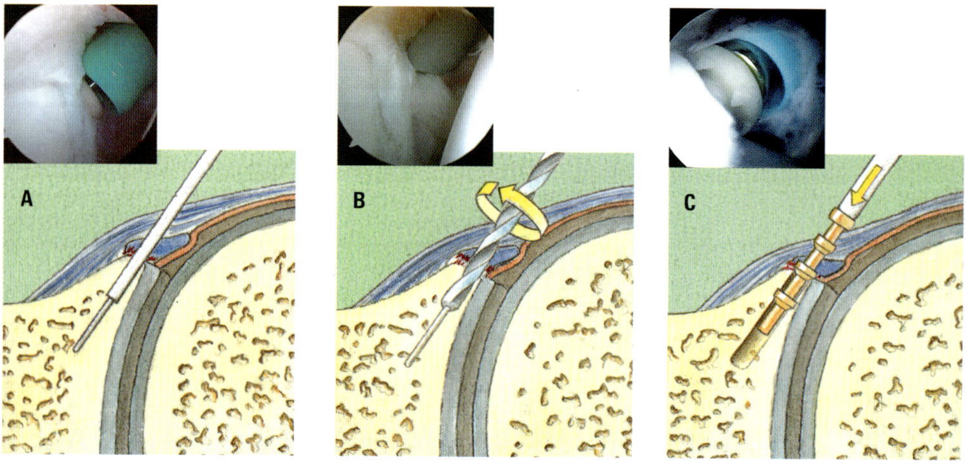

Abb. 6.21: Arthroskopische Fixation eines instabilen Labrums mit resorbierbarem Anker oder Schraube. **(A)** Ein Stift wird über eine Hülse durch das Labrum in den Knochen eingebracht, **(B)** über den Stift wird ein resorbierbarer Anker oder eine Schraube eingebracht, **(C)** der Anker oder die Schraube wird im Knochen befestigt.

SLAP-Läsionen

Labrumverletzungen befinden sich normalerweise an der Vorderseite des Glenoids. Einige Verletzungen des Labrum glenoidale befinden sich jedoch am oberen Labrumanteil von anterior nach posterior reichend, im Bereich des Bizepssehnenansatzes. Diese Verletzungen sind als SLAP-Läsionen bekannt (engl. Superior Labrum from Anterior to Posterior). Wenn sie symptomatisch sind, werden sie arthroskopisch behandelt. Es gibt vier Arten:

- Typ I ist durch ein Ausfransen des oberen Labrums gekennzeichnet, das Labrum ist dabei jedoch noch fest mit dem Glenoid verbunden. Die Behandlung besteht aus einem arthroskopischen Débridement, falls die Verletzung Beschwerden bereitet.
- Typ II entspricht einer Verletzung, bei der das obere Labrum und die Bizepssehne vom darunter liegenden Glenoid gelöst sind. Das Labrumgewebe kann abgetragen oder refixiert werden. Hiernach sollte der Arm ruhig gestellt werden, um eine Heilung des Bizeps-Labrum-Komplexes zu ermöglichen. Es wird noch kontrovers diskutiert, welche Behandlung optimal ist.
- Typ III besteht in einer Fragmentierung des oberen Labrums bei intakter Bizepssehne. Die Behandlung besteht in einer Exzision der Labrumfragmente.

- Typ IV bedeutet einen Riss quer durch das obere Labrum bis in die Bizepssehne. Die Behandlung besteht normalerweise in der Exzision der Labrum- und Bizepssehnenfragmente.

Impingementsyndrom

Das Impingement kann als Einklemmung von Weichteilgewebe im subakromialen Raum zwischen Akromion und Humeruskopf beschrieben werden. Diese Einklemmung des Weichteilgewebes kann bei Bewegungen der Schulter zu Schmerzen führen. Sportler, darunter Tennisspieler, Schwimmer, Werfer und Gewichtheber, die wiederholte Bewegungen des Armes oberhalb der Horizontalebene ausführen, laufen Gefahr, diesen schmerzhaften Zustand zu entwickeln.

Das Weichteilgewebe kann zu groß werden und zwischen dem Humeruskopf, dem Processus acromialis der Skapula und dem Ligamentum coracoacromiale eingeklemmt werden. Das Weichteilgewebe in dem beengten subakromialen Raum besteht aus der langen Bizepssehne, der Supraspinatus-, Infraspinatus-, Teres minor- und Subskapularismuskulatur und der über der Supraspinatussehne befindlichen Bursa. Der subakromiale Raum kann auch zu klein sein. Wenn das Ligamentum coracoacromiale verdickt oder verkalkt ist, es unelastisch wird oder die vordere untere Kante des Processus acromialis durch knöcherne Randzacken oder Sporne über dem Akromioklavikulargelenk unregelmäßig wird, kann dieser Raum weiter eingeengt werden. Dies tritt meistens bei älteren Menschen auf.

Die anterior-inferiore Kontur des Akromions ist von Bedeutung, da sie die Größe des subakromialen Raumes beeinflusst. Die Form des vorderen Akromions wird durch normale, einfache Röntgenaufnahmen untersucht (Y-Aufnahme). Die anterior-inferiore Kontur des Akromions wird nach Bigliani folgendermaßen eingeteilt (Abb. 6.22):

- Typ 1: Die Unterseite des Akromions ist flach und die Vorderkante zeigt vom Humeruskopf weg.
- Typ 2: Die Unterfläche des Akromions ist leicht gebogen und die Vorderkante verläuft parallel zum Humeruskopf.
- Typ 3: Ein vorderer Knochensporn (Osteophyt), der nach unten zeigt oder hakenförmig ist, engt die Austrittsstelle des Musculus supraspinatus und seiner Sehne ein.

Wenn der Oberarm in seine normale funktionelle Position nach vorn und oben bis zu einem Winkel von 90° zum Körper bewegt wird und der Arm weiter

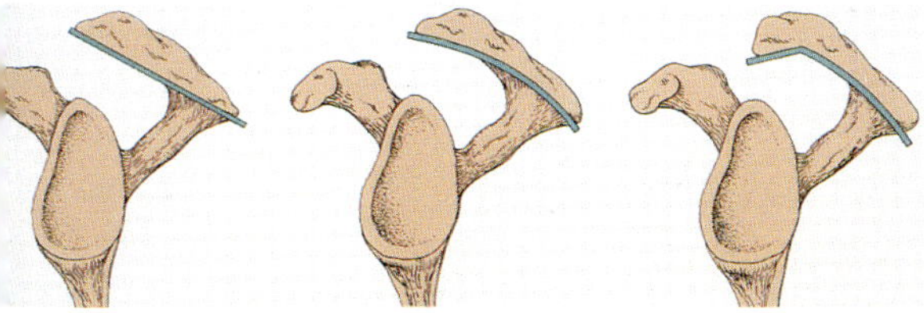

1 2 3

A

Abb. 6.22: (A) Klassifikation der anterior-superioren Akromionkontur. **(B)** Das MRT zeigt einen Knochensporn unter dem Akromion, der ein Impingement verursacht.

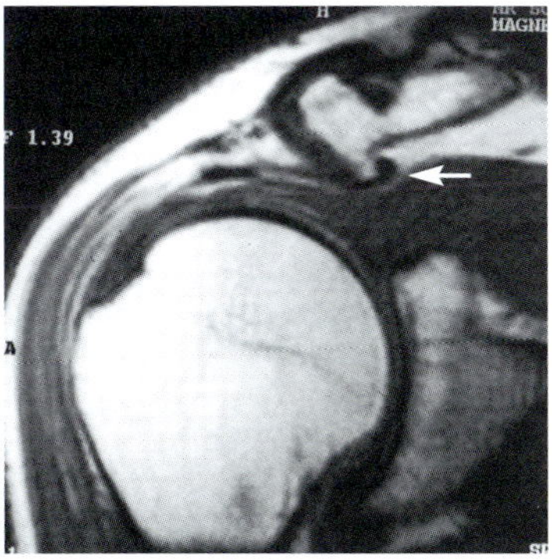

B

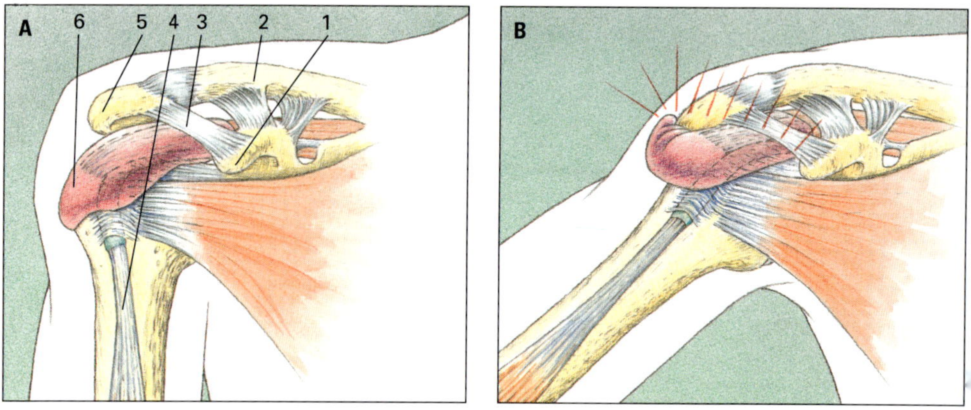

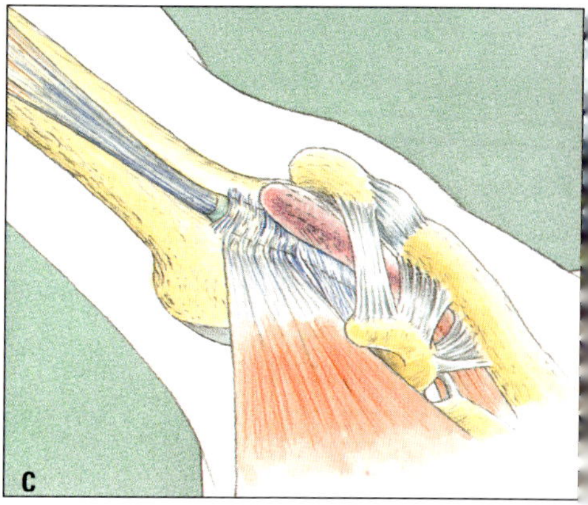

Abb. 6.23: (A) Arm in Ruhe: 1, Processus coracoideus; 2, Klavikula; 3, Ligamentum coracoacromiale; 4, Bizepssehne; 5, Akromion; 6, Bursa. **(B)** Der Arm ist 60–120° abduziert (nach außen gehoben). Die Bursa wird zwischen dem Akromion und den Sehnen der Rotatorenmanschette eingeklemmt. **(C)** Bei Abduktion über 120° nimmt der Druck auf die Bursa ab.

innenrotiert wird, wird das Weichteilgewebe gegen die scharfe Kante des Ligamentum coracoacromiale gepresst. Während der Bewegung reiben die Sehnen und die Bursa gegen das Ligament und führen zu einer mechanischen Irritation, die eine schmerzhafte Entzündung auslösen kann (Abb. 6.23). Da die Entzündung von einer Schwellung begleitet wird, nimmt der Raum weiter ab und der Zustand kann sich zunehmend verschlechtern. Wiederholte Belastung verursacht eine Verdickung des Weichteilgewebes und führt zu einer chronisch entzündlichen Reaktion. Die Bursa subacromialis und die verletzlichen Bereiche der Supraspinatus- und Bizepssehne sind am häufigsten von diesem Prozess betroffen.

Ätiologie

Das Impingementsyndrom kann durch extrinsische oder intrinsische Faktoren verursacht werden.

Extrinsische Faktoren

- Primäre extrinsische Faktoren entstehen durch die mechanische Reibung der Sehne gegen die Unterfläche des vorderen Akromions. Der Mehrheit der Fälle liegt diese Ätiologie zugrunde.
- Sekundäre extrinsische Faktoren entstehen durch eine relative Größenabnahme der Supraspinatusaustrittsstelle infolge einer Instabilität

des Glenohumeralgelenkes. Diese Ätiologie sieht man häufig bei jungen Wurfsportlern und Schwimmern, von denen viele unter einer allgemeinen Ligamentlaxität leiden.

Intrinsische Faktoren

Intrinsische Faktoren wie degenerative Veränderungen (S. 43) innerhalb der Rotatorenmanschettensehnen führen oft zu Problemen, da eine degenerativ bedingte Schwäche den Humerus nach oben treten lässt und so ein sekundäres mechanisches Impingement verursacht.

Einteilung

- Grad 1: Der Zustand vor einer Ruptur mit einer subakromialen Bursitis und/oder Tendinitis.
- Grad 2: Impingement mit partieller Rotatorenmanschettenruptur.
- Grad 3: Impingement mit vollständiger Rotatorenmanschettenruptur.

Symptome und Diagnose

- Wenn der Arm für Überkopfaktivitäten über die Horizontalebene angehoben wird, bestehen Schmerzen im seitlichen und oberen Anteil der Schulter.
- Befindet sich der Arm oberhalb von 90° Abduktion (Seithebung), ersetzt der Sportler die glenohumerale Beweglichkeit oft durch skapulothorakale Beweglichkeit – d.h., er setzt das Schulterblatt über das übliche Maß hinaus ein. Dies zeigt sich dadurch, dass bei der Abduktion des Armes die betroffene Schulter aufgewölbt wird. Der Schmerz ist nach dem Senken des Armes oftmals stärker als beim Heben.
- Die Schmerzen treten nachts auf, insbesondere wenn die Rotatorenmanschette beteiligt ist.
- Über dem oberen Anteil des Humeruskopfes besteht Druckempfindlichkeit, ebenso über der Bizepssehne.
- Der aktive Bewegungsumfang von Abduktion und Vorwärtsflexion kann schmerzhaft eingeschränkt sein, insbesondere oberhalb der Schulterebene. Die Innenrotation kann diskret eingeschränkt sein.
- Subakromial kann eine Krepitation tastbar sein.
- Eine Hypotrophie des Deltoideus und der Wirbelsäulenmuskeln kann vorliegen.
- Durch positive Impingementtests wird die Diagnose verifiziert.

Impingementtest nach Neer

Der Impingementtest nach Neer besteht in einer vollständigen, passiven Elevation des Humerus in der Schulterblattebene (Abb. 6.24). Dies führt dazu, dass der kritische Bereich der Supraspinatussehne unter dem vorderen unteren Akromion eingeklemmt wird. Wenn hierdurch Schmerzen ausgelöst werden, ist der Impingementtest positiv.

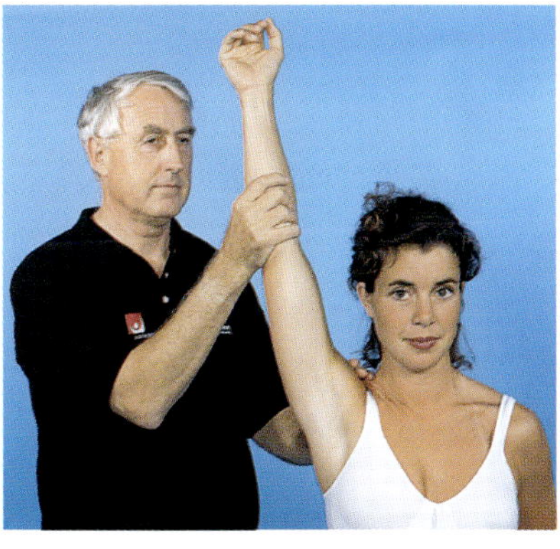

Abb. 6.24: Impingementtest nach Neer.

Impingementtest nach Hawkins
Der Hawkins-Test besteht aus einer Elevation der Schulter um 90° und einer sich anschließenden kraftvollen Innenrotation (Abb. 6.25). Bei diesem Manöver gerät das Tuberculum majus weiter unter das laterale Akromion und Ligamentum coracoacromiale, sodass Schmerzen entstehen.

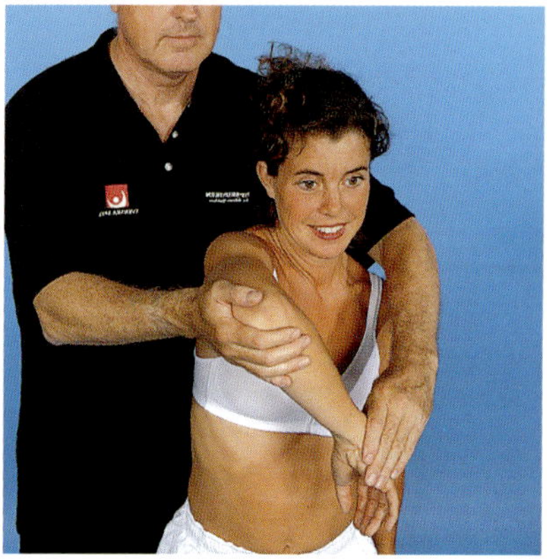

Abb. 6.25: Impingementtest nach Hawkins.

Impingement-Injektionstest
Bei diesem Test wird die Reaktion des Sportlers auf den Impingementtest vor und nach Injektion eines Lokalanästhetikums in die Bursa subacromialis verglichen. Eine signifikante Verminderung der Schmerzen gilt als positives Impingementzeichen.

Einfache Röntgenaufnahmen, darunter eine a.p.-Aufnahme des Glenohumeralgelenkes (das ist eine Innenrotationsansicht des Humerus mit 20° Winkelung nach aufwärts, um das Akromioklavikulargelenk darzustellen), eine laterale axillare Aufnahme und die Y-Aufnahme (supraspinatus outlet) zeigen gut die Morphologie des Subakromialraumes.

Präventivmaßnahmen

- Aufwärmübungen und Beweglichkeitstraining.
- Training der gesamten Bewegungskette, auch beim Krafttraining.
- Vermeidung von Fehlbelastung (schmerzauslösende Situationen).

Behandlung

Der *Sportler* sollte:
- die Schulter aktiv bewegen und den Bewegungsumfang erhalten (S. 501);
- weiterhin Konditionsübungen durchführen;
- nach der akuten Phase lokal Wärme anwenden und eine Wärmebandage tragen;
- nach dem Abklingen der Schmerzen sportliches Training allmählich wieder aufnehmen.

Der *Arzt* kann:
- Anweisungen für ein spezielles Kraft- und Dehnungsprogramm erteilen. Ein Erhaltungsprogramm ist wichtig, um Bewegungsverlust und Einsteifung zu vermeiden;
- antiphlogistische Medikamente verschreiben;
- selektiv Steroidinjektionen anwenden (wenn die lokale Anwendung von Steroiden gerechtfertigt ist, sollte die Schulter nach der Injektion einige Tage geschont werden);
- operieren, wenn die konservative Therapie versagt.

Solange der Patient Fortschritte macht und keine wesentlichen anderen Schäden bestehen, sollte die konservative Therapie fortgesetzt werden. Stagniert der Behandlungserfolg, kann die Operation indiziert sein. Bei einer subakromialen Dekompression werden die Bursa und die Unterseite des Akromions entfernt, sodass mehr Raum für das Weichteilgewebe entstehen kann. Die Operation kann arthroskopisch durchgeführt werden. Bei älteren Menschen können ausgedehntere Maßnahmen notwendig sein. Nach der Operation wird eine frühzeitige Mobilisation mit aktivem Krafttraining empfohlen. Oft kann der Patient 2–3 Monate nach der Operation zu Sportarten mit Überkopfaktivitäten zurückkehren.

Bursitis subacromialis

In der Schulter befindet sich eine große Bursa zwischen dem Musculus supraspinatus, dem Musculus deltoideus und dem Processus acromialis der Skapula. Bei Entzündungen hat die Bursa ungefähr die Größe eines Golfballes. Solche Entzündungen der Bursa (Bursitis subacromialis) treten häufig auf.

Ursachen

- Ein Sturz oder Schlag auf die Schulter oder eine Ruptur der Supraspinatussehne kann eine Blutung in die Bursa verursachen, die ihrerseits wieder zu einer Entzündung führt.
- Sich wiederholende Bewegungen können eine Bursitis verursachen, die wiederum zu einer Ansammlung von Flüssigkeit in der Bursa führt. Dieser Erguss führt zur Spannung im Gewebe, zu einer Verdickung der Bursa und zu Schmerzen an der Vorder- und Oberseite der Schulter.
- Eine Entzündung in einer benachbarten Sehne kann leicht auf die Bursa übergreifen.

Symptome und Diagnose

- Schmerzen treten im vorderen, oberen Schulterbereich auf.
- Der Impingementtest ist positiv (S. 133).
- Es besteht Druckempfindlichkeit bei der Palpation.
- Manchmal fühlt sich die Bursa bei der Palpation „schwammartig“ an.
- Eine arthroskopische Untersuchung und/oder Bursographie kann die Diagnose bestätigen.
- Eine diagnostische Punktion der Bursa kann durchgeführt werden.

Behandlung

Der *Sportler* sollte:

- Schonung einhalten, bis die Schmerzsymptomatik vorüber ist und schmerzauslösende Situationen vermeiden;
- nach der akuten Phase lokal Wärme anwenden und eine Wärmebandage benutzen.

Der *Arzt* kann:

- Die Bursa punktieren, wenn die Blutung oder der Erguss Schmerzen verursachen;
- analgetische oder antiphlogistische Medikamente verschreiben;
- Bewegungsübungen empfehlen (S. 495);
- eine Steroidinjektion verabreichen und zu kurzfristiger Schonung bei chronischer Entzündung raten;
- bei chronischen Fällen die Bursa arthroskopisch entfernen.

Heilungsverlauf

Wenn die Bursitis sofort behandelt wird, verschwinden die Symptome normalerweise innerhalb von 2–3 Wochen. Danach kann der Sport wieder aufgenommen werden.

Hypertrophie der Bursa subacromialis

Bei Kontaktsportarten kann eine bislang unerkannte Form der Rotatorenmanschettenverletzung auftreten. Nach einer akuten Unfallverletzung der Schulter kann ein Sportler eine Elevations- und Außenrotationsschwäche entwickeln. Die klinischen Symptome sind dieselben wie bei einer Rotatorenmanschettenruptur (S. 137). Ein MRT zeigt lediglich bursaseitig hypertrophe Veränderungen (Vergrößerung und Verdickung) der Rotatorenmanschette. Trotz Rehabilitation können die Symptome persistieren.

Diese Patienten können arthroskopisch behandelt werden. Es kann eine diffuse Proliferation der subakromialen Bursa festgestellt werden. Nach Resektion der hypertrophen Bursa kommt es meist zu einer raschen Beschwerdebesserung bei den Sportlern. Bei einem Sportler, der eine Kontaktsportart ausübt und über anhaltende Schmerzen und Schwäche in der Rotatorenmanschette klagt, sollte an dieses Syndrom gedacht werden.

Verkalkungen der Supraspinatussehne (Tendinitis calcificans)

Degenerative Veränderungen, die die Supraspinatussehne als Teil des Alterungsprozesses betreffen, können in Kombination mit Belastung zu einer chronischen Entzündung mit Kalkablagerungen führen (Abb. 6.26). Dies kann bei Sportlern bereits im Alter von 30–35 Jahren auftreten. Die Kalkdepots können sich in die Bursa oberhalb der Supraspinatussehne entleeren. Dies führt zu einer vorübergehenden Verbesserung des Zustandes, kann aber eine Bursitis verursachen. Die Depots können sich auch spontan 2–3 Wochen nach ihrer Bildung wieder auflösen oder bestehen bleiben, ohne Symptome zu verursachen.

Symptome und Diagnose

- Starke Schmerzen können im vorderen, obereren Schulterbereich plötzlich auftreten. Diese können so stark sein, dass der Patient nicht mehr schlafen kann. Durch Ruhighalten des Armes am Körper können die Schmerzen zumindest teilweise gelindert werden.

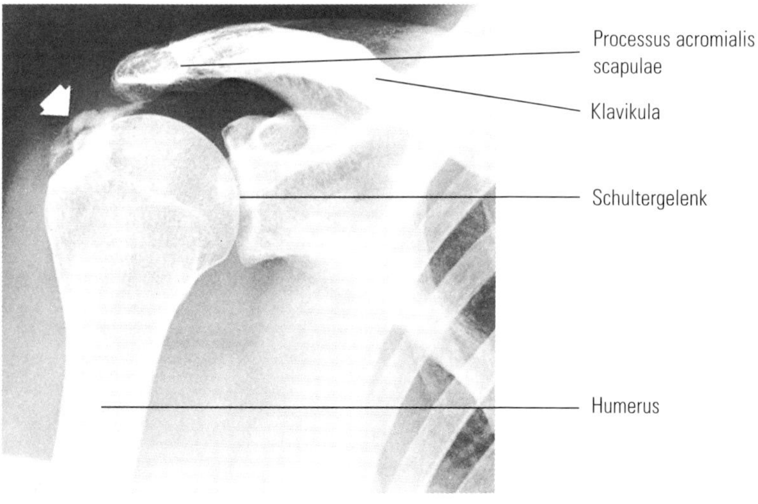

Abb. 6.26: Röntgenbild einer Schulter mit Verkalkung. Der Pfeil zeigt auf ein Kalziumdepot oberhalb des Gelenkkopfes im Bereich der Bursa.

- Aufgrund der starken Schmerzen wird ein Arzt oft frühzeitig konsultiert. Der Arzt findet eine umschriebene Druckempfindlichkeit im vorderen, oberen Schulterbereich, und Röntgenaufnahmen bestätigen die Diagnose.

Behandlung

Der *Sporter* sollte:
- nach der akuten Phase den Bewegungsumfang erhalten, um eine Einsteifung zu vermeiden;
- ein schmerzlinderndes Präparat einnehmen.

Der *Arzt* kann:
- das Kalkdepot abpunktieren;
- eine Lokalanästhetika- und Steroidinjektion verabreichen;
- ein Analgetikum verschreiben;
- Beweglichkeitsübungen verordnen (S. 496);
- bei persistierenden Schmerzen operieren, um das Kalkdepot zu entfernen.

Rotatorenmanschettenverletzungen

In 75% der Fälle mit Schulterschmerzen liegt die Hauptursache in der Supraspinatussehne der Rotatorenmanschette. Der Musculus supraspinatus hebt zusammen mit dem Deltoideus den Arm, um die Abduktion einzuleiten. Bei einer vollständigen Ruptur kann der Sportler den Arm in der Schulterblattebene nicht zwischen 60° und 120° angehoben halten und muss die Schulter fallen lassen. Der Arm kann nach lateral schwingen und der Deltoideus die Abduktion übernehmen. Die schwächste Stelle der Supraspinatussehne liegt dort, wo sie an der Manschettenbildung über dem Gelenkspalt beteiligt ist, und zwar etwa 1 cm vor ihrem Ansatz am Humerus. An dieser Stelle treten partielle oder vollständige Rupturen am häufigsten auf. In diesem vulnerablen Gebiet findet sich ein Netzwerk von Kapillaren. Mit zunehmendem Alter oder bei Überlastung vermindert sich die Durchblutung. Dieses führt zu typischen degenerativen Veränderungen (S. 43), einschließlich verminderter Elastizität und zunehmender Schwäche. Diese Veränderungen werden oft bei älteren Sportlern sichtbar, können jedoch bereits im Alter von 30 oder 35 Jahren beginnen. Wenn der Arm im Winkel zwischen 60° und 120° abduziert wird und bei statischer Arbeit in dieser Position werden die Blutgefäße komprimiert. Dies verschlechtert die Durchblutung weiter und reduziert die Sauerstoffversorgung des Gewebes, wodurch sich das Verletzungsrisiko erhöht.

Ätiologie

Ein Impingementsyndrom (welches Ursache oder Folge einer Instabilität sein kann), eine Überlastungstendinitis und ein Trauma können Rotatorenmanschettenprobleme verursachen.

Impingementsyndrom

Ein primäres Impingement tritt meistens ab dem 40. Lebensjahr auf, ein sekundäres Impingement ist dagegen bei jüngeren Sportlern häufiger.

Überlastungstendinitis

Eine Überlastungstendinitis tritt häufiger bei jüngeren Sportlern auf. Diese Patienten haben seltener Teilrupturen der Rotatorenmanschette und häufiger eine seitendifferente Schultergelenkbeweglichkeit sowie auch eine seitendifferente Kraft der periskapularen Muskulatur. Eine zu straffe hintere Kapsel und eine periskapulare Muskelschwäche sind häufige Probleme, die dazu führen, dass die Rotatorenmanschettensehnen vermehrt arbeiten müssen und so eine Überlastungs- oder Überbeanspruchungssituation entsteht. Symptome, die der Überlastungstendinitis ähnlich sind, können auch Folge einer diskreten Schulterinstabilität sein.

Trauma

Ein Trauma kann durch folgende Mechanismen zu einer Rotatorenmanschettenverletzung führen:

- jede Kraft, die den Arm gegen Widerstand nach innen rotiert oder eine Außenrotation verhindert, wie es z.B. beim Handball, American Football oder Ringen vorkommen kann;
- ein direkter Sturz auf die Schulter oder den ausgestreckten Arm;
- Heben oder Werfen schwerer Gegenstände.

Klassifikation

Rotatorenmanschettenrupturen können in Art und Ausmaß unterschiedlich sein. Die Lokalisation der Ruptur ist von Bedeutung: Rotatorenmanschettenrupturen können an der bursaseitigen Oberfläche der Sehne oder an der gelenkseitigen Unterfläche der Sehne lokalisiert sein. Es gibt Teilrupturen und vollständige Rupturen, bei denen eine Verbindung zwischen Gelenk und Bursa entsteht.

- Eine primäre Kompressionserkrankung der Manschette tritt bei einer hakenförmigen Akromionveränderung Typ 3, degenerativer Spornbildung oder dickem Ligamentum coracoacromiale auf. Eine Rotatorenmanschettenruptur, die bursaseitig beginnt, kann die Folge sein.
- Eine sekundäre Kompressionserkrankung der Manschette beruht im Allgemeinen auf einer glenohumeralen (Schultergelenk-) Instabilität.
- Dehnungsverletzungen treten gelenkseitig auf. Es wird angenommen, dass sie sekundär entstehen, aufgrund des Widerstandes der Rotatorenmanschette gegen die hohen Abbremskräfte, die bei Aktivitäten wie der späten Wurfphase auftreten. Bei Wurfsportlern treten vermehrt gelenkseitige Risse auf.

Teilrupturen

In einer Rotatorenmanschette, die glatt durch Synovial- und Bursagewebe bedeckt ist, kann die Schwere einer Teilruptur folgendermaßen klassifiziert werden:

1. Minimale oberflächliche Bursa- oder Synovialisirritation oder geringe Aufspleißung der Kapsel mit einer Teilruptur von weniger als 1 cm Größe.
2. Aufspleißung und Ruptur einiger Rotatorenmanschettenfasern und zusätzliche Synovialis-, Bursa- oder Kapselverletzung. Die Rissgröße beträgt normalerweise weniger als 2 cm.
3. Schwerwiegendere Rotatorenmanschettenverletzung mit Aufspleißung und Fragmentierung der Sehnenfasern, oftmals unter Beteiligung der gesamten Rotatorenmanschettenoberfläche. Die Rissgröße beträgt normalerweise weniger als 3 cm.
4. Sehr schwerwiegende Teilruptur, die gewöhnlich neben der Ausdünnung und Fragmentierung des Gewebes einen Riss aufweist, der oft mehr als eine Sehne einschließt.

Vollständige Rupturen

Vollständige Rotatorenmanschettenrupturen werden folgendermaßen eingeteilt:

1. Eine kleiner vollständiger Riss wie bei einer Stichwunde.
2. Ein mäßigradiger Riss, der nur eine Rotatorenmanschettensehne betrifft. Der Riss ist gewöhnlich kleiner als 2 cm und ohne Retraktion der Rissenden (Abb. 6.27).

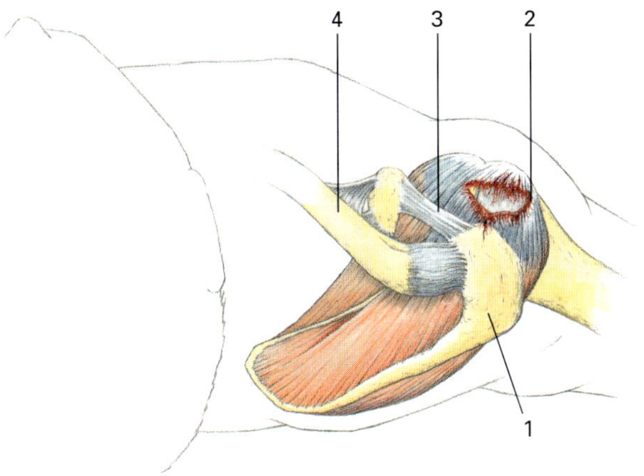

Abb. 6.27: Mittelgroßer Rotatorenmanschettenriss in der Aufsicht. 1, Akromion; 2, Rotatorenmanschettenriss; 3, Ligamentum coracoacromiale; 4, Klavikula.

3. Großer vollständiger Riss, der eine ganze Sehne betrifft mit minimaler Retraktion der Rissenden. Die Rissgröße beträgt normalerweise 3–4 cm.
4. Ein massiver Rotatorenmanschettenriss betrifft zwei oder mehr Sehnen. Hierbei kommt es oftmals zu einer Retraktion der verbleibenden Sehnenenden.

Symptome und Diagnose

- Beim Entstehen der Verletzung treten starke Schmerzen auf. Der Schmerz kehrt bei Belastung zurück, kann innerhalb der nächsten 24 h zunehmen und bis in den Oberarm reichen. Wenn der Sportler auf die Schulter gefallen ist oder einen schweren Gegenstand gehoben oder geworfen hat, wird die Verdachtsdiagnose einer Supraspinatussehnenruptur gestellt.
- Der Schmerz ist oft in der Nacht besonders stark oder nimmt nachts zu. Der Patient klagt oft über Probleme, die auftreten, wenn er auf der verletzten Schulter schläft oder liegt.
- Außenrotation oder Anheben des Armes nach außen und oben bereitet Schmerzen. Wenn die Sehne nur teilweise rupturiert ist, kann der Arm bis zu einem Winkel von 60°–80° schmerzfrei oder mit geringen Schmerzen abduziert werden. Bei Abduktion des Armes auf 70°–120° nehmen die Schmerzen zu. Zudem können die Schmerzen beim Senken des Armes weiter zunehmen (Abb. 6.28). Zwischen den oben genannten Winkeln besteht auch eine Schwäche des Armes. Bei einer vollständigen Sehnenruptur kann der Arm in einem Winkel von mehr als 120° abduziert gehalten werden, beim weiteren Senken des Armes fällt er aber plötzlich herab. Dieses ist ein wichtiges diagnostisches Zeichen (Zeichen des „fallenden Armes").
- Der Rotatorenmanschettentest ist positiv. Die Arme werden in 90° Abduktion in der Skapulaebene gehalten und die Daumen nach unten gedreht (Abb. 6.29). Werden die Arme dabei nach unten gedrückt, klagt der Patient über Schmerzen und Schwäche.
- Bei 75% der Sportler mit einer bursaseitigen Teilruptur führt eine Lokalanästhetikainjektion in den subakromialen Raum zur Beschwerdelinderung. Dies stützt die Diagnose.
- Röntgenaufnahmen, einschließlich einer Y-Aufnahme, können die Morphologie des Akromions sowie Knochensporne zeigen, die vom Akromioklavikulargelenk entspringen.

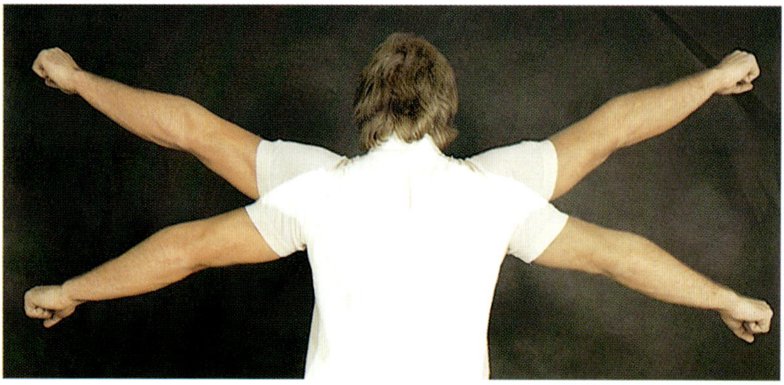

Abb. 6.28: Eine Ruptur des Musculus supraspinatus verursacht in seinem Wirkungsbereich eine Muskelschwäche des verletzten Armes. Der Schmerz nimmt zu, wenn der Arm über einen Winkel von 60–120° gehoben wird.

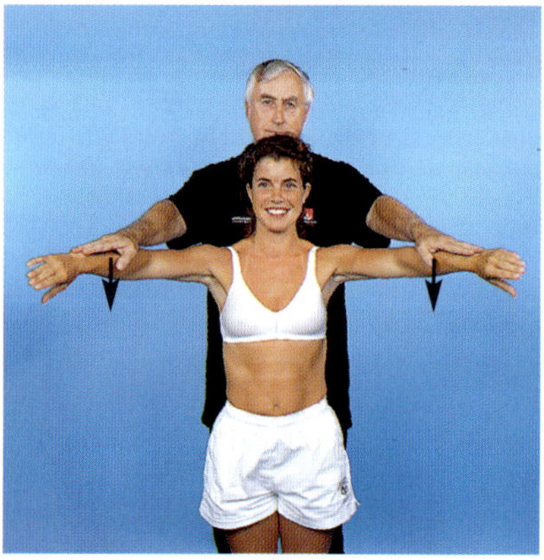

Abb. 6.29: Rotatorenmanschettentest. Bei 90° abduzierten (nach außen gehobenen) und innenrotierten Patientenarmen (Daumen nach unten) drückt der Untersucher die Arme leicht nach unten. Wenn Beschwerden und eine Schwäche bestehen, ist der Test positiv.

- Eine Sonographie kann sensitiv und spezifisch beim Nachweis vollständiger Rupturen der Rotatorenmanschette sein.
- Das MRT (Abb. 6.30) hat eine hohe Sensitivität bei der Diagnose der Rotatorenmanschettenrupturen. Es kann nicht nur die Größe der Ruptur zeigen, sondern auch die exakte Lokalisation. In Verbindung mit einem Arthrogramm ist es noch genauer.
- Eine Arthroskopie kann die Diagnose einer bursa- oder gelenkseitigen Ruptur verifizieren.

Behandlung

Der *Sportler* sollte:
- am Verletzungsort die Schulter mit Eis behandeln;
- die Schulter schonen;
- den Arm nicht falsch belasten;
- einen Arzt aufsuchen, wenn die Symptome persistieren.

Der *Arzt* kann:
- ein Übungsprogramm verschreiben, das die dynamische Stabilität des Humeruskopfes fördert (S. 498). Oft ist es nötig, dass ein Physiotherapeut oder Trainer das Übungsprogramm überwacht. Das Programm sollte die hintere Kapsel dehnen und einen guten Bewegungsumfang erhalten sowie

den gesamten Schultergürtel kräftigen. Ziel der Rehabilitation sollte es sein, die Symmetrie beider Arme wiederherzustellen, und zwar im Hinblick auf (1.) Bewegungsumfang, insbesondere Innenrotation, die auf der betroffenen Seite häufig vermindert ist; (2.) Bewegungsqualität ohne kompensatorische Schulterblattbewegung; (3.) Kraft, wobei besonderer Wert auf eine Kräftigung der Rotatorenmanschettenmuskulatur gelegt werden sollte, da sie den Humeruskopf im Glenoid zentriert hält und (4.) Kräftigung der periskapularen Muskeln, um eine stabile Basis für die Schulterbewegung zu schaffen;
- wenn die Schmerzen trotz physikalischer Therapie anhalten, eine subakromiale Injektion verabreichen oder in bestimmten Fällen wie unten beschrieben operieren.

Heilungsverlauf und Komplikationen

- Die Spontanheilung einer *Teilruptur* ist klinisch unwahrscheinlich, da die Durchblutung im Bereich der Ruptur schlecht ist, die Sehnenenden normalerweise dehiszent sind und ein subakromiales Impingement besteht. Bursaseitige Rupturen haben eine schlechte Prognose, sodass hier eine aggressivere operative Therapie notwendig ist.
- Betrifft die Ruptur nicht die volle Schicht der Rotatorenmanschette, kann ein arthroskopisches (oder wenn nötig offenes) Débridement der Läsion durchgeführt werden, um damit den Heilungsprozess zu reaktivieren. Dieses Vorgehen wird oft mit einer anterioren Akromioplastik kombiniert, wobei ein Teil des Akromions entfernt wird. Wenn eine geringgradige Instabilität vorliegt, konzentriert sich die Operation auf dieses Problem. Postoperativ beginnt man mit einem schrittweise sich steigernden Kräftigungsprogramm, nachdem der volle Bewegungsumfang erreicht worden ist.
- Bei einer *kompletten Rotatorenmanschettenruptur* (eine Ruptur, die die volle Schicht der Manschette betrifft), wird normalerweise die Operation empfohlen. Im Allgemeinen kommt es zu einer Besserung der Symptome, aber die Wiederherstellung der vollen Funktion ist schwer vorhersagbar: 75% der Patienten erlangen normalerweise eine signifikante Beschwerdelinderung, aber nur ungefähr 40% der Spitzenwerfer erreichen den vor ihrer Verletzung bestehenden Funktionsgrad. Ein schrittweise gesteigertes Rehabilitationsprogramm unter Aufsicht ist für diese Verletzungen wichtig.

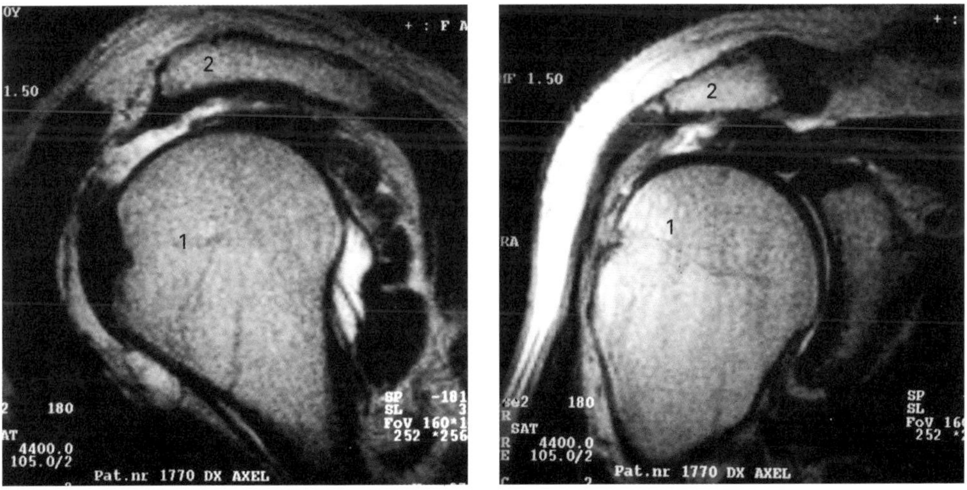

A **B**

Abb. 6.30: MRT mit Rotatorenmanschettenruptur: **(A)** Seitenansicht einer vollständigen Ruptur, **(B)** Vorderansicht einer die gesamte Schichtdicke betreffenden Ruptur. 1, Humerus; 2, Akromion.

Rückkehr zum Sport

Sportler mit einer konservativ behandelten Überlastungstendinitis können oftmals 3–4 Monate nach Symptombeginn den Sport wieder aufnehmen. Bei Sportlern mit einer teilweisen Rotatorenmanschettenruptur kann es 4–6 Monate dauern, bevor sie nach operativer Behandlung zum Sport zurückkehren. Sportler mit einer vollständigen Rotatorenmanschettenruptur benötigen oftmals noch länger. Ein Tennisspieler wird häufig 4–6 Monate nach der Verletzung wieder mit dem Spielen beginnen, er muss jedoch bis zu 1 Jahr nach der Verletzung beim Aufschlag vorsichtig sein. Bewegungs- und Konditionsübungen sollten so früh wie möglich begonnen werden. Hebe- und Wurfübungen werden individuell verschrieben und sollten normalerweise in den ersten 3–4 Monaten nach einer Operation vermieden werden.

Eine vernachlässigte Rotatorenmanschettenruptur kann aufgrund eingeschränkter Funktion zu einer permanenten Behinderung führen. Manchmal kann diese Verletzung zu einem späteren Zeitpunkt operativ versorgt werden. Je länger man wartet, desto geringer wird jedoch die Chance, ein erfolgreiches Endresultat zu erzielen.

Verletzung der Subskapularissehne

Der Musculus subscapularis (der an der inneren Skapulaoberfläche entspringt, über die Vorderseite des Schultergelenkes verläuft und weit proximal an der Vorderseite des Humeruskopfes inseriert) ist der wichtigste Innenrotator des Oberarmes. Seine Sehne kann von partiellen oder vollständigen Rupturen betroffen sein. Eine partielle Ruptur, die am häufigsten auftritt, kann unter Verdickung der Sehne ausheilen. Eine vollständige Ruptur ist ungewöhnlich, kann jedoch in Verbindung mit einer Schulterluxation auftreten.

Werfer und Athleten, deren Sport sich wiederholende Überkopfaktivitäten verlangt, sind am häufigsten von Verletzungen und degenerativen Veränderungen der Subskapularissehne betroffen. Solche Sportarten sind u.a. Baseball, American Football (Quarterbacks), Schlägersportarten, Speerwurf, Handball, Ringen, Gewichtheben und das Torhüten. Tennis- und Volleyballspieler führen eine ähnliche Bewegung aus, wenn sie einen Aufschlag machen oder einen Schmetterball schlagen, sie halten jedoch ihr Ellenbogengelenk gebeugt, bis es im Moment des Balltreffens ausgestreckt wird. Etwa 25% der Spitzentennisspieler, die in einer Studie untersucht wurden, zeigten Überlastungssymptome der Subskapularissehne.

Symptome und Diagnose

- Die Innenrotation ist begrenzt (Abb. 6.31).
- Schmerzen bestehen bei Bewegungen der Schulter, insbesondere wenn der Arm über die Horizintalebene angehoben und innenrotiert wird.
- Schmerzen werden durch Innenrotation des Armes gegen Widerstand ausgelöst. Eine weitere Diagnosemöglichkeit bietet der „Lift-off-Test“ (Abb. 6.32).
- Druckschmerzen bestehen über der Sehne und dem Sehnenansatz an der Schultervorderseite.
- Die Innenrotationskraft des Armes ist gemindert.

Lift-off-Test
Der Arm wird innenrotiert, sodass der Handrücken auf dem Kreuzbein zu liegen kommt. Die Hand wird dann aktiv gegen Widerstand vom Rücken weggedrückt. So wird die Unversehrtheit des Subskapularis überprüft.

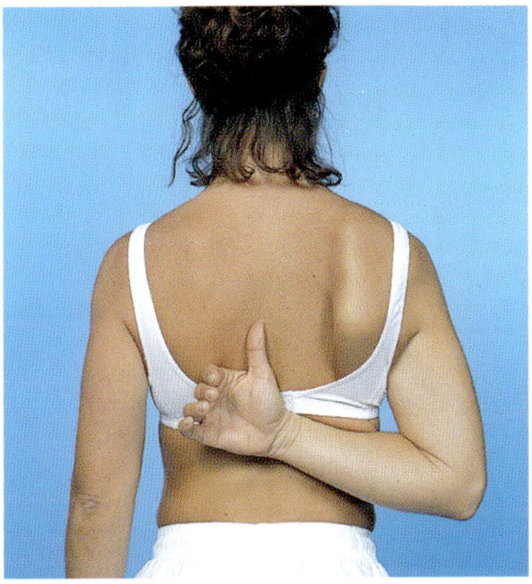

Abb. 6.31: Innenrotation.

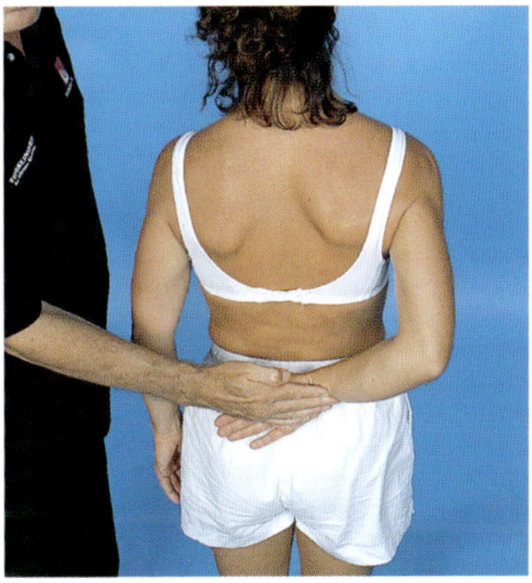

Abb. 6.32: Der „Lift-off-Test".

Behandlung

Der *Sportler* sollte:
- aktives Bewegungstraining beginnen;
- schmerzauslösende Situationen vermeiden;
- nach der akuten Phase lokal Wärme anwenden und eine Wärmebandage tragen;
- bei starken Schmerzen einen Arzt aufsuchen.

Der *Arzt* kann:
- aktives Beweglichkeitstraining empfehlen (S. 495);
- antiphlogistische Medikamente verschreiben;
- für Krankengymnastik mit Beweglichkeitstraining und Wärmeanwendung sorgen;
- falls die Symptome chronisch sind, eine Steroidinjektion um, aber nicht in die Sehne verabreichen, wonach einige Tage Schonung eingehalten werden sollten;
- in chronischen Fällen die Operation empfehlen. Wenn umschriebene pathologische Veränderungen verifiziert werden können, kann die (oftmals arthroskopische) Operation indiziert sein.

Heilungsverlauf und Komplikationen

Bei korrekter Behandlung kann der verletzte Sportler in den meisten Fällen nach 1–3 Wochen das Training wieder aufnehmen. Wenn Anzeichen einer Subskapularisverletzung wiederauftreten, sollte der Sportler pausieren, bis die Symptome verschwunden sind, und einen Arzt konsultieren. Andernfalls kann die Verletzung chronisch werden und den Sportler dazu zwingen, das Training für mehrere Monate zu unterbrechen oder gar den Sport vollständig aufzugeben.

Impingementsyndrom des Korakoids

Das Impingementsyndrom des Korakoids ist ein ungewöhnliches Syndrom, das vordere Schulterschmerzen verursacht. Der Raum zwischen dem Processus coracoideus und dem vorderen Anteil des Humerus kann durch Veränderungen in den dazwischen liegenden Strukturen eingeengt werden. Dies kann als Folge von Armfrakturen auftreten, bei Kalkeinlagerungen in der Subskapularissehne, abnormaler Stellung des Schultergelenkes oder einfach bei Prominenz des Processus coracoideus selbst. Es wird auch als Komplikation nach Operation eines Impingements, einer Bizepssehnenverletzung oder Instabilität beobachtet.

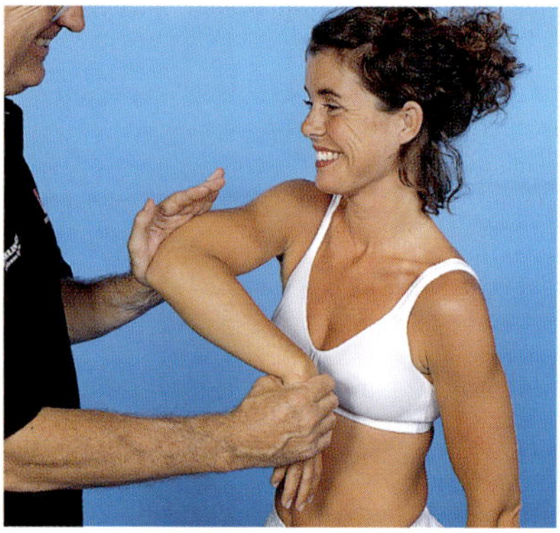

Abb. 6.33: Impingementsyndrom des Korakoids. Wenn der Humerus gegen den Processus coracoideus gepresst wird, treten Schmerzen auf.

Symptome und Diagnose

- Der Patient hat an der Schultervorderseite über dem Processus coracoideus Schmerzen.
- Der Patient ist anteromedial über der Schulter im Bereich des Processus coracoideus druckempfindlich.
- Die Schmerzen werden durch Elevation und Innenrotation zusammen mit Adduktion (der Arm wird vor die Brust bewegt) verschlimmert. Bei diesem Manöver kann ein schmerzhaftes Knacken ausgelöst werden. Dies bezeichnet man als korakoidales Impingementzeichen (Abb. 6.33).
- Eine Lokalanästhetikainjektion zwischen den Humeruskopf und den Processus coracoideus kann Linderung verschaffen.
- Ein CT kann bei der Diagnosestellung behilflich sein, indem es eine Verlängerung des Processus coracoideus und/oder eine Verminderung des Abstandes zwischen Processus coracoideus und Humeruskopf zeigt.

Behandlung

Die Behandlung chronischer Fälle besteht in der operativen Entfernung oder Verkürzung des äußersten oberen Anteils der Spitze des Processus coracoideus. Aktive Übungen können 2–3 Wochen nach der Operation begonnen werden, schwere Belastung wird jedoch für 6 Wochen vermieden, damit die Sehnen wieder am Processus coracoideus anheilen können. Die Wiederaufnahme des Sports ist nach 3–6 Monaten möglich.

Literatur

Jobe FW, Bradley JP (1988) Rotator cuff injuries in baseball: prevention and rehabilitation. Sports Medicine 6: 378–387.

Warner JP, Ding XH, Warren RF et al. (1992) Static capsular ligamentous restraints to superior inferior translation of the glenohumeral joint. American Journal of Sports Medicine 20: 678–685

Bigliani LU, Kimmel J, McCann PD et al. (1992) Repair rotator cuff tears in tennis players. American Journal of Sports Medicine 20:112–117.

Nervenverletzungen im Schulterbereich

Nervenverletzungen im Schulterbereich sind ungewöhnlich, sollten aber dennoch bedacht werden. Zumeist treten sie nach Anprallverletzungen und durch äußeren Druck auf, können aber auch das Ergebnis einer Überbeanspruchung sein.

Verletzungen des Nervus suprascapularis

Der Nervus suprascapularis versorgt den Musculus supraspinatus und infraspinatus. Er verläuft in einem Sulkus am oberen Rand der Skapula und wird durch ein Ligament in dem Sulkus gehalten. Bei einer posterioren oder anterioren Luxation des Schultergelenkes kann der Nervus suprascapularis geschädigt werden, indem der Nerv bei der Dislokation über dem Rand der Skapula gedehnt wird (Abb. 6.34). Darüber hinaus kann der Nerv durch einen direkten Schlag auf die Skapula verletzt werden, durch äußeren Druck (z.B. durch einen Rucksack) oder durch sich wiederholende einseitige Überkopfbewegungen der Schulter, die zu Spannung im Nerv führen. Auch eine lokale Zyste kann Schäden verursachen.

Symptome und Diagnose

- Der Schmerz strahlt in Richtung des oberen und hinteren Schulterbereiches aus.
- Eine Schwäche der Supraspinatus- und Infraspinatusmuskeln zeigt sich durch eine beeinträchtigte Schultergelenkabduktion bis zu einem Winkel von 80°–120°.
- Eine Volumenverminderung (Hypotrophie) des Supraspinatus und (insbesondere) des Infraspinatus kann ausgeprägt und leicht erkennbar sein.

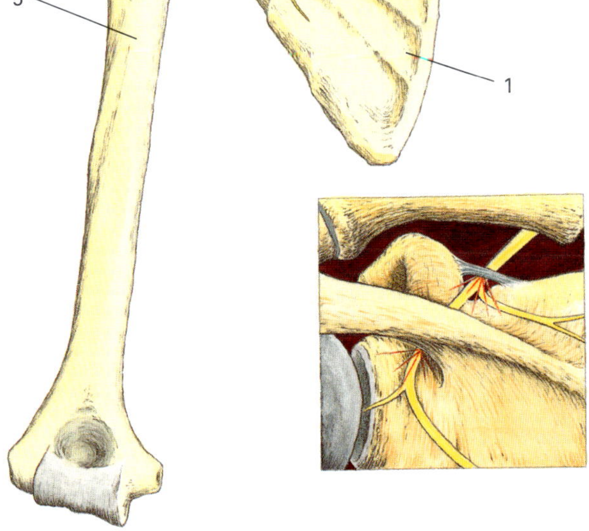

Abb. 6.34: Nervus suprascapularis und Regionen möglicher Bedrängung. 1, Skapula (Schulterblatt); 2, Nervus suprascapularis; 3, Klavikula; 4, Akromion; 5, Humerus.

- Eine elektromyographische Untersuchung bestätigt die Diagnose.
- Wenn nur der Infraspinatus betroffen ist, sollte eine Kompression des Nervs in seinem Verlauf über der Spina scapulae vermutet werden.

Behandlung

Zur Behandlung gehören:
- Vermeidung von Fehlbelastungen solange Schmerzen bestehen;
- Beweglichkeitstraining, und wenn keine Schmerzen bestehen, Krafttraining;
- lokale Steroidinjektionen;
- wenn die Beschwerden persistieren, eine Operation, um den Nerv durch Resektion des darüber liegenden Ligamentes zu befreien;
- Neurolyse (Freilegung des Nerven), die distal der Spina scapulae durchgeführt werden sollte.

Verletzungen des Nervus axillaris

Der Nervus axillaris versorgt den Deltoideus und Teres minor und verläuft nahe des Schultergelenkes. Schäden dieses Nervs treten normalerweise als Komplikation einer Luxationen oder Fraktur des oberen Humerusanteiles auf. Zu den Symptomen gehören ausstrahlende Schmerzen und Sensibilitätsminderung über der lateralen Seite des Oberarmes, darüber hinaus Schwäche (infolge Lähmung des Musculus deltoideus), wenn der Arm abduziert wird.

Da der Nervus axillaris sich eng um den oberen Anteil des Humerus schlingt, kann ein harter Schlag in diesem Bereich ihn manchmal verletzen. Die Symptome sind jedoch normalerweise vorübergehend.

Verletzungen des Nervus thoracicus longus

Der Nervus thoracicus longus versorgt den Musculus serratus anterior, der die Skapula in ihrer Position hält. Eine isolierte Verletzung dieses Nervs kann durch vehemente Schulterbewegungen, z.B. beim Gewichtheben, entstehen. Rückenschwimmer können eine ähnliche Schädigung erleiden, da die Bewegung ihrer Arme aus der Kombination einer Auswärtsdrehung mit einer gleichzeitigen Hebung des Armes nach vorne und außen besteht.

Wenn der Nervus thoracicus longus geschädigt wird, entsteht normalerweise ein dumpfer Schmerz, der sich spontan zurückbildet. Die Fähigkeit, den Arm zu heben, ist beeinträchtigt und gleichzeitig ist ein *„flügelartiges" Abstehen des Schulterblattes* zu sehen – die Medialseite der Skapula zeigt auf der geschädigten Seite nach dorsal. Eine Möglichkeit, diese Verletzung zu identifizieren, besteht darin, den Sportler zu bitten, Liegestütze gegen eine Wand auszuführen; dabei wird die Medialseite der Skapula nach hinten herausragen. Die Behandlung besteht in antiphlogistischer Medikation und schrittweise zunehmendem Krafttraining.

Verletzungen des Plexus brachialis (Burner-Syndrom)

Das Burner-Syndrom ist in Kontaktsportarten wie American Football keine Seltenheit. Nach Traumen des Kopfes und der Schultern klagt der Sportler über brennende Schmerzen und ein Taubheitsgefühl entlang der oberen Extremität. Die Ursache dieser Schmerzen kann eine Dehnung des Plexus brachialis sein (Nervenbündel zwischen Schulter und Nacken) und/oder zervikaler Nervenwurzeln (typischerweise C5- und C6-Wurzeln). Die Extremität kann sich für eine kurze Zeit schwach und schwer anfühlen, normalerweise geben sich diese Probleme aber innerhalb einiger Minuten.

Wenn anhaltende motorische und sensorische Defizite bestehen, können diese auf eine schwerwiegendere Verletzung hinweisen. Der Sportler sollte Kontaktsportarten nicht wieder aufnehmen, bevor eine klinische Untersuchung einschließlich EMG und Kraftprüfung durchgeführt worden ist, und er wieder über normale Kraft verfügt. Es ist wichtig, eine Verletzung des Plexus brachialis von einer schwerwiegenden Hals- oder Wirbelsäulenverletzung zu unterscheiden. Bestehen Schmerzen oder Druckempfindlichkeiten im Halsbereich, sollte die Halswirbelsäule des Sportlers ruhig gestellt und eine sofortige notfallmäßige Untersuchung durchgeführt werden.

Auch ohne einschneidendes traumatisches Ereignis kann der Plexus brachialis verletzt werden. Charakteristisch hierfür ist das plötzliche Einsetzen anhaltender starker Schmerzen. Es können motorische Störungen vorliegen, der Sensibilitätsverlust ist normalerweise gering. Die Behandlung besteht in Schonung und nachfolgender Rehabilitation. Die Schwäche kann für eine lange Zeit oder gar für immer bestehen bleiben.

Verletzungen des Oberarmes

Überlastungsverletzung der langen Bizepssehne

Die Überlastungsverletzung der langen Bizepssehne ist normalerweise eine Folgeerscheinung einer anderen Schulterverletzung wie dem Impingement oder einer Instabilität. Die Bizepsverletzung hat normalerweise eine degenerative Ursache. Degenerative Veränderungen innerhalb der Sehne werden als Tendinose bezeichnet (S. 43). Die lange Bizepssehne gleitet über die Gelenkfläche des Humeruskopfes und verlässt das Gelenk durch eine besondere Rinne. Wenn die Sehne degeneriert, besteht eine deutlich erkennbare Druckempfindlichkeit an der obersten Stelle der Extremität. Diese Verletzung tritt am häufigsten bei Kanuten, Ruderern, Gewichthebern, Schwimmern, Speerwerfern, Fechtern, Ringern, Golfern, Tennis-, Tischtennis-, Badminton- und Squashspielern auf.

Symptome und Diagnose

- Druckempfindlichkeit besteht an der Vorderseite des Oberarmes und der Schulter, insbesondere wenn das Ellenbogengelenk gebeugt wird.
- Der Yergason- und Speed-Test sind positiv (s. Abb. 6.35, 6.36).
- In der akuten Phase kann ein Krepitus der Sehne (Knistern) über der Vorderseite der Schulter bei Beugung und Streckung des Ellenbogens getastet werden.

Behandlung

Der *Sportler* sollte:
- sich schrittweise durch ein sorgfältig geplantes Übungsprogramm arbeiten;
- nach der akuten Phase und vor sportlicher Aktivität lokal Wärme anwenden und eine Wärmebandage tragen.

Yergason-Test
Der Ellenbogen wird 90° gebeugt und der Unterarm proniert. Der Untersucher hält das Handgelenk des Sportlers, um aktiver Supination des Patienten Widerstand zu bieten (Abb. 6.35). Schmerzen im Sulcus bicipitalis lassen eine Verletzung der langen Bizepssehne vermuten.

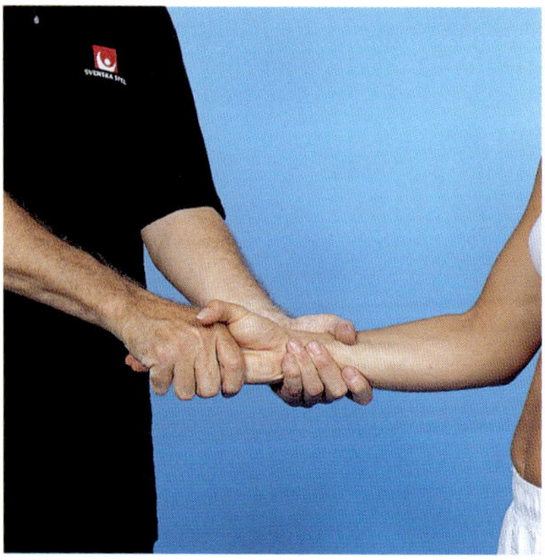

Abb. 6.35: Yergason-Test.

Speed-Test
Bei ausgestrecktem Ellenbogen und supiniertem Unterarm wird der Arm gegen Widerstand bis auf etwa 60° vorwärts angehoben (Abb. 6.36). Der Test ist positiv, wenn Schmerzen über dem Sulcus bicipitalis bestehen.

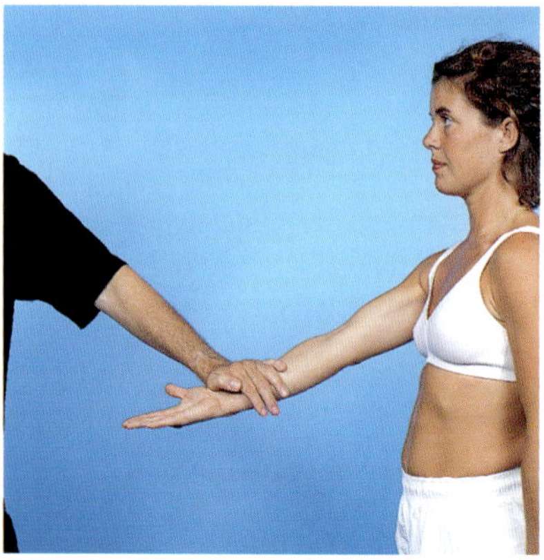

Abb. 6.36: Speed-Test.

Heilungsverlauf

Der *Arzt* kann antiphlogistische Medikamente verschreiben.

Die verletzte Person kann sportliche Aktivitäten wieder aufnehmen, sobald die Symptome abgeklungen sind.

Luxation der langen Bizepssehne

An der Vorderseite des Humerus befindet sich zwischen den Ansätzen des Supraspinatus (Tuberculum majus) und des Subscapularis (Tuberculum minus) ein Ligament, welches die lange Bizepssehne in der Rinne führt, in der sie gleitet (Abb. 6.37). Wenn dieses Ligament gedehnt wird oder zerreißt oder der Sulkus sehr flach ist, kann die Bizepssehne teilweise oder vollständig luxieren. Meistens luxiert die Sehne nach medial, wodurch sie bei der Kontraktion einen geraderen Verlauf nimmt. Sie kann auch bei Abduktion und Außenrotation nach lateral dislozieren.

Symptome und Diagnose

- Beugung des Ellenbogens und Abduktion der Schulter können Schmerzen bis in die Schulter verursachen.
- Abduktion des Humerus kann Schmerzen über der Vorderseite der Schulter verursachen.
- Der Untersucher kann bei Innen- und Außenrotation des Armes spüren, wie die Bizepssehne aus dem Sulkus heraus- und wieder hineingleitet.
- Ein MRT kann bei der Diagnosestellung helfen.

Behandlung

Der *Sportler* sollte:
- Schonung einhalten;
- nach der akuten Phase lokal Wärme anwenden und eine Wärmebandage tragen.

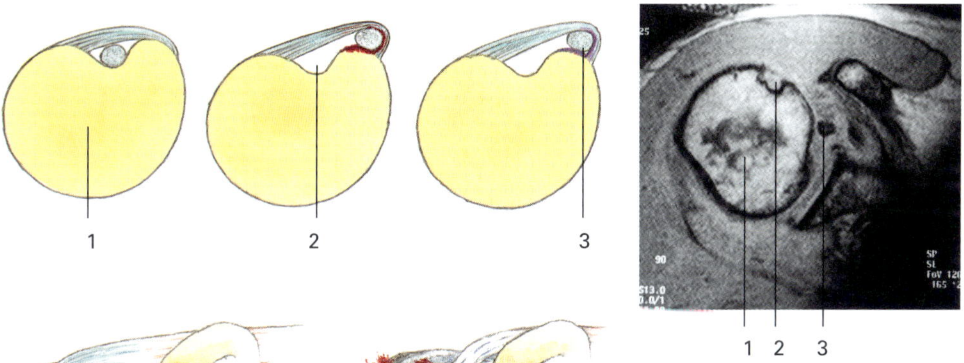

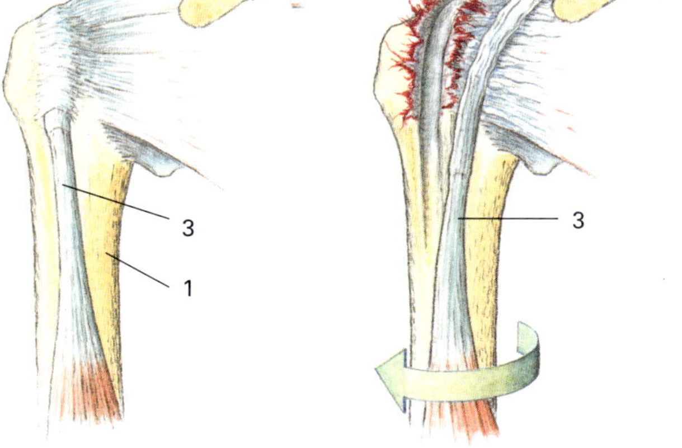

Abb. 6.37: Mediale Dislokation der langen Bizepssehne aus der Rinne (Sulkus). **(Oben)** Querschnitt; **(rechts)** MRT; **(unten)** Vorderansicht eines Ausrisses oder Risses des Bandes, das die Rinne, in der die Sehne verläuft, bedeckt. 1, Humerus; 2, Rinne; 3, Bizepssehne.

Der *Arzt* kann:
- antiphlogistische Medikamente verschreiben;
- in akuten Fällen den Arm ruhig stellen;
- ein MRT-Arthrogramm (mit Kontrastmittel im Gelenk) der Schulter durchführen;
- operieren, wenn die Sehne vollständig luxiert ist oder anhaltende Probleme verursacht.

Rupturen der langen Bizepssehne

Rupturen der langen Bizepssehne sieht man bei Turnern, Tennis- und Badmintonspielern, Ringern, Ruderern, Gewichthebern und Speerwerfern.

Die lange Bizepssehne ist für degenerative Veränderungen anfällig, die wiederum zu Rupturen prädisponieren (Abb. 6.38). Die Rupturen treten meistens bei Sportlern über 40 oder 50 Jahren auf. Bei jüngeren Sportlern ist diese Verletzung relativ ungewöhnlich. Der Verletzungsmechanismus besteht in einem plötzlichen, exzentrischen (entgegengerichteten) Widerstand während der Beugung und/oder Außenrotation des Ellenbogens oder der Schulter.

Symptome und Diagnose

- Mäßige Schmerzen bestehen über der Vorderseite des Schultergelenkes.
- Man sieht eine Schwellung über der Vorderseite des Oberarmes.
- In der akuten Phase kann der Muskel nicht gegen Widerstand angespannt werden.
- Bei Ellenbogenbeugung und Unterarmsupination ist die Kraft mäßiggradig beeinträchtigt.
- Das langsame Anspannen des Bizeps zeigt eine prominentere Aufwölbung als die des normalen Bizeps des gesunden Armes. Der Muskel kann nicht mehr vollständig zur Beugung des Ellenbogengelenkes beitragen.

Behandlung

Der *Sportler* sollte einen Arzt konsultieren.
Der *Arzt* kann:
- Physiotherapie und Bewegungsübungen verschreiben (S. 495);
- operieren, wenn ein junger Sportler, der Überkopfaktivitäten ausführt, eine vollständige Ruptur erlitten hat.

Heilungsverlauf

Wenn eine Operation nicht für notwendig erachtet wird, können Bewegungs- und Kraftübungen begonnen werden, sobald der Schmerz nachlässt. Nach einer konservativen Behandlung kann eine gewisse Schwäche verbleiben.

Wenn eine Operation durchgeführt wird, kann mit Bewegungsübungen innerhalb von 1–2 Wochen begonnen werden. Ein Konditionstraining, das die obere Extremität nicht einschließt, kann frühzeitig beginnen. Allmählich zunehmendes Krafttraining sollte erst einige Wochen später wieder aufgenommen werden. Kontaktsportarten sollten für 2–3 Monate vermieden werden.

Ruptur der Trizepssehne

Ein Sturz auf die Hand bei gebeugtem Arm oder kraftvolles Werfen kann eine Ruptur der Trizepssehne verursachen. Gewichtheben mit sehr schweren Gewichten kann diese Verletzung ebenfalls verursachen. Die meisten Trizepsrupturen sind unvollständig und am häufigsten an der Ansatzstelle dem Olekranon (der Spitze des Ellenbogens) lokalisiert; gelegentlich wird jedoch der Sehnenansatz vollständig vom Olekranon abgerissen.

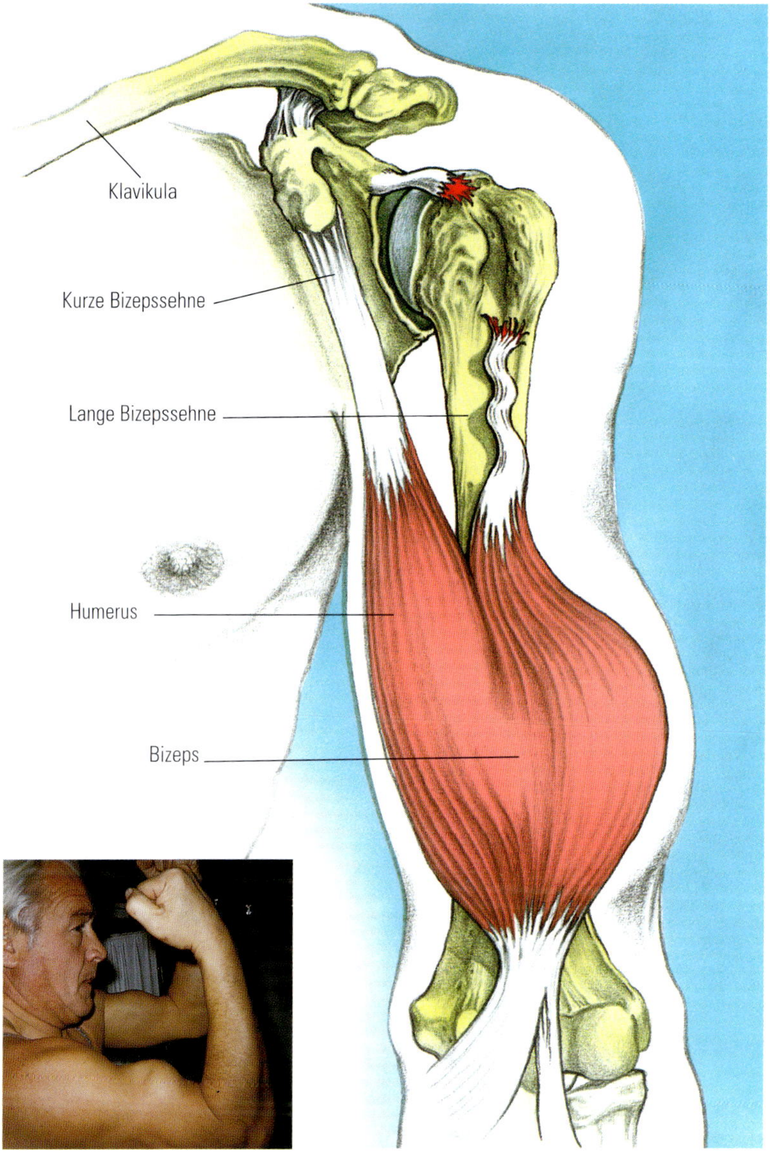

Abb. 6.38: Ruptur der langen Bizepssehne am Oberarm.

Symptome und Diagnose

- Schmerzen entstehen an der Spitze der Ellenbogenrückseite.
- Eine Lücke ist in der Sehne tastbar.
- Es besteht eine Schwäche und die Fähigkeit, den Arm im Ellenbogengelenk zu strecken, ist eingeschränkt.
- Um eine knöcherne Verletzung auszuschließen, sollten Röntgenaufnahmen angefertigt werden. Ein MRT kann das Ausmaß der Verletzung zeigen.

Behandlung

- Bei geringfügigen oder Teilrupturen besteht die Behandlung hauptsächlich aus einem allmählich sich steigernden Übungsprogramm.
- Wenn bei aktiven Sportlern eine vollständige Sehnenruptur oder ein Abriss ihres Ansatzes vorliegt, sollte operiert werden.

Ruptur und Entzündung des Deltamuskels

Obwohl Rupturen des Deltoideus selten sind, treten sie bei Hand- und Volleyballern auf, bei American-Football-Spielern, Gewichthebern, Ringern und anderen Sportlern. In den meisten Fällen wird der Muskel durch eine direkte Einwirkung geschädigt. Eine Verletzung kann aber auch durch Überlastung entstehen. Die Ruptur betrifft nur einen kleinen Teil des Muskels, sodass es schwer wird, den Arm nach vorne und in Abduktion zu heben. Im Bereich der Ruptur besteht eine lokale Druckempfindlichkeit. Die Behandlung besteht in Schonung.

Überlastungsverletzungen können den Ansatz des Deltoideus am Humerus betreffen, insbesondere bei jungen Sportlern, die den Arm wiederholt unter schwerer Belastung vorwärts anheben und abduzieren. Eine Überlastung des posterioren Anteils des Musculus deltoideus tritt z.B. bei Delphinschwimmern aufgrund der vehementen Rückwärtsbewegung der Arme auf. Eine Überlastung der anterioren Anteile des Muskels ist bei bestimmten Kontaktsportarten, in denen die Spieler den ausgestreckten Arm zum Drücken oder Angreifen nützen, nicht ungewöhnlich. Generell besteht die Behandlung dieser Überlastungsverletzungen in Schonung und Wärmeanwendung.

Ruptur des Musculus pectoralis major

Der Pektoralismuskel entspringt an der vorderen Brustwand und setzt an der Vorderseite des proximalen Humerus an. Seine Funktion besteht darin, den Oberarm an die Brust zu ziehen und ihn nach innen zu rotieren. Wenn der Muskel einer schweren Belastung ausgesetzt wird, kann er zerreißen. Eine vollständige Ruptur kann durch Krafttraining (insbesondere durch Bankdrücken), Heben schwerer Gewichte und andere Kraftsportarten wie Ringen, Kugelstoßen, Diskus- und Speerwerfen ausgelöst werden. Normalerweise wird die Sehne in der Nähe ihres Ansatzes am Humerus geschädigt.

Symptome und Diagnose

- Schmerzen entstehen an der Ansatzstelle des Musculus pectoralis major am Humerus.
- Schwellung und Hämatomverfärbung (als Folge der Blutung) werden über der Vorderseite des Oberarmes sichtbar.
- Druckempfindlichkeit besteht über der Vorderseite des Oberarmes.
- Bei Adduktion des Armes (Heranziehen des Armes an die Brust) oder Innenrotation gegen Widerstand lässt sich eine Kraftminderung feststellen.
- Der Musculus pectoralis major kann nicht angespannt werden, wenn der Oberarm gegen Widerstand nach innen gedrückt wird. Tasten lässt sich dieses, wenn eine Hand über den Muskel gelegt wird, sodass sowohl verletzte als auch gesunde Anteile berührt werden.
- Es ist eine Deformierung oder ein Verlust der Muskelkontur erkennbar.

Behandlung

Der *Sportler* sollte:
- eine Sofortbehandlung durchführen (Kap. 5);
- ein allmählich zunehmendes Krafttrainingsprogramm absolvieren, wenn eine teilweise Ruptur vorliegt;
- einen Arzt konsultieren.

Der *Arzt* kann bei vollständigen Muskelrupturen operieren, insbesondere bei Gewichthebern, da dieser Muskel keinen Agonisten (Muskel mit der gleichen Funktion) besitzt (Abb. 6.39).

Heilungsverlauf

Nach einer Operation sind frühzeitige Bewegungsübungen empfohlen. Eine stützende Schlinge sollte für etwa 2–4 Wochen getragen werden. Ein Krafttraining sollte frühestens 4–6 Wochen nach der Verletzung und auch dann nur mit allmählich zunehmenden leichten Gewichten wieder aufgenommen werden. Eine häufigere Wiederholung ist einer Steigerung der Belastung vorzuziehen.

Rückkehr zum Sport

Bei einer Teilruptur wird frühzeitig mit Krafttraining begonnen und der Sport wieder aufgenommen, sobald normale Kraft und ein schmerzfreier normaler Bewegungsumfang erreicht sind. Nach einer vollständigen Ruptur kann der Sport nach 3–5 Monaten wieder aufgenommen werden.

Überlastungsverletzungen im Ansatzbereich der Pektoralismuskulatur

Der Ansatz der Pectoralis-major-Muskulatur kann Ort einer umschriebenen Dehnungsverletzung mit Entzündungsreaktion sein. Die Verletzung tritt besonders bei Turnern, Tennis-, Badminton-, Squashspielern, Golfern, Ruderern, Gewichthebern, Schwimmern und Werfern auf. Üblicherweise sind intensives Krafttraining und Überlastung die Ursache.

Symptome und Diagnose

- Schmerzen treten im Bereich des Ansatzes der Pectoralis-major-Sehne am Humerus auf.
- Über dem Sehnenansatz besteht Druckempfindlichkeit.
- Schmerzen und manchmal Schwäche werden verspürt, wenn der Oberarm gegen Widerstand adduziert wird.

Behandlung

Der *Sportler* sollte:
- den verletzten Bereich schonen;
- vor der sportlichen Aktivität lokal Wärme anwenden, eine Wärmebandage tragen und hinterher Eis anwenden.

Der *Arzt* kann:
- antiphlogistische Medikamente verschreiben;
- Kraft- und Beweglichkeitstraining einleiten (S. 495);
- eine lokale Steroidinjektion verabreichen und einige Tage Schonung verschreiben.

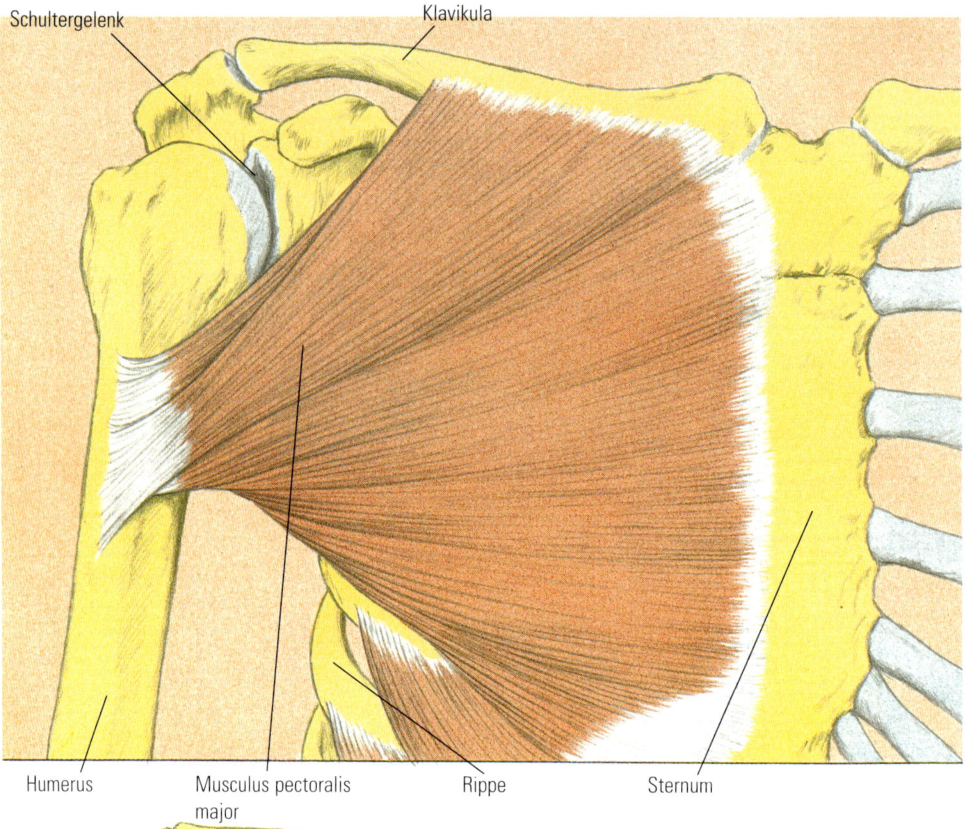

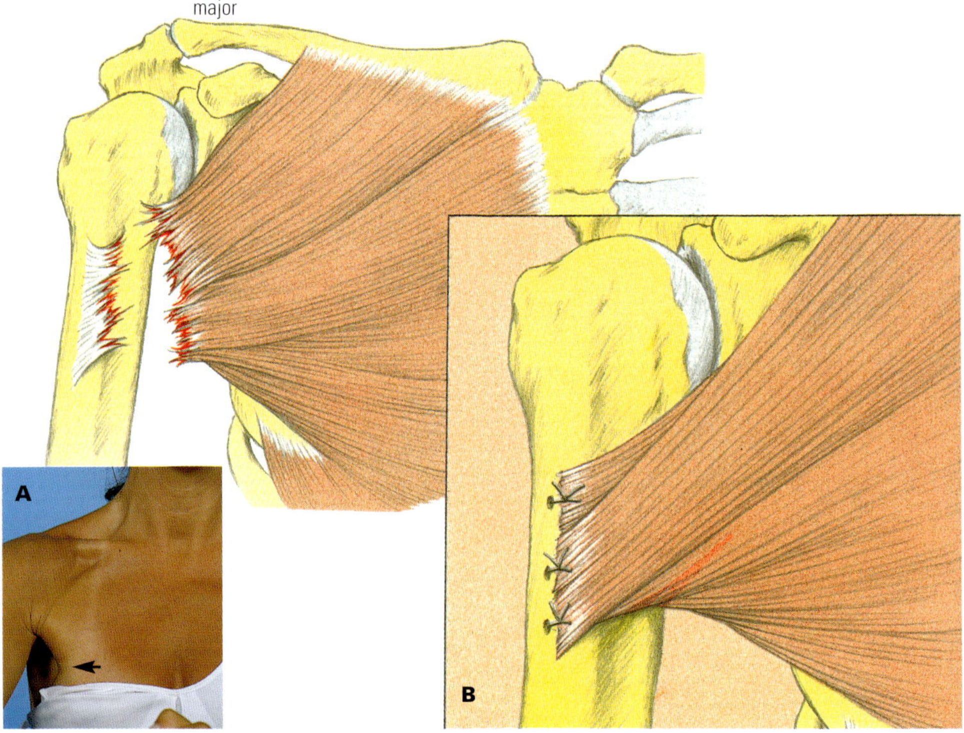

Abb. 6.39: Ruptur des Musculus pectoralis major. **(A)** Verifizierung der Ruptur durch klinische Untersuchung. **(B)** Operative Wiederanheftung.

Frakturen des Humerus

Frakturen des proximalen Humerus treten meistens als Folge eines Sturzes auf den ausgestreckten Arm auf, sie können aber auch bei einem direkten Sturz auf die Schulter bei Kontaktsportarten wie Rugby und American Football oder alpinem Skilauf und beim Reiten entstehen. Frakturen des oberen Anteiles des Humerus betreffen meistens den sog. Humerushals. Manchmal entstehen Abrissfrakturen des Tuberculum majus (Ansatz der Supraspinatussehne) oder des Tuberculum minus (Ansatz der Subskapularissehne).

Symptome und Diagnose

Druckempfindlichkeit und Schwellung bestehen über dem Verletzungsbereich und beim Versuch, den Arm zu bewegen, treten Schmerzen auf.

Behandlung

- Die verletzte Person sollte zur Untersuchung und Anfertigung von Röntgenaufnahmen zu einem Arzt oder in ein Krankenhaus gebracht werden.
- Ein Stützverband wird angelegt und für einige Tage belassen. Danach beginnt ein Bewegungstraining zunächst mit Pendelübungen, anschließend folgen die Übungen, die auf S. 495 beschrieben sind.
- Physiotherapie unterstützt den Prozess der Rehabilitation. Wenn die Dislokation des abgerissenen Tuberkulums zu ausgeprägt ist oder die Schulterbeweglichkeit behindert, sollte die operative Therapie erwogen werden.

Heilungsverlauf

In der Regel heilen Frakturen des proximalen Humerus gut und Konditionstraining kann nach 4–8 Wochen wieder aufgenommen werden.

Frakturen des *Humerusschaftes* können bei Reitern, Ringern und anderen Sportlern auftreten. Normalerweise werden sie durch eine Gipsschiene, gelegentlich durch Fixierung des Armes am Körper, für 3–6 Wochen behandelt. Gelegentlich ist auch eine Operation notwendig. Eine Rehabilitationsphase von 3–6 Monaten ist ratsam, bevor sportliche Aktivitäten, bei denen der verletzte Arm eingesetzt wird, wieder aufgenommen werden.

Stressfrakturen des Humerus können gelegentlich auftreten, z.B. beim Speerwerfern. Die Behandlung wird auf S. 8 beschrieben.

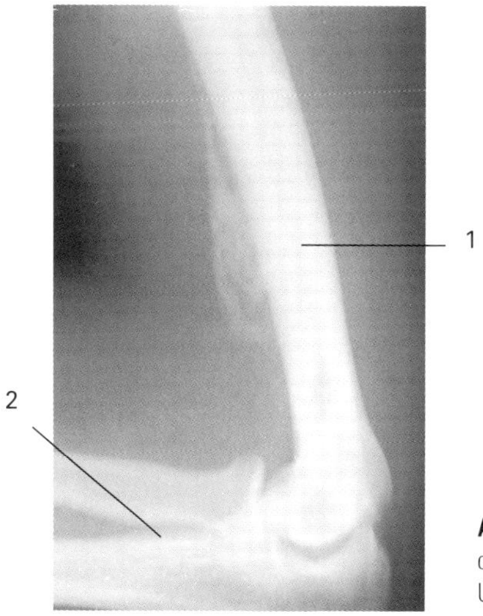

Abb. 6.40: Röntgenbild einer Myositis ossificans am Oberarm. 1, Humerus; 2, Radius und Ulna.

Myositis ossificans

Nach einem Schlag auf den Arm kann ein intramuskuläres Hämatom entstehen. Schmerzen, Schwellung und Beeinträchtigung der Muskelfunktion treten danach häufig auf. Trotz frühzeitiger Behandlung mit Eis, Kompression und Schonung kann die Verletzung durch Knochenformationen innerhalb des Muskels (Abb. 6.40), die als Folge des Hämatoms auftreten (S. 35), kompliziert werden.

Literatur

Allen AA, Warner JJP (1995) Shoulder instability in the athlete. Orthopedic Clinics of North America 26: 487.

Arciero RA, Wheeler JH, Ryan JB, et al. (1994) Arthroscopic Bankart repair versus nonoperative treatment for acute, initial arterior shoulder dislocation. American Journal of Sports Medicine 22: 589–594.

Snyder SJ, Karzel RP, Del Pizzo W et al. (1990) SLAP lesions of the shoulder. Arthroscopy 6: 274–279.

7 Ellenbogen

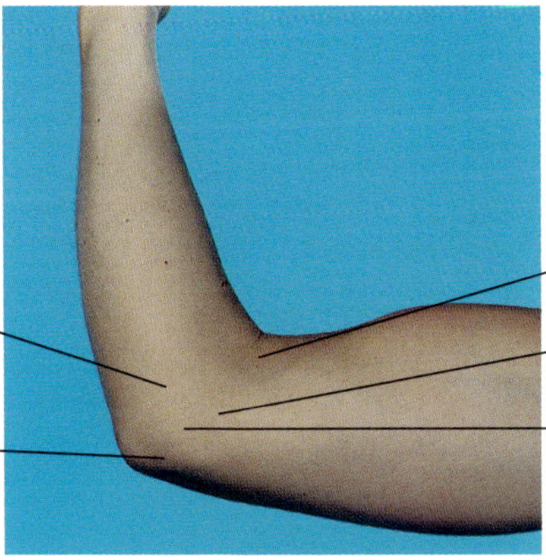

Abb. 7.1: Mediale Ansicht des Ellenbogens und Lokalisation möglicher Verletzungen.

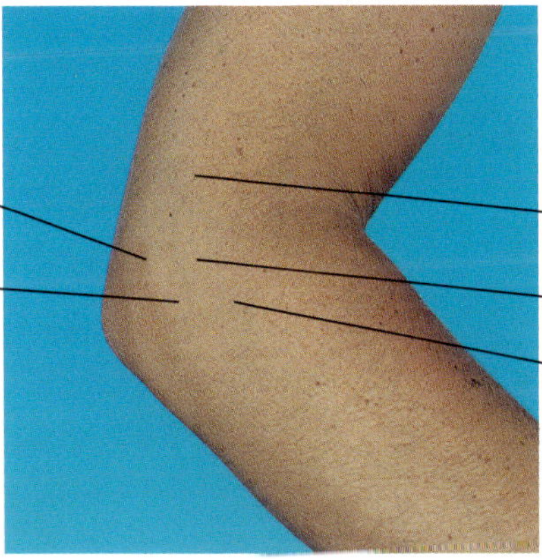

Abb. 7.2: Laterale Ansicht des Ellenbogens und Lokalisation möglicher Verletzungen.

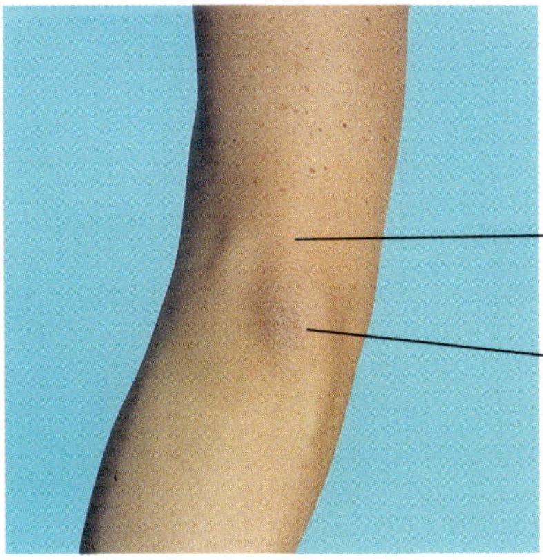

Abb. 7.3: Rückansicht des Ellenbogens und Lokalisation möglicher Verletzungen.

Das Ellenbogengelenk erlaubt nicht nur die Armbeugung, sondern auch die Einwärts- und Auswärtsdrehung des Unterarmes (Pronation und Supination). Eine gute Ellenbogenfunktion ist Voraussetzung für die Verrichtung jeglicher Alltagsaktivitäten. Ellenbogenverletzungen treten häufig bei Wurfbewegungen und Stürzen auf. Aufgrund der Nähe des Gelenkes zu großen Blutgefäßen und Nerven kann es hierbei zu ernsthaften Komplikationen kommen (Abb. 7.1–7.3).

Funktionelle Anatomie

Die Stabilität des Ellenbogens wird durch die Kollateralbänder und Gelenkkapsel, die Knochen und ihre Gelenkflächen sowie die Muskeln und Sehnen gewährleistet (Abb. 7.4). Der mediale (ulnare) Bandapparat ist gut entwickelt und besteht aus drei unterschiedlichen Faserzügen: dem vorderen schrägverlaufenden Bandanteil (pars anterior), einem quer verlaufenden und für die Funktion unbedeutenden Bandanteil (pars transversa) sowie dem hinteren schrägen Bandanteil (pars posterior). Die Pars anterior ist sehr kräftig, sie ist bei der gesamten Ellenbogenflexion angespannt und stellt den wichtigsten Halt gegen Valgusstress dar. Die Pars posterior ist in der Flexion angespannt, in der Extension entspannt und spielt eine untergeordnete Rolle bei der Ellenbogenstabilisierung. Das Ligamentum collaterale laterale (radii) stabilisiert gegen Varusstress.

Der Musculus anconeus bietet, ebenso wie die Unterarmstreckmuskulatur, einen lateralen Halt. Die Musculi extensor carpi radialis brevis und longus, digitorum communis, digiti minimi und carporadialis entspringen am Epicondylus lateralis (radii) und sind hauptsächlich Handgelenk- und Fingerextensoren. Die drei wichtigsten Flexoren des Ellenbogens sind der Musculus biceps bracchii, der Musculus brachioradialis und der Musculus brachialis. Die wichtigsten Pronatoren des Ellenbogengelenkes sind der Musculus pronator teres und der Musculus pronator quadratus. Der Musculus triceps ist der einzige effektive Extensor des Ellenbogens.

Der Nervus radialis verläuft anterolateral des Ellenbogens und teilt sich in den überwiegend motorischen Nervus interosseus antebrachii posterior

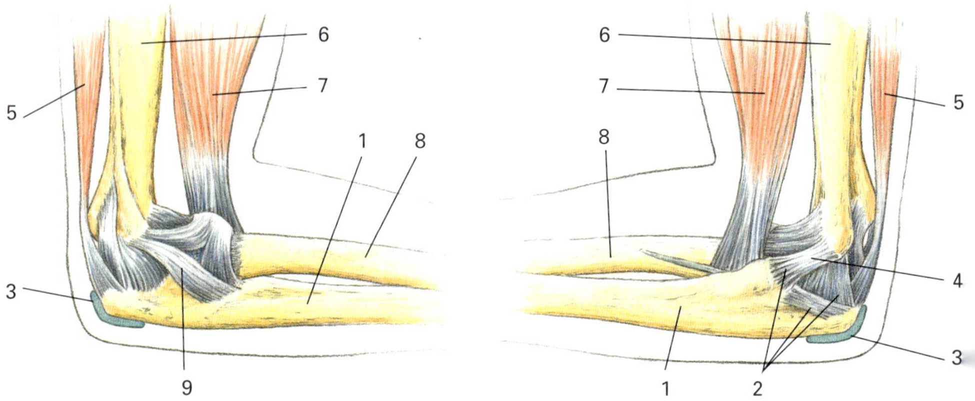

Abb. 7.4: Ellenbogenanatomie. 1, Ulna; 2, Ligamentum collaterale ulnare; 3, Bursa; 4, vorderer schräg verlaufender Bandanteil (Pars anterior); 5, Trizeps; 6, Humerus; 7, Bizeps; 8, Radius; 9, Ligamentum collaterale laterale. **(links)** Laterale Ansicht, **(rechts)** mediale Ansicht.

(Ramus profundus des Nervus radialis) und den sensiblen Ramus superficialis. Insbesondere der Ramus profundus kann eingeengt werden. Der Nervus medianus verbleibt in seinem Verlauf auf der Ellenbogenvorderseite, verläuft zwischen den beiden Köpfen des Musculus pronator teres und kann ebenfalls eingeengt werden. Der Nervus ulnaris tritt durch die Trizepsfaszie und erreicht den Sulcus ulnaris am Epicondylus medialis humeri, wo er komprimiert werden und distale Probleme verursachen kann.

Das Ellenbogengelenk kann um eine longitudinale und transversale Achse bewegt werden. Die Flexion und Extension finden im Humeroulnargelenk statt. Durch die einzigartige Artikulation des Radius mit dem Capitulum humeri und der Ulna wird eine Rotationsbewegung ermöglicht, sodass Pronation und Supination des Unterarms ausgeführt werden können.

Das normale Bewegungsausmaß des Ellenbogens beträgt 0–145° Extension/Flexion, mit einem funktionellen Umfang von 0–130°. Die Pronation kann 70–90° und die Supination bis zu 90° betragen. Die Rotationsachse verläuft durch das Zentrum des Caput radii.

Verletzungstypen des Ellenbogens

Ellenbogenverletzungen beim Erwachsenen

Ellenbogenverletzungen können nach ihrer Lokalisation in mediale, laterale, posteriore und anteriore Verletzungen eingeteilt werden.

Mediale Verletzungen

Zu den medialen Verletzungen gehören die Epicondylitis medialis, Verletzung der medial gelegenen Flexoren (Myositis oder frische Rupturen), Kompression eines hypertrophierten Pronator teres durch die ihn umgebende Faszie, chronische Überdehnung und/oder Ruptur des medialen Kollateralbandes mit oder ohne Spornbildung sowie die Entstehung medialer Osteophyten durch einwirkende Zugkräfte. Probleme im Bereich des Nervus ulnaris sind ebenfalls häufig.

Laterale Verletzungen

Die Epicondylitis lateralis tritt häufig auf. Da diese Region eher Druck- als Zugkräften ausgesetzt ist, sind andere Weichteilverletzungen seltener. Eine Osteochondrosis dissecans kann gelegentlich vorkommen und zu freien Gelenkkörpern und einer posttraumatischen Arthritis führen.

Posteriore Verletzungen

Freie Gelenkkörper können auch hier durch Einwirkung von Zugkräften entstehen, wie z.B. bei Überbelastung des Trizeps oder aber durch Kompression der Olekranonspitze in der Fossa olecrani. Posteriore Ellenbogenverletzungen treten bei plötzlicher Extension und Hyperextension des Ellenbogens auf, wobei das Olekranon gegen den Humerus gepresst wird. Bei älteren Werfern (z.B. im Baseball) können so Fehlstellungen in Beugehaltung entstehen, die eine volle Streckung des Ellenbogens behindern. In diesen Fällen kann es sich bei der vermeintlichen Kompressionsverletzung des Olekranons in der Fossa olecrani in Wirklichkeit um eine Abrissverletzung handeln.

Anteriore Verletzungen

Die distale Bizepssehne kann reißen.

Ellenbogenverletzungen bei Kindern

Bei Kindern und Jugendlichen treten am Ellenbogen besondere knöcherne Verletzungen auf. Die Pathologie dieser Verletzungen ist vom jeweiligen Entwicklungsstadium der Ellenbogenknochen abhängig. Diese Stadien sind: Die Zeit bis zum Auftreten aller sekundärer Ossifikationszentren beim Kind, die Zeit bis zum Verschmelzen der Ossifikationszentren beim Jugendlichen und schließlich die Zeit bis zum Abschluss des Knochenwachstums beim jungen Erwachsenen. Die Mehrzahl der Verletzungen entsteht durch Überbeanspruchung infolge zu häufig, zu schnell und zu lange ausgeführter Wurfbewegungen.

Mediale Verletzungen

Die mediale Seite des Ellenbogens unterliegt Distraktionskräften, welche Verletzungen am Epicondylus medialis sowie am umgebenden Weichteilgewebe verursachen können. Hierzu gehören auch Verletzungen der Gelenkkapsel und des Nervus ulnaris. Bei Kindern kann die Ossifikation des Epicondylus medialis durch Vergrößerung des Epikondylus oder durch osteochondrotische Veränderungen (Schädigung von Knochen und Knorpel) gestört werden. Bei Jugendlichen können Abrissfrakturen des Epicondylus medialis auftreten. Gelegentlich kann der Epicondylus medialis in das Gelenk dislozieren, was zu mechanischen Störungen führt. Nach dem Verschmelzen des Epicondylus medialis mit dem Humerus sind Muskelverletzungen häufiger und können die Ausbildung von Osteophyten (Knochensporne) verursachen.

Laterale Verletzungen

Auf der lateralen Seite des Ellenbogens können bei Kindern durch wiederholt einwirkende Kompressions- und Scherkräfte sowohl am Caput radii als auch am Capitulum humeri Knochenirritationen auftreten. Solche Verletzungen der äußeren Seite können die gesamte Epiphyse betreffen und hier zu einer Vergrößerung und Fragmentierung führen. Beim Jugendlichen ist die Peripherie des Ossifikationszentrums häufiger durch Abrissfrakturen betroffen, wobei es zu Verletzungen des Gelenkknorpels und Bildung freier Gelenkkörper kommt. Das Capitulum humeri und gelegentlich das Caput radii können mitverletzt werden.

Posteriore Verletzungen

Bei Kindern können Stressfrakturen (Ermüdungsbrüche) und eine fehlende Verschmelzung der Olekranonepiphyse (Wachstumszone) mit der Ulna auftreten. Ebenso werden ektope Knochenbildungen um die Olekranonspitze und Entstehung freier Gelenkkörper zu einem späteren Zeitpunkt beobachtet.

Die verschiedenen Verletzungen beim Werfen können den unterschiedlichen Stadien der Wurfbewegung zugeordnet werden (s. S. 72). Das Verständnis dieses Mechanismus, ebenso wie der Stadien der Skelettreifung im jugendlichen Sportler ist für die Diagnose und Behandlung von Wurfverletzungen wichtig.

Klinische Untersuchung

Die Untersuchung beginnt mit der Inspektion, anschließend folgen die Palpation sowie die Prüfung der Beweglichkeit, Kraft und Stabilität.

Der Untersucher muss sowohl auf Schwellungen als auch auf eine Muskelhypotrophie achten. Bei gestrecktem Ellenbogen und Supination von Unterarm und Hand wird der dabei zwischen Humerus und Unterarm gebildete Winkel gemessen. Im Mittel beträgt dieser 10° bei Männern und 13° bei Frauen. Eine Schwellung und Überwärmung an der Ellenbogenstreckseite sind Symptome einer Bursitis olecrani.

Knöcherne Orientierungspunkte müssen abgetastet werden. Jede Druckempfindlichkeit muss beachtet werden, da sie in der Regel ein Hinweis auf eine Verletzung ist.

Für die Beurteilung der Ellenbogenfunktion ist die Beweglichkeit wichtig. Die Bewegungen im Ellenbogengelenk erfolgen um zwei Achsen: Flexion und Extension sowie Unterarmrotation mit Pronation und Supination. Extension und Flexion reichen von 0–140° ± 10°. Die Pronation erreicht zumeist 70°, die Supination 85–90°.

Die Kraft bei Flexion und Extension wird gegen Widerstand geprüft. Hierbei wird der Unterarm in Neutralstellung gehalten und der Ellenbogen 90° gebeugt (Abb. 7.5). Die Extensionskraft im Ellenbogen beträgt normalerweise 70% der Flexionskraft und wird am besten bei 90° Beugung des Ellenbogens und Neutralstellung des Unterarmes gemessen. Pronations- und Supinationskraft werden ebenfalls am besten bei 90° Beugung des Ellenbogens untersucht. Die Supinationskraft ist in der Regel 15% größer als die Pronationskraft.

Die Kollateralbandstabilität wird bei gestrecktem Ellenbogen und in 30° Beugung überprüft. Varusstress wird ausgeübt, indem bei vollständiger Innenrotation des Humerus der Unterarm nach innen gedrückt wird. Valgusstress wird am besten bei vollständiger Außenrotation des Armes überprüft, indem der Unterarm nach außen gedrückt wird.

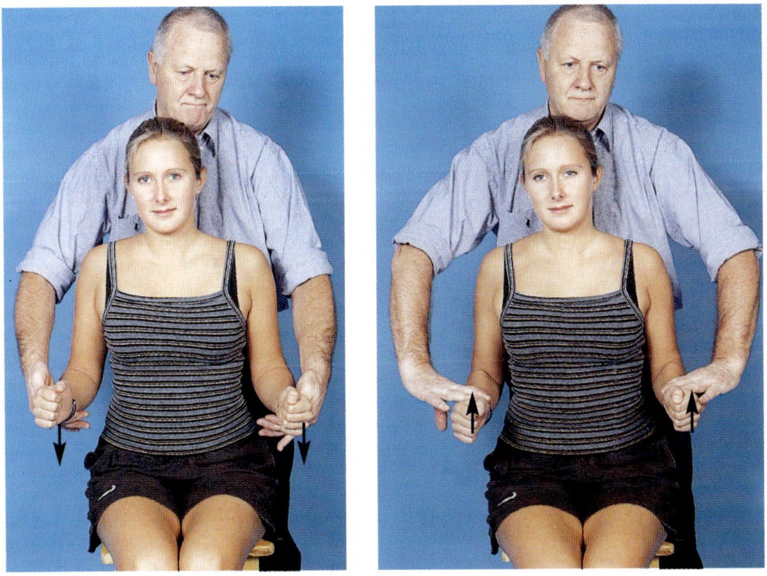

Abb. 7.5: Überprüfung der Ellenbogenkraft. **(Links)** Extension. **(Rechts)** Flexion.

Laterale Ellenbogenverletzungen

Tennisellenbogen (Epicondylitis lateralis, Ansatztendinose des Epicondylus lateralis)

Tennis wird von Menschen jeden Alters gespielt, da es ein Sport ist, der normalerweise keine ernsthaften medizinischen Probleme verursacht. Im Bereich des Ellenbogens treten allerdings sehr wohl Probleme auf. Dabei sollte man bedenken, dass nur 5% der Menschen, die unter einem Tennisellenbogen leiden, ihre Verletzung auf Tennis zurückführen. Die Verletzung tritt auch bei anderen Schlägersportarten wie z.B. Squash, Tischtennis und Badminton auf. Golfer können ebenso betroffen sein wie Menschen, die in ihrem Beruf (z.B. Elektriker, Zimmerleute) oder in ihrer Freizeit (z.B. beim Sticken, Stricken oder Gartenarbeit) sich ständig wiederholende einseitige Bewegungen ausführen.

Ätiologie

Die Epicondylitis lateralis tritt am häufigsten bei Tennisspielern zwischen dem 35. und 50. Lebensjahr auf. Diese Altersgruppe ist äußerst aktiv, sie spielt oft dreimal pro Woche oder häufiger für mindestens dreißig Minuten Tennis. Untersuchungen haben gezeigt, dass 45% der Sportler, die täglich Tennis spielen, oder 20% derer, die zweimal pro Woche spielen, zeitweilig unter einer Ansatztendinose des Epicondylus lateralis leiden. Die Häufigkeit des Spielens steht in direktem Bezug zum Schmerz. Je häufiger eine Person spielt, desto wahrscheinlicher werden Schmerzen auftreten. Bessere Spieler, die länger spielen und häufiger trainieren, geben auch häufiger Ellenbogenschmerzen in der Vorgeschichte an.

Die Wahrscheinlichkeit, sich eine Epicondylitis lateralis zuzuziehen, ist für Tennisspieler mit anspruchsvoller Technik und unzureichendem Trainingszustand am größten. Eine fehlerhafte Technik ist eine der häufigsten Ursachen für einen Tennisellenbogen, insbesondere eine fehlerhafte Rückhand (Abb. 7.6). Der Aufschlag kann ebenfalls Ellenbogenschmerzen verursachen.

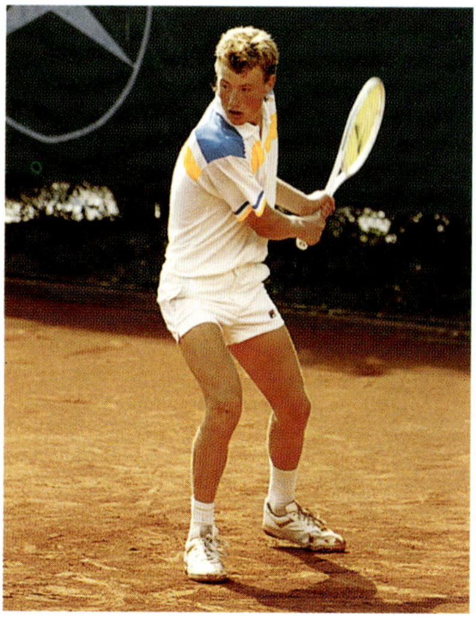

Abb. 7.6: Tennisspieler mit einer beidhändigen Rückhand entwickeln keinen Tennisellenbogen.

Pathologie

Die Pathoanatomie der tennisbedingten Epicondylitis lateralis betrifft in erster Linie die Sehne des Extensor carpi radialis und in zweiter Linie die Sehne des Extensor digitorum communis. Die Bäuche der betroffenen Muskeln befinden sich jeweils am Unterarm, während die langen Sehnen das Ellenbogen- und Handgelenk überbrücken und an den Mittelhand- oder Fingerknochen ansetzen. Der Epicondylus lateralis bildet zumindest für Anteile aller Handgelenk- und Fingerextensoren einen gemeinsamen Ursprung (Abb. 7.7).

Die Erkrankung stellt einen degenerativen Prozess dar, der eine Folge von Sehnenermüdung durch Überbeanspruchung, Schwäche und vermutlich Veränderungen durch schlechte Durchblutung darstellt. Normalerweise finden sich keine Entzündungszellen. Der Ausdruck „Tendinose" ersetzt daher zunehmend den Ausdruck „Tendinitis".

Symptome und Diagnose

- In der Vorgeschichte werden Überbeanspruchung oder sich ständig wiederholende Aktivitäten genannt wie intensives Tennisspielen in einem Trainingslager oder Wiederaufnahme des Spielens nach einer Trainingspause.
- Die Schmerzen treten v.a. an der Außenseite des Ellenbogengelenkes auf, können aber auch in den Oberarm oder die Außenseite des Unterarmes ausstrahlen.
- Bei Schwäche im Handgelenk können so einfache Bewegungen wie das Anheben eines Tellers oder einer Kaffeetasse, das Öffnen einer Autotür, das Auswringen eines Waschlappens oder ein Händedruck Probleme bereiten.
- Über dem Epicondylus lateralis kann ein umschriebener Druck- und Klopfschmerz ausgelöst werden.
- Schmerzen treten über dem Epicondylus lateralis auf, wenn die Hand im Handgelenk gegen Widerstand dorsal flektiert wird (Abb. 7.8). Dieses Symptom alleine rechtfertigt bereits die Diagnose eines Tennisellenbogens.
- Ein positiver Mittelfingertest: Schmerzen treten über der Außenseite des Ellenbogengelenkes auf, wenn der Mittelfinger gegen Widerstand extendiert wird (Abb. 7.9).

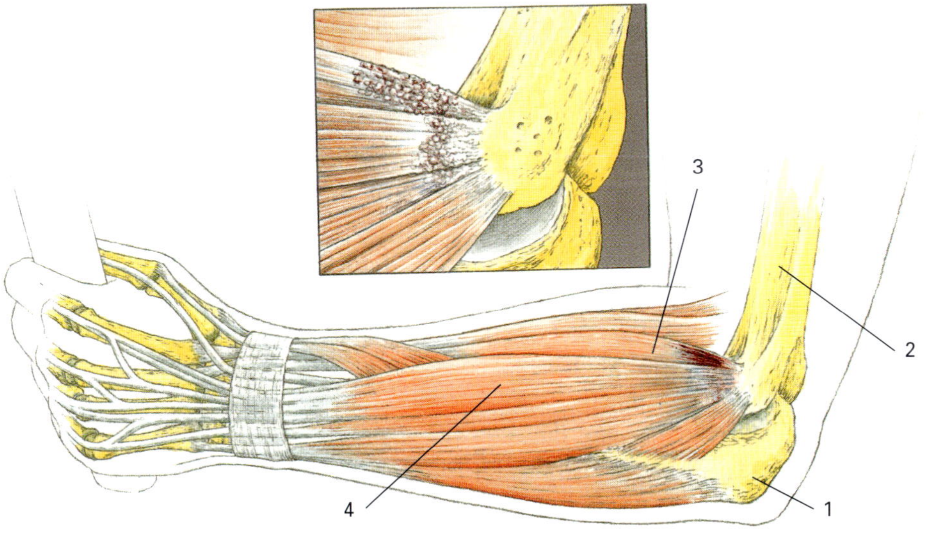

Abb. 7.7: Tennisellenbogen mit der Pathologie im Bereich des Musculus extensor carpi radialis brevis. 1, Ulna; 2, Humerus; 3, Musculus extensor carpi radialis brevis; 4, Musculus extensor digitorum communis.

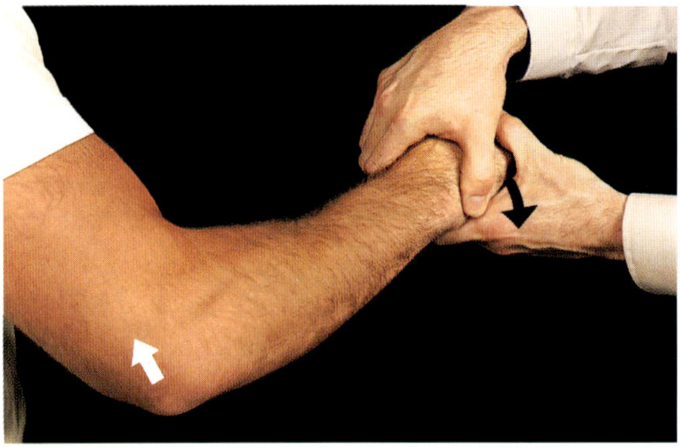

Abb. 7.8: Schmerz tritt am Epicondylus lateralis auf (weißer Pfeil), wenn das Handgelenk gegen Widerstand dorsalflektiert wird (dunkler Pfeil).

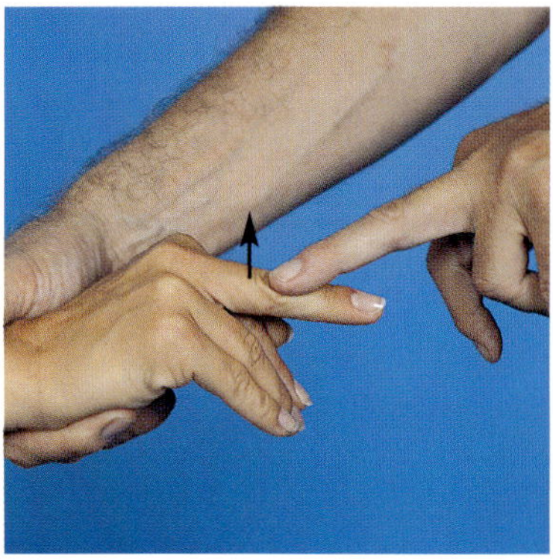

Abb. 7.9: Schmerz tritt am Epicondylus lateralis auf, wenn der Mittelfinger gegen Widerstand extendiert wird.

Bei Tennisspielern bestehen häufig Probleme im Bereich des Musculus extensor carpi radialis brevis. Wird die laterale Ansatztendinose des Ellenbogens durch andere Aktivitäten ausgelöst, wie z.B. Industriearbeit, so scheint typischerweise der Musculus extensor digitorum communis betroffen zu sein. Auch hier ist der Mittelfingertest positiv. Dies bedeutet, dass die laterale Ansatztendinose des Ellenbogens zwei unterschiedliche Ätiologien haben kann, und die Probleme an unterschiedlichen Stellen lokalisiert sind.

Eine genaue Diagnose der Tendinose beinhaltet die Beurteilung des Ausmaßes der pathologischen Veränderungen. Dies ist nicht nur bei der Einschätzung der Prognose hilfreich, sondern auch bei der Erstellung eines Behandlungskonzeptes. Die Angaben des Patienten bezüglich der Schmerzdauer und -intensität sind der beste Leitfaden in der Beurteilung.

Um eine Fraktur oder einen freien Gelenkkörper auszuschließen, kann das Ellenbogengelenk geröntgt werden. Andere Differenzialdiagnosen umfassen rheumatische Erkrankungen, Nervenkompressionssyndrome (des Ramus profundus nervi radialis oder des Nervus ulnaris) sowie Schmerzausstrahlung, verursacht durch degenerative Veränderungen der Wirbelsäule auf Höhe des fünften und sechsten Halswirbelkörpers.

Präventivmaßnahmen

- Technisch korrektes Spielen und Arbeiten sind die wichtigsten präventiven Maßnahmen.
- Gelegentlich kann eine Unterarmspange oder Wärmebandage benutzt werden, um die einwirkenden Kräfte zu verteilen, bevor sie auf den Epikondylus einwirken.
- Asymmetrische Trainingstechniken sollten vermieden werden.

Beim Tennisspiel sollten folgende Punkte besondere Beachtung finden:
1. Gute Beinarbeit, damit der Spieler korrekt zum Ball steht.
2. Der Ball sollte am richtigen Punkt und im richtigen Moment mit dem Schläger getroffen werden.
3. Die Schulter und der ganze Körper sollten bei jeder Schlagbewegung eingesetzt werden, damit es beim Auftreffen des Balles auf den Schläger nicht zu einem Abbruch des Bewegungsablaufes kommt. Der Schlag sollte mit festem Handgelenk durchgezogen werden.
4. Der Platzbelag sollte langsam sein, um die Geschwindigkeit des Balles zu reduzieren. Schnelle Beläge wie z.B. Gras oder Beton sorgen dafür, dass der Ball den Schläger mit erhöhter Kraft trifft, was wiederum zu einer erhöhten Belastung des Spielerarmes führt.

5. Der Ball sollte leicht sein. Nasse Bälle oder Bälle mit zu geringem Luftdruck werden schwer.
6. Die richtige Ausrüstung sollte benützt werden. Der Schläger sollte individuell unter Berücksichtigung der Spieltechnik ausgewählt werden. Ein Gelegenheitsspieler sollte einen leichten Schläger benutzen, da ein schwerer Schläger eine größere Belastung verursacht. Der Schläger sollte gut ausbalanciert und leicht zu handhaben sein, z.B. für Stoppbälle.
7. Ein zu hart bespannter Schläger steigert die Aufprall- und Spannungskräfte. Die Bespannung des Schlägers sollte individuell angepasst werden und nicht zu straff sein. Jeder, der Probleme mit einem Tennisellenbogen hat, sollte einen weicher bespannten Schläger benutzen. Darmbespannungen haben eine bessere Elastizität und verursachen weniger Vibrationen als Nylonbespannungen.
8. Die Größe des Schlägergriffes muss sorgfältig ausgewählt werden, um gut in der Hand zu liegen. Eine einfache Methode, die angemessene Griffgröße zu ermitteln, besteht darin, den Abstand zwischen der proximalen Handbeugefalte und der Spitze des Mittelfingers zu messen; dieser Abstand sollte dem Umfang des Schlägergriffes entsprechen (Abb. 7.10).
9. Ein großer „sweet spot“ (Schlagzentrum, der Bereich der Schlägerfläche, an dem die geringste Torsion beim Auftreffen des Balles entsteht) ist wahrscheinlich von Vorteil. Wird der Ball außerhalb dieser Fläche getroffen, treten verstärkt unerwünschte Kräfte und Vibrationen auf.

Behandlung

Die Behandlung sollte dem Heilungsverlauf entsprechen; dieser besteht aus drei Phasen: (1) einer akuten entzündlichen Phase; (2) einer Phase, in der Kollagen und Grundsubstanz produziert werden; (3) einer Ausreifungs- und Remodellierungsphase.

Der *Sportler* sollte:
- in der akuten Phase zur Minderung von Schmerz und Entzündung für ungefähr 2 Tage Kälte anwenden (Hochlagerung und Kompression sind nicht notwendig, da Schwellungen kein Problem darstellen);
- aktive Ruhe einhalten - hierunter ist eine Ruhigstellung des verletzten Bereiches sowie das Vermeiden von schmerzauslösenden Bewegungen unter Fortführung eines Konditionstrainings in Form von Laufen oder Radfahren zu verstehen;

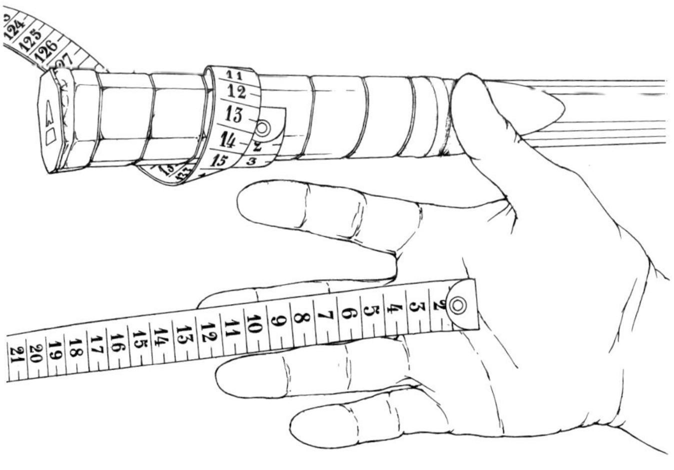

Abb. 7.10: Ausmessen der richtigen Größe des Schlägergriffes. Der Abstand zwischen der proximalen Handbeugefalte und der Mittelfingerspitze gibt den richtigen Umfang des Griffes an.

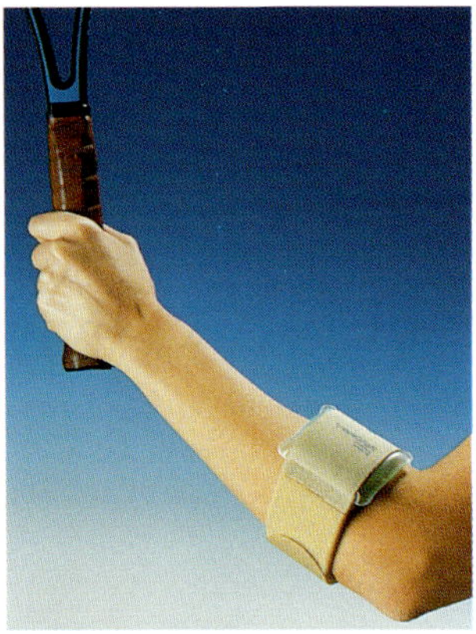

Abb. 7.11: Schiene für den Tennisellenbogen.

- weiterhin Tennis spielen, aber Schläge vermeiden, bei denen Schmerzen ausgelöst werden;
- sobald die akute Phase der Verletzung überwunden ist, lokal Wärme anwenden und eine Wärmebandage tragen;
- Eismassagen durchführen, evtl. im Wechsel mit Wärmeanwendungen;
- versuchen, das Handgelenk zu tapen, um das Ellenbogengelenk bei Belastung zu unterstützen;
- die Belastung der Extensoren mit der Hilfe einer Bandage reduzieren. Diese Bandage sollte angelegt werden, wenn der Arm entspannt ist, und getragen werden, bis die Rehabilitationsphase vorüber ist.

Gegendruckstützbandagen begrenzen die Aktivität der entscheidenden Muskelgruppen. Hierfür ist eine Bandage mit Luftpolstern als Gegendruckelement entwickelt worden (Abb. 7.11). Diese konstriktive Bandage bewirkt eine signifikante Reduktion der im EMG gemessenen Aktivität des Musculus extensor carpi radialis brevis und des Musculus extensor digitorum communis im Vergleich zu Kontrollwerten bei einer Standardbandage. Um den Effekt von Bandagen bei der Behandlung des Tennisellenbogens zu bestätigen, sind weitere Untersuchungen notwendig. Die klinische Erfahrung zeigt jedoch, dass die Verwendung solcher Bandagen eine wertvolle Ergänzungsmaßnahme bei der Behandlung des Tennisellenbogens darstellt. Die Ellenbogenbandagen können mit wärmeisolierenden Neoprenärmeln kombiniert werden, um den heilungsfördernden Effekt der Wärme auszunutzen.

Sobald Schmerzen und Entzündung soweit gelindert sind, dass der Sportler die Schmerzen beim normalen Händedruck tolerieren kann, sollten Kraft, Ausdauer und Beweglichkeit durch Übungen verbessert werden. Das Trainingsprogramm sollte sich an den nachfolgenden Leitlinien orientieren:

1. Isometrische Übungen der Handgelenkextensoren. Diese Übungen werden in drei Handgelenkstellungen durchgeführt: zunächst in vollständiger Palmarflexion, dann in Neutralstellung und zuletzt in Dorsalflexion. Diese Übungen sollten täglich dreißigmal ohne Widerstand ausgeführt werden. Das Handgelenk wird jeweils für 10 s gestreckt. Wenn dies schmerzfrei möglich ist, kann eine Belastung mit 0,5 kg hinzu kommen.
2. Dynamische Übungen. Ein Gummiband wird über die Fingerenden gezogen und dann werden die Finger gegen den Widerstand des Bandes gespreizt. Eine andere Möglichkeit besteht darin, das Handgelenk mit einem Gewicht von 1–2 kg täglich zwanzigmal zu extendieren (konzentrische Kontraktion) und flektieren (exzentrische Kontraktion).
3. Dehnungsübungen des Handgelenkes (statische Dehnung). Das Gelenk wird bis auf 90° palmarflektiert, mit der anderen Hand wird Gegendruck

ausgeübt. Der Ellenbogen des verletzten Armes sollte in vollständiger Streckung bei innenrotiertem (proniertem) Unterarm gehalten werden. Das gebeugte Handgelenk wird maximal gedehnt und in dieser Stellung für 4–6 s gehalten. Nach 2 s Pause wird es für weitere 6–8 s gedehnt. Die Übung wird fünfzehnmal täglich wiederholt.
4. Kraft- und Beweglichkeitstraining der Schulter und des Armes (s. S. 498).

Der *Arzt* kann:
- Antiphlogistika verordnen;
- Ultraschallbehandlung, galvanische Hochspannungsstimulation und/oder transkutane Nervenstimulation verordnen. Es gibt keine einhellige Meinung darüber, welche Behandlungsform hierfür am besten geeignet ist;
- Akupunktur verschreiben;
- bei Beschwerdepersistenz, und insbesondere wenn die Schmerzen das Übungsprogramm beeinträchtigen, lokal Steroidinjektionen verabreichen.

Injektionen sollten subperiostal am Ursprung des Musculus extensor brevis verabreicht werden. Diese Injektionen zeigen eine rasche und gute Wirkung. Während der ersten 24–48 h kann der Schmerz allerdings verstärkt werden. Nach einer Steroidinjektion sollte der Arm für 1–2 Wochen geschont werden, die Injektion sollte nicht häufiger als zweimal wiederholt werden. Eine Steroidinjektion scheint für zirka 3 Monate wirksam zu sein. Daher sollte der Patient das Übungsprogramm fortsetzten.

Ein *Therapieversagen* muss angenommen werden, wenn chronische Symptome einer Tendinose über mehr als 6–12 Monate vorliegen. Eine Operation kann indiziert sein, wenn der Patient nicht ausreichend auf das Rehabilitationsprogramm anspricht, der Schmerz persistiert oder der Patient keine akzeptable Lebensqualität erlangt. Bei Operationen hat sich gezeigt, dass der Musculus extensor carpi radialis brevis immer beteiligt war und in 35% der Fälle der Musculus extensor digitorum communis, hierbei insbesondere der vordere Rand. In 20% der Fälle bestand am lateralen Epikondylus eine Osteophytenbildung. Bei der Operation wird das geschädigte Gewebe entfernt. Der Ansatz des gesunden Gewebes sollte erhalten und geschont werden. Der Operation sollte eine gute Rehabilitation folgen. Der Ellenbogen wird für 1 Woche in einer Gegendruckschiene in 90° Beugung ruhig gestellt. Mit Kraft- und Ausdauerübungen gegen Widerstand wird gewöhnlich 3 Wochen nach der Operation begonnen. In 85% werden eine vollständige Schmerzbeseitigung und die alte Kraft erreicht.

Untersuchungen haben Rezidivraten von 18–66% ergeben. Das Ausmaß der Schmerzen vor der Behandlung erlaubt die zuverlässigste Vorhersage über die Ausheilung: Je größer der Schmerz, desto wahrscheinlicher ist der Erfolg der Behandlung. Eine arthroskopische Behandlung dieser Beschwerden wird derzeit entwickelt.

Heilungsverlauf

Ein echter Tennisellenbogen heilt häufig spontan und hat generell eine gute Prognose. Die Symptome können lediglich über 2 Wochen oder über Jahre hinweg persistieren, besonders dann, wenn der Sportler den Arm weiterhin belastet. Anstrengende Aktivitäten können dann wieder aufgenommen werden, wenn der Arm frei beweglich ist, er seine normale Kraft wieder erlangt hat und schmerzfrei ist. Nach der Operation sollten 8–10 Wochen vergehen, bevor wieder Tennis gespielt wird.

Osteochondrosis dissecans (freie Knorpel-Knochen-Stücke)

Bei Wurfbewegungen wird der laterale Ellenbogenanteil aufgrund der Kompression durch die Valgusbelastung beträchtlichen Kräften ausgesetzt.

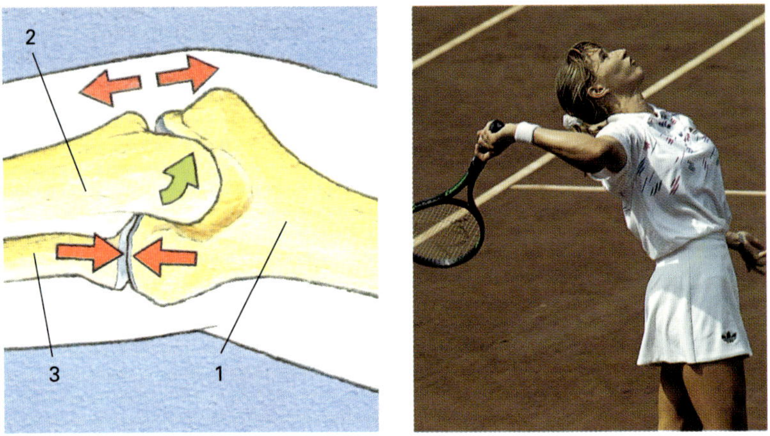

Abb. 7.12: Mechanismus der Ellenbogenverletzungen: Die Valgusüberbelastung des Ellenbogens verursacht eine laterale Kompression und mediale Traktion. 1, Humerus; 2, Ulna; 3, Radius.

Dies kann zu einem heftigen Stoß der konvexen Radiusköpfchengelenkfläche auf die Gelenkfläche des Capitulum humeri und ggf. auch zu deren Verletzung führen. Der betroffene Gelenkknorpel kann zusammen mit einem Fragment des darunter liegenden Knochens abgelöst werden und einen freien Gelenkkörper bilden (Abb. 7.12). Die Osteochondrosis dissecans tritt meist bei männlichen Teenagern auf.

Symptome und Diagnose

- Es bestehen Schmerzen an der proximalen Ellenbogenaußenseite, die hauptsächlich durch Wurfbewegungen ausgelöst werden.
- Die Streckung und Beugung des Ellenbogengelenkes bereiten Schwierigkeiten.
- Es treten Gelenkblockierungen auf. Der freie Gelenkkörper behindert beabsichtigte Bewegungen, ein solches Ereignis ist immer schmerzhaft. Nachfolgend treten ein Muskelkrampf und eine Schwellung auf.
- Es entsteht eine Schwellung im Bereich des Ellenbogens.
- Vorwiegend an der Außenseite des Ellenbogengelenkes besteht eine Druckempfindlichkeit.
- Beide Ellenbogengelenke sollten geröntgt werden, besonders dann, wenn der Verletzte jung und noch im Wachstum ist. Auf dem Röntgenbild des verletzten Ellenbogengelenkes ist die Osteochondrose, der Defekt oder der freie Gelenkkörper (Verkalkungen) zu erkennen. Ein MRT oder eine Arthroskopie bestätigt die Diagnose.

Behandlung

Siehe S. 24.

Heilungsverlauf

Der verletzte Sportler kann gewöhnlich seine sportliche Aktivität 2–3 Monate nach der Operation wieder aufnehmen.

Radiusköpfchenfraktur

Der Radius ist am Handgelenk dick und kräftig, am Ellenbogen hat er einen bedeutend geringeren Umfang und ist wesentlich fragiler. Wenn der Arm ausgestreckt wird, um einen Sturz abzufangen, werden die einwirkenden Kräfte über den Unterarm auf den oberen Anteil des Radius übertragen. Das Radiusköpfchen, das einen Teil des Ellenbogengelenkes bildet, kann frakturieren und chronische Beschwerden verursachen.

Symptome und Diagnose

- Beim Eintreten der Verletzung entstehen sofort Schmerzen. Diese nehmen zu, wenn das Gelenk durch Einblutung anschwillt.
- Die Bewegungseinschränkung nimmt mit der Schwellung zu. Der Ellenbogen wird dabei meistens 90° gebeugt gehalten.
- Eine Röntgenaufnahme bestätigt die Diagnose.

Behandlung

Der *Arzt* kann:
- Blut aus dem verletzten Gelenk abpunktieren, wenn eine starke Schwellung die Schmerzen verursacht;
- eine Schiene anlegen, die für 1–2 Wochen getragen wird (hiernach sollte die Armmuskulatur durch Training gekräftigt werden);
- operieren, wenn der Radius zertrümmert ist oder eine Dislokation vorliegt.

Heilungsverlauf

Eine gut reponierte Fraktur des Radiusköpfchens heilt innerhalb von 6–8 Wochen. Während der Rehabilitationsphase kann Konditionstraining durchgeführt werden.

Mediale Ellenbogenverletzungen

Werferellenbogen oder Golferellenbogen (Epicondylitis medialis, mediale Ansatztendinose des Ellenbogens)

Der Werfer- oder Golferellenbogen ähnelt dem Tennisellenbogen, die Symptome sind jedoch über dem Epicondylus medialis lokalisiert. Bei einem Golfspieler, der Rechtshänder ist, kann es ohne weiteres zu einem Tennisellenbogen am linken Arm und zu einem Golferellenbogen am rechten Arm kommen. Der Werferellenbogen tritt am häufigsten bei Speerwerfern, aber auch bei Cricket- und Baseballspielern auf.

Die wesentlichen pathologischen Veränderungen hierbei finden sich am Ursprung des Musculus pronator teres, Musculus palmaris longus und Musculus flexor carpi radialis, nahe ihrem Ansatz am Epicondylus medialis. Manchmal treten pathologische Veränderungen auch im Musculus flexor carpi ulnaris auf.

Mediale und laterale Ansatztendinosen haben die gleiche Ätiologie. Die meisten Fälle sind auf eine fehlerhafte Spieltechnik zurückzuführen (Abb. 7.13). Aber auch Spitzentennisspieler können eine Epicondylitis medialis entwickeln, z.B. als Folge einer Aufschlagtechnik, bei der gleichzeitig das Handgelenk gebeugt und der Unterarm proniert wird. Auch Spieler, die den Ball mit einem ausgeprägten „top spin“ (Vorwärtsdrall) schlagen und hierbei den Unterarm vehement einwärts drehen (exzessive Pronation), können betroffen sein. Die Flexoren, die für diese Bewegungen hauptsächlich verantwortlich sind, entspringen am Epicondylus medialis des Ellenbogens.

Symptome

Die Symptome gleichen denen des Tennisellenbogens, sind jedoch an der Innenseite des Ellenbogens lokalisiert. Es besteht eine ausgeprägte Schmerzempfindlichkeit bei Druck auf den Epicondylus medialis, Beugung des Handgelenkes (Palmarflexion) gegen Widerstand verursacht Schmerzen.

Behandlung

Die Behandlung entspricht der des Tennisellenbogens. Die Rehabilitation nach operativer Therapie kann jedoch gelegentlich etwas länger dauern.

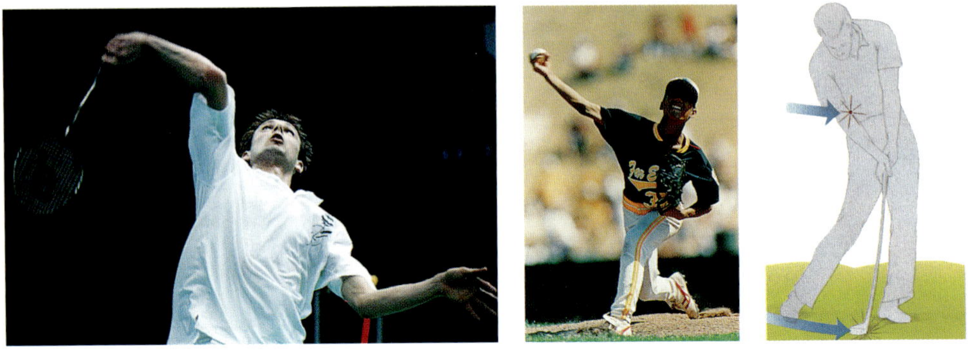

Abb. 7.13: (Links) Der Überkopfschlag beim Badminton oder **(Mitte)** Wurf beim Baseball kann Ellenbogenbeschwerden verursachen (mit freundlicher Genehmigung von All Sport: Fotograf, Doug Pensinger). **(Rechts)** Eine schlechte Golftechnik kann ebenfalls Verletzungen verursachen.

Heilungsverlauf

Die Prognose der medialen Ansatztendinose ist schlechter als die der lateralen Ansatztendinose, auch bedarf es einer längeren Zeit zur Ausheilung. Manchmal dauert es 6–12 Monate, bevor das Tennisspielen wieder möglich ist. Dies sollte den Patienten mitgeteilt werden, um deren Erwartungen realistisch zu halten.

Ellenbogeninstabilität (Ruptur der medialen Kollateralbänder)

Eine Überbelastung im Valgusstress kann zu einer medialen Spannung führen, die eine Torsion des medialen (ulnaren) Kollateralbandes verursacht. Dieses Ligament, insbesondere die Pars anterior, ist für die Ellenbogengelenkstabilität von großer Bedeutung. Das Ligament besteht aus zwei Teilen: Der Pars anterior, deren Ursprung sich vor der Rotationsachse des Ellenbogens befindet, und der Pars posterior, deren Ursprung sich hinter der Achse befindet. Die Pars posterior des medialen Kollateralbandes trägt nur wenig zur Valgusstabilität bei. Das Radiusköpfchen ist ein wichtiger Stabilisator bei 0°, 45° und 90° Beugung, das mediale Kollateralband ist jedoch der wichtigste Stabilisator, sofern das Ellenbogengelenk nicht vollständig gestreckt ist. Die Pars anterior ist der Hauptstabilisator bei der Beugung zwischen 20° und 120°.

Symptome und Diagnose

- Schmerzen an der Medialseite des Armes treten beim Werfen (Ausholphase) oder während eines Aufschlages auf.
- Druckempfindlichkeit besteht über dem Ligament.
- Im Ellenbogengelenk wird ein Gefühl des „Aufklappens“ oder „Giving way“ angegeben.
- Eine Valgusinstabilität wird durch den Valgusstresstest überprüft. Die Schulter wird hierbei außenrotiert, der Ellenbogen 30° gebeugt und Valgusstress ausgeübt (Abb. 7.14 und 7.15). Eine Aufklappbarkeit des Gelenkes weist auf eine Instabilität hin.
- Arthroskopisch kann eine Valgusinstabilität bei einer Beugung des Ellenbogens von 60–70° überprüft werden. Hier sieht man eine Aufklappbarkeit zwischen Ulna und Humerus. Eine Aufklappbarkeit von mehr als 1 mm weist auf eine vollständige Ruptur des ulnaren Kollateralbandes hin.

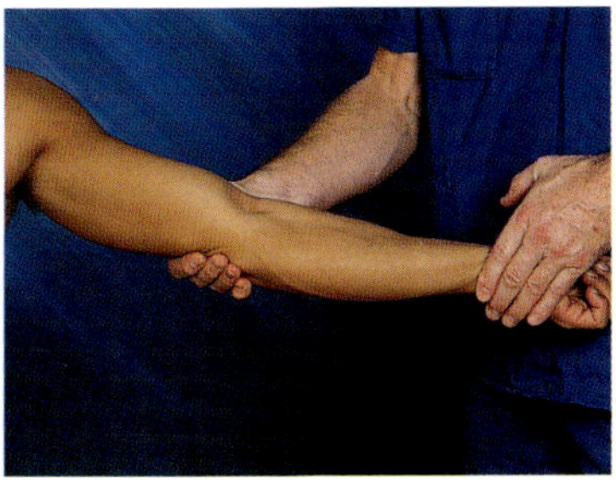

Abb. 7.14: Überprüfung der Ellenbogenstabilität bei gestrecktem Arm

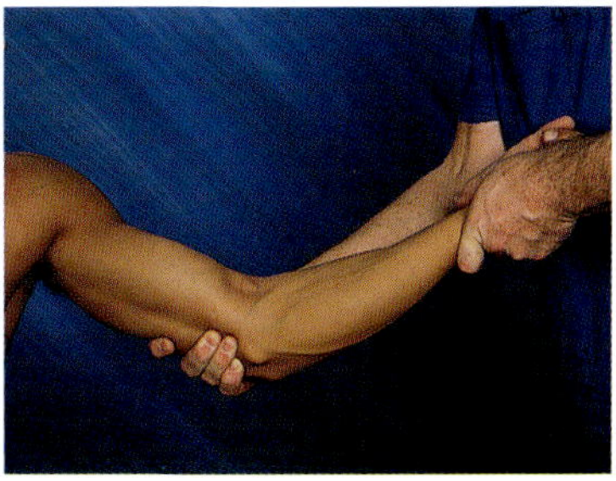

Abb. 7.15: Überprüfung der Ellenbogenstabilität bei 30° gebeugtem Arm

- Die Pathophysiologie umfasst eine Ödembildung (Schwellung) und Entzündung oder Narbenbildung innerhalb des Ligamentes. Es kann auch zu Verkalkungen innerhalb der Narbe oder Ossifikationen innerhalb des Ligamentes kommen. Rupturen können ebenfalls auftreten. Durch ein MRT können diese Veränderungen verifiziert werden.

Behandlung

Die Behandlung beinhaltet Schonung und Eisanwendungen, im Allgemeinen folgt eine Rehabilitationsphase, in der hauptsächlich Kräftigungsübungen durchgeführt werden. Eine operative Therapie ist nach sechsmonatiger erfolgloser konservativer Therapie und gelegentlich bei frischen Rupturen indiziert.

Die Zeit bis zur Wiederaufnahme des Sports nach einer Operation stellt hohe Anforderungen an die Geduld des Sportlers. Obwohl Werfübungen nach 3–4 Monaten wieder möglich sind, muss das Werfen unter Wettkampfbedingungen für 9–12 Wochen ausgesetzt werden, und professionelle Werfer benötigen manchmal 12–18 Monate, um wieder ihre volle Leistungsfähigkeit zu erreichen.

Ulnariskompressionssyndrom (Einengung des Nervus ulnaris)

Wenn man sich den dorsomedialen Anteil des Ellenbogens versehentlich stößt, kann eine Schmerzausstrahlung bis in den vierten und fünften Finger der Hand auftreten. Der Nervus ulnaris verläuft am medialen Rand des Ellenbogens direkt hinter dem Epikondylus, an dem die Beugemuskeln des Handgelenkes entspringen. Bei Wurfbewegungen oder Schlägersportarten kann der Nerv gedehnt werden oder sogar aus dem Sulcus ulnaris herausgleiten, sodass es zu nachfolgender mechanischer Reizung kommt.

Die meisten Nervenläsionen bei Sportlern können als Neuropraxie beschrieben werden. Es handelt sich hierbei um die leichteste Form einer Nervenverletzung. Die Neuropraxie ist durch eine Unterbrechung der Nervenleitfähigkeit gekennzeichnet, wobei alle Anteile des Nervs, Axone und Bindegewebe in ihrer Kontinuität erhalten bleiben. Die Prognose für eine vollständige Ausheilung kann gut sein, vorausgesetzt dass kein irreversibler Gewebeschaden infolge länger anhaltender Kompression entstanden ist.

Der Nerv kann durch Friktion, Kompression, Kontusion, Traktion oder eine Kombination dieser Mechanismen verletzt werden. Der Nervus ulnaris kann auch durch Dehnung verletzt werden, obwohl er sich um etwa 20% seiner Länge dehnen kann, bevor eine Schädigung eintritt.

Überlastung in Valgus- und Streckstellung während Ballwurf und Aufschlagbewegung führt zu einer erheblichen Spannungsbelastung der ligamentären Strukturen an der medialen Seite des Ellenbogens und zu lateralen Kompressionsbelastungen. Der mediale Anteil des Nervus ulnaris kann beim Übergang von der Extension zur vollen Flexion um 4,7 mm elongiert werden. Der Trizeps kann ihn 7 mm nach medial bewegen. Diese Spannungsbelastungen betreffen den Nervus ulnaris auch im Sulcus ulnaris, wodurch es zur Friktion, Irritation und Kompression des Nervs kommen kann. Bei Beugung des Ellenbogens kann die Lage des Nervus ulnaris verändert werden.

Bei operativ behandelten medialen Tennisellenbogen fand sich in 60% der Fälle eine Einengung des Nervus ulnaris, distal des Epicondylus medialis im Bereich des Muskelseptums, dort, wo der Nerv in den Musculus flexor carpi ulnaris eintritt. Die Nerveneinengung kann Folge einer Ellenbogeninstabilität, knöchernen Spornbildung, Synovitis oder einer Kompression weiter proximal sein.

Symptome und Diagnose

- Schmerzen treten an der Ellenbogeninnenseite auf, typischerweise nach langem Tennis- oder Golfspiel sowie Speerwerfen.
- Schmerzen können verstärkt in den vierten und fünften Finger der Hand ausstrahlen.
- Taubheit und Sensibilitätsstörungen können am Kleinfinger und der ulnaren Hälfte des Ringfingers bestehen.
- Druckempfindlichkeit über dem Nerv am dorsomedialen Ellenbogen kann auftreten (Abb. 7.16).
- In ausgeprägten Fällen kann sogar eine leichte Berührung des Nervus ulnaris Schmerzen auslösen, die bis in den Ringfinger ausstrahlen.
- Bei Palpation disloziert der Nerv aus dem Sulcus ulnaris (dies bedeutet, dass der Nerv bei Bewegungen über den Epicondylus medialis gleitet).

Behandlung

Der *Sportler* sollte den Arm schonen.

Der *Arzt* kann:

- Antiphlogistika verordnen;
- bei persistierenden Beschwerden operieren, um den Nerv zu befreien oder ihn in eine Position zu verlagern, in der er einer geringeren Spannung ausgesetzt ist. Die Operationsergebnisse sind gewöhnlich gut. Bei einem chronischen Verlauf, insbesondere wenn der Nerv subluxiert ist, kann er operativ vor den Epicondylus verlagert und gleichzeitig mindestens 5 cm weiter nach distal dekomprimiert werden.

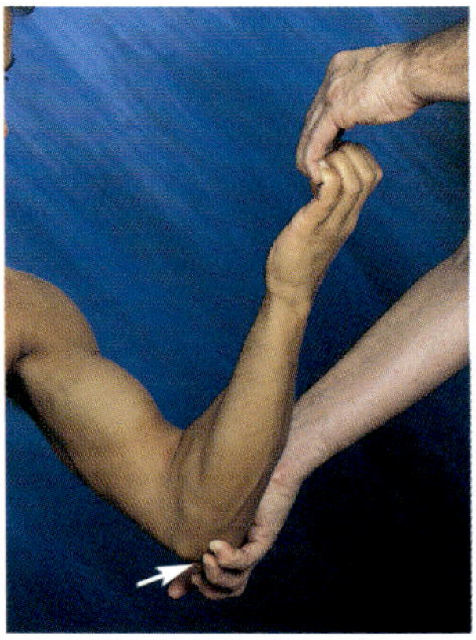

Abb. 7.16: Der Nervus ulnaris kann an der medialen Streckseite (Pfeil) druckempfindlich sein.

Werferellenbogen bei Jugendlichen

Beim Werfen eines Balles (z.B. Baseball) werden das Handgelenk und die Finger kraftvoll proniert. Die für diese Bewegung verantwortlichen Muskeln befinden sich alle im medialen Kompartiment des Unterarmes. Die Kraft des Wurfes wird über den Arm auf die schwächste Stelle der Muskelgruppe, den Ursprung am Epicondylus medialis, übertragen. Beim Heranwachsenden befinden sich diese Muskelursprünge in einer Wachstumszone, die erheblich schwächer ist als der benachbarte Knochen. Beschwerden werden durch verstärkte Zugkräfte auf die Epiphysenfuge ausgelöst.

Symptome und Diagnose

- Ellenbogenschmerzen beginnen häufig allmählich. Bei plötzlich auftretenden Schmerzen kann es zu einem Abriss der Epiphyse kommen, die manchmal eine operative Versorgung erfordert. Der Schmerz kann durch Ellenbogenbeugung induziert werden.
- Es besteht eine Bewegungseinschränkung des Ellenbogens.
- Lokale Druckempfindlichkeit wird direkt über dem Epicondylus medialis angegeben.
- Beide Ellenbogen sollten geröntgt werden. Falls eine Fissur der Epiphyse vorliegt, kann diese im Seitenvergleich erkannt werden.

Behandlung

Der *Sportler* sollte:
- schmerzauslösende Bewegungen vermeiden;
- Wurfbewegungen vollständig unterlassen, bis keinerlei Schmerzen mehr bestehen (normalerweise nach 8–9 Wochen);
- ein Konditions- und allgemeines Krafttraining fortführen.

Der *Arzt* kann:
- Schonung verordnen und den Ellenbogen ggf. ruhig stellen. Beim Nachweis einer Epiphysenfissur kann ein Gips angelegt werden;
- operieren, wenn eine erhebliche Dislokation vorliegt. Bei Jugendlichen sollten weder Steroidinjektionen noch Antiphlogistika verabreicht werden.

Heilungsverlauf

Wenn die Epiphyse verletzt wurde, kann Wurftraining frühestens 8 Wochen nach der Verletzung wieder aufgenommen werden. Zuvor sollte durch vorsichtige Rehabilitation ein Erhalt der Muskelfunktion angestrebt werden.

Posteriore Ellenbogenverletzungen

Der hintere Tennisellenbogen

Der hintere Tennisellenbogen, der auch als hinteres Olekranon-Impingement oder Hyperextensionsverletzung des Ellenbogens bezeichnet wird, tritt bei einer aggresiven Ellenbogenextension auf (Abb. 7.17). Das Olekranon kann an die Rückseite des Humerus stoßen und Beschwerden, wie z.B. eine Trizepstendinose, verursachen. Osteophyten können sich am Olekranon bilden, wenn es zu einer forcierten Hyperextension des Olekranons in die Fossa olecrani kommt oder durch Scherkräfte zwischen dem medialen posterioren Anteil des Olekranons und der Fossa olecrani infolge der Valgusbewegung im Ellenbogen während eines Aufschlages.

Pathologische Veränderungen im posterioren Kompartiment können arthroskopisch durch einen posterolateralen Zugang beurteilt werden. Die

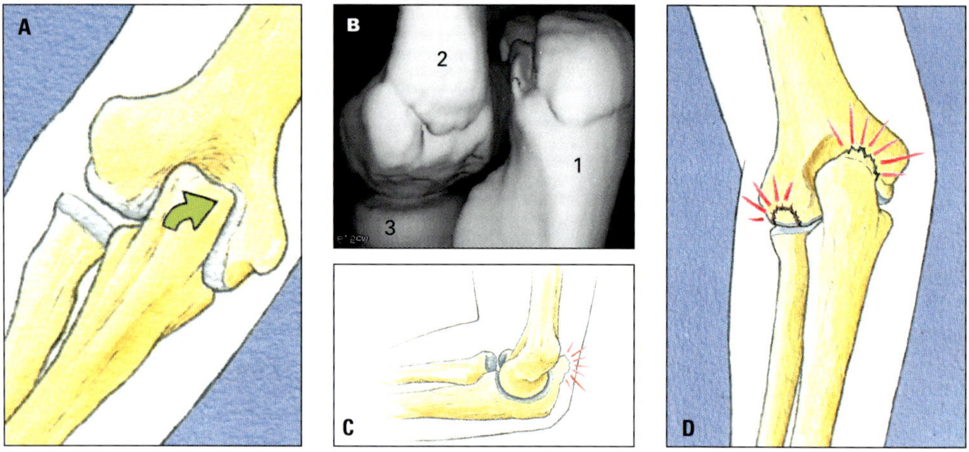

Abb. 7.17: (A) Knochenbewegungen bei der Ellenbogenextension; **(B)** CT-Rekonstruktion des posterioren Ellenbogens (1, Ulna; 2, Humerus; 3, Radius); **(C)** Osteophytenbildungen; **(D)** Bildung eines osteochondralen Fragmentes.

Osteophyten befinden sich normalerweise an der posterioren medialen Seite des Olekranons. Die Behandlung erfolgt in der Regel konservativ, die operative Intervention wird jedoch zunehmend genutzt, um Osteophyten und/oder freie Gelenkkörper zu entfernen. Eine Wiederaufnahme der sportlichen Betätigung ist innerhalb von 2–4 Monaten möglich.

Zerrung der Trizepssehne

Ein Sturz auf die Hand bei gebeugtem Arm oder kraftvolles Werfen kann eine Trizepssehnenruptur verursachen, manchmal reißt der Sehnenansatz von der Olekranonspitze ab.

Symptome und Diagnose

- Schmerzen treten an der Ellenbogenspitze auf, hier ist auch eine Lücke in der Sehne tastbar.
- Die Streckung im Ellenbogen ist kraftgemindert oder kann gar nicht mehr ausgeführt werden. Röntgenaufnahmen sind notwendig, um knöcherne Verletzungen auszuschließen.

Behandlung

- Bei kleineren Teilrupturen ist außer Schonung keine Therapie erforderlich.
- Vollständige Sehnenrupturen oder Abrisse des Sehnenansatzes bei jungen aktiven Sportlern sollten operativ versorgt werden.

Bursitis (Studentenellenbogen)

Direkt unterhalb der Ellenbogenspitze (Olekranon) befindet sich eine Bursa. Hier kann es nach Prellungen oder Stürzen auf den Ellenbogen zu Einblutungen kommen (Abb. 7.18). Bei vielen Sportarten, wie z.B. Orientierungslauf, Ringen, Volleyball, Basketball, Fußball, Rugby und Handball, ist diese Verletzung häufig, da die Sportler keine Ellenbogenschoner tragen. Bei anderen Sportarten, wie z.B. Eishockey, bieten die Ellenbogenschoner nur einen begrenzten Schutz.

Nach einer Einblutung in die Bursa und ebenso nach länger andauernder Druckbelastung des Ellenbogens kann es zu einer Entzündung und Schwellung der Bursa kommen. Diesen Zustand bezeichnet man häufig als

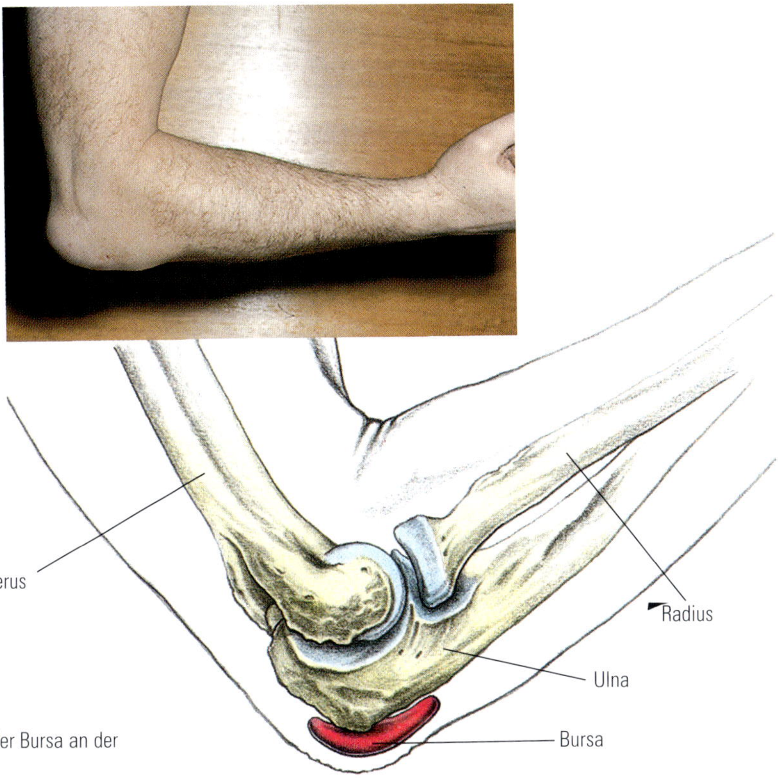

Abb. 7.18: Entzündung der Bursa an der Ellenbogenspitze.

Studentenellenbogen, da der Volksmund ihn Studenten zuschreibt, die beim Lernen ihren Kopf in die Hände nehmen und dabei die Ellenbogen auf dem Schreibtisch abstützen.

Symptome und Diagnose

- Schmerzen bestehen in Ruhe und bei Bewegung.
- Nach einer starken Prellung mit akuter Einblutung in die Bursa ist das Gewebe über der Ellenbogenspitze geschwollen und schmerzempfindlich. Manchmal bestehen gleichzeitig Hautläsionen.
- Kleine Blutkoagel bilden sich in der Bursa und führen zu einer Irritation der umgebenden Gewebe mit nachfolgender Entzündung und Ödembildung.
- Wenn die Bursa entzündet ist oder längere Zeit Druck ausgesetzt war, füllt sie sich mit Flüssigkeit, die darüber liegende Haut wird rot und empfindlich. Die Schwellung kann bis zum Unterarm reichen.
- Es besteht eine Bewegungseinschränkung des Ellenbogengelenkes.

Präventivmaßnahmen

Ellenbogenschoner, die das Olekranon schützen, sollten insbesondere von Torwarten beim Handball und Fußball getragen werden.

Behandlung

Der *Sportler* sollte pausieren, bis keine Beschwerden mehr bestehen.

Der *Arzt* kann:
- die Bursa punktieren, um Blut oder seröse Flüssigkeit abzuziehen;
- einen Stützverband anlegen, der für 4–7 Tage belassen werden sollte;
- bei persistierender Entzündung eine lokale Steroidinjektion verabreichen;

– eine Bursektomie durchführen, wenn es zu wiederholten Entzündungen gekommen ist, insbesondere wenn Verkalkungen oder Adhäsionen vorliegen. Die Bursektomie kann endoskopisch durchgeführt werden.

Heilungsverlauf

Bei einem gering ausgeprägten Entzündungsschub der Bursa olecrani kann der Sportler eine Woche nach Behandlungsbeginn das Training wieder aufnehmen. Eine schwere Bursitis kann eine langfristige Ruhepause erforderlich machen.

Frakturen des Olekranons

Eine Fraktur des Processus olecrani kann durch einen Sturz auf den gebeugten Ellenbogen bei Kontaktsportarten, beim Rennfahren oder Reiten entstehen. Die Symptome sind Schwellung und Schmerzempfindlichkeit über dem Ellenbogen, zudem kann das Gelenk nicht mehr gestreckt werden. Die operative Intervention ist oft notwendig, da der Zug der Trizepssehne die Frakturenden voneinander entfernt. Es vergehen in der Regel 2–3 Monate, bevor nach der Versorgung einer solchen Fraktur sportliche Aktivitäten wieder aufgenommen werden können.

Anteriore Ellenbogenverletzungen

Ruptur des distalen Anteils der Bizepssehne

Die distale Bizepssehne inseriert an der Tuberositas radii am proximalen Unterarm. Sie ist für die Flexion und teilweise auch Supination im Ellenbogen verantwortlich. An der Bizepssehne treten häufig degenerative Veränderungen auf, und Rupturen werden bei Sportlern nach dem 35. Lebensjahr beobachtet. Die Verletzung entsteht meist, wenn der Ellenbogen während einer kraftvollen Beugung plötzlich gestreckt wird.

Symptome und Diagnose

- In der Vorgeschichte wird ein plötzliches Schnappen in der Ellenbogenregion beschrieben, das während einer plötzlichen exzentrischen Belastung des Ellenbogens auftrat.
- Mäßige Schmerzen treten an der Beugeseite des Ellenbogens auf.
- Die Palpation ergibt eine Schmerzempfindlichkeit über der Tuberositas radii und der Ellenbogenvorderseite.
- Eine Schwellung besteht über der distalen Oberarmbeugeseite.
- Bei einer frischen Verletzung kann der Bizeps am Ellenbogen kaum gegen Widerstand angespannt werden.
- Es besteht eine Kraftminderung bei der Ellenbogenbeugung.

Behandlung

Der *Sportler* sollte sich in ärztliche Behandlung begeben.

Der *Arzt* kann:

- vorsichtige Mobilisation mit Dehnungs- und Kräftigungsübungen verordnen (konservative Therapie kann zu einer Kraftminderung von ungefähr 20–40% führen);
- eine vollständige Ruptur bei einem jungen aktiven Menschen operativ versorgen. Die Indikation zur Operation ist gegeben, wenn der Sportler die volle Kraft wiedererlangen muss. Bei der operativen Versorgung wird die distale Sehne an der Tuberositas radii refixiert.

Heilungsverlauf

- Sobald Schmerzen und Entzündung rückläufig sind, kann die Frühmobilisation mit Dehnungs- und Kräftigungsübungen erfolgen.
- Nach operativer Versorgung dauert die Heilung zirka 6 Wochen, mit Bewegungsübungen sollte jedoch nach 2–3 Wochen begonnen werden. Krafttraining kann nach ungefähr 6–8 Wochen wieder aufgenommen werden. Wurfbewegungen werden normalerweise erst nach 4–5 Monaten gestattet. Prognose und Ergebnisse sind gut.

Kompressionssyndrom des Nervus radialis

Der Nervus interosseus posterior oder Nervus radialis superficialis teilt sich knapp unterhalb der lateralen Seite des Ellenbogengelenkes. Sein Ramus profundus kann bei seinem Verlauf durch den Hiatus nervi radialis (Arkade von Frohse), im Musculus supinator, der den Unterarm supiniert, bedrängt werden. Die Symptome können denen eines Tennisellenbogens ähneln.

Symptome und Diagnose

- Punktuelle Druckschmerzhaftigkeit kann unterhalb und etwas vor dem Epicondylus lateralis und somit direkt über dem Bereich der Nerveneinengung bestehen.
- Extension des Handgelenkes und Supination des Unterarmes sind schmerzhaft und kraftgemindert.
- Elektromyographie und Messung der Nervenleitgeschwindigkeit können hilfreich sein, das betroffene motorische Segment zu identifizieren.

Behandlung

Der *Sportler* sollte pausieren und das Training nur schrittweise steigern.

Der *Arzt* kann:
- Antiphlogistika verordnen;
- operieren, um den Nerv freizulegen und den Durchtrittskanal zu erweitern.
- Die operativen Ergebnisse sind in der Regel gut.

Kompressionssyndrom des Nervus medianus (Pronator-teres-Syndrom)

Der Nervus medianus verläuft an der Vorderseite des Ellenbogengelenkes und zwischen den beiden Köpfen des Musculus pronator teres hindurch zum Unterarm. Eine Einengung dieses Nervs ist bei Sportlern selten.

Symptome und Diagnose

- Schmerzen und Druckempfindlichkeit treten in der Mitte der Ellenbogenbeugeseite auf.
- Taubheitsgefühl besteht am Zeigefinger, Mittelfinger und der radialen Hälfte des Ringfingers.
- Schmerzen werden bei Pronation des Unterarmes gegen Widerstand ausgelöst.
- Die Palmarflexion des Handgelenkes ist kraftgemindert.
- Beschwerden bei Ellenbogenbeugung und Pronation des Unterarmes gegen Widerstand untermauern die Diagnose.

Behandlung

Der *Sportler* sollte:
- schmerzhafte Aktivitäten vermeiden;
- Wärme anwenden.

Der *Arzt* kann:
- Antiphlogistika verordnen;
- den Ellenbogen kurzzeitig ruhig stellen;
- bei chronischen Verlaufsformen operieren.

Frakturen und Luxationen

Luxationen

Luxationen des Ellenbogengelenkes treten meistens bei Sportlern auf, die Kontaktsportarten, wie z.B. Football, Rugby und Eishockey, ausüben, aber auch bei Reitern, Radfahrern, Ringern, Skifahrern und Squashspielern. Eine häufige Ursache dieser Verletzung ist ein Sturz auf die Hand bei gebeugtem Ellenbogen. Eine vergleichbare Verletzung kann auftreten, wenn der Ellenbogen beim Sturz überstreckt ist.

Am häufigsten tritt eine posteriore Luxation des Ellenbogengelenkes auf (Abb. 7.19), sie kann mit einer Fraktur kombiniert sein. Bei Luxationen kommt es auch immer zu Verletzungen des umgebenden Weichteilgewebes, wie z.B. der medialen und lateralen Seitenbänder, sodass es selbst bei sofortiger Reposition einer längeren Ausheilungsphase bedarf.

Symptome und Diagnose

- Es bestehen starke Schmerzen, Schwellung, Druckempfindlichkeit und Bewegungseinschränkung.
- Das Ellenbogengelenk ist deformiert.
- Eine Röntgenaufnahme bestätigt die Diagnose.
- Die Überprüfung der Seitenbandstabilität bei 20–30° Beugung und in Streckung zeigt das Ausmaß der Bandverletzung.

Behandlung

Der *Arzt* kann:

- nach Überprüfung der Nervenfunktion und Durchblutung das Gelenk reponieren und die Stabilität überprüfen. Je früher dies geschieht, desto einfacher gelingt die Reposition;
- nach der Reposition eine Röntgenkontrolle durchführen;
- in Abhängigkeit vom Verletzungsausmaß das Ellenbogengelenk in einer Schiene für einige Tage ruhig stellen. Mit Bewegungsübungen sollte so früh wie möglich begonnen werden;
- operieren, wenn ausgedehnte Bandverletzungen und Instabilität des Gelenkes vorliegen.

Heilungsverlauf und Komplikationen

Nach Abnahme der Schiene kann der verletzte Sportler mit Konditionstraining, wie z.B. Laufen, beginnen. Die normalerweise ausgeübte Sportart sollte erst 9–10 Wochen nach der Verletzung wieder aufgenommen werden, wenn die Bänder ausgeheilt sind und eine volle Beweglichkeit wieder hergestellt ist. Nerven- und Gefäßverletzungen können auftreten und dauerhafte Beschwerden im Unterarm und in der Hand verursachen. Wenn eine Ellenbogenluxation inadäquat behandelt wurde, kann dies zu unvollständiger Heilung der Bänder und Gelenkkapsel führen und zu wiederholten Luxationen prädisponieren.

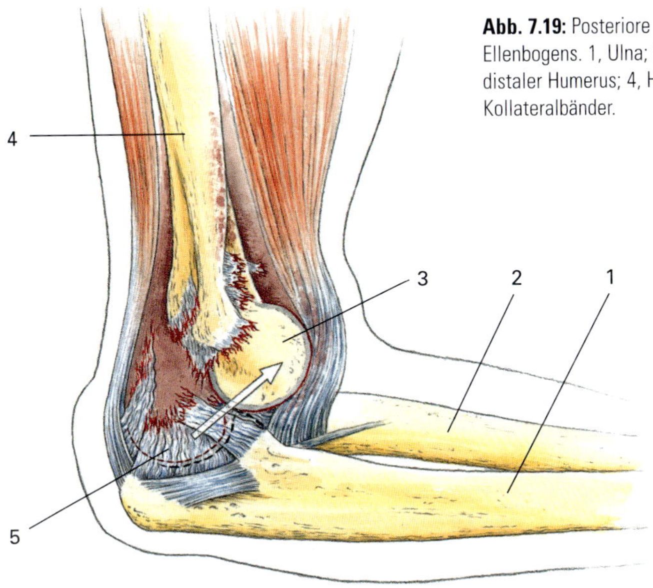

Abb. 7.19: Posteriore Luxation des Ellenbogens. 1, Ulna; 2, Radius; 3, distaler Humerus; 4, Humerus; 5, Kollateralbänder.

Distale Humerusfrakturen (suprakondyläre Frakturen)

Kinder erleiden häufig bei Stürzen von Turngeräten, beim Reiten oder Fahrradfahren distale Humerusfrakturen (Abb. 7.20).

Symptome und Diagnose

- Starke Schmerzen bei Armbewegungen;
- Druckempfindlichkeit;
- Schwellungen und Hämatome sind erkennbar;
- Konturveränderungen.

Behandlung

Der Verletzte sollte so schnell wie möglich zu einem Arzt gebracht werden. Distale Humerusfrakturen erfordern insbesondere bei Kindern und Jugendlichen sehr oft eine stationäre Behandlung, da wichtige Nerven und Blutgefäße in der Nähe der Frakturenden verlaufen und somit selbst leicht verletzt oder durch das entstehende Hämatom beeinträchtigt werden können. Puls und Sensibilität distal der Verletzung sollten überprüft werden.

Der Arzt wird versuchen, die Fraktur zu reponieren. Falls dies nicht möglich ist, kann die operative Versorgung notwendig sein.

Heilungsverlauf

Sofern die Verletzung nicht zu schwerwiegend ist, wird frühzeitig mit Bewegungsübungen begonnen. Nach 8–10 Wochen, wenn die volle Beweglichkeit des Armes wieder erlangt ist, können auch sportliche Aktivitäten wieder aufgenommen werden.

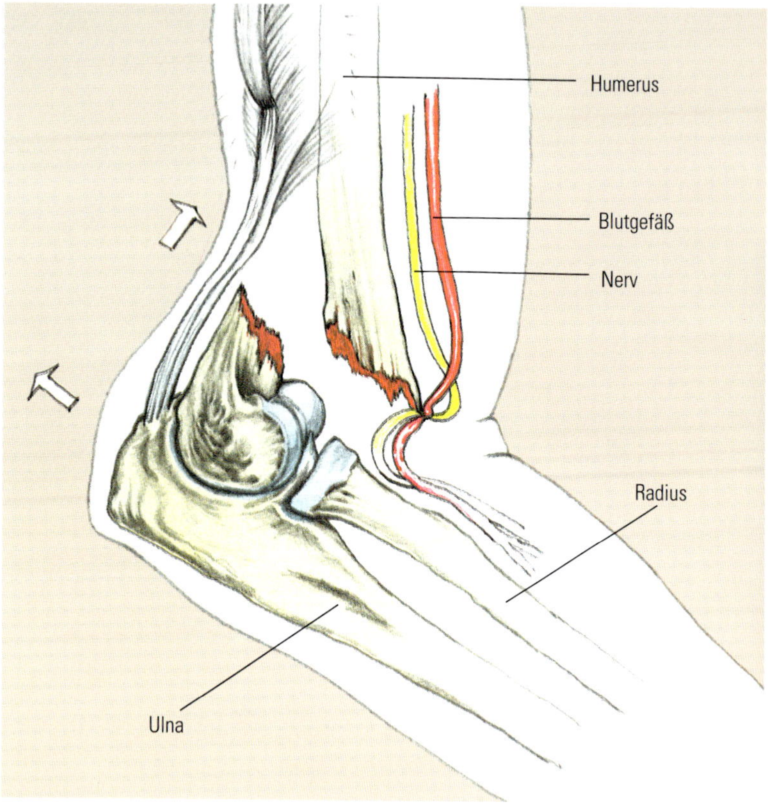

Abb. 7.20: Distale Humerusfraktur. Knochenfragmente können Blutgefäße und Nerven bedrängen und evtl. verletzen.

Arthroskopie

Die Arthroskopie wird immer häufiger bei der Diagnosestellung und Behandlung vieler Ellenbogenverletzungen eingesetzt. Da eine große Kapselinzision vermieden wird, lassen sich auch viele der postoperativen Probleme durch Narbenbildung und Kapselschrumpfung vermeiden.

Die Ellenbogenarthroskopie sollte langsam und sorgfältig von einem in der Sportmedizin erfahrenen Operateur durchgeführt werden. Normalerweise erlaubt eine 4 mm/30°-Winkeloptik eine optimale Übersicht im Ellenbogen, manchmal kommt eine flexible 1,6 mm-Optik zur Anwendung (Abb. 7.21). Der anterolaterale Zugang 2 cm distal und 3 cm anterior des Epicondylus lateralis wird am häufigsten verwendet. Hierbei müssen die Nervi cutanei antebracchii lateralis und posterior geschont werden. Die Optik sollte in das Zentrum des Ellenbogens gerichtet und der Ellenbogen dabei stets rechtwinkelig gebeugt sein. Die arthroskopischen Instrumente passieren den Nervus radialis normalerweise in einem Abstand von etwa 4 mm, hierbei ist die Beugung oder Streckung des Ellenbogens unerheblich, sofern das Ellenbogengelenk nicht durch die Flüssigkeit aufgedehnt ist. Wenn 35–40 ml Flüssigkeit in die Ellenbogengelenkkapsel eingebracht werden, verschiebt sich der Nervus radialis weitere 7 mm nach anterior. Die maximale Distension des Ellenbogens sollte während der gesamten Arthroskopie beibehalten wer-

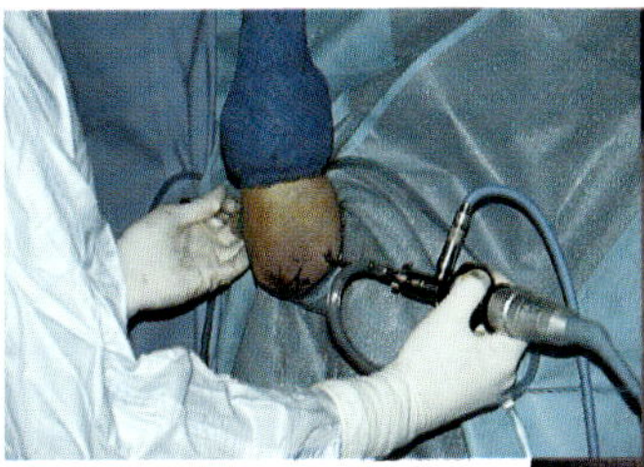

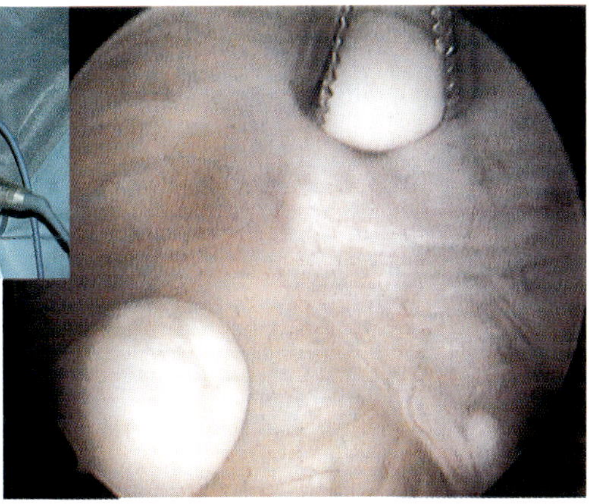

Abb. 7.21: Arthroskopie des Ellenbogens, (rechts) Entfernung freier Gelenkkörper aus der Rückseite des Ellenbogens.

den, insbesondere wenn die ersten Zugänge bereits unter dieser Distension angelegt wurden.

Durch einen medialen Zugang 2 cm proximal und 1–2 cm anterior des Epicondylus medialis können das Radiusköpfchen und das Capitulum humeri gut eingesehen werden. Bei diesem Zugang muss der Nervus cutaneus antebracchii medialis geschont werden.

Der posterolaterale Zugang befindet sich 3 cm proximal des Olekranons sowie proximal und dorsal des Epicondylus lateralis. Die Fossa olecrani und die Olekranonspitze können hierdurch ebenso gut wie der distale Humerus eingesehen werden. Bei diesem Zugang ist zu beachten, dass er bei 20–30° Beugung des Ellenbogens angelegt werden sollte.

Literatur

Elliott BC (1988) Biomechanics of the serve in tennis. A biomedical perspective. Sports Medicine 6: 285–294

Kamien M (1988) Tennis elbow in long time tennis players. Australian Journal of Science and Medicine in Sport 20(2): 19–27

Nirschl RP (1982) Elbow tendinosis/tennis elbow. Clinics in Sports Medicine 11(4): 851–870

8 Unterarm, Handgelenk und Hand

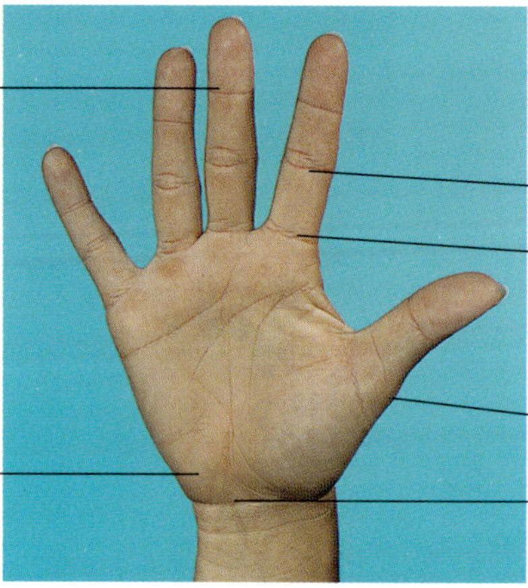

Abb. 8.1: Palmare Ansicht der Hand und des Handgelenkes und Lokalisation möglicher Verletzungen.

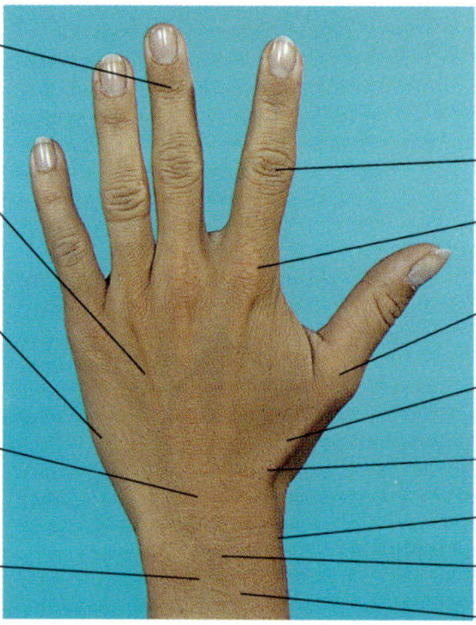

Abb. 8.2: Rückansicht von Hand und Handgelenk und Lokalisation möglicher Verletzungen.

Unterarmverletzungen

Unterarmverletzungen treten im Sport nicht sehr häufig auf, können jedoch durch Überbelastung bei Schlägersportarten entstehen oder durch Stürze mit großer Krafteinwirkung in anderen Sportarten.

Der Unterarm dient den Muskeln, die zum Handgelenk und der Hand verlaufen, als Befestigungspunkt. Die zwei Knochen des Unterarmes (Radius und Ulna) können sich umeinander drehen. Diese Tatsache verleiht der Hand Kraft und ermöglicht es, sie bei speziellen Aufgaben präzise einzusetzen.

Überlastungsverletzungen

Durch äußeren Druck oder wiederholte, einseitige Bewegungen können die Extensoren und Flexoren des Unterarmes sowie ihre Sehnen und Sehnenscheiden Überlastungsverletzungen erleiden. Diese Verletzungen treten zumeist bei Ruderern oder Kanuten zu Beginn ihres intensiven Trainings am Anfang der Saison auf, Tennis-, Squash-, Tischtennis- und Badmintonspieler, Skiläufer und andere Sportler können jedoch ebenfalls betroffen sein.

Symptome und Diagnose

- Schmerzen treten auf, wenn die Hände extendiert und flektiert werden (Abb. 8.3).
- Über dem betroffenen Muskel und der Sehne treten Schwellung und Druckempfindlichkeit auf.
- Ein Krepitus (Knirschen) ist über den betroffenen Sehnen am Handrücken und Unterarm tastbar, wenn die Finger und das Handgelenk bewegt werden.

Präventivmaßnahmen

Eine Entzündung kann verhindert werden durch:
- Vermeidung schmerzhafter Aktivitäten;
- schrittweise Steigerung des Trainings und der Belastung;
- abwechslungsreiches Training, in dem einseitige Bewegungen vermieden werden;
- korrekte Technik und Ausrüstung.

Behandlung

Der *Sportler* sollte schmerzhafte Bewegungen vermeiden; die Verletzung heilt oftmals spontan, obwohl dies manchmal sehr lange dauern kann.
Der *Arzt* kann:
- mit einem Gips oder einer Schiene für 1–4 Wochen behandeln;
- Antiphlogistika verschreiben.

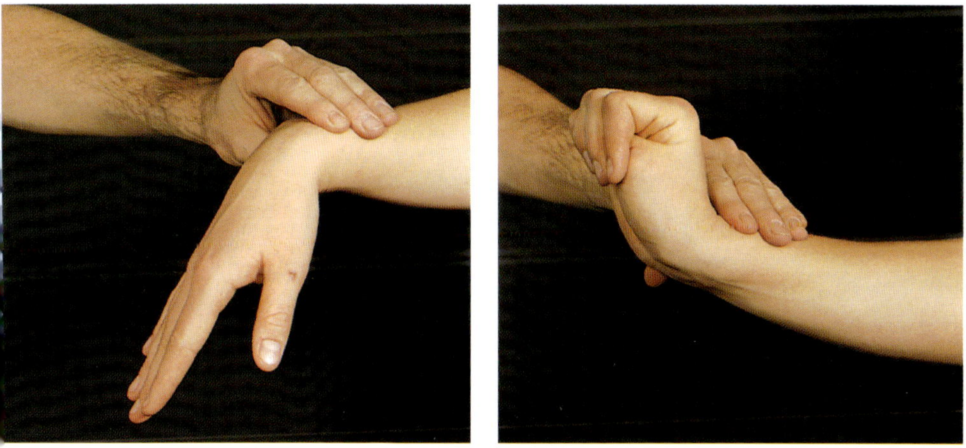

Abb. 8.3: Bei Überlastungsverletzungen kann ein Reiben bei der Handgelenkbewegung getastet werden.

Kompartmentsyndrom

Das Kompartmentsyndrom (vgl. S. 334) ist eine seltene Verletzung, die durch trainingsinduzierte Schmerzen mit einem Gefühl des erhöhten Drucks oder Spannung gekennzeichnet ist. Zwischenzeitlich können auch Schwäche oder

Taubheit verspürt werden. Da die Ursachen des Kompartmentsyndroms kaum geklärt sind, ist es schwierig, die Verletzung zu diagnostizieren. Die Messung des intramuskulären Druckes ist hierbei hilfreich. Die konservative Behandlung ist bei einem chronischen Zustand nur selten erfolgreich, sie besteht normalerweise in der operativen Faszienspaltung.

Frakturen

Frakturen des Unterarmes können nach einem Sturz oder direkten Schlag auftreten und betreffen zumeist Radius und Ulna. Isolierte Frakturen der Ulna können beim Parieren eines Schlages mit dem Unterarm auftreten.
Eine Ulnafraktur kann mit einer Luxation ihrer Gelenkfläche im Ellenbogen kombiniert sein (Monteggia-Fraktur), daher sollte auch der Ellbogen untersucht und geröntgt werden.

Behandlung

Es ist wichtig, dass beide Knochen, Radius und Ulna, in ihre exakte anatomische Position reponiert werden. Eine Ruhigstellung im Gips für 6–10 Wochen ist ratsam, die operative Therapie ist insbesondere bei dislozierten Frakturen oft indiziert.

Nach Abnahme des Gipses sollte der Arm 6–10 Wochen durch Training gekräftigt werden, bevor der verletzte Sportler seine sportlichen Aktivitäten wieder aufnimmt.

Handgelenkverletzungen

Handgelenkprobleme treten häufiger bei Sportarten auf, die einen intensiven Handeinsatz verlangen oder bei denen ein Gegenstand wie ein Tennis- oder Golfschläger gegriffen werden muss. Die meisten Verletzungen entstehen infolge wiederholter Überbeanspruchung. Handgelenkfrakturen können bei Sportarten auftreten, in denen es zu Stürzen mit hoher Krafteinwirkung kommt, wie beim Snowboardfahren, Skilaufen and Schlittschuhlaufen.

Das Handgelenk und die Hand sind komplexe anatomische Strukturen, die eine Vielzahl von unterschiedlichen Positionen und Funktionen ermöglichen. Dies ist erforderlich, um die komplizierten, an unsere Hände gestellten Aufgaben wie Schreiben, Greifen und das Fassen sehr kleiner Gegenstände zu erfüllen.

Das Handgelenk besteht aus sieben Karpal-(Handwurzel-)Knochen, die untereinander durch die Gelenkkapsel und Bandstrukturen verbunden sind und stabilisiert werden. Es bedarf im Allgemeinen einer sehr großen Krafteinwirkung, um diese Bänder zu zerreißen, wenn dies aber geschieht, kann die Verletzung stark beeinträchtigend sein. Ein achter Karpalknochen liegt in einer der Beugesehnen des Handgelenkes und gleitet als „Sesambein" über einen anderen Karpalknochen.

Fraktur des distalen Radius und der Ulna

Eine Fraktur des distalen Radius (Colles-Fraktur) ist die häufigste aller Frakturen. Normalerweise entsteht sie beim Sturz auf den ausgestreckten Arm (Abb. 8.4), wobei die Hand nach oben und hinten gedrückt wird. Seltener ist die Smith-Fraktur, deren Mechanismus eine Beugung des Handgelenkes

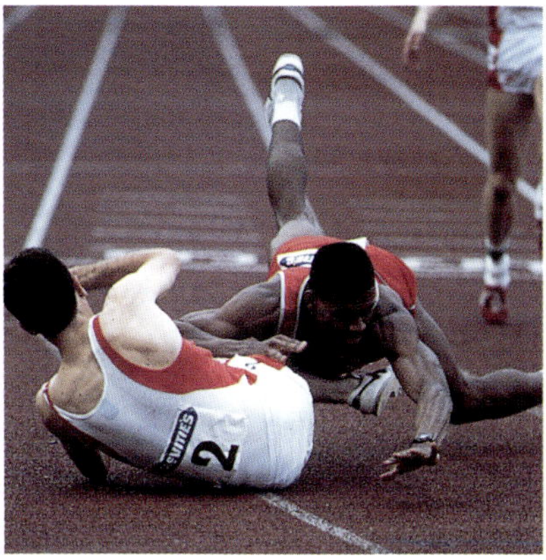

Abb. 8.4: Ein Sturz auf das Handgelenk kann dieses verletzen (mit freundlicher Genehmigung von All Sport).

beinhaltet. Diese Verletzung findet sich nicht selten bei Eishockey-, Fußball-, Rugby- und Handballspielern sowie Reitern, Ringern, Skiabfahrtsläufern und anderen.

Symptome und Diagnose

- Die „Bajonettstellung" des Handgelenkes ist für die Colles-Fraktur typisch (Abb. 8.5). Sie entsteht durch die im Verhältnis zum Unterarm streckseitige (dorsale) Abkippung des distalen Radiusfragmentes. Bei der Smith-Fraktur besteht eine Dislokation zur Beugeseite (palmar).

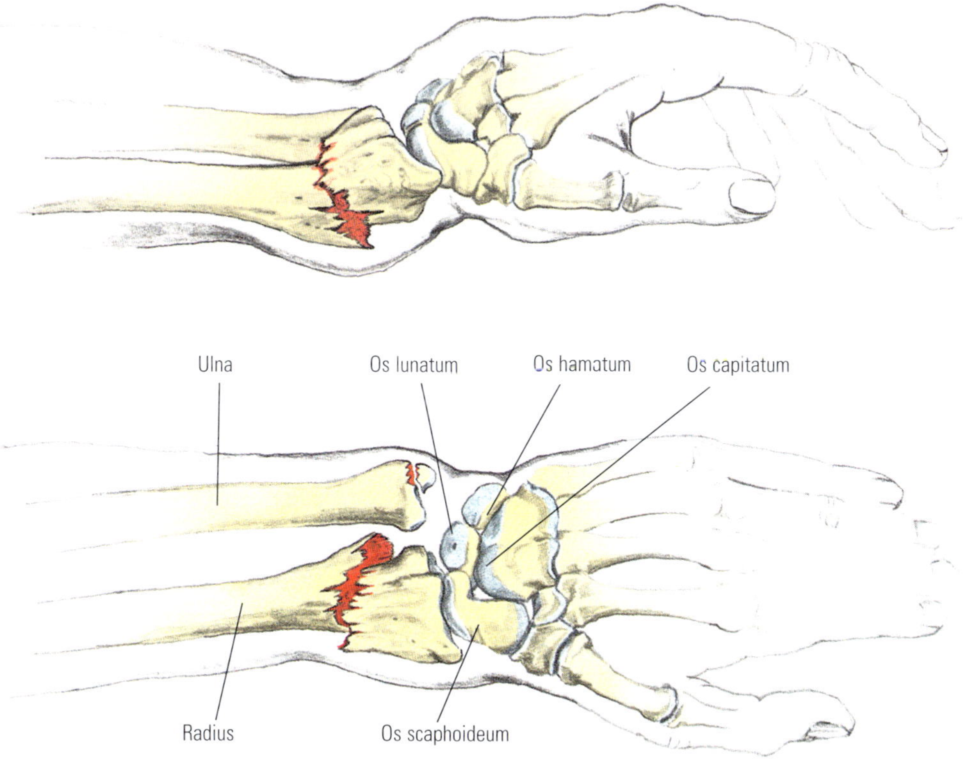

Abb. 8.5: Typische distale Radiusfraktur **(oben)** in Seitansicht, **(unten)** in der Aufsicht.

- Schwellung und Druckempfindlichkeit bestehen über dem Handgelenk.
- Schmerzen treten bei Handgelenkbewegungen auf.
- In weniger schweren Fällen können die Schwellung und Dislokation auch gering ausgeprägt sein. Die Verletzung kann dann mit einer Zerrung verwechselt werden; daher sollte eine Röntgenaufnahme zum Ausschluss einer knöchernen Verletzung durchgeführt werden.

Behandlung

Der *Arzt* kann:
- die Frakturenden korrekt reponieren;
- einen Gips anlegen (normalerweise eine Schiene oder Orthese, die bei einer unkomplizierten Fraktur nach 4–5 Wochen entfernt werden kann). Das Handgelenk wird später durch Training wieder gekräftigt;
- bei schwerwiegenden Frakturen operieren.

Heilungsverlauf

Konditionstraining kann oft während der Handgelenkruhigstellung fortgeführt werden. Andere sportliche Aktivitäten mit Handgelenkeinsatz können nach 8–12 Wochen wieder aufgenommen werden.

Kahnbeinfrakturen

Eine Kahnbeinfraktur kann durch einen Sturz auf den ausgestreckten Arm bei dorsalflektiertem Handgelenk entstehen (Abb. 8.6). Die Verletzung tritt besonders häufig bei Kontaktsportarten wie Fußball, American Football, Rugby, Eishockey und Handball, aber auch beim Skilaufen und anderen Sportarten auf.

Die Durchblutung des Kahnbeins kann leicht beeinträchtigt werden, insbesondere bei Frakturen des mittleren Anteils, wodurch der Heilungsprozess verzögert wird. Sportlern fällt es oft schwer, die langwierige Behandlung, die zur Ausheilung der Verletzung nötig ist, zu akzeptieren.

Symptome und Diagnose

- Es bestehen mäßige Schmerzen und Druckempfindlichkeit sowie Schwellung über dem Kahnbeinbereich (der Vertiefung, die sich an der Basis des ausgestreckten Daumens bildet: das anatomische „Schnupftabakdöschen").

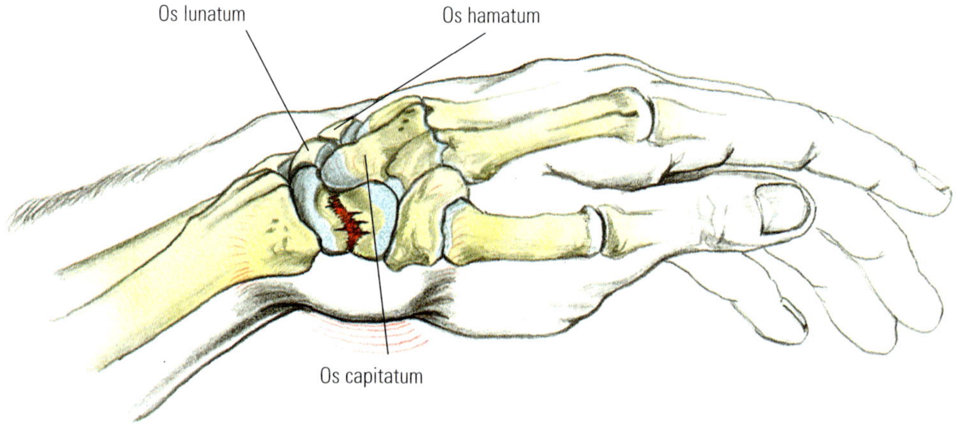

Abb. 8.6: Kahnbeinfraktur.

- Bei Handbewegungen besteht ein mäßiger Kraftverlust.
- Die Verletzung wird oft nicht beachtet oder als Zerrung angesehen, da die akuten Symptome unbedeutend erscheinen.
- Eine Röntgenaufnahme, ein Szintigramm oder ein MRT bestätigt die Diagnose.

Behandlung

Der *Sportler* sollte bei jeder Handverletzung, bei der ein Kahnbeinbruch möglich ist, einen Arzt zur Anfertigung von Röntgenaufnahmen konsultieren.
Der *Arzt* kann:
- einen Gips oder eine Schiene anlegen, wenn der Verdacht auf eine Fraktur besteht, auch wenn die ersten Röntgenaufnahmen keine Fraktur zeigen. Weitere Röntgenaufnahmen sollten nach 2–3 Wochen angefertigt werden, da sich die knöchernen Veränderungen z.T. erst spät zeigen; in manchen Fällen kann ein Szintigramm früher angefertigt werden;
- wenn eine Fraktur vorliegt, einen Gips anlegen. Das Handgelenk sollte mindestens 3 Monate ruhig gestellt und die Frakturheilung durch Röntgenaufnahmen kontrolliert werden;
- operieren, wenn die Fraktur disloziert ist.

Heilungsverlauf und Komplikationen

- Es ist nicht ungewöhnlich, dass die frühen Symptome wieder verschwinden und der Sportler deshalb keinen Arzt aufsucht. In solchen Fällen kann die Frakturheilung ausbleiben und ein Falschgelenk entstehen. Letztendlich kann dies zu degenerativen Veränderungen im Handgelenk führen, die Beschwerden, Bewegungsschmerzen, Steifheit und eine Funktionsbeeinträchtigung verursachen.
- Ein vorzeitiger Abbruch der Behandlung oder manchmal nur eine inadäquate Behandlung kann zur Bildung eines Falschgelenkes (Pseudarthrose) führen. Eine Pseudarthrose des Kahnbeins sollte operativ versorgt werden.
- Sportler können trotz einer Kahnbeinfraktur ein angemessenes Konditionstraining fortführen.

Frakturen des Hamulus ossis hamati

Der Haken des Os hamatum ist an der Außenseite der Handfläche nach vorne gerichtet. Eine Kompressionsfraktur dieses Knochens ist eine seltene Verletzung. Sie kann aber bei Schlägersportarten, beim Baseball, Eishockey und Radfahren auftreten, wenn der jeweilige Handgriff, Schläger, Stock oder Lenker gegen den Hamulus gedrückt wird.

Symptome und Diagnose

- Schmerzen und Druckempfindlichkeit bestehen an der Kleinfingerseite der Handfläche.
- Die Griffkraft ist abgeschwächt.
- Durch Irritation des Nervus ulnaris kommt es zu einem Taubheitsgefühl am Kleinfinger.
- Eine Röntgenaufnahme des Karpaltunnels oder ein CT sind nötig, um die Diagnose zu sichern.

Behandlung

Der *Sportler* sollte:
- Schonung einhalten und die Verletzung kühlen;
- einen Arzt konsultieren.

Der *Arzt* kann:
- die Diagnose durch Röntgenaufnahmen oder ein CT verifizieren;
- Schonung empfehlen, damit die Symptome abklingen können;
- bei dislozierten Frakturen oder symptomatischen Pseudarthrosen operieren und den Hamulus entfernen.

Heilungsverlauf und Komplikationen

- Die Fraktur wird leicht übersehen.
- Die Fraktur heilt selbst bei innerer Fixierung selten aus, aber Pseudarthrosen des Hamulus verursachen meistens keine Schmerzen.
- Distale Neuritis ulnaris.
- Verletzung der Beugesehnen.

Normalerweise kann der Sportler den Sport wieder aufnehmen, sobald die Symptome es erlauben.

Luxationen im Bereich des Handgelenkes

Luxationen im Bereich des Handgelenkes treten beim Sport selten auf, es ist jedoch wichtig, sie zu erkennen, da die Genesung von einer frühzeitigen und korrekten Diagnose sowie Behandlung abhängt. Auch bei korrekter Behandlung führen diese Verletzungen oftmals zu langfristig anhaltenden Symptomen.

Separation von Kahnbein und Lunatum

Zu einer Trennung der Verbindung zwischen Kahnbein und Mondbein kann es bei forcierter Dorsalflexion des Handgelenkes kommen. Die Ruptur der Bandverbindung zwischen Scaphoid und Lunatum führt zu einem Auseinanderweichen der beiden Knochen. Diese Verletzung entsteht durch eine leichtere Form des gleichen Mechanismus, der eine perilunare Luxation verursacht.

Symptome und Diagnose

- Es bestehen bewegungsabhängige Schmerzen.
- Das Handgelenk ist geschwollen, Druckempfindlichkeit besteht über dem Lunatum und über dem Scaphoid (s. Abb. 8.2).
- Eine Röntgenaufnahme zeigt einen vergrößerten Gelenkspalt zwischen Scaphoid und Lunatum und/oder einen anormalen Winkel zwischen Scaphoid und Lunatum.

Behandlung

Der *Sportler* sollte:

- Kälte anwenden, einen Druckverband anlegen und das Handgelenk hochlagern;
- einen Arzt konsultieren.

Der *Arzt* kann:

- die Diagnose durch eine Röntgenaufnahme verifizieren;
- die Luxation operativ reponieren, die Gelenkkapsel nähen und die Reposition durch Kirschner-Drähte retinieren;
- das Gelenk für 8–12 Wochen ruhig stellen.

Perilunare Luxation

Die perilunare Luxation ist eine dorsale Dislokation des Capitatum (s. Abb. 8.6) im Verhältnis zum Lunatum, das manchmal gleichzeitig nach anterior disloziert sein kann. Diese Verletzung kann gemeinsam mit einer Luxation oder Fraktur des Scaphoids auftreten und wird durch forcierte Dorsalflexion oder axiale Kompression des Handgelenkes verursacht.

Symptome und Diagnose

- Eine Veränderung der Kontur an der Rückseite des Handgelenkes ist erkennbar.
- Schwellung und Druckempfindlichkeit bestehen.
- Bewegungen sind schmerzhaft und eingeschränkt.
- Röntgenaufnahmen zeigen die posteriore Dislokation des Capitatums.

Behandlung

Der *Sportler* sollte:
- Kälte anwenden, einen Druckverband anlegen und das Handgelenk hochlagern;
- sofort einen Arzt konsultieren.

Der *Arzt* kann:
- die Diagnose durch Röntgenaufnahmen verifizieren;
- die Luxation operativ reponieren und mit Kirschner-Drähten retinieren;
- die zerrissenen Bänder zusätzlich rekonstruieren.

Das Lunatum (s. Abb. 8.6) kann sowohl nach posterior (in dorsale Richtung) als auch nach anterior (in palmare Richtung) dislozieren. Diese Verletzung ist eigentlich nur eine Fortsetzung der perilunaren Luxation und Separation von Kahnbein und Lunatum. Mit zunehmender Schwere des Traumas schreitet die Verletzung von der Separation von Kahnbein und Lunatum zu perilunarer Luxation und dann zu einer echten Luxation des Lunatum fort.

Lunatummalazie (Morbus Kienböck)

Zu einer Lunatummalazie kann es in Folge wiederholter Traumen oder Prellungen kommen. Die Durchblutung des Lunatums wird gestört, der Knochen erweicht und devaskularisiert. Diese Verletzung tritt im Zusammenhang mit einer im Handgelenk geringfügig verkürzten Ulna im Verhältnis zum Radius auf (man bezeichnet dies als Negativvariante).

Symptome und Diagnose

- Bewegungen sind schmerzhaft und eingeschränkt.
- Schwellung und Druckschmerzhaftigkeit bestehen über dem Lunatum.
- Die Hand ist schwach.
- Im Röntgenbild zeigen sich eine verminderte Größe und eine Sklerose (erhöhte Knochendichte) des Lunatums.

Behandlung

Der *Sportler* sollte:
- das Handgelenk schonen;
- einen Arzt konsultieren.

Der *Arzt* kann:
- die Diagnose durch eine Röntgenaufnahme oder ein Szintigramm verifizieren;
- das Handgelenk in der akuten Phase ruhig stellen;
- auf operative Verfahren zurückgreifen, um in weniger schwerwiegenden Fällen die Belastung des Lunatums zu mildern oder bei fortgeschrittenen Fällen eine Fusion durchzuführen.

Die Entscheidung, zum Sport zurückzukehren, hängt von den jeweils individuellen Umständen ab.

Karpaltunnelsyndrom

Das Karpaltunnelsyndrom wird am häufigsten durch eine Überbeanspruchung des Handgelenkes verursacht, wodurch es zu einer Verengung und Entzündung des Tunnels kommt, in dem die Nerven und Sehnen untergebracht sind, die vom Unterarm zum Handgelenk führen. Eine Kompression des Nervus medianus verursacht die Symptome. Bei Aktivitäten mit intensivem Handeinsatz kommt es häufig zur Überbeanspruchung, insbesondere wenn das Handgelenk zum Abstützen benutzt wird, wie z.B. beim Fahrradfahren.

Symptome und Diagnose

- Druckempfindlichkeit an der Palmarseite eben distal des Handgelenkes (Abb. 8.7).
- Sportler mit dieser Verletzung können über intermittierendes Kribbeln und Taubheitsgefühl im Daumen sowie den daneben liegenden zweieinhalb Fingern klagen. Das Kribbeln wird verstärkt, wenn das Handgelenk hyperflektiert oder hyperextendiert wird.
- Der Sportler wird gelegentlich über Geschicklichkeitsverlust und Unbeholfenheit klagen.
- Bei lang anhaltenden schweren Fällen kann es zu einem Kraftverlust beim Greifen und zu einer Hypotrophie der Daumenmuskulatur kommen.
- Hält man das Handgelenk für 30 s hyperflektiert (Phalen-Manöver, Abb. 8.8.), verursacht dies ein Taubheitsgefühl in der Hand.
- Elektromyographische Untersuchungen können bei der Bestätigung der Diagnose hilfreich sein, sie sind jedoch nicht immer positiv.

Behandlung

Der *Arzt* kann:
- zu einer Trainingsänderung raten;
- eine Schiene anlegen, um das Handgelenk zu schonen und extreme Bewegungen zu vermeiden;
- abhängig vom Ausmaß der Symptome kann die Schiene nur nachts getragen werden, während sportlicher Aktivität oder ständig;
- antiphlogistische Medikamente verabreichen;
- in therapieresistenten Fällen ein Steroid in den Karpaltunnel injizieren;
- in Fällen, in denen oben genannte Maßnahmen keinen Erfolg zeigen, operieren, um das den Karpaltunnel überspannende Ligament zu durchtrennen (dies vergrößert den dem Nerv zur Verfügung stehenden Raum). Die Operation kann „arthroskopisch" durchgeführt werden (endoskopisch).

Heilungsverlauf

Der Sportler kann seinen Sport wieder aufnehmen, sobald die Symptome es erlauben, oftmals innerhalb von 2–4 Wochen nach der Operation. Tape-Verbände, Schienen oder Orthesen können bei sportlicher Aktivität hilfreich sein.

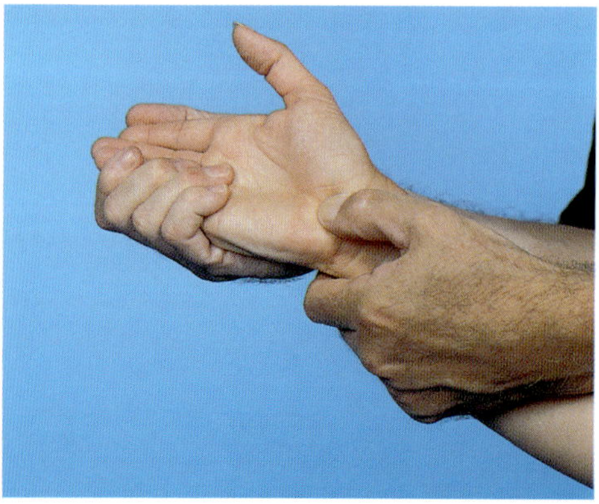

Abb. 8.7: Distaler palmarer Druckschmerz.

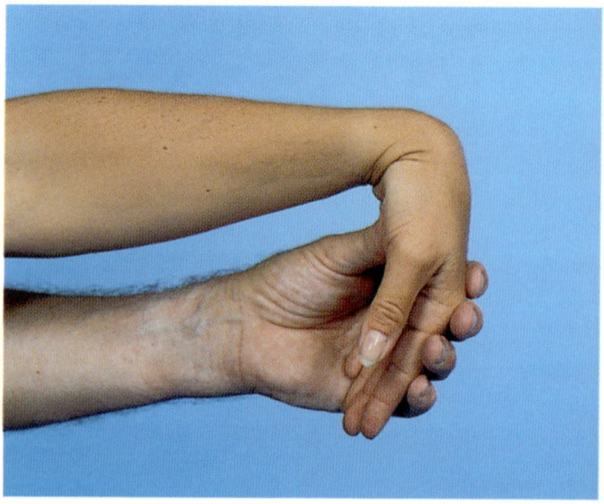

Abb. 8.8: Manöver nach Phalen.

Neuritis ulnaris (Guyon-Logensyndrom)

Der Nervus ulnaris kann dort, wo er das Handgelenk palmarseitig überquert, Druck ausgesetzt sein (Abb. 8.9). Der Druck entsteht durch Reibung oder Einklemmung des Nervs an umgebendem Gewebe, was zu mechanischer Irritation führt. Dies kann beispielsweise beim Radfahren auftreten (Abb. 8.10). Die Symptome der Neuritis ulnaris sind Schmerzen und Taubheit im Kleinfinger und der Hälfte des Ringfingers, hinzu kommt eine Muskelschwäche beim Versuch, die Finger zu spreizen. Die primäre Behandlung besteht im Vermeiden schmerzhafter Aktivitäten und Gabe von Antiphlogistika. Versagt diese Therapie, führt die operative Dekompression des Nervs zu guten Ergebnissen.

Tendovaginitis de Quervain

Es kann zu einer Entzündung der Sehnenscheide der kurzen Streckersehne (Musculus extensor pollicis brevis) und der langen Abduktorsehne (Musculus abductor pollicis longus) des Daumens kommen. Die Ursachen sind zumeist wiederholte Bewegungen des Daumens und des Handgelenkes.

Symptome und Diagnose

- Schmerzen und Druckempfindlichkeit sind an der Basis des Daumens lokalisiert, dort, wo die Sehnen das Handgelenk überqueren.
- Schmerzen treten bei aktiver Daumenextension und Abduktion gegen Widerstand auf.
- Schmerzen lassen sich auslösen, wenn man den Daumen in die Handfläche legt und das Handgelenk ulnar abduziert (Finkelstein-Test).

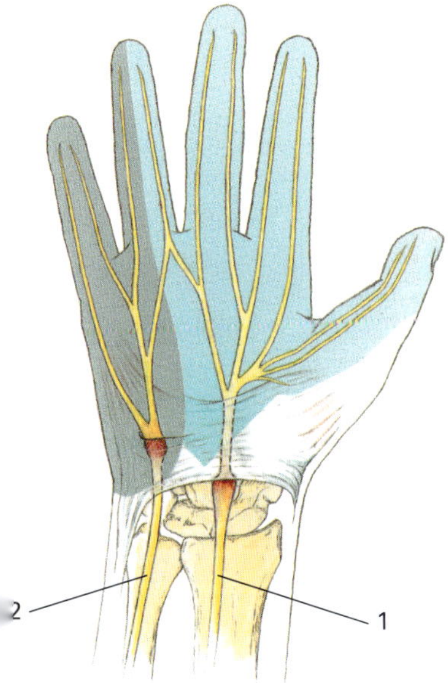

Abb. 8.9: Karpaltunnelsyndrom durch Einengung des Nervus medianus (1), distale Neuritis ulnaris durch Einengung des Nervus ulnaris (2).

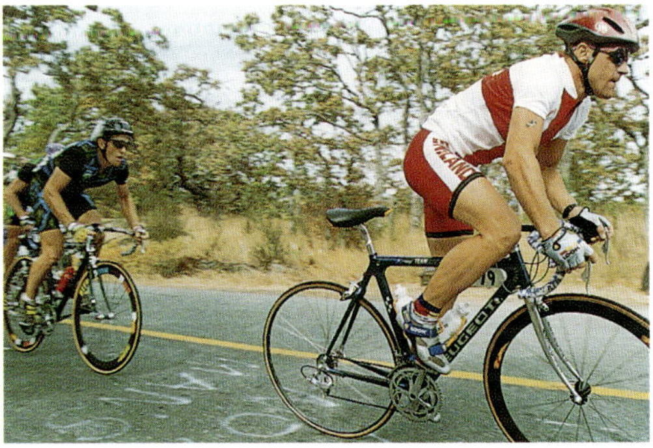

Abb. 8.10: Beim Radfahren gerät das Handgelenk häufig unter Druck (mit freundlicher Genehmigung von All Sport, Fotograf: Mike Powell).

Behandlung

Der *Arzt* kann:
- zu einer Veränderung des Trainings raten;
- eine Schiene anlegen, um den Daumen zu schonen (abhängig vom Ausmaß der Symptome kann die Schiene nur nachts, während der sportlichen Aktivität oder ständig getragen werden);
- Antiphlogistika verabreichen;
- ein Steroid in die Sehnenscheide injizieren;
- bei Fällen, die auf die oben genannten Maßnahmen nicht ansprechen, die Sehnenscheide operativ spalten.

Heilungsverlauf

Der Sportler kann seinen Sport wieder aufnehmen, sobald es die Symptome erlauben. Tape-Verbände, Schienen oder Orthesen können bei sportlicher Aktivität hilfreich sein.

Zerreißungen des ulnaren Diskus

Der distale Anteil der Ulna im Handgelenk ist von einer dreieckigen knorpeligen Scheibe, dem Diskus, überzogen, der dem Meniskusknorpel im Kniegelenk ähnelt. Dieser Diskus ist Teil des triangulären fibrokartilaginären Komplexes (TFKK), der die Handwurzelknochen an der Ulnarseite des Handgelenkes unterstützt und für eine gewisse Stabilität des distalen Radioulnargelenkes (Teil des Handgelenkes) sorgt. Zerreißungen des TFKK können durch Trauma, Überbeanspruchung oder Gewebedegeneration entstehen. Risse entstehen oft im Zusammenhang mit einer im Verhältnis zum Radius zu langen Ulna im Handgelenk (positive Ulnavariante). Traumatische Rupturen entstehen durch Verletzungen mit Aufprall, Rotation und Ulnarabduktion.

Symptome und Diagnose

- Die Symptome sind oft diffus. Ulnarseitig bestehen Handgelenkschmerzen (Abb. 8.11).
- Die Schmerzen lassen sich bei Kompression, Ulnarabduktion (Abb. 8.12) und Kreisbewegungen des Handgelenkes auslösen. Bei diesem Manöver sowie bei einem Vorschieben der Ulna (Abb. 8.13) kann ein schmerzhaftes Klicken oder Knacken gefühlt werden.
- Ein MR-Arthrogramm des Handgelenkes und eine Arthroskopie sichern die Diagnose.

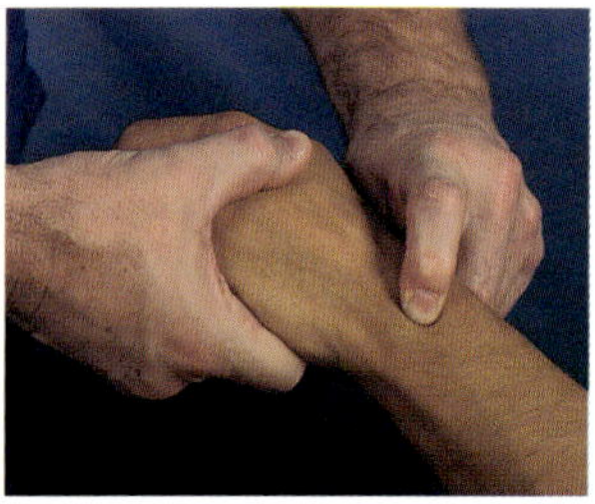

Abb. 8.11: Ulnarseitiger Handgelenkschmerz bei Riss des Discus ulnaris.

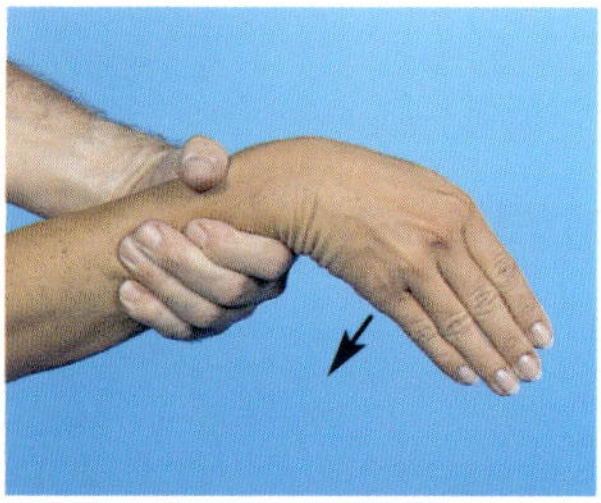

Abb. 8.12: Bei einem Riss des Discus ulnaris verursacht eine Ulnarabduktion im Handgelenk Schmerzen.

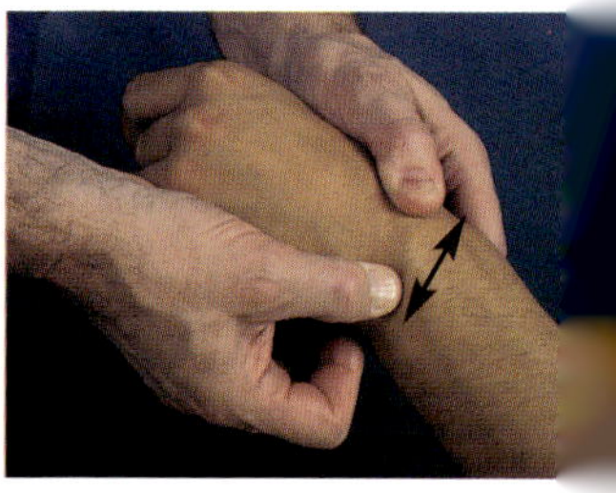

Abb. 8.13: Bei einem Riss des Discu ulnaris verursacht eine Bewegung der Ulna nach anterior Schmerzen.

Behandlung Der *Arzt* kann:
- das Handgelenk für 4–6 Wochen ruhig stellen;
- operieren, falls die Symptome nach Ruhigstellung und Rehabilitationsprogramm persistieren. Zu den operativen Therapiemöglichkeiten gehört eine Rekonstruktion oder die Exzision des Gewebes. Auch die arthroskopische Therapie hat sich bei der Diagnose und Behandlung von TFCC-Verletzungen als nützlich erwiesen. Die Wiederaufnahme von Sport wie z.B. Tennis kann innerhalb von 3–4 Monaten möglich sein.

Syndrom der dorsalen Stauchung

Die dorsale Stauchung ist ein chronisches Schmerzsyndrom, das durch wiederholte axiale Belastung des Handgelenkes in Dorsalflexion verursacht wird. Diese Verletzung ist bei jungen Turnern häufig anzutreffen.

Symptome
- Schmerzen bestehen an der Rückseite des Handgelenkes.
- Die Schmerzen werden durch Dorsalflexion und Belastung des Handgelenkes verstärkt.

Behandlung Zur Behandlung sollten gehören:
- eine Modifikation des Trainingsprogrammes;
- Kräftigungsübungen für das Handgelenk;
- der Einsatz von Handgelenkschützern oder einer Schiene, um übermäßige Dorsalflexion zu vermeiden;
- bei stärkeren Schmerzen vollständige Schonung und Ruhigstellung.

Handgelenkschwäche

Schlanke Frauen im Alter von etwa 20 Jahren klagen gelegentlich über Schmerzen im Handgelenk bei Anstrengungen (die in Ruhe oft verschwinden), die entlang der Streckseite des Unterarmes ausstrahlen. Bei der Untersuchung ist oftmals eine gewisse Hypermobilität und Laxität des Handgelenkes feststellbar. Häufig können jedoch keine wesentlichen Anormalitäten festgestellt werden. Gelegentlich findet sich eine kleine Schwellung oder ein Ganglion am Handrücken. Dies sollte nicht vom Training abhalten, aber eine Stützbandage sollte im Bereich des Handgelenkes angelegt werden, und Krafttraining sollte parallel zum normalen Training durchgeführt werden. Die Symptome verschwinden meist mit der Zeit.

Literatur
Siehe S. 206.

Handverletzungen

Die Hand ist einer der häufigsten Verletzungsorte bei sportlichen Wettkämpfen. Die Handfläche besteht aus 5 Mittelhandknochen, einer zu jedem Finger gehörend. Die Mittelhandknochen in der Mitte der Hand verfügen über sehr wenig Beweglichkeit und schaffen somit eine stabile Handfläche, während der Kleinfinger und insbesondere der Daumen über wesentlich mehr Beweglichkeit verfügen und so der Hand ermöglichen, Gegenstände zu greifen. Ohne die große Beweglichkeit der Gelenke des ersten Mittelhandknochens wären wir nicht in der Lage, den

Daumen zu opponieren und zu greifen. Glücklicherweise sind schwere Verletzungen des Daumens selten, sie können aber verheerende Auswirkungen haben.

Jeder der vier Langfinger hat drei Fingerglieder (Phalangen): ein Grundglied (liegt der Handfläche am nächsten), ein Mittelglied und ein Endglied. Das proximale Interphalangealgelenk (PIP) liegt zwischen dem Grund- und Mittelgelenk, das distale Interphalangealgelenk (DIP) liegt zwischen dem Mittel- und Endglied. Der Daumen verfügt über nur zwei Fingerknochen, das Grund- und Endglied. Zwischen Finger und Handfläche liegen die Metacarpophalangealgelenke (MCP): Sie ermöglichen nahezu ausschließlich Beugung und Streckung der Finger und erlauben eine sehr geringe seitliche Bewegung. Dies erlaubt der Hand, sich Gegenständen anzupassen und sie besser zu greifen, außerdem ermöglicht es eine präzise Positionierung der Finger bei filigraner Arbeit.

Prellungen und Risswunden

Prellungen sind die häufigste Verletzung der Hand. Behandlungsprinzipien werden auf S. 35 beschrieben. Man muss darauf achten, schwerwiegendere Verletzungen wie Frakturen oder Band- und Sehnenverletzungen auszuschließen. Eine Prellung kann zu einer unfallbedingten Tendinitis führen. Die Mehrzahl dieser Verletzungen jedoch kann ebenfalls durch Zeit und konservative Maßnahmen behandelt werden.

Risswunden der Hand treten beim Sport sehr häufig auf. Sie erfordern eine gründliche Beurteilung der Sehnen, Nerven und der Durchblutung, wobei den Fingernerven besondere Aufmerksamkeit gewidmet werden muss. Einfache Risswunden können durch Spülung, lockere Adaptation und Schutzverbände, je nach Gegebenheit, behandelt werden. Risswunden über Gelenken erfordern eine sorgfältige Beurteilung des Verletzungsausmaßes im Gelenk. Die Handhaltung zum Zeitpunkt der Verletzung ist wichtig: Eine Risswunde, die bei geballter Faust entsteht, kann bei ausgestreckter Hand das Gelenk unverletzt erscheinen lassen. Dies ist ähnlich wie bei einer Bissverletzung durch einen Zahn und wird oftmals übersehen. Reicht die Verletzung bis in das Gelenk oder liegt eine Fraktur vor, sollte ein Arzt umgehend konsultiert werden. Der Arzt wird eine gründliche Spülung und ein Débridement durchführen sowie eine Antibiotikaprophylaxe für mindestens 48 h verschreiben. Bei allen Risswunden sollte der Sportler sich vergewissern, dass sein Tetanusschutz ausreichend ist.

Werden Risswunden vernachlässigt und nicht korrekt gereinigt, kann es zu einer bakteriellen Infektion kommen, die wiederum eine langfristige Behandlung notwendig macht. Kommt es zu einer Infektion, sollte sofort ein Arzt konsultiert werden. Die Behandlung schließt eine Antibiotikagabe ein und möglicherweise die operative Drainage, um die Wunde zu reinigen und eine weitere Ausdehnung der Infektion zu verhindern. Infizierte Wunden an der Hand dürfen niemals vernachlässigt werden, da die Konsequenzen katastrophal sein können.

Bandverletzungen und Luxationen

Verletzungen der Bandstrukturen im Bereich der Langfinger und des Daumens sind bei sportlicher Aktivität häufig anzutreffen, insbesondere bei Ballsportarten oder Sportarten mit starkem Körperkontakt (Abb. 8.14). Der Schlüssel zur Behandlung von Handverletzungen liegt in einer genauen Diagnosestellung durch sorgfältige Anamneseerhebung und Untersuchung

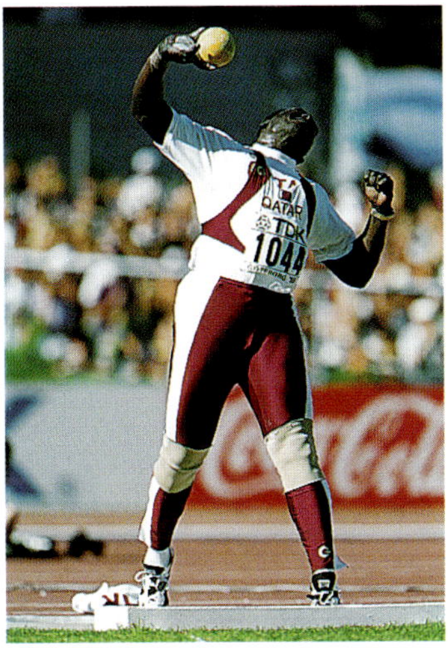

Abb. 8.14: Ballsportarten können zu Fingerverletzungen führen (mit freundlicher Genehmigung von All Sport, Fotograf: Gary Prior).

Versäumt man, die Wichtigkeit dieser Verletzungen zu erkennen, führt dies zu schlechten Behandlungsergebnissen. Die Mehrheit der Verletzungen kann konservativ behandelt werden und führt nur selten zu einer längerfristigen Sportpause.

Verletzungen des PIP-Gelenkes

Das proximale Interphalangealgelenk (PIP) (dies ist jenes der zwei Fingergelenke, welches der Handfläche am nächsten ist) ist das am häufigsten verletzte Gelenk der Hand. Ein Verlust der Bewegungsfähigkeit infolge einer Verletzung dieses Gelenkes ist häufig und kann sogar bei unverletzten Gelenken beobachtet werden, die aus anderen Gründen ruhig gestellt waren. Jede fixierte Deformität des Gelenkes führt zu einer erheblichen Beeinträchtigung.

Verletzungen der Kollateralbänder

Verletzungen der Kollateralbänder (die Seitenbänder der PIP-Gelenke) treten im Sport recht häufig auf. Oftmals entstehen sie bei Sportarten wie Handball, Volleyball, Basketball und Rugby.

Symptome und Diagnose

- Schmerzen und eine umschriebene Druckempfindlichkeit bestehen über dem verletzten Bereich an der Seite des Gelenkes.
- Die Beweglichkeit ist beeinträchtigt.
- Bei vollständigen Rupturen kann eine Instabilität vorliegen (erhöhte seitliche Beweglichkeit des Gelenkes).

Behandlung

Verletzungen der Kollateralbänder können behandelt werden, indem man den verletzten Finger zur Unterstützung an den benachbarten Finger bandagiert oder tapt („Buddy-Taping“). Aktive Bewegungsübungen des verletzten Fingers können dann ohne seitliche Belastung beginnen. Die Bandage wird bei geringfügigen Verletzungen etwa 2 Wochen getragen und bei vollständigen Rupturen länger. Das „Buddy-Taping“ sollte im sportlichen Wettkampf über mehrere Monate eingesetzt werden. Im Allgemeinen ist die operative Behandlung nicht erforderlich, eine Ausnahme stellen hier Bandverletzungen des Daumens dar.

Heilungsverlauf

- Restbeschwerden mit leichter Schwellung und Steifigkeit des verletzten Fingers können lange Zeit (6–9 Monate) nach der Verletzung bestehen bleiben.
- Normalerweise ist eine frühzeitige Rückkehr zum Sport unter Schutzmaßnahmen möglich.

Luxation des PIP-Gelenkes

Die Luxation des PIP-Gelenkes (Abb. 8.15) ist eine häufige Verletzung, die oftmals Handball-, Basketball-, Volleyball- und Kricketspieler betrifft. In 80% der Fälle ist der Kleinfinger geschädigt. Der häufigste Verletzungsmechanismus ist eine axiale Belastung und Hyperextension des Gelenkes, wodurch eine dorsale Luxation verursacht wird (Luxation nach streckseitig und proximal). Die dorsale Luxation führt immer zu einer Zerreißung der vorderen Kapselbänder und der volaren Platte. Die laterale Luxation (Luxation zur Seite) des PIP-Gelenkes tritt auf, wenn ein einzelnes Kollateralband zusammen mit einem Anteil der volaren Platte zerreißt. Die seltene volare Luxation des PIP-Gelenkes (Luxation handflächenwärts) ist eine schwerwiegendere Verletzung. Diese Luxation führt zu einer Ruptur der Extensorsehne und einem der Kollateralbänder. Durch die Ruptur der Extensorsehne kann diese Verletzung zu einer Deformität führen. Viele Luxationen des PIP-Gelenkes werden gar nicht von einem Arzt behandelt, da der Sportler oder der Trainer sie neben dem Spielfeld reponieren. Fehlende Behandlung kann zu einer andauernden Beeinträchtigung führen, insbesondere wenn eine Fraktur oder Dislokation übersehen wird.

Symptome

- Die Schmerzen werden von Druckempfindlichkeit und Funktionsbeeinträchtigung begleitet.
- Eine Deformierung der Gelenkkontur ist sichtbar.

Behandlung

Der *Arzt* kann:

- das Gelenk in seine normale Position reponieren. Je früher nach einer Verletzung dies getan wird, desto leichter ist die Prozedur. Reponiert man

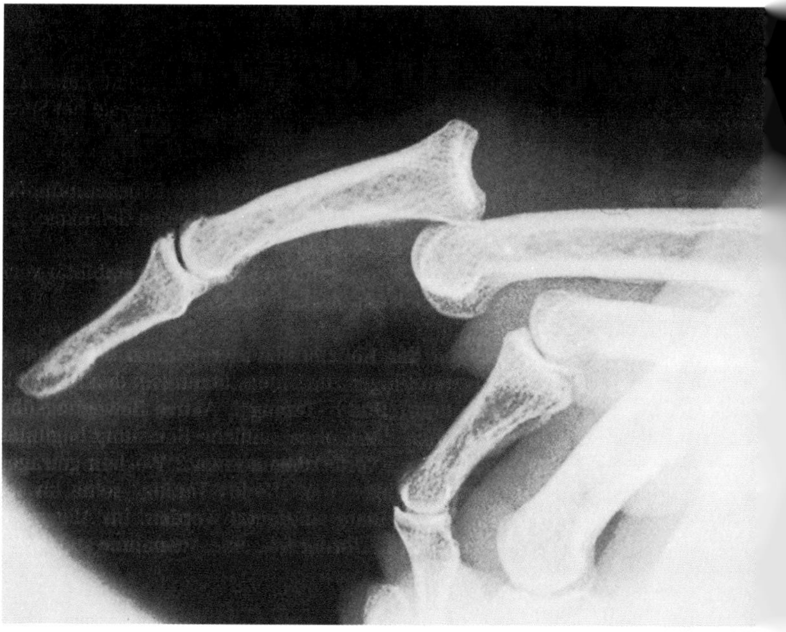

Abb. 8.15: Röntgenbild eines luxierten Fingergelenkes.

innerhalb weniger Minuten, treten im Allgemeinen keine starken Schmerzen auf;
- den Finger an den benachbarten Finger tapen („Buddy-Tape“) oder bei schweren Verletzungen den Finger durch Anlage einer Schiene, die für 1–2 Wochen getragen wird, ruhig stellen, um die Extension zu blockieren. „Buddy-Taping“ sollte bei sportlichen Wettkämpfen für mehrere Monate beibehalten werden;
- bei volaren Luxationen nur das PIP-Gelenk in Extension für 6–8 Wochen schienen;
- das Gelenk röntgen, da es zu einer Knochenabsplitterung kommen kann;
- die frühzeitige Rückkehr zum Sport unter Schutzmaßnahmen erlauben, was in aller Regel möglich ist.

Verletzungen des MCP-Gelenkes

Kollateralbandverletzungen

Kollateralbandverletzungen können gelegentlich in den Metacarpophalangealgelenken beobachtet werden (MCP-Gelenke, die Gelenke zwischen der Handfläche und den Fingern). Der Verletzungsmechanismus besteht in einer seitlichen Krafteinwirkung auf ein gebeugtes MCP-Gelenk.

Symptome und Diagnose

- Schmerzen und umschriebene Druckempfindlichkeit treten im Verletzungsbereich an der Seite des Gelenkes im Zwischenfingerraum auf.
- Die Beweglichkeit ist eingeschränkt.
- Eine Instabilität (vermehrte seitliche Beweglichkeit des Gelenkes) kann vorhanden sein, wenn eine vollständige Ruptur vorliegt. Im MCP-Gelenk wird dies bei gebeugtem Gelenk überprüft.

Behandlung

- Normalerweise ist das Schienen und/oder Tapen des Fingers zum benachbarten Finger („Buddy-Taping“) eine ausreichende Behandlung. Mit aktiven Bewegungsübungen ohne seitliche Belastung kann sofort begonnen werden. Die Bandage wird bei geringfügigen Verletzungen etwa zwei Wochen getragen, bei vollständigen Rupturen länger. Das „Buddy-Taping“ sollte bei sportlichem Wettkampf für mehrere Monate beibehalten werden.
- Röntgenaufnahmen sollten angefertigt werden, um sicherzustellen, dass keine knöchernen Fragmente in das Gelenk disloziert sind.
- Nach der Verletzung können Schmerzen bis zu einem Jahr persistieren.
- Die Wiederaufnahme des Sports unter Schutzmaßnahmen ist normalerweise möglich.

Luxation des MCP-Gelenkes

Die Luxation eines MCP-Gelenkes ist eine seltene Verletzung. Wenn sie auftritt, sind die randständigen Langfinger (Zeige- und Kleinfinger) am häufigsten betroffen. Eine dorsale Luxation des MCP-Gelenkes tritt nach forcierter Hyperextension (Rückwärtsbeugung) der Finger auf. Die volare Platte rupturiert, und das Mittelhandknochenköpfchen kann gelegentlich wie durch ein Knopfloch durch die volare Platte und die umgebenden Strukturen hindurchtreten (komplizierte Luxation). Hierdurch kann die Reposition erschwert sein. Eine charakteristische Delle in der Handfläche kann oftmals bei dieser Art der Luxation beobachtet werden.

Symptome

- Schmerzen treten auf, zudem Druckempfindlichkeit und Funktionsbeeinträchtigung.
- Eine Deformierung der Gelenkkontur ist sichtbar.
- Bei komplizierten Luxationen kann eine charakteristische Delle in der Handfläche vorliegen.

Behandlung

Der *Arzt* kann:

- das Gelenk in seine normale Position reponieren. Bei komplizierten Luxationen schlägt der Versuch einer geschlossenen Reposition typischerweise fehl;
- operieren: Die offene Reposition ist normalerweise bei komplizierten Luxationen erforderlich;
- eine Schiene anlegen, um die vollständige Streckung des Fingers zu verhindern. Die Schiene wird 2–3 Wochen getragen. Aktive Bewegungen in der Schiene sollten so früh wie möglich begonnen werden, um eine Einsteifung zu vermeiden. „Buddy-Taping" sollte bei sportlichen Wettkämpfen für mehrere Monate beibehalten werden;
- das Gelenk röntgen, um sich zu vergewissern, dass keine Fraktur vorliegt.

Die Wiederaufnahme des Sports unter Schutzmaßnahmen ist normalerweise möglich.

Bandverletzungen des Daumens

IP-Gelenkverletzungen des Daumens

Das Interphalangeal(IP)-Gelenk des Daumens (Daumenendgelenk) ähnelt dem PIP-Gelenk der Langfinger, Verletzungen sollten daher auf die gleiche Art und Weise behandelt werden. Eine geringe Einsteifung des IP-Gelenkes des Daumens wird normalerweise gut toleriert. Bei einem verletzten IP-Gelenk des Daumens mit Laxität in Hyperextension und einer vermuteten Verletzung der volaren Platte ist es wichtig, eine Ruptur der Sehne des Flexor pollicis longus auszuschließen. Eine Sehnenruptur sollte operativ versorgt werden. Seltener können Rupturen des Extensor pollicis longus auftreten; auch hierbei ist die operative Rekonstruktion erforderlich.

MCP-Gelenkluxationen des Daumens

Das MCP-Gelenk ist äußerst beweglich. Die unterstützenden Strukturen des MCP-Gelenkes des Daumens sind einzigartig entwickelt. Eine dorsale (rückwärtige) Luxation des MCP-Gelenkes des Daumens entspricht klinisch insgesamt der Luxation eines MCP-Gelenkes der Langfinger, wobei die volare Platte rupturieren und das Mittelhandknochenköpfchen durch die Knopflochstruktur im Gewebe eingeklemmt werden kann. Eine geschlossene Reposition durch vorsichtige Manipulation ist am Daumen häufiger möglich als bei gleichen Verletzungen an den Langfingergelenken, obwohl die operative offene Reposition dennoch gelegentlich notwendig ist. Wenn die geschlossene Reposition der Luxation möglich ist und die Kollateralbänder stabil sind, sollte eine 4-wöchige Ruhigstellung, die den Daumen an der Streckung hindert, aber aktives Beugen erlaubt, ausreichend sein.

Verletzungen des ulnaren Seitenbandes (Skidaumen, Torhüterdaumen, Stener-Verletzung)

Etwa 10% aller Verletzungen im alpinen Skilauf betreffen den ulnaren Kollateralbandapparat des Daumens (das Seitenband). Damit ist dies die zweithäufigste Verletzung, die Skifahrer erleiden. Die Häufigkeit beim Skilauf wurde zwischen 50.000 und 200.000 pro Jahr geschätzt.

Verletzungen des ulnaren Kollateralbandes entstehen durch eine seitliche Belastung des Daumens, während das MCP-Gelenk gestreckt ist (Abb. 8.16). Dies kann passieren, wenn ein Skiläufer auf den ausgestreckten Arm fällt und dabei der Daumen nach oben (Abduktion) und nach hinten (Extension) gegen den Skistock gedrückt wird. Diese Verletzung ist beim Skilanglauf keine Seltenheit. Bei diesem Sport wird die Schlaufe zwischen Handfläche und Griff des Skistockes gefasst, sodass die Verletzung bei kraftvollen Abstößen mit dem Stock auftreten kann (vgl. Abb. 4.10). Sie tritt auch

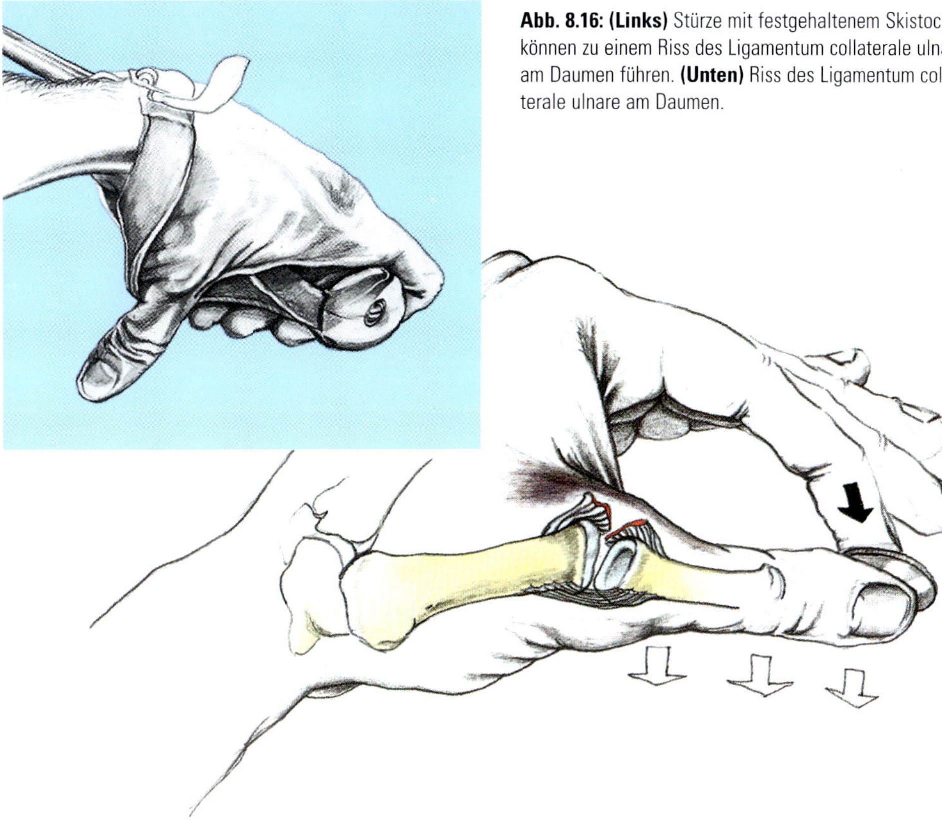

Abb. 8.16: (Links) Stürze mit festgehaltenem Skistock können zu einem Riss des Ligamentum collaterale ulnare am Daumen führen. **(Unten)** Riss des Ligamentum collaterale ulnare am Daumen.

beim Eishockey auf, wenn der Schläger eingeklemmt wird und so den Daumen zurück drückt.

Symptome und Diagnose

- Schmerzen treten im ersten Zwischenfingerraum auf.
- Bei Druck auf den ersten Zwischenfingerraum an der Seite des MCP-Gelenkes des Daumens sind Schmerzen feststellbar.
- Hämatomverfärbung und Schwellung können im ersten Zwischenfingerraum sichtbar sein.
- Es findet sich eine Gelenkinstabilität, wenn die Abduktion des Daumens (Bewegung von der Handfläche weg) in einem Winkel von 20–30° überprüft wird (Abb. 8.17). Das kritische Ausmaß der Laxität (d.h., das Ausmaß von Laxität, welches auf eine vollständige Ruptur hinweist) beträgt 30° mehr als für den unverletzten Daumen. Bei einer vollständigen Ruptur kann das Ligament derart dislozieren, dass der ulnare Anteil der Adduktorenaponeurose zwischen das abgerissene Band und seine ursprüngliche Befestigung am Grundglied des Daumens gelangt (Stener-Verletzung).
- Eine Röntgenaufnahme kann einen knöchernen Ausriss des Kollateralbandes an der Ulnarseite des Daumengrundgliedes zeigen.
- Gehaltene Aufnahmen, Arthrogramme oder ein MRT können bei der Diagnose vollständiger Rupturen der Stener-Verletzung (Interposition der Adduktorenaponeurose) hilfreich sein.

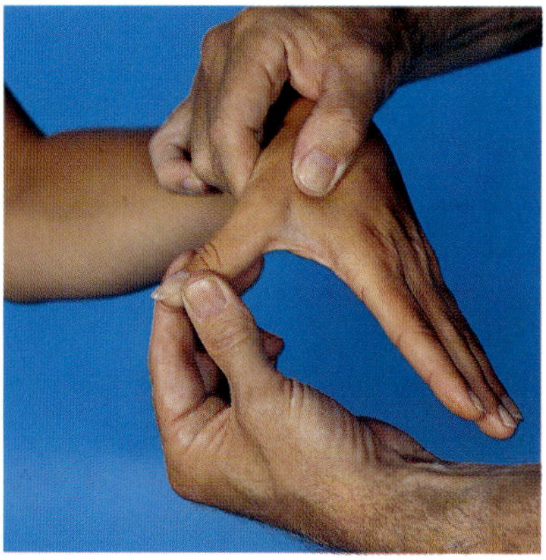

Abb. 8.17: Überprüfung der Stabilität des Ligamentum collaterale ulnare am Daumen.

Behandlung

Der *Sportler* sollte:
- die Verletzung durch Eispackungen kühlen, einen Druckverband anlegen und den Daumen hochlagern;
- einen Arzt konsultieren.

Der *Arzt* kann:
- eine gründliche Stabilitätsuntersuchung durchführen;
- bei Teilrupturen einen Daumengips für 4 Wochen anlegen;
- operieren; aufgrund der Häufigkeit der Stener-Verletzung bei vollständigen Rupturen ist die operative Versorgung bei frischen vollständigen Rupturen des ulnaren Kollateralbandes des Daumens empfohlen.

Heilungsverlauf und Komplikationen

Die Rehabilitation ist für operativ und konservativ behandelte Verletzungen gleich. Der Daumen wird in 20° Flexion in einem Gips für 4 Wochen ruhig gestellt. Das IP-Gelenk wird freigelassen, um eine aktive Bewegung zu erlauben und eine Vernarbung der Extensorensehne zu verhindern. Nach 3–4 Wochen wird eine abnehmbare Schiene hergestellt, und aktive Übungen sind mehrmals täglich erlaubt. Die Schiene kann nach 5–6 Wochen bei Alltagsaktivitäten entfernt werden. Für die Teilnahme am Sport wird der Daumen für 3 Monate durch einen Silikon-„Gips" oder durch Tapen an den Zeigefinger geschützt.

Wird diese Verletzung unzureichend behandelt, besteht das Risiko einer andauernden Instabilität, wodurch es wiederum zu einer Greifschwäche und Arthrose kommt. Die Operation einer unversorgten Verletzung kann oftmals erfolgreich sein.

Verletzungen des radialen Kollateralbandes

Das radiale Kollateralband des MCP-Gelenkes des Daumens (das Seitenband an der handflächenabgewandten Seite) wird seltener verletzt. Der Verletzungsmechanismus besteht normalerweise in einer kraftvollen Rotation eines gebeugtem MCP-Gelenkes. Verletzungen dieses Ligamentes werden wie die des ulnaren Kollateralbandes behandelt. Das konservative Behandlungsregime und Indikation zur Operation sind identisch.

Verletzungen des Karpometakarpalgelenkes

Die bikonkave Form des Karpometakarpal(KMK)-Gelenkes des Daumens (dies ist das Gelenk in der Verlängerung des Daumens zum Handgelenk) unterscheidet es anatomisch von anderen Handgelenken. Dieses Sattelgelenk erlaubt die besondere Funktion der Opposition von Daumen und Kleinfinger

Das volare schrägverlaufende Ligament ist die wichtigste Struktur bei der Aufrechterhaltung der Stabilität. Vollständige Luxationen des KMK-Gelenkes ohne begleitende Fraktur sind relativ selten. Der häufigste Verletzungsmechanismus ist ein Sturz auf die ausgestreckte Hand.

Symptome

- Schmerzen treten zusammen mit Druckempfindlichkeit und Funktionsbeeinträchtigung auf.
- Eine Deformierung der Gelenkkontur ist erkennbar.

Behandlung

Der *Arzt* kann:
- das Gelenk in seine normale Position reponieren;
- das Gelenk für 4–6 Wochen mit einem Gips oder einer Schiene ruhig stellen;
- die operative Therapie empfehlen, wenn die Stabilität des Gelenkes fraglich ist, und das Gelenk durch einen operativ eingebrachten Draht in Position halten.

Heilungsverlauf und Komplikationen

Bei chronischer Instabilität ist die operative Rekonstruktion des volaren Ligamentes ggf. indiziert. In Fällen wiederholter Laxität nach einer Rekonstruktion oder wenn bereits Gelenkveränderungen vorliegen, kann die Entfernung oder Fusion des CMC-Gelenkes die endgültige Behandlung darstellen.

Sehnenverletzungen

Geschlossene Verletzungen der Sehnen der Hand und des Handgelenkes sind bei Sportlern häufig. Diese Probleme werden oft vernachlässigt und häufig erst am Ende der Saison, wenn der Sportler eine signifikante Beeinträchtigung bemerkt, einem Arzt vorgestellt. Das Versäumnis, die Behandlung im akuten Stadium einzuleiten, kann das Behandlungsergebnis gefährden. Man darf keine Mühe scheuen, um eine frühzeitige Beurteilung und Behandlung dieser Verletzungen zu gewährleisten.

Abriss der Sehne des Musculus flexor digitorum longus (Hammerfinger, Hammerdaumen)

Die Extensorensehne der Finger ist am Endglied (am distalen Ende des Fingers) befestigt. Eine Ruptur der Extensorensehne an dieser Ansatzstelle (Hammerfinger) ist eine der häufigsten Sehnenverletzungen im Sport. Sie tritt besonders häufig bei Ballwurfsportarten auf. Normalerweise besteht der Verletzungsmechanismus in einer kraftvollen Beugung eines aktiv gestreckten Gelenkes, typischerweise wenn ein Ball unerwartet auf die Fingerspitze trifft und den Finger so in die Beugung zwingt. Manchmal wird ein kleines Knochenfragment zusammen mit der Sehne abgerissen. Das kleine Fragment ist auf Röntgenaufnahmen erkennbar.

Der Hammerdaumen ist wesentlich seltener als der Hammerfinger. Man diagnostiziert ihn anhand der Unfähigkeit, das Daumenendgelenk aktiv zu strecken. Symptome und Behandlung sind für beide Verletzungen identisch.

Symptome

- Eine leichte Druckempfindlichkeit findet sich zwischen Nagel und dem ersten Fingergelenk (DIP).
- Die Fingerkuppe ist leicht gebeugt, und das erste (distale) Gelenk kann nicht aktiv gestreckt werden.

Behandlung

Der *Arzt* kann:

- den Finger röntgen, um eine Fehlstellung des Gelenkes oder Frakturfragmente zu beurteilen;
- mit einer Schiene behandeln, um das erste (distale) Fingergelenk gestreckt zu halten. Die Schiene sollte das erste Gelenk vollkommen gestreckt halten, während eine freie Beweglichkeit des PIP-Gelenkes erlaubt wird (Abb. 8.18). Die Schiene sollte für mindestens 6 Wochen kontinuierlich getragen werden;
- operieren, wenn ein größeres Knochenfragment abgerissen wurde und eine Fehlstellung des Gelenkes besteht.

Heilungsverlauf und Komplikationen

- Die Teilnahme am Sport ist während der Behandlung des Hammerfingers erlaubt, solange der Finger kontinuierlich in Streckstellung geschient ist.
- Die Schienenruhigstellung hat sich auch noch bei Verletzungen, die 3 Monate lang unbehandelt waren, als effektiv erwiesen.
- Chronische Verletzungen dieser Art können sich unbehandelt zu einer Beugedeformität im DIP-Gelenk entwickeln und zu einer Hyperextensionsdeformität im PIP-Gelenk (Schwanenhalsläsion).

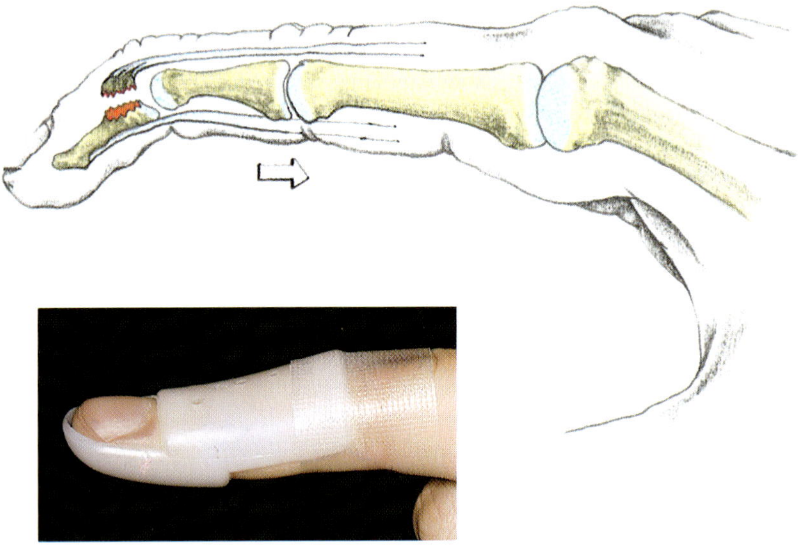

Abb. 8.18: (Oben) Abriss der langen Strecksehne am Fingerendglied. **(Unten)** Der verletzte Finger kann leicht mit einer Plastikfingerschiene ruhiggestellt werden.

Abriss der Sehne des Muculus flexor digitorum profundus (Trikot-Finger)

Ein Abriss der Sehne des Flexor digitorum profundus (der Sehne, die die Fingerkuppe beugt) an ihrer Ansatzstelle am Endglied ist eine bei Sportlern häufig beobachtete Verletzung. Sie tritt zumeist beim Fußball oder Rugby auf und entsteht beim Greifen des Trikots eines Gegenspielers. Während der Gegenspieler versucht, sich loszureißen, wird der Finger forciert gestreckt, während die Sehne des Flexor digitorum profundus weiterhin versucht, den Finger zu beugen. Obwohl jeder Finger von einem Abriss der Profundussehne betroffen sein kann, wird der Ringfinger am häufigsten verletzt. Frische Abrissverletzungen der Profundussehne bleiben häufig unbemerkt.

Symptome

- Sportler mit dieser Verletzung sind unfähig, die Fingerkuppe zu beugen.
- Druckempfindlichkeit besteht im Bereich des rupturierten Ansatzes in der distalen Fingerfalte.
- Druckempfindlichkeit besteht auch an anderen Stellen des Fingers oder in der Handfläche. Die genaue Lokalisation der Druckempfindlichkeit ist wichtig, um festzustellen, wieweit sich die abgerissene Sehne zurückgezogen hat.

Behandlung

Der *Arzt* kann:

- den Finger röntgen: Einfache Röntgenaufnahmen können eine Abrissfraktur zeigen, die wiederum hilfreich bei der Lokalisation des Sehnenendes ist;
- operieren: Eine primäre offene Versorgung stellt Sehnen- und Gelenkfunktion wieder her. Die Operation sollte innerhalb weniger Tage erfolgen, da das Heilungspotenzial nach dieser Zeit dramatisch abnimmt.

Heilungsverlauf und Komplikationen

- Nach der Wiederherstellung werden Handgelenk und Hand geschient. Passive Übungen für den Bewegungsumfang können innerhalb der ersten Tage begonnen werden, die Schienenruhigstellung muss jedoch für 4 Wochen kontinuierlich beibehalten werden. Nach 4 Wochen wird die Schiene intermittierend angelegt. Dem Verletzten sollten maximale Greifaktivitäten für 10–12 Wochen nach der Rekonstruktion untersagt werden.
- Bei Sportarten, in denen das Greifen nicht notwendig ist, kann der Wettkampf innerhalb von 2 Wochen mit angelegter Handschuhschiene oder einem Gips möglich sein.
- Bei der Überlegung der Behandlungsmöglichkeiten für Sportler während der Spielsaison sollten alle darüber informiert werden, dass die besten Ergebnisse durch eine frühzeitige Rekonstruktion erreicht werden, unabhängig davon, wie weit die Sehne sich zurückgezogen hat.
- Bei chronischen Verletzungen gibt es folgende Behandlungsmöglichkeiten: (1) In Fällen mit nur minimalen Symptomen keine Therapie; (2) Exzision der zurückgeschnellten Sehne in der Hand, wenn Schmerzen vorliegen; (3) Fusion des Gelenkes an der Fingerkuppe. Eine unabhängige Funktion der Profundussehne am Ringfinger ist für Musiker unerlässlich sowie auch bei einigen anderen Berufen, die eine hohe Handgeschicklichkeit erfordern. Die meisten anderen Menschen kommen gut ohne aktive Beugung der Fingerkuppe zurecht, und die Mehrheit bedarf keiner späteren operativen Therapie.

Frakturen

Die Finger

Fingerfrakturen treten nicht besonders häufig auf, können jedoch im Handball, Volleyball, Basketball, Fußball und anderen Sportarten vorkommen. Bei der Behandlung von Schaftfrakturen der Finger ist die Ausrichtung der Rotationsachse kritisch. Es kann schwierig sein, die Rotation zu beurteilen, da der Finger in Streckstellung gerade wirkt, jedoch beim Ballen der Faust einen anderen Finger überlappen kann.

Symptome und Diagnose

- Im Finger bestehen Druckempfindlichkeit, Schmerzen und Schwellung.
- Es kann eine Deformität vorliegen.
- Eine Röntgenaufnahme bestätigt die Diagnose.

Behandlung

- Die meisten Fingerfrakturen können durch einen Gips oder eine Schiene für 2–4 Wochen behandelt werden. Die Ruhigstellung sollte 3–4 Wochen nicht überschreiten, da es zu Einsteifungsproblemen kommen kann.
- Ist die Fingerfraktur disloziert und instabil oder betrifft die Fraktur eine Gelenkoberfläche, kann eine Operation erforderlich sein. Ein Vorteil innerlich fixierter Frakturen besteht darin, dass Bewegungsübungen früher beginnen können; dieser Vorteil muss gegen das Risiko eines größeren Gewebetraumas und daraus resultierender Narbenbildung und Einsteifung abgewägt werden.

Heilungsverlauf

Die sportliche Aktivität kann wieder aufgenommen werden, wenn eine Schiene getragen und der Finger adäquat geschützt werden kann.

Mittelhandknochen

Frakturen der Mittelhandknochen treten besonders häufig bei Handballspielern auf, werden jedoch auch bei Volleyball-, Eishockey-, Basketball-, Fußball-, American-Football- und Kricketspielern beobachtet. Solche Frakturen können durch eine kraftvolle Streckung der Finger verursacht werden, z.B. beim Werfen im Handball (wenn die Hand gegen den deckenden Arm eines Abwehrspielers prallt) oder als Folge eines direkten Schlages. Sogar ein Schlag gegen das Ende der Knochen wie beim Boxen und Eishockey kann zu einer Fraktur der Mittelhandknochenschäfte führen (Abb. 8.19).

Symptome und Diagnose

- Druckempfindlichkeit, Schwellung und Schmerzen treten in der Hand auf.
- Es kann zu einer Deformierung der Handknöchel kommen, oder sie sind nicht mehr als hervorstehend erkennbar.
- Eine Röntgenaufnahme bestätigt die Diagnose.

Behandlung

In den meisten Fällen ist die Behandlung mit einem Gips oder einer Schiene für 3–4 Wochen ausreichend.
- In Fällen einer schweren Abknickung, Verkürzung oder bei Drehfehlern kann die Operation indiziert sein.

Heilungsverlauf

Der Athlet kann an Sportarten, die kein Greifen erfordern, sofort wieder teilnehmen, vorausgesetzt, dass eine Schiene als Schutz getragen wird. Handball und andere handintensive Sportarten können 6–8 Wochen nach der Verletzung wieder aufgenommen werden.

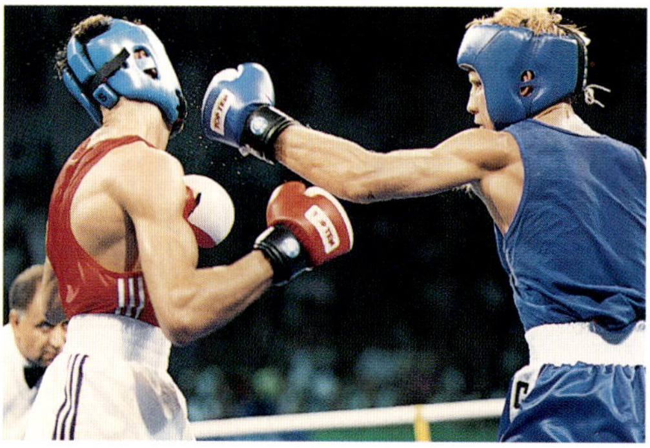

Abb. 8.19: Schläge beim Boxen können zu Handverletzungen führen (mit freundlicher Genehmigung von All Sport, Fotograf: Mike Powell).

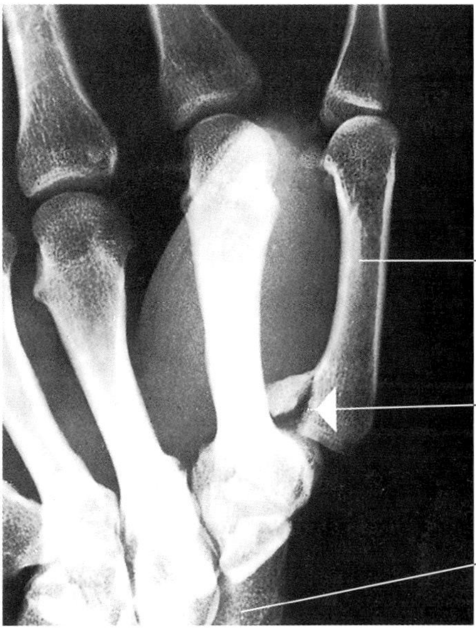

Abb. 8.20: Röntgenbild einer Bennett-Fraktur.

Gelenkfrakturen des ersten Mittelhandknochens (Bennett-Frakturen)

Eine Bennett-Fraktur ist eine Fraktur der Gelenkoberfläche am proximalen Ende des ersten Mittelhandknochens (Abb. 8.20). Diese Fraktur ist deshalb von Bedeutung, weil das tiefe ulnare Ligament, das das Karpometakarpalgelenk stabilisiert, an dem kleinen undislozierten Fragment und die Sehne des Abductor pollicis longus am Schaft des Mittelhandknochens ansetzt. Der Zug des Abduktors verursacht eine Dislokation des Mittelhandknochenschaftes, wodurch es zu einer signifikanten Frakturdislokation und Gelenkfehlstellung kommt. Die Operation ist erforderlich, um die Fraktur zu reponieren und sie mit Drähten zu fixieren. Bei guter Fixation kann die Gipsruhigstellung nach der Wundheilung beendet werden. Schutz in einer Schiene ist beim Sport weiterhin für 6–8 Wochen notwendig, bei Kontaktsportarten länger. Gelingt keine adäquate Reposition der Fraktur, kann es zu einer posttraumatischen Arthrose des ersten KMK-Gelenkes kommen.

Frakturen der Basis des fünften Mittelhandknochens („Baby-Bennett")

Frakturen der Basis des fünften Mittelhandknochens gleichen der Bennett-Fraktur an der Basis des ersten Mittelhandknochens, sind jedoch wesentlich seltener. Der Schaft des Mittelhandknochens knickt zurück und von der Handfläche weg, wobei das kleine Frakturfragment durch Ligamente an Ort und Stelle gehalten wird, die es an dem vierten Mittelhandknochen und Handwurzelknochen befestigen. Das Hauptproblem dieser Fraktur ist das Erkennen der dorsalen Dislokation des Mittelhandknochenschaftes. Eine sorgfältige Betrachtung der Röntgenaufnahmen ist notwendig, um diesen Zustand zu entdecken. Bleibt die Gelenkfehlstellung unentdeckt und unbehandelt, kann es zu chronischen Schmerzen und Instabilität kommen. Die Behandlungsprinzipien sind die gleichen wie die für die Bennett-Fraktur. Die Operation ist normalerweise erforderlich, um die Fraktur zu reponieren und mit Drähten zu fixieren.

Literatur

Culver JE (1992) Injuries of the hand and wrist in the athlete. Clinics in Sports Medicine 11: 101–128.
McCue FC, Mayer VA (1989) Rehabilitation of common athletic injuries of the hand and wrist. Clinics in Sports Medicine 8: 731.
Stener B (1962) Displacement of the ruptured ulnar collateral ligament of the metacarpophalangeal joint of the thumb: a clinical and anatomic study. Journal of Bone and Joint Surgery 44B: 869.

9 Rücken

Fast 80% aller Menschen werden zu irgendeiner Zeit in ihrem Leben von Rückenproblemen geplagt. Es gibt keine spezielle Gruppe von Menschen, die häufiger unter Rückenproblemen leidet als andere – Arbeiter sind genauso oft betroffen wie Verwaltungsangestellte, Männer genauso oft wie Frauen. Wichtige Faktoren, die zu Rückenproblemen beitragen, sind harte körperliche Arbeit, Hebearbeit, gleichförmige Arbeitshaltungen und Vibrationen. Obwohl die schwersten Industriearbeiten heutzutage von Maschinen ausgeführt werden, hat die Zahl der Menschen, die sich aufgrund von Rückenproblemen in Behandlung begeben, nicht abgenommen. Unabhängig von der Art der Behandlung nehmen 70% der Betroffenen ihre Arbeit innerhalb einer Woche wieder auf, 90% innerhalb von 3 Monaten.

Funktionelle Anatomie und Biomechanik

Die Wirbelsäule besteht aus 7 zervikalen (Hals-)Wirbeln, 12 thorakalen (Brust-)Wirbeln und 5 lumbalen (Lenden-)Wirbeln sowie den Kreuz- und Steißbeinwirbeln. Jeder Wirbel besteht aus einem Wirbelkörper, von dem ein dorsaler Knochenbogen entspringt. An jedem Wirbelbogen befinden sich Gelenkfortsätze, die eine begrenzte Beweglichkeit zwischen den benachbarten Wirbeln erlauben. Zwischen den Wirbelkörpern befinden sich flexible, fibrokartilaginäre Platten, die Bandscheiben, die die Bewegungen der Wirbelsäule erleichtern und als Stoßdämpfer wirken. Die Bandscheiben verfügen weder über Blut- noch Lymphgefäße und nur über eine begrenzte nervale Versorgung (Abb. 9.1).

Die Wirbelsäule hat stützende, schützende und bewegungsermöglichende Funktionen. Die Halsregion ist sehr beweglich und die Lendenregion ziemlich beweglich, wobei die größte Beweglichkeit zwischen dem 5. Lendenwirbel und dem 1. Kreuzbeinwirbel besteht. Der Brustbereich ist dagegen weniger beweglich, da die Rippen an den entsprechenden Wirbeln befestigt sind. Die Bereiche der Wirbelsäule mit der größten Beweglichkeit verursachen im Allgemeinen auch die meisten Probleme.

Es gibt ein anteriores und ein posteriores, an der Wirbelsäule längsverlaufendes System von Ligamenten. Zusätzlich gibt es kleinere Ligamente, die um die Gelenke und zwischen den Wirbelkörpern und ihren Dornfortsätzen verlaufen. Diese Ligamente sind für die passive Stabilität des Rückens verantwortlich. Zu der besonders wichtigen aktiven Stabilität tragen die Rücken- und Bauchmuskeln bei. Diese Muskeln kann man in eine anteriore Gruppe unterteilen, zu der die Bauch- und Psoasmuskulatur gehört, und in eine posteriore tiefe und oberflächliche Gruppe.

Bei Vorbeugung oder Drehung des Körpers wird die Wirbelsäule einer starken Belastung ausgesetzt, zudem nimmt die Aktivität der Rückenmus-

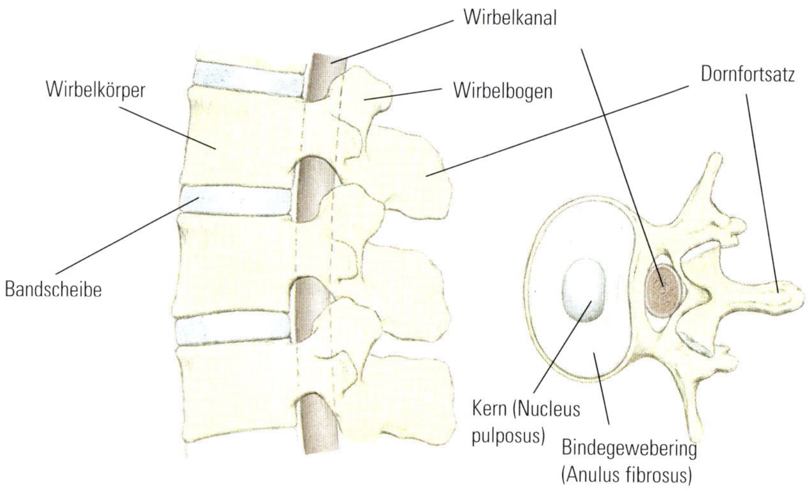

Abb. 9.1: Schematische Darstellung der Wirbelsäulenanatomie.

kulatur erheblich zu, wenn der Körper um einen Winkel von 30° vorgeneigt wird. Die gleichen Muskeln müssen beim sitzenden Körper härter arbeiten als beim stehenden, dadurch sind auch die Bandscheiben erhöhtem Druck ausgesetzt. Generell sollten unbedachtes Beugen der Wirbelsäule, Seitwärtsbeugung, übertriebenes Drehen oder asymmetrische Belastungen vermieden werden. Beim Heben sollte die Last so nah wie möglich am Körper gehalten werden.

Untersuchung bei Rückenschmerzen

Die Diagnose bei Rückenproblemen hängt von der fachmännischen Bewertung des Schmerzes, den Ergebnissen der körperlichen Untersuchung, der Rückenfunktion, konstitutionellen Faktoren und den Befunden der Röntgenaufnahmen ab. Die Lokalisation, Intensität, Dauer und Qualität der Schmerzen sollten berücksichtigt werden sowie Faktoren, die die Schmerzen auslösen oder lindern. Die Funktion des Rückens sollte im Hinblick auf Bewegungsumfang und Bewegungsmuster, Haltung, Muskeltonus und Muskelkontrolle sowie konstitutionelle Faktoren bewertet werden. Veränderungen in der Form der Wirbelsäule, z.B. eine übertriebene S-förmige Kurve (Skoliose), können wie der gesamte Körperbau von Bedeutung sein.

Eine Reihe von Skelettveränderungen wie das Gleiten eines Wirbels auf einem anderen, Stressfrakturen, knöcherne Ausziehungen entlang der Wirbelkörperkanten und degenerative Gelenkveränderungen können durch einfache Röntgenuntersuchung nachgewiesen werden, wohingegen eine „verrutschte" Bandscheibe mithilfe eines Kontrastmediums gesehen werden kann. Eine Computertomographie kann zusätzliche Informationen über die unterschiedlichen Gewebe, aus denen die Wirbelsäule besteht, geben.

Röntgenuntersuchungen sollten in maximaler Beugung, Streckung oder jeder anderen Position durchgeführt werden, die Schmerzen verursacht. Eine

Magnetresonanztomographie (MRT) liefert Informationen sowohl über Weichteil- als auch Skelettgewebe, sodass Instabilitäten oder andere Schmerzursachen erkennbar werden.

Bei der Anamnese von Rückenproblemen können die soziale Situation und das psychologische Befinden der verletzten Person wichtig sein, daher sollten familiäre Umstände, Bildung, Arbeitsbedingungen usw. für die Beurteilung ebenfalls erfragt werden.

Halswirbelsäule

Die beiden obersten Halswirbel sind Dreh-(Rotations-)Bewegungen ausgesetzt, während Beugung und Streckung hauptsächlich zwischen Hinterkopf und erstem Halswirbel auftreten. Verletzungen, die diesen Bereich betreffen, sind u.a. Frakturen und Luxationen mit ligamentären Schäden. Degenerative Veränderungen können die Bandscheibe betreffen und zu Knochenanbauten (Osteophyten) an den Rändern der Wirbelkörper führen, die wiederum Druck auf Nervenwurzeln ausüben können und dadurch Schmerzen auslösen. Verletzungen und Erkrankungen der Halswirbelsäule können Schmerzen auslösen, die nicht nur den Nacken betreffen, sondern bis in den Hinterkopf, die Schultern, Arme, Hände und unteren Körperteile ausstrahlen.

Unfallverletzungen

Schläge gegen den Kopf und die Halsregion können die Halswirbelsäule frakturieren und zu Luxationen mit gleichzeitigen Verletzungen der Gelenkkapseln, Ligamente und Bandscheiben führen. Diese Verletzungen können entweder stabil oder instabil sein. Die häufigsten Verletzungsursachen sind Rückwärtsneigung (Extension) oder Vorwärtsneigung (Flexion), zu vehemente Drehbewegungen oder Anstoßen des Kopfes, sodass der Aufprall in die Halswirbelsäule weitergeleitet wird (axiale Kompression).

Vorwärtsbeugen kann zu einer Kompressionsfraktur an der Vorderseite des Wirbelkörpers und Ligamentverletzungen an seiner Rückseite führen. Manchmal treten dabei auch Frakturen der Gelenkfortsätze und Verletzungen der Gelenkkapsel auf. Ligamentverletzungen können auch ohne sichtbare Verletzung des Skeletts vorhanden sein. Nach einer Flexionsverletzung muss mithilfe von Röntgenaufnahmen unbedingt entschieden werden, ob die Verletzung stabil oder instabil ist. Eine Extension (Rückwärtsneigung) führt zu ähnlichen Verletzungen mit Bandscheiben- und Ligamentschäden an der Vorderseite und einem Kompressionsschaden an der Rückseite des Wirbelkörpers. Eine Dreheinwirkung kann isoliert oder in Kombination mit Flexion oder Extension auftreten. Einseitige Schäden von Gelenkfortsätzen und Ligamenten können mit hieraus resultierender Luxation auftreten.

Eine Fraktur und/oder Ligamentverletzung der Halswirbelsäule kann als Ergebnis einer heftigen Kollision mit einem Gegner oder umgebenden Objekt, wie z.B. einem Torpfosten, schwerwiegend sein. Im Wirbelkanal der Halswirbelsäule verläuft das Rückenmark, welches zusammen mit seinen Nervenwurzeln Druck ausgesetzt sein kann und durch Knochen- und Ligamentverletzungen geschädigt werden kann.

Peitschenschlagverletzungen

Eine andere wichtige Ursache von Halswirbelsäulenverletzungen ist die sog. Peitschenschlagverletzung, die auftritt, wenn der Hals schnell gestreckt und dann gebeugt wird, typischerweise bei einem Verkehrsunfall, wenn ein Fahrzeug einem anderen von hinten auffährt (Abb. 9.2). Dabei kann es zu Ligament-, Knochen- und Muskelverletzungen kommen, die zu chronischen Schmerzen führen können. Jeder, der eine Peitschenschlagverletzung erlitten hat, sollte geröntgt werden.

Symptome und Diagnose

- Schmerzen bestehen in der Halsregion, besonders bei Bewegungen.
- Die Schmerzen strahlen aus und es besteht Taubheit in den Armen.
- Die Sensibilität der Haut ist unterhalb der Verletzungsebene gestört.
- Muskelschwäche oder Lähmungen können unterhalb der Verletzungsebene vorliegen.

Behandlung

Der *Trainer* sollte:
- den Transport des verletzten Sportlers zur Untersuchung in ein Krankenhaus organisieren;
- das weitere Vorgehen dem Fachpersonal überlassen, sofern dieses zur Verfügung steht.

Der verletzte Sportler muss vorsichtig auf eine Trage gelegt werden. Dabei sollen Kopf und Körper gleichzeitig angehoben und die Position der Halswirbelsäule nicht verändert werden. Kleidungsstücke, Kissen und andere Gegenstände werden für den Transport zum Krankenhaus so an jeder Seite des Halses platziert, dass der Nacken geschient und weitere Verletzungen verhindert werden.

Der Arzt kann eine sorgfältige neurologische Untersuchung durchführen und für eine Röntgenaufnahme (falls nötig auch für ein MRT oder CT) der Halswirbelsäule sorgen, um deren Stabilität und das Ausmaß der Schädigung zu bestimmen. Abhängig von der Schwere der Verletzung kann die Behandlung in der Anlage einer Halskrause, Traktion, externer Fixation mit Halo-Weste oder offener Operation bestehen.

Eine ungewöhnliche, aber lebensbedrohliche Verletzung der Halsgefäße kann beim Eishockey und anderen Schlittschuhsportarten entstehen. Der Schlittschuh eines Gegners kann Schnittverletzungen an Gefäßen der Halsvorderseite verursachen. Eine lebensbedrohliche Blutung kann durch das Tragen eines Schutzkragens (s. Abb. 4.4) verhindert werden.

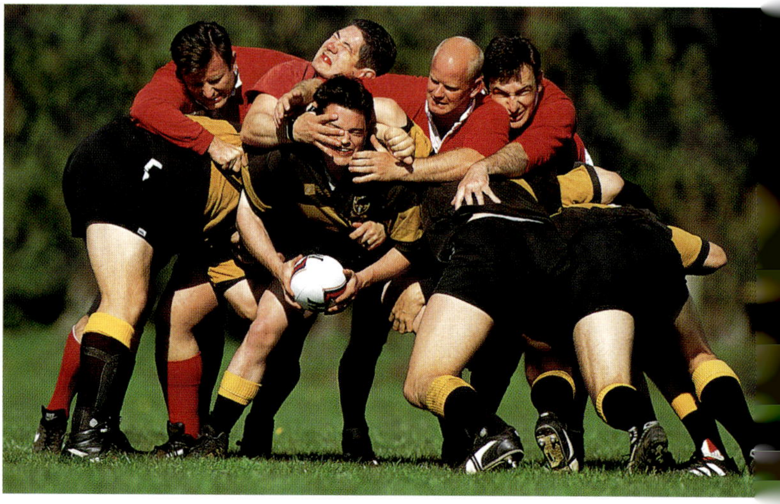

Abb. 9.2: Eine Halsverletzung kann in Kontaktsportarten wie Rugby auftreten (mit freundlicher Genehmigung von All Sport, Fotograf: Stu Forster).

Schmerzausstrahlung vom Nacken (zervikale Brachialgie, zervikale Radikulopathie)

Schmerzen in der Zervikalregion können durch Bandscheibendegeneration, -vorfall oder Osteophytenbildung verursacht werden. Diese Veränderungen beeinträchtigen Nervenwurzeln, die Schmerzausstrahlungen verursachen können. Sogar eine vorübergehende Überdehnung oder Einengung eines Nervs kann zu gleichen Symptomen führen. Normalerweise unterscheidet man zwischen Schmerzen, die auf den Nacken und Hinterkopf beschränkt sind, und solchen, die entweder diffus (zervikale Brachialgie) oder klar begrenzt (zervikale Radikulopathie) in die Arme ausstrahlen (Abb. 9.3).

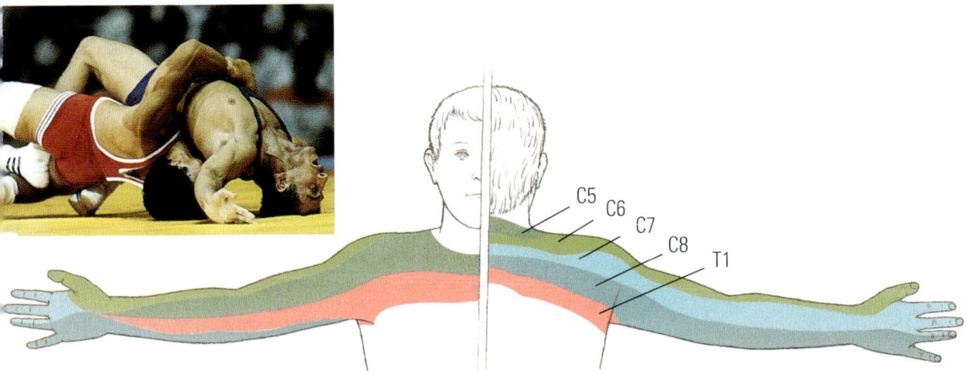

Abb. 9.3: Schematische Darstellung der Schmerzausstrahlung bedrängter Nervenwurzeln. **(Oben)** Die Nerven der Halswirbelsäule können in einigen Sportarten gefährdet sein (mit freundlicher Genehmigung von All Sport, Fotograf: David Cannon).

Symptome und Diagnose

- Der Schmerz strahlt vom Nacken in die Schulter, den Arm und/oder die Finger aus. Der Schmerz wird gewöhnlich tief und diffus empfunden (Brachialgie), er kann aber auch klar abgegrenzt sein mit Ausstrahlung, die dem Versorgungsgebiet des betroffenen Nervs entspricht (Radikulopathie). Dieser Schmerz wird stärker bei Nacken- als bei Schulterbewegungen empfunden.
- Eine Schmerzausstrahlung in den Nacken und den Hinterkopf kann Kopfschmerzen, Schlaflosigkeit und manchmal Schwindelgefühl verursachen.
- Taubheit und Schwäche werden im Arm und den Fingern verspürt. Es können Bereiche vollständiger Gefühllosigkeit auftreten.
- Es sollte eine Röntgenuntersuchung durchgeführt werden, insbesondere wenn Schmerzen durch Bewegung ausgelöst werden. Die Untersuchung sollte die Haltungen herausfinden, die Schmerzen verursachen, um abnormale Beweglichkeiten zu entdecken.
- Eine Kernspinnuntersuchung (MRT) kann die Auswirkungen auf Weichteilgewebe zeigen, z.B. Druck von Osteophyten auf Bandscheibenvorfälle.

Behandlung

Die Behandlung besteht aus:
- Ruhe;
- Anlage einer Halskrawatte und Wärmebandage;
- analgetischer und antiphlogistischer Medikation;
- Physiotherapie mit und ohne Traktion.

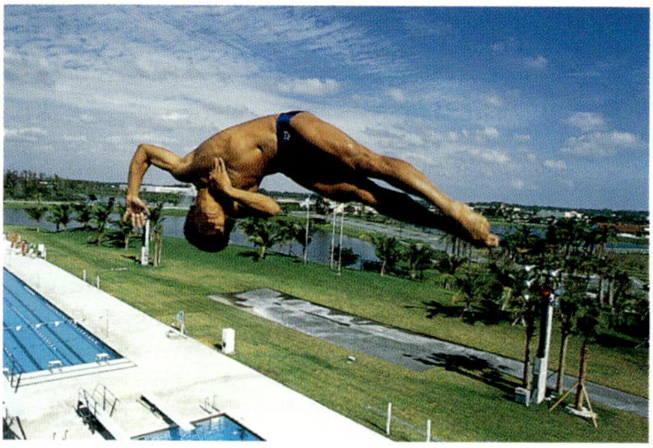

Abb. 9.4: Bei Turmspringern treten häufig Drehbewegungen der Halswirbelsäule auf (mit freundlicher Genehmigung von All Sport).

Nackenschmerzen (Zervikalgie) und Torticollis (Schiefhals)

Schmerzen im Nacken, die nicht in die Arme ausstrahlen, nennt man *Zervikalgie* (s. auch Lumbago, S. 217). *Torticollis* bezeichnet den schmerzhaften Zustand, der bei jungen Sportlern nach vehementen Drehbewegungen des Nackens auftreten kann, z.B. beim Kunstspringen oder beim Kopfball oder Springen während des Fußballspieles (Abb. 9.4.). Wahrscheinlich werden hierbei die Nervenwurzeln, die aus dem Halsmark entspringen, z.B. durch eine kurzfristige Kompression oder Dehnung gereizt, was zu einem reflektorischen Spasmus in der Nackenmuskulatur führt.

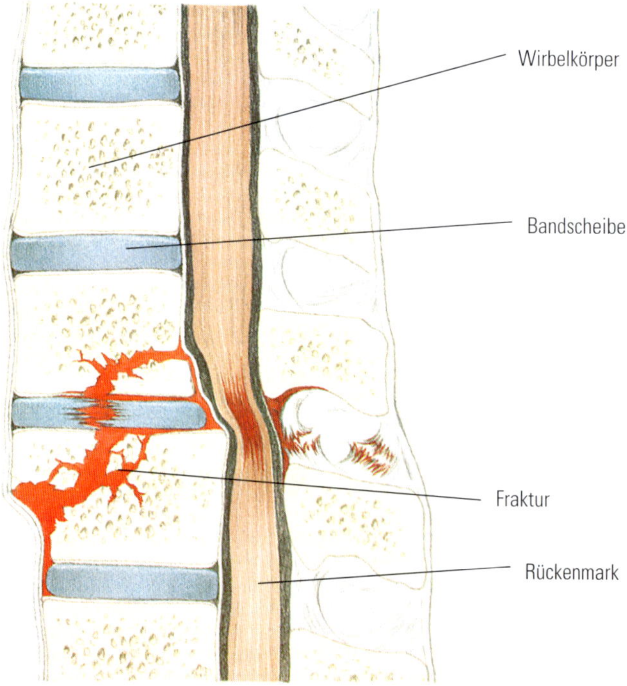

Abb. 9.5: Wirbelkörperfrakturen mit Dislokation und Druck auf das Rückenmark.

Symptome und Diagnose

- Schmerzen bestehen im Nackenbereich und der Trapeziusmuskulatur, jedoch niemals unterhalb des Schultergelenkes. Der Schmerz wird durch Bewegungen der Halswirbelsäule ausgelöst. Die Muskulatur ist verspannt und druckempfindlich.
- Drehbewegungen des Kopfes sind schmerzhaft.
- Die Beweglichkeit des Nackens ist beeinträchtigt.

Behandlung

Die Behandlung besteht aus:
- lokaler Wärmebehandlung;
- antiphlogistischer und analgetischer Medikation oder Gabe von Muskelrelaxanzien;
- Vermeidung schmerzhafter Aktivitäten;
- Extensionsbehandlung;
- Anlage einer Halskrawatte oder Wärmebandage.

Der Zustand verbessert sich oftmals innerhalb einer Woche. Ist dies nicht der Fall, sollte ein Arzt aufgesucht werden.

Brust- und Lendenwirbelsäule

Frakturen von Brust- und Lendenwirbeln

Beim Sport sind Wirbelfrakturen im Brust- und Lendenbereich ungewöhnlich, können jedoch bei Reitern, alpinen Skiläufern, Skispringern und Kontaktsportlern auftreten (Abb. 9.5).

Symptome und Diagnose

- Im Frakturbereich bestehen starke Schmerzen.
- Schmerzen werden durch jegliche Rückenbewegungen ausgelöst.
- Wenn Schmerzen in die Beine ausstrahlen, muss angenommen werden, dass das Rückenmark oder die Nervenwurzeln betroffen sind.
- Sensibilitätsverlust und Lähmungen sind Symptome einer schwerwiegenden Verletzung.

Behandlung

- Die verletzte Person muss zur neurologischen Untersuchung und zur Anfertigung von Röntgenaufnahmen (falls nötig CT oder MRT) in ein Krankenhaus gebracht werden, um die Stabilität der Wirbelsäule und andere Schäden zu beurteilen.
- Wenn Brust- oder Lendenwirbel während sportlicher Aktivität verletzt wurden, ist der geschädigte Wirbelkörper normalerweise nur mäßiggradig komprimiert und heilt nach einer Ruhepause aus.
- In Extremfällen kann es jedoch auch zu einer schwerwiegenden Kompression des Wirbels kommen, die Verletzung kann auch das Rückenmark und die Nervenwurzeln betreffen. Diese Verletzungen werden durch Bettruhe, ggf. durch ein stabilisierendes Korsett oder eine andere Form der Ruhigstellung für 2–3 Monate behandelt, u.U. auch durch eine Operation.

Querfortsatzfrakturen der Lendenwirbel

Frakturen der Querfortsätze können durch einen direkten, vehementen, seitlichen Aufprall der Wirbelsäule oder durch Abrisse bei Muskelverletzungen, insbesondere im Bereich der Lendenwirbelsäule, entstehen.

Symptome und Diagnose

- Es besteht Druckempfindlichkeit seitlich der Wirbelsäule über dem Processus transversus.
- Bei Bewegungen entstehen Schmerzen, insbesondere bei Seitneigung des Rückens.
- Eine Röntgenuntersuchung bestätigt die Diagnose.

Behandlung

Der Sportler sollte sich schonen, bis keine Schmerzen mehr bestehen. Die Verletzung ist gutartig und heilt innerhalb von 6–8 Wochen.

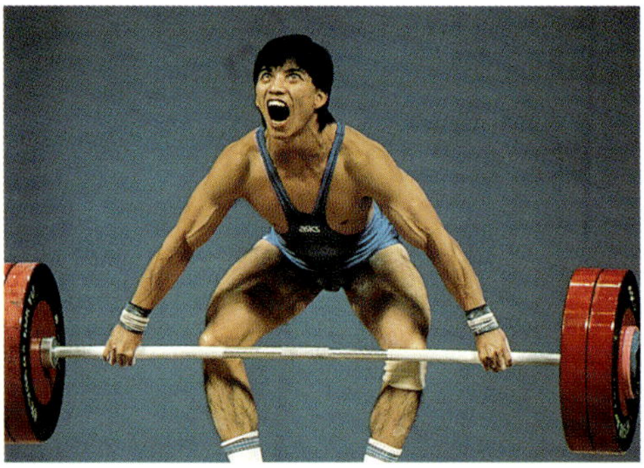

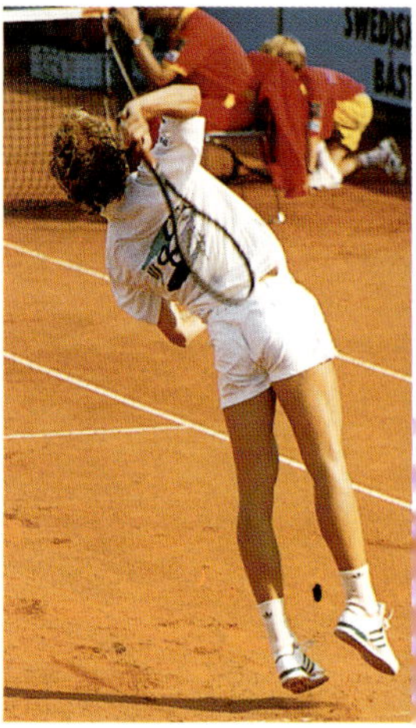

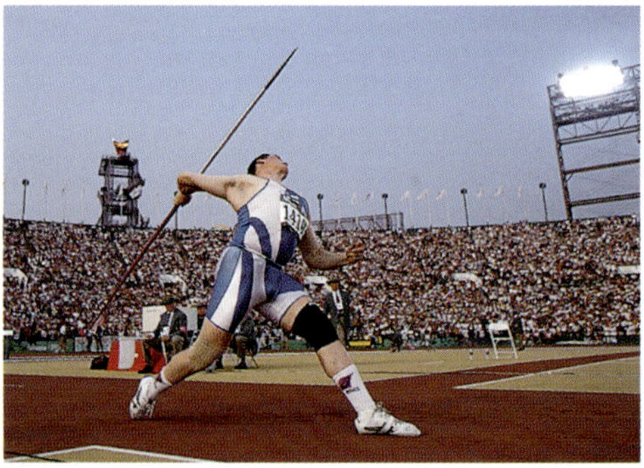

Abb. 9.6: Bei vielen Sportarten besteht das Risiko einer Rückenmuskelruptur (mit freundlicher Genehmigung von All Sport, Fotografen: Simon Bruty, Mike Powell, Gray Mortimore).

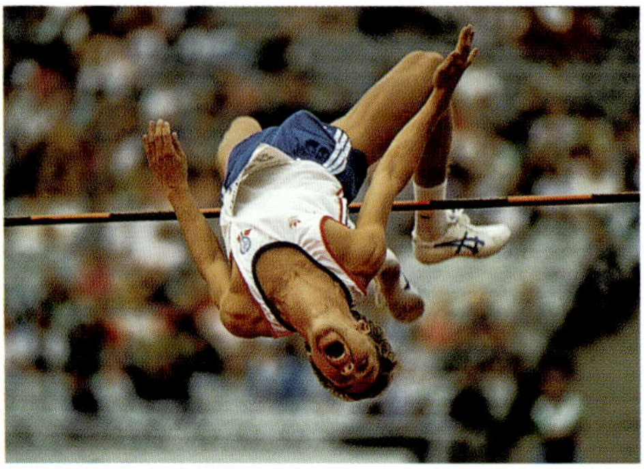

Muskelrupturen

Rupturen der Rückenmuskulatur treten bei Gewichthebern, Speer- und Diskuswerfern, Stabhochspringern, Fußball-, Handball-, Basketball- und Volleyballspielern, Ringern und Boxern sowie vielen anderen auf (Abb. 9.6). Die Verletzung besteht normalerweise aus geringfügigen Rupturen und ist zumeist in den langen Rückenstreckern und den großen flachen Rückenmuskeln lokalisiert (Abb. 9.7).

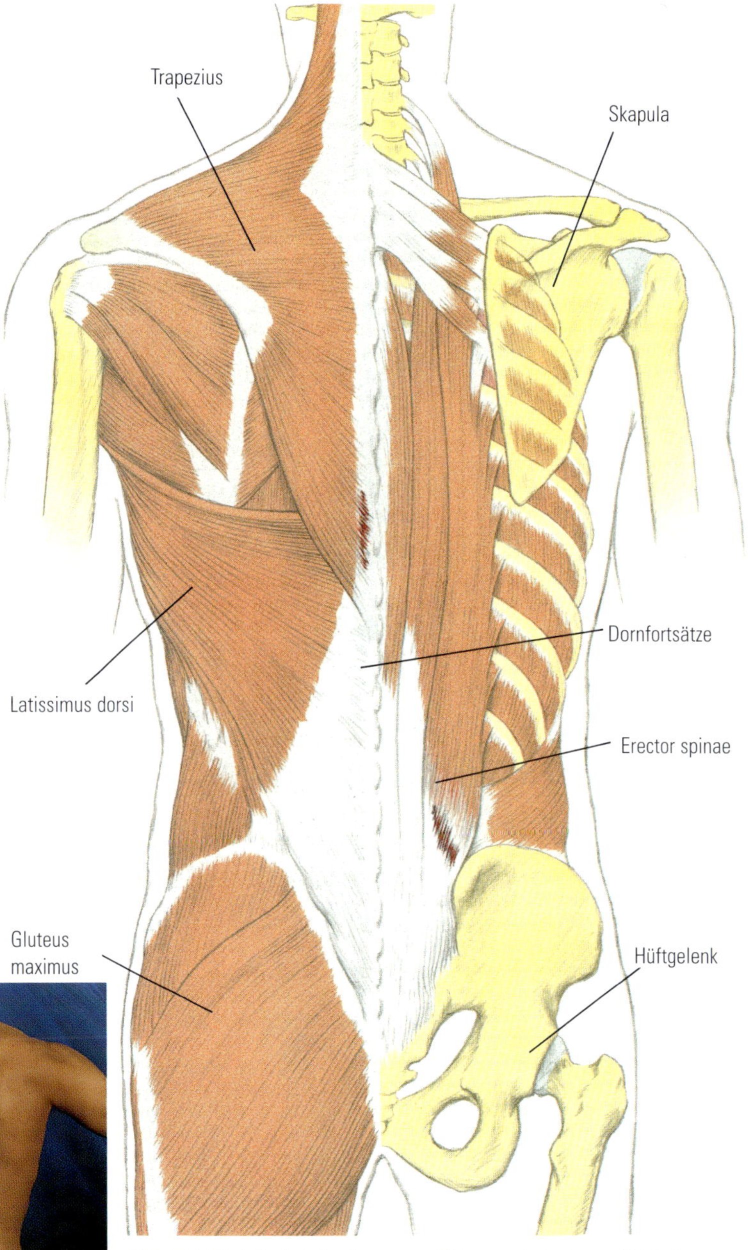

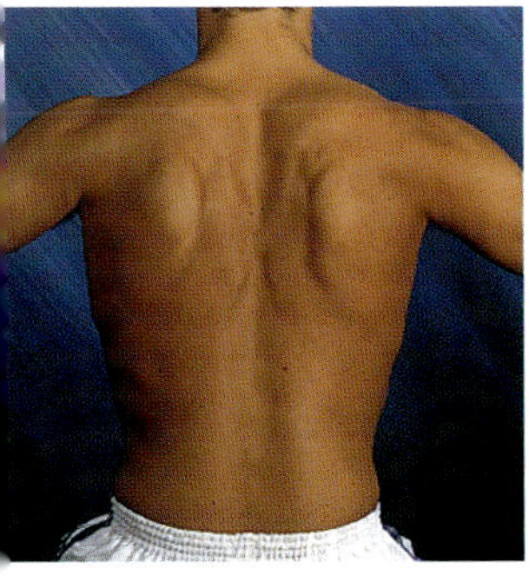

Abb. 9.7: Mögliche Lokalisationen von Rückenmuskelrupturen. **(Links)** Rückenmuskeln.

Symptome

- Bei Flexion, Extension und Rotation werden stechende Schmerzen verspürt.
- Über dem Rupturbereich besteht lokale Druckempfindlichkeit.

Behandlung

Der *Sportler* sollte:
- nach einigen Tagen mit kontrolliertem Muskeltraining beginnen;
- bei der beschwerdeabhängigen Mobilisation den Schmerz als Richtlinie nehmen;
- lokal Wärme anwenden und eine Wärmebandage benutzen, allerdings erst 2-3 Tage nach dem Entstehen der Verletzung.

Der *Arzt* kann analgetische und (vielleicht) antiphlogistische Medikamente verabreichen.

Heilungsverlauf

Wenn Training und Wettkampf vor der vollständigen Ausheilung der Verletzung wieder aufgenommen werden, besteht das Risiko einer erneuten Blutung und verzögerten Heilung.

Entzündung der Muskelansätze

Die Muskelansätze an den Dornfortsätzen der Brust- und Lendenwirbelsäule können sich infolge Überbelastung entzünden (Abb. 9.8). Solche Verletzungen

Abb. 9.8: (Rechts) Orte mit Entzündungsreaktionen im Bereich von Muskel und Sehnenansätzen. **(Links)** Beispiel für eine wirksame Wärmebandage bei der Behandlung von Rückenverletzungen.

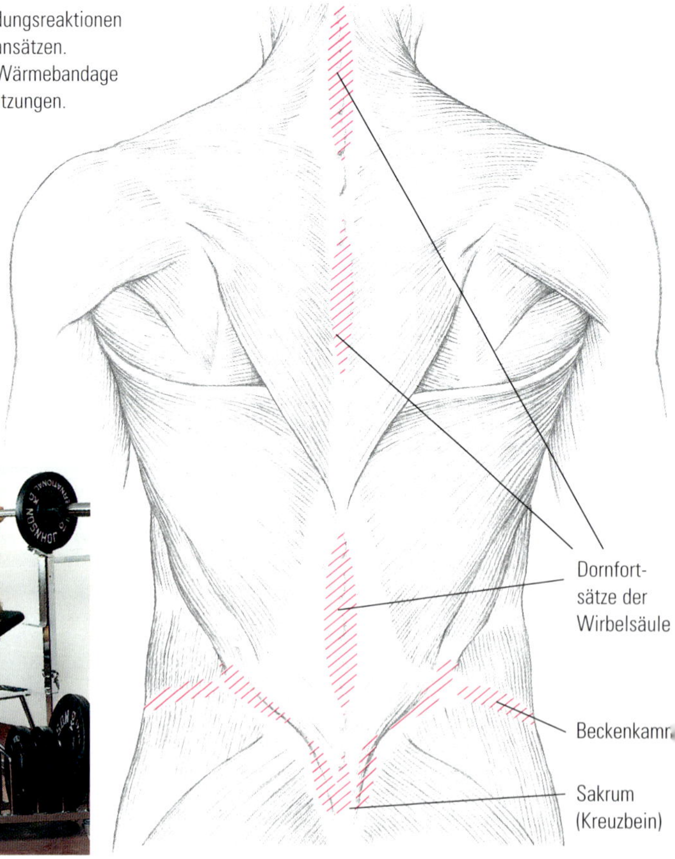

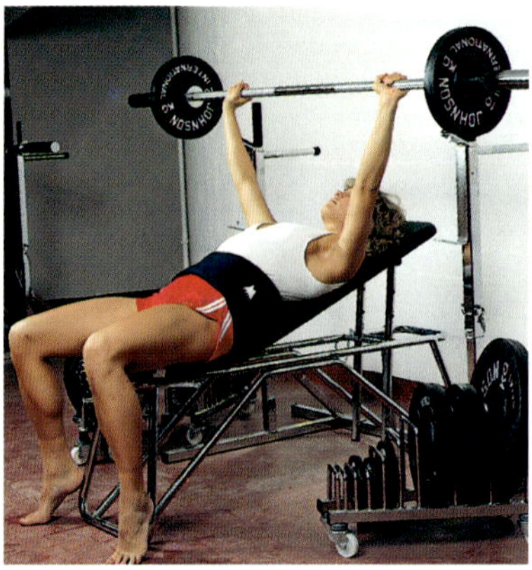

treten am häufigsten bei Skilangläufern, Speer-, Diskus- und Hammerwerfern, Gewichthebern und bei Spielern von Schlägersportarten auf (Abb. 9.9).

Symptome

Der *Sportler* fühlt:
- Schmerzen bei Anstrengung;
- Schmerzen nach der Anstrengung;
- Druckempfindlichkeit über den Dornfortsätzen der Wirbelsäule;
- Schmerzen am Ansatz des fraglichen Muskels, die durch die Kontraktion des Muskels ausgelöst werden.

Behandlung

Der *Sportler* sollte:
- sich bewegen, soweit dies erträglich ist;
- lokale Wärme anwenden und eine Wärmebandage tragen;
- vor der Wiederaufnahme des Sports mit einem großen Ball Übungen durchführen (Abb. 9.10).

Heilungsverlauf

Der *Arzt* kann:
- antiphlogistische Medikation verschreiben;
- lokale Steroidinjektionen verabreichen, nach denen für 1–2 Wochen Aktivitäten vermieden werden sollten, die plötzliches und schweres Gewichtheben beinhalten.

Die Entzündung heilt oftmals nach einigen Wochen aus.

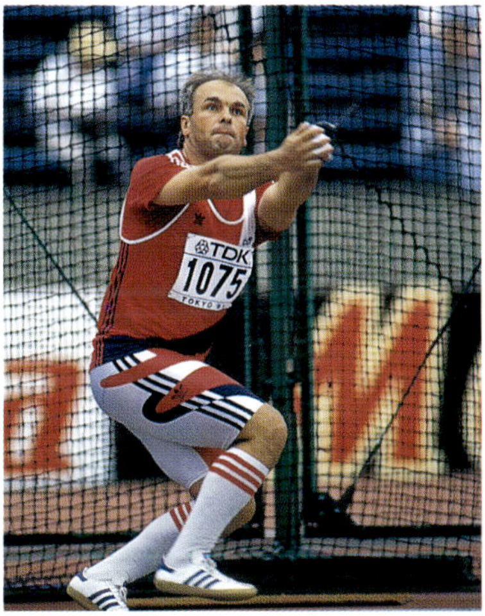

Abb. 9.9: Muskelansätze können infolge einer Überbeanspruchung schmerzhaft werden (mit freundlicher Genehmigung von All Sport, Fotograf: Gray Mortimore).

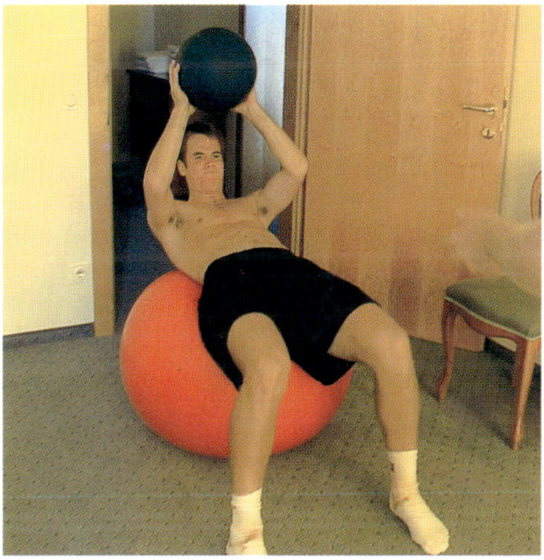

Abb. 9.10: Für die geplante Wiederaufnahme des Sports sind Übungen mit einem Therapieball sinnvoll.

Lendenwirbelsäulenschmerzen (Lumbago)

Lendenwirbelsäulenbeschwerden können im Zusammenhang mit den meisten Sportarten auftreten. Ihre genaue Ursache ist nicht bekannt. Eine akute Lumbago befällt zumeist Menschen zwischen dem 30. und 40. Lebensjahr.

Symptome und Diagnose

- Die Symptome treten oftmals nach dem Heben eines schweren Objektes oder nach einer schnellen Drehbewegung auf, können aber auch ohne vorhergehende Anstrengung auftreten.

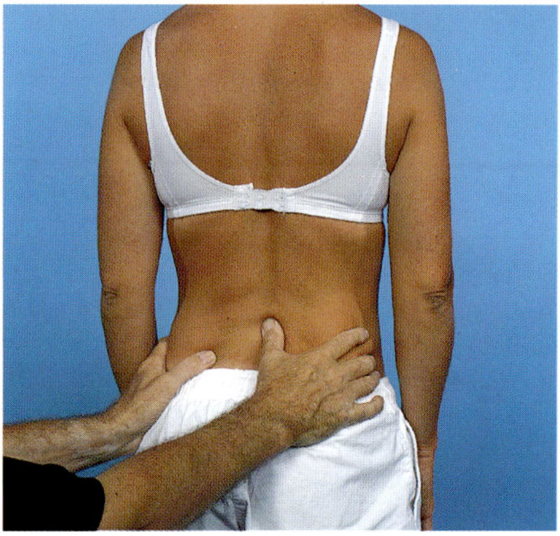

Abb. 9.11: Mögliche Lokalisation von Kreuzschmerzen.

- Der Schmerz ist normalerweise im Bereich der Lendenwirbelsäule lokalisiert und strahlt nicht in die Beine aus (Abb. 9.11).
- Der Rücken ist verspannt.
- Die Haltung kann asymmetrisch sein, mit Fehlhaltung zu einer Seite infolge eines Muskelspasmus, der schmerzauslösende Bewegungen des Rückens verhindert.

Behandlung

Der *Sportler* sollte:
- die Haltung einnehmen, welche die geringsten Schmerzen verursacht;
- lokal Wärme anwenden, z.B. mit einer Wärmebandage und heißen Bädern;
- Körperbewegungen vermeiden, die das Beugen oder Drehen der Wirbelsäule beinhalten.

Der *Arzt* kann:
- Ratschläge bezüglich der Ergonomie erteilen;
- analgetische Medikamente verschreiben, um den Schmerzkreislauf zu durchbrechen. Dieser entsteht durch einen reflektorischen Muskelspasmus, welcher die Durchblutung stört, wodurch wiederum Muskelschmerzen entstehen, die ihrerseits den reflektorischen Spasmus begünstigen. Manchmal können peripher wirkende Muskelrelaxanzien wertvoll sein;
- empfehlen, mehrmals täglich eine Stufenlagerung einzunehmen. Darüber hinaus sollte weitere Beratung erfolgen, um sicherzustellen, dass beim Sitzen eine gute Unterstützung der Wirbelsäule gewährleistet ist und Haltungen und Bewegungen vermieden werden, die Schmerzen verursachen. Beim Aufstehen aus einer Seitenlage sollte der Sportler die Arme zu Hilfe nehmen; ähnlich können beim Aufstehen aus einem Stuhl die Armlehnen zu Hilfe genommen werden;
- bei wiederholt auftretenden Symptomen ein krankengymnastisches Programm verordnen (bei akuten Fällen können 2–4 Arztbesuche die Rückkehr zur Arbeit und zum Sport beschleunigen);
- manuelle Therapie verschreiben;
- ein Korsett oder einen Stützgürtel verschreiben, der vorübergehend Halt verleiht und getragen werden kann, wenn der Patient Tätigkeiten ausführt, die normalerweise die Beschwerden auslösen. In der akuten Phase einer Lumbago kann ein Korsett wertvoll sein, sollte jedoch so kurz wie möglich benutzt werden, um eine Muskelhypotrophie zu vermeiden;
- ein CT oder MRT der Lendenwirbelsäule veranlassen, wenn die Schmerzen für mehr als 1–2 Monate bestehen oder die Symptome wiederholt auftreten. Eine erhöhte Blutkörperchensenkungsgeschwindigkeit (BSG) kann Zeichen einer Infektion, eines Tumors oder einer entzündlichen Erkrankung sein;
- so früh wie möglich präventives und rehabilitatives Training (S. 506) verschreiben. Jogging hat sich als vorteilhaft erwiesen.

Heilungsdauer

Die Lumbago ist meist gutartig und in der Regel verschwinden die Symptome spontan innerhalb von 1–3 Wochen. Bei manchen Personen können die Symptome jedoch länger anhalten.

> Menschen mit Rückenproblemen sollten ein körperlich aktives Leben führen. Ihre Tätigkeiten sollten jedoch so gestaltet werden, dass sie den Symptomen angepasst sind.

Ischialgie, Bandscheibenvorfall

Schmerzen, die von der Lendenwirbelsäule ausgehend in ein Bein ausstrahlen, werden als Ischialgie bezeichnet. Sie wird häufig durch Anstrengung, Husten, Niesen oder Zerrungen ausgelöst. Eine ihrer häufigsten Ursachen ist ein Bandscheibenvorfall, der Druck auf eine der Wurzeln des Ischiasnerven ausübt. Die Schmerzen können auch durch eine vorübergehende Einklemmung oder Dehnung des Nerven oder seiner Wurzeln ausgelöst werden. Zu den selteneren Ursachen gehören Tumoren, Knochenablagerungen, Spondylolyse, Spondylolisthesis und Infektionen, die den Ischiasnerven in seinem ganzen Verlauf beeinträchtigen können.

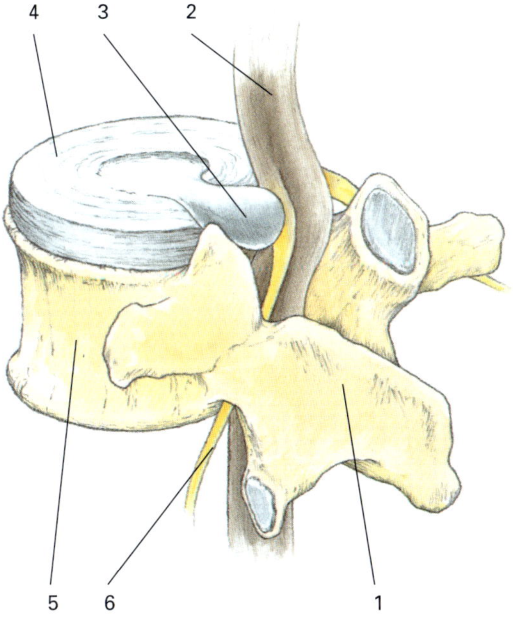

Abb. 9.12: Kompression einer Nervenwurzel. 1, Wirbelbogen; 2, Rückenmark; 3, Bandscheibenvorfall; 4, Bandscheibe; 5, Wirbelkörper; 6, Nervenwurzel.

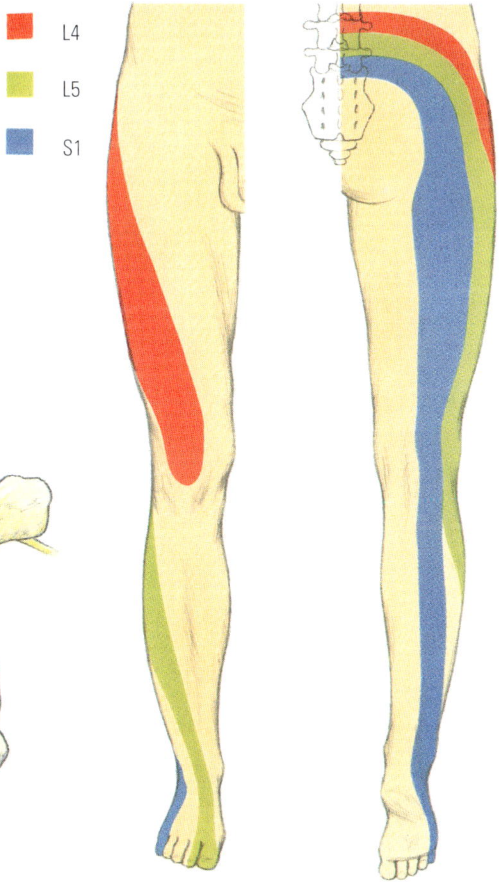

Abb. 9.13: Schematisches Schaubild der Schmerzausstrahlung beim Bandscheibenvorfall mit L4-, L5- und S1-Syndrom.

Die Zwischenwirbelscheiben bestehen aus einem bindegewebigen Ring und einem Kern aus breiiger, halbflüssiger Substanz. Bandscheibenvorfälle zeigen oftmals Anzeichen degenerativer Veränderungen und dies sogar bei relativ jungen Personen. Risse im bindegewebigen Ring der Bandscheibe ermöglichen der breiigen Substanz auszutreten und Druck auf die benachbarten Nervenwurzeln auszuüben (Abb. 9.12). Die häufigste Ursache eines Bandscheibenvorfalles ist die kombinierte Vorwärts-Seitwärts-Neigung, um einen schweren Gegenstand anzuheben. Sportler, die einen Bandscheibenvorfall erleiden, hatten häufig zuvor akute Lumbagoanfälle. Abhängig von der Lage des Bandscheibenvorfalls im Verhältnis zur Nervenwurzel können unterschiedliche Syndrome auftreten (Abb. 9.13):

- *L4-Syndrom,* wenn die angrenzende Nervenwurzel der Bandscheibe zwischen dem dritten und vierten Lendenwirbelkörper betroffen ist;
- *L5-Syndrom,* wenn die angrenzende Nervenwurzel der Bandscheibe zwischen dem vierten und fünften Lendenwirbelkörper betroffen ist;
- *S1-Syndrom,* wenn die angrenzende Nervenwurzel der Bandscheibe zwischen dem fünften Lendenwirbelkörper und dem Sakrum betroffen ist.

Symptome

In der Regel betrifft das S1-Syndrom Menschen bis etwa zum 40. Lebensjahr, während das L5-Syndrom bei älteren Menschen häufiger auftritt. Jedes Syndrom hat eine charakteristische Schmerzausstrahlung und beeinträchtigt die Sensibilität, Reflexe und Muskelkraft.

Treten Lumbago und Ischialgie gemeinsam auf, werden die Schmerzen hauptsächlich in der Lendenwirbelsäulenregion verspürt, strahlen aber auch in ein Bein aus und nehmen bei Anstrengung zu. Im Versorgungsgebiet des Nerven kann Taubheit, Schwäche im Bein und eine Abschwächung der Reflexe auftreten. Die Schmerzen können durch Husten oder eine Anstrengung ausgelöst werden und können so stark sein, dass die Lendenregion in einer seitgeneigten Position blockiert wird (Skoliose).

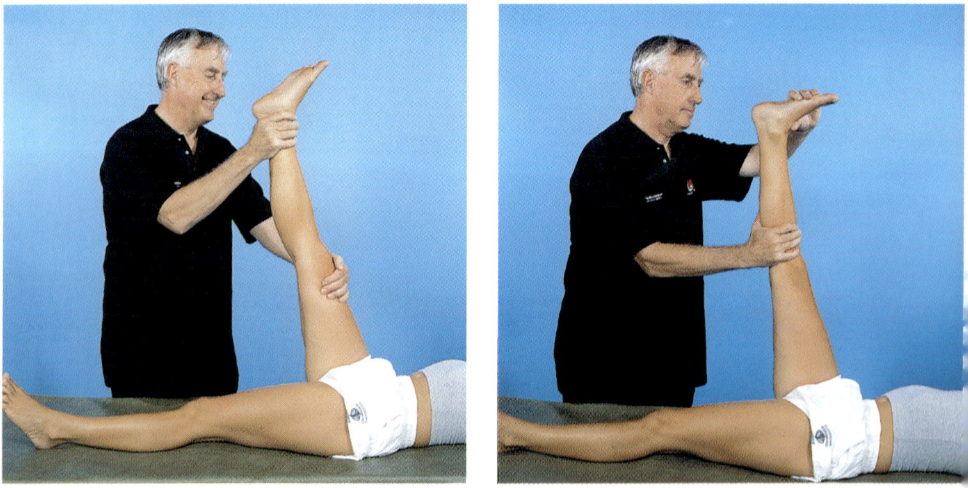

Abb. 9.14: (A) Test mit Anheben des gestreckten Beines zum Nachweis einer Ischialgie. **(B)** Passive Dorsalflexion des Fußes ist ein zusätzlicher Provokationstest (Test nach Bragard).

Diagnose

- Die Diagnose wird durch die charakteristische Schmerzanamnese bestätigt.
- Die Untersuchung der Wirbelsäule kann eine Skoliose zeigen, die durch eine starke Muskelanspannung in der Lendenwirbelsäulenregion verursacht ist.
- Die Beweglichkeit ist beeinträchtigt und die Muskulatur druckempfindlich und verspannt.
- Der Lasègue-Test ist positiv: Hierbei hebt der Untersucher das passiv ausgestreckte Bein des auf dem Rücken liegenden Patienten an, und an einem bestimmten Punkt verspürt der Patient Schmerzen, die in das Bein ausstrahlen (Abb. 9.14).
- Die neurologische Untersuchung kann verminderte Reflexe, Schwäche oder Lähmung und eine beeinträchtigte Sensibilität ergeben.
- In schwerwiegenden Fällen kann eine Störung der Nervenversorgung der Blase zu einer Blasenentleerungsstörung führen. Wenn dies der Fall ist, sollte sofort ein Arzt aufgesucht werden.
- Die Diagnose eines Bandscheibenvorfalles wird durch CT oder MRT bestätigt.

Der *Sportler* sollte:
- schmerzhafte Aktivitäten meiden; die Stufenlagerung kann helfen (Abb. 9.15). Da Schonung zu einer raschen Abnahme der Rückenmuskulatur führt, sollte mit einem speziellen Trainingsprogramm so früh wie möglich begonnen werden;
- lokale Wärme anwenden und eine Wärmebandage tragen.

Behandlung

Der Arzt kann:
- Schonung anraten und eine Steigerung der Aktivität über 8–10 Wochen in Abhängigkeit von den Schmerzen empfehlen;
- Analgetika, Antiphlogistika oder Muskelrelaxanzien verschreiben;
- nach Abklingen der akuten Phase eine vorsichtige Traktionsbehandlung unter der Aufsicht eines Physiotherapeuten beginnen;
- bei Beschwerdepersistenz transkutane Nervenstimulation verordnen (S. 100);
- bei Beeinträchtigung der Blasenfunktion notfallmäßig operieren;
- operieren, wenn trotz Analgetikagabe die akuten Schmerzen persistieren, wenn eine Lähmung auftritt und/oder wenn eine behindernde Fehlhaltung durch reflektorischen Muskelspasmus sich nicht selbst korrigiert oder weiter fortschreitet. Ein präoperatives CT oder MRT ist notwendig, damit der Operateur den Bandscheibenvorfall identifizieren und lokalisieren kann.

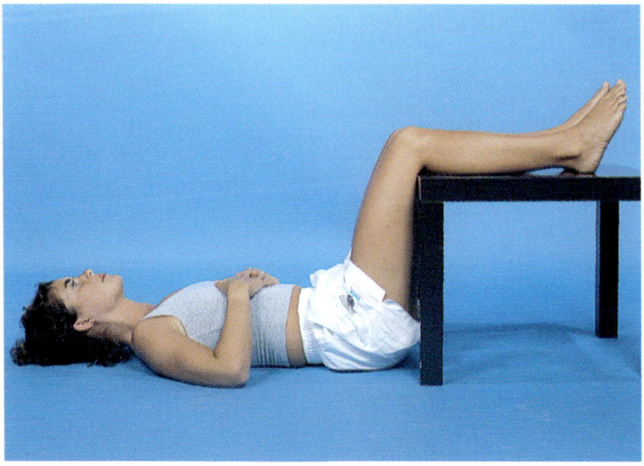

Abb. 9.15: Die Stufenlagerung (Psoasposition) erlaubt eine Entspannung der Muskulatur und schafft eine gewisse Schmerzlinderung.

Heilungsverlauf und Komplikationen

- Die meisten Personen, die einen Bandscheibenvorfall erleiden, erholen sich allmählich im Laufe der Zeit allein durch Schonung und Rückentraining.
- In Abhängigkeit von der Operationstechnik und dem Ausmaß der Verletzung kann ein Sportler nach einer Operation innerhalb von 6–10 Wochen aktiven Sport oder schwere körperliche Arbeit wieder aufnehmen.
- Die Ergebnisse der operativen Therapie sind gut: 95% der Patienten genesen vollständig.

Spinalkanalstenose

Die Wirbelsäule kann von einer Stenose betroffen sein (Einengung des Wirbelkanals). Neben einem Bandscheibenvorfall kann hier eine Abnutzung der Wirbelgelenke und Osteophytenbildung die Ursache sein. Dieser Zustand, der nicht häufig auftritt, betrifft zumeist Personen nach dem 60. Lebensjahr, insbesondere ehemalige Ringer und Gewichtheber, die strapaziösen Belastungen des Rückens, hauptsächlich der Lendenwirbelsäule ausgesetzt waren (Abb. 9.16).

Symptome und Diagnose

- Die Symptome sind oftmals unspezifisch mit diffusen Beschwerden.
- Die Schmerzen beginnen im Rücken, insbesondere beim Aufrichten aus der Vorneigung.
- Nach einer kurzen Gehstrecke werden Schmerzen und Schwäche in den Beinen verspürt. In Ruhe ist der Schmerz rückläufig, insbesondere wenn der Patient sich hinsetzt, kehrt aber nach kurzer Anstrengung wieder zurück.
- Eine Röntgenuntersuchung und CT oder MRT (Abb. 9.17) bestätigen die Diagnose.
- Andere Schmerzursachen, z.B. eine Arteriosklerose, müssen ausgeschlossen werden.

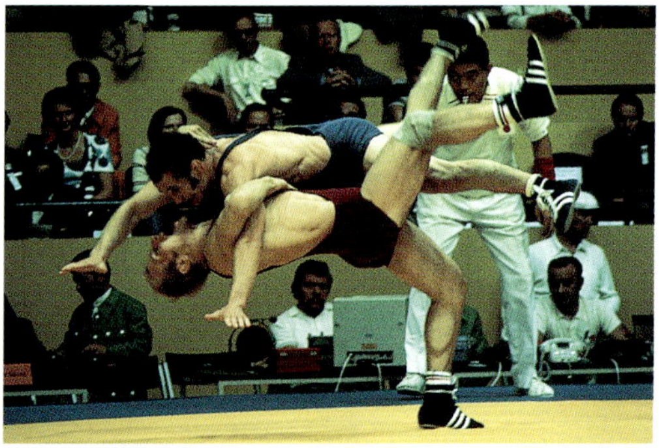

Abb. 9.16: Starke Belastungen des Rückens können im späteren Leben zu Problemen führen (mit freundlicher Genehmigung von All Sport, Fotograf: Tony Duffy).

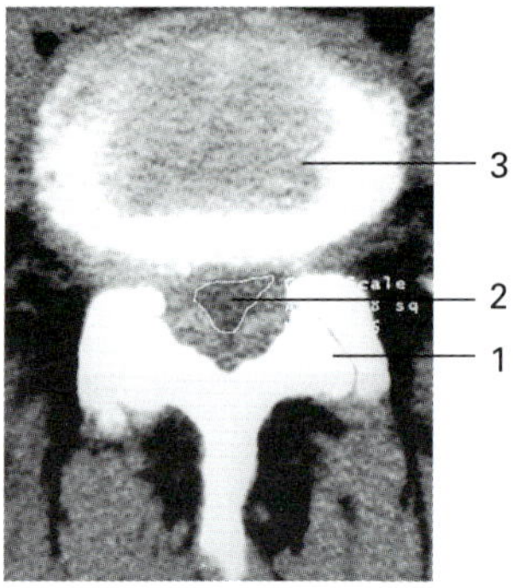

Abb. 9.17: CT-Bild einer lumbalen Spinalkanalstenose. Der verbleibende Raum für das Nervengewebe im Spinalkanal wird durch den gepunkteten Bereich gezeigt. 1, Wirbelbogen; 2, Spinalkanal; 3, Bandscheibe.

Behandlung

Der Arzt kann:
- Physiotherapie verschreiben;
- ein Korsett verschreiben;
- in Ausnahmefällen operieren und die Ursache der Einengung beseitigen. Es ist allerdings eine große Operation, und es besteht das Risiko eines Rückfalls.

Facettensyndrom

Die Gelenke zwischen den Wirbelbögen, die intervertebralen Facettengelenke, sind so ausgerichtet, dass sie die Rotationsfähigkeit der Wirbel begrenzen. Gäbe es keine Facettengelenke, würden sich die Bandscheiben infolge der Drehbewegungen in der Wirbelsäule schneller abnutzen.

Wenn die Bandscheiben von altersbedingten degenerativen Veränderungen betroffen sind, treten ein erhöhter Druck und eine Verschiebung der Wirbel auf, die Gefahr einer Bandscheibenkompression ist erhöht. Dies kann zu einer erhöhten Belastung der Gelenke führen, wodurch eine Osteoarthrose verursacht wird. Der Knorpel der Gelenkoberfläche wird zerstört, und die dann entstehenden Osteophyten drücken auf die Nerven, sodass es ohne Bandscheibenvorfall zur Schmerzausstrahlung kommt.

Symptome und Diagnose

- Das Facettensyndrom tritt nach dem 40. Lebensjahr auf und manifestiert sich als plötzlicher Schmerz im Lendenwirbelsäulenbereich.
- Ruhe verschlimmert die Schmerzen, Bewegung und Training hingegen lindern sie. Dies ist ein Merkmal, das diese Form der Osteoarthrose von anderen unterscheidet.
- Der Rücken ist verspannt und der Bewegungsumfang eingeschränkt.
- Druckempfindlichkeit besteht neben oder über den Dornfortsätzen, beim Strecken des Rückens werden Schmerzen verspürt.
- Beim Anheben des gestreckten Beines bestehen Schmerzen im Rücken und Gesäß.
- Eine Röntgenuntersuchung und CT oder MRT bestätigen die Diagnose.

Behandlung

Der *Arzt* kann:
- Physiotherapie verschreiben;
- Analgetika verschreiben;
- eine Wärmebandage für die Lendenwirbelsäule verschreiben;
- eine Lokalanästhetikainjektion an das betroffene Gelenk (unter Röntgenkontrolle) verabreichen;
- in wenigen Fällen operieren.

„Schwacher Rücken" (lumbale Insuffizienz)

Einige Menschen haben einen „schwachen Rücken". Dies bedeutet, dass sie Symptome wie Ermüdung, Verspannung und Schwäche begleitet von Schmerzen während oder nach einer leichten Belastung des Rückens aufweisen.

Behandlung

Der *Sportler* sollte:
- die Technik verbessern oder die Arbeitshaltung ändern, um die Symptome zu lindern;
- die Rückenmuskulatur durch ein umfassendes Training, das ein Bestandteil aller Trainingsprogramme sein sollte, stärken.

Der *Arzt* kann Physiotherapie mit einem Rückenmuskelprogramm verschreiben und den Sportler im Hinblick auf Hebetechniken beraten.

Juvenile Kyphose (Morbus Scheuermann)

Der Morbus Scheuermann ist ein erblicher Zustand, der zu einem fortschreitenden Rundrücken (Kyphose) führt und manchmal sportliche Aktivitäten behindern kann (Abb. 9.18). Die Beschwerden betreffen hauptsächlich heranwachsende Jungen. Normalerweise sind 3–5 Brustwirbel beteiligt, die eine Keilform annehmen.

Symptome und Diagnose

- Bei Belastung tritt schnell eine Ermüdung im Brustwirbelbereich auf, z.B. nachdem die betroffene Person den ganzen Tag in der Schule gesessen hat.
- Schwäche und Schmerzen werden bei anstrengenden Rückenübungen oder Belastung des Rückens verspürt.
- Häufig weisen Eltern oder Trainer den Arzt auf die Beschwerden hin, wenn sie Veränderungen in der Form des Rückens des Kindes bemerken.
- Man findet eine erhöhte Atemkapazität, z.B. bei Schwimmern und Schlittschuhläufern.
- Eine Röntgenuntersuchung oder ein CT oder MRT bestätigt die Diagnose. Jugendliche, die langfristig Rückenbeschwerden dieser Art haben, können geröntgt werden, um Infektionskrankheiten und Tumoren der Wirbelsäule auszuschließen.

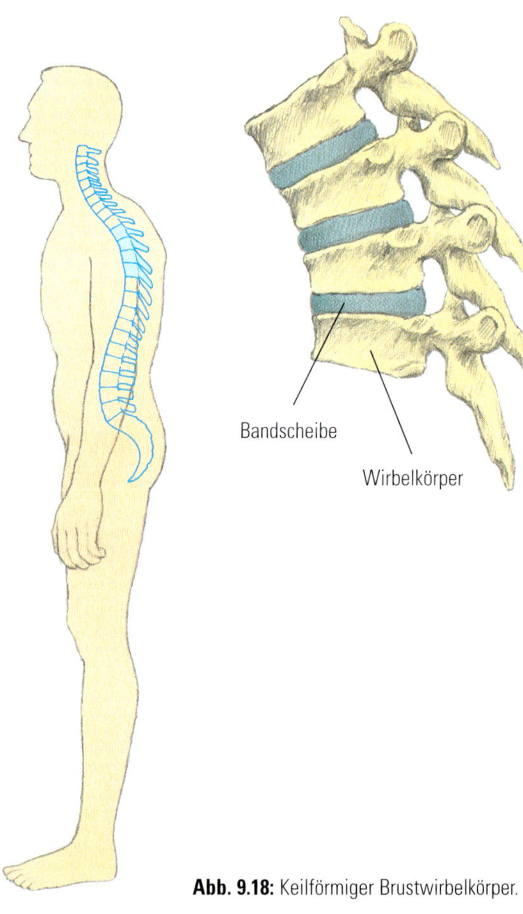

Abb. 9.18: Keilförmiger Brustwirbelkörper.

Behandlung

- Bei einem schwachen Rücken können Physiotherapie und Muskelkräftigungsübungen helfen.
- Die Erkrankung schreitet relativ langsam fort, bis das Skelett ausgewachsen ist. In Fällen mit außergewöhnlich schneller Progression wird ein Korsett oder eine Stütze verschrieben.

Heilungsverlauf und Komplikationen

- Diese Erkrankung führt nur sehr selten zu weiteren Symptomen, wenn erst einmal das Wachstum des Skelettes abgeschlossen ist.
- Personen, die unter dieser Rückenfehlstellung leiden, haben als Erwachsene bei der Arbeit eine geringere Rate von Fehltagen aufgrund von Rückenproblemen als andere Menschen.

Skoliose

Bei der Skoliose führt eine Seitausbiegung der Wirbelsäule nach rechts oder links zu einer S-Form (Abb. 9.19). Die Ursache dieses Beschwerdebildes, das heranwachsende Kinder betrifft, ist nicht bekannt. Oft wird die Skoliose vom Sportlehrer, Trainer oder den Eltern entdeckt und sollte dazu führen, dass ein Arzt aufgesucht wird. In der Normalbevölkerung tritt eine Skoliose bei etwa 5% aller Kinder auf. Häufiger findet sich jedoch eine gering ausgeprägte Skoliose bei Sportlern, die ein asymmetrisches Training ausführen, z.B. bei Tennisspielern und Speerwerfern. Speerwerfer, die mehr als 8 Jahre trainiert haben, können eine Skolioseform entwickeln, die ihnen kurzfristig

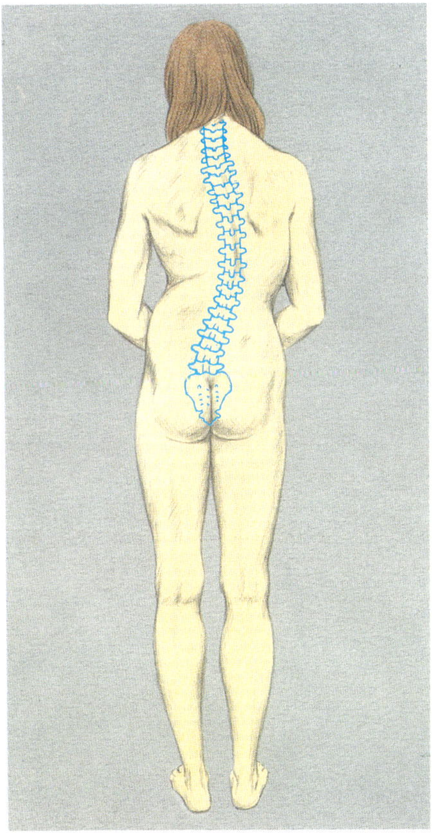

Abb. 9.19: Skoliose.

keinerlei Probleme verursacht. Die Erklärung hierfür kann im Wurfmechanismus liegen: Während des Wurfes wird der Körper zum werfenden Arm geneigt und dabei gedreht, während der Rücken eine verstärkte Lordose (Hohlkreuz) einnimmt. Wiederholtes Training mit Wurfbewegungen führt dazu, dass die obere Rückenmuskulatur auf einer Seite stärker entwickelt wird.

Symptome

Eine Skoliose führt kaum jemals zu Beschwerden oder Schmerzen und schließt körperliche Aktivität nicht aus. Das wichtigste Merkmal ist die Krümmung der Wirbelsäule, die durch eine Röntgenuntersuchung festgestellt wird. Eine schwere Skoliose kann Herz- und Lungenprobleme im mittleren Alter verursachen.

Behandlung

- Alle Kinder und Jugendlichen mit einer Skoliose sollten von einem Orthopäden behandelt werden.
- In leichten Fällen sollte der Patient beobachtet werden, in schweren Fällen kann ein Korsett oder eine Operation notwendig sein.

Spondylolyse und Spondylolisthesis

Ein Defekt im Wirbelbogen wird als Spondylolyse bezeichnet. Der Defekt kann angeboren sein oder durch Verletzung oder Überlastung mit nachfolgender Stressfraktur bedingt sein. Eine Spondylolyse schafft die Voraussetzung dafür, dass ein Wirbelkörper im Verhältnis zu dem darunter liegenden Wirbelkörper nach vorne gleiten kann. Sobald dies eingetreten ist, nennt man den Zustand Spondylolisthesis (Abb. 9.20). Je jünger die Person ist, die den Wirbelbogen-

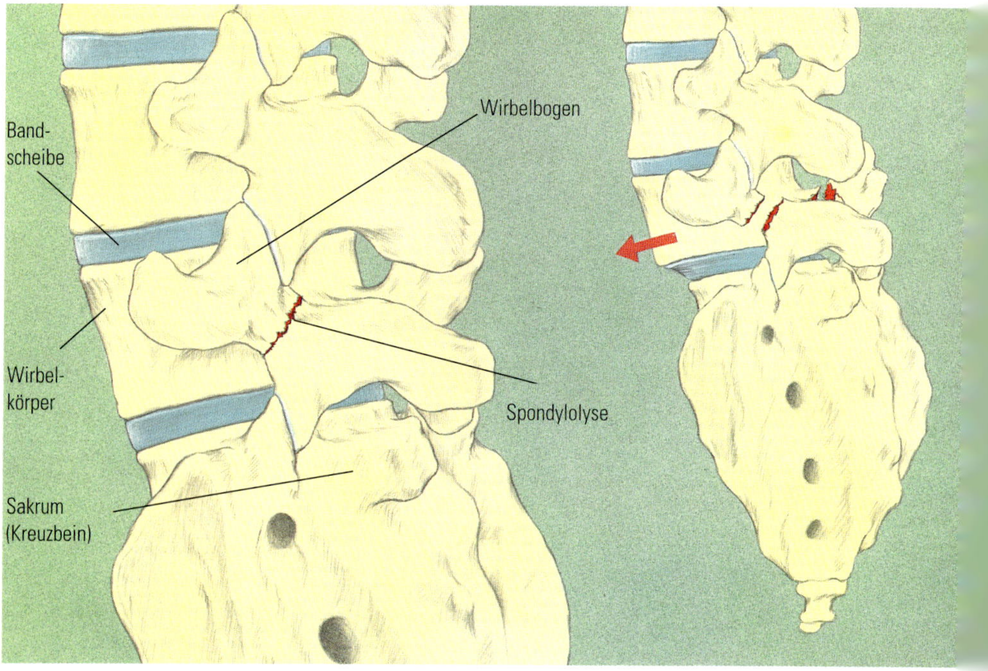

Abb. 9.20: (Links) Spondylolyse. **(Rechts)** Spondylolyse mit Spondylolisthesis. Die Verlagerung nach anterior wird durch den Pfeil angezeigt.

defekt erleidet, desto größer ist das Risiko des Vorwärtsgleitens des Wirbelkörpers; nach dem 25. Lebensjahr ist das Risiko sehr gering.

Die entstehenden Probleme werden zum Teil durch die Geschwindigkeit, mit der das Gleiten stattfindet, und zum Teil durch das Ausmaß des Wirbelgleitens bestimmt. Die Spondylolyse selbst kann Probleme wie Rückenschmerzen und eine Ischialgie verursachen. Diese werden durch einen lokalen Effekt auf die Nerven infolge von Veränderungen um den Bogendefekt herbeigeführt, ohne dass ein Gleiten aufgetreten ist. Die Symptome der Spondylolisthesis beginnen, sobald der Wirbelkörper nach vorne gleitet und so die Nervenwurzeln einer Kompression und Dehnung aussetzt. Bei heranwachsenden Jugendlichen treten die Symptome oftmals nach physischer Anstrengung auf.

Eine Spondylolisthesis kann bei ungefähr 3–7% der Bevölkerung auftreten. Normalerweise ist der fünfte Lendenwirbel betroffen. Bei Sportarten, in denen der Rücken starken Scherkräften ausgesetzt ist wie z.B. Kunstturnen, Kunstspringen, Speerwerfen, Ringen, Gewichtheben und Golf ist ein verhältnismäßig größerer Anteil der Sportler betroffen. Die Verletzung tritt v.a. bei heranwachsenden Jugendlichen auf, die Sportarten ausüben, die ein häufiges extremes Rückwärtsneigen der Wirbelsäule mit sich bringen, wie z.B. bei Turnern und Linemen beim American Football (Abb. 9.21).

Symptome und Diagnose

- Bei jungen Menschen ist Ermüdung von Schmerzen in der Lendenwirbelsäulenregion begleitet, am häufigsten nach physischer Anstrengung.
- Manchmal entwickeln sich in beiden Beinen ischialgiforme Beschwerden, wobei oft das Anheben sowohl des rechten als auch des linken gestreckten Beines Schmerzen verursacht. Bei der Untersuchung kann manchmal eine Stufe getastet werden.
- Eine Röntgenuntersuchung sollte in der Haltung ausgeführt werden, die beim Sportler die Schmerzen auslöst.
- Eine frühzeitige Schichtaufnahme kann Gewebeschäden wie eine Stressfraktur zeigen.
- Ein CT oder MRT (Abb. 9.22) bestätigt die Diagnose.

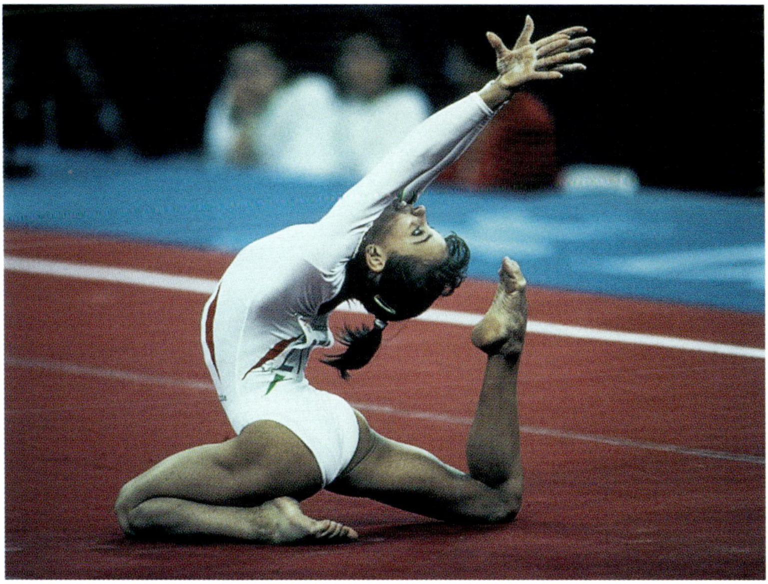

Abb. 9.21: In einigen Sportarten wird die Wirbelsäule häufig gebogen (mit freundlicher Genehmigung von All Sport, Fotograf: Yann Guichaoua).

Behandlung

Der *Sportler* sollte:

- schmerzhafte Aktivitäten unterlassen, bis die Symptome nicht mehr bestehen;
- einen Arzt um seine Meinung bitten;
- in den meisten Fällen das Training weiterführen, vorausgesetzt, dass der Rücken vor Überlastung geschützt ist, keine ischialgiformen Symptome bestehen und die Symptome nicht schlimmer werden. Übungen, die die Vorbeugung betonen, sollten verordnet werden. Streckübungen sollten vermieden werden, da sie die Scherbelastung über dem Defekt erhöhen. Junge Menschen vor dem 16.–18. Lebensjahr sollten extreme Bewegungen in der Lendenwirbelsäule vermeiden.

Der *Arzt* kann:

- einen Sportwechsel empfehlen;
- Schonung während der akuten Phase der Verletzung verordnen;
- Physiotherapie mit einem Rückenmuskelprogramm verschreiben, im Hinblick auf Hebetechniken beraten;
- ein weiches Korsett und eine lumbale Wärmebandage verschreiben (vgl. Abb. 9.8);
- bei Ermüdungsbrüchen eine feste Lendenwirbelsäulenstütze wie das Boston-Korsett verschreiben;
- bei Versagen anderer Therapien operieren;
- heranwachsende Jugendliche mit dieser Erkrankung beobachten und jährliche Röntgenuntersuchungen durchführen.

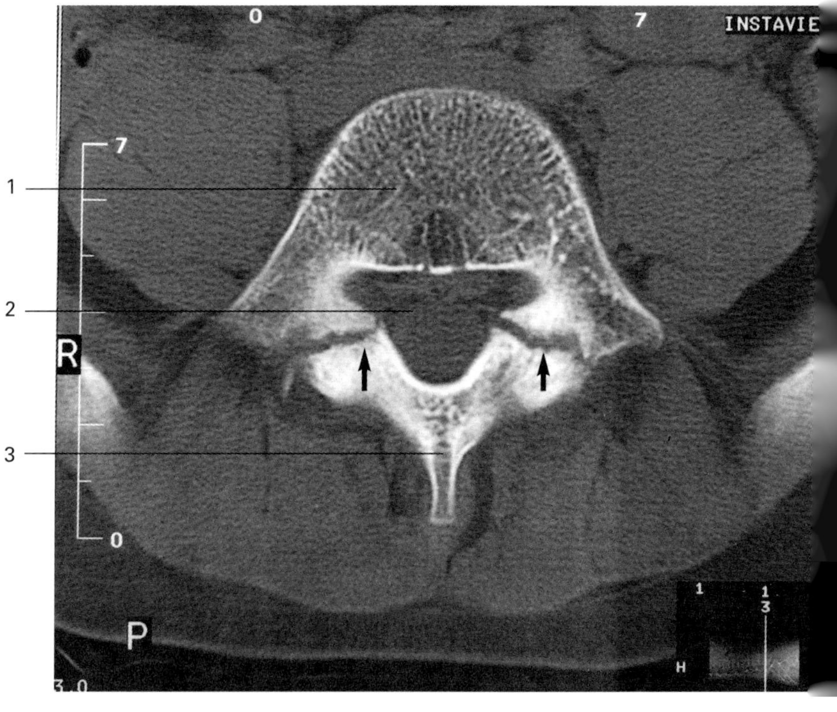

Abb. 9.22: Das CT-Bild zeigt eine Spondylolyse des fünften Lendenwirbels. Man beachte den Defekt im Wirbelbogen (Pfeile). 1, Wirbelkörper; 2, Spinalkanal; 3, Wirbelbogen.

Spondylitis ankylosans

Die Spondylitis ankylosans, die auch als Morbus Bechterew oder Pelvospondylitis ossificans bekannt ist, befällt hauptsächlich das Sakroiliakalgelenk, die Intervertebralgelenke und das vordere Längsband der Wirbelsäule, welches allmählich verknöchern kann. Normalerweise sind Männer im jungen und mittleren Lebensalter betroffen, und der Verdacht auf einen Morbus Bechterew sollte bei chronischen, aber nicht starken Schmerzen im Lendenwirbelsäulenbereich geäußert werden. Der Zustand tritt immer zusammen mit anderen Erkrankungen auf. Von den Männern, die unter dieser Erkrankung leiden, zeigen 75% eine chronische Entzündung der Prostata (chronische Prostatitis), 20% haben eine entzündliche Darmerkrankung und 5% eine Psoriasis. Bei Frauen tritt die Spondylitis ankylosans in 80% zusammen mit einer entzündlichen Darmerkrankung auf, 15% haben einen wiederkehrenden Harnwegsinfekt und 5% eine Psoriasis.

Symptome und Diagnose

- Es bestehen Morgensteifigkeit und Schmerzen.
- Rückenschmerzen stören den Nachtschlaf.
- Die Schmerzen strahlen in die Leistenregion und in die Beine aus.
- Andere Gelenke können ebenfalls betroffen sein, z.B. Hüfte, Schulter und Zehengelenke. Eine zunehmende Kyphosierung kann auftreten.
- Wiederkehrende Augenentzündungen (Iritis) können auftreten.
- Spezielle Bluntuntersuchungen können die Diagnose bestätigen.
- Eine frühzeitige Schichtaufnahme ist sinnvoll.
- Eine Röntgenaufnahme des Sakroiliakalgelenkes kann Unregelmäßigkeiten im Gelenk zeigen. Wenn die Brust- und Lendenwirbelsäule geröntgt werden, kann eine frühzeitige Verknöcherung des vorderen Längsbandes ebenso festgestellt werden wie eine Kastenwirbelbildung.

Behandlung

Der *Sportler* sollte:
- die betroffenen Gelenke entlasten;
- schnelle Drehbewegungen vermeiden;
- Kälte und Zug vermeiden;
- eine Wärmebandage tragen;
- einen Arzt konsultieren.

Der *Arzt* kann:
- Übungen und Physiotherapie verschreiben, um der inkorrekten Haltung entgegenzuwirken und die Rücken-, Schulter- und Hüftbeweglichkeit zu verbessern;
- Antiphlogistika verschreiben;
- andere Begleiterkrankungen behandeln.

Heilungsverlauf und Komplikationen

Aktive Bewegungsübungen sollten frühzeitig begonnen werden. Die Erkrankung, unter der der Patient neben der Spondylitis ankylosans leidet, sollte jedoch behandelt werden, bevor Training und Wettkampf wieder aufgenommen werden. In den frühen Stadien und während symptomfreier Perioden können sportliche Aktivitäten ohne wesentliche Einschränkungen fortgeführt werden, obwohl ein Arzt konsultiert werden sollte. Bei Exazerbation der Erkrankung sollte die sportliche Aktivität eingeschränkt werden.

Literatur

Keen JS, Albert MG, Springer SL, Drummond D, Clancy WG (1989) Back injuries in college athletes. Journal of Spinal Disorders 2: 190–195.

Marks M, Haas H, Wies SW (1988) Low back pain in competitive tennis players. Clinical Sports Medicine 7: 277–287.

Micheli LJ (1985) Back injuries in gymnastics. Clinical Sports Medicine 4: 85–93.

10 Leiste und Oberschenkel

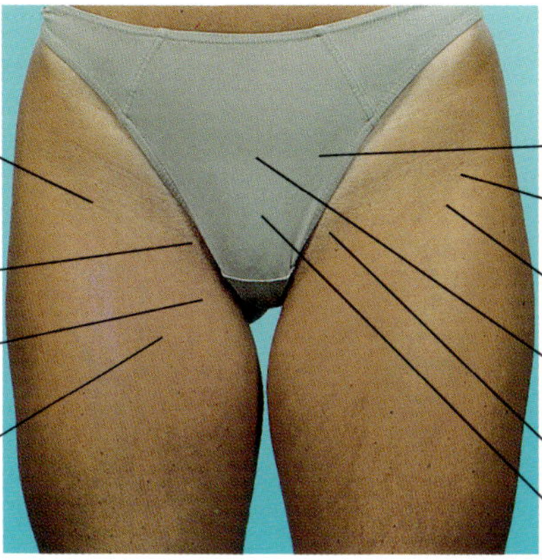

Abb. 10.1: Vorderansicht und Lokalisation möglicher Verletzungen.

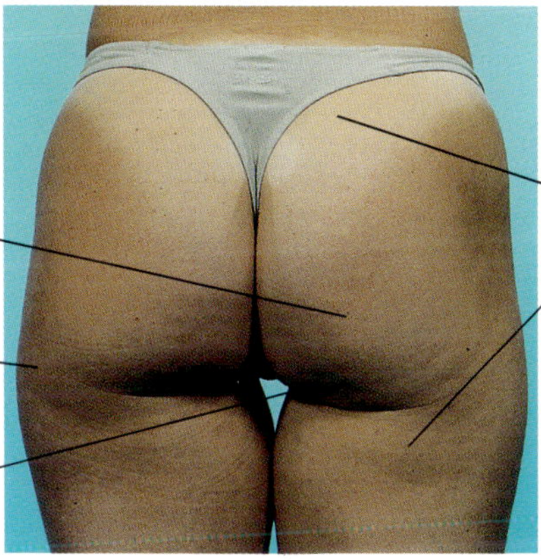

Abb. 10.2: Rückansicht und Lokalisation dort auftretender Verletzungen.

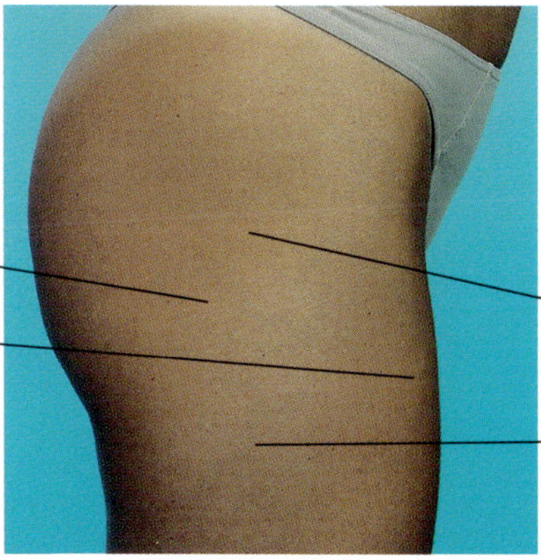

Abb. 10.3: Seitansicht und Lokalisation möglicher Verletzungen.

Leistenschmerzen

Leistenschmerzen sind ein häufiges Problem bei Sportlern: Beim Fußball treten sie in 5–13% der Verletzungen bei Männern und in 4–5% der Verletzungen bei Frauen auf. Sie sind eines der schwierigsten Probleme in der Sportmedizin. Eine Leistenverletzung kann akut auftreten, sie führt jedoch oftmals zu chronischen Schmerzen mit diffusen Symptomen, die schwer zu charakterisieren sind, und aus diesem Grunde sind diese Verletzungen oft schwer zu lokalisieren und zu diagnostizieren. Eine erfolgreiche Behandlung hängt jedoch von einer korrekten Diagnosestellung ab. Der untersuchende Arzt, Physiotherapeut oder Trainer muss ein umfassendes Wissen der differenzialdiagnostischen Möglichkeiten der Leistenregion besitzen. Für ein erfolgreiches Behandlungsergebnis ist häufig Teamwork erforderlich. Idealerweise sollte dieses Team nicht nur aus einem operativ tätigen Orthopäden und einem Hausarzt bestehen, sondern auch aus einem erfahrenen Radiologen, einem Allgemeinchirurgen, Gynäkologen und Neurologen. Auch sollten ein erfahrener Trainer und Physiotherapeut beteiligt sein.

Die häufigste Lokalisation der Leistenschmerzen ist im Bereich der Adduktorenmuskel-Sehnen-Region, der Schmerz ist normalerweise durch Überlastungsverletzungen der Muskel-Sehnen-Verbindung des Adductor longus verursacht. Diese Verletzungen treten überwiegend beim Fußball und Eishockey auf, können aber auch in vielen anderen Sportarten beobachtet werden (Abb. 10.4).

Eine weitere häufige Ursache von Leistenschmerzen ist eine Hernie. Bei Sportlern mit diffusen Leistenschmerzen, bei denen die genaue Diagnose schwierig zu stellen ist, sollte der Arzt vernünftigerweise auch an eine Hernie denken. Der hernienbedingte Schmerz konzentriert sich normalerweise auf die Leistenregion und strahlt lateral entlang des Leistenbandes und proximal in die Muskulatur und zur gegenüberliegenden Seite aus. Dieser Schmerz kann erhebliche chronische Beschwerden verursachen. Radikulär ausstrahlende Schmerzen treten bei etwa 30% der Fälle auf. Diese Patienten sollten von einem Allgemeinchirurgen untersucht werden. Eine Herniographie hat sich als erfolgreich bei der Diagnose intraabdomineller Hernien erwiesen. Die sog. weiche Leiste mit Schwäche der Leistenkanalhinterwand als Ursache chronischer Schmerzen, ohne dass eine tatsächliche Hernie vorliegt, wird zunehmend von praktischen Ärzten erkannt. Andere Ursachen für Leistenschmerzen sind eine Osteitis pubis, Hüftschmerzen unterschiedlicher Ätiologie, Bursitis, schnappende Hüfte, Nervenkompressionsverletzungen, Stressfrakturen, Infektionen wie eine Prostatitis, Harnwegsinfektionen und Tumoren.

Das Wissen über chronische Leistenschmerzen ist immer noch begrenzt und basiert im Wesentlichen auf klinischer Erfahrung. Leistenverletzungen selbst müssen nicht schwer sein, sie können jedoch zu chronischen Schmerzen führen und die sportlichen Fähigkeiten und Leistungen beeinträchtigen, wenn sie nicht korrekt diagnostiziert und prompt behandelt werden.

Funktionelle Anatomie

Die Anatomie der Hüfte und Leiste ist komplex (Abb. 10.5). Neben zahlreichen Muskeln und Sehnen gibt es hier auch Drüsen, Schleimbeutel und andere Weichteilgewebe, die sich entzünden und an den Verletzungen beteiligt sein können.

Die Knochen sind das Becken, die Hüftknochen, das Kreuzbein und das Steißbein. In den Gelenken des Beckens gibt es nur wenig Bewegung und keine Muskeleinwirkung. Das Becken dient als gewichttragende Verbindung zwischen den unteren Extremitäten und dem Rumpf. Das Hüftgelenk ist sehr stabil. Die Kraft, die über das Hüftgelenk übertragen wird, beträgt das 2,6fache des Körpergewichtes. Laufen erhöht diese Kraft auf das 5fache des Körpergewichtes bei der Standphase und auf das 3fache des Körpergewichtes während der Schwungphase.

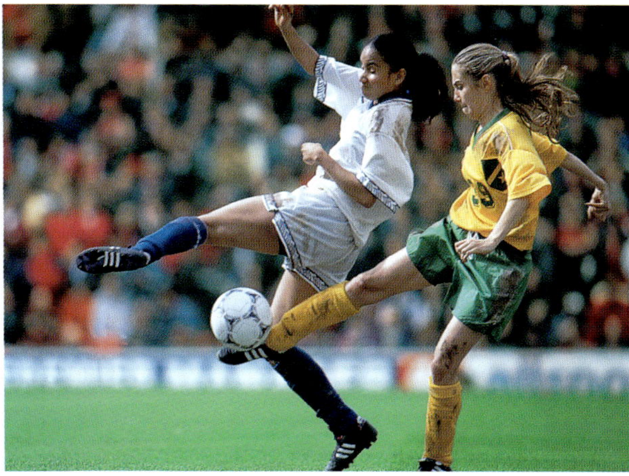

Abb. 10.4: Leistenschmerzen können beim Fußball auftreten (mit freundlicher Genehmigung von All Sport: Fotograf, Mike Powell).

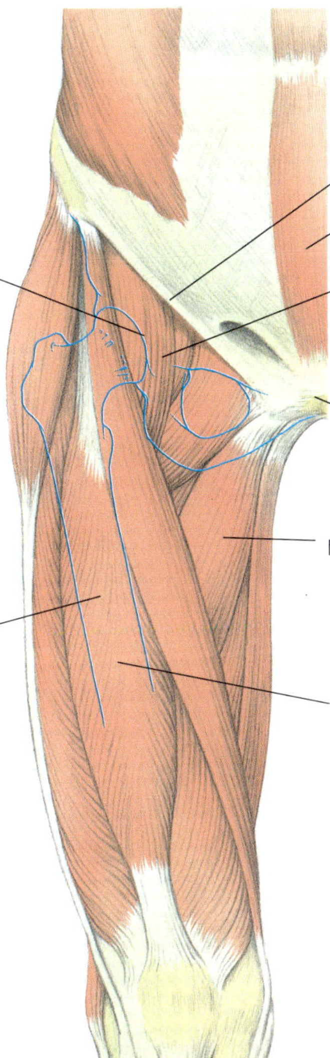

Abb. 10.5: Schaubild der Muskulatur in der Leistenregion.

Leistenverletzungen

Überlastung der Muskel-Sehnen-Einheit der Adduktoren

Die Muskeln, die das Bein nach innen ziehen (im Hüftgelenk adduzieren), sind hauptsächlich der Adductor longus, der Adductor magnus, der Adductor brevis und die Pectinaeusmuskulatur. Der Gracilismuskel und die unteren Fasern des Glutaeus maximus wirken ebenfalls als Adduktoren. Dennoch ist es zumeist der Adductor longus, der bei sportlicher Aktivität geschädigt wird.

Die Sehne des Musculus adductor longus entspringt am Schambein und setzt an der Mitte der Femurrückseite an (Abb. 10.6). Eine Überlastung kann durch Seitwärtstritte im Fußball, hartes Laufbahntraining und das Nachinnenziehen

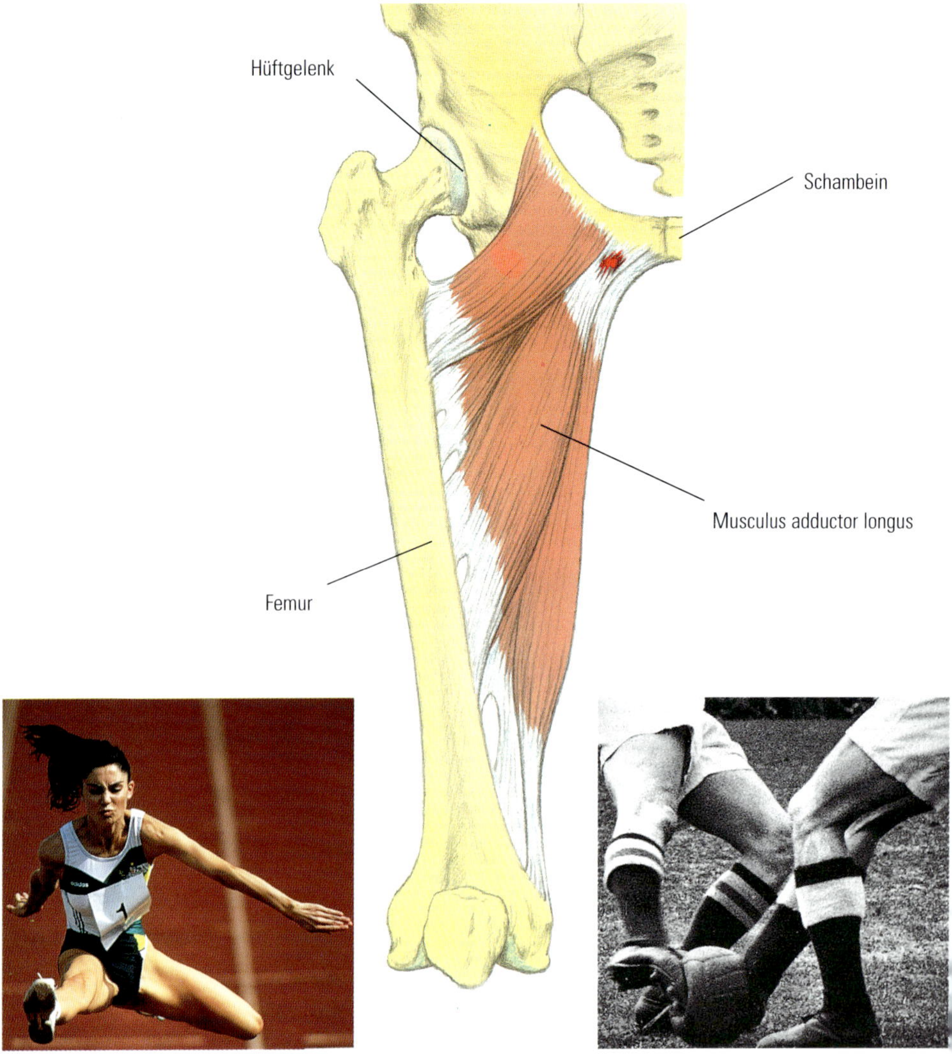

Abb. 10.6: Im Bereich der Adduktoren treten häufig Überlastungen und Risse auf. **(Unten)** Eine plötzliche Anspannung der Adduktorenmuskulatur kann in vielen Sportarten auftreten (mit freundlicher Genehmigung von All Sport).

des freien Beines beim Schlittschuhlaufen verursacht werden. Die Überlastung tritt auch häufig bei Handball- und Eishockeyspielern, Skiläufern, Gewichthebern, Hürdenläufern und Hochspringern auf. Die Symptome können schleichend beginnen, vielleicht während eines Trainingscamps oder anderer intensiver Trainingsperioden.

Symptome und Diagnose

- Die Schmerzen können oft am Ursprung oder an der Verbindung der Muskel-Sehnen-Einheit lokalisiert sein und in die Leistenregion ausstrahlen. Häufig nimmt der Schmerz zu Beginn der Belastung ab und kann vollständig verschwinden, jedoch nur, um nach dem Training mit größerer Intensität zurückzukehren. Es besteht die Gefahr, dass die Sportler in einen Schmerzkreislauf geraten und dieser Zustand schwer zu behandeln ist.
- Druckempfindlichkeit wird an einem besonderen Punkt am Schambein über dem Muskelursprung verspürt, die Druckempfindlichkeit ist umschrieben.
- Der Schmerz kann durch Zusammendrücken der Beine gegen Widerstand ausgelöst werden (Abb. 10.7).
- Häufig besteht eine Funktionsbeeinträchtigung. Manchmal kann der Sportler nicht laufen, aber er schafft es, Rad zu fahren. Der Sportler sollte nicht an Sportarten mit explosiven Bewegungen teilnehmen.
- Eine Röntgenuntersuchung kann Kalzfikationen im Bereich des Muskelursprungs am Schambein zeigen.
- Ein MRT oder eine Ultraschalluntersuchung kann hilfreich sein.

Der Abstand zwischen den Ursprüngen des Adductor longus und rectus abdominis ist klein, und entzündliche Veränderungen betreffen wahrscheinlich beide Muskeln gleichzeitig.

Präventivmaßnahmen

Präventives Training mit besonderen Kraft- und Beweglichkeitsübungen (S. 507) ist unverzichtbar und sollte in jedes Trainingsprogramm als integrierter Bestandteil des Aufwärm- und Auslauftrainings eingeschlossen werden. Der Trainer sollte sich dem Leistungszustand der verschiedenen Sportler bewusst sein und sollte, wenn möglich, das Training dementsprechend individuell variieren. Sportler, die sich einem guten Basis-Fitnesstraining unterziehen, verletzen sich seltener als andere, und dies trifft insbesondere für Muskelverletzungen zu.

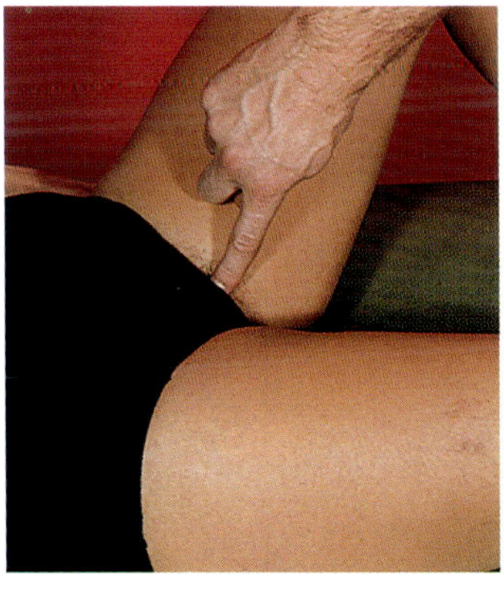

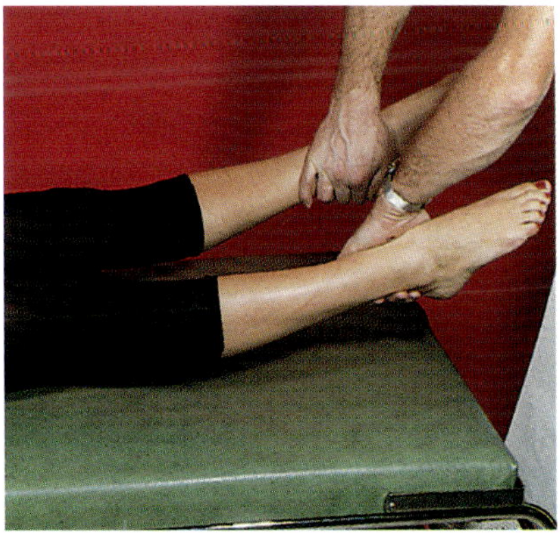

Abb. 10.7: (Links) Es besteht eine Druckempfindlichkeit am Ursprung der Muskulatur am Schambein. **(Rechts)** Schmerzen können im verletzten Bereich ausgelöst werden, wenn die Beine gegen Widerstand nach innen gedrückt werden.

Behandlung

Der Sportler sollte:

- schmerzhafte Aktivitäten vermeiden, sobald er Schmerzen in der Leistenregion verspürt. Der Zustand wird sich dann schnell ohne weitere Behandlung bessern (dies basiert auf der Annahme, dass der verletzte Sportler Training und Wettkampf nicht wieder aufnimmt, bis keine Druckempfindlichkeit oder Schmerzen mehr bestehen, wenn das Bein unter Belastung bewegt wird);
- allgemeine Wärmebehandlung in Form von heißen Bädern anwenden;
- eine Grundkondition durch Fahrradfahren (vorzugsweise auf einem Heimtrainer) oder durch Kraulschwimmen aufrechterhalten, aber nur wenn diese Aktivitäten schmerzfrei möglich sind;
- lokale Wärme anwenden und bei chronischen Beschwerden eine Wärmebandage tragen (Abb. 10.8).

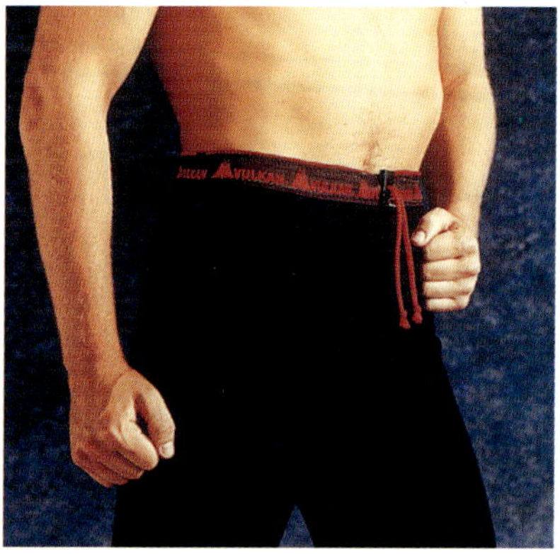

Abb. 10.8: Wärmebandage bei Leistenschmerzen.

Der *Arzt* kann:

- antiphlogistische Medikamente verschreiben;
- ein spezielles Muskeltrainingsprogramm verschreiben, vorzugsweise unter der Überwachung eines Physiotherapeuten oder Sporttrainers (s.u.);
- eine Steroidinjektion im Bereich des betroffenen Muskel- oder Sehnenansatzes verabreichen und auch 1–2 Wochen Schonung vor übermäßigem Training nach der Injektion verschreiben (die Injektion sollte nur verabreicht werden, wenn eine umschriebene Druckempfindlichkeit über den knöchernen Ansatzstellen besteht);
- lokale Wärme oder andere Behandlung verschreiben;
- bei verzögerter Heilung operieren. Die Operation besteht oft in einer Einkerbung der Sehne und/oder lokalen Entfernung von geschädigtem Sehnengewebe.

Das folgende Trainings- und Rehabilitationsprogramm ist für jeden geeignet, der eine Verletzung des Musculus adductor longus erlitten hat:

1. Aufwärmen: leichtes dynamisches Training für 5–10 min, wie z.B. auf einem Heimtrainer.
2. Isometrisches Training ohne Belastung der Adduktorenmuskulatur bis zur Schmerzgrenze bei unterschiedlicher Winkelung des Hüftgelenkes.
3. Dynamisches Training ohne Widerstand.
4. Isometrisches Training mit schrittweiser Steigerung der externen Belastung.
5. Dehnungsübungen (S. 508).
6. Dynamisches Training mit schrittweiser Belastungssteigerung.

7. Technikspezifische Koordinationsübungen oder propriozeptives Training.
8. Sportspezifisches Training.

Heilungsverlauf und Komplikation

Die Übungen und Bewegungen, die den entzündlichen Zustand in der Adduktorenmuskulatur ausgelöst haben, sollten nicht vor Abklingen der Schmerzen und Druckempfindlichkeit wieder aufgenommen werden. Wenn der verletzte Sportler unmittelbar nach Schmerzbeginn Schonung einhält, heilt die Verletzung innerhalb von 1–2 Wochen, wenn jedoch das Training zu früh wieder aufgenommen wird, kann die Behandlung wesentlich schwieriger sein. Wird der Zustand nicht korrekt behandelt, besteht das Risiko der verzögerten Heilung oder Chronifizierung. Oft kann der Sport innerhalb von 1–3 Monaten wieder aufgenommen werden. Bei chronischen Fällen kann ein sehr viel längerer Zeitraum erforderlich sein, wenn nach einer Operation keine korrekte Behandlung erfolgt; eine Rückkehr zum Sport kann dann nach 3–5 Monaten möglich sein.

Rupturen der Adduktorenmuskulatur

Die Adduktorenmuskulatur kann partiell oder vollständig rupturieren. Vollständige Rupturen sind normalerweise im Muskelansatz am Femur lokalisiert, sie können aber auch am Muskelursprung am Schambein auftreten. Teilrupturen treten normalerweise am Muskel-Sehnen-Übergang auf (Abb. 10.9). Eine Ruptur des Musculus adductor longus kann auftreten, wenn die Adduktorenmuskeln angespannt und überbelastet sind, z.B. beim Fußball, wenn beim Treten des Balles mit der Innenseite des Fußes gleichzeitig der Fuß eines Gegners getroffen wird oder wenn ein schneller Antritt oder eine plötzliche Drehung durchgeführt werden oder der Spieler in den Ball oder Gegner hineinrutscht (gliding tackle).

Symptome und Diagnose

- Der Sportler erfährt einen plötzlichen, vorübergehenden, stechenden Schmerz in der Leistenregion. Beim Versuch, die Aktivität wieder aufzunehmen, kehren die Schmerzen zurück.
- Eine lokale Einblutung kann zur Schwellung und Hämatomverfärbung führen, die jedoch erst einige Tage nach der Verletzung sichtbar werden kann.
- Wenn der Muskel nicht angespannt werden kann, ist der Verdacht auf eine vollständige Ruptur begründet.
- Bei einer Ruptur im Muskel-Sehnen-Übergang ist ein Defekt im Verletzungsbereich tastbar, und der Muskel hat an dieser Stelle die größte Druckempfindlichkeit.
- Die klinische Untersuchung sollte sowohl bei entspannter als auch bei angespannter Muskulatur und gegen Widerstand durchgeführt werden.
- Bei Sportlern mit Leistenschmerzen sollte stets eine Röntgenaufnahme angefertigt werden. Wenn eine Schwellung besteht, wie bei einer vollständigen Ruptur, sollte eine MRT oder Ultraschalluntersuchung durchgeführt werden.

Behandlung

Der *Sportler* sollte:
- die Verletzung sofort durch Kühlung, Kompression, Bandagieren und Hochlagerung behandeln;
- sich anfänglich schonen (Gehstützen können hilfreich sein);
- schmerzverursachende Aktivitäten vermeiden;
- vorsichtige Übungen beginnen und den Bewegungsumfang aufrechterhalten.

Der *Arzt* kann:
- eine Teilruptur wie auf S. 32 beschrieben behandeln. Eine Teilruptur wird unter Narbenbildung und entzündlicher Reaktion nach der akuten Phase ausheilen;
- bei vollständigen Rupturen operieren;
- bei Teilrupturen und chronischen Schmerzen nach erfolgloser konservativer Therapie operieren.

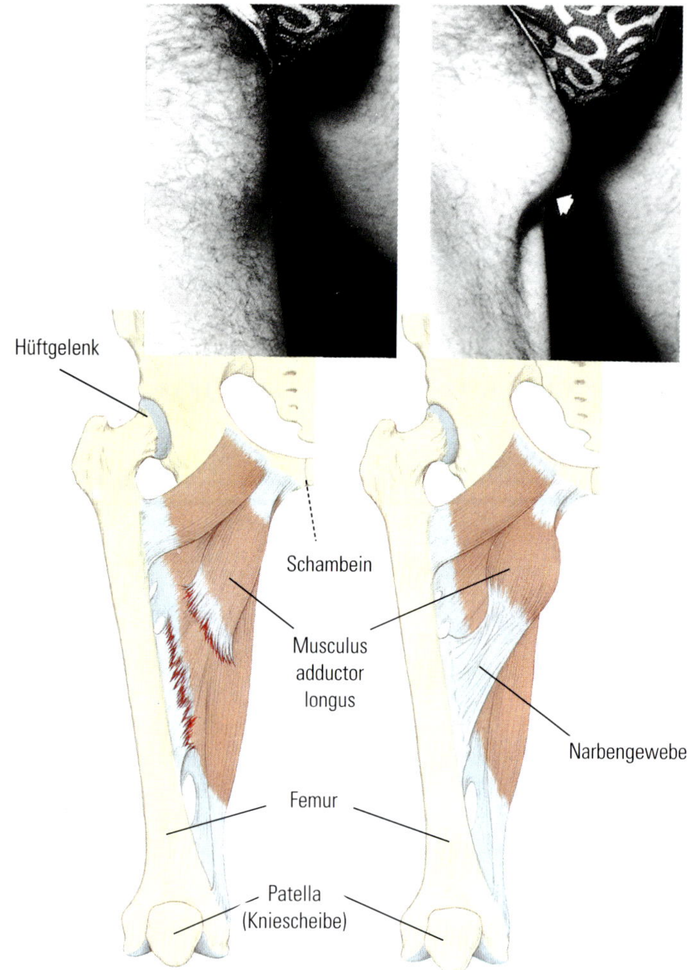

Abb. 10.9: Beispiel für eine vollständige Ruptur am Ansatz des Muskels, der das Bein nach innen zieht (Muculus adductor longus). **(Oben links)** Entspannter Muskel. **(Oben rechts)** Angespannter Muskel. **(Unten links)** Riss im Muskelansatz am Oberschenkelknochen (Femur). **(Unten rechts)** Heilung mit Narbengewebe.

Heilungsverlauf und Komplikationen

Während der Rehabilitationszeit sollte der verletzte Sportler mit Muskeltraining (S. 509), Radfahren, leichtem Joggen, Schwimmen und allmählich zunehmendem Konditionstraining fortfahren. Erst wenn die verletzte Muskelgruppe bei Belastung völlig schmerzfrei ist, kann der Sportler das reguläre Training wieder aufnehmen. Auch hierbei sollte die Intensität anfänglich begrenzt und dann schrittweise gesteigert werden. Wettkämpfe sollten vermieden werden, bis die Verletzung vollständig ausgeheilt ist und der Sportler bei vollem Training unter Wettkampfbedingungen getestet wurde. Eine vollständige Ruptur des Musculus adductor longus kann auftreten, ohne wesentliche Beschwerden zu verursachen. Sie kann allerdings auch dazu führen, dass der Betroffene einen Tumor vermutet, wenn der Muskelbauch infolge kompensatorischen Wachstums an Größe zunimmt.

Überlastungsverletzung des Musculus iliopsoas

Der Musculus iliopsoas ist der bei weitem stärkste Beuger des Hüftgelenkes. Er entspringt an den Lendenwirbeln (Psoas) und der Innenseite des Hüftbeines (Ileum) und setzt am Trochanter minor an (Innenseite des Femurschaftes). Eine Belastung des Muskels bedeutet im Wesentlichen eine Belastung der Ansatzstelle. Überlastungsverletzungen der Iliopsoasmuskulatur können beim Krafttraining mit Gewichten und gleichzeitigen Kniebeugen auftreten, bei Sit-ups, beim Rudern, bei Konditionsläufen im Schnee, beim Bergauflaufen, bei intensivem Schusstraining im Fußball, beim Badminton, Weitsprung, Hochsprung, Hürdenlauf und bei Hindernisrennen im Galoppsport.

Hinter der Sehne des Iliopsoas liegt die Bursa iliopectinea, welche die Sehne halbkreisförmig umgibt und sich entweder isoliert oder gleichzeitig mit der Sehne des Musculus iliopsoas entzünden kann (Abb. 10.10). Da diese Krankheitsbilder nur schwer voneinander zu unterscheiden sind, werden sie im Folgenden gemeinsam behandelt.

Symptome und Diagnose

- Die Verletzung kann dazu führen, dass der Sportler in einen Schmerzkreislauf gerät.
- Druckschmerzen an der Ansatzstelle der Sehne am Femur können vorhanden sein, bei sehr muskulösen Sportlern kann dies jedoch schwierig nachzuweisen sein.
- Bei Beugung des Hüftgelenkes gegen Widerstand können Schmerzen in der Leistenregion entstehen.

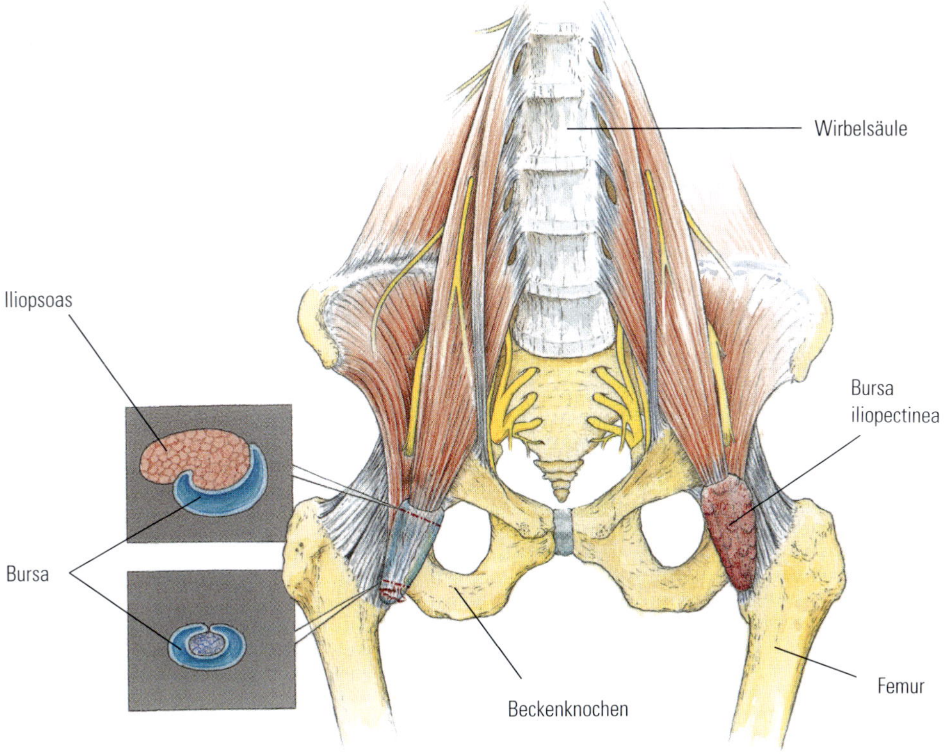

Abb. 10.10: Die Muskel-Sehnen-Einheit des Iliopsoas und die Bursa iliopectinea.

- Wenn sowohl Bursa als auch Sehne des Iliopsoas entzündet sind, kann ein Gefühl der Spannung und Schwellung in der Leistenregion entstehen. Bei einem muskulösen Menschen kann die Bursa, auch wenn sie durch eine Flüssigkeitsansammlung aufgetrieben ist, nur schwer zu tasten sein.

Behandlung

Der *Sportler* sollte:
- sich anfänglich schonen; eine allmähliche Aktivitätssteigerung kann toleriert werden;
- lokal Wärme anwenden und eine Wärmebandage tragen.

Der *Arzt* kann:
- antiphlogistische Medikamente verschreiben;
- ein Muskeltrainingsprogramm verordnen (S. 509);
- eine Steroidinjektion in den Muskelansatzbereich verabreichen, anschließend müssen für 1–2 Wochen anstrengende Aktivitäten und solche mit Schnellkraftbelastung vermieden werden;
- die Bursa punktieren, um die Diagnose zu bestätigen. Die Punktion kann schwierig sein und sollte daher unter Durchleuchtungskontrolle durchgeführt werden. Nach Punktion der Bursa kann 1 ml eines Steroidpräparates injiziert werden.

Bei Anzeichen einer wiederkehrenden Verletzung der Leistenmuskulatur sollte der Sportler sich schonen und schmerzauslösende Aktivitäten vermeiden, da es sonst leicht zu langwierigen chronischen Verläufen kommen kann.

Ruptur der Muskel-Sehnen-Einheit des Iliopsoas

Die Ruptur der Muskel-Sehnen-Einheit des Iliopsoas ist selten. Normalerweise tritt sie im Muskel-Sehnen-Übergang oder im Sehnenansatz am Trochanter minor auf, manchmal wird ein Knochenfragment ausgerissen.

Symptome und Diagnose

- Der Schmerz tritt plötzlich auf, wie ein Stich in die Leiste und kehrt zurück, sobald der verletzte Sportler versucht das Hüftgelenk zu beugen.
- Bei einer Teilruptur verspürt der Verletzte einen tief liegenden Schmerz im Ansatzbereich des Iliopsoas an der Innenseite des Femur, wenn die Hüfte gegen Widerstand gebeugt wird.
- Im Bereich des Sehnenansatzes können eine Schwellung und Druckempfindlichkeit vorliegen.
- Bei einer vollständigen Ruptur ist eine deutliche Schwäche bei der Hüftbeugung erkennbar.
- Manchmal kann ein Knochenfragment abgerissen sein, somit ist eine Röntgenaufnahme erforderlich, insbesondere bei Heranwachsenden.

Behandlung

- Eine Teilruptur des Muskel-Sehnen-Komplexes sollte genauso behandelt werden wie eine Ruptur der Adduktorenmuskulatur.
- Die vollständige Ruptur des Iliopsoas macht eine operative Therapie erforderlich.

Schnappende Hüfte

Das Syndrom der „schnappenden Hüfte" kann sowohl durch Verletzung innerhalb als auch außerhalb des Hüftgelenkes verursacht werden. Der Zustand ist nicht klar definiert und Ursachen können die folgenden sein:

1. Laterales Schnappen: Der verdickte Tractus iliotibialis gleitet über den Trochanter major oder eine verdickte Bursa.
2. Vorderes tiefes Schnappen:
   - Die Iliopsoassehne gleitet über die Vorderseite des Hüftgelenkes (Eminentia iliopectinea) und durch die Bursa iliopectinea, die entzündet und verdickt sein kann.
   - Das Ligamentum iliofemorale gleitet über den Hüftkopf.
   - Intraartikuläre Pathologie: freie Gelenkkörper, Risse des Labrum usw. innerhalb des Gelenkes.

Das Schnappen in Verbindung mit Hüftgelenkbewegungen ist die Ursache der Beschwerden. Manchmal treten auch Schmerzen bei diesem Syndrom auf, das vorwiegend bei Frauen beobachtet wird. Druckempfindlichkeit und Schmerzen stellen die Indikation zu einer aktiveren Therapie dar. Die biomechanischen Gründe für das Schnappen sollten untersucht werden. Manchmal ist bei Patienten mit anhaltenden Symptomen die operative Behandlung indiziert.

Das Schnappen der Iliopsoassehne, wenn sie über die Eminentia iliopectinea und durch die Bursa gleitet, tritt bei Abduktion (vom Körper weg) und Außenrotation der Hüfte auf. Um eine Bursitis darzustellen, kann eine Bursographie durchgeführt werden. Ein MRT kann den Befund untermauern. Die operative Therapie in solchen Fällen besteht in einer Verlängerung oder Einkerbung der Iliopsoassehne mit relativ guten Ergebnissen und/oder Exstirpation einer verdickten Bursa.

Überlastungsverletzung des oberen Anteils der Muskel-Sehnen-Einheit des Rectus femoris

Der Musculus rectus femoris entspringt oberhalb der Hüftgelenkpfanne. Der Muskel beugt die Hüfte und streckt das Kniegelenk (Abb. 10.11). Nach intensivem Schusstraining beim Fußball, wiederholtem schnellen Antreten, Krafttraining und ähnlichen Aktivitäten können Schmerzen direkt oberhalb des Hüftgelenkes verspürt werden.

Symptome und Diagnose

- Schmerzen treten während und nach dem Training auf.
- Schmerzen werden durch Hüftbeugung oder Kniestreckung gegen Widerstand ausgelöst.
- Über dem Muskelursprung an der Streckseite oberhalb des Hüftgelenkes besteht eine lokale Druckempfindlichkeit.

Behandlung

Die Behandlung ist die gleiche wie bei der Überlastungsverletzung der Muskel-Sehnen-Einheit der Adduktoren (S. 236).

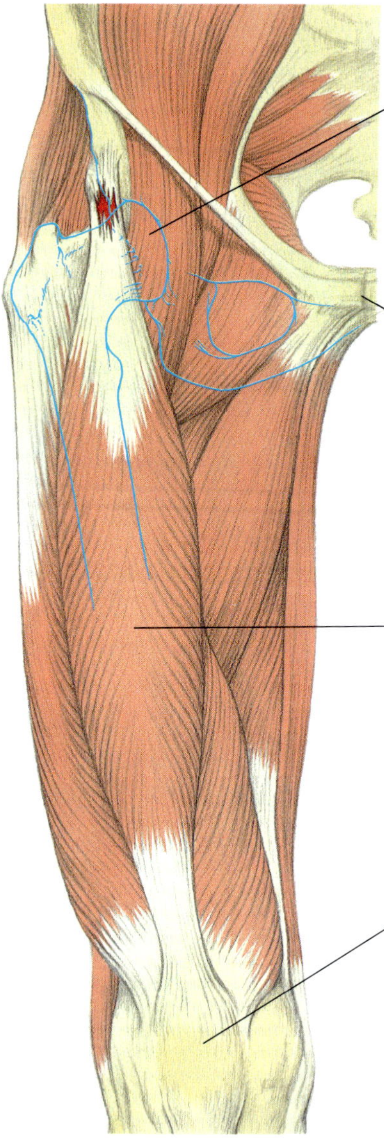

Abb. 10.11: Lokalisation von Rissen und Entzündungen des Musculus rectus femoris. In diesem Beispiel liegt die Verletzung im Ursprung der Muskel-Sehnen-Einheit.

Ruptur des oberen Anteils der Muskel-Sehnen-Einheit des Rectus femoris

Schmerzen in der Leiste können durch eine Ruptur im Ursprung oder oberen Drittel des Rectus-femoris-Muskel-Sehnen-Überganges verursacht werden. Normalerweise besteht nur eine Teilruptur, jedoch können auch vollständig Rupturen auftreten. Die Ruptur kann während des Schießens und beim Angriff im Football auftreten und generell auch während schneller Antrittsbewegungen.

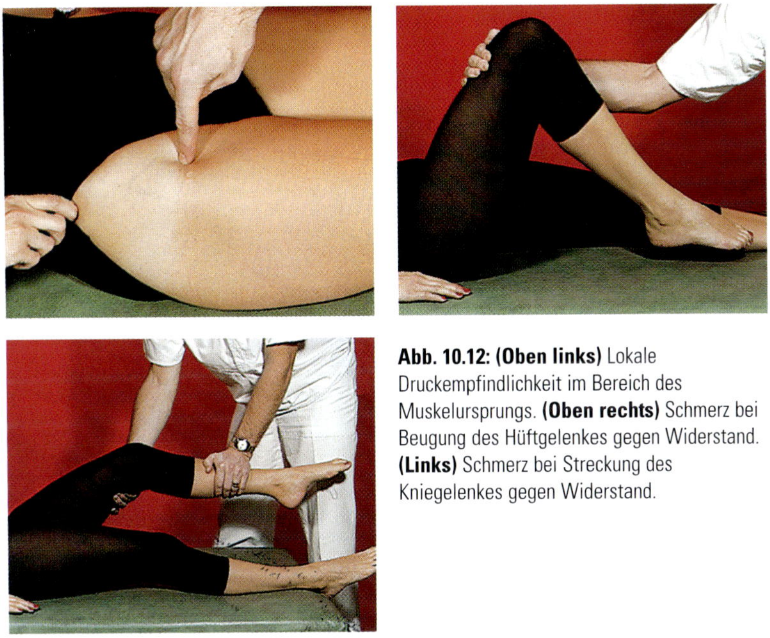

Abb. 10.12: (Oben links) Lokale Druckempfindlichkeit im Bereich des Muskelursprungs. **(Oben rechts)** Schmerz bei Beugung des Hüftgelenkes gegen Widerstand. **(Links)** Schmerz bei Streckung des Kniegelenkes gegen Widerstand.

Symptome und Diagnose

- Bei vehementer Beugung der Hüfte oder Extension des Kniegelenkes entsteht ein plötzlicher stechender Schmerz in der Leiste (Abb. 10.12).
- Bei vollständigen Rupturen kann der Muskel nicht mehr angespannt werden.
- Eine Lücke und Druckempfindlichkeit sind oft im Bereich des Muskelbauches tastbar.
- Eine Röntgenuntersuchung ist erforderlich, da ein Knochenfragment vom Ursprung, insbesondere bei Heranwachsenden, abgerissen sein kann. Zu einem späteren Zeitpunkt kann eine Kalzifikation infolge der Blutung zurückbleiben.

Behandlung

- Teilruptur: s. S. 32.
- Bei vollständigen Rupturen ist wahrscheinlich die operative Therapie vorzuziehen, insbesondere wenn der Muskelursprung vom Skelett gelenknah unter Mitnahme eines Knochenfragmentes abgerissen wurde.

Überlastungsverletzung und Ruptur der Bauchmuskulatur

Bei Rupturen und Überlastungsverletzungen der Bauchmuskulatur ist normalerweise der Musculus rectus abdominis geschädigt, aber es können auch der Musculus obliquus und transversus abdominis betroffen sein. Der Rectus abdominis entspringt am Sternum und fünften, sechsten und siebten Rippenknorpel und setzt am oberen Anteil des Schambeines an der Symphyse an. Überlastungsverletzungen und Teilrupturen dieses Muskels sind normalerweise an seiner Ansatzstelle am Schambein lokalisiert (Abb. 10.13). Rupturen können auch an den Seiten des Abdomens an den schrägen Bauchmuskeln auftreten und zur Verwirrung bei der Diagnostik führen, wenn sie sich über dem Blinddarmbereich befinden.

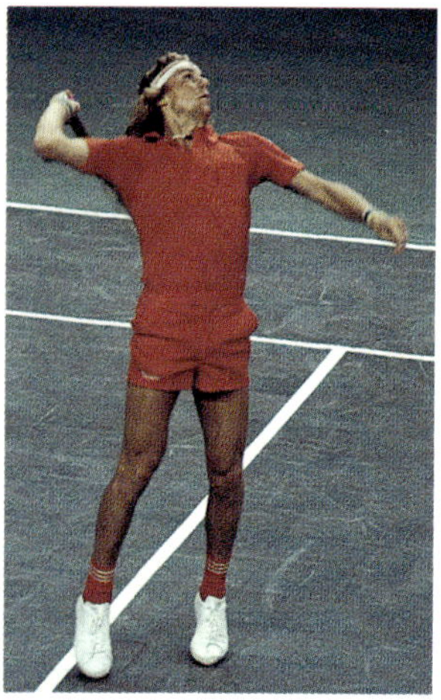

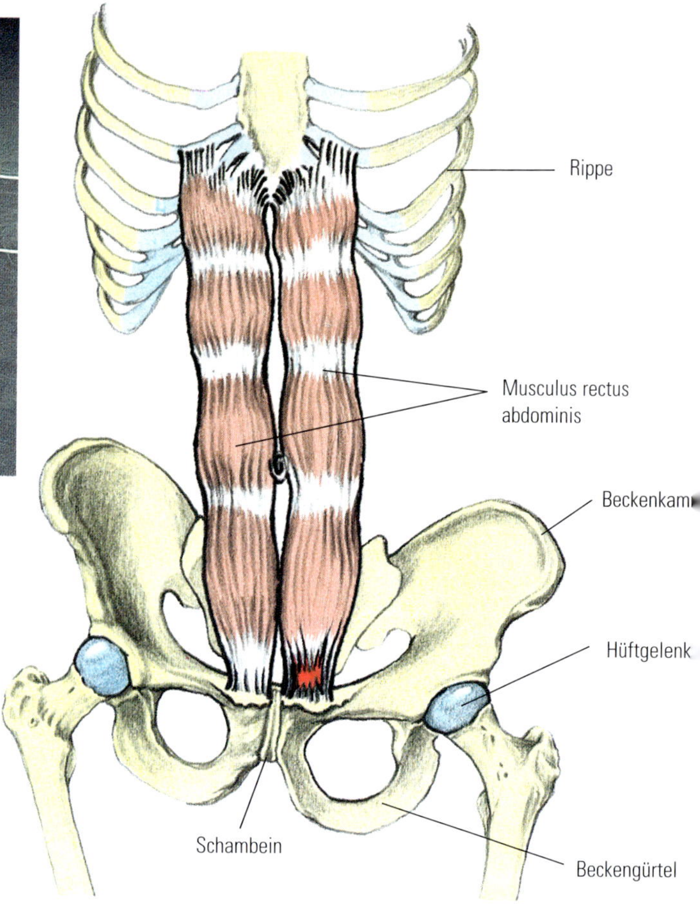

Abb. 10.13: Riss am Ursprung des Musculus rectus abdominis am Schambein. **(Links)** Dies kann beim Tennisaufschlag Probleme bereiten.

Rupturen der Bauchmuskulatur treten bei Gewichthebern, Werfern, Turnern, Ruderern, Ringern, Hochspringern und anderen auf. Eine Entzündung wird oft durch Anstrengungen ausgelöst, wie Krafttraining, Sit-ups, Schusstraining im Fußball, Aufschlagstraining und Schmetterbälle beim Tennis und Badminton.

Symptome und Diagnose

- Bei einem kraftvollen Einsatz der Bauchmuskulatur kann ein plötzlicher stechender Schmerz ein Hinweis auf eine stattgehabte Ruptur sein.
- Im Rupturbereich können Druckempfindlichkeit und/oder Entzündungen auftreten.
- Die Funktion ist beeinträchtigt, z.B. bei kraftvoller Vorwärtsbewegung beim Gehen und Laufen.
- Es kann schwierig sein, eine Ruptur der Bauchmuskulatur von einer Entzündung der inneren Organe, wie einer Appendizitis, zu unterscheiden. Typischerweise sind bei einer Ruptur Druckempfindlichkeit und Schmerz bei Anspannung der Bauchmuskulatur stärker ausgeprägt als bei Entspannung.
- Schmerzen können ausgelöst werden, wenn der verletzte Sportler flach auf dem Rücken liegt und die Beine gegen Widerstand anhebt (Abb. 10.14).

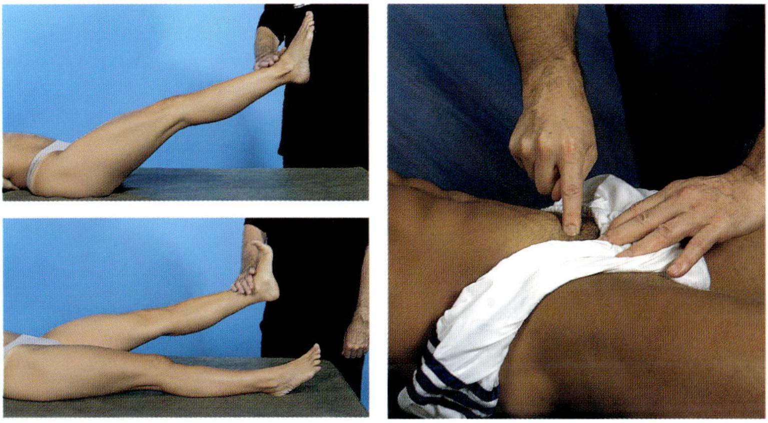

Abb. 10.14: Schmerzauslösung bei Überlastung oder Riss der Bauchmuskulatur. **(A)** Widerstand gegen beide Beine, **(B)** Widerstand gegen ein Bein, **(C)** Druckempfindlichkeit bei der Palpation.

- Bei Überlastungsverletzungen der Bauchmuskulatur bestehen oft Druckempfindlichkeit und Schmerzen über der Ansatzstelle des Rectus abdominis am Schambein. Die Symptome werden durch Anspannung der Bauchmuskulatur ausgelöst.

Behandlung

Der *Sportler* sollte:
- sich anfänglich schonen; seine Aktivität schrittweise schmerzabhängig steigern;
- lokal Wärme anwenden und eine Wärmebandage tragen.

Der *Arzt* kann:
- Antiphlogistika verordnen;
- ein Trainingsprogramm verordnen (S. 506);
- bei Anzeichen einer Entzündung des Sehnenansatzes eine lokale Steroidinjektion verabreichen, wonach 2 Wochen lang anstrengende Tätigkeiten und Schnellkraftbelastungen vermieden werden sollten;
- bei anhaltenden Schmerzen operieren.

Heilungsverlauf und Komplikationen

Wenn der Sportler sich bei Einsetzen von Überlastungsanzeichen der Bauchmuskulatur unmittelbar schont, benötigt die Heilung nur 1–2 Wochen. Bei Muskelrupturen variiert die Heilungsdauer in Abhängigkeit vom Ausmaß der Verletzung. Der verletzte Sportler sollte Training und Wettkampf nicht eher aufnehmen, bis die Heilung abgeschlossen ist, andernfalls können neue Rupturen entstehen und den Heilungsprozess verzögern. Ausgedehnte Muskelrupturen können zu einer Bauchwandhernie führen.

Die meisten Sportler trainieren ihre Bauchmuskulatur durch Sit-ups. Um den Iliopsoas während der Rehabilitationsphase zu schützen, sollte hierbei das Hüftgelenk gebeugt gehalten werden, damit sich der Muskel nicht kontrahiert. Die beste Methode, den Rectus abdominis zu trainieren, sind halbe Sit-ups, die langsam mit gebeugten Knien durchgeführt werden.

Osteitis pubis

Bei manchen Sportlern treten Schmerzen an der Vorderseite des Schambeins auf. Eine Entzündung des Schambeins tritt bei Fußball-, Eishockey- und American-Football-Spielern auf, ebenso bei Langstreckenläufern und

Gewichthebern. Normalerweise liegt kein Trauma vor, sondern die Schmerzen beginnen allmählich und sind zentral in der Leiste lokalisiert, oft mit Ausstrahlung entweder in das Abdomen oder die Innenseite der Oberschenkel. Die genaue Ursache dieser Verletzung ist unklar, Muskelzerrungen und Stressfrakturen werden aber vermutet. Eine Instabilität des Schambeins als Folge eines Ungleichgewichtes der Adduktorenmuskulatur, Trauma oder Überbelastung können ebenfalls zur Osteitis pubis beitragen. Daneben ist es wichtig, eine Erkrankung der Blase oder Prostata auszuschließen.

Symptome und Diagnose

- Typisch ist ein allmähliches Einsetzen der Schmerzen, in der Mitte der Leiste, mit Ausstrahlung zu beiden Seiten.
- Über der Symphyse besteht eine Druckempfindlichkeit.
- Passive Abduktion (vom Körper weg) und aktive Adduktion (an den Körper heran) und Innenrotation der Hüfte sind schmerzhaft.
- Die Schmerzen können oft am Morgen nach einer Trainingseinheit intensiver sein oder wenn in der Nacht die Lage im Bett geändert wird.
- Eine Knochenszintigraphie kann in den frühen Stadien der Erkrankung eine vermehrte Signalintensität aufweisen.
- Typische radiologische Zeichen können nach 2–3 Wochen vorliegen, dazu gehören eine Erosion oder Sklerose (Knochenverdichtung) der Symphyse.
- MRT und CT können wertvolle Informationen liefern.

Es sollte darauf hingewiesen werden, dass röntgenologische Veränderungen, die denen einer Osteitis pubis entsprechen, manchmal Zufallsbefunde sind, die dem Sportler keinerlei Probleme bereiten.

Behandlung

Die Erkrankung kommt von selbst zum Stillstand, der Sportler sollte hierüber informiert werden. Das Problem liegt darin, dass der Zustand manchmal langanhaltend und schwer zu behandeln ist.

- Schmerzauslösende Situationen sollten vermieden werden.
- Antiphlogistische Behandlung und Physiotherapie können helfen.
- Wärmespeichernde Hosen können helfen.
- Unter Durchleuchtungskontrolle kann eine Steroidinjektion verabreicht werden (Abb. 10.15).
- Es gibt kaum eine Indikation zur operativen Therapie. In extrem langdauernden Fällen mit Instabilität kann die operative Therapie versucht werden, die Ergebnisse sind jedoch zweifelhaft.
- Im Durchschnitt kann der Sport nach 9 Monaten konservativer Therapie wieder aufgenommen werden. Gelegentlich können die Symptome für mehr als 2 Jahre anhalten.

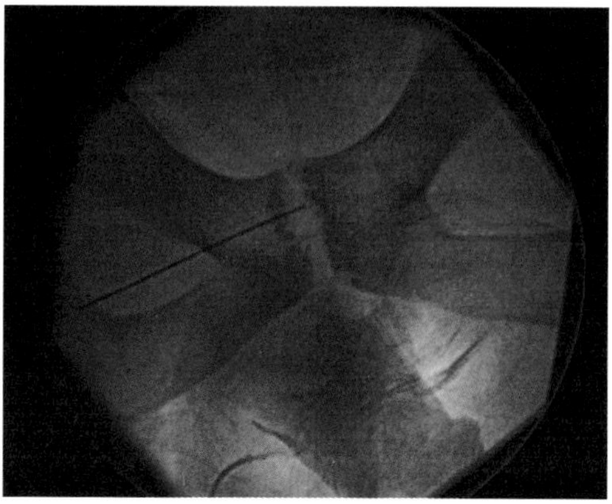

Abb. 10.15: Bei einer Osteitis pubis kann gelegentlich eine Kortisoninjektion unter Röntgenkontrolle verabreicht werden. Man beachte die knöchernen Erosionen.

Andere Schmerzursachen in der Hüfte und Leiste

Überlastungsverletzung oder Ruptur anderer Muskeln und Sehnen im Leistenbereich

Eine Reihe von Muskeln und Sehnen, die die Leistenregion beeinflussen, darunter der Pectineus, Sartorius, Tensor fasciae latae und Glutaeus medius, können bei sportlichen Aktivitäten geschädigt werden. Die exakte Lokalisation der Schmerzen zusammen mit einer Bestimmung der Muskelfunktion kann die Diagnosestellung erleichtern.

Symptome und Behandlung sind im Prinzip die gleichen wie bei der Überlastungsverletzung der Muskel-Sehnen-Einheit der Adduktoren (S. 235).

Veränderungen des Hüftgelenkes

Schmerzen in der Leiste können vom Hüftgelenk fortgeleitet sein und ein frühes Symptom degenerativer Veränderungen (Osteoarthrose, S. 25), rheumatoider Arthritis (S. 27) oder Osteochondritis sein. Freie Gelenkkörper können ebenfalls auftreten, sie entstehen, wenn Knorpel-Knochen-Fragmente sich lösen (Osteochondrosis dissecans, S. 23). In Ausnahmefällen kann der Rand (Limbus) des Knorpels, der die Gelenkpfanne umgibt, dislozieren und in das Gelenk gedrückt werden. Unter diesen Bedingungen können Schmerzen bei Anstrengung und Belastung ausgelöst werden, und es kann manchmal zu Blockierungen des Hüftgelenkes kommen. Anhaltenden Dauerschmerzen geht oftmals eine Anstrengung voraus. Bewegungsschmerzen im Hüftgelenk, insbesondere bei Streckung, sollten Anlass zu einer Röntgenaufnahme oder einer MRT geben. Gelegentlich kann die MRT mit einem Kontrastmittel (Arthrogramm) durchgeführt werden, wobei die Hüfte in der schmerzauslösenden Position gehalten wird. Auch eine Arthroskopie kann erwogen werden.

Luxationen des Hüftgelenkes

Unter normalen Bedingungen ist das Hüftgelenk extrem stabil, kann aber durch einen vehementen Anprall (z.B. im American Football oder Motorsport) luxieren (normalerweise nach hinten). Die Verletzung ist ernst zu nehmen, da der Hüftkopf durch Beeinträchtigung seiner Blutzirkulation dauerhaft geschädigt werden kann. Hüftgelenkluxationen treten nur selten ohne gleichzeitige Skelettverletzungen auf. Eine langwierige Nachbehandlung ist erforderlich, bevor sportliche Aktivitäten wieder aufgenommen werden können. Die Verletzung kann zu einer Nekrose (Absterben des Gewebes) des Hüftkopfes führen, die eine andauernde Behinderung verursachen kann.

Schenkelhals- oder proximale Femurschaftfraktur

Bei älteren Menschen sind Schenkelhalsfrakturen und Frakturen des oberen Femurschaftes relativ häufige Verletzungen. Erstere treten jedoch auch bei jüngeren Menschen auf, die z.B. beim Schlittschuhlaufen oder beim Skifahren direkt auf die Hüfte gefallen sind. Bei Frakturen des Schenkelhalses ist das verletzte Bein typischerweise verkürzt und außenrotiert. Diese Frakturen werden nahezu immer operiert, Heilung und Rehabilitation dauern lange. Auch stauchende Aktivitäten können häufig wieder aufgenommen werden.

Stressfrakturen des Schenkelhalses

Als Ergebnis langanhaltender und wiederholter Belastungen treten Stressfrakturen (S. 8) im oberen Femuranteil, im Schenkelhals und im Beckenknochen, typischerweise bei Langstreckenläufern, auf. Frauen mit der weiblichen Triade (S. 470) sind für diese Verletzung anfällig.

Symptome und Diagnose

- Schmerzen treten bei Belastung des Hüftgelenkes auf, ebenso nach Anstrengungen.
- Hüftgelenkbewegungen bereiten Schmerzen.
- Bei anhaltenden Schmerzen in der Hüftregion sollten Röntgenaufnahmen angefertigt werden.
- Eine Knochenszintigraphie oder ein MRT kann nützlich sein, insbesondere in Fällen mit einem hohen Stressfrakturrisiko.

Behandlung

- Das Bein sollte geschont werden, bis die Fraktur verheilt ist, dies dauert normalerweise 5–8 Wochen, abhängig von der Lokalisation der Fraktur und dem Alter des verletzten Sportlers. Entlastung durch Gehstützen kann notwendig sein. Eine Rückkehr zum Sport sollte unterbleiben, bis eine vollständige Heilung sichergestellt ist.
- Befindet sich die Fraktur an der oberen äußeren Seite des Schenkelhalses, ist die operative Versorgung durch Schrauben zumeist die beste Behandlung, da diese Art der Stressfraktur sehr häufig zu vollständigen Frakturen führt.

Hernien

Leisten- und Schenkelhernien sind nicht ungewöhnlich und können durch diffus in die Leistenregion ausstrahlende Schmerzen symptomatisch werden. Bei Sportlern mit anhaltenden Schmerzen kann eine „weiche Leiste“ oder „Sporthernie“ die Ursache sein: Es handelt sich hierbei um ein Syndrom mit Schwäche der Leistenkanalhinterwand, die zu chronischen Schmerzen führt, ohne dass eine klinisch erkennbare Hernie vorliegt.

Leistenbruch (Hernia inguinalis)

Ein Leistenbruch ist eine Vorwölbung von Baucheingeweiden durch das Peritoneum (Bauchfell) infolge einer Schwäche der Muskeln und Bindegewebsschichten der Bauchwand (Abb. 10.16). 80% aller Bauchwandbrüche sind Leistenbrüche und zeigen sich als Schwellung an einer Stelle entlang der inneren Hälfte einer Linie zwischen dem Tuberculum pubicum und der Spina iliaca anterior superior. Sie können die Ursache von Schmerzen im Leistenbereich sein, die durch Anstrengung oder sogar durch Husten, Niesen und Pressen ausgelöst werden. Wenn nach den Ursachen unklarer Schmerzen in der Leistenregion gesucht wird, überprüft der Arzt normalerweise das Vorliegen einer Leistenhernie.

Diese Hernien werden operativ behandelt, ggf. endoskopisch. Der Patient kann oft 1–2 Wochen nach dem Eingriff das Muskeltraining wieder aufnehmen. Krafttraining sollte jedoch für 6–10 Wochen in Abhängigkeit von der operativen Versorgung vermieden werden.

Schenkelhernien

Etwa 10% aller Hernien sind Schenkelhernien, die unterhalb der Leistenbeuge an der Vorderseite des Oberschenkels hervortreten. Die Behandlung entspricht derjenigen der Leistenhernie.

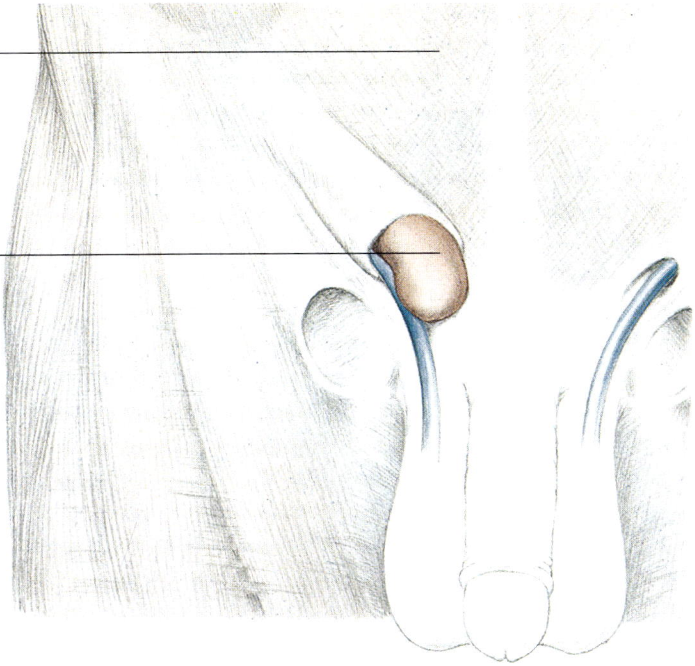

Abb. 10.16: Leistenhernie.

„Sporthernien" („weiche Leiste")

Sporthernien werden zunehmend als Ursache anhaltender Leistenschmerzen anerkannt, wenn andere pathologische Befunde fehlen. Das Sportherniensyndrom wird vermutlich durch eine angeborene Schwäche der Leistenkanalhinterwand ausgelöst, die chronische Leistenschmerzen verursacht, ohne dass eine Hernie klinisch nachweisbar ist. Anfänglich entsteht bei aktiven Sportlern eine symptomatische Vorwölbung, wahrscheinlich kommt es dann im späteren Leben zu einer voll ausgebildeten Hernie. Die Schmerzen bei dieser Verletzung sind tief in der Leistenregion lokalisiert. Sie können zunehmen und die Beeinträchtigung kann ernsthafter werden, sodass es dem Sportler unmöglich wird, vernünftig zu laufen oder sich schnell zu drehen, ohne dabei einen stechenden Schmerz zu verspüren. Die Schmerzen sind oft auf einer Seite schlimmer, können aber auch nach lateral und über die Mittellinie, entlang der Innenseite des Oberschenkels in die Adduktorenregion sowie in das Skrotum und die Hoden ausstrahlen. Ungefähr die Hälfte der Sportler geben anamnestisch Schmerzen beim Husten an. Die körperliche Untersuchung zeigt, dass die Druckempfindlichkeit über dem Tuberculum pubicum der betroffenen Seite stärker ausgeprägt ist. Das Skrotum wird invaginiert und die Leistenringe werden von innen palpiert. Der Bereich über dem äußeren Leistenring ist druckempfindlich.

Da eine weiche Leiste durch klinische Untersuchungen nur schwer festzustellen ist, kann eine Herniographie oder modifiziertes CT mit Herniographie zur Diagnostik durchgeführt werden.

Die Behandlung dieser Hernien besteht in einer operativen Verstärkung der Leistenkanalhinterwand. Die Ergebnisse dieser Behandlung sind sehr gut. 87% der Sportler können innerhalb von 2 Monaten zu voller sportlicher Aktivität zurückkehren, und die verbleibenden 13% geben eine Besserung an.

Beginnende Bauchwandhernien (Hernia incipiens)
Schmerzen ohne klinischen Nachweis von Hernien werden auch mit beginnenden Bauchwandbrüchen in Verbindung gebracht, die manchmal einer weichen Leiste entsprechen. Hierbei handelt es sich um Hernien innerhalb des Abdomens, die zu Schmerzen mit Ausstrahlung in die Leistenregion führen können. Fußballspieler können diese beginnenden Hernien auf der Seite des dominanten Beines entwickeln. Eine Herniographie, bei der ein Kontrastmittel in die Bauchhöhle injiziert wird, welches dann in die Hernie herabsinkt, kann eine solche Verletzung nachweisen (Abb. 10.17). Die Herniographie ist sehr sensitiv und die Ergebnisse müssen sorgfältig in Verbindung mit den bestehenden Symptomen beurteilt werden. Die operative Behandlung dieser beginnenden Hernien führt zu sehr guten Ergebnissen und ermöglicht eine frühe Rückkehr zum Sport.

Hydrozele (Wasserbruch)

Eine Hydrozele ist eine Ansammlung von wässriger Flüssigkeit um die Hoden. Normalerweise verursacht eine Hydrozele keine ernsthaften Probleme und

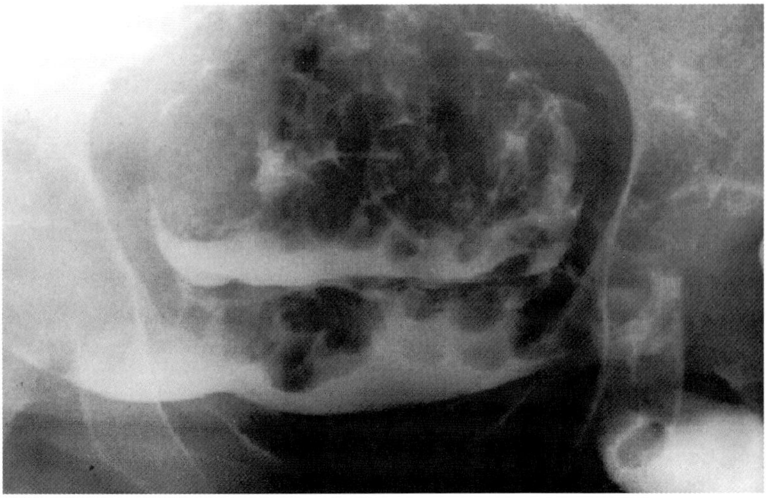

Abb. 10.17: Herniographie. Das injizierte Kontrastmedium ist weiß.

wird durch Punktion der Flüssigkeit behandelt. Bei großen Hydrozelen ist manchmal eine operative Therapie erforderlich.

Andere Hodenbefunde können Symptome verursachen, die in die Leiste ausstrahlen, darunter Hodentumoren, Entzündungen im umgebenden Gewebe, Varikozelen und eine Hodentorsion.

Entzündung innerer Organe

Appendizitis (Blinddarmentzündung)

Die Appendizitis ist durch Schmerzen im rechten Unterbauch und leichtes Fieber charakterisiert. Übelkeit und Erbrechen treten oft auf, und ein Anheben des rechten Beines verstärkt die Schmerzen. Symptome, die länger als wenige Stunden anhalten, sollten zu einer sofortigen Konsultation eines Arztes führen. Nach einer Operation kann der Sport nach 3–8 Wochen wieder aufgenommen werden.

Prostatitis

Eine Entzündung der Prostata kann zu Schmerzen mit Ausstrahlung in die Leiste führen. Häufig bestehen dabei auch Schwierigkeiten beim Wasserlassen, die bei kaltem Wetter noch verstärkt werden. Die Symptome sollten durch einen Arzt untersucht und korrekt behandelt werden: Auch eine rektale Untersuchung ist bei Sportlern mit Leistenschmerzen erforderlich.

Harnwegsinfektionen

Harnwegsinfektionen sind durch brennende Schmerzen beim Wasserlassen und häufiges Wasserlassen mit unangenehmem Geruch charakterisiert. Solche Infektionen können ebenfalls Schmerzen mit Ausstrahlung in die Leistenregion verursachen. Harnwegsinfektionen sollten von einem Arzt untersucht und mit Antibiotika behandelt werden, die gegen die im Urin vorhandenen Bakterien wirksam sind.

Gynäkologische Erkrankungen

Gynäkologische Erkrankungen können Schmerzen verursachen, die in die Leistenregion ausstrahlen. Hierzu gehören Entzündungen, Infektionen und Tumoren.

Tumoren

Tumoren in der Leistenregion sind keine Seltenheit und können Schmerzen verursachen, die erstmals bei sportlicher Aktivität auftreten. Andere Symptome gleichen denen, die durch Überlastungsverletzungen und Muskel- und Sehnenrupturen entstehen. Bei anhaltenden Beschwerden zeigt die Untersuchung manchmal einen Tumor als Ursache. Das Rektum sollte ebenfalls sorgfältig untersucht werden.

Anhaltende Schmerzen in der Leiste müssen gründlich unter Zuhilfenahme von Röntgenaufnahmen und MRT untersucht werden.

Ischialgie

Schmerzen, die in die Leiste und den Oberschenkel ausstrahlen, können durch ein L4-Syndrom verursacht sein (S. 219).

Nerveneinklemmungen

Druck auf Nerven in der Leistenregion entsteht normalerweise infolge der lokalen anatomischen Bedingungen. Die infrage kommenden Nerven sind primär der Nervus ilioinguinalis und iliohypogastricus, der Nervus genitofemoralis und der Nervus cutaneus femoris lateralis, die alle das Hautgebiet im Bereich der Leistenbeuge versorgen, außerdem der Nervus cutaneus femoris anterior des Oberschenkels und der Nervus obturator (Abb. 10.18).

Der *Nervus ilioinguinalis und iliohypogastricus* verlaufen zickzackförmig durch die drei Schichten der Bauchwandmuskulatur. Sie versorgen den unteren Anteil des Abdomens und die Haut eben oberhalb des Penis und Skrotums oder der Labien und die Innenseite des Oberschenkels. Schmerzen in diesem Bereich legen den Verdacht auf eine Nerveneinklemmung nahe. Intensität und Charakter des Schmerzes variieren. Taubheit oder Überempfindlichkeit in diesem Bereich können durch leichtes Kratzen einer Nadel demonstriert werden, wenn die Nadel von einem schmerzfreien in ein schmerzhaftes Gebiet geführt wird. Die Diagnose kann durch eine Lokalanästhetikainjektion um den Nerv bestätigt werden. Sind die Symptome schwerwiegend und anhaltend, kann manchmal auf eine lokale Kortisoninjektion oder die operative Neurolyse zurückgegriffen werden.

Der *Nervus genitofemoralis* versorgt ein Hautgebiet eben unterhalb der Leistenbeuge sowie Anteile der äußeren Geschlechtsorgane, während der *Nervus cutaneus femoris lateralis,* wie der Name schon sagt, den anterioren und lateralen Anteil des Oberschenkels versorgt. Symptome und Behandlung bei Bedrängung dieser Nerven sind dieselben, die oben für den Nervus ilioinguinalis beschrieben sind. Die Rehabilitationszeit beträgt 3–4 Wochen.

Beschwerden im Bereich der hinteren Beckenregion/Piriformis-Syndrom

Manchmal entstehen Schmerzen bei Dehnung des Musculus piriformis. Auch eine Kompression des Nervus ischiadicus in seinem Verlauf entlang des Musculus piriformis wird als eine Ursache von Leistenbeschwerden angenommen. In diesen Fällen hat der Patient Beschwerden, wenn er sitzt und bei anderen Aktivitäten, die eine Hüftbeugung und Innenrotation bewirken. Schmerzen werden angegeben, wenn der Untersucher den Oberschenkel kraftvoll extendiert und nach innen rotiert (Pace-Zeichen). Ein MRT zeigt gelegentlich eine Verdickung des entzündeten Nervs. Die Behandlung besteht in antiphlogistischen Medikamenten und gelegentlich einer Steroidinjektion. Oft ist physikalische Therapie indiziert. Obwohl keine wesentlichen pathologischen Veränderungen vorliegen, werden bei chronischen Fällen befriedigende Ergebnisse durch eine operative Teilung der Piriformismuskulatur erreicht.

„Hamstring"-Syndrom

Schmerzen im distalen Gesäßanteil im Ursprungsbereich der beugeseitigen Oberschenkelmuskulatur („Hamstrings") können durch eine Kompression des Ischiadicus durch diese Muskulatur ausgelöst werden („Hamstring"-Syndrom). Charakteristische Beschwerden sind Schmerzen beim Sitzen. Dieses Syndrom tritt bei Läufern, insbesondere bei Sprintern und Hürdenläufern, auf (Abb. 10.19). Langstreckenläufer scheinen unter solchen Problemen nicht zu leiden. Fußballspieler und aktive Sportler in anderen

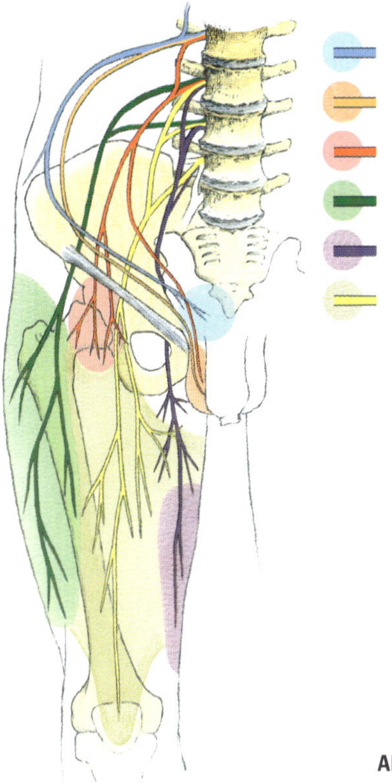

Abb. 10.18: Nerven in der Leiste.

Sportarten, die Schnellkraft erfordern, können unter diesem Syndrom leiden.

Die klinische Untersuchung ergibt Schmerzen im Gesäß, manchmal mit Ausstrahlung in das Bein, die sich durch Aktivität verschlimmern. Kontraktionen der Oberschenkelbeugemuskulatur gegen Widerstand verursachen Schmerzen im Gesäß. Manchmal besteht eine Druckschmerzhaftigkeit. Die Behandlung ist langfristig konservativ unter Anwendung physikalischer Methoden und Dehnungsübungen. Gelegentlich ist die operative Entfernung geschädigten Gewebes und eine Freilegung des Nervs indiziert.

Bezüglich Rupturen der Oberschenkelbeugemuskulatur s. S. 263.

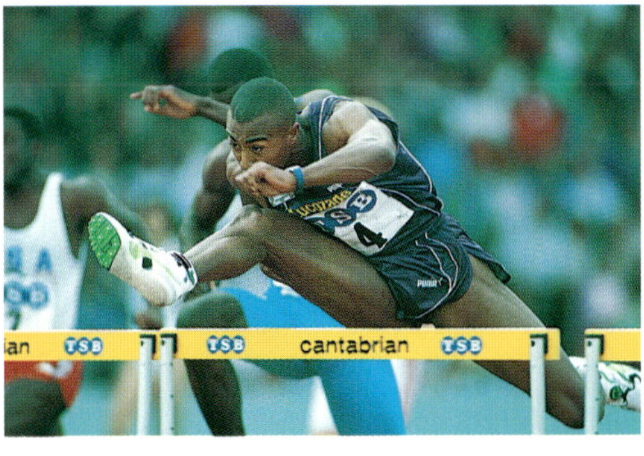

Abb. 10.19: Bei Hürdenläufern besteht die Gefahr, sich Verletzungen der beugeseitigen Oberschenkelmuskulatur zuzuziehen (mit freundlicher Genehmigung von All Sport: Fotograf, Gray Mortimore).

Sakroiliakale Dysfunktion (Entzündung des Sakroiliakalgelenkes)

Eine Entzündung des Sakroiliakalgelenkes (des Gelenkes zwischen Becken und Wirbelsäule) kommt nicht selten isoliert bei Wintersportlern vor. Sie kann auch als Symptom einer generalisierten Erkrankung, wie dem Morbus Bechterew, auftreten. Beim Sport können plötzliche kraftvolle Anspannungen der Oberschenkelbeuge- oder Bauchmuskulatur mit starker direkter Belastung des Gesäßes oder ein kraftvolles Aufrichten aus einer gebeugten Position eine solche Kraft auf die Sakroiliakalgelenke ausüben, dass Verletzungen und später Schmerzen verursacht werden. Das Hauptsymptom dieses Syndroms sind Schmerzen in der Region der Druckempfindlichkeit.

Symptome und Diagnose

Es gibt mehrere Untersuchungen, um eine Erkrankung des Sakroiliakalgelenkes festzustellen. Eine davon ist der sog. Dreistufentest. Bei diesem Test bewegt sich die Hand des Untersuchers schrittweise nach proximal, um zuerst die Hüfte und die Iliopsoasmuskulatur, dann das Sakroiliakalgelenk und schließlich die Lendenwirbelsäule zu untersuchen. Der Patient liegt auf dem Bauch. Die erste Stufe besteht darin, das Hüftgelenk bei gebeugtem Knie zu strecken und gleichzeitig auf das Gesäß zu drücken. Bei der zweiten Stufe bewegt sich die Hand des Untersuchers zum Sakrum (dem untersten Anteil der Wirbelsäule) und eine weitere Streckung des Beines wirkt auf das Sakroiliakalgelenk. Die dritte Stufe ist die Untersuchung der Lendenwirbelsäule, dabei behält das Bein die gleiche Position bei, aber die zweite Hand des Untersuchers fixiert den Übergang zur Lendenwirbelsäule. Beschwerden beim Zusammenpressen des Beckenringes in Rückenlage des Patienten weisen auch auf einen pathologischen Befund hin.

- Zu den unklaren Symptomen gehören auch Schmerzen und Steifheit im unteren Anteil der Lendenwirbelsäule. Diese sind morgens und nach Inaktivitätsperioden am ausgeprägtesten. Die Beschwerden kommen und gehen, lange beschwerdefreie Intervalle sind typisch.
- Die Schmerzen können in die Oberschenkelrückseite, in das Hüftgelenk oder in die Leiste ausstrahlen. Veränderungen des Sakroiliakalgelenkes können jedoch auch schmerzfrei sein.
- Eine Entzündung des Sakroiliakalgelenkes kann manchmal in Kombination mit Entzündungen anderer Gelenke wie dem Knie- und Sprunggelenk auftreten.
- Eine erhöhte Blutkörperchensenkungsgeschwindigkeit tritt zusammen mit anderen typischen entzündlichen Blutveränderungen auf.
- Eine Röntgenuntersuchung oder ein CT können Osteophyten zeigen, die ein Hinweis für pathologische Beweglichkeit sein können.

Behandlung

Viele unterschiedliche Behandlungsmethoden sind ausgetestet worden, die Erfolgsrate hängt jedoch von der korrekten Diagnose ab. Antiphlogistische Medikamente und gelegentlich Steroidinjektionen können helfen. Die rheumatoide Spondylose (Morbus Bechterew) kann auch das Sakroiliakalgelenk betreffen und unklare diffuse Symptome verursachen.

Der *Arzt* kann:
- antiphlogistische Medikamente verschreiben;
- Physiotherapie verschreiben;
- eine Wärmebandage für die Lendenwirbelsäule empfehlen.

Heilung und Komplikationen

Die Symptome sind langandauernd, der Zustand ist bei Frauen aber deutlich gutartiger als bei Männern.

Beschwerden an der Hüftaußenseite (Entzündung und Kalzifikation am Trochanter major)

Einige der großen Gesäßmuskelgruppen setzen am Trochanter major des Femurs im Bereich des oberen äußeren (lateralen) Oberschenkels an. Eine entzündliche Reizung der Glutaealmuskelansätze kann z.B. bei Querfeldein- und Orientierungsläufern ausgelöst werden.

Symptome und Diagnose

- Schmerzen treten über dem oberen Anteil des Femurs im lateralen Hüftbereich auf.
- Druckschmerzen bestehen in einem kleinen Bereich über dem Trochanter major.
- Schmerzen werden durch Abduktion des Beines gegen Widerstand ausgelöst.
- Eine Röntgenaufnahme zeigt gelegentlich Kalzifikationen im betroffenen Bereich.
- Eine Ultraschalluntersuchung oder ein MRT kann pathologische Weichteilveränderungen zeigen.

Behandlung

Der *Sportler* sollte:
- sich anfänglich schonen und allmählich in Abhängigkeit von den Schmerzen die sportliche Aktivität wieder aufnehmen;
- lokale Wärme anwenden und eine Wärmebandage tragen.

Der *Arzt* kann:
- antiphlogistische Medikamente verschreiben;
- ein Muskeltrainingsprogramm einleiten (S. 508);
- eine Steroidinjektion verabreichen und gleichzeitig Schonung verordnen.

Bursitis trochanterica

Über dem oberen lateralen Anteil des Femurs, unterhalb der Fascia lata, befindet sich eine oberflächliche Bursa. Eine tiefer liegende Bursa liegt zwischen der Sehne des Glutaeus medius und der posterioren Oberfläche des Trochanter major (Abb. 10.20). Bei Stürzen auf oder Tritten gegen die Hüfte kann die oberflächliche Bursa bluten, was manchmal zur Bildung von Blutgerinnseln führt (S. 54). Diese Blutgerinnsel werden allmählich in freie Körper umgewandelt oder in Adhäsionen, die wiederum eine Entzündung und Flüssigkeitsansammlung verursachen.

Eine Entzündung als Folge von Überbelastung oder Reibung kann jede der beiden Bursae betreffen und ist häufiger die Ursache von Schmerzen als eine hämorrhagische Bursitis. Eine übertriebene Pronation des Fußes (und andere Achsfehlstellungen) (S. 396) können zur Überbelastung in diesem Bereich beitragen, ebenso wie das Laufen auf gewölbten Straßen.

Symptome und Diagnose

- Die Schmerzen sind beim Laufen besondert ausgeprägt.
- Starke Schmerzen werden durch Schwellung und Entzündung verursacht; dieser Zustand bessert sich kaum jemals spontan, sodass ärztlicher Rat eingeholt werden sollte.
- Ein umschriebener Druckschmerz besteht über dem oberen äußeren Anteil des Oberschenkels.
- Die Schmerzen können durch passive Adduktion (des Beines) bei 90° Hüftbeugung ausgelöst werden.
- Die Schmerzen und Beschwerden verursachen eine Funktionsbeeinträchtigung und ein Schonhinken.

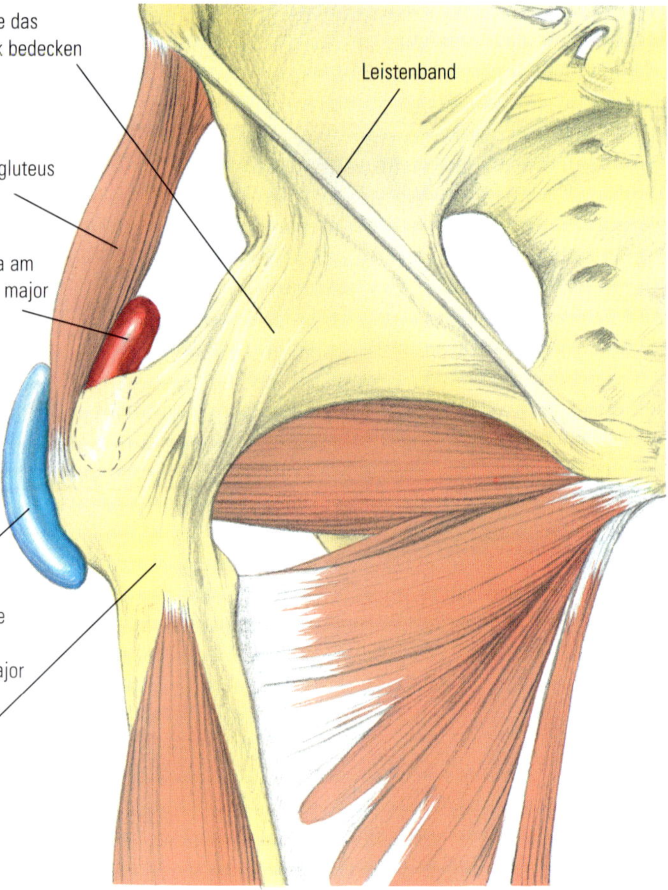

Abb. 10.20: Entzündung der oberflächlichen und tiefen Schleimbeutel am Trochanter major.

- Die Schmerzen strahlen während der Nacht entlang des Oberschenkels aus.
- Freie Körper und Adhäsionen in der Bursa können zu einem Krepitus (Knistern) bei Hüftbewegungen führen, und manchmal sind sie als kleine bewegliche Perlen bei der Palpation der Haut über der Bursa tastbar.
- Um die Diagnose zu bestätigen, kann der Arzt den Sportler bitten, sich au die gesunde Seite zu legen und das Bein der erkrankten Seite zu heben Dadurch kommt es zu einer Kompression der Bursa, die starke Schmerzer auslöst. Wird die gleiche Bewegung gegen Widerstand ausgeführt, nehmer die Schmerzen zu.

Behandlung

Der *Sportler* sollte:
- den verletzten Bereich schonen;
- den Bereich kühlen;
- auf geraden Oberflächen laufen.

Der *Arzt* kann:

- eine Orthese verschreiben, z.B. wenn eine ausgeprägte Pronation des Fußes besteht;
- antiphlogistische Medikamente verschreiben;
- bei Blutungen oder übermäßigen Flüssigkeitsansammlungen die Bursa punktieren (Abb. 10.21);
- eine Steroidinjektion verabreichen;
- bei anhaltenden Problemen operieren, um freie Körper und Adhäsionen in der Bursa zu entfernen. Normalerweise wird auch die Bursa selbst entfernt.

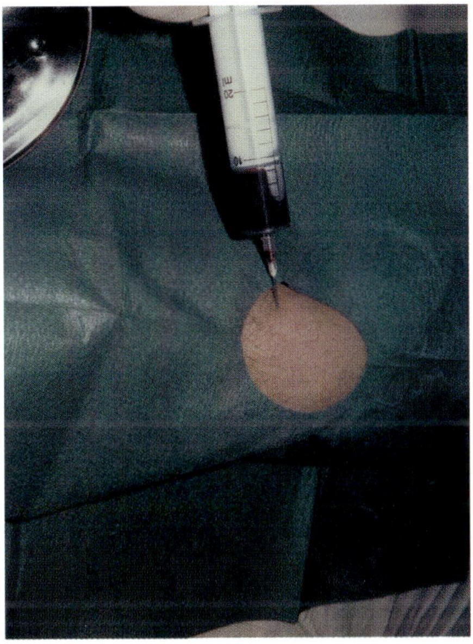

Abb. 10.21: Blutaspiration aus der oberflächlichen Bursa trochanterica nach einer akuten Kontusion.

Hüftbeschwerden bei Kindern und Jugendlichen

Morbus Perthes

Der Morbus Perthes betrifft Kinder im Alter zwischen 3 und 11 Jahren. Die exakte Ursache ist nicht bekannt. Die Knochenstruktur des Femurkopfes wird infolge einer Osteonekrose (Absterben des Knochens) deformiert und abgeflacht. Das Kind klagt über Müdigkeit und Schmerzen in der Leiste und manchmal im Knie, es besteht ein Schonhinken. Die Diagnose wird anhand einer Röntgenuntersuchung, eines Szintigramms und eines MRT gestellt. In Abhängigkeit von der Schwere der Veränderungen im Femurkopf reicht die Behandlung von der Operation bis zu gar keinen Therapiemaßnahmen. Der Ausheilungsprozess dauert lange. Obwohl der Morbus Perthes nur das Hüftgelenk betrifft, treten mitunter Schmerzen nicht in diesem Gelenk, sondern stattdessen im Kniegelenk auf. Um einen Morbus Perthes nicht zu übersehen, sollten daher bei Kniegelenkschmerzen beide Gelenke geröntgt werden. Kinder mit dieser Erkrankung müssen in aller Regel Tätigkeiten vermeiden, die mit Stauchungen verbunden sind.

Epiphysiolyse

Die Epiphysiolyse (ein Lösen der Epiphysenfuge am Schenkelhals) betrifft gelegentlich Jungen im Alter von 11–16 Jahren. Die Schmerzen beginnen in der Leistenregion, werden aber wie meistens bei Hüftgelenkerkrankungen auch im Knie angegeben. Sportliche Aktivität kann die Schmerzen auslösen. Es ist wichtig zu beachten, dass junge Menschen geröntgt werden, die diese Symptome beklagen, um eine Epiphysenlösung auszuschließen. Normalerweise ist hier die operative Therapie erforderlich.

Synovialitis der Hüfte

Bei Kindern werden akute Schmerzen in der Hüfte normalerweise durch eine Synovialitis (Entzündung des Gewebes um das Gelenk) verursacht. Die Schmerzen nehmen mit der Zeit zu, das Kind zeigt eine Abneigung gegen Hüftbewegungen und hat manchmal Schwierigkeiten beim Gehen – ein Schonhinken kann entstehen. Eine Entzündung des Hüftgelenkes wird zumeist bei Kindern vor dem 10. Lebensjahr beobachtet. Sie wird als gutartige Erkrankung angesehen, die von einem Spezialisten untersucht werden sollte, jedoch spontan ausheilt.

Die oben beschriebenen Hüfterkrankungen bei Kindern und Jugendlichen müssen von schwerwiegenden Erkrankungen wie einer Knocheninfektion (Osteomyelitis), Tuberkulose, rheumatischen Erkrankungen und Tumoren unterschieden werden.

Schmerzen in Knie- oder Hüftgelenken und Schonhinken bei Kindern und Jugendlichen sollten medizinisch untersucht werden. Schmerzen, die vom Kind im Kniegelenk angegeben werden, können ihren Ursprung in einer Hüftgelenkerkrankung haben.

Literatur

Ekberg O, Person NH, Abrahamson PH, Westling N (1988) Groin pain in athletes. A multi-disciplinary approach. Sports Medicine 96: 56–61.

Fricker PA, Taunton JE, Ammann W (1991) Osteitis pubis in athletes: infection and inflammation or injury? Sports Medicine 12: 266–279.

Hackney RG (1993) The sports hernia: the cause of chronic groin pain. British Journal of Sports Medicine 27: 58–62.

Renström PR, Peterson LP (1980) Groin injuries. British Journal of Sports Medicine 14: 30–36.

Oberschenkelverletzungen

Oberschenkelverletzungen treten bei Sportlern relativ häufig auf. Muskelverletzungen wie Prellungen, die im Fußball häufig auftreten, sind vorherrschend. Muskelzerrungen finden sich häufig bei Schnellkraftsportarten wie Sprints und betreffen insbesondere die beugeseitige Oberschenkelmuskulatur („Hamstrings“). Andere Schmerzursachen sind Stressfrakturen, Kompartmentsyndrome und fortgeleitete Schmerzen. Diffuse Schmerzen im Oberschenkel können durch eine Stressfraktur oder Ischialgie verursacht werden (S. 218).

Ruptur des Musculus quadriceps

Die Quadrizepsmuskelgruppe besteht aus vier Muskeln an der Vorderseite des Femurs: Rectus femoris (Abb. 10.22), Vastus medialis, Vastus lateralis und Vastus intermedius. Diese Muskeln enthalten überwiegend Typ-II-Muskelfasern und eignen sich am besten für schnelle, kraftvolle Bewegungen. Die meisten Quadrizepsrupturen entstehen durch Kompression und Prellung, Zerrungen treten aber auch auf.

Rupturen der Quadrizepsmuskulatur können das Ergebnis einer Prellung des angespannten Muskels sein, typischerweise im Fußball, wenn das Knie eines Spielers den Oberschenkel eines anderen trifft; oder sie entstehen durch eine plötzliche, kraftvolle, explosive Kontraktion des Muskels wie bei einem schnellen Start oder Sprint. Bei einer Ruptur durch äußere Einwirkung (Kontusionsrupturen, S. 34) sind zumeist die direkt am Knochen liegenden

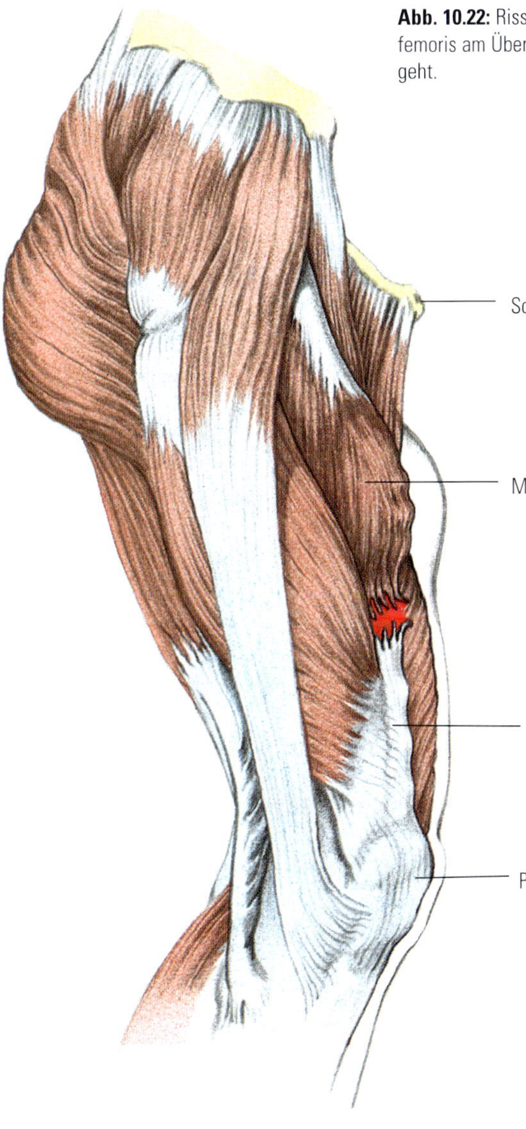

Abb. 10.22: Riss des Musculus rectus femoris am Übergang in die Sehne übergeht.

Muskeln betroffen. Oberflächliche Muskelrupturen werden normalerweise durch Überlastung verursacht und befinden sich im Muskel-Sehnen-Übergang.

Symptome und Diagnose

- Bei der Entstehung der Verletzung bemerkt der Sportler oftmals einen stechenden, starken Schmerz. Der gleiche Schmerz kehrt bei Anstrengung zurück.
- Der betroffene Muskel kann sich verkrampfen.
- Es besteht eine starke Druckempfindlichkeit über dem verletzten Bereich.
- Die Schmerzen nehmen zu und eine Schwellung tritt auf.
- Schmerzen können durch Anspannung des Muskels gegen Widerstand ausgelöst werden.
- Bei einer vollständigen Ruptur oder größeren Teilruptur ist der Defekt in der Muskulatur tastbar.

Behandlung

Rupturen der Oberschenkelmuskulatur werden entsprechend den Richtlinien auf S. 35 behandelt.

Heilungsverlauf und Komplikationen

- Die Heilungszeit beträgt 2–12 Wochen, abhängig vom Ausmaß der Blutung und Ruptur.
- Narbengewebe in der Muskulatur erhöht das Risiko einer weiteren Blutung oder Ruptur.
- Falsch behandelte große Hämatome können zu einer heterotopen Knochenbildung führen (s.u.).

Traumatische Myositis ossificans

Eine traumatische Myositis ossificans (heterotope Knochenbildung „Reiterknochen“) kann in der Oberschenkelmuskulatur als Folge einer Prellung insbesondere bei Kontaktsportarten wie Fußball, Rugby, American Football, Handball und Eishockey auftreten. Die Muskelfunktion und Kniegelenkbeweglichkeit sind hierbei beeinträchtigt, und es besteht das Risiko von Wiederholungsverletzungen im gleichen Bereich.

Symptome und Diagnose

- Der Patient kann sich oftmals an eine spezielle Verletzung erinnern, welche die Symptome auslöste.
- Der Schmerz kann umschrieben sein und mit Druckempfindlichkeit einhergehen.
- Ein Verlust der Kniegelenkbeugung ist typisch. Das Beugen des Kniegelenkes ist oft schmerzhaft und dieser Zustand kann für 1–2 Wochen anhalten.
- Die aktive Quadrizepsanspannung verursacht Schmerzen.
- Die radiologische Beurteilung heterotoper Knochenbildung kann nach 2–4 Wochen beginnen. In der 3. oder 4. Woche sind kleine Kalzifikationen im Hämatom sichtbar und knöcherne Reaktionen beginnen sich zu zeigen. Zwischen der 3. und 6. Woche stabilisiert sich die Größe der Knochenmasse. Sie kann mit dem Femur breitbasig oder durch einen Stiel verbunden sein; manchmal besteht keine Verbindung (Abb. 10.23). Mittels CT kann die genaue Größe und Lokalisation bestimmt werden.

Behandlung

- Unmittelbar nach Entstehen der Verletzung haben Blutstillung und Begrenzung des Hämatoms Vorrang. Kompression ist wichtig. Die Kniegelenkbeweglichkeit muss wiederhergestellt werden; kontrolliertes Training wird empfohlen.
- Nachdem die Blutung unter Kontrolle ist, kann manchmal mit vorsichtigen isometrischen Anspannungsübungen zusammen mit vorsichtigen aktiven Beugeübungen begonnen werden. Die Aktivitäten sollten für den Sportler

A

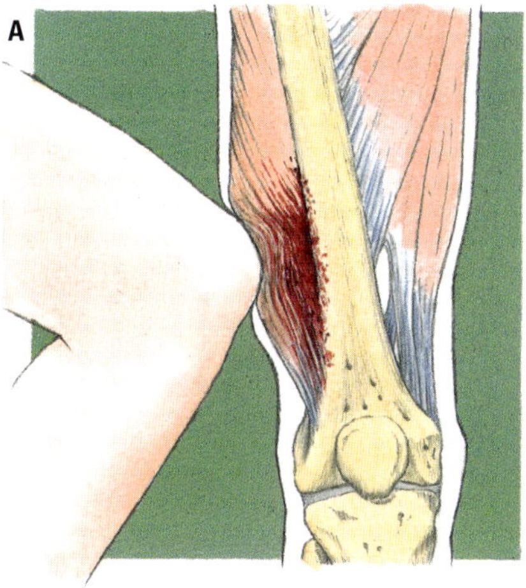

Abb. 10.23: Traumatische Myositis ossificans. **(A)** Dies kann durch einen Kniestoß gegen den Oberschenkel beim Fußball ausgelöst werden. **(B)** Ossifikation ohne Verbindung zum Knochen. **(C)** Ossifikation mit stielartiger Verbindung zum Knochen. **(D)** Am Knochen anhaftende Ossifikation. **(E)** Röntgenbilder einer Ossifikation nach 6 und 12 Wochen (Pfeile). **(F)** Entfernte Ossifikation.

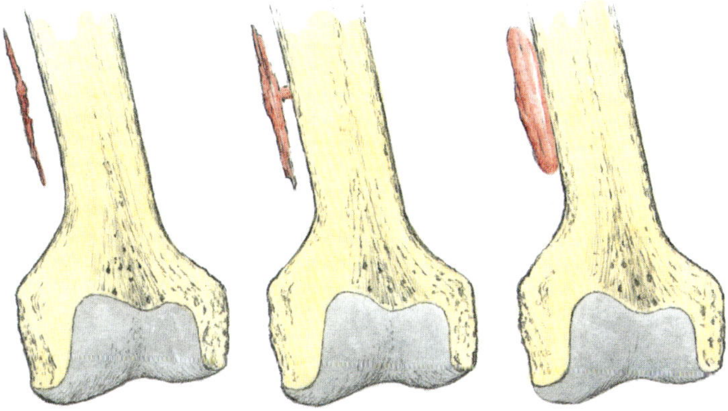

B C D

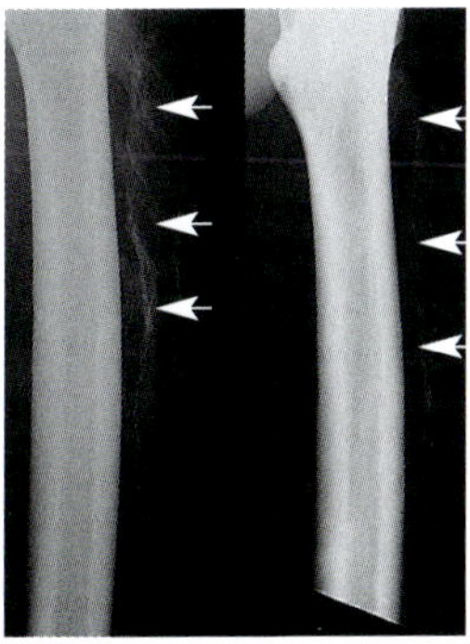

E

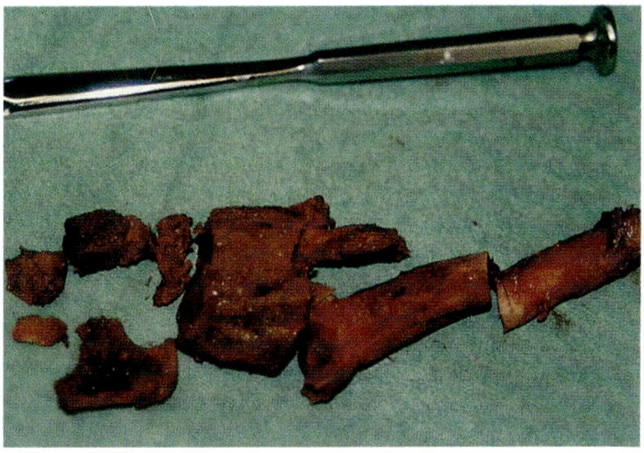

F

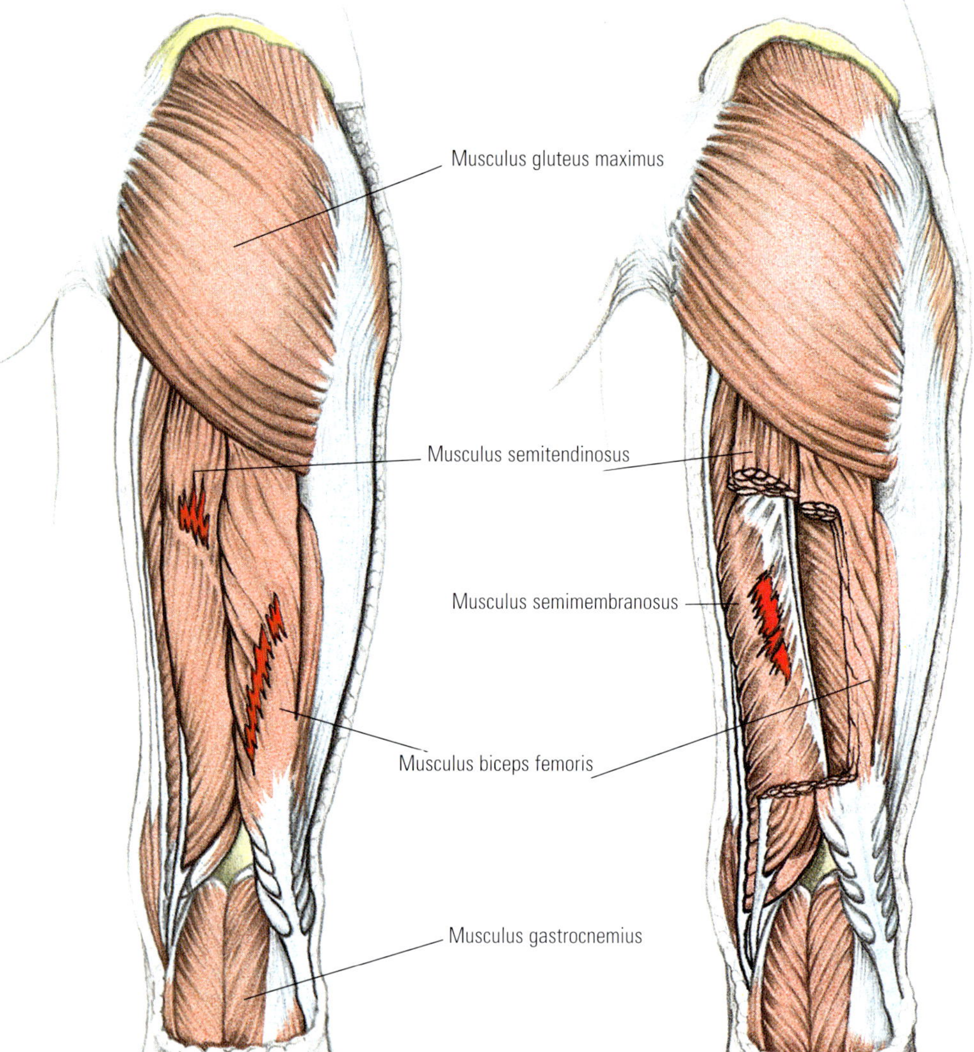

Abb. 10.24: (Links) Ruptur des Musculus semitendinosus an der Oberschenkelrückseite linksseitig und Ruptur des Musculus biceps femoris rechtsseitig. **(Rechts)** Ruptur des Musculus semimembranosus an der Rückseite des Oberschenkels. Die mittleren Anteile des Musculus semitendinosus und Musculus biceps femoris wurden entfernt, um die Ruptur zu zeigen.

angenehm sein. In dieser Phase sind keine Dehnungsübungen gestattet. Ist eine Kniegelenkbeugung von 90° erreicht, kann ein Übungsprogramm mit zunehmendem Widerstand begonnen werden.

Heilungsverlauf und Rückkehr zum Sport

Die meisten Sportler können konservativ behandelt werden. Die Prognose ist gut: Die Rückkehr zur vollen Aktivität ist bei schweren Prellungen nach 5–10 Wochen möglich. Gelegentlich ist die operative Therapie erforderlich, wenn ein guter Bewegungsumfang trotz ausdauernder konservativer Behandlung nicht erreicht wird. Die Ossifikation wird dann vollständig entfernt.

Rupturen der beugeseitigen Oberschenkelmuskulatur

Rupturen der beugeseitigen Oberschenkelmuskulatur, der „Hamstrings“ (Biceps femoris, Semimembranosus und Semitendinosus), die Beuger des Kniegelenkes und Extensoren des Hüftgelenkes sind, treten normalerweise unabhängig von der Belastung am Muskel-Sehnen-Übergang oder im Bereich ihres Ansatzes auf (Abb. 10.24). Die Verletzung ist das Ergebnis einer übermäßigen kraftvollen Kontraktion bei Beugung des Kniegelenkes oder Streckung des Hüftgelenkes. Im Vergleich zu einem nicht stimulierten Muskel werden unmittelbar vor der Ruptur des kontrahierenden Muskels mehr Kraft und Energie absorbiert. Sprinter, Mittelstreckenläufer und Kontaktsportler sind für diese Art der Verletzung besonders anfällig, aber auch Weitspringer, Dreispringer, Badminton-, Tennis-, Handball-, Volleyballspieler und andere Sportler können betroffen sein (Abb. 10.25). Am häufigsten jedoch tritt die Verletzung beim Wasserskilaufen auf.

Symptome und Diagnose

- Die Verletzung kann in jedem Bereich der Muskel-Sehnen-Einheit der beugeseitigen Oberschenkelmuskulatur auftreten. Die Sehnen überschneiden sich im Verlauf der Muskulatur (mit Ausnahme des Semitendinosus). Dies bedeutet, dass nahezu der gesamte Verlauf der Muskulatur eine mögliche Verletzungslokalisation darstellt, da sich fast der gesamten Muskellänge ein langer Muskel-Sehnen-Übergang anschließt.
- In der Anamnese findet sich typischerweise ein plötzlicher Schmerzbeginn bei einer Schnellkraftanstrengung im Bereich des hinteren Oberschenkels. Manchmal wird ein „Knall“ gehört.
- Eine umschriebene Druckempfindlichkeit besteht bei der Palpation, wenn der Sportler auf dem Bauch liegt.
- Das Hämatom kann bis in die Haut reichen, sodass nach einigen Tagen eine Verfärbung entsteht.
- Manchmal liegt ein tastbarer Defekt vor, dies ist jedoch nicht typisch.
- Der verletzte Sportler verspürt Schmerzen beim Beugen des Kniegelenkes oder Strecken der Hüfte gegen Widerstand.
- Ein MRT (Abb. 10.26) und eine Ultraschalluntersuchung durch einen erfahrenen Untersucher können wertvolle Informationen liefern.

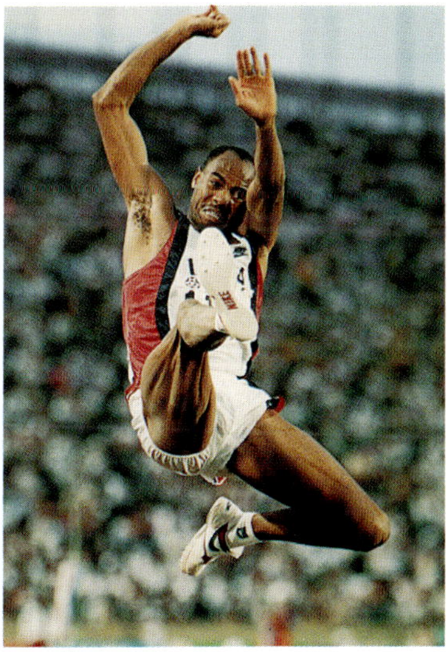

Abb. 10.25: Weitspringer laufen Gefahr, eine Ruptur der beugeseitigen Oberschenkelmuskulatur zu erleiden (mit freundlicher Genehmigung von All Sport: Fotograf, Mike Powell).

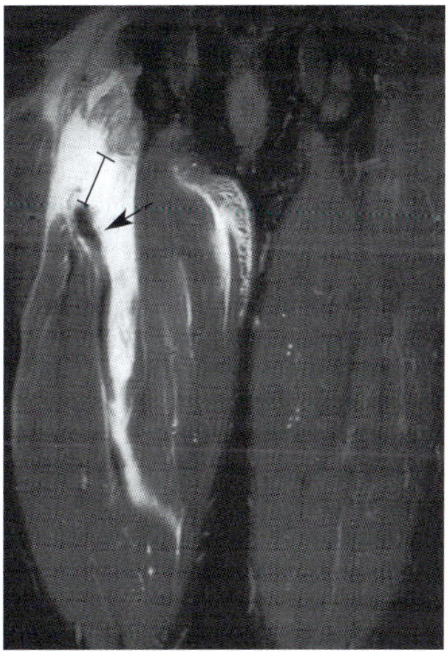

Abb. 10.26: MRT mit komplettem Abriss der proximalen „Hamstrings“. Die Linie zeigt das Ausmaß des Defektes (Pfeil).

Behandlung

Schonung, Kühlung, Kompression und Hochlagerung (und gelegentlich Gehstützen) können anfänglich für 3–5 Tage benutzt werden.
- Nach 5 Tagen sollte ein sich steigerndes Übungsprogramm (unter Einbeziehung von Dehnungsübungen) begonnen werden (Abb. 10.27). Die Steigerung ist abhängig von einer allmählichen Schmerzlinderung und Verbesserung der Beweglichkeit.
- Antiphlogistische Medikamente können verordnet werden.
- Eine Wiederaufnahme des Sports ist bei den meisten Verletzungen innerhalb von 2–4 Wochen, abhängig von der Schwere der Verletzung, möglich. Manchmal können diese Verletzungen chronisch werden, insbesondere bei proximal gelegenen Verletzungen („Hamstring"-Syndrom) können sie Monate der Rehabilitation erforderlich machen. Gelegentlich ist die Operation indiziert.
- Vollständige proximale Rupturen sollten operativ behandelt werden.

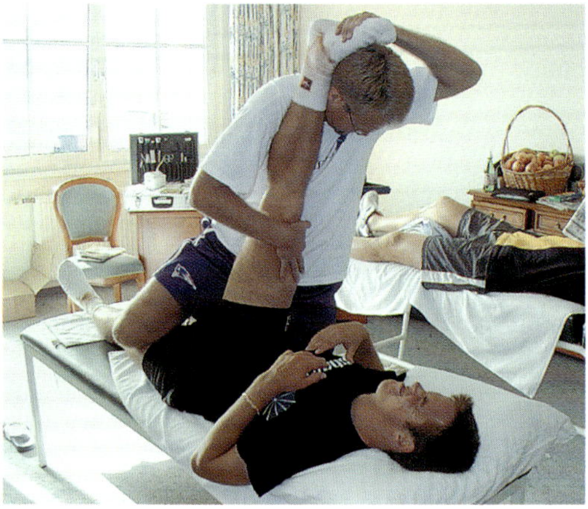

Abb. 10.27: Passive Dehnung der beugeseitigen Oberschenkelmuskulatur (Hamstrings) ist wichtig, erfordert jedoch einen erfahrenen Physiotherapeuten.

Distale Muskel-Sehnen-Verletzungen des Biceps femoris

Der Musculus biceps femoris ist der am häufigsten verletzte „Hamstring"-Muskel. Seine Funktion ist die Kniebeugung; er kann von partiellen oder vollständigen Rupturen betroffen sein sowie von Überlastungsverletzungen. Die häufigste Verletzung im Bereich des Kniegelenkes tritt am Muskel-Sehnen-Übergang oder am sehnigen Ansatz am Fibulaköpfchen auf. Manchmal werden hier Knochenfragmente mitabgerissen. Die Verletzung kann in Kombination mit einer Ruptur des lateralen Kollateralbandes auftreten. Sie wird bei Kontaktsportarten und manchmal bei Ringern, Leichtathleten und anderen beobachtet.

Symptome und Diagnose

- Eine lokale Druckempfindlichkeit und Schwellung treten im Bereich des Bizepsansatzes an der Hinterseite des Fibulaköpfchens und/oder im Muskel-Sehnen-Übergang im hinteren unteren Bereich des Oberschenkels auf (Abb. 10.28).
- Schmerzen beginnen, wenn das Kniegelenk gegen Widerstand gebeugt wird.
- Bei vollständigen Rupturen ist der Muskel funktionslos.
- Bei Überlastungsverletzungen liegt ein typischer Schmerzkreislauf vor.

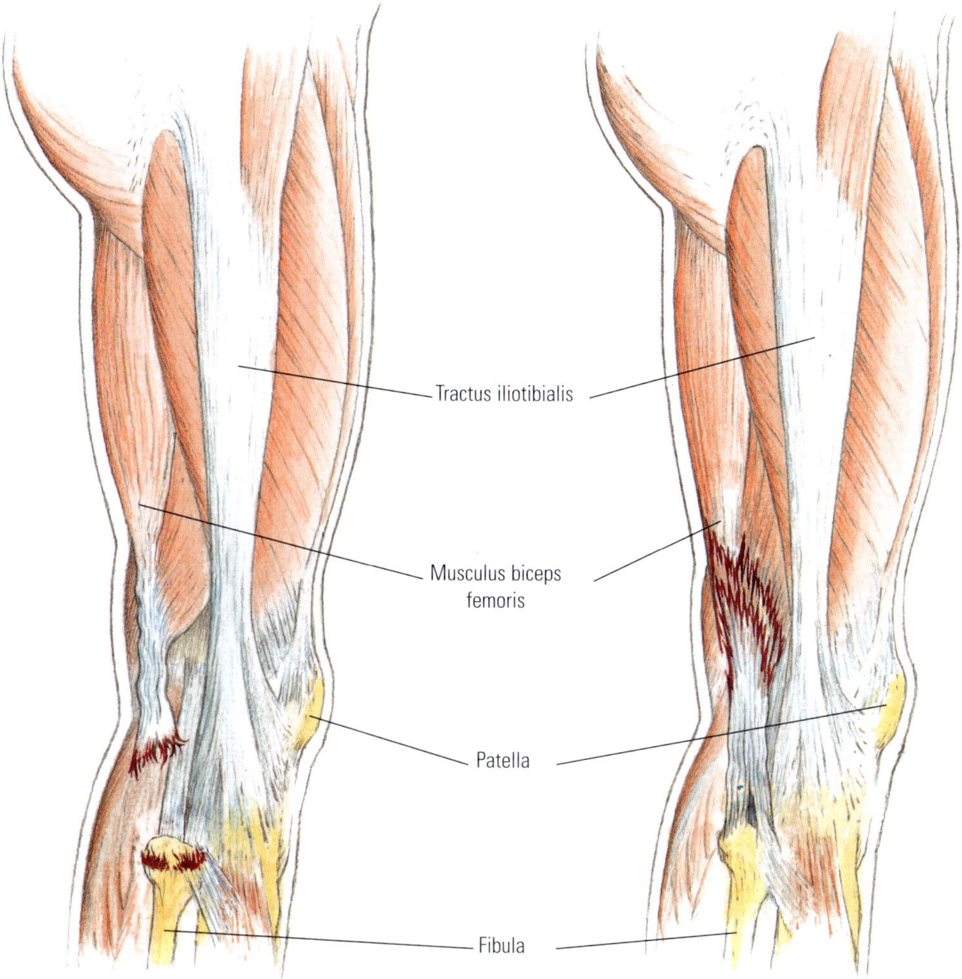

Abb. 10.28: Verletzungsorte der Muskel-Sehen-Einheit des distalen Musculus biceps femoris.

- Eine Röntgenuntersuchung zeigt manchmal abgerissene Knochenfragmente. Ein MRT sichert die Diagnose.

Behandlung

Der *Sportler* sollte:
- in der akuten Phase Eis anwenden und einen Kompressionsverband anlegen;
- Schonung einhalten, lokal Wärme anwenden und eine Wärmebandage tragen, bis keine Belastungsschmerzen mehr bestehen;
- nach der akuten Phase Kraft- und Dehnungsübungen ausführen.

Der *Arzt* kann:
- antiphlogistische Medikmente verordnen;
- bei Rupturen eine Orthese anlegen;
- bei vollständigen Rupturen operieren.

Kompartmentsyndrome

Die Muskeln des Oberschenkels werden von Faszien umgeben. Sie sind jedoch nicht so klar auf Kompartimente begrenzt wie die Unterschenkelmuskeln. Dennoch erleiden einige Sportler, insbesondere Langstreckenläufer, Skilangläufer und Eishockeyspieler, die ihre Oberschenkelmuskulatur intensiv einsetzen, Oberschenkelschmerzen, Schwäche und Müdigkeit im Zusammenhang mit sportlicher Aktivität. Die Schmerzen können innerhalb von Minuten entstehen und beidseitig auftreten. Es besteht kein Zusammenhang mit einem Trauma. Die Schmerzen können an der Vorderseite, seitlich oder an der Rückseite auftreten oder den gesamten Oberschenkel betreffen. Normalerweise bestehen keine neurologischen Symptome und die intramuskuläre Druckmessung zeigt häufig normale Werte. Die Diagnose ist im Wesentlichen eine Ausschlussdiagnose. Wenn Physiotherapie, einschließlich Dehnungsübungen längere Zeit ohne Besserung durchgeführt wurde, kann eine Fasziotomie (Eröffnung der Faszie) an der Vorderseite und/oder Hinterseite Linderung verschaffen. Normalerweise sind der Rectus femoris, Vastus medialis und Vastus lateralis betroffen. Es sollte jeweils eine separate Fasziotomie durchgeführt werden.

Literatur

Brunet ME, Hontas RB (1994) The thigh. In: DeLee JC, Drez D (eds) Orthopaedic Sports Medicine: Principles and Practice, vol. 2, pp 1086–1112. Philadelphia: WB Saunders.

Ryan JB, Wheeler JM, Hopkins WJ et al (1991) Quadriceps contusions: West Point update. American Journal of Sports Medicine 19: 299–304.

11 Knie

Das Knie ist das bei Sportlern am häufigsten verletzte Gelenk (Abb. 11.1–11.4). Die meisten Verletzungen entstehen durch übermäßige Drehbelastun-gen wie sie beim Skilaufen, Fußball und American Football vorkommen. Die Mehrheit der Verletzungen betrifft das mediale Seitenband und die Menisken, aber auch Rupturen des vorderen Kreuzbandes treten häufig auf und sind für lange Fehlzeiten im Sport verantwortlich. Die häufigsten Überlastungsprobleme sind patellofemorale Schmerzsyndrome und Entzündungen der Patellarsehne.

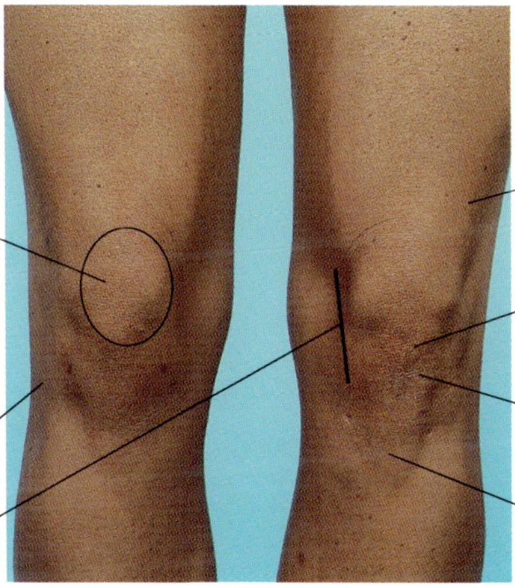

Abb. 11.1: Vorderansicht des Knies und Lokalisation möglicher Verletzungen.

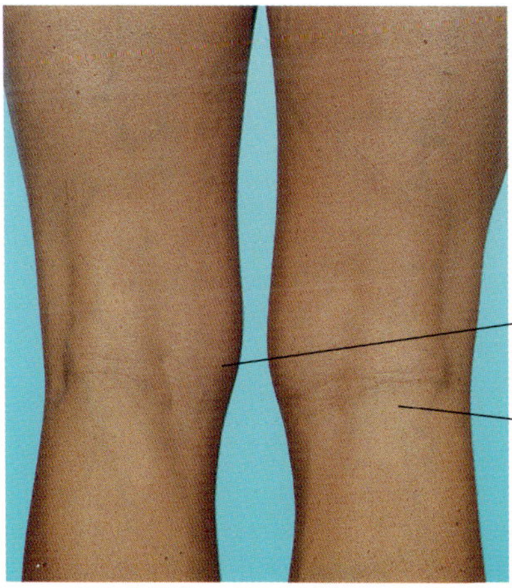

Abb. 11.2: Rückansicht des Knies und Lokalisation möglicher Verletzungen.

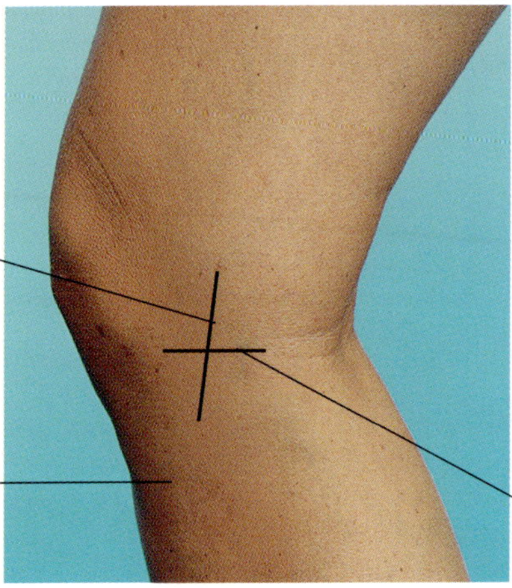

Abb. 11.3: Mediale Seitansicht des Knies und Lokalisation möglicher Verletzungen.

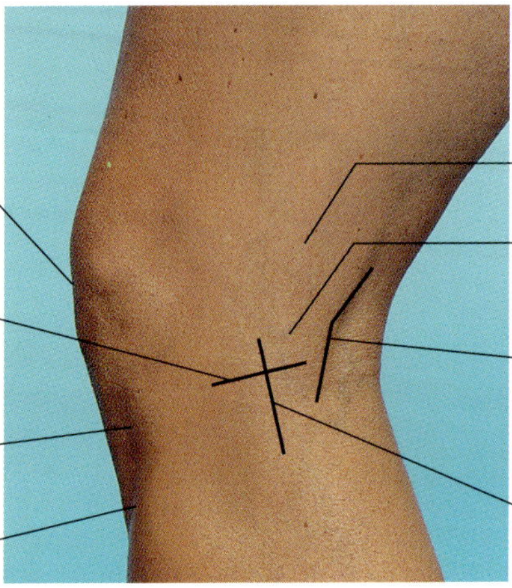

Abb. 11.4: Laterale Seitansicht des Knies und Lokalisation möglicher Verletzungen.

Funktionelle Anatomie und Biomechanik

Das Kniegelenk wird durch Femur und Tibia gebildet. Hinzu kommt die Patella, die innerhalb der Patellarsehne liegt und bei Kniebewegungen über eine Rinne an der Vorderseite des Femur gleitet. Bei der Streckung des Kniegelenkes verschafft die Patella der Quadrizepsmuskulatur einen mechanischen Vorteil. Die gegenüberliegenden Oberflächen der drei Knochen sind von Gelenkknorpel überzogen, das Gelenk ist mit Synovialis ausgekleidet. Es wird durch vier kräftige Bänder stabilisiert: Das mediale Kollateralband (MKB), das laterale Kollateralband (LKB), das vordere Kreuzband (VKB) und das hintere Kreuzband (HKB). Das MKB und LKB verhindern seitliche Bewegungen, während VKB und HKB abnormale Vorwärts- und Rückwärtsbewegungen begrenzen. Durch Drehbewegungen, die extreme Belastungen in diesen Bändern verursachen, können sie zerreißen. Das MKB und VKB werden oft gleichzeitig verletzt; die Behandlung dieser Verletzungen macht ständig Fortschritte und Sportler können oft zu ihrem Sport zurückkehren. Verletzungen des HKB und LKB sind schwieriger zu behandeln, insbesondere solche, die auch die Kapsel und andere Strukturen im posterolateralen (äußeren hinteren) Bereich des Kniegelenkes betreffen.

Untersuchung

Einteilung

Bandverletzungen können entsprechend ihrer Schwere eingeteilt werden, am häufigsten ist die Unterscheidung in drei Schweregrade:
- Grad I: Es bestehen Zerreißungen in der Mikrostruktur, aber keine offensichtliche Überdehnung des Bandes.
- Grad II: Das Band ist überdehnt und es besteht eine Teilruptur.
- Grad III: Eine komplette Ruptur verursacht die Trennung des Bandes in zwei Teile.

Anamnese und klinische Untersuchung

Die gründliche Untersuchung einer Knieverletzung ist die Basis ihrer Diagnose.

Anamnese
Bei der Anamnese sollte auch der Verletzungsmechanismus analysiert werden. Die Stärke der Energie und die Richtung der Einwirkung im Verletzungsmoment sind wichtige Hinweise auf Schwere und Art der Verletzung.

Inspektion des Verletzungsbereiches
Eine Schwellung kann sowohl über als auch im Gelenk bestehen. Hämatome oberhalb und um das Kniegelenk herum weisen auf eine Blutung und Bandverletzung hin. Bei einem Erguss reicht die Schwellung normalerweise bis oberhalb der Patella. Der Untersucher kann einen Erguss feststellen, indem er den Bereich ober- und unterhalb der Patella gleichzeitig zusammendrückt und dabei die Patella mit dem Daumen einer Hand in Richtung Femur drückt. Besteht ein Erguss, zeigt die Patella einen federnden Widerstand, der verschwindet, sobald die Gelenkfläche der Patella gegen den Femur gedrückt wird. Lässt der Druck auf die Patella nach, hebt sie sich aufgrund der darunter befindlichen Flüssigkeit wieder an.

Palpation
Der untersuchende Arzt sollte die Gelenkspalten des Knies palpieren; Druckschmerzen weisen auf eine Meniskusverletzung hin. Die Palpation erstreckt sich weiter über den Verlauf der Seitenbänder, wobei auf die

Lokalisation des Druckschmerzes zu achten ist, da es sich um den Verletzungsort handeln kann. Ergussbedingte Schwellungen können getastet werden.

Überprüfung des Bewegungsumfanges

Man sollte auf eine Beuge- oder Streckhemmung des Kniegelenkes achten. Dabei sollte allerdings der Patient und nicht der Untersucher das Kniegelenk bewegen, um etwaige Schmerzen kontrollieren zu können. Bewegungsschmerzen oder ein eingeschränkter Bewegungsumfang können ein Hinweis sowohl auf eine Meniskus- als auch auf eine Bandverletzung sein.

Stabilitätsprüfung

Diese Untersuchung ist notwendig, um zu entscheiden, ob der Sportler eine Bandverletzung erlitten hat. Eine Entspannung der Muskulatur ist sehr wichtig; manchmal können Schmerzen eine korrekte Untersuchung unmöglich machen. Folgende Teste sind indiziert:

- Vorderes Kreuzband: Lachman-Test, vordere Schublade und Pivot-shift-Test (S. 276);
- Mediales Kollateralband: Varus- und Valgusstresstest (S. 283);
- Hinteres Kreuzband: hintere Schublade und Quadrizeps-Anspannungstest (S. 288);
- Laterales Kollateralband: s. S. 292. Bei der Untersuchung einer posterolateralen Instabilität wird der umgekehrte Pivot-shift-Test angewandt (S. 292).

Punktion

Bei ausgedehnter Schwellung des Gelenkes kann eine Punktion (Abziehen von Flüssigkeit durch eine Nadel) durchgeführt werden, um zu entscheiden, ob ein blutiger Erguss vorliegt.

Bei einer Blutung in das Kniegelenk muss eine schwerwiegende Verletzung angenommen werden.

Radiologie

Einfache Röntgenaufnahmen sind bei jeder ernsthaften Kniegelenkverletzung notwendig, um Frakturen oder Absprengungen auszuschließen oder um Defekte des Knochens unterhalb des Gelenkknorpels darzustellen. Aufnahmen am stehenden Sportler können Veränderungen der Dicke des Gelenkknorpels zeigen. Eine Verminderung des Gelenkknorpels, die auf eine frühe Osteoarthrose hinweist, lässt den Spalt zwischen Femur und Tibia kleiner erscheinen.

Das MRT (s. Abb. 11.7) ist bei der Beurteilung von Weichteilen nützlich (Bänder, Sehnen, Muskeln, Kapseln, Meniskus) und kann Schwellungen innerhalb des Knochens zeigen, die Frakturen oder Knochenprellungen begleiten. Es zeigt sehr gut HKB-Rupturen. Obwohl die Sensitivität zur Feststellung einer VKB-Ruptur gut ist, ist es manchmal schwierig zu entscheiden, ob es sich um eine vollständige oder teilweise Ruptur handelt. In den meisten Situationen ist ein MRT unnötig, da die Diagnose anhand der klinischen Untersuchung gestellt werden kann. Bei ungewöhnlichen oder schwierigen Fällen zeigt das MRT einen VKB- oder Meniskusriss mit hoher Sensitivität. Obwohl in letzter Zeit Fortschritte gemacht wurden, ist ein Routine-MRT bei der Beurteilung

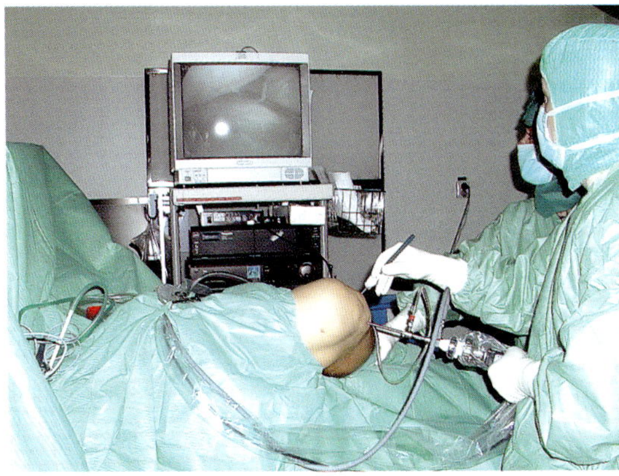

Abb. 11.5:
Kniearthroskopie.

von Gelenkknorpelschäden nicht sehr sensitiv. Der Einsatz von Kontrastmittel hat die Genauigkeit verbessert.

Eine Knochenszintigraphie zeigt Gebiete erhöhter (oder verminderter) Knochenstoffwechselaktivität. Sie ist bei Stressfrakturen und Osteonekrosen sensitiv.

Arthroskopie
In manchen Ländern wird die Arthroskopie in der Routinediagnostik eingesetzt. Dieses ist wahrscheinlich unnötig, da sich die Diagnose normalerweise aus der klinischen Untersuchung und anderen nicht invasiven Tests wie das MRT ergibt. Folgen aus den klinischen Untersuchungen und anderen Tests keine schlüssigen Ergebnisse, so bietet die Arthroskopie die beste Untersuchung der Kniebinnenstrukturen (Abb. 11.5). Verletzungen von Strukturen außerhalb des Gelenkes (Haut, Nerven, Muskeln, Sehnen) können dabei nicht beurteilt werden. Die Arthroskopie wird unter Lokal-, Spinal- oder Allgemeinanästhesie durchgeführt.

Anästhesie
Injektionen eines Lokalanästhetikums können dabei helfen, das Problem zu lokalisieren, insbesondere bei Neuromen (einer abnormalen Wucherung am Ende eines verletzten Nervs). Eine Lokalanästhetikainjektion im Bereich des Neuroms schaltet den Schmerz vorübergehend aus.

Bandverletzungen

Verletzungen des vorderen Kreuzbandes

VKB-Verletzungen sind die häufigsten Verletzungen des Knies. Der Verlust des VKB führt nicht nur zur abnormalen Kinematik, sondern häufig auch zu schweren degenerativen Veränderungen im Knie (S. 43).

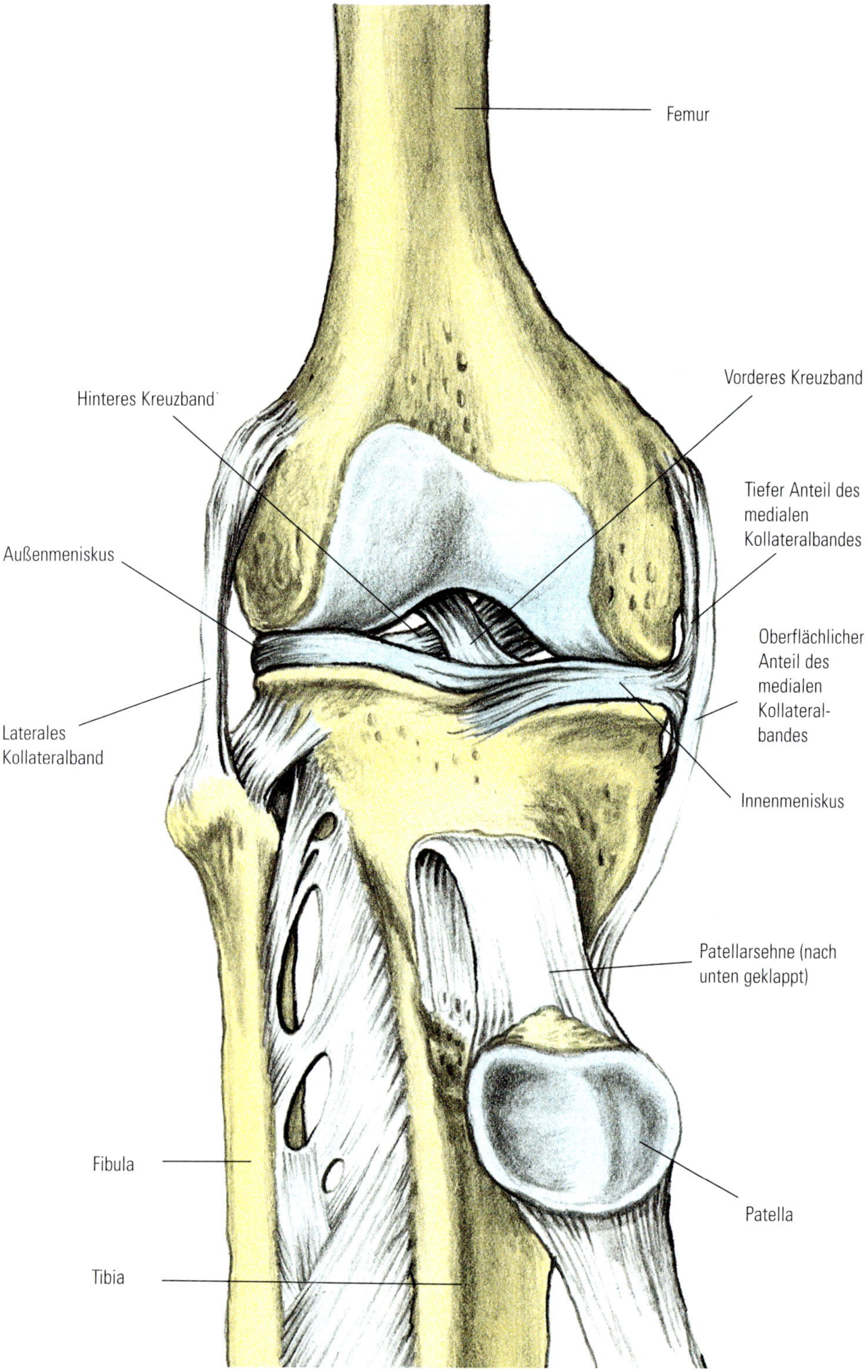

Abb. 11.6: Anatomisches Schaubild des vorderen rechten Kniegelenkes.

Anatomie

Das menschliche VKB ist in jeder Hinsicht eine komplexe Struktur. Das Band ist so konstruiert, dass es stabilisiert und gleichzeitig während des gesamten funktionellen Bewegungsumfanges eine normale Gelenkbeweglichkeit erlaubt. Das vordere Kreuzband besteht aus regelmäßig angeordnetem Bindegewebe, das Femur und Tibia verbindet (Abb. 11.6 und 11.7). Sein durchschnittliches Gewicht beträgt 20 g und seine durchschnittliche Länge 35 mm. In der Mitte ist es dünn; es verbreitert sich fächerförmig nach unten und zu einem geringeren Ausmaß auch nach oben. Das VKB setzt an der Rückseite der medialen Oberfläche der lateralen Femurkondyle an. Der femorale Ansatz entspricht in seiner Form einem Kreis. Distal setzt das VKB in einer Vertiefung an, die sich anterior und lateral der Kniegelenkmitte, der Eminentia intercondylaris befindet. Der tibiale Ansatz ist etwas breiter als der femorale Ansatz.

Das VKB besteht aus einem anteromedialen Bündel, das bei Beugung des Kniegelenkes angespannt und bei Extension entspannt ist, sowie einem posterolateralen Bündel, das bei Extension angespannt und bei Flexion entspannt ist. Ein intermediäres Bündel kann erkennbar sein, das während des gesamten Bewegungsumfanges von der Extension zur Flexion angespannt ist.

Das VKB ist ein intraartikuläres Band, das von Synovialis eingehüllt ist. Es ist sehr gut vaskularisiert und enthält Nervenendigungen, die eine propriozeptive Funktion haben können.

Biomechanik und Funktion

Das VKB ist das zweitkräftigste Band im Knie mit einer maximalen Belastung von etwa 2200 N. Bei extremer Extension ist das anteromediale Bündel locker und das posterolaterale Bündel angespannt. Bei zunehmender Beugung nimmt die Spannung im anteromedialen Bündel zu und das posterolaterale Bündel entspannt sich.

Das vordere Kreuzband verhindert die Vorwärtsbewegung der Tibia im Verhältnis zum Femur. Das Band absorbiert 75% der Vorwärtskraft bei voller Streckung, 87% bei 30°-Beugung und 85% bei 90°-Beugung. Andere begrenzende Faktoren sind der Tractus iliotibialis, die mediale und laterale Kapsel und das mediale und laterale Kollateralband. Bei Kniegelenken mit vorderer Kreuzbandinsuffizienz begrenzen die extraartikulären medialen Strukturen die Translation nach anterior (vorwärts) und Valgusrotation (nach außen) in allen Beugewinkeln, während das laterale Kollateralband und die posterolateralen Strukturen die anteriore Translation nur bei Extension begrenzen. Der Innenmeniskus begrenzt ebenfalls in allen Beugewinkeln die Translation nach vorn. Das VKB ist der Hauptstabilisator gegen anteriore Translation der Tibia im Verhältnis zum Femur. Zusammen mit dem HKB begrenzt das VKB die Hyperextension (Überstreckung), Hyperflexion (Überbeugung) und Innenrotation (s. Abb. 11.7).

Verletzungsmechanismus

Isolierte Verletzungen des VKB können bei einer Dreheinwirkung entweder bei Innenrotation und Hyperextension oder bei Außenrotation und Valgus entstehen. Beim alpinen Skilauf gibt es zwei typische Verletzungsmechanis-men: der skischuhinduzierte VKB-Mechanismus und der „Phantomfuß"-Mechanismus (S. 77 und 78).

Kombinierte Verletzungen des VKB, MKB und der Kapsel können auch auftreten, wenn das Knie einen seitlichen Anprall erleidet. Hierdurch wird das Knie in eine Valgusstellung und Außenrotation gezwungen (Abb. 11.8). Die gleiche Verletzung könnte durch eine mediale Krafteinwirkung auf den Fuß verursacht werden. Eine Kombinationsverletzung des VKB, des lateralen Kollateralbandes (LKB) und der posterolateralen Kapsel kann auftreten,

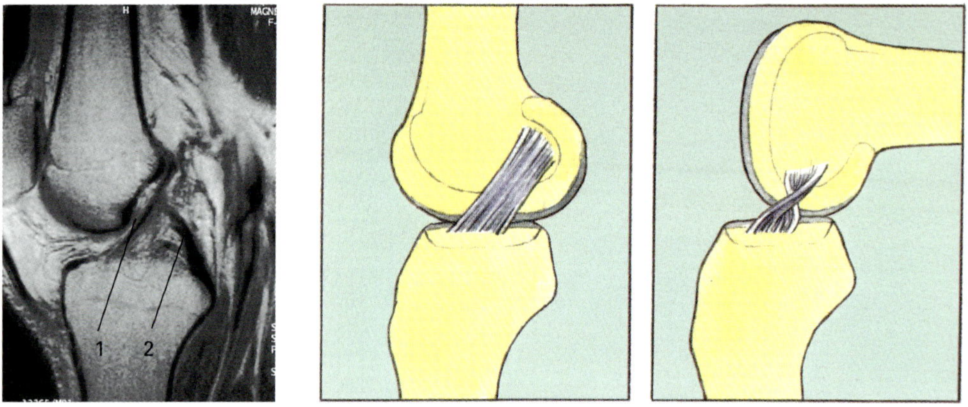

Abb. 11.7: (Links) MRT eines normalen VKB (1) und HKB (2). **(Mitte)** VKB in Extension. **(Rechts)** VKB in Flexion.

wenn eine medial einwirkende Kraft (oder lateral auf den Fuß einwirkende Kraft) das Knie in Varusstellung und Innenrotation zwingt. Kombinationsverletzungen mit dem HKB können das Ergebnis jeglicher lateralen oder medialen Einwirkung auf das Kniegelenk sein, ebenso Hyperextensions- und Hyperflexionsverletzungen. Normalerweise handelt es sich hierbei um Verletzungen mit hoher Krafteinwirkung mit Luxation oder Subluxation des Kniegelenkes.

Knöcherne Abrissverletzungen des VKB können insbesondere bei Hyperextensions- und Hyperflexionsverletzungen bei Heranwachsenden auftreten. Eine Abrissfraktur des tibialen Ansatzes ist bei jungen Sportlern keine Seltenheit.

Symptome und Diagnose

Verschiedene klinische Anzeichen und Tests weisen auf eine VKB-Verletzung hin.

- Eine sorgfältige Anamneseerhebung ist wichtig. Der Verdacht auf eine VKB-Verletzung sollte immer gestellt werden, wenn in der Anamnese eine Rotations- oder Flexionsverletzung, direktes Trauma oder rasches Abstoppen genannt werden.
- Der Patient kann einen plötzlichen Schmerz angeben oder ein „Knallen" hören.
- Das Knie kann wegknicken („Giving way"). Nach dem auslösenden Trauma kann der Sportler oft noch selbst vom Spielfeld gehen, das sollte den Untersucher jedoch nicht täuschen.
- Der Patient kann mit der Zeit ein wiederkehrendes „Giving way"-Problem entwickeln (der Patient hat aufgrund der Instabilität das Gefühl zu fallen). Dieses ist oft der Hinweis auf eine ernsthafte VKB-Verletzung, die der operativen Therapie bedarf.
- Eine Schwellung kann innerhalb weniger Stunden auftreten und zu Beschwerden und Schmerzen führen. Die Schwellung ist immer die Folge eines Hämarthros (Blutung in das Kniegelenk). Bei jedem Patienten mit einem traumatischen Hämarthros sollte der Verdacht auf eine VKB-Verletzung gestellt werden, sie ist in 70% der Fälle die Ursache eines Hämarthros.
- Manchmal kann der Arzt Flüssigkeit abpunktieren, wenn sich dabei Blut abpunktieren lässt, ist eine VKB-Verletzung höchstwahrscheinlich. Das Abpunktieren des Blutes bewirkt auch eine Schmerzlinderung.
- Aktiver und passiver Bewegungsumfang sind eingeschränkt. Der Sportler ist oft in seiner Bewegung eingeschränkt, insbesondere wenn einige Tage nach dem Unfall vergangen sind.

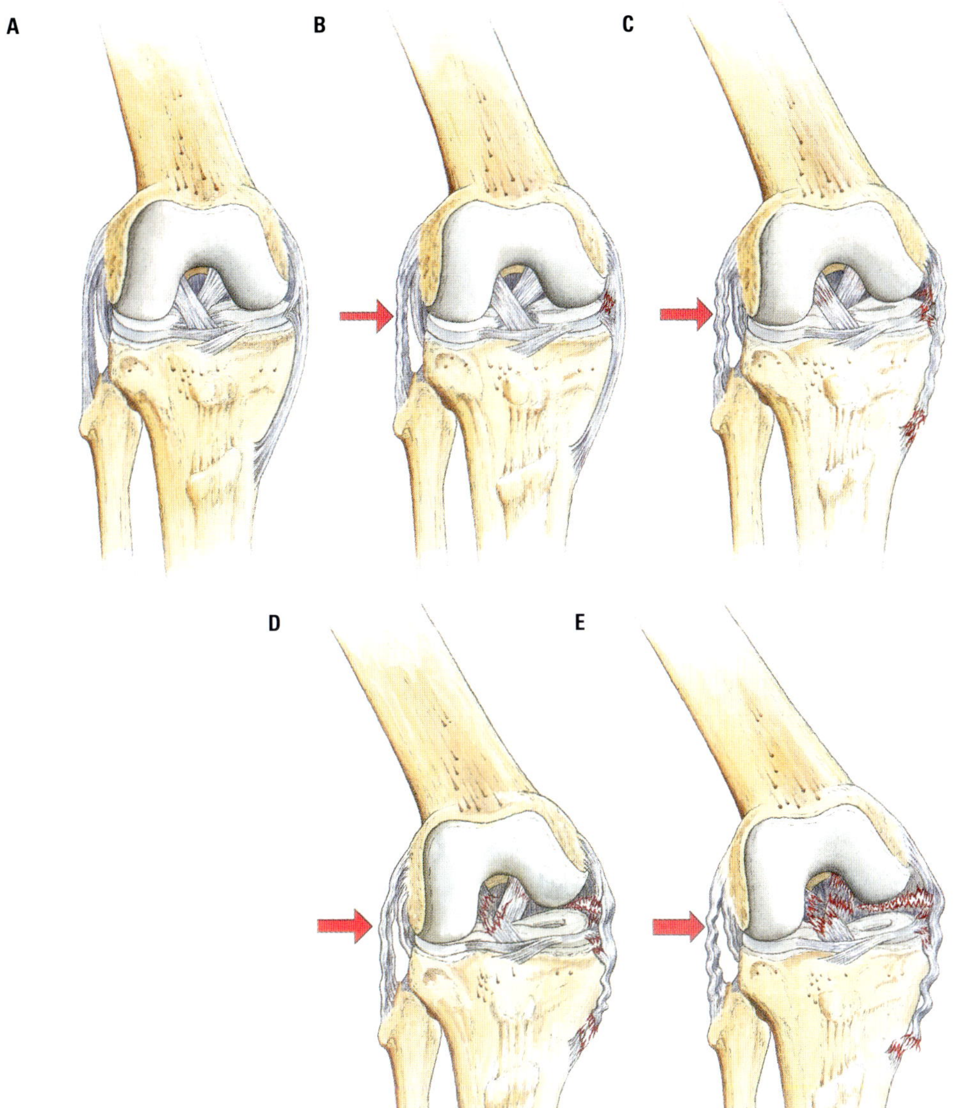

Abb. 11.8: (A) Normales Knie, **(B)** tiefe mediale Kollateralbandverletzung, **(C)** vollständige mediale Kollateralbandverletzung, **(D)** mit VKB-Verletzung, **(E)** mit HKB-Verletzung.

- Ein vorderer Schubladentest bei 20–30°-Beugung des Kniegelenkes und neutraler Rotation der Tibia *(Lachman-Test,* Abb. 11.9) ist positiv. Der Test wird durchgeführt, indem die Tibia im Verhältnis zum Femur nach vorne gezogen wird. Ein positiver Lachman-Test beweist eine VKB-Ruptur.
- Der *vordere Schubladentest* in 70–90°-Beugung des Kniegelenkes in neutraler oder Innenrotation ist positiv (Abb. 11.10). Dieser Test ist jedoch nicht so verlässlich wie der Lachman-Test, da die beugeseitige Oberschenkelmuskulatur und das Hinterhorn des Innenmeniskus diese Schublade verhindern können.

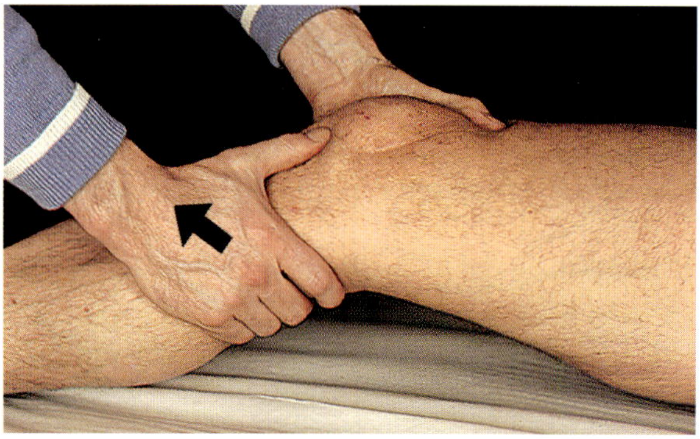

Abb. 11.9: Lachman-Test.

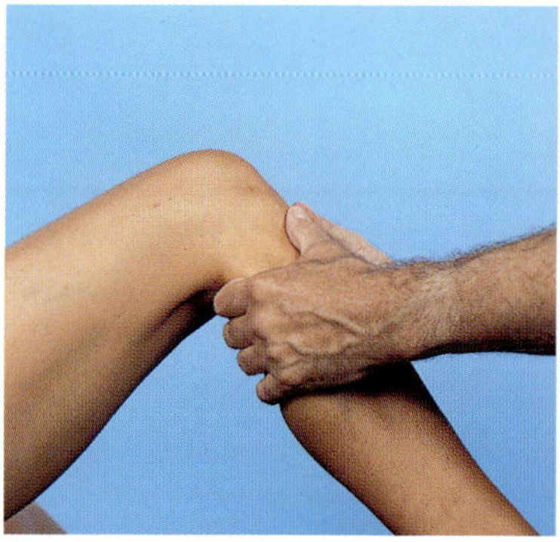

Abb. 11.10: Vorderer Schubladentest.

- Der *Pivot-shift-Test* oder „Rotationsschubladentest" kann positiv sein (Abb. 11.11). Dieser Test ist schwierig auszuführen, insbesondere bei einer frischen Verletzung. Ein positiver Pivot-shift-Test kann die Indikation zur operativen Therapie bei aktiven Sportlern darstellen, da er ein Hinweis auf eine chronische VKB-Verletzung ist.
- Valgus- und Varus- (Seiten-) Stabilität des Kniegelenkes bei 20-30°-Beugung und Streckung sollten überprüft werden, um Verletzungen des MKB und LKB auszuschließen (s. S. 283).
- Das Femuropatellargelenk sollte ebenfalls untersucht werden.
- Eine Röntgenuntersuchung ist notwendig, um knöcherne Verletzungen auszuschließen.
- Eine MRT wird häufig durchgeführt. Dennoch wird sie kaum benötigt, da die Diagnose anhand der Anamnese und der klinischen Untersuchungsergebnisse gestellt werden kann. Andererseits kann eine MRT bei der Diagnose von Kombinationsverletzungen und knöchernen Verletzungen helfen (Abb. 11.12).
- Eine Arthroskopie (Abb. 11.13) liefert die definitive Diagnose, insbesondere wenn dabei das VKB überprüft wird. Dennoch ist die rein diagnostische Arthroskopie normalerweise unnötig, da die Diagnose bei der therapeutischen Arthroskopie gesichert werden kann.

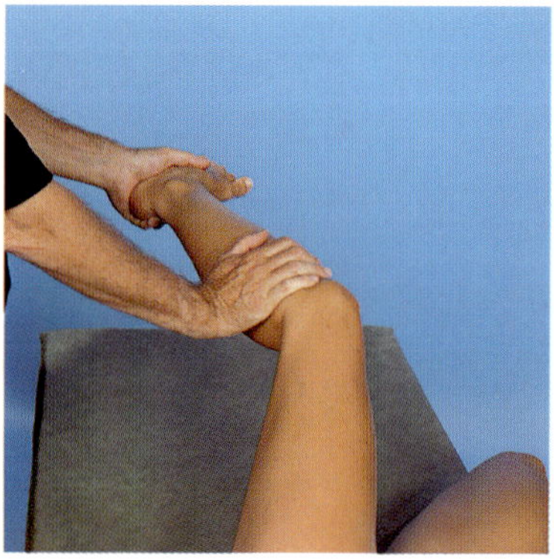

Abb. 11.11: Untersuchung des Pivot-shift.

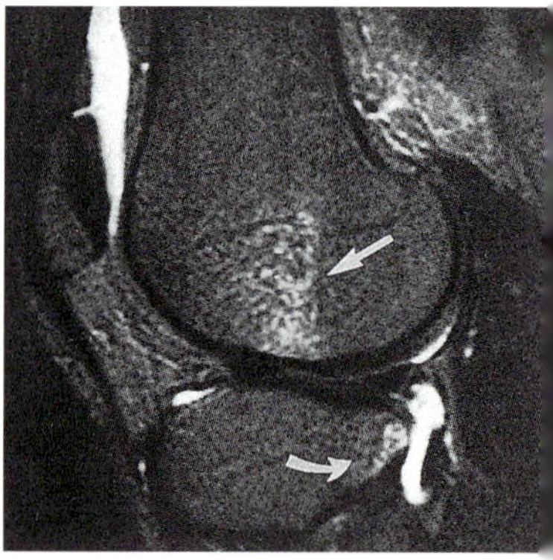

Abb. 11.12: MRT des Kniegelenkes mit einer Knochensignalveränderung nach einer VKB-Verletzung.

Behandlung

Es gibt kein einzelnes Behandlungsschema, das auf alle Patienten anwendbar ist. Die Behandlung muss der Dringlichkeit der Verletzung, dem Fehlen oder Vorhandensein anderer Verletzungen im Kniegelenk, dem Alter und Aktivitätsgrad des Patienten, dem Grad der Instabilität, der Verletzungsart des VKB und der Fähigkeit des Patienten, das Therapieprogramm durchzuführen, angepasst werden. Faktoren, die die Behandlung entscheiden, sind:

- Das Alter des Patienten: Es gibt keine bestimmte Altersgrenze, da die Menschen jeder Altersgruppe zunehmend aktiv sind. 50- bis 60-jährige Patienten können operativ behandelt werden, wenn sie sehr aktiv sind und das Knie sehr instabil ist.
- Der Aktivitätsgrad ist wahrscheinlich der wesentliche Faktor bei der Entscheidung über eine Operation. Die operative Therapie wird dem sehr aktiven Patienten wahrscheinlich am meisten helfen, und diese Patienten sind oft eher bereit, an intensiven Rehabilitationsprogrammen teilzunehmen. Weniger aktive Menschen, die keine plötzlichen Richtungswechsel oder drehende Aktivitäten ausführen oder die eine Anpassung ihrer Aktivitäten akzeptieren, kommen oftmals gut zurecht und bedürfen keiner Operation.
- Kombinationsverletzungen stellen ebenfalls einen wichtigen Faktor bei der Entscheidungsfindung dar. Die meisten Menschen glauben, dass Verletzungen anderer wesentlicher Bänder die Wahrscheinlichkeit erhöhen, dass eine konservative Behandlung des VKB zu funktioneller Instabilität führt, diese Annahme ist aber nicht gesichert. Rupturen des VKB sind oft mit Verletzungen eines oder beider Menisci verbunden. Wenn eine reparable Meniskusläsion im Zusammenhang mit einer vollständigen Ruptur des VKB festgestellt wird, wird im Allgemeinen die gleichzeitige Rekonstruktion des VKB und Naht des Meniskus empfohlen. Wenn das Band nicht rekonstruiert wird, kommt es oft zu einem erneuten Riss des Meniskus. Bei einem Patienten mit chronischer VKB-Ruptur ohne Pivot-shift-Episoden in der Anamnese und einem irreparablen Meniskus kann der abgerissene Teil des Meniskus entfernt werden, und es besteht eine gute Chance, dass die Beschwerden dadurch eliminiert werden.
- Grad der Instabilität: Ob Patienten, die unter einer allgemeinen Bandschwäche leiden, stärkere Instabilitätssymptome nach einer VKB-Verletzung zeigen als solche mit einer normalen Laxität, ist nicht eindeutig beurteilbar.
- Rezidivierendes „Giving way“ und positives Pivot-shift-Zeichen: Es wurde nachgewiesen, dass Sportler, die im Vergleich zur Gegenseite eine VKB-Ruptur mit abnormaler anteriorer Translation der Tibia auf dem Femur haben, aber ein negatives oder nur leicht positives Pivot-shift-Zeichen, nach konservativer Therapie weniger Probleme haben als Patienten, bei denen das Pivot-shift-Zeichen ausgeprägter ist. Patienten mit „Giving way“ in der Anamnese und einem positiven Pivot-shift bedürfen normalerweise der operativen Therapie.
- Patientencompliance: Ein Patient, der sich einer VKB-Operation unterzieht, muss sowohl fähig als auch Willens sein, an einem langwierigen postoperativen Rehabilitationsprogramm teilzunehmen. Ein Patient, der an der anfänglichen Rehabilitationsphase nach dem Trauma teilnimmt, wird wahrscheinlich auch an der Rehabilitation nach der operativen Therapie korrekt teilnehmen.

Alle diese Überlegungen bedeuten, dass die Patienten sorgfältig individuell beurteilt und die Kandidaten für eine Operation sorgfältig ausgewählt werden müssen.

Konservative Therapie

Zu den Kandidaten für eine konservative Therapie gehören sehr junge und sehr alte Patienten. Patienten, die nicht sehr aktiv sind und die nicht an Aktivitäten mit plötzlichen Richtungswechseln und drehenden Bewegungen

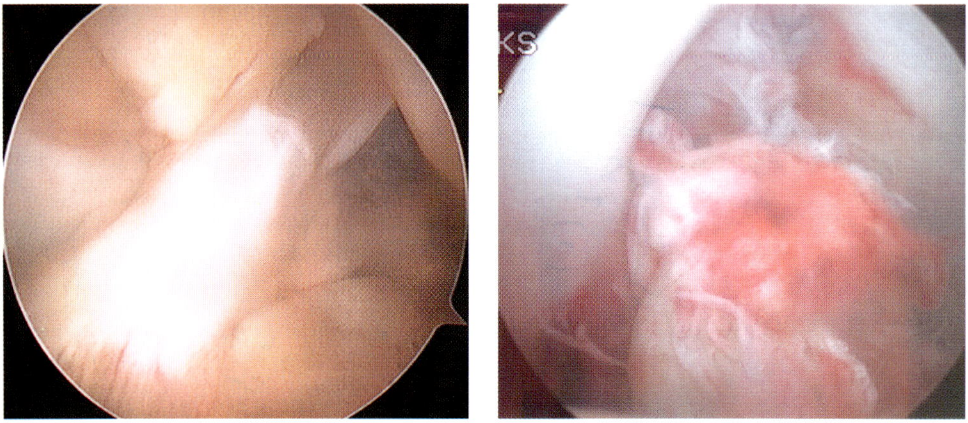

Abb. 11.13: (Links) Arthroskopie eines normalen VKB. **(Rechts)** Arthroskopie bei gerissenem VKB.

teilnehmen, können ebenfalls ohne Operation zurechtkommen. Manchmal entscheiden sich die Patienten dafür abzuwarten, wie das Ergebnis der konservativen Therapie ausfällt. Wenn Probleme wie „Giving way“, Schmerzen oder Schwellung auftreten, kann die Operation auch noch zu einem späteren Zeitpunkt ausgeführt werden. Diese Möglichkeit sollte dem Patienten erklärt werden. Eine abwartende, nicht operative Therapie ist allerdings auch nicht risikolos, da weitere „Giving way“-Episoden die Schäden im Knie, an dem Gelenkknorpel und dem Meniskus verschlimmern können. Die nicht operative Behandlung beinhaltet Folgendes:

- Sofortbehandlung der Verletzung, um Schwellung und Schmerzen einzugrenzen, Orthesenversorgung, eine allmähliche Steigerung der Beweglichkeitsübungen, Kühlung und antiphlogistische Medikamente. Die Rehabilitation der Muskulatur sollte so schnell wie vom Patienten toleriert durchgeführt werden. Jegliche Immobilisationsschienen, die in den ersten ein oder zwei Tagen benötigt werden, sollten so früh wie möglich abgenommen werden.
- Funktionelle Übungen sollten so früh wie möglich begonnen werden, dazu gehören Aktivitäten wie Fahrradfahren, Schwimmen und Joggen, wenn möglich auf geraden Strecken. Mit diesen Aktivitäten kann begonnen werden, sobald ein voller Bewegungsumfang erreicht ist und kein Gelenkerguss besteht. Hochrisikoaktivitäten mit plötzlichen Richtungswechseln und Drehbewegungen sollten für 6–12 Wochen nach einem VKB-Riss vermieden werden.
- Eine Orthese kann getragen werden, wenn der Athlet solche Sportarten wieder aufnimmt, bei denen es zu plötzlichen Richtungswechseln und Drehbewegungen im Kniegelenk kommt. Eine Orthese kann dem Patienten Vertrauen geben und eine Hyperextension verhindern. Sie kann auch die Tibia bei niedrigen Belastungen vor anteriorer Translation im Verhältnis zum Femur schützen. Die Wirksamkeit der funktionellen Orthesen ist jedoch noch nicht vollständig nachgewiesen. Orthesen sollten im Wesentlichen jenen Sportlern vorbehalten bleiben, die unter gelegentlichem Pivot-shift und „Giving way“ leiden.
- Eine minimale operative Intervention kann notwendig werden, wenn kleine Meniskusrisse vorliegen, der Stumpf des zerrissenen VKB sich im Gelenk einklemmt, Blockierungen oder rezidivierende Ergüsse vorliegen oder anhaltende Schmerzen im Knie bestehen. In solchen Fällen kann ein MRT dabei helfen, präoperativ die betroffenen Strukturen zu beurteilen.

Patienten, die ohne Operation behandelt werden, sollten über die Risiken dieser Methode aufgeklärt werden. Sie sollten bei ihren Aktivitäten vorsichtig sein und Drehbewegungen und plötzliche Richtungswechsel im Kniegelenk vermeiden. Wenn es Hinweise auf „Giving way"-Episoden, Holpern im Knie oder rezidivierende Schwellungen oder Schmerzen gibt, kann die operative Therapie notwendig sein.

Operative Therapie

Die Indikation zur Operation ist zumeist aktivitätsabhängig, dies bedeutet, dass sehr aktive Personen am ehesten operiert werden müssen. Kniegelenke mit einer deutlichen Instabilität, rezidivierenden Ergüssen und Schmerzen, großen refixierbaren Meniskusverletzungen oder anderen Gelenkknorpelverletzungen sollten normalerweise operativ behandelt werden. Zudem muss der Patient beim Rehabilitationsprogramm mitarbeiten.

Nach einer frischen Verletzung empfiehlt man heutzutage, die Operation erst dann durchzuführen, wenn das Kniegelenk sich beruhigt hat und Schwellung und Schmerzen nicht mehr bestehen. Der optimale Zeitpunkt für die Operation liegt etwa 2–8 Wochen nach der Verletzung, obwohl eine weitere Verzögerung keinen wesentlichen Einfluss auf die Ergebnisse hat, auch wenn die Chancen für ein erfolgreiches Endresultat geringfügig schlechter werden können.

Die Patienten müssen vollständig über die Operation informiert werden. Man sollte ihnen sagen, dass:
- die normalen anatomischen Einzelheiten des VKB durch keine der derzeitig gängigen Methoden vollständig wiederhergestellt werden können;
- das normale biomechanische Verhalten des VKB durch eine Operation nicht vollständig wiederhergestellt werden kann;
- die Ergebnisse relativ gut sind und die subjektive Zufriedenheit bei 85–95% liegt;
- nicht jeder volle Leistungsfähigkeit erlangen kann.

Die Operation sollte von einem auf diesem Gebiet erfahrenen Operateur ausgeführt werden, um die Risiken so gering wie möglich zu halten. Die Rehabilitation ist anstrengend und erfordert extrem gute Mitarbeit vom Patienten.

Operationstechnik

- Das operative Verfahren sollte anatomischen Prinzipien folgen und eine frühzeitige Bewegung des Gelenkes erlauben.
- Besondere Aufmerksamkeit sollte der isometrischen Platzierung, korrekten Spannung und guten Befestigung des Transplantates gewidmet werden.

Die Auswahl des Transplantates ist wichtig. Die meisten Operateure verwenden patienteneigenes Gewebe für die Rekonstruktion, entweder aus der Patellarsehne oder aus den sog. „Hamstring"-Sehnen; in beiden Fällen erhält man sehr gute Transplantate. Gelegentlich, insbesondere bei Reoperationen, werden autologe Transplantate (Gewebe von Leichen) benutzt, dieses Vorgehen sollte bei Sportlern jedoch nicht die erste Wahl sein. Synthetischer Bandersatz sollte vermieden werden, da er steif ist und bislang schlechte Ergebnisse erbracht hat.

Die Operation kann arthroskopisch oder in einer halb offenen Technik durchgeführt werden. Eine häufig verwendete arthroskopische Technik für die VKB-Operation (endoskopische Technik) erlaubt das intraartikuläre Einbringen der femuralen Befestigungsschrauben (Abb. 11.14 und 11.15). Eine andere Variante dieser Technik erfordert eine zusätzliche kleine Hautinzision an der Außenseite des Kniegelenkes. Diese Variante ist technisch einfacher und leichter zu reproduzieren.

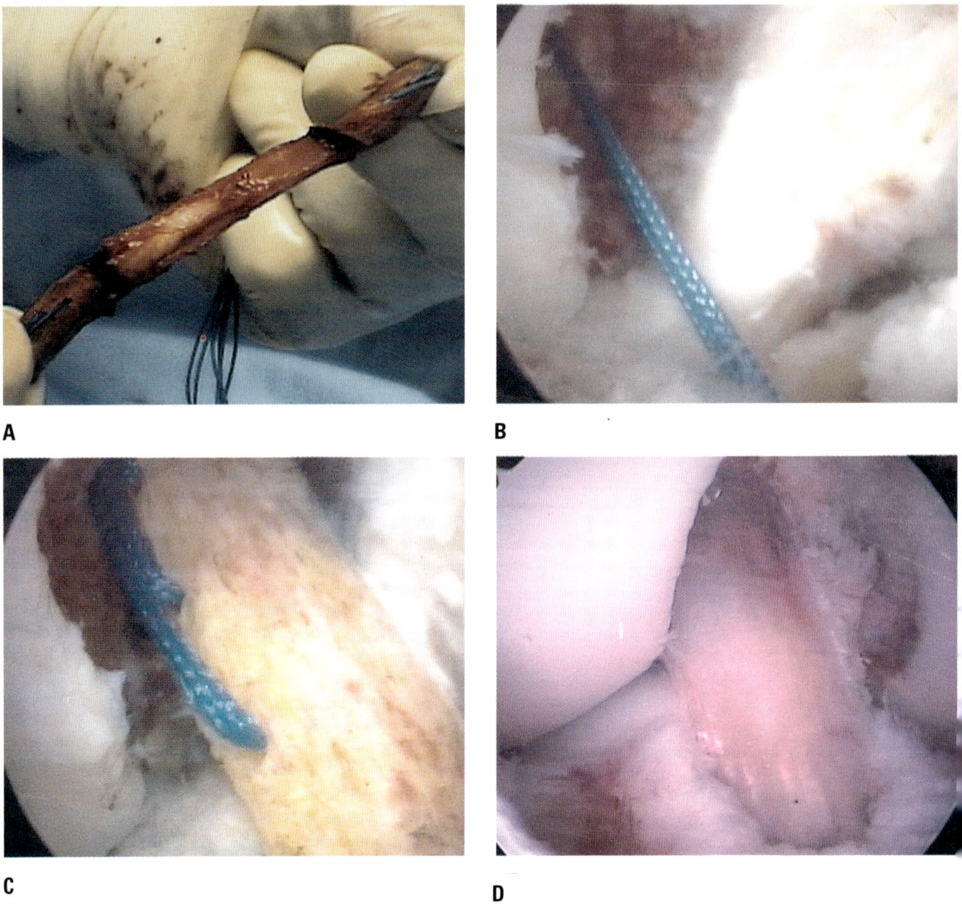

Abb. 11.14: **(A)** Knochen-Patellarsehnen-Knochen-Transplantat, das bei einer arthroskopischen VKB-Operation benutzt wird. **(B, C)** Der Knochenblock wird durch einen Kanal in der Tibia und durch das Gelenk in einen Kanal am Femur eingebracht. **(D)** Das platzierte VKB-Transplantat.

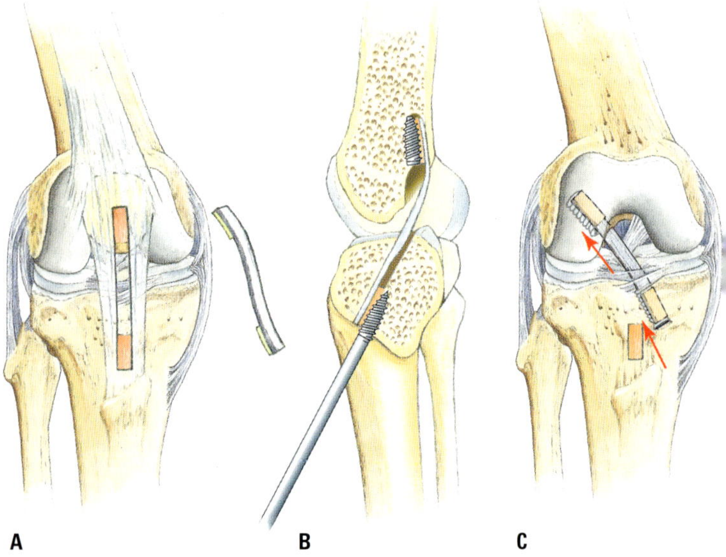

Abb. 11.15: (A) Das Patellarsehnen-Transplantat wird mit einem Knochenblock an beiden Enden aus Patella und Tibia gewonnen. **(B)** Das Transplantat wird durch einen Knochenkanal in der Tibia in den Femur eingebracht. **(C)** Schrauben werden eingebracht, um den Knochenblock im Kanal zu fixieren.

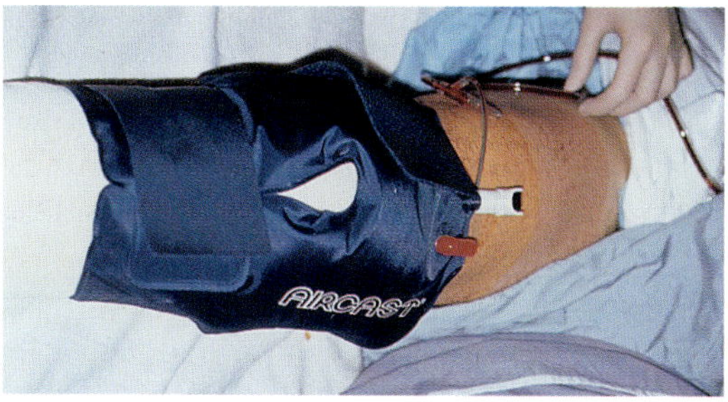

Abb. 11.16: Die Behandlung mit einer Kältemanschette führt zu einer guten Schmerzlinderung.

Rehabilitationsprinzipien

Eine gute Schmerzkontrolle kann heutzutage durch die Injektion von Anästhetika und Analgetika vor, während und nach der Operation zusammen mit der Anlage einer Kältemanschette erreicht werden (Abb. 11.16). Dies hat dazu geführt, dass viele Operationen ambulant durchgeführt werden. Einige Patienten müssen jedoch über Nacht bleiben.

Die Rehabilitation nach einer VKB-Operation beginnt mit frühzeitigen Bewegungsübungen (S. 510; Protokoll auf S. 518). Meistens erlaubt der Operateur einen Bewegungsumfang von 0–70° in der unmittelbaren postoperativen Phase, einige erlauben jedoch den vollen Bewegungsumfang in Abhängigkeit von den Schmerzen. Der wichtigste Aspekt der Rehabilitation besteht darin, eine Muskelinhibition (Unfähigkeit, den Muskel vollständig zu kontrahieren) zu vermeiden. Eine muskuläre Hemmung wird zumeist durch Schmerzen und Schwellungen verursacht, die zu einem Circulus vitiosus führen können, in dem Muskelabbau und Schwäche zu weiteren Schäden führen. Aus diesem Grund sollten Schmerzen und Schwellung zunächst durch Kompression und Kälte behandelt werden. Frühzeitige Bewegung kann ebenfalls zur Minderung der Schwellung beitragen.

- Die wichtigsten bei der Rehabilitation beteiligten Muskeln sind der Quadrizeps und die „Hamstring“-Muskulatur. Die „Hamstring“-Muskulatur wirkt als Agonist des VKB und sollte frühzeitig trainiert werden. Dennoch wird die Muskelmasse nicht zunehmen, solange Schmerzen und Schwellung nicht behandelt worden sind.
- Eine Orthese kann während der Rehabilitationsphase benutzt werden, um einen gewissen Schutz zu bieten. Der stabilisierende Effekt ist jedoch begrenzt, insbesondere bei Aktivitäten mit hoher Geschwindigkeit. Es gibt wenige Hinweise dafür, dass eine Orthese einen ausreichenden Schutz vor Belastung für rekonstruierte Bänder bietet; dennoch haben die Orthesen einen gewissen schützenden Effekt während Alltagsaktivitäten. Viele Patienten mögen die Orthesen und empfinden durch sie eine gewisse Stabilität; auch dies ist von Bedeutung.
- Der Patient kann zu sich steigernder Aktivität zurückkehren. Es konnte nachgewiesen werden, dass Radfahren in der VKB-Rehabilitation sicher ist. Die Patienten können hiermit beginnen, sobald der Bewegungsumfang 100°-Beugung erreicht hat, normalerweise 3–4 Wochen nach einer VKB-Rekonstruktion. Joggen auf gerader Strecke ist oft nach 2 Monten möglich, Aktivitäten, die mit plötzlichen Richtungswechseln und Drehbewegungen verbunden sind, sollten jedoch vermieden werden, bis der Sportler im Vergleich zur gesunden Seite mindestens 85% der Oberschenkelkraft wiedererlangt hat. Solche Aktivitäten können 4–6 Monate nach der Operation möglich sein. Die erfolgreiche Rückkehr zum Sport muss jedoch individuell angepasst werden, hier kann es kein allgemein gültiges Vorgehensschema geben.

Ergebnisse und Prognose

- Die Ergebnisse der operativen VKB-Rekonstruktion sind gut: Etwa 80–90% der aktiven Menschen können zu dem präoperativen Leistungsstand im Sport nach einer frischen VKB-Verletzung zurückkehren, bei chronischen Verläufen sind es 70–80%.

– Das Vorgehen bei chronischen Verletzungen folgt den operativen Prinzipien bei frischen Verletzungen. Die Operation ist oft ausgedehnter, es muss mehr Knochen entfernt werden („Notchplastik“), um Platz für die Bänder zu schaffen. Häufig finden sich größere Gelenkknorpelschäden und Meniskusverletzungen. Die Prognose ist deshalb nicht so gut, die Ergebnisse aber immer noch akzeptabel. Ob die Operation langfristig degenerative Veränderungen verhindern wird, kann noch nicht beurteilt werden, es scheint aber so zu sein, dass die Operation zumindest eine weitere Verschlechterung der Gelenkfunktion verhindert. Die Patienten erreichen zumeist gute Ergebnisse durch die Operation und sind sehr dankbar.

Die Behandlung von VKB-Verletzungen bleibt kompliziert und ist keine exakte Wissenschaft. Die Behandlung sollte individuell angepasst werden.

Literatur

Johnson RJ, Beynnon BD, Nichols CE, Renström PR (1992) Current concepts review: the treatment of injuries of the ACL. Journal of Bone and Joint Surgery 74A: 150–151.

Verletzungen des medialen Kollateralbandes

Das MKB ist das am häufigsten verletzte Band im Knie. Die Verletzungsrate ist wahrscheinlich höher als angegeben wird, da viele geringfügige MKB-Verletzungen niemals von einem Arzt gesehen werden. Die Behandlung dieser Verletzungen hat sich geändert. In den 70er Jahren war die operative Therapie häufig, heutzutage werden die meisten MKB-Verletzungen konservativ mit früher Rehabilitation behandelt.

Anatomie

Die mediale Kniestabilität wird in erster Linie durch die medialen statischen und dynamischen Stabilisatoren gewährleistet, die von anterior nach posterior in der Mittellinie reichen. Die statischen Strukturen sind das oberflächliche MKB, das Ligamentum obliquus posterior und das mittlere Drittel des Kapselligamentes (s. Abb. 11.6). Die dynamische Stabilität wird durch die Pes-anserinus-Sehnen, insbesondere die Semimembranosussehne gewährleistet.

Die drei Anteile des MKB sind das oberflächliche MKB, das tiefe MKB und das Ligamentum obliquus posterior. Diese Strukturen arbeiten nicht unabhängig voneinander, sondern als integrierte Einheit, um abnormalen Belastungen zu widerstehen.

Das oberflächliche MKB ist im Durchschnitt 11 cm lang und 0,5 cm breit. Es entspringt am medialen Femurkondylus gerade eben vor dem Tuberkulum und verläuft nach distal, um etwa 5–7 cm unterhalb des Gelenkspaltes an der Tibia anteromedial eben unterhalb des Pes-anserinus-Ansatzes anzusetzen. Die anterioren Fasern sind während der Beugung angespannt, während die posterioren Fasern entspannt sind. Das MKB ist bei Außenrotation angespannt.

Das mittlere Drittel des tiefen MKB ist eine kurze Struktur, ungefähr 2–3 cm lang, die an dem unter dem MKB liegenden Meniskus befestigt ist. Die tiefe und die oberflächliche Schicht sind proximal oft miteinander verschmolzen. Das Ligament ist relativ locker, um die Kniebewegung zu erlauben, jedoch kurz genug, um den Meniskus an seinem Außenrand festzuhalten. Der tiefe Anteil kann sowohl proximal als auch distal des Meniskusansatzes rupturieren, und zwar unabhängig von der Lokalisation eines Risses im oberflächlichen MKB.

Das Ligamentum obliquus posterior ist ein verdicktes Kapselligament, das eben hinter dem oberflächlichen MKB am Kondylus entspringt und eben unterhalb des Gelenkspaltes inseriert. Es ist am Hinterhorn des Innenmeniskus befestigt. Diese Struktur ist wichtig, um eine mediale Stabilität aufrechtzuerhalten. Das Ligamentum obliquus posterior wird bei Beugung entspannt.

Biomechanische Untersuchungen zeigen, dass die Hauptfunktion des MKB darin liegt, den Valgus (Auswärtsbewegungen des Unterschenkels) und die Außenrotationskräfte der Tibia im Verhältnis zum Femur zu begrenzen. Das oberflächliche MKB ist für 57% der medialen Stabilität bei 5°-Kniebeugung verantwortlich und für bis zu 78% bei 25°-Beugung. Das tiefe MKB sorgt für 8% der Stabilität bei 5°-Beugung und für 4% bei 25°-Beugung und das Ligamentum obliquus posterior sorgt für 18% bzw. 4% der Stabilität.

Symptome und Diagnose

- In der Anamnese der Verletzung können sowohl ein indirektes Valgustrauma als auch eine Außenrotationsverletzung beim Skilaufen genannt werden. Eine schwere MKB-Verletzung kann durch einen Schlag auf die Außenseite des distalen Oberschenkels oder des proximalen Unterschenkels beim Fußball oder American Football entstehen.
- Bei der Verletzung treten Schmerzen auf. Das Fehlen starker Schmerzen schließt eine schwere Verletzung nicht aus. Geringfügige Verletzungen können schmerzhafter sein als schwerwiegende Verletzungen.
- Die Gehfähigkeit kann nach einer MKB-Verletzung beeinträchtigt sein: 50% der Sportler mit schweren (Grad III) Verletzungen können nach der Verletzung nicht ohne Unterstützung laufen.
- Eine Schwellung des Gelenkes ist ungewöhnlich; sie ist ein Hinweis auf eine schwerwiegendere Verletzung im Gelenk selbst.
- Druckschmerzen bestehen normalerweise über dem Verletzungsbereich. Am häufigsten bestehen Druckschmerzen über dem medialen Femurkondylus.
- Eine Überprüfung der Bandführung unter Valgusstress ist wichtig (Abb. 11.17). Die Einteilung ist folgende:
  - Grad 0 – normal, d.h. keine Aufklappbarkeit des Gelenkes;
  - Grad I – 1–4 mm Aufklappbarkeit des Gelenkes;
  - Grad II – 5–10 mm Aufklappbarkeit des Gelenkes;
  - Grad III – 10–15 mm Aufklappbarkeit des Gelenkes.
- Grad-I- und Grad-II-Verletzungen haben ein klar begrenztes Ende der Aufklappbarkeit, bei einem Grad-III-Riss hingegen ist die Aufklappbarkeit nur weich begrenzt. Es sollte darauf hingewiesen werden, dass selbst bei einer vollständigen Ruptur des MKB bei gestrecktem Kniegelenk keine Valgusinstabilität besteht, sofern das hintere Kreuzband und die hintere

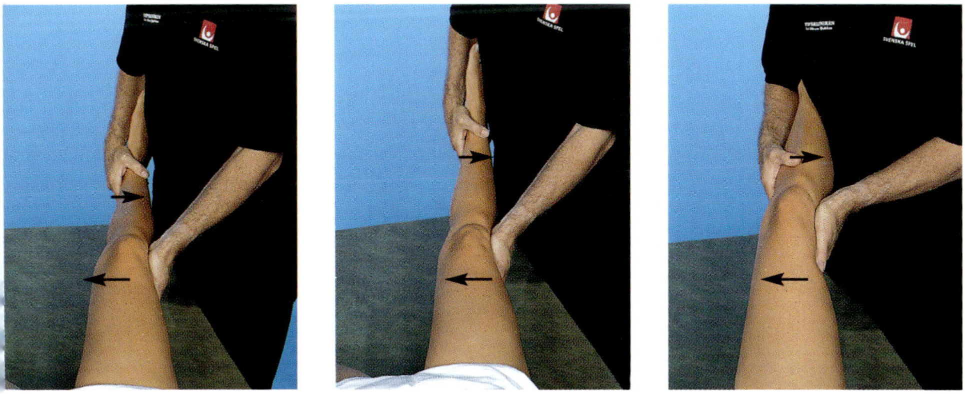

Abb. 11.17: Valgusstresstest: **(Links)** in Flexion, **(Mitte)** in Extension, **(rechts)** alternative Methode.

Kapsel intakt sind. Die mediale Instabilität sollte primär bei 30°-Kniebeugung, aber auch bei voller Kniestreckung überprüft werden.

- Der Lachman-Test für die VKB-Stabilität sollte durchgeführt werden, wenn eine erhebliche mediale Instabilität vorliegt. Eine Grad-III-MKB-Verletzung ist in 95% der Fälle mit einer VKB-Verletzung vergesellschaftet.
- Röntgenaufnahmen in der a.p.-Ebene, seitlich und patellofemoral, sind bei allen Patienten mit Knieverletzungen erforderlich. Frakturen sollten ausgeschlossen werden. In unklaren Fällen kann eine MRT durchgeführt werden, um die exakte Lokalisation der MKB-Verletzung ebenso festzustellen wie begleitende Meniskus- und Kreuzbandschäden (Abb. 11.18).

Behandlung

- Die korrekte Diagnose ist die Basis für eine erfolgreiche Behandlung. Frische, isolierte erst-und zweitgradige MKB-Verletzungen werden konservativ mit rascher Rehabilitation behandelt.
- Bei Grad-I- und Grad-II-Verletzungen kann Belastung und Bewegung so früh wie möglich erlaubt werden (S. 514). Eine Orthese kann nützlich sein.

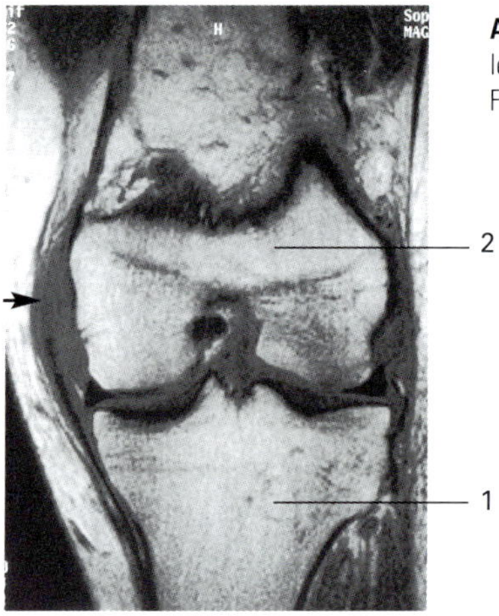

Abb. 11.18: MRT, das einen vollständigen medialen Kollateralbandriss zeigt (Pfeil). 1, Tibia; 2, Femur.

- Wenn am Ende der ersten Woche der Fortschritt befriedigend und volle Streckung des Kniegelenkes erreicht ist, keine Ergussbildung vorliegt und die Druckempfindlichkeit abgenommen hat, wird der Sportler keine Probleme haben, und er kann zur vollen Aktivität (darunter auch Kontaktsportarten) innerhalb von 3–8 Wochen zurückkehren.
- Die Behandlung von Grad-III-Verletzungen hängt von den Begleitverletzungen ab. Vielfach wird angenommen, dass eine wesentliche anteromediale tibiale Subluxation (das heißt eine wesentliche mediale Instabilität) nicht ohne einen Kreuzbandriss auftreten kann. Einigkeit besteht darüber, dass bei einer kombinierten MKB- und VKB-Verletzung eine intraartikuläre Rekonstruktion des Kreuzbandes durchgeführt werden sollte und dabei auch die medialen Strukturen repariert werden. Die Rehabilitation dieser schweren kombinierten Verletzungen ist die gleiche wie für isolierte VKB-Verletzungen. Frühzeitige Bewegung ist wichtig, da die Operation an den MKB-Strukturen zur Einsteifung des Kniegelenkes führen kann.

Prinzipiell werden MKB-Verletzungen konservativ behandelt, wenn sie isoliert auftreten, und gelegentlich operativ, wenn sie zusammen mit Kreuzbandverletzungen auftreten.

Komplikationen und Rückkehr zum Sport

Komplikationen bei MKB-Verletzungen sind selten. Manchmal verbleiben Schmerzen über dem proximalen Ursprung. Einsteifungen waren früher ein Problem, heute treten sie seltener auf, da Bewegungsübungen frühzeitig begonnen werden. Eine chronische Instabilität kann ein Problem darstellen, wenn die MKB-Strukturen nicht gut verheilen oder wiederhergestellt werden. Gelegentlich kann eine sekundäre Rekonstruktion medial erforderlich werden. Die Bedeutung einer intensiven Rehabilitation bei diesen Verletzungen kann gar nicht genügend betont werden. Frühzeitige Bewegungsübungen, Belastung und Muskeltraining sollten so früh wie möglich durchgeführt werden.

Die Rückkehr zum Sport ist gestattet, sobald der Sportler sich dabei wohlfühlt. Bei einer Grad-I-Zerrung kann dies innerhalb von 1–2 Wochen der Fall sein. Grad-II-Zerrungen bedürfen einer etwas längeren Zeit, Sport kann jedoch erlaubt werden, wenn keine Schmerzen oder Valgusbelastungen auftreten oder nur eine leichte Druckempfindlichkeit besteht, in etwa nach 2–4 Wochen. Grad-III-Verletzungen sind problematisch: Die Sportler müssen beim Valgusstresstest eine akzeptable Stabilität zeigen und bei der Krafttestung 80% der Kraft wieder erlangt haben. Funktionelle Aktivitäten können dabei gut toleriert werden, manchmal benötigen diese Sportler eine Orthese.

Kombinierte VKB-MKB-Verletzungen

Kombinierte Verletzungen des VKB und MKB treten recht häufig auf, insbesondere beim Skilaufen. Prinzipiell wird bei dieser Verletzung zunächst das MKB mit einem funktionellen Rehabilitationsprogramm behandelt. Hierbei wird im Allgemeinen bei vollständigen MKB-Rissen eine funktionelle Orthese für 4–6 Wochen verwendet. Danach kann die VKB-Ruptur angegangen werden, bei sportlich aktiven Personen normalerweise durch operative Rekonstruktion. Auf diese Art und Weise können beide Verletzungen optimal behandelt werden, da es am besten ist, nach einer VKB-Ruptur einige Wochen zu warten, um eine übermäßige Einsteifung des Kniegelenkes zu vermeiden, die nach frühzeitiger operativer Therapie eintreten kann. Kontrovers diskutiert wird jedoch die Behandlung vollständiger MKB-Risse, bei denen auch die Kniegelenkkapsel gerissen ist und die Enden des MKB dehiszent sind. In solchen Fällen kann es zu einer schlechten Heilung des MKB kommen, wenn die Enden nicht operativ wieder angenähert werden. Ein MRT kann dies feststellen. Jegliche Operationen am MKB sollten innerhalb von 2 Wochen nach der Verletzung durchgeführt werden, das VKB kann zur gleichen Zeit rekonstruiert werden.

Verletzungen des hinteren Kreuzbandes

Verletzungen des hinteren Kreuzbandes treten nicht sehr häufig auf; sie stellen nur ungefähr 5–10% aller größeren Bandrisse im Kniegelenk dar.

Anatomie

Das HKB hat eine durchschnittliche Breite von 13 mm und Länge von 38 mm. Es ist fächerförmig, die Mitte ist am schmalsten und breitet sich fächerförmig nach oben, zu einem geringeren Ausmaß auch nach unten aus. Das HKB entspringt an der posterioren Oberfläche der Tibia und verläuft nach oben und anteromedial, um an der Außenseite des medialen Femurkondylus anzusetzen. Das HKB besteht aus einem größeren anterioren Bündel, das bei Beugung straff und in Streckung entspannt ist, sowie einem kleineren posterioren Bündel, das bei Streckung angespannt und bei Beugung entspannt ist (Abb. 11.19). In 70–100% aller Knie findet man entweder ein anteriores oder

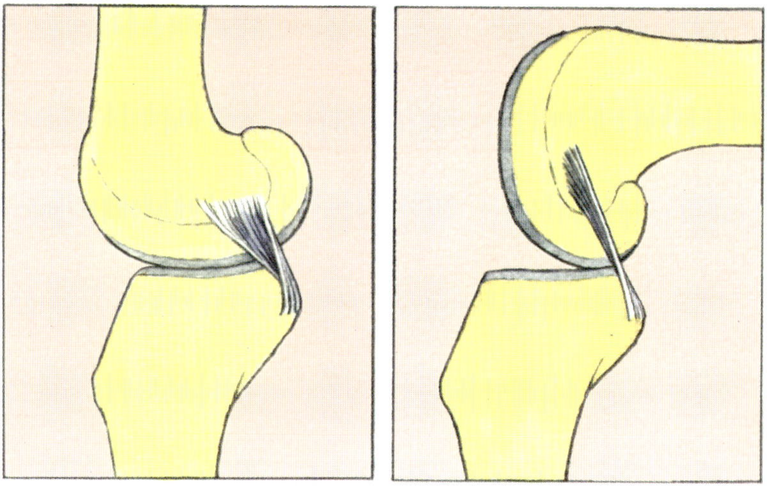

Abb. 11.19: HKB **(links)** in Extension und **(rechts)** in Flexion.

ein posteriores meniskofemorales Ligament (vom Meniskus zum Femur verlaufend). Das Ligamentum meniscofemorale posterior wird auch Wrisberg'sches Ligament genannt und ist häufiger vorhanden als das Humphrey'sche Ligament, das Ligamentum meniscofemorale anterior. Es sollte darauf hingewiesen werden, dass das HKB ein intraartikuläres Band ist (innerhalb des Gelenkes), aber distal extraartikulär (außerhalb des Gelenkes) inseriert.

Biomechanik und Funktion

Das HKB ist kräftiger als das VKB. Das HKB ist bei extremer Streckung relativ stark angespannt, entspannt sich aber bei Beugung des Kniegelenkes und ist in 30°-Beugung am lockersten. Mit zunehmender Beugung des Kniegelenkes spannt sich das HKB wieder an, um in voller Beugung maximal angespannt zu sein. 95% der Kraft, die notwendig ist, um eine Bewegung der Tibia nach hinten im Verhältnis zum Femur zu verhindern, werden vom HKB geliefert. Sekundäre Stabilisatoren sind die laterale posteriore Kapsel, Popliteusmuskel und -sehne, MKB, posteromediale Kapsel, LKB und die mittlere mediale Kapsel. Man nimmt an, dass die Funktion des HKB darin besteht, der Kraft einer hinteren Schublade entgegenzuwirken, eine Hyperextension zu vermeiden, Innenrotation und Hyperflexion zu begrenzen und Varus und Valgus entgegenzuwirken.

Verletzungsmechanismen

Eine auf die obere Vorderseite des gebeugten Kniegelenkes einwirkende, nach hinten gerichtete Kraft, wie z.B. der Anprall gegen das Armaturenbrett bei einem Autounfall, ist die häufigste Ursache einer HKB-Verletzung. Im Fußball kann ein Spieler einen Tritt gegen die proximale streckseitige Tibia bekommen, während er versucht in einen Gegener hineinzugrätschen, wodurch die Tibia nach hinten gedrückt und ein HKB-Riss verursacht wird (Abb. 11.20). Das HKB kann auch bei einem Sturz auf das gebeugte Knie bei gleichzeitiger Dorsalflexion des Fußes reißen. (Abb 11.21). Eine isolierter HKB-Riss kann auftreten, wenn bei einem Sturz auf das gewaltsam überbeugte Knie der Fuß plantarflektiert ist (Abb. 11.21). Ein anderer Mechanismus einer akuten HKB-Verletzung ist eine plötzliche, unerwartete Hyperextension des Knies (Abb. 11.22).

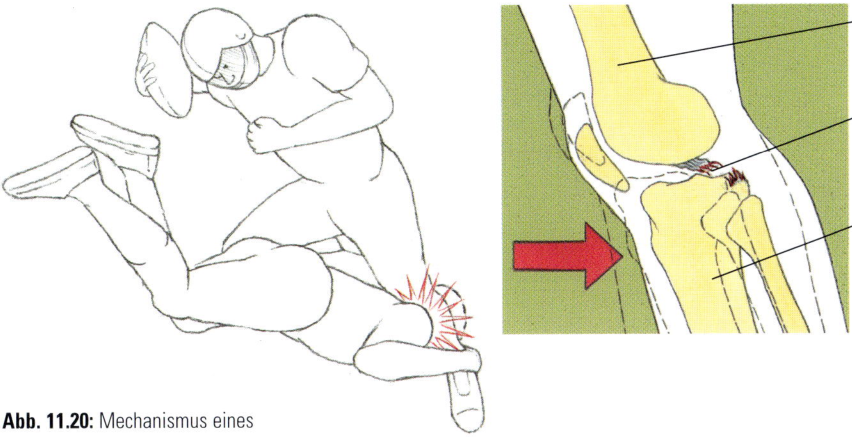

Abb. 11.20: Mechanismus eines HKB-Risses durch einen Stoß.

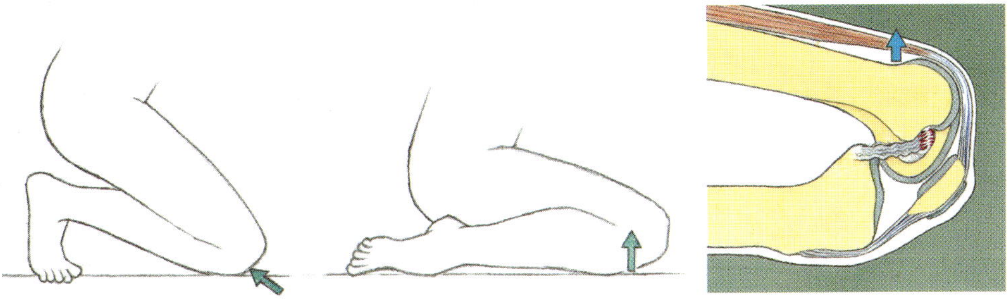

Abb. 11.21: Mechanismus eines HKB-Risses durch einen Sturz.

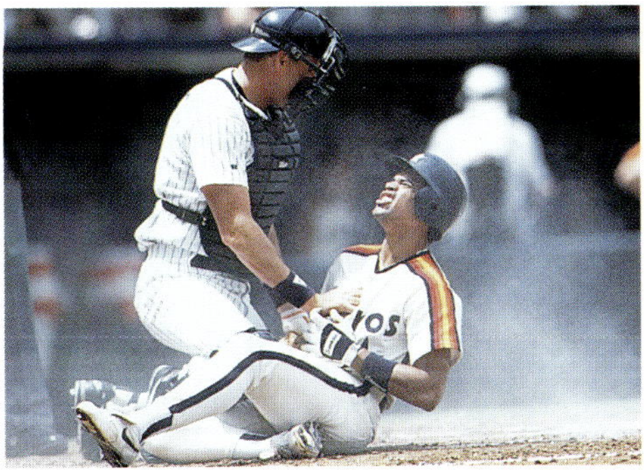

Abb. 11.22: Plötzliche auf das Knie einwirkende Kräfte können eine HKB-Verletzung verursachen (mit freundlicher Genehmigung von All Sport: Fotograf, Stephen Dunn).

Verletzungen des HKB sind oftmals Abrisse und Zerreißungen seines tibialen Ansatzes, die wie bereits erwähnt, typischerweise bei Anprall- und Überstreckungsverletzungen entstehen. Ein Abriss des tibialen Ansatzes tritt häufiger bei Heranwachsenden als bei Erwachsenen auf.

Diagnose

Bei Sportlern mit einer isolierten frischen HKB-Verletzung besteht nur ein gering ausgeprägtes Hämarthros. Typischerweise nehmen die Schmerzen bei Beugung über 90° zu. Im Allgemeinen sind Schwellung und Schmerzen geringer ausgeprägt als bei VKB-Verletzungen. Bei Patienten mit einer symptoma-

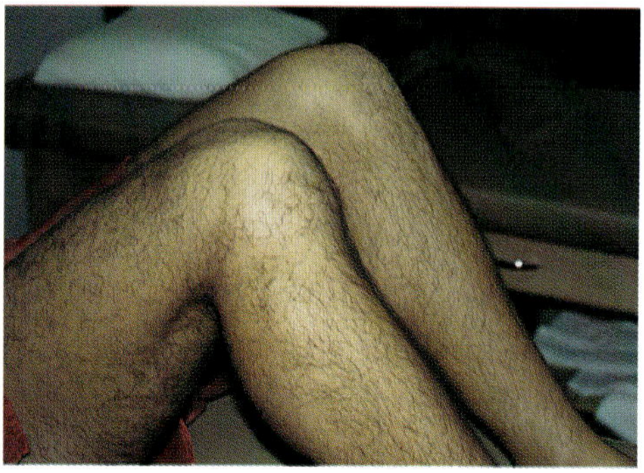

Abb. 11.23: Statische hintere Schublade.

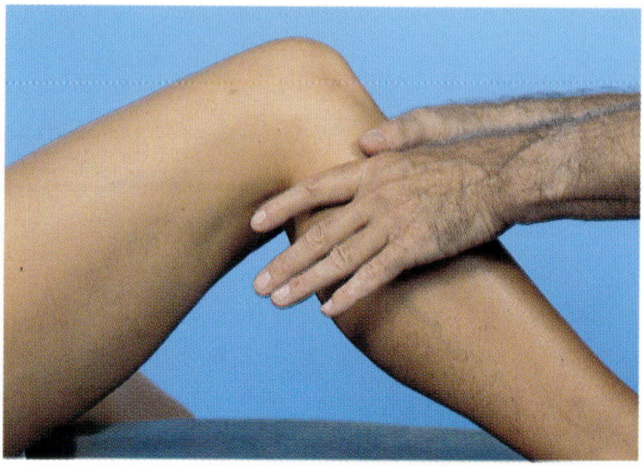

Abb. 11.24: Hinterer Schubladentest.

tischen, chronischen HKB-Insuffizienz bestehen oft patellofemorale Schmerzen und wiederholte Instabilität, wodurch die Diagnose erhärtet wird. Es gibt verschiedene Tests, die auf eine HKB-Verletzung hinweisen.

- Die *statische hintere Schublade* entspricht einer vermehrten Dislokation der Tibia nach posterior, wenn das Kniegelenk 70–90° gebeugt ist (Abb. 11.23).
- Der *hintere Schubladentest* ist der klassische Test, der eine posteriore Translationsbewegung des Tibiaplateaus im Verhältnis zum Femur bei 90°-Beugung des Kniegelenkes zeigt (Abb. 11.24). Während des Tests sollte die Tibia in neutraler Rotation stehen. Lässt sie sich um mehr als 3–10 mm nach hinten bewegen, ist dies normalerweise ein Hinweis für eine Teilruptur des HKB. Beträgt die hintere Schublade mehr als 10 mm, liegt eine vollständige HKB-Ruptur vor und die Indikation zur Operation ist zumeist gegeben. Der hintere Schubladentest ist bei chronischen HKB-Insuffizienzen sensitiv, bei frischen Rupturen sind falsch-negative Untersuchungsergebnisse jedoch nicht ungewöhnlich. Es konnte gezeigt werden, dass der hintere Schubladentest in 31–76% der Fälle, in denen eine ernsthafte HKB-Ruptur verifiziert wurde, positiv war. Die posterolateralen Strukturen des Kniegelenkes können eine wichtige, sekundäre Stabilisation darstellen, die zu falsch-negativen Ergebnissen beim hinteren Schubladentest führen.
- Beim *Quadrizepsanspannungstest* liegt der Patient auf dem Rücken und die Knie werden 90° gebeugt. Die bei einer HKB-Insuffizienz dabei beobachtbare hintere Schublade wird durch Anspannung des Quadrizeps ausgeglichen (Abb. 11.25).
- Eine pathologische Überstreckbarkeit des Kniegelenkes ist nicht ungewöhnlich, kann aber auch ein unspezifisches Symptom bei chronischen HKB-Verletzungen sein. Der Test ist normalerweise bei chronischen HKB-Insuffizienzen schmerzfrei durchzuführen, bei frischen Verletzungen kann er jedoch schmerzbedingt unmöglich sein.

Bildgebende Verfahren können die Diagnose erhärten:

- Einfache Röntgenaufnahmen können größere Frakturen und knöcherne Abrisse ausschließen.
- Das MRT ist hilfreich aber teuer. Im MRT können Rupturen übersehen werden, wenn lediglich eine Elongation ohne Unterbrechung der Ligamentkontinuität vorliegt. Ein MRT ist in der Diagnostik von HKB-Verletzungen indiziert, wenn die klinische Untersuchung keine eindeutigen Ergebnisse ergibt, wenn Revisionseingriffe bei postoperativen Beschwerden geplant werden müssen und zu Forschungszwecken (Abb. 11.26).

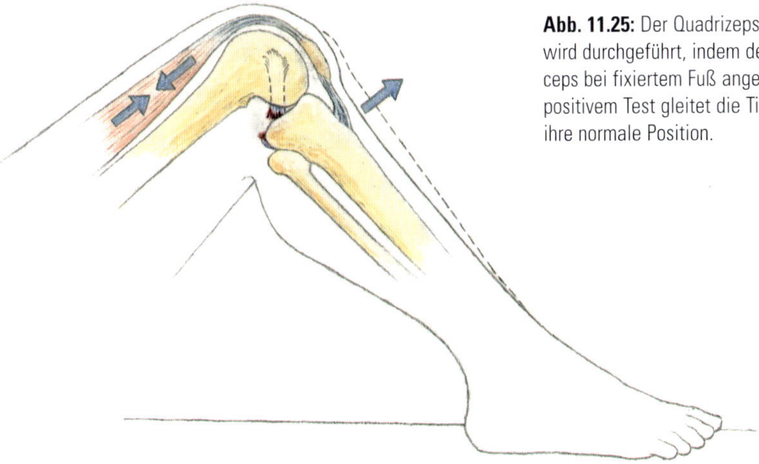

Abb. 11.25: Der Quadrizepsanspannungstest wird durchgeführt, indem der Musculus quadriceps bei fixiertem Fuß angespannt wird. Bei positivem Test gleitet die Tibia nach vorne in ihre normale Position.

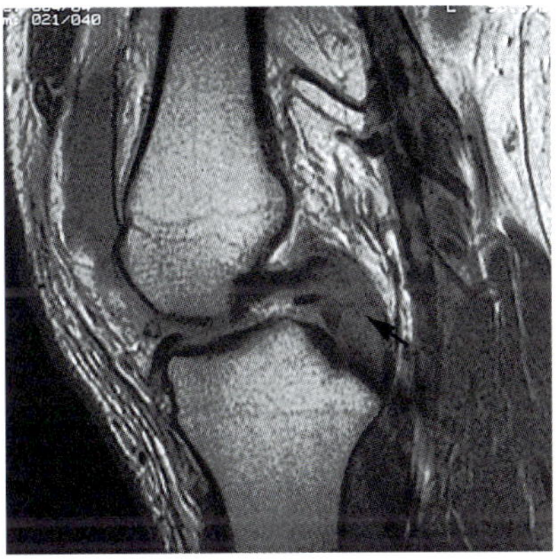

Abb. 11.26: MRT eines HKB-Risses (Pfeil).

Die Diagnose kann verifiziert werden durch:

- Narkoseuntersuchung; hier kann eine Allgemeinanästhesie, Epidural-, Spinal- oder Lokalanästhesie durchgeführt werden. Wenn der Patient relaxiert ist, ist die Diagnose normalerweise klar;
- Arthroskopie; diese gibt eine definitive Antwort im Hinblick auf die Verletzung, insbesondere wenn Tasthakenuntersuchungen durchgeführt werden. Dies ist wichtig, da in einigen Fällen keine erkennbare Unterbrechung der Ligamentkontinuität vorliegt, das Ligament aber dennoch elongiert ist.

Natürlicher Verlauf

Der natürliche Verlauf bei HKB-Verletzungen ist noch nicht vollständig geklärt. Einige Untersuchungen zeigten, dass konservativ behandelte isolierte Verletzungen in 80% der Fälle ein befriedigendes Ergebnis erbrachten und die Rückkehr zum Sport ermöglichten. Andere Untersuchungen zeigten, dass 90% über Schmerzen bei Aktivitäten klagten und 50% Beschwerden beim Gehen auch 6 Jahre nach der Verletzung noch äußerten. Langzeituntersuchungen über mehr als 15 Jahre zeigten eine Osteoarthrose in 80% der Fälle. Dieses Ergebnis könnte aktivitätsabhängig sein. Nach 15 Jahren findet sich in 62% der Fälle eine Arthrose des Femoropatellargelenkes. Ein schlechtes Ergebnis korreliert mit einer Chondromalazie, Meniskusverletzung, Quadrizepshypo-

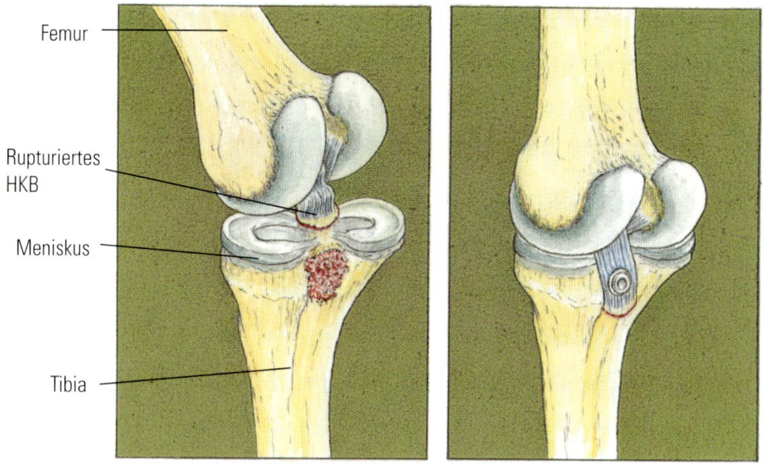

Abb. 11.27: (Links) HKB-Verletzung, **(rechts)** mit Schrauben refixiert.

trophie und degenerativen Veränderungen im Kniegelenk. Der vermutete natürliche Verlauf bei HKB-insuffizienten Kniegelenken ist wie folgt:
- funktionelle Anpassung: 3–18 Monate;
- funktionelle Toleranz mit Entstehung einer gewissen Arthrose: 15–20 Jahre;
- arthrosebedingte Verschlechterung des Kniegelenkes nach 25 Jahren.

Behandlung

HKB-Verletzungen mit knöchernem Ausriss

Bei dislozierten knöchernen Ausrissen des HKB sind die offene Reposition und Fixierung die Methode der Wahl. Exzellente Ergebnisse sind mit einer Refixierung durch Schrauben oder transossäre Nähte zu erreichen (Abb. 11.27). Normalerweise ist eine frühzeitig kontrollierte Mobilisation in einer Kniegelenksorthese möglich.

Isolierte intraligamentäre Rupturen

Bei isolierten HKB-Verletzungen wird oft eine konservative Therapie mit aggressiver Rehabilitation durchgeführt, insbesondere wenn die hintere Schublade weniger als 10 mm beträgt. Bei der konservativen Therapie wird eine Orthese oder Schiene bis zu 2 Wochen lang zur Beschwerdelinderung getragen, anschließend erfolgt frühzeitige funktionelle Rehabilitation. Eine Kräftigung des Quadrizeps ist wichtig und kann eine funktionelle HKB-Insuffizienz ausgleichen. Untersuchungen zeigen, dass das verletzte Kniegelenk eines konservativ behandelten Sportlers eine stärkere posteriore Instabilität als das unverletzte Knie beibehält, die überwiegende Mehrheit der Sportler erscheint jedoch funktionell stabil und ist oft asymptomatisch. Eine Rückkehr zur vollen sportlichen Aktivität nach einer isolierten HKB-Verletzung ist innerhalb von 2–8 Wochen möglich. Die Kurzzeitergebnisse sind normalerweise befriedigend, wenn eine kräftige Quadrizepsfunktion aufrechterhalten werden kann. Ist die hintere Schublade durch Quadrizepsaktivität nicht zu verhindern, kann langfristig eine Arthrose des Femoropatellargelenkes und des medialen Kompartiments entstehen.

Die operative Therapie frischer HKB-Verletzungen wird kontrovers diskutiert. Beträgt die hintere Schublade mehr als 10 mm, sollte die Operation erwogen werden, da die Wahrscheinlichkeit der Verletzung sekundärer Stabilisatoren hoch ist. Auch besteht eher eine Indikation für die operative Behandlung, wenn die HKB-Verletzung mit anderen ligamentären Verletzungen kombiniert ist. Die operative Technik ist die gleiche wie die für chronische HKB-Instabilität.

Chronische HKB-Instabilität

Wenn der Sportler trotz intensiver muskulärer Rehabilitation Beschwerden hat und funktionell ein „Giving way" besteht oder die hintere Schublade mehr als 10 mm beträgt, sollte die operative Therapie ernsthaft erwogen werden. Zahlreiche operative Techniken sind in der Literatur beschrieben. Die Mehrheit kann jedoch eine gewisse verbleibende, klinisch objektivierbare hintere Instabilität nicht verhindern, und einige Patienten behalten eine hintere Schublade im Vergleich zum gesunden Kniegelenk.

Die am häufigsten verwendeten Transplantate für eine HKB-Rekonstruktion sind:

1. die Patellar- oder Quadrizepssehne des verletzten Kniegelenkes;
2. ein autologes Transplantat (Transplantat einer Leiche); zumeist wird ein autologes Achillessehnentransplantat benutzt;
3. Augmentation des vorhandenen HKB durch eine Sehne der beugeseitigen Oberschenkelmuskulatur („Hamstring"-Sehne).

Zumeist wird eine arthroskopisch gestützte Technik angewandt. Technisch ist dies sehr anspruchsvoll und Detailgenauigkeit ist erforderlich.

Nach einer HKB-Operation wird normalerweise ein frühzeitiges Bewegungstraining erlaubt, in der Regel wird die Bewegung jedoch während der ersten Wochen auf 0–60° begrenzt. Teilbelastung wird im Allgemeinen für 8–10 Tage empfohlen und danach Belastung in Abhängigkeit von den Beschwerden. Mit isometrischen Quadrizepsübungen wird innerhalb der ersten Tage begonnen, danach sollte ein Anheben des gestreckten Beines so früh wie möglich erfolgen. Die beugeseitige Oberschenkelmuskulatur sollte später aktiviert werden. Funktionelle Übungen sollten so früh wie möglich begonnen werden. Es gibt allerdings keine eindeutige Meinung darüber, welches das beste postoperative Rehabilitationsprogramm ist.

Abhängig vom Sport können 75–85% der Patienten ihre Aktivität 4–8 Monate nach der Operation wieder aufnehmen.

Verletzungen des lateralen Kollateralbandes und posterolaterale Instabilität

Das LKB ist der wichtigste Stabilisator gegenüber Varusbelastungen des Kniegelenkes (wenn der distale Unterschenkel nach innen gedrückt wird). Zumeist wird es in Kombination mit einem der Kreuzbänder verletzt. Die Verletzung resultiert normalerweise aus einer Hyperextension in Kombination mit einer Varusbelastung des Kniegelenkes. Eine Verletzung des posterolateralen Komplexes kann zu schwerer funktioneller Instabilität und Behinderung führen und stellt eines der Hauptprobleme in der Sportmedizin dar.

Der posterolaterale Komplex besteht aus der Bizepssehne, der Sehne des lateralen Kopfes des Gastroknemius, dem Ligamentum arcuatum, dem LKB und dem Popliteusmuskel und seiner Sehne. Abhängig von den betroffenen Geweben unterscheiden sich die körperliche Untersuchung und Behandlung.

Diagnose und Behandlung

LKB-Insuffizienz

Die Diagnose einer LKB-Insuffizienz wird durch den Nachweis einer Varusinstabilität gestellt, indem Varusdruck auf die Tibia bei 30° gebeugtem Kniegelenk ausgeübt wird (Abb. 11.28). Eine Aufklappbarkeit von 5 mm weist auf eine LKB-Insuffizienz hin. Eine Aufklappbarkeit von 5–10 mm weist auf eine kombinierte LKB- und Popliteusverletzung hin, und eine Aufklappbarkeit von mehr als 10 mm weist auf eine kombinierte LKB-, Popliteus- und VKB- oder HKB-Verletzung hin. In diesen Fällen besteht auch bei gestrecktem Knie Instabilität.

Eine schwerwiegende LKB-Insuffizienz kann operativ durch eine Straffung des Ligamentes und/oder Augmentation des Ligamentes z.B. mit der

Abb. 11.28: Varusstresstest in (oben) Extension und (unten) 30° Flexion

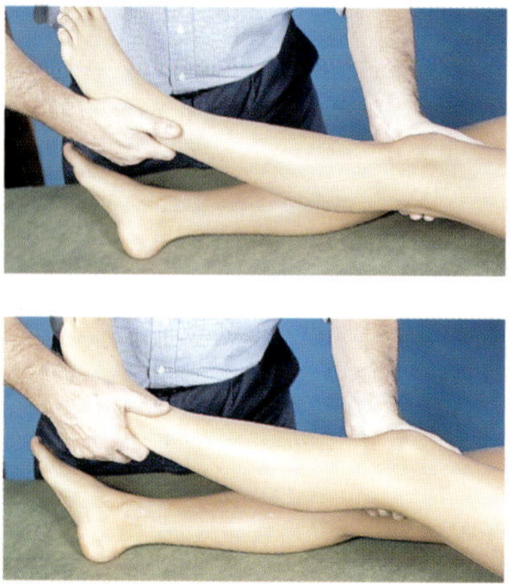

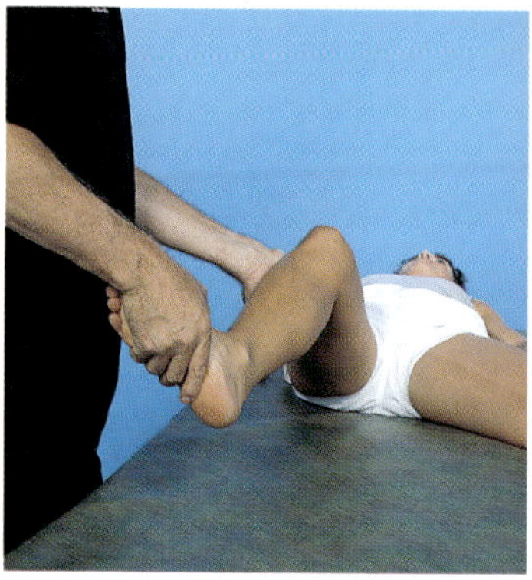

Abb. 11.29: Umgekehrter Pivot-Shift.

Bizepssehne, einer „Hamstring"-Sehne oder eines autologen Transplantates behandelt werden.

Verletzung der Popliteussehne

Besteht eine symptomatische posterolaterale Instabilität mit einer Varusaufklappbarkeit von mehr als 5–10 mm oder besteht eine 10–15%ige Zunahme der Außenrotation des Unterschenkels bei 30°-Kniebeugung, sollte eine Verletzung der Popliteussehne vermutet werden (Abb. 11.28).

Posterolaterale Instabilität und HKB-Verletzung

Der posterolaterale Schubladentest ermöglicht die Beurteilung einer Außenrotationsinstabilität. Der *umgekehrte Pivot-shift-Test* kann ebenfalls eine posterolaterale Instabilität nachweisen (Abb. 11.29). Durch Beugung des Kniegelenkes bei gleichzeitiger Außenrotation des Fußes wird das laterale Tibiaplateau nach posterior subluxiert. Wird das Knie dann extendiert und wird gleichzeitig Druck auf die Außenseite der Tibia ausgeübt, kommt es zu einer Reposition des Gelenkes bei ca. 30°-Beugung. Ein umgekehrter Pivot-shift kann jedoch auch bei etwa 35% der gesunden Knie auftreten. Bei der Diagnose dieser Verletzung ist es wichtig, beim Gang des Patienten auf vermehrte Außenrotation des Fußes, einen schmerzhaften Fersengang oder ein Varusschnappen zu achten (hierbei kommt es zu einer plötzlichen, ruckartigen Auswärtsbewegung des Kniegelenkes bei Belastung des Beines).

Bei Sportlern mit einer frischen posterolateralen Rotationsinstabilität ist die sofortige operative Wiederherstellung erforderlich. Hierbei muss der Nervus peroneus beachtet werden. Postoperativ wird dem Patienten eine Schiene angepasst, die eine Beweglichkeit von 0–60° erlaubt, für 1–2 Wochen ist Teilbelastung erforderlich. Danach können Bewegungsumfang und Belastung in Abhängigkeit von den Beschwerden gesteigert werden.

Einer Verletzung des Kniegelenkes im posterolateralen Bereich sollte die größte Aufmerksamkeit gewidmet werden, da dies möglicherweise die am stärksten beeinträchtigende Verletzung aller ligamentären Kniegelenkverletzungen ist. Im Hinblick auf HKB- und posterolaterale Kniegelenkverletzungen bleiben viele Fragen offen. Es ist weiterhin noch unklar, aufgrund welcher funktionellen mechanischen Eigenschaften der posterolateralen Strukturen diese Verletzung eine stärkere Behinderung nach sich zieht als andere kombinierte oder isolierte ligamentäre Knieverletzungen.

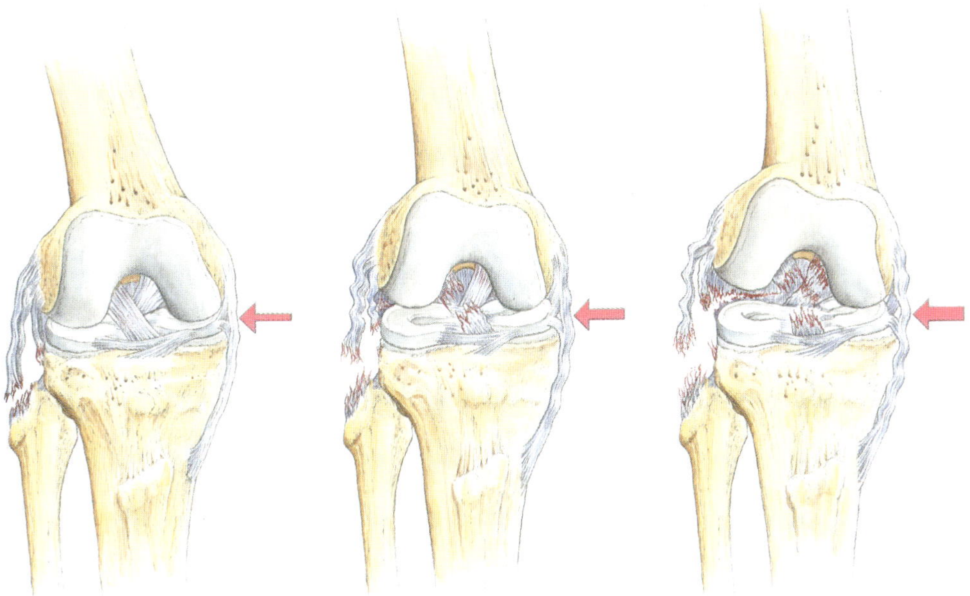

Abb. 11.30: Verletzungsstadien durch einen Anprall gegen die Knieinnenseite. **(Links)** LKB-Riss durch einen mäßigen Anprall. **(Mitte)** Bei einem stärkeren Anprall reißt auch das VKB. **(Rechts)** Bei einem extrem starken Anprall reißt auch das HKB.

Kombinierte VKB-LKB-Verletzungen

Verletzungen des LKB und posterolateraler Strukturen (Abb. 11.30) sind vermutlich die am stärksten beeinträchtigenden aller drei Bandverletzungen (dies gilt insbesondere für kombinierte Verletzungen). Werden solche Verletzungen erst spät erkannt, sind sie extrem schwierig zu behandeln, die Behandlung führt häufig zu unbefriedigenden Ergebnissen. Am besten werden sie innerhalb der ersten 2 Wochen versorgt. Bei kombinierten VKB-LKB-Verletzungen sollte das VKB zur gleichen Zeit versorgt werden, normalerweise durch Rekonstruktion.

Kniegelenkluxationcn

Eine Luxation des Femurotibialgelenkes erfordert ein schwerwiegendes Trauma. Die meisten dieser Verletzungen entstehen bei Verkehrsunfällen, gelegentlich treten sie aber auch im Sport auf. In etwa 30% der Fälle treten gleichzeitig Verletzungen der Blutgefäße im Kniegelenkbereich auf, auch Nervenverletzungen sind häufig. Da die Blutversorgung des Unterschenkels beeinträchtigt sein kann, ist es wichtig, die Luxation sofort zu reponieren; dieses ist einer der wenigen wirklichen orthopädischen Notfälle. Nach der Reposition müssen die Arterien des Beines nach Möglichkeit mittels Angiographie beurteilt werden. Als Alternative hierzu kann eine engmaschige dopplersonographische Blutdrucküberwachung erfolgen. Kniegelenkluxationen erfordern nahezu immer die stationäre Überwachung. Ist die Arterie verletzt und dadurch die Blutversorgung des Unterschenkels gestört, ist eine sofortige Operation notwendig, um den verletzten Bereich zu nähen oder einen Bypass anzulegen. Bei einer Kniegelenkluxation kommt es zur Zerreißung mehrerer Ligamente: Welche Ligamente dabei rupturieren, hängt von der Luxationsrichtung ab. Oftmals sind das VKB und HKB zuammen mit dem lateralen (oder medialen) Ligament und Kapselstrukturen verletzt. Eine operative Versorgung und Rekonstruktion der verletzten Ligamente wird immer häufiger durchgeführt, obwohl es Berichte über befriedigende Ergebnisse nach konservativer Therapie mit einer Orthese für 6–8 Wochen gibt. Wählt man die operative Therapie, sollte sie idealerweise innerhalb der ersten 2 Wochen durchgeführt werden, zu diesem Zeitpunkt sollten zumindest die Kollateralbänder und Kapselstrukturen versorgt werden. VKB und HKB können zu einem späteren Zeitpunkt rekonstruiert werden. Wenn der Allgemeinzustand des Patienten ein späteres Vorgehen notwendig macht, kann die Rekonstruktion später erfolgen, die Ergebnisse sind jedoch nicht so gut. Eine Kniegelenkluxation ist eine verheerende Verletzung, die meisten Sportler haben Schwierigkeiten, ihren vorherigen Aktivitätsgrad wieder zu erreichen. Eine Rückkehr zum Sport kann innerhalb von 9–12 Monaten möglich sein.

Meniskusverletzungen

Kniegelenkverletzungen verursachen mehr Probleme für Sportler als Verletzungen jedes anderen Gelenkes. Die häufigsten Knieverletzungen sind Schäden des medialen und lateralen Meniskus. Die Sportarten mit der höchsten Rate von Meniskusverletzungen sind Fußball, Football, Basketball und Baseball; somit also Sportarten mit Dreh- und Scherbewegungen. Die Inzidenz von Meniskusverletzungen, die zu einer Meniskektomie führen, liegt bei 61 von 100.000 Einwohnern. Die arthroskopische Behandlung von Meniskusschäden ist zur häufigsten orthopädischen Operation geworden, in vielen orthopädischen Zentren macht sie 10–15% aller operativen Eingriffe aus.

Früher war man der Meinung, dass der Meniskus eine verzichtbare Struktur darstellt. Diese Denkweise führte dazu, dass viele Operateure den Meniskus vollständig entfernten, wenn er geschädigt war. Die Meniskektomie wurde als relativ gutartiges Vorgehen angesehen, bei dem der Sportler recht rasch seine sportliche Aktivität wieder aufnehmen konnte, in Kurzzeituntersuchungen waren die Ergebnisse gut. Viele Autoren nahmen an, dass der entfernte Meniskus durch eine funktionelle fibrokartilaginäre Struktur ersetzt würde; dies hat sich aber nicht bestätigt.

Inzwischen wurde nachgewiesen, dass der Meniskus eine bedeutende Funktion hat, schlechte funktionelle Ergebnisse sowie degenerative Veränderungen im Kniegelenk nach Meniskektomie sind nachgewiesen worden. Fortschreitende Gelenkknorpelschäden in belasteten Bereichen des medialen Kondylus konnten nach Entfernung des Innenmeniskus beobachtet werden. Langzeitbeobachtungen von Patienten nach Meniskektomie zeigten degenerative Veränderungen bei 20–80% und unbefriedigende Ergebnisse bei 32–50%.

Seit den 80er Jahren hat das Wissen um die biomechanische Funktion des Kniegelenkes zugenommen. Übereinstimmend haben neuere Untersuchungen gezeigt, dass der Meniskus eine wichtige Rolle bei der Funktion des Kniegelenkes spielt. Betont wird hierbei v.a. die Funktion bei der Lastaufnahme und bei der Stabilisierung während Beugung, Streckung und Rotation.

Makroskopische Anatomie

Der Innen- und der Außenmeniskus sind C-förmige fibrokartilaginäre Keile, die sich zwischen den Femurkondylen und der Tibia befinden. Der Innenmeniskus hat eine etwas ausgeprägtere C-Form als der kreisförmigere Außenmeniskus, da Vorder- und Hinterhorn des Außenmeniskus am nicht gelenkflächenbildenden Teil des Tibiaplateaus befestigt sind, wohingegen der

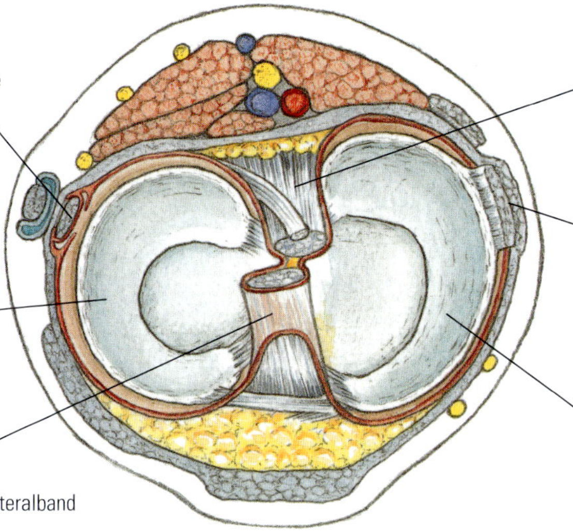

Abb. 11.31: Der Innen- und Außenmeniskus.

Innenmeniskus vorn und hinten außerhalb des Tibiaplateaus befestigt ist (Abb. 11.31). Der Außenrand des Meniskus ist dick und konvex, der Innenrand dünn und konkav. Die vordere und hintere Hälfte des Innenmeniskus sind unterschiedlich breit; der vordere Anteil ist wesentlich schmäler als der hintere Anteil. Es gibt allerdings Variationen und gelegentlich haben beide Anteile keine unterschiedliche Breite. Ein schmaler Meniskus wird seltener verletzt als ein breiter.

Der Innenmeniskus ist etwa 3,5 cm lang, das Vorderhorn des Innenmeniskus ist an der vorderen Oberfläche der Tibia außerhalb des Plateaus befestigt. Die vorderen Fasern des vorderen Kreuzbandansatzes vereinigen sich mit dem Ligamentum transversum, das die Vorderhörner des Innen- und Außenmeniskus verbindet. Das Hinterhorn des Innenmeniskus ist fest mit der Rückseite der Tibia eben vor der Ansatzstelle des HKB verbunden. Der Innenmeniskus ist mit seinem gesamten Außenrand mit der Gelenkkapsel verbunden. In der Mitte ist der Meniskus durch eine Verdichtung der Gelenkkapsel, die als tiefes Innenband bezeichnet wird, fest mit Femur und Tibia verbunden. Der Innenmeniskus hat keine direkte Verbindung zu irgendeinem Muskel, durch indirekte Verbindungen über die Kapsel zum Musculus semimembranosus kann das Hinterhorn jedoch geringfügig zurückgezogen werden.

Der Außenmeniskus ist fast kreisförmig und bedeckt einen größeren Bereich der tibialen Gelenkoberfläche als der Innenmeniskus. Der Außenmeniskus hat eine gleichmäßige Breite. Sein Vorderhorn verschmilzt mit dem Ansatz des vorderen Kreuzbandes, während sein Hinterhorn eben hinter der Eminentia intercondylaris ansetzt, wo es oft mit dem hinteren Anteil des VKB verschmilzt (Abb. 11.32). Es gibt keine Verbindung zwischen Außenmeniskus und LKB. Die äußere Anheftung des Außenmeniskus wird dorsal durch den Verlauf der Popliteussehne unterbrochen. Kapselstrukturen befestigen den Außenmeniskus weniger straff an der Tibia als den Innenmeniskus. Der Außenmeniskus ist mobiler als der Innenmeniskus und hat eine Beweglichkeit, die in anteroposteriorer Richtung 10 mm betragen kann. Diese Beweglichkeit wird durch die große Nähe der Vorder- und Hinterhornbefestigung und die fehlende Befestigung an Kapselbandstrukturen

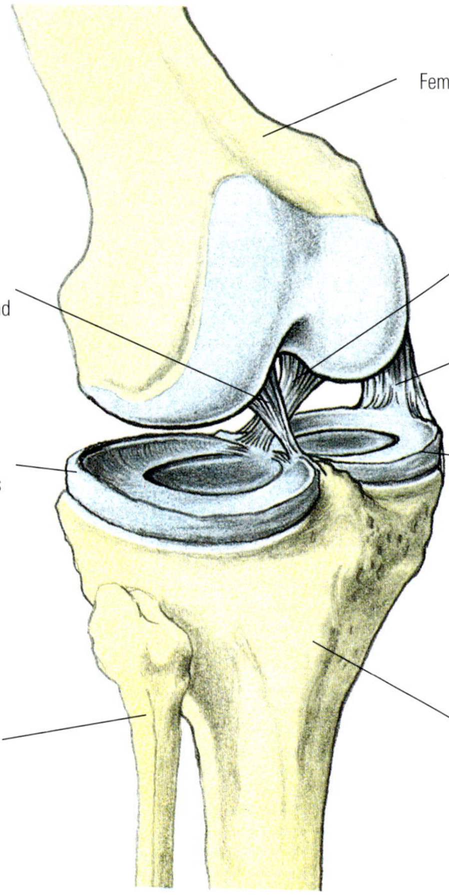

Abb. 11.32: Anatomisches Schaubild der Beziehung zwischen Menisken, Kreuzbändern und medialem Kollateralband.

posterolateral erklärt. Der feste Ansatz des Ligamentum arcuatum am Außenmeniskus und die Befestigung des Popliteus sowohl am Ligamentum arcuatum als auch am Meniskus stellen die dynamische Retraktion des hinteren Anteils des Meniskus bei Innenrotation der Tibia auf dem Femur sicher, wenn das Kniegelenk aus voller Streckung gebeugt wird.

Struktur, Durchblutung und Neuroanatomie

Die Kollagenfasern im Meniskus haben eine hauptsächlich kreisförmige Ausrichtung, sodass sie den durch den Femur auftretenden Belastungen widerstehen können. Durch diese Anordnung können sie auch einer Elongation widerstehen, so wie Eisenbänder das Ausdehnen eines Fasses verhindern können.

Die Gefäßversorgung der Menisken entspringt im Wesentlichen den lateralen inferioren und superioren sowie medialen Kniegelenkarterien. Beim Erwachsenen reicht die von außen kommende Vaskularisation über etwa 10–30% der Breite des Innenmeniskus und über etwa 10–25% der Breite des Außenmeniskus. Mit dem Alter nimmt die Gefäßversorgung ab, was eine Folge der Belastung sein kann. Zellen in der Mitte und in den inneren Anteilen der Menisken müssen durch Diffusion der Synovialflüssigkeit ernährt werden.

In menschlichen Menisken sind die Meniskushörner wesentlich stärker innerviert als die Meniskuskörper. Die zentralen Drittel haben keine Innervation. Die Nervenendigungen in den Menisken haben eine sensorische Funktion; sie können daher eine gewisse propriozeptive Funktion im Hinblick auf die Gelenkposition erfüllen.

Meniskusfunktion

Der Meniskus hat als gewichtverteilende Struktur eine wichtige schützende Funktion. Er überträgt 30–70% der Belastungen, die auf das Gelenk einwirken. Der Meniskus kann großen Kompressionsbelastungen widerstehen. Aufgrund seiner Keilform, seiner kreisförmig angeordneten Kollagenfasern und der starken Befestigung der Vorder- und Hinterhörner kann der belastete Meniskus gestreckt werden, wenn der Femur auf die Tibia drückt. Die Hinterhörner tragen einen größeren Anteil der Belastung als die vorderen Anteile, und die Verteilung der Belastung hängt vom Grad der Kniebeugung ab. Wenigstens 50% der Kompressionsbelastung im Kniegelenk werden bei Extension durch den Meniskus übertragen, wohingegen 85% bei 90°-Beugung übertragen werden. Die Fähigkeit des Gelenkes, Belastungen zu verteilen, wird durch vollständige oder teilweise Entfernung des Meniskus deutlich vermindert. Eine Meniskektomie verändert ganz wesentlich die Art und Weise, in der im Kniegelenk Gewichtsbelastung auftritt. Eine Entfernung des Innenmeniskus reduziert die Kontaktfläche um 50–70%, wobei die Fläche umso kleiner wird, je stärker die Belastung ist. Die Entfernung eines Meniskusteiles beeinträchtigt die gewichtverteilende Funktion weniger als die Entfernung des gesamten Meniskus, solange die Zirkumferenz des Meniskus nicht in ihrer Kontinuität unterbrochen wird. Gelenkspaltverschmälerung, Osteophytenbildung und Abflachung der Femurkondylen, die häufig nach Meniskektomie beobachtet werden, sind vermutlich das Ergebnis dieses Funktionsverlustes.

Die Menisken und der subchondrale Knochen unterstützen den Knorpel in seiner stoßdämpfenden Wirkung. Der Meniskus absorbiert Energie, indem er sich streckt, wenn das Kniegelenk Belastung aufnimmt. Sobald das Gelenk Druck aufnimmt, wird der keilförmige Meniskus nach außen verdrängt, und seine kreisförmig angeordneten Kollagenfasern elongieren. Auf diese Art und Weise absorbiert der Meniskus Energie und reduziert den Stoß, dem der darunter liegende Knorpel und subchondrale Knochen sonst ausgesetzt wären. Die Menisken absorbieren die meiste Energie bei einer relativ langsamen Belastung, aber auch bei schnellerer Belastung ist die stoßdämpfende Wirkung wahrscheinlich immer noch signifikant. Die stoßdämpfende Kapazität des normalen Knies wird durch eine Meniskektomie um 20% reduziert.

Die Menisken spielen auch eine Rolle bei der Verminderung von Druckbelastungen. Experimentell wurde gezeigt, dass die Druckbelastung (Krafteinwirkung pro Flächeneinheit) im Kniegelenk nach Entfernung beider Menisken etwa um das 3fache bei Hunden und das 2,5fache in menschlichen Leichen zunimmt.

Eine weitere wichtige Funktion der Menisken besteht darin, eine bessere Gelenkkongruenz herzustellen, indem der Raum zwischen Tibia und Femur, in dem beide Knochen sich nicht berühren, ausgefüllt wird.

Die Menisken erfüllen eine wichtige stabilisierende Funktion innerhalb des Kniegelenkes, da sie die korrekte Position des Femurs im Verhältnis zur Tibia aufrechterhalten. Die Menisken erhöhen die Stabilität, indem sie die Gelenkoberflächen des Tibiaplateaus vertiefen und den Totraum ausfüllen, der sonst an der Peripherie des Kondylus bestehen würde. So wird auch Kapsel- und Synovialgewebe daran gehindert, zwischen die benachbarten Gelenkoberflächen zu gelangen. Die enge Beziehung der Meniskusanheftung zu den Kreuzbändern und zu Kapselstrukturen unterstützt ebenfalls die stabilisierende Rolle der Menisken. Offensichtlich spielen die Menisken eine wichtige Rolle beim Schutz vor zunehmender vorderer Instabilität, wenn die Kreuzbandfunktion verloren gegangen ist. Rupturen des Innenmeniskus entwickeln sich häufig nach einer scheinbar isolierten Ruptur des VKB. Die feste Fixierung des Innenmeniskus am Tibiaplateau ermöglicht ihm, eine anteriore Translation wirksam zu begrenzen, wohingegen der weniger fest fixierte laterale Meniskus dies nicht kann. Aus diesem Grund kann angenommen werden, dass spätere Innenmeniskusrupturen nach einer VKB-Verletzung häufiger sind als spätere Außenmeniskusschäden.

Die Bedeutung des Meniskus für die dynamische Stabilität des Kniegelenkes ergibt sich durch die enge Beziehung der Quadrizeps-, Popliteus- und Semimembranosussehne zu den Menisken. Eine Anspannung des Quadrizeps zieht beide Menisken bei der Streckung des Kniegelenkes aktiv nach vorne.

Die Menisken begrenzen auch extreme Flexion und Extension. Vor dem Erreichen einer vollen Kniegelenkstreckung kommt es zu einer 18°-Außenrotation der Tibia im Verhältnis zum Femur. Es findet eine spiral- oder helixförmige Bewegung des Tibiofemoralgelenkes statt beim Übergang von 30°- oder 50°-Beugung zu voller Streckung des Kniegelenkes. Zu diesem Vorgang der „Einschraub"-Bewegung kommt es, da der mediale Kondylus über eine größere Belastungszone verfügt als der laterale. Während dieser „Einschraub"-Bewegung werden die Menisken durch die einklemmende Einwirkung der Femurkondylen weit nach vorne bewegt. Die Vorderhörner der Menisken blokkieren dann eine weitere Streckung. Je stärker die Überstreckung, desto fester werden die vorderen Anteile der Menisken gehalten. Bei voller Beugung werden die Hinterhörner weit nach hinten gedrängt und helfen dabei, eine weitere Beugung zu blockieren, solange die Ligamente und Kapselstrukturen intakt sind.

Möglicherweise helfen die Menisken auch dabei, das Gelenk gleitfähig zu halten, indem sie eine dünne Schicht nährstoffreicher Synovialflüssigkeit über die Gelenkflächen verteilen. Wahrscheinlich helfen die Menisken auch bei der Gelenkschmierung, indem sie den Raum verkleinern, in dem sich Flüssigkeit ansammeln kann.

Schließlich tragen die Menisken bei Belastung dazu bei, die nährstoffhaltige Synovialflüssigkeit in den Gelenkknorpel zu pressen.

Biomechanik der Meniskusverletzungen

Meniskusverletzungen treten häufig in Kontaktsportarten auf. Oft sind sie mit Ligamentverletzungen kombiniert, insbesondere wenn der Innenmeniskus beteiligt ist. Dies liegt zum Teil daran, dass der Innenmeniskus am medialen Kollateralband befestigt ist und zum Teil daran, dass Angriffe sich oft gegen die Außenseite des Kniegelenkes richten und so zu einer Außenrotation der Tibia führen. Verletzungen des Innenmeniskus sind ungefähr fünfmal häufiger als Verletzungen des Außenmeniskus. Meniskusverletzungen werden häufig durch eine Drehkrafteinwirkung auf das Kniegelenk ausgelöst. Bei Außenrotation von Fuß und Unterschenkel im Verhältnis zum Femur ist der Innenmeniskus am leichtesten zu verletzen, während Innenrotationen des Fußes und Unterschenkels am ehesten zu Verletzungen des Außenmeniskus führen können (Abb. 11.33). Meniskusverletzungen können auch das Ergebnis einer Überstreckung oder Überbeugung des Kniegelenkes sein. Bei älteren Menschen kann eine Meniskusverletzung während normaler Körperbewegung, wie z.B. einer tiefen Kniebeuge, entstehen, da der Meniskus aufgrund degenerativer Veränderungen weniger widerstandsfähig ist.

Werden Meniskusverletzungen durch ein Trauma verursacht, verlaufen die Risse vertikal durch das Meniskusgewebe; bei älteren Menschen sind Horizontalrisse häufiger (Abb. 11.34). Bei jeder vermuteten oder bestätigten Meniskusverletzung sollte auch ein Stabilitätstest durchgeführt werden, um eine Bandverletzung auszuschließen.

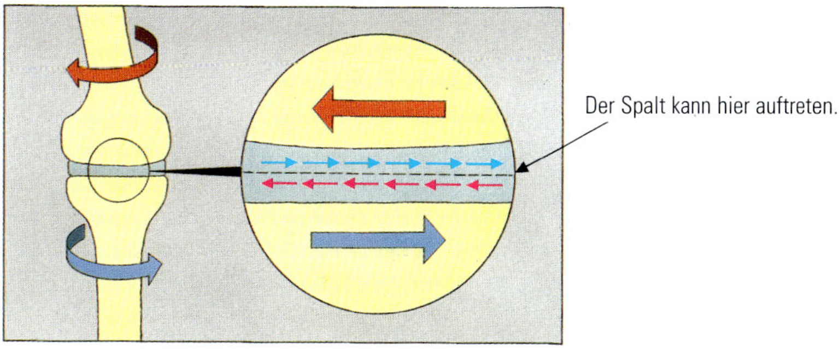

Abb. 11.33: Der Entstehungsmechanismus eines Meniskushorizontalrisses.

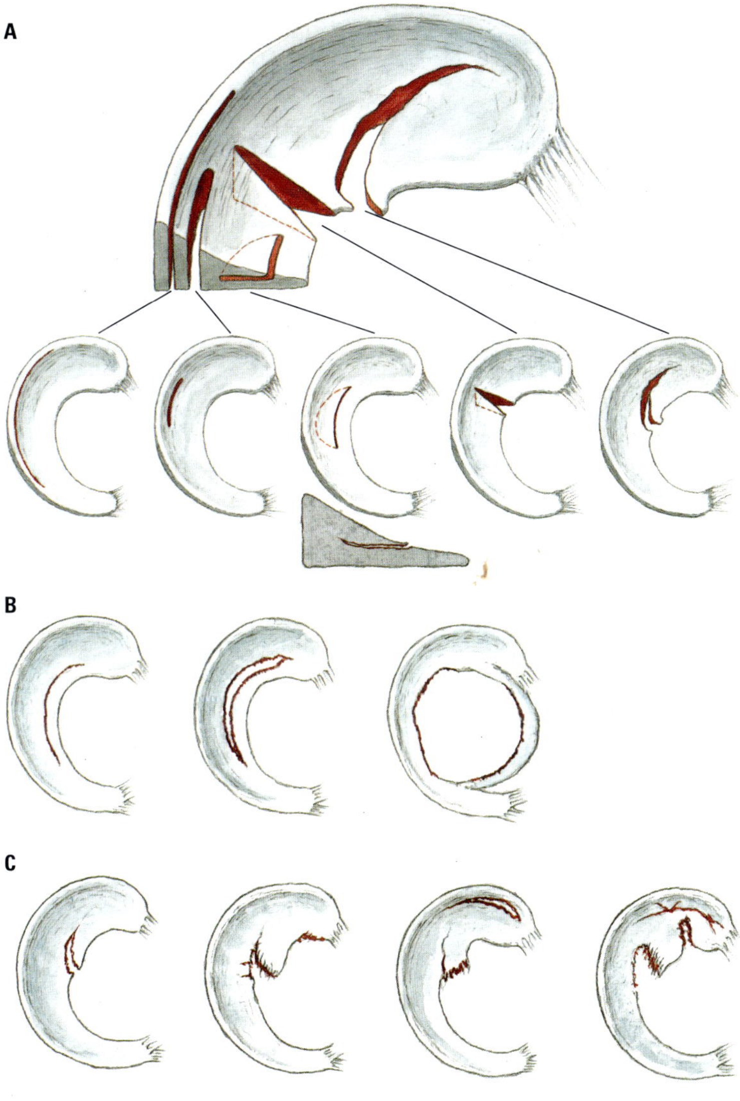

Abb. 11.34: (A) Unterschiedliche Typen von Meniskusverletzungen. **(B)** Entstehung eines Korbhenkelrisses. **(C)** Entstehung eines Lappenrisses.

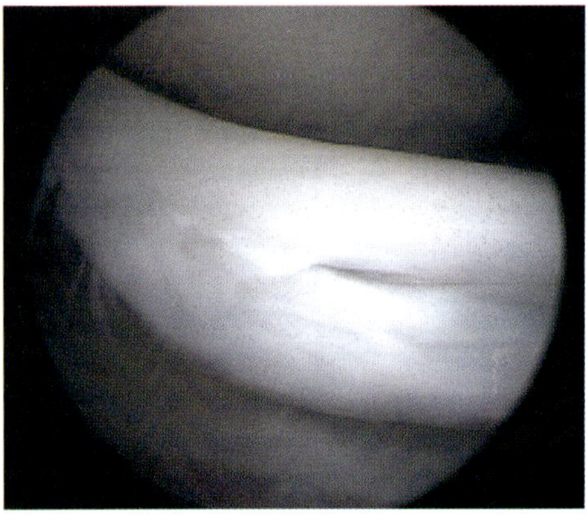

Abb. 11.35: Arthroskopische Ansicht eines Korbhenkelrisses.

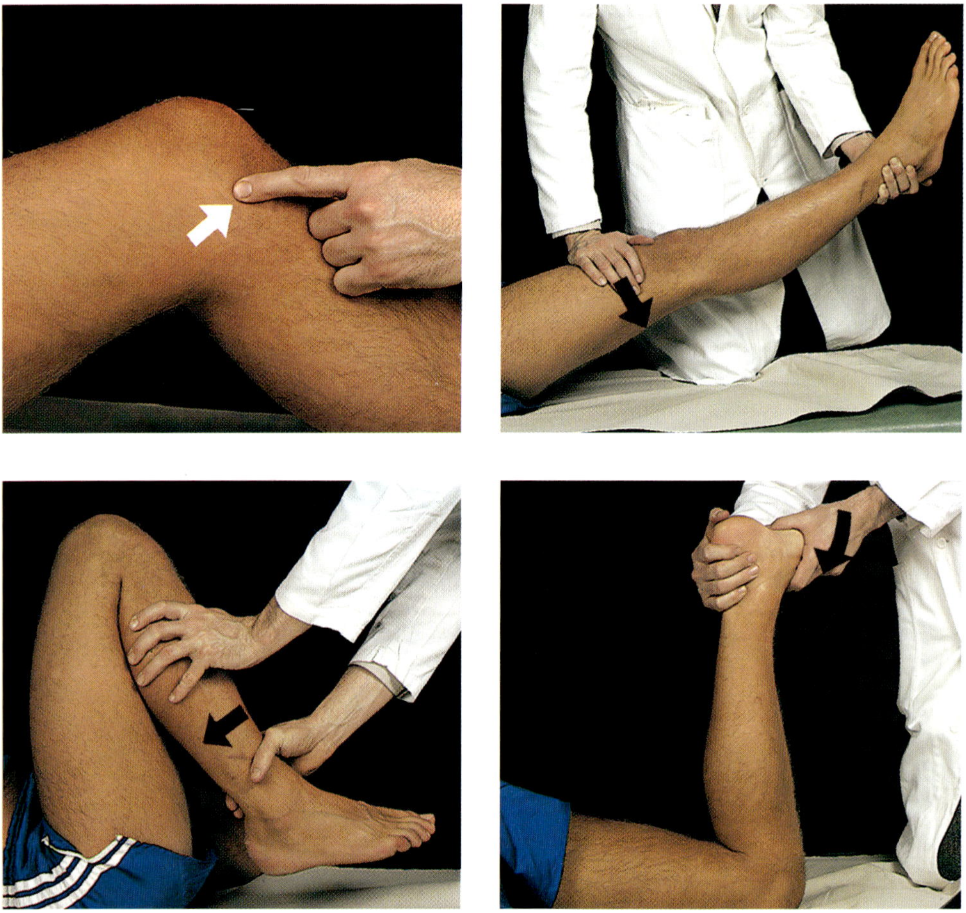

Abb. 11.36: (Oben links) Innenmeniskusverletzung: Druckschmerzhaftigkeit kann über dem inneren Gelenkspalt bestehen (Pfeil). **(Oben rechts)** Außenmeniskusverletzung: Bei Überstreckung des Kniegelenkes können Schmerzen auftreten. **(Unten links)** Innen- oder Außenmeniskusverletzung: Bei extremer Kniebeugung können Schmerzen auftreten. **(Unten rechts)** Innenmeniskusverletzung: Wenn Fuß und Unterschenkel bei 90° gebeugtem Knie außenrotiert werden, können Schmerzen auftreten. Außenmeniskusverletzung: Wenn der Fuß und Unterschenkel bei 90° gebeugtem Knie innenrotiert werden, können Schmerzen auftreten.

Innenmeniskusverletzung

Symptome und Diagnose

- Schmerzen an der medialen (inneren) Seite des Kniegelenkes treten während und nach Belastung auf.
- Zu „Einklemmungen" kommt es, wenn der abgerissene Anteil des Meniskus sich in das Gelenk einschlägt und so einen „Korbhenkel" bildet (Abb. 11.35), sodass es zu einer Blockierung der Beweglichkeit mit Streck- oder Beugehemmung kommt. Das Gelenk kann spontan von selbst in bestimmten Positionen blockieren.
- Schmerzen im Bereich des inneren Gelenkspaltes treten bei Überstreckun und Überbeugung auf, außerdem bei Auswärtsdrehung von Fuß und Unterschenkel bei gebeugtem Knie.
- Manchmal besteht ein Gelenkerguss, insbesondere nach Anstrengungen.

Die Diagnose einer Innenmeniskusverletzung wird als relativ gesichert angesehen, wenn drei oder mehr der folgende Befunde zutreffen (Abb. 11.36):

- Druckschmerz über einem Punkt am medialen Gelenkspalt;
- Schmerzen im Bereich des medialen Gelenkspaltes bei Überstreckung des Kniegelenkes;
- Schmerzen im Bereich des medialen Gelenkspaltes bei Überbeugung des Kniegelenkes;
- Schmerzen bei Außenrotation des Fußes und Unterschenkels, wenn das Knie zwischen 70–90° gebeugt ist;
- Schwäche oder Hypotrophie des Quadrizepsmuskels.

Ein MRT bestätigt die Diagnose (Abb. 11.37). Eine Arthroskopie ist die sicherste Methode, die Diagnose einer Meniskusverletzung zu bestätigen (Abb. 11.38).

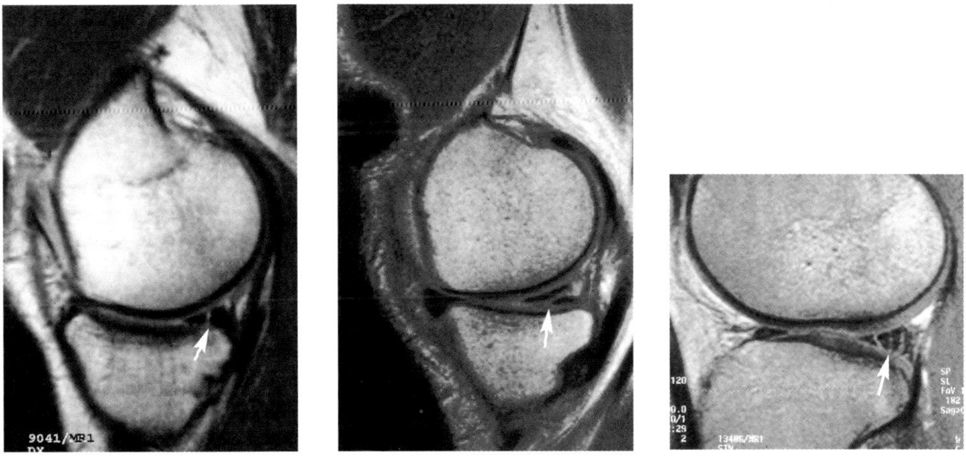

Abb. 11.37: MRT von Meniskusrissen (Pfeile). **(A)** Längsriss; **(B)** Horizontalriss; **(C)** degenerativer Riss.

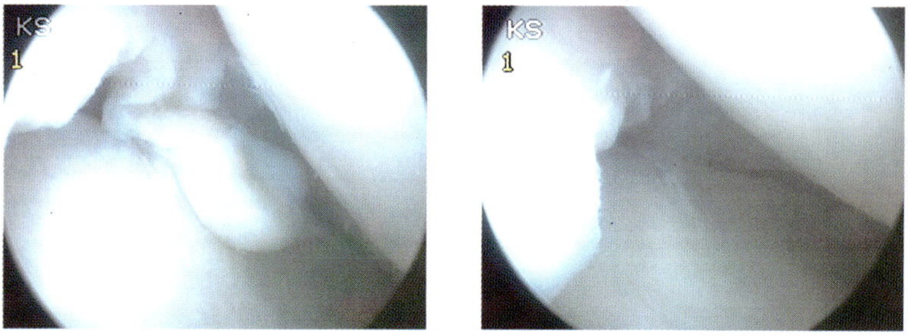

Abb. 11.38: Arthroskopie bei gerissenem Meniskus (Lappenriss): **(Links)** vor und **(rechts)** nach Behandlung.

Außenmeniskusverletzung

Symptome und Diagnose

- Schmerzen an der Außenseite des Gelenkes treten bei Belastung des Kniegelenkes auf. In vielen Fällen treten die Schmerzen gleich bleibend nach einer bestimmten Belastung auf.
- Blockierungen treten auf (s.o.).
- Schmerzen im Bereich des lateralen Gelenkspaltes treten bei Überstreckung und Überbeugung des Kniegelenkes auf, ebenso bei Innenrotation von Fuß und Unterschenkel im Verhältnis zum Femur, wenn das Knie 70–90° gebeugt wird.
- Manchmal besteht ein Gelenkerguss.

Die Diagnose einer Außenmeniskusverletzung wird als relativ sicher angesehen, wenn drei oder mehr der folgenden Befunde vorliegen:
- Druckschmerz an einem Punkt im lateralen Gelenkspalt;
- Schmerzen im Bereich des lateralen Gelenkspaltes bei Überstreckung des Kniegelenkes;
- Schmerzen im Bereich des lateralen Gelenkspaltes bei Überbeugung des Kniegelenkes;
- Schmerzen bei Innenrotation des Fußes und Unterschenkels bei unterschiedlichen Beugegraden des Kniegelenkes;
- Schwäche oder Hypotrophie des Quadrizepsmuskels.

Ein MRT oder eine Arthroskopie bestätigt die Diagnose.

Behandlung

Der *Sportler* sollte statische Übungen für die Quadrizepsmuskulatur durchführen. Es ist wichtig, dass jeder, der auf eine Kniegelenkoperation wartet, die Oberschenkelmuskulatur täglich trainiert. Dies verhindert eine unnötige Schwächung der Muskulatur und ermöglicht eine erheblich verkürzte Rehabilitation.

Der *Arzt* kann:
- eine arthroskopische Operation durchführen und den geschädigten Meniskusanteil entfernen oder wieder annähen. Bei akuten Einklemmungen sollte innerhalb weniger Tage operiert werden. Der geschädigte Teil des Meniskus wird mit einer Fasszange gehalten und mit kleinen Skalpellen oder Scheren abgetrennt, die unter arthroskopischer Sicht in das Gelenk eingeführt werden;
- Training der Quadrizeps- und „Hamstring"-Muskulatur verordnen (S. 508, 509; Protokoll auf S. 516). Das Training wird begonnen, sobald es nach der Operation möglich ist. Gehstützen können für 1–2 Tage benutzt werden, sodass das verletzte Bein zum Teil entlastet wird. Belastung des Kniegelenkes bis zur Schmerzgrenze ist erlaubt.

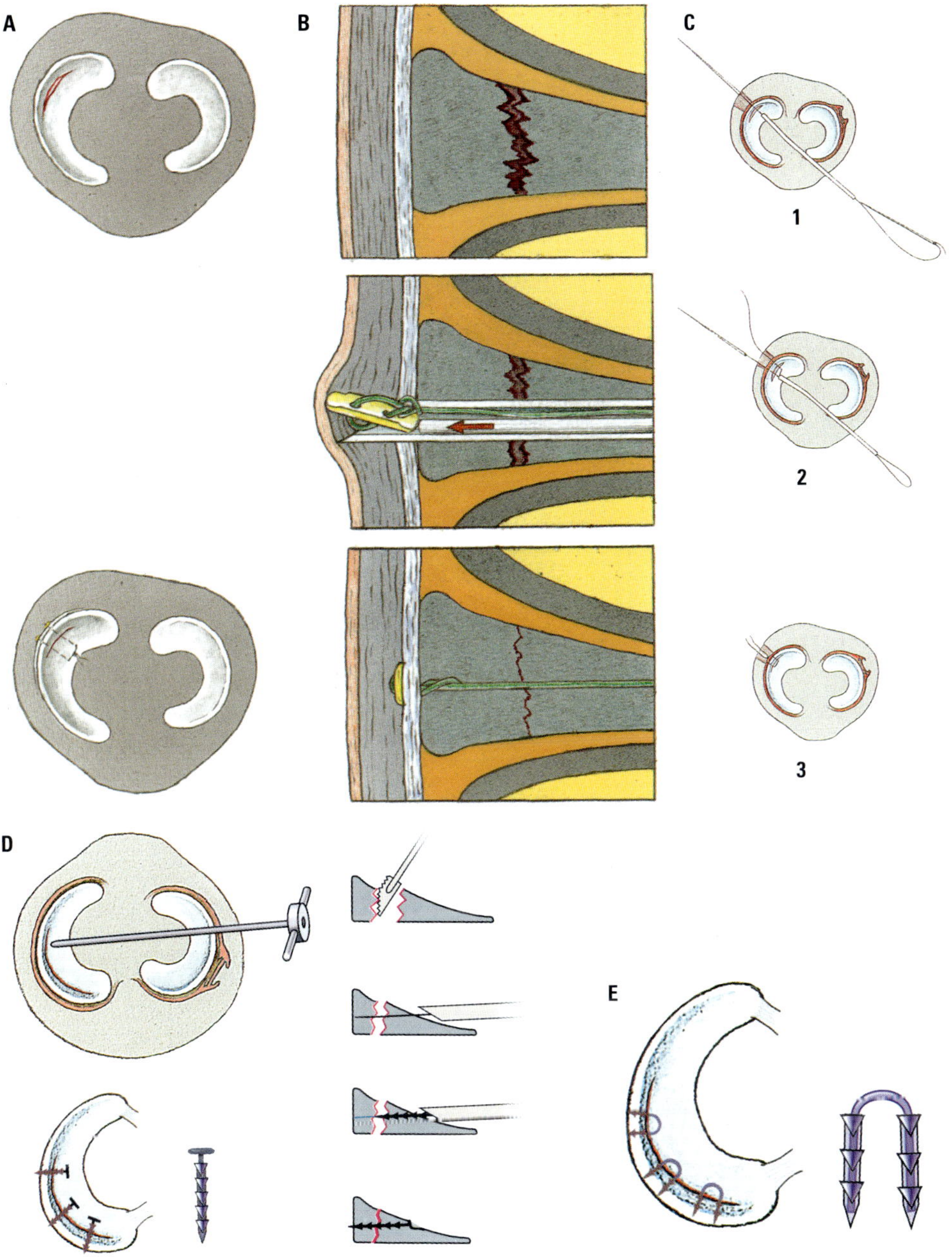

Abb. 11.39: (A) Unbehandelter Meniskusriss. **(B)** T-Fixierungs-Technik. **(C)** Operative Querschnittreparatur (von außen nach innen) eines gerissenen Meniskus. **(D)** Reparatur mit resorbierbaren Meniskuspfeilen. **(E)** Reparatur mit resorbierbaren Meniskusklammern.

Es gibt keinen Zweifel darüber, dass es wichtig ist, so viel stabiles Meniskusgewebe wie möglich zu erhalten, um den Gelenkknorpel vor zusätzlichen Belastungen und weiterer Degeneration zu schützen. Das Ausmaß degenerativer Veränderungen im Gelenk steht in direktem Verhältnis zum Ausmaß der Meniskusresektion. Die Kontaktbelastung zwischen Tibia und Femur nimmt in dem Maße zu, in dem Meniskusanteile entfernt wurden und

Meniskusgewebe zerstört ist. Sogar geschädigte Menisken können Belastungen verteilen, solange ein Teil der äußeren Zirkumferenz in seiner Kontinuität erhalten bleibt. Nach einer Teilentfernung des Meniskus wird ein erheblicher Anteil der Belastung durch einen intakten Außenrand übernommen. Am Schnittrand des verbliebenen Meniskus tritt kein außergewöhnlich hoher Druck auf. Das Belassen eines intakten Meniskusaußenrandes bei unkomplizierten Korbhenkelrissen führt zu guten Ergebnissen.

Das Interesse an operativer Wiederherstellung gerissener Menisken ist in letzter Zeit wieder gewachsen, klinisch konnten gute Ergebnisse aufgezeigt werden (Abb. 11.39). Es ist besser, aus einem instabilen degenerativ veränderten Meniskus einen stabilen degenerativ veränderten Meniskus zu machen, als eine teilweise Meniskektomie durchzuführen. Die nicht operative Behandlung von Meniskusrissen ist bei stabilen, vertikalen, längsverlaufenden, relativ kleinen Rissen möglich, die in der Regel in den äußeren vaskularisierten Anteilen der Menisken auftreten.

Heilungsverlauf und Komplikation

Ein Sportler sollte nach Operation zum normalen Training nicht eher zurückkehren, bis er nahezu volle Beweglichkeit und Kraft des Kniegelenkes wiedererlangt hat. Dies dauert normalerweise 2–6 Wochen nach einem arthroskopischen Eingriff und variiert abhängig von der Größe und Lokalisation des Risses. Bei einem großen Hinterhornriss kann es 12–16 Wochen dauern. Nach einer Meniskusnaht ist eine Rückkehr aufgrund des Heilungsprozesses zumeist erst nach 4–6 Monaten möglich (Rehabilitationsprotokoll auf S. 517).

Nach Wiederaufnahme der sportlichen Aktivität sollte der Sportler mit dem Training der Quadrizeps- und „Hamstring"-Muskulatur fortfahren.

Die Menisken sollten erhalten werden, wann immer dies möglich ist. Nur wenn sie durch die Schädigung funktionslos geworden sind und zu Schmerzen, zu Einklemmungen und zu rezidivierenden Ergüssen führen, sollten sie teilweise oder vollständig entfernt werden. Die teilweise Meniskektomie und der Erhalt eines ausgeglichenen, intakten Außenrandes ist biomechanisch sinnvoll und führt zu besseren Langzeitergebnissen als die vollständige Meniskektomie. Die teilweise arthroskopische Meniskusentfernung hat nicht nur den biomechanischen Vorteil, eine bessere Lastverteilung zu erhalten, sondern ist auch mit geringeren operativen Risiken und geringerem Einfluss auf die postoperative Stabilität verbunden, außerdem führt sie zu geringeren degenerativen Veränderungen des Gelenkknorpels. Bei einer Meniskusnaht sollte so viel Meniskusgewebe wie möglich erhalten werden. Eine Meniskustransplantation von verstorbenen Spendern (autologe Transplantation) ist eine denkbare Möglichkeit, zurzeit aber noch im Experimentierstadium.

Scheibenmeniskus

Ein Scheibenmeniskus ist ein verdickter, vergrößerter, abnormaler Meniskus, der fast die gesamte Oberfläche der Tibiakondyle bedeckt. Es gibt vollständige Scheibenmenisken, die die gesamte Gelenkoberfläche der Tibiakondyle bedecken, oder unvollständige, die die Gelenkoberfläche teilweise bedecken, zudem können sie eine unterschiedliche Dicke haben (Abb. 11.40). Der gesamte posteriore Anteil des Meniskus kann hypermobil sein. Scheibenmenisken treten normalerweise im Bereich des Außenmeniskus auf. Die Inzidenz variiert, angegeben werden 1,4–15,6%.

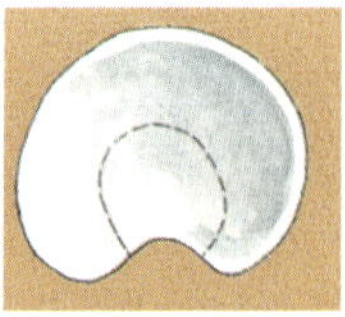

Abb. 11.40: Scheibenmeniskus.

Symptome und Diagnose

Die Diagnose eines Scheibenmeniskus kann manchmal anhand der Anamnese gestellt werden. Der Sportler kann bei Beugung oder Streckung des Kniegelenkes ein starkes Schnappen beschreiben, welches auch bei der Untersuchung hörbar ist. Ein Gefühl der Einklemmung oder des „Giving way" kann vorliegen. Diese Anamnese kann sowohl bei Kindern als auch bei Jugendlichen zutreffen. Die Diagnose wird durch Arthroskopie oder MRT verifiziert.

Behandlung

Die Behandlung ist unterschiedlich. Ein intakter Scheibenmeniskus als Zufallsbefund bedarf keiner besonderen Behandlung. Es ist nicht bekannt, in wie vielen Fällen ein unbehandelter Scheibenmeniskus letztendlich einen Riss entwickelt. Die Behandlung muss individuell erfolgen. Besteht in einem Scheibenmeniskus ein Riss, der zu Schmerzen oder Schnapp-Phänomenen im Knie führt oder liegt ein hypermobiler medialer Anteil vor, besteht die beste Behandlung in einer subtotalen arthroskopischen Meniskektomie (Entfernung eines Teils des Meniskus). Ist der Scheibenmeniskus instabil, kann eine Naht oder Entfernung des Meniskus notwendig sein. Die Rückkehr zum Sport ist normalerweise nach der gleichen Zeit wie nach konventioneller Meniskusoperation möglich.

Literatur

DeHaven KE (1981) Peripheral meniscus repair. An alternative to meniscectomy. Orthopedic transactions 5: 399–400.

Henning CE, Lynch MA (1985) Current concepts of meniscal function and pathology. Clinical Sports Medicine 4: 360–365.

Johnson RJ, Kettlekamp DB, Clark W et al. (1974) Factors affecting late results after meniscectomy, Journal of Bone and Joint Surgery 56A: 719–729.

Gelenkknorpelverletzungen

Verletzungen der Gelenkknorpeloberflächen können die Gelenkflächen des Femurs, der Tibia und der Patella betreffen. Solche Verletzungen werden oft missachtet, da sie schwierig zu erkennen sind (s. S. 17). Sie können durch direkte Einwirkungen auf das Kniegelenk entstehen, können aber auch in Verbindung mit Meniskus- und Ligamentverletzungen auftreten. Tatsächlich kann jeder Zustand, der mit übermäßigen, wiederholt einwirkenden Kräften verbunden ist, Knorpelschäden verursachen, die als kleine oder große Risse und Defekte der Gelenkoberfläche auftreten und zu fortschreitender Degeneration führen. Das Ergebnis kann eine vorzeitige Arthrose sein.

Symptome und Diagnose

- Das Kniegelenk schwillt an, und es treten rezidivierende Gelenkergüsse auf.
- Schmerzen bestehen während und nach gewichtsbelastenden Tätigkeiten.
- Blockierungen oder Einklemmungen täuschen eine Meniskusverletzung vor.
- Unter Gewichtsbelastung ist eine Krepitation hörbar.
- Freie Gelenkkörper können tastbar sein.
- Die Verletzung kann durch Arthroskopie (Abb. 11.41) und gelegentlich MRT diagnostiziert werden.

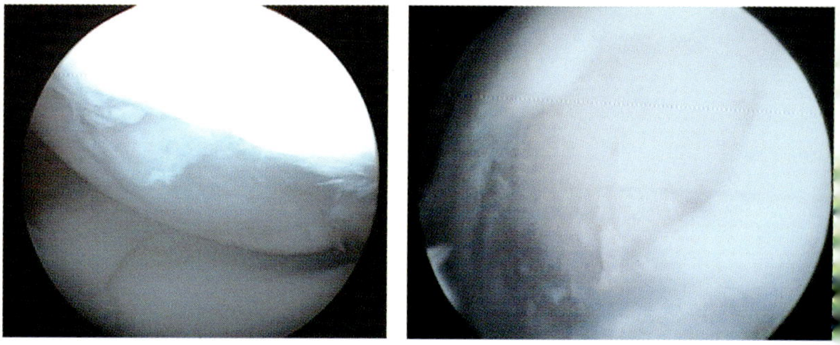

Abb. 11.41: Arthroskopie einer Gelenkknorpelverletzung **(links)** am medialen Femurkondylus und **(rechts)** an der Patella.

Therapie

Der *Sportler* sollte:
- beschwerdeauslösende Tätigkeiten vermeiden;
- die Oberschenkelmuskulatur trainieren;
- eine Stütz- oder Wärmebandage am Knie tragen.

Der *Arzt* kann:
- empfehlen, den Sport zugunsten einer das Kniegelenk weniger beanspruchenden Sportart zu wechseln;
- den geschädigten Knorpel operativ entfernen, der danach allmählich durch weniger elastischen Knorpel ersetzt wird. Wenn die Kniegelenkschmerzen zu Behinderungen führen oder eine Schwellung aufgrund isolierter Gelenkknorpelverletzung vorliegt, kann der Arzt eine der neueren im Folgenden beschriebenen operativen Techniken einsetzen.

Alternative operative Behandlungen

Es wurden verschiedene neue Techniken entwickelt, um kleine, isolierte Gelenkknorpeldefekte zu behandeln. Obwohl die Beurteilung dieser Methoden noch nicht abgeschlossen ist, sind die bisherigen Ergebnisse vielversprechend.

Durch eine Abrasion, ein Anbohren oder Anstechen des Defektes wird er abradiert, um eine Einwanderung von Zellen aus dem darunter liegenden Knochen anzuregen, sodass sich neuer Knorpel bildet und den Defekt auffüllt. Langzeitergebnisse oder vergleichende Studien liegen nicht vor.

Methoden des „Tissue engineering" werden auf S. 21 und 22 beschrieben. Bei keiner dieser Methoden konnte eine reproduzierbare Neubildung normalen Knorpels nachgewiesen werden. Isolierte Gelenkknorpeldefekte bleiben weiterhin ein schwieriges Problem der Orthopädie.

Osteochondrosis dissecans

Die Osteochondrosis dissecans, das Ablösen von Knorpelknochenfragmenten in das Kniegelenk, betrifft oftmals junge Menschen zwischen dem 12. und 16. Lebensjahr und immer die Gelenkoberfläche des Femurs. Die Lokalisation der Verletzung ist häufig offensichtlich (Abb. 11.42). Die Erkrankung führt dazu, dass Knorpel und Knochen sich in einem Bereich ablösen, der so groß wie eine Haselnuss sei kann (Abb. 11.43). Allmählich kann sich das veränderte

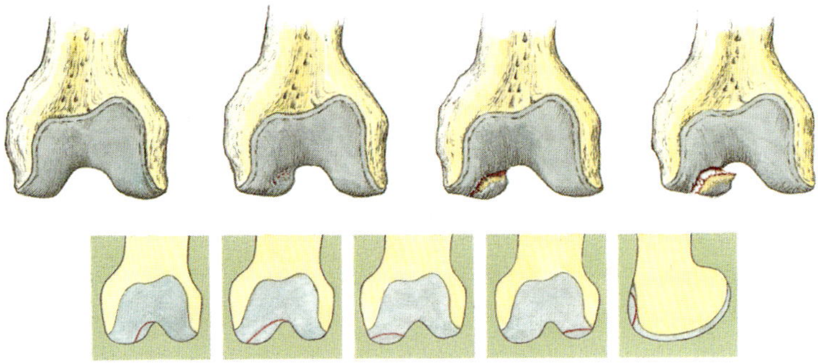

Abb. 11.42: Häufige Lokalisationen einer Osteochondrosis dissecans.

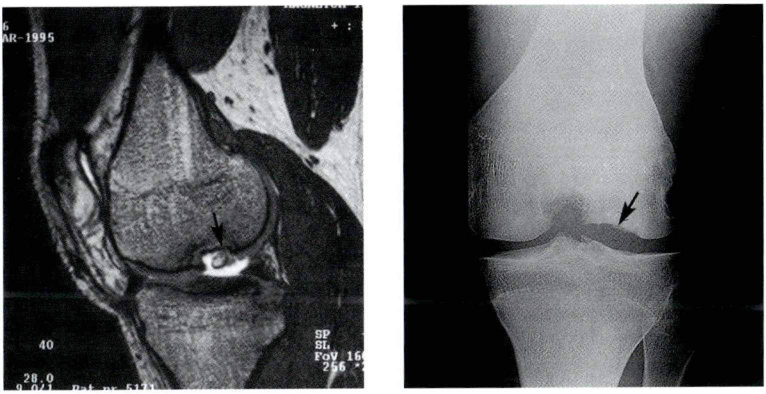

Abb. 11.43: **(A)** MRT einer Osteochondrosis dissecans am Femurkondylus in der Seitansicht. **(B)** Röntgenbild mit einer Osteochondrosis dissecans am lateralen Femurkondylus.

Gebiet ganz oder teilweise vom darunter liegenden Knochen lösen und zu freien Gelenkkörpern führen. Das Ergebnis sind Gelenkblockierungen und rezidivierende Ergüsse.

Symptome und Diagnose Siehe S. 24.

Behandlung Siehe S. 24.

Heilung Nach Ausheilung des Defektes kann der betroffene Sportler seinen Sport wieder aufnehmen. Dies kann nach der Operation 3–6 Monate dauern. Zuvor sollte jedoch noch ein Arzt konsultiert werden. Vor der Rückkehr zum Sport sollten durch Training die Muskelkraft und Beweglichkeit wieder aufgebaut worden sein.

Plicasyndrom

Ein synoviales Plicasyndrom tritt nicht häufig auf, kann jedoch gelegentlich zu Schmerzen im Knie führen. Eine Plica ist ein normales synoviales Septum (verdickte Falte der Kniegelenkkapsel), die sich gelegentlich entzündet und dadurch Schmerzen verursacht. Plicae finden sich im Kniegelenk bei 20–60% der Bevölkerung. Die Plica, die proximal der Patella schräg verläuft, ist die

Plica suprapatellaris. Das Gebiet distal der Patella ist durch die Plica infrapatellaris ausgefüllt, welche den Hoffa'schen Fettkörper mit dem oberen Anteil der Notch verbindet. Die am häufigsten betroffene Plica ist die Plica mediopatellaris, die von der Medialseite oberhalb der Patella zu dem Hoffa'schen Fettkörper verläuft. Gelegentlich findet sich auch eine laterale Plica.

Symptome und Diagnose

- Schmerzen werden bei Tätigkeiten wie Laufen, Skifahren und Radfahren angegeben.
- Manchmal beklagt der Sportler Einklemmungen und Schnapp-Phänomene, die eine Blockierung des Kniegelenkes imitieren können. Häufig tritt dies bei Beugung des Kniegelenkes auf, wenn die entzündete Plica über den Kondylus gleitet.
- Manchmal ist die Plica als dicker Strang am Rande der Gelenkoberfläche tastbar.

Behandlung

- Die konservative Behandlung besteht aus Schonung, Vermeidung schmerzauslösender Situationen und allmählicher Aktivitätssteigerung. Schmerzhafte Tätigkeiten sollten vermieden werden.
- Antiphlogistische Medikamente können verordnet werden.
- Eine Arthroskopie kann die Diagnose bestätigen (Abb. 11.44). Eine Resektion der Plica ist bei 70–90% der Sportler wirksam.
- Die Wiederaufnahme des Sports ist innerhalb von 2 Wochen möglich.

Extensionsverletzungen des Kniegelenkes

Extensionsverletzungen des Kniegelenkes betreffen den Quadrizepsmuskel und seine Sehne, die Patella, die Patellarsehne und ihren Ansatz an der Tibia. Die Verletzungen können alle diese Strukturen betreffen.

Verletzungen der Quadrizepssehne

Die distale Quadrizepssehne setzt an der Patella und den benachbarten Weichteilstrukturen (dem Retinaculum) an. Sie ist für den Streckmechanismus im Kniegelenk von Bedeutung. Diese Sehne ist extrem kräftig und rupturiert nur in seltenen Situationen, zumeist bei älteren Sportlern wie Golfspielern, die auf rutschigen Grashängen ausrutschen oder bei Gewichthebern, die übermäßige Lasten heben. Sie kann auch als Überlastungsverletzung bei Gewichthebern auftreten, die wiederholte Kniebeugearbeit ausführen (Abb. 11.45).

Rupturen

Die typische Anamnese einer Quadrizepssehnenruptur beinhaltet ein plötzliches Knallen, wenn dem Streckmechanismus zunehmende Belastung zugefügt wird. Bei einer vollständigen Ruptur besteht die Behinderung sofort und der Sportler kann das Körpergewicht nicht auf der verletzten Seite tragen. Oft besteht eine grobe Dislokation der Patella nach distal. Die Verletzung besteht oft in einer vollständigen Ruptur, daher stehen Schmerzen nicht im Vordergrund.

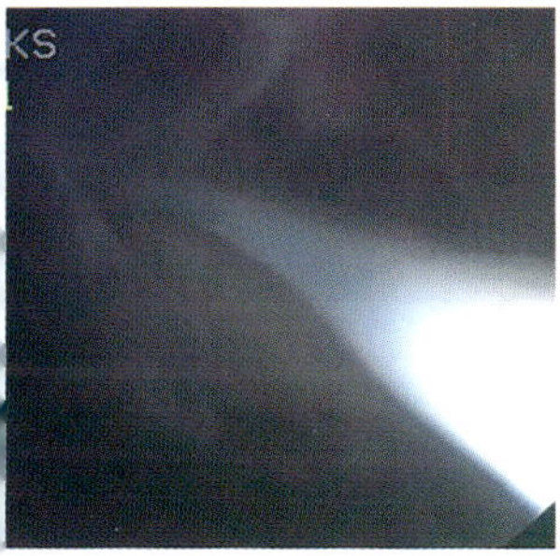

Abb. 11.44: Arthroskopische Sicht einer synovialen Plica im Knie.

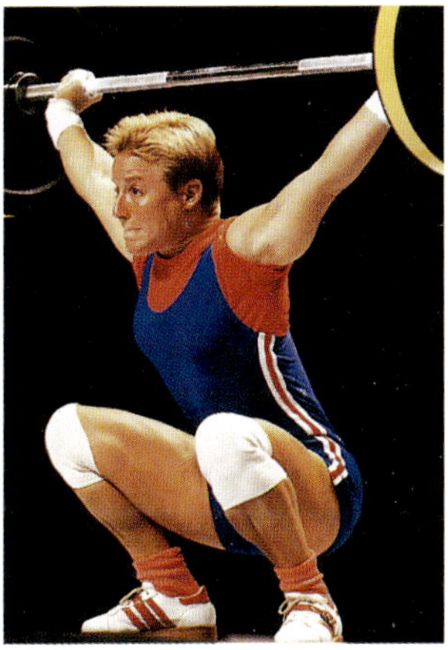

Abb. 11.45: Wiederholte Kniebeugungen können bei Gewichthebern Probleme verursachen (mit freundlicher Genehmigung von All Sport: Fotograf, Jim De Frisco).

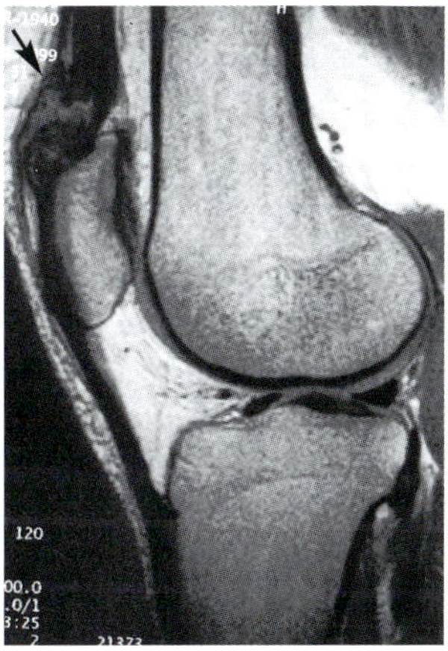

Abb. 11.46: MRT eines nahezu vollständigen Quadrizepssehnenrisses (Pfeil).

Symptome und Diagnose

- Druckschmerz und Schwellungen bestehen dort, wo der Muskel oberhalb der Patella in die Sehne übergeht oder wo die Sehne an der Patella ansetzt.
- Eine Lücke ist im Bereich der Ruptur tastbar.
- Die verletzte Person kann das Knie nicht aktiv strecken.
- Ein MRT bestätigt die Diagnose (Abb. 11.46).

Behandlung

Der *Arzt* kann:
- mit Bandagen behandeln und ein allmählich zunehmendes Kraft- und Beweglichkeitstraining verordnen;
- bei Teilrupturen von einer Operation Abstand nehmen, da die Verletzung normalerweise auf lange Sicht zu keiner merklichen Funktionsbeeinträchtigung führt;
- das Gelenk röntgen, um die pathologische Position der Patella nachzuweisen;
- Sportler oder sehr aktive Personen operieren, wenn schwerwiegende Rupturen zu einem Abriss der Sehne von der Patella geführt haben;
- ältere Verletzungen dieser Art operieren.

Eine frühzeitige Mobilisation ist wichtig, eine Wiederaufnahme des Sports ist aber erst nach 4–6 Monaten möglich.

Überlastungsverletzungen

Chronische Überlastungsverletzungen im distalen Quadrizepssehnenbereich sind nicht sehr häufig; am ehesten sind hier Gewichtheber betroffen. Probleme können auch bei Basketball- oder Handballspielern, die häufig springen, beobachtet werden. Sie beklagen Schmerzen beim Abspringen oder wenn sie aus hockenden oder knienden Positionen aufstehen (Abb. 11.47). Es besteht eine umschriebene Druckschmerzhaftigkeit über der proximalen Patella, dort wo die Quadrizepssehne ansetzt. Manchmal bestehen Beschwerden, wenn der Quadrizeps angespannt wird, insbesondere bei Anspannung gegen Widerstand, oder wenn das ausgestreckte Knie gegen Widerstand angehoben wird. Die Behandlung dieser Überlastungsverletzun-

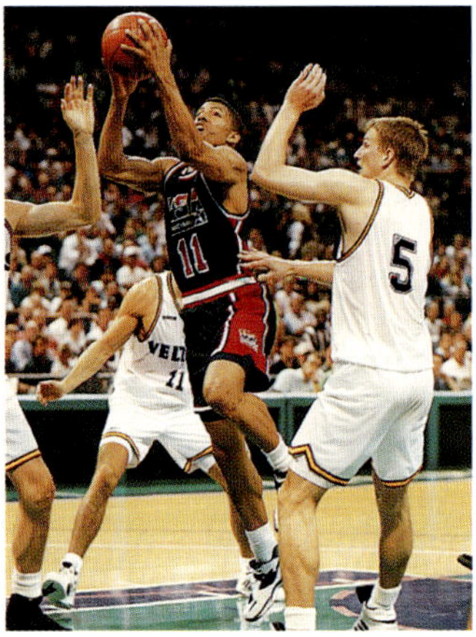

Abb. 11.47: Eine chronische Überlastungsverletzung der distalen Quadrizepssehne kann bei Basketballspielern bestehen (mit freundlicher Genehmigung von All Sport: Fotograf, Doug Pensinger).

gen erfolgt nach den Prinzipien auf S. 45. Die Prognose ist oft relativ gut. Eine allmähliche Wiederaufnahme des Sports kann nach einer Rehabilitationsperiode mit Dehn- und Kräftigungsübungen erfolgen.

Patellofemorales Schmerzsyndrom

Patellofemorale Beschwerden sind ein häufiges Problem in allen Altersgruppen. Die Ursache dieser Schmerzen ist komplex und nicht sehr gut erforscht. Es ist daher wichtig, eine genaue Diagnose zu stellen, da sonst keine erfolgreiche Behandlung möglich ist.

Funktionelle Anatomie

Normalerweise ist die Patella keilförmig, sie verfügt über eine mediale und laterale Facette und einen zentralen First. Die Patella besitzt von allen Gelenken den dicksten Knorpel. Sie gleitet bei Extension und Flexion im Sulcus intercondylaris (im zentralen distalen Anteil des Femurs, der Trochlea genannt wird), der die geometrische Stabilität des Gelenkes erzeugt.

Ätiologie

Schäden der Patellargelenkoberfläche treten normalerweise bei Personen zwischen dem 10. und 25. Lebensjahr auf und sind mit Schmerzen insbesondere beim Bergauf- und Bergablaufen, beim Treppensteigen und in der Hocke verbunden.

Es ist nicht ungewöhnlich, dass beim Bergauf- und Bergablaufen Schmerzen im Kniegelenk auftreten. Verglichen mit der normalen Beugung des Kniegelenkes auf ebenem Boden nimmt die Kniebeugung bei diesen Tätigkeiten erheblich zu, und es kommt zu einer verstärkten Kompression zwischen Patella und Femur. *Bergauf*laufen verursacht weniger Schmerzen als *Bergab*laufen, da das Knie beim Anstieg in einem Winkel von etwa 50° Beugung, während es beim Abstieg in einem Winkel von etwa 80° belaste wird. Beim Bergablaufen lehnt man den Körper nicht nach vorne, dementsprechend wird die Kniebeugung nur durch die Quadrizepsmuskulatur kontrolliert und der Druck zwischen Patella und Femur erhöht sich.

Die Ursache der patellofemoralen Schmerzen kann nicht immer ermittelt werden *(idiopathische Schmerzen)*. Mögliche Ursachen sind Trauma, Achsfehlstellung oder Instabilität.

Idiopathischer vorderer Knieschmerz

Ein vorderer Knieschmerz besteht oft bei Heranwachsenden, häufig kann dafür keine Ursache ermittelt werden (idiopathisch). Bevor der Schmerz jedoch als idiopathisch bezeichnet wird, müssen andere pathologische Ursachen ausgeschlossen werden, darunter die Bursitis, das Hoffazotten-Syndrom, ein Plicasyndrom und Meniskusprobleme. Die Ursache der Schmerzen ist unbekannt. Der Gelenkknorpel selbst hat keine Nervenversorgung und kann daher nicht schmerzen. Verletzungen des Gelenkknorpels können allerdings die synoviale Auskleidung des Gelenkes reizen. Dies ist normalerweise die Hauptursache für Schmerzen im Femuropatellargelenk. Die Synovialis kann gedehnt werden. Die Kraftübertragung auf den subchondralen Knochen kann infolge biomechanischer Fehler des Gelenkknorpels verändert sein. Der subchondrale Knochen kann sich verdicken und dadurch zu Schmerzsymptomen beitragen. Der Streckmechanismus kann ebenfalls für Schmerzen verantwortlich sein.

Trauma

Viele Sportler mit patellaren Schmerzen geben in der Anamnese ein direktes Trauma des Patellargelenkes an. Hierdurch kann der subchondrale Knochen ebenso wie der Gelenkknorpel geschädigt werden und Schmerzen verursachen. Die Patella kann lateral luxieren (vollständig aus dem Gelenk heraus) und subluxieren (teilweise aus dem Gelenk heraus). Die Verletzung ist mit einem Riss des medialen Retinaculums und einer Verletzung des Musculus vastus medialis verbunden. Osteochondrale (Knochen und Knorpel) Frakturen des lateralen Femurkondylus oder der Patella können ebenfalls auftreten. Prädisponierende Faktoren sind u.a. eine hochstehende Patella (Patella alta), eine hypermobile Patella, allgemeine Bandlaxität, ein erhöhter Q-Winkel (s.u.) und Veränderungen in der Beziehung zwischen Femur und Tibia sowie Hypotrophie der Muskeln, eine Valgusdeformität des Kniegelenkes und eine abnormale Form der Patella bzw. der Trochlea. Diese prädisponierenden Faktoren können in 15–45% der Fälle zu einer wiederholten Luxation führen.

Achsfehlstellung/Instabilität des Streckmechanismus

Man nimmt an, dass eine Instabilität häufige Ursache von femuropatellaren Schmerzen ist. Femuropatellare Beschwerden sind in der Bevölkerung generell häufig und Symptome, die mit dem Streckmechanismus des Kniegelenkes in Verbindung stehen, sind die häufigsten Beschwerden bei Sportverletzungen. Ungefähr 30% aller Überlastungsverletzungen betreffen das Knie und 35% davon betreffen den Streckmechanismus. Bei Aktivitäten, die die Beine stark belasten, wie Laufen, Springen, Turnen oder Ballett, kann die Inzidenz sogar 75% betragen.

Instabilität und Fehlstellungen der Patella sind wichtige Hintergrundfaktoren für femuropatellare Beschwerden. Die passive Stabilität des Femuropatellargelenkes hängt von der Geometrie der Gelenkoberflächen der Trochlea und Patella ab. Die Anatomie des Sulcus intercondylaris, insbesondere des proximalen Anteils der Gelenkoberfläche der Trochlea, ist für die Stabilität der Patella bei fast gestrecktem Gelenk von Bedeutung. Andere passive Strukturen, die das Femuropatellargelenk stabilisieren, sind das laterale und mediale Retinaculum transversum und longitudinale, die bei Beugung

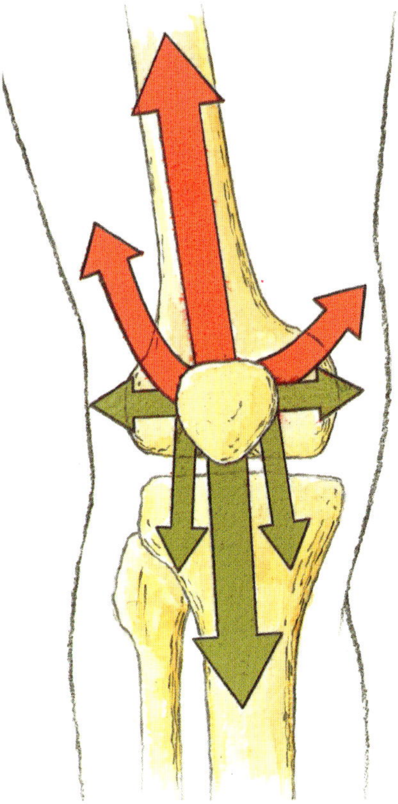

Abb. 11.48: Kräfte, die auf die Patella einwirken: Rot, aktive Stabilisatoren; grün, passive Stabilisatoren.

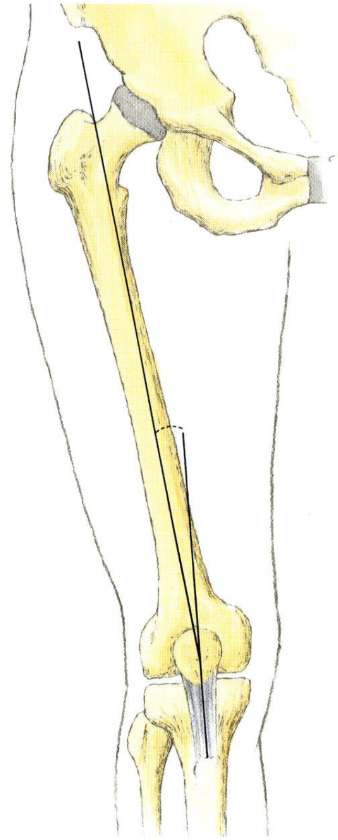

Abb. 11.49: Quadrizepswinkel (Q-Winkel)

und Streckung sowohl bei belasteten als auch entlasteten Bewegungen aktiv sind (Abb. 11.48).

Die Retinacula transversa mediale und laterale verlaufen vom medialen bzw. lateralen Epikondylus des Femurs zu ihrem Ansatz am medialen bzw. lateralen Rand der proximalen Patella. Das mediale und laterale Retinaculum longitudinale sind sehnige Verbindungen zwischen dem Musculus vastus medialis und vastus lateralis und setzen lateral an der proximalen Tibia an. Die longitudinalen Retinacula wirken sowohl als passive als auch als aktive Stabilisatoren über den Vastus medialis und lateralis.

Das Ligamentum patellae verfügt ebenfalls über passive und aktive Funktionen. Es wirkt als Ligament, indem es die Patella gegen proximalen Zug stabilisiert, es wirkt als Sehne des Quadrizepsmuskels über die Patella. Die aktive Stabilität der Patella wird durch den Quadrizeps kontrolliert: Der Vastus medialis übt medialen Zug aus, der Vastus lateralis lateralen Zug und der Rectus femoris und der Vastus intermedius ziehen in axialer Richtung an der Patella.

Der Quadrizepswinkel (Q-Winkel) ist der Winkel, der zwischen einer gedachten Linie durch die Längsachse des Rectus femoris und einer Linie durch das Ligamentum patellae gezogen wird (Abb. 11.49). Diese Linien treffen sich in der Mitte der Patella. Ein erhöhter Q-Winkel führt bei Anspannung des Quadrizeps zu einer Lateralisation der Patella.

Sogar geringe Abweichungen in der passiven und aktiven Stabilität der Patella können femuropatellare Symptome und patellare Instabilität bewirken.

Eine patellare Instabilität infolge femuropatellarer Dysplasie (Unterentwicklung des Femuropatellargelenkes) scheint als wichtiger Faktor zu femuropatellaren Schmerzen beizutragen. Die femuropatellare Dysplasie kann eine genetische oder entwicklungsbedingte Abweichung darstellen.

Damit sich das Gelenk normal entwickeln kann, muss die Trochlea durch die Patella angeregt werden, einen interkondylären Sulkus und somit ein kongruentes Gelenk auszubilden. Ohne diese Stimulation kann die Trochlea nur einen flachen Sulkus ausbilden, sie kann gerade oder sogar konvex sein, insbesondere im proximalen Anteil der femuralen Trochlea. In solchen Fällen hat die Patella oft auch eine flache Oberfläche oder verliert ihre Keilform mit einer dann dominierenden lateralen Facette.

Die Dysplasie (entwicklungsbedingte Abweichung) des Femuropatellargelenkes und der femuralen Trochlea kann mit einer hochstehenden Patella, einem erhöhten Q-Winkel oder Genu valgum (auswärtszeigendem Unterschenkel) vergesellschaftet sein. Eine tibiale und femurale Torsion (Drehung) kann ebenfalls eine Rolle spielen. Das Fehlen geometrischer Stabilität zusammen mit einem erhöhten Q-Winkel führt zu einer patellaren Instabilität und kann durch ein muskuläres Ungleichgewicht noch verstärkt werden, insbesondere bei Schwäche des Vastus medialis.

Einteilung der patellaren Instabilität

Grad I/*Patellalateralisation:* Infolge eines erhöhten Q-Winkels bewegt sich die Patella nach lateral, bevor sie sich durch Quadrizepsanspannung nach proximal bewegt, so dass es zu einem lateralen patellaren Kompressionssyn-drom kommt, woraus ein kleiner Kontaktbereich mit erhöhtem Druck auf die Gelenkoberflächen der Patella und Trochlea entsteht (Abb. 11.50). Die Patella wird dabei nicht luxieren, sondern bei ausgestrecktem Knie und Anspannung des Quadrizeps nach lateral ausweichen. Der „Apprehension"-Test ist negativ (S. 316).

Grad II/*Subluxation der Patella:* Eine Subluxation der Patella ist entweder eine gerade laterale Subluxation der Patella oder ein Verkippen der Patella.

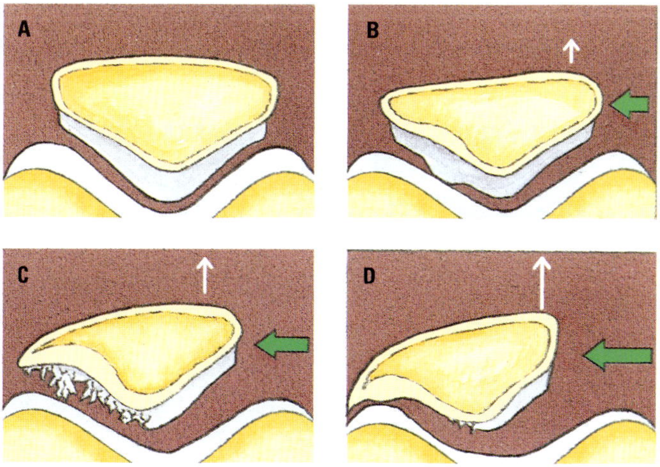

Abb. 11.50: Patellaführung. **(A)** Normal. **(B)** Lateralisierung, die Schäden an der lateralen Facette verursacht. **(C)** Subluxation und laterale Verkippung, die weiteren Schaden verursachen. **(D)** Subluxation und starke laterale Verkippung.

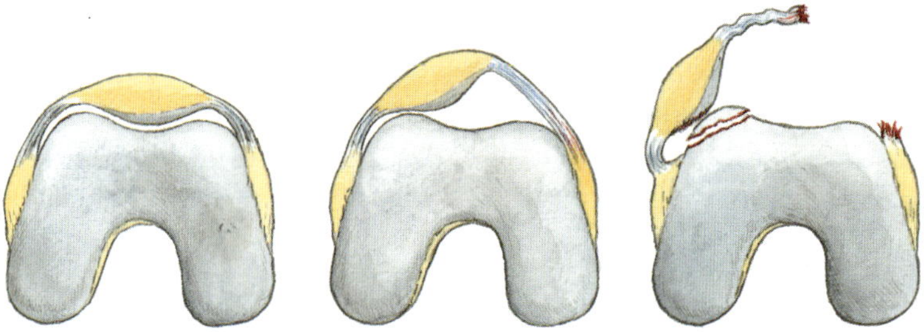

Abb. 11.51: Patelladislokation, die eine osteochondrale (Knochen-Knorpel) oder chondrale (nur Knorpel) Verletzung verursacht. Gleichzeitig oder alternativ kann eine Verletzung an der Patellaknorpeloberfläche auftreten.

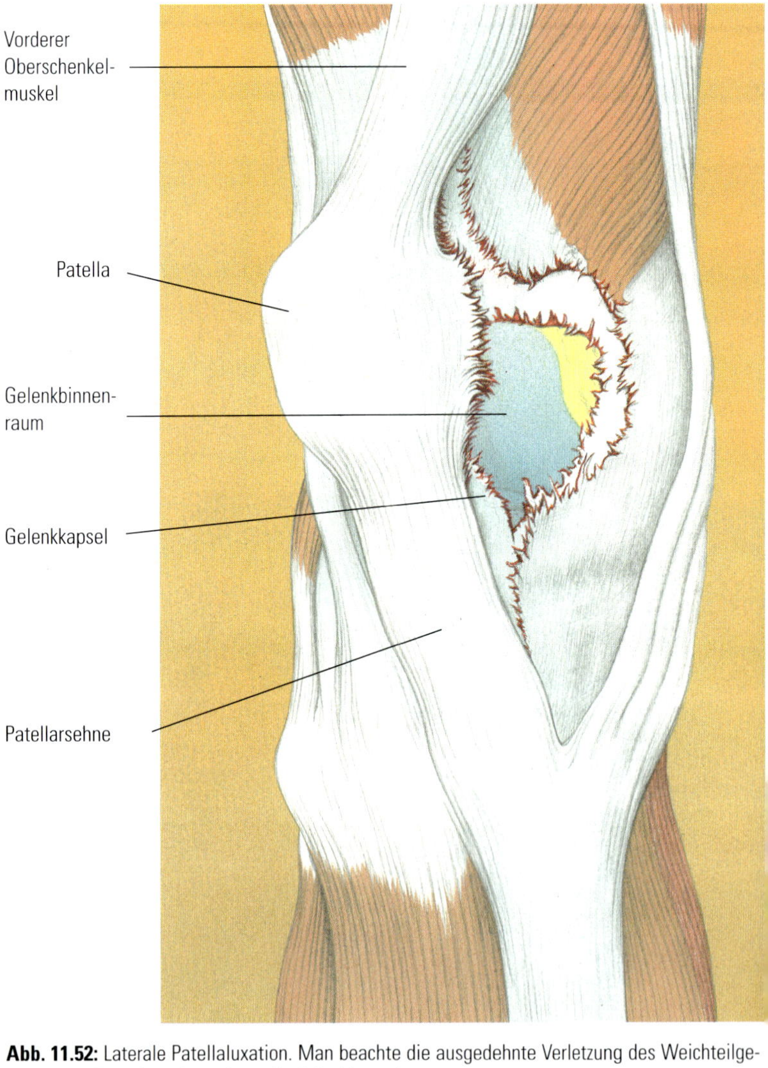

Abb. 11.52: Laterale Patellaluxation. Man beachte die ausgedehnte Verletzung des Weichteilgewebes mit Zerreißung in und um die Gelenkkapsel.

Beide Zustände sollten als Subluxation definiert werden, da nur ein Teil der Gelenkoberflächen miteinander in Kontakt steht. Die Diagnose wird durch ein CT bestätigt.

- (A) Die *laterale Patellaverkippung* wird bei chronischen Knieschmerzen beobachtet. Es kommt zu einer Verkürzung und Verdickung des lateralen Retinaculums und der Kapsel, als Folge wird die laterale Facette bei Kniebeugung in die Trochlea gezwungen, wodurch es zu einer lateralen Kompression und Verkippung kommt. Mit der Zeit wird die laterale Patellaverkippung jedoch zu einem Knorpelschaden führen. Die Diagnose wird durch Röntgenaufnahmen oder CT bestätigt.
- (B) Die *laterale Subluxation* der Patella bedeutet eine gerade Subluxation der Patella, die durch Anspannung des Quadrizeps bei gestrecktem Knie ausgelöst wird. Wiederholte Subluxationen der Patella führen mit der Zeit zu Knorpelschäden sowohl der Patella als auch der Trochlea. Manchmal besteht eine Kombination von lateraler Patellasubluxation und patellarer Verkippung, wodurch die Instabilität nur erhöht wird. Die Diagnose wird durch ein CT unter Quadrizepsanspannung und -entspannung bestätigt.

Grad III/*Patellaluxation:* Dies ist ein ernstzunehmender Zustand, der häufig rezidiviert (Abb. 11.51 und 11.52). „Giving way"-Symptome infolge von Instabilität und fortschreitendem Gelenkknorpelschaden treten mit der Zeit auf. Es handelt sich um eine schwerwiegende Fehlfunktion des Gelenkes, die frühzeitig korrigiert werden sollte. Bei Quadrizepsanspannung kann es zur Subluxation oder sogar zur Luxation kommen und der „Apprehension"-Test ist positiv. Eine Patellaluxation an einem gesunden Knie kann traumatisch bedingt sein (S. 314), z.B. durch einen Sturz oder Tritt gegen die Patella, wobei es zu einer lateralen Luxation und Gelenkknorpelschädigung kommt. Sie kann auch bei einem Sportler mit femuropatellarer Dysplasie und einem erhöhten Q-Winkel auftreten. In solchen Fällen bietet die operative Wiederherstellung des medialen Retinaculums auch die Gelegenheit, andere Defekte zu korrigieren.

Symptome und Diagnose

- Großflächige Schmerzen an der Vorderseite des Kniegelenkes und retropatellar treten bei Belastung oder Anstrengung, wie z.B. beim Sitzen mit gebeugtem Knie, auf.
- Die Schmerzen sind beim Laufen oder Gehen stark ausgeprägt, ebenso beim Treppen- und Berggehen, insbesondere während des Abstiegs.
- Schmerzen und Steifheit werden verspürt, wenn aus dem Sitzen aufgestanden wird, typischerweise nachdem ein Fernseh- oder Kinofilm angesehen wurde.
- Die Schmerzen verschlimmern sich oft in der Hocke.
- Schmerzen treten bei isometrischer Anspannung des Quadrizeps gegen Widerstand bei 0° und 20° auf.
- Eine lokale Druckempfindlichkeit kann an der medialen oder lateralen Patellafacette und um die Patella herum bestehen, zudem ist ein Patellaanpressschmerz auslösbar.
- Reiben oder Knirschen bei Beugung und Streckung des Kniegelenkes können hinter der Patella festgestellt werden und auf eine Chondromalazie hinweisen (S. 318).
- Manchmal ist eine leichte Schwellung des Kniegelenkes feststellbar.
- Der Q-Winkel sollte gemessen werden: Bei 30°-Beugung beträgt der Winkel normalerweise weniger als 10° bei Männern und weniger als 15° bei Frauen; bei 90°-Beugung beträgt er weniger als 8°.
- Eine Achsfehlstellung des Unterschenkels, wozu auch eine vermehrte Pronation des Fußes, Malrotation der Tibia oder des Femurs (femurale Anteversion), ein Genu valgum (erhöhter Winkel zwischen Tibia und Femur) und ein strammes laterales Retinaculum gehören, können wichtige

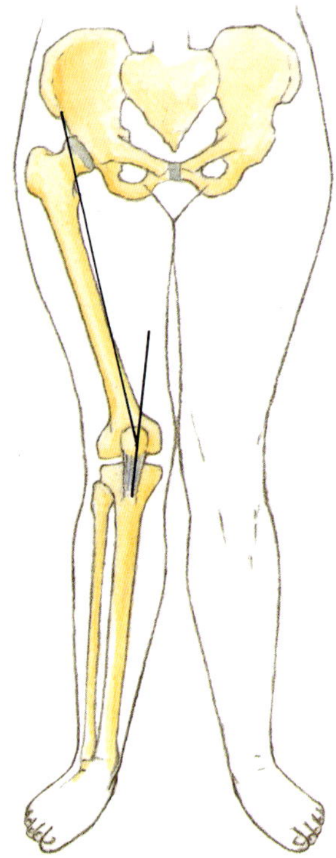

Abb. 11.53: Achsfehlstellung des Beines.

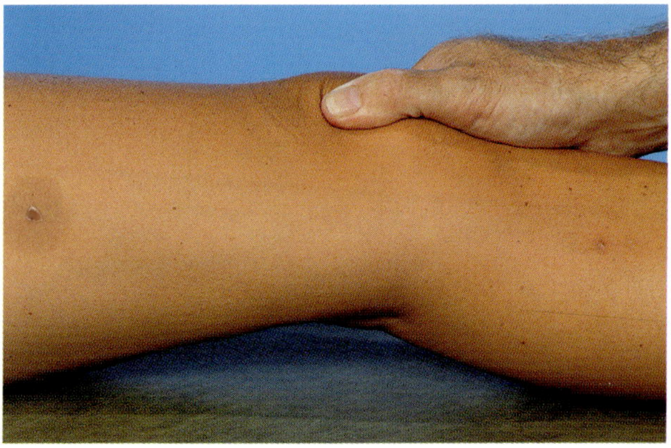

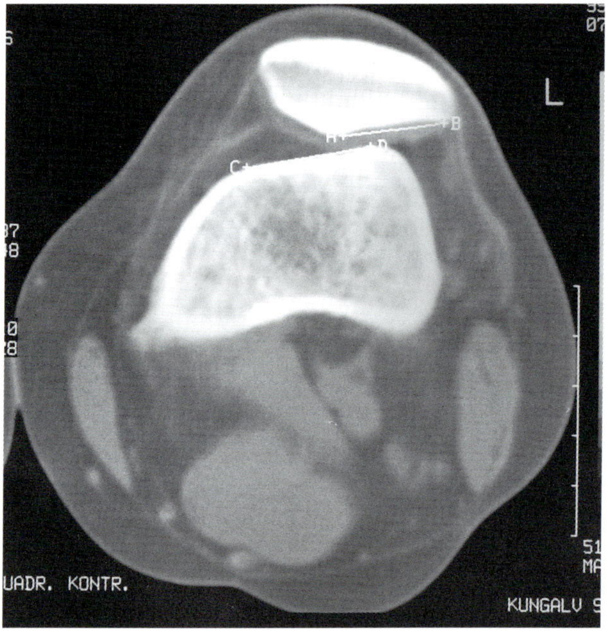

Abb. 11.55: Das CT des Patellofemoralgelenkes bei Anspannung des Quadrizeps zeigt einen Querschnitt der Patella (1, Subluxation nach lateral) und des distalen Femurs (2, man beachte die flache Oberfläche).

Faktoren sein, die ebenfalls den Q-Winkel erhöhen und zu wiederholten Patellaluxationen führen können (Abb. 11.53).

- Die aktive und passive Führung der Patella sollte untersucht werden.
- Der „Apprehension"-Test ist positiv. Dieser Test wird in 0°-Stellung des Kniegelenkes durchgeführt. Der Untersucher fixiert die Patella lateral mit der Hand. Wenn der Sportler das Kniegelenk beugt, versucht die Patella zu subluxieren und verursacht dadurch Schmerzen (Abb. 11.54).
- Der passive Patellakipptest dient zur Bewertung der Spannung der lateralen Retinaculumstrukturen.
- Einfache Röntgenaufnahmen des Kniegelenkes sollten angefertigt werden. Die Stellung der Patella im Verhältnis zum Gelenkspalt kann durch einfache seitliche Aufnahmen beurteilt werden. Die Patellazielaufnahme kann wertvoll sein, sie entspricht einer Röntgenaufnahme der Patella bei 40° gebeugtem Kniegelenk.

- Ein CT ermöglicht die Beurteilung unterschiedlicher Achsfehlstellungen, knöcherner Läsionen und der Stellung der Patella zum Femur (Abb. 11.55). Das CT ist auch bei der Diagnostik der habituellen Patellaluxation bei Jugendlichen wertvoll. Ein MRT ist weniger aussagekräftig, da es nur schwer bei einer Kniebeugung von mehr als 30° angefertigt werden kann. Es ist jedoch bei der Beurteilung der Gelenkknorpeloberfläche nützlich.
- Bei langanhaltenden Symptomen femuropatellarer Schmerzen kann ein Knochenszintigramm angefertigt werden. Die Diagnose wird durch eine erhöhte Aktivitätsbelegung (der radioaktiven Substanz) sowohl in der Patella als auch im Femur bestätigt und weist auf eine schlechte Prognose hin.
- Mittels Arthroskopie lässt sich das Ausmaß des retropatellaren Gelenkschadens ermitteln, die klinische und radiologische Achsstellung bestätigen und feststellen, ob eine Synovialitis vorliegt (Abb. 11.56).

Behandlung

Der *Sportler* sollte:
- schmerzhafte Tätigkeiten vermeiden;
- in der akuten Phase Eis anwenden;
- eine Schiene mit Aussparung und Unterstützung für die Patella tragen; manchmal helfen Tape-Verbände;
- die Quadrizeps- und „Hamstring"-Muskulatur trainieren, insbesondere den Vastus medialis, wobei ein spezielles Trainingsprogamm zur Anwendung kommt (S. 515). Dehnungsübungen sind wichtig. Es dauert allerdings meist einige Zeit, bevor dieses Trainingsprogramm Wirkung zeigt.

Der *Arzt* kann:
- die Ursachen der Schmerzen erklären und auch die Eltern miteinbeziehen, sofern dies nötig ist. Dies sollte bereits bei dem ersten Klinikbesuch erfolgen;
- Tests durchführen, die notwendig sind, um die korrekte Diagnose zu sichern;
- aktive Schonung, Vermeidung schmerzauslösender Situationen und physikalische Therapie verordnen. Der Sportler muss oft von einem erfahrenen Physiotherapeuten und Arzt informiert werden. Der Sportler muss seine Verletzung wirklich verstehen, um sie akzeptieren zu können, und er muss realisieren, dass 80% aller Sportler mit idiopathischen femuropatellaren Schmerzen durch ein konservatives Übungsprogramm innerhalb von 6 Monaten eine Verbesserung erzielen. Es muss betont werden, dass diese Verletzung Zeit benötigt, um auszuheilen;
- in der akuten Phase antiphlogistische Medikamente verschreiben. Auch wenn keine wesentlichen Symptome objektivierbar sind, ist es das Behandlungsziel, eine Homöostase (metabolisches Gleichgewicht) wiederzuerlangen. Dies ist der Schlüssel zum Erfolg;
- manchmal eine Arthroskopie durchführen, um die Diagnose zu bestätigen und den Knorpelschaden der Patella zu bestimmen;
- bei anhaltenden Symptomen operieren. Es gibt mehr als 100 verschiedene operative Techniken, um die verschiedenen Achsfehlstellungen bei der Behandlung femuropatellarer Beschwerden anzugehen. Die operative Therapie kann auch die Behandlung von Gelenkknorpelläsionen beinhalten (S. 17). Im Folgenden werden spezifische Behandlungsmöglichkeiten aufgelistet.

Behandlung der Patellalateralisation

Der *Sportler* sollte schmerzhafte Aktivitäten vermeiden und das Knie schützen. Eine Schiene mit lateraler Unterstützung oder ein Tape-Verband stabilisieren die Patella. Exzentrisches Krafttraining, speziell für den Vastus medialis, ist wichtig.

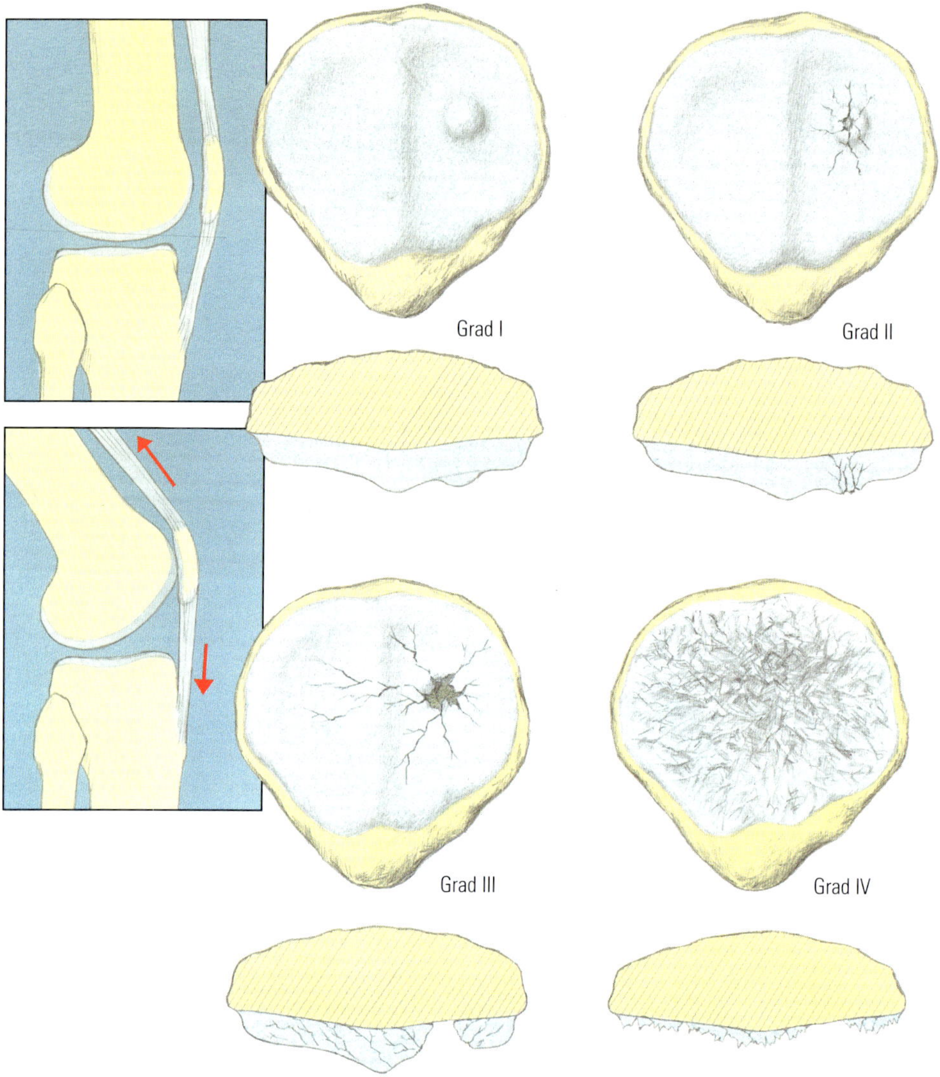

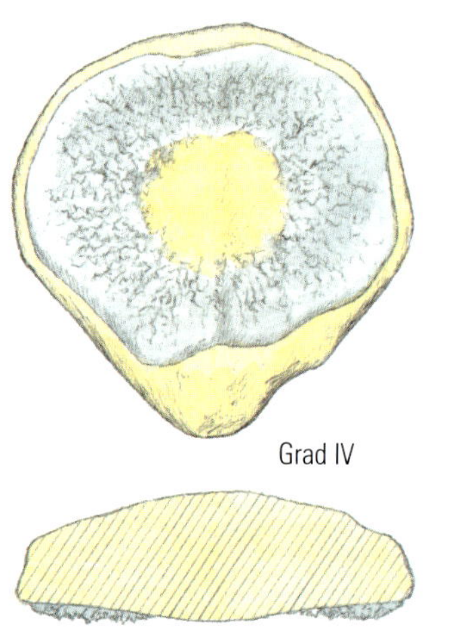

Abb. 11.56: Lokalisation der Patella in Relation zum Oberschenkelknochen bei Extension (oben links) und Flexion (unten links). Bei der Flexion wird die Patella stark gegen den Oberschenkelknochen gedrückt. Die Schaubilder oben und rechts zeigen den Knorpel der Patellagelenkfläche. **(Grad I)** Erweichung und Aufbrüche, **(Grad II)** zunehmende Erweichung und Spaltbildungen, **(Grad III)** Spaltbildung bis auf den darunter liegenden Knochen und Unterminierung des umgebenden Knorpelgewebes, **(Grad IV)** vollständige Knorpeldestruktion und Freilegung des Knochens, die in verschiedenen Schweregraden auftreten kann (zwei dieser Zustände werden gezeigt).

Der *Arzt* kann:
- das Vermeiden schmerzhafter Aktivitäten und Physiotherapie, die sich auf das Training des Vastus medialis konzentriert, verordnen;
- antiphlogistische Medikamente verordnen;
- eine Arthroskopie durchführen und zu straffe laterale Strukturen lösen. Wenn Gelenkknorpelschäden mit Lappenbildungen oder Knorpelerweichungen mit mechanischen Blockierungen bestehen, kann ein vorsichtiges Débridement des geschädigten Bereiches hilfreich sein. Wenn andere Hintergrundfaktoren vorliegen, wie z.B. ein erhöhter Q-Winkel und eine femuropatellare Dysplasie, können weitere Maßnahmen zur Korrektur der Fehlstellung notwendig sein.

Patellofemorale Symptome, die durch eine Patellalateralisation ausgelöst sind, ohne dass Gelenkknorpelschäden vorliegen, können unter konservativer Behandlung eine gute Prognose haben.

Behandlung bei lateraler Patellaverkippung

Liegt kein Gelenkknorpelschaden vor, kann die Prognose unter konservativer Behandlung wie dem Einsatz stabilisierender Schienen und Vastus-medialis-Kräftigung gut, langfristig gesehen jedoch die Operation erforderlich sein. Bei chronischen Fällen können Retinaculum und Kapsel stramm und verdickt sein. Wenn nur ein zu strammes laterales Retinaculum vorliegt, kann die Behandlung in einer lateralen Kapselspaltung bestehen, der sich eine Kräftigung des Vastus medialis anschließt. Tragen andere Faktoren zum Problem bei, können weitere Maßnahmen zur Korrektur der Fehlstellung notwendig sein.

Behandlung der lateralen Patellasubluxation

Die Patienten sollten frühzeitig behandelt werden, anfänglich durch konservative Methoden, wie stabilisierende Schienen, Tape-Verbände, Vastus-medialis-Training und eine Änderung ihrer Aktivitäten. Wenn die konservative Behandlung versagt, sollten patellastabilisierende Maßnahmen mit Korrektur aller zum Problem beitragenden Faktoren durchgeführt werden.

Behandlung der Patellaluxation

Die Diagnose wird durch CT unter oder ohne Quadrizepsanspannung bestätigt. Ein Behandlungsversuch mit Übungen und Schienen sollte durchgeführt werden. Die operative Behandlung sollte erfolgen, wenn die konservative Behandlung versagt, insbesondere wenn ein freies Knochenfragment vorliegt. Die Prognose kann gut sein, wenn kein Gelenkknorpelschaden im Femuropatellargelenk vorliegt. Bezüglich der Behandlung von Gelenkknorpeloberflächenverletzungen s. S. 17.

Heilungsverlauf und Rückkehr zum Sport

Probleme, die durch femuropatellare Beschwerden entstehen, können insbesondere bei jungen Sportlern spontan verschwinden. Die Sportler müssen deshalb darauf vorbereitet werden, ihre Trainingsgewohnheiten dahingehend zu verändern, dass sie bergauf und bergab laufen vermeiden und solche Aktivitäten, die Schmerzen auslösen. Eine Operation sollte, wenn möglich, vermieden oder zurückgestellt werden.

Das femuropatellare Schmerzsyndrom ist eines der am schwierigsten zu behandelnden Syndrome im Sport, da die Rehabilitationszeit lang und von Seiten des Sportlers große Geduld erforderlich ist. Es ist besonders wichtig, den Sportler über diese Verletzung ausführlich zu informieren.

Literatur

Fulkerson JP, Hungerford DS (1990) Disorders of the Patellofemoral Joint, 3rd edn. Baltimore: Williams & Wilkins.
Papagelopoulos PJ, Sim FH (1997) Patellofemoral pain syndrome: diagnosis and management. Review of Orthopaedics 20(2): 148–157.

Patellafrakturen

Die Patella kann Quer-, Längs- und Trümmerfrakturen erleiden. Die Verletzung ist oft Folge eines Sturzes auf das Knie. Wenn die Fragmente dislozieren, ist eine Operation erforderlich und im Anschluss muss eine Schiene für etwa 4 Wochen getragen werden. Liegt keine Dislokation vor, reicht normalerweise eine Gipsruhigstellung aus. Eine Längsfraktur der Patella bedarf bei fehlender Dislokation oftmals lediglich einer Bandage. Der Patient sollte anschließend zu isometrischem Oberschenkelmuskeltraining angeleitet werden. Die Heilungszeit beträgt normalerweise abhängig vom Frakturtyp 6–8 Wochen.

Patellarsehnenruptur

Die Patellarsehne ist sehr kräftig (nahezu das kräftigste Weichteilgewebe im ganzen Körper); sie entspringt an der Patella und setzt an der Tuberositas tibiae an (Vorsprung an der Vorderseite der proximalen Tibia). Die Sehne ist für den Streckmechanismus des Kniegelenkes unverzichtbar, das heißt, es ist unmöglich, das Knie zu strecken, wenn die Sehne nicht intakt ist. Die Sehne kann vollständig oder teilweise rupturieren. Vollständige Patellarsehnenrupturen treten nicht sehr oft auf, da die Sehne sehr kräftig ist. Biomechanische Untersuchungen haben gezeigt, dass eine Patellarsehnenruptur beim Gewichtheben auftreten kann, wenn die Spannung der Patellarsehne zum Zeitpunkt der Ruptur etwa das 17,5fache des Körpergewichts des Gewichtshebers beträgt. Ein Risikofaktor für Patellarsehnenrupturen sind vorangegangene Steroidinjektionen.

Symptome und Diagnose

Zum Zeitpunkt der Verletzung verspürt der Sportler einen plötzlichen Knall mit starken Schmerzen, typischerweise beim Absprung oder bei der Landung nach einem Sprung. Die Behinderung tritt sofort ein, und der Sportler kann das Körpergewicht nicht mehr auf der verletzten Seite tragen. Die Patella ist nach proximal disloziert und über dem Rupturbereich ist eine Lücke tastbar. In diesem Bereich bestehen Druckempfindlichkeit und eine gewisse Schwellung, normalerweise jedoch kaum Schmerzen. Eine Röntgenaufnahme zeigt eine nach proximal hochgezogene Patella.

Behandlung

Eine vollständige Patallarsehnenruptur, die proximal oder distal auftreten kann, wird chirurgisch behandelt. Normalerweise reicht es aus, die Sehne wieder an den Knochen zu nähen, gelegentlich muss sie aber durch zusätzliches Gewebe, wie z.B. eine Sehne der Oberschenkelbeugemuskulatur, verstärkt werden. Die Rehabilitation dauert lange, hierbei wird der Bewegungsumfang allmählich gesteigert, anschließend erfolgt Krafttraining. Eine Wiederauf-nahme des Sports kann nach 6–8 Monaten möglich sein. Radfahren und Sportarten wie Golf können schon vorher möglich sein.

„Springerknie“ (Überlastungsverletzungen der Patellarsehne, Patellatendinose)

Überlastungsverletzungen der Patellarsehne sind häufig, da sie bei nahezu allen sportlichen Aktivitäten benötigt wird. Die Verletzungen können mit der starken Beanspruchung durch den Streckmechanismus zusammenhängen und auch mit der Belastung der Patellarsehne bei Schnellkraft erfordernden Aktivitäten wie Springen und Laufen, die zu Teilrupturen und chronischer Überbelastung der Sehne führen können. Bei degenerativen Veränderungen in der Sehne (S. 43) ist die Verletzungswahrscheinlichkeit größer.

Der dieser Verletzung zugrunde liegende Mechanismus ist noch nicht geklärt. Als zusätzliche Ursache ist eine Einklemmung zwischen dem distalen Patellapol und der Sehne selbst bei Beugung des Kniegelenkes möglich. Die meisten Verletzungen, insbesondere Teilrupturen, sind im proximalen posterioren Anteil der Sehne lokalisiert, auch dies ist ein Indiz dafür, dass die Einklemmung durchaus die Hauptursache der Verletzungen sein kann (Abb. 11.57).

Symptome und Diagnose

- Schmerzen am unteren Patellapol sind häufig, insbesondere bei sportlichen Aktivitäten, typischerweise beim Springen, Volleyball, Basketball und Handball.
- Es besteht Druckempfindlichkeit über dem unteren Patellapol im Ansatzbereich der Patellarsehne. Diese Druckempfindlichkeit ist oft sehr umschrieben und somit ein Hinweis auf eine Teilruptur oder Tendinose. Die Druckempfindlichkeit kann ausgeprägter sein, wenn bei vollständig gestrecktem Knie auf den oberen Patellapol gedrückt wird.
- Es kann eine Verdickung der proximalen Patellarsehne vorliegen.
- Diese Verletzung geht oft mit einer Hypotrophie der Muskulatur sowie einer Verspannung im Quadrizeps einher.

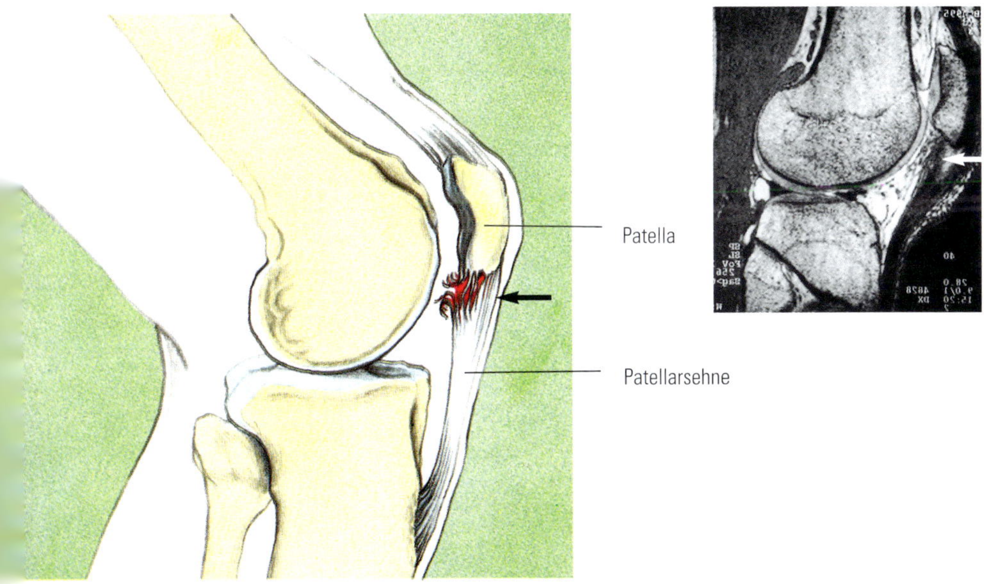

Abb. 11.57: „Springerknie“ - ein partieller Riss des oberen posterioren Anteils der Patellarsehne (Pfeil). **(Rechts)** MRT einer partiellen Tendinose der Patellarsehne (Pfeil).

- Ein MRT oder Ultraschall verifiziert die Verletzung: Insbesondere ein MRT kann den degenerativ veränderten Bereich (Tendinose) oder Hinweise für eine chronische Teilruptur aufzeigen (s. Abb. 11.57).

Behandlung

Der *Sportler* kann:
- schmerzhafte Situationen vermeiden;
- den Streckapparat durch Kräftigung und Dehnungsübungen trainieren;
- zum Radfahren ermuntert werden.

Der *Arzt* kann:
- antiphlogistische Medikamente verordnen (begrenzte Wirkung);
- Achsfehlstellungen korrigieren;
- den Patienten zur physikalischen Therapie schicken, da diese Verletzungen oft fachlicher Hilfe bedürfen. Die Information der Patienten ist sehr wichtig;
- Krafttraining mit exzentrischen Übungen empfehlen, das allmählich entsprechend den Richtlinien auf S. 510 gesteigert wird; rehabilitative Aktivitäten werden auf S. 510 dargestellt;
- Therapiemaßnahmen wie Phonophorese (S. 99) und Iontophorese (S. 100) oder nur Ultraschall verschreiben;
- eine Bandage mit infrapatellarem Riemen verschreiben, der das Gebiet der Patellarsehne umgibt und komprimiert, hierdurch kann die mechanische Belastung innerhalb der Sehne auf ähnliche Weise verändert werden wie es beim Einsatz der Epikondylitisspange beim Tennisarm geschieht (S. 166). 77% der Patienten, die eine solche Patellaspange benutzten, erfuhren dadurch eine Schmerzlinderung, die ausreichte, um eine „normale" Aktivität wieder aufzunehmen. Die Ergebnisse werden allerdings kontrovers diskutiert. Die Behandlung sollte individuell angepasst sein, da die Riemen eine unterschiedliche Wirkung zeigen. Das gleiche gilt für femuropatellare Tape-Techniken.

Steroidinjektionen sollten vermieden werden. Die Injektion in die Patellarsehne erhöht das Risiko einer Patellarsehnenruptur.

Reicht die konservative Therapie nicht aus, ist die operative Behandlung mit Entfernung des pathologischen Bereiches indiziert. Manchmal sollte die Spitze des unteren Patellapols arthroskopisch gestützt teilweise entfernt werden. Die Rehabilitation benötigt Zeit und erfordert Geduld vom Sportler. Die Rückkehr zur Aktivität hängt von der Sportart ab, ist jedoch normalerweise bei anstrengenden Sportarten, abhängig von der Art der Verletzung, innerhalb von 4–8 Monaten möglich.

> Ein gutes Übungsprogramm stimuliert die Heilung der Tendinose.

Traktionstendinitis

Morbus Sinding-Larssen-Johansson

Der Morbus Sinding-Larssen-Johansson ist eine Traktionstendinitis des distalen Patellapols, die durch Mikrotraumata verursacht wird. Sie wird bei Heranwachsenden beobachtet, die beim Laufen und Springen Schmerzen am unteren Patellapol angeben. Typische klinische Zeichen sind eine punktuelle Druckempfindlichkeit am unteren Patellapol, Schwellung,

Bewegungseinschränkung und ein Schonhinken. Radiologisch kann eine Fragmentation oder Ossifikation des distalen Patellapols am Ansatz der Sehne sichtbar sein.

Die Behandlung ist symptomatisch, da das Syndrom von selbst ausheilt. Eine Heilung kann innerhalb von 12 Monaten auftreten. Während dieser Zeit sollten Aktivitäten eingeschränkt werden. Krafttraining und Dehnungsübungen sind Bestandteile der Rehabilitation. Information des Sportlers ist wichtig. Ist der Sportler ausgewachsen, bleiben normalerweise keine Probleme zurück.

Man sollte daran denken, dass differentialdiagnostisch eine Stressfraktur der Patella in Betracht kommt.

Morbus Osgood-Schlatter

Eine Traktionstendinitis der distalen Patellarsehne, die als Morbus Osgood-Schlatter bekannt ist, tritt bei jugendlichen Sportlern häufig auf. Sie wird als Ursache in 13% der Fälle von Knieschmerzen in einem typischen sportmedizinischen Zentrum gesehen (Abb. 11.58). Diese Jugendlichen sind oftmals rasch gewachsen und betreiben eine Sportart, in der die Quadrizepssehne angespannt wird, wie beim Springen und Laufen.

Beim Morbus Osgood-Schlatter kommt es am tibialen Ansatz der Patellarsehne zu einer Entzündung und zum Knochenabbau (Traktionsapophysitis der Tuberositas tibia). Der Zug der Patellarsehne verursacht die Loslösung kleiner Knorpelfragmente von der Tuberositas. Die Ursache dieser Verletzung ist unklar; möglicherweise entstehen durch den Zug Mikrotraumata. Sehr aktive Jungen im Alter von 10–16 sind hauptsächlich betroffen, die Symptome verschwinden, wenn der Sportler ausgewachsen ist.

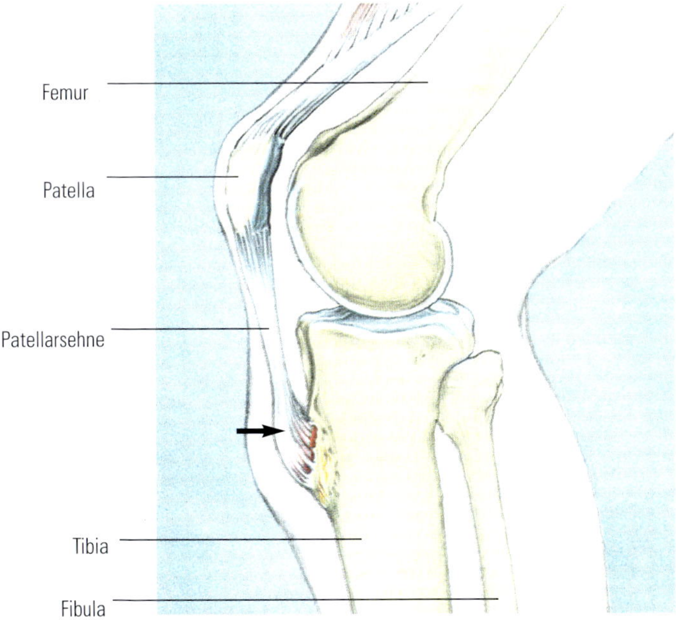

Abb. 11.58: Morbus Osgood-Schlatter: Der Knochen ist entzündet und an der Anheftung der Patellarsehne an der Tibia aufgebrochen (Pfeil).

Symptome und Diagnose

- Schmerzen bestehen im Sehnenansatz an der Tibia während und nach körperlicher Aktivität.
- Schmerzen können durch Anspannung des Quadrizeps gegen Widerstand ausgelöst werden.
- Es bestehen eine umschriebene Druckschmerzhaftigkeit und Weichteilschwellung im Ansatzbereich der Patellarsehne an der Tibia.
- Die Haut kann mit Betonung im betroffenen Bereich rot und überwärmt sein.
- Oft besteht eine Muskelverspannung.
- Eine Röntgenuntersuchung kann eine Fragmentation des Knochens zeigen. Außerdem kann eine Weichteilschwellung und Verdickung des distalen Anteils der Patellarsehne sichtbar sein.

Behandlung

Der *Sportler* kann:

- schmerzhafte Situationen vermeiden: Er muss seine Aktivitäten nicht einstellen, sollte jedoch darauf achten, Springen und Laufen zu vermeiden sowie alle anderen Aktivitäten, die Schmerzen verursachen;
- nach Aktivitäten das betroffene Gebiet mit Eis kühlen und gelegentlich vor sportlicher Aktivität Wärme anwenden;
- die Quadrizepsmuskulatur sorgfältig trainieren.

Der *Arzt* kann:

- den Sportler und die Eltern über den Zustand ausführlich informieren; dem Patienten mitteilen, dass die Verletzung spontan heilt, sofern sportliche Aktivitäten eingeschränkt und schmerzauslösende Situationen vermieden werden;
- eine Schiene oder einen Gips für 2 Wochen anlegen, falls der Sportler unkooperativ ist oder starke Schmerzen bestehen;
- eine Patellarsehnenstütze oder eine Kniebandage verordnen, um die Teilnahme am Sport zu erleichtern;
- auf physikalische Therapie aufmersam machen - dies kann als Bestandteil der Patientenschulung hilfreich sein;
- in seltenen Fällen operieren, um kleine knöcherne Fragmente zu entfernen, falls Schmerzen persistieren.

Heilung und Komplikation

Der Morbus Osgood-Schlatter heilt spontan und nur selten treten Probleme auf, nachdem die Beine des Sportlers im Alter von 17–18 Jahren voll entwikkelt sind. Probleme bei älteren Sportlern können durch freie Gelenkkörper verursacht werden, die sich am Patellarsehnenansatz oder sogar in der Bursa darunter bilden. Diese können mit guten Ergebnissen operativ entfernt werden.

Bursitis

Das Kniegelenk ist von verschiedenen Schleimbeuteln umgeben. Die Grundsätze der Bursitis sind auf S. 52 beschrieben.

Bursitis praepatellaris

Die Bursa praepatellaris befindet sich vor und unterhalb der Patella. Aufgrund ihrer Lage kann es sehr leicht zu einer traumatischen Bursitis kommen (Abb. 11.59). Handball-, American Football- und Fußballspieler sowie Ringer und Turner haben diesbezüglich ein erhöhtes Risiko. Eine Untersuchung zeigte,

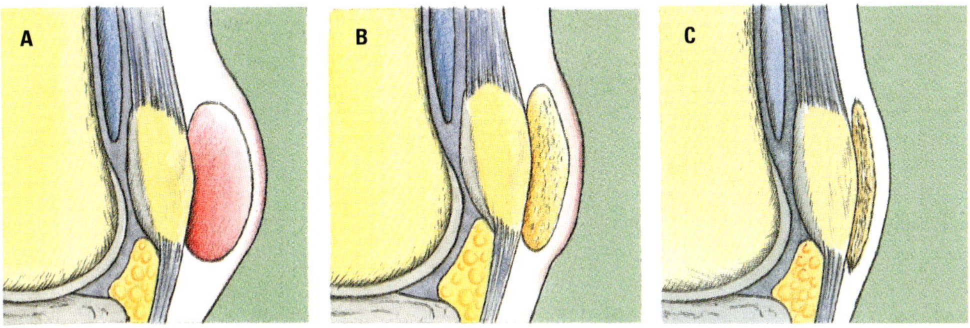

Abb. 11.59: (A) Akute Blutung in der Bursa praepatellaris. **(B)** Unbehandelte Blutung, Adhäsionen und freie Körper. **(C)** Endzustand mit Adhäsionen, Narbengewebe und freien Körpern.

dass 9,5% der Ringer in einem Zeitraum von 6 Jahren eine Bursitis praepatellaris entwickelten.

Eine *akute traumatische Bursitis* wird durch einen einzigen direkten Schlag ausgelöst, der in dem Bereich zu einer hämorrhagischen Bursitis führt. Diagnose und Behandlung werden auf S. 54 beschrieben. Die Heilung kann eine Woche dauern. Die Wiederaufnahme des Sports ist möglich, sobald keine Symptome mehr vorhanden sind, Schwellung und Entzündung rückläufig sind und ein annähernd normaler Bewegungsumfang besteht. Knieschützer sind wichtig, um ein Rezidiv zu verhindern.

Eine *rezidivierende Bursitis* kann durch wiederholte Traumata entstehen. Der chronische Zustand ist schwieriger zu behandeln. Eine Punktion ist normalerweise notwendig, anschließend kann Kortison injiziert werden. Ein Druckverband ist hilfreich. Eine Ruhigstellung für kurze Zeit kann notwendig sein. Sind mehrere Rezidive aufgetreten oder reicht die entzündete Bursa über die Patella hinaus, kann manchmal die operative Entfernung der Bursa indiziert sein. Nach der Operation ist die Wiederaufnahme des Sports innerhalb von 2–3 Wochen möglich.

Eine *septische (infizierte) Bursitis* erfordert eine aggressive Behandlung, wie sie auf S. 53 ausführlich beschrieben ist.

Bursitis infrapatellaris

Eine kleine Bursa befindet sich unter dem distalen Anteil der Patellarsehne und über dem proximalen anterioren Teil der Tibia. Schmerzen in diesem Gebiet können ein Residuum nach einem Morbus Osgood-Schlatter darstellen. Die Bursitis kann in Zusammenhang mit dem Vorhandensein eines kleinen Knochenfragments stehen. Die Symptome sind Schmerzen in diesem Bereich, umschriebene Druckempfindlichkeit und gelegentlich Probleme beim Strecken des Kniegelenkes gegen Widerstand. Die Behandlung ist konservativ, gelegentlich ist eine Operation erforderlich.

Bursitis am Pes anserinus

Der Pes anserinus ist der sehnige Ansatz der „Hamstring"-Muskulatur (Sartorius, Gracilis und Semitendinosus) anteromedial an der proximalen Tibia. Hier befindet sich eine Bursa zwischen der Aponeurose dieser Sehnen und dem medialen Kollateralband, ungefähr 6 cm unterhalb des medialen Gelenkspaltes. Die Bursa kann sich infolge überlastungsbedingter Reibung entzünden, gelegentlich ist eine direkte Prellung die Ursache. Da die Diagnose dieser Verletzung nicht leicht zu stellen ist, tritt sie wahrscheinlich häufiger auf, als sie erkannt wird.

Die Symptome bestehen in umschriebenen Schmerzen bei Aktivitäten. Die körperliche Untersuchung ergibt eine umschriebene Druckschmerzhaftigkeit, Schwellung und gelegentlich einen Krepitus.

Die Behandlung ist konservativ und besteht aus antiphlogistischen Medikamenten und eingeschränkter Aktivität. Gelegentlich sind Kortikosteroidinjektionen und Ultraschallbehandlungen erfolgreich. Hilft die konservative Therapie nicht, führt die operative Entfernung der Bursa normalerweise zu guten Ergebnissen.

Baker-Zyste (Bursitis poplitealis)

Eine vergrößerte Bursa in der Kniekehle (Poplitea) ist ein relativ ungewöhnlicher Zustand, der als Schwellung der hinteren Kniegelenkkapsel in Erscheinung tritt (Abb. 11.60). Die Bursa steht manchmal mit dem Gelenk in Verbindung, so dass es bei Reizung und Ergussbildung im Gelenk zu einem Übertritt von Synovialflüssigkeit in die Bursa kommen kann, die sich dann ausdehnt.

Symptome und Diagnose

- Ein Druckgefühl hauptsächlich in der Kniekehle, insbesondere bei Beugung, wird angegeben. Dieses Druckgefühl kann auch bis in die Wadenmuskulatur reichen.
- Es ist schwierig, das Kniegelenk vollständig zu beugen und zu strecken.
- Schmerzen und Druckempfindlichkeit bestehen im Kniegelenk nach Anstrengungen.
- Die vergrößerte Bursa erscheint als runde fluktuierende Schwellung, normalerweise in der Größe eines Golfballes, manchmal jedoch so groß wie ein Tennisball, wenn das Kniegelenk gestreckt gehalten wird.
- Ein Ultraschall oder MRT des Kniegelenkes (s. Abb. 11.60) kann die Bestandteile der Bursa zeigen.
- Mittels Arthroskopie kann sich die Ursache des Kniegelenkergusses ermitteln lassen.

Behandlung

Der *Sportler* sollte sich schonen; die Symptome können dann verschwinden.

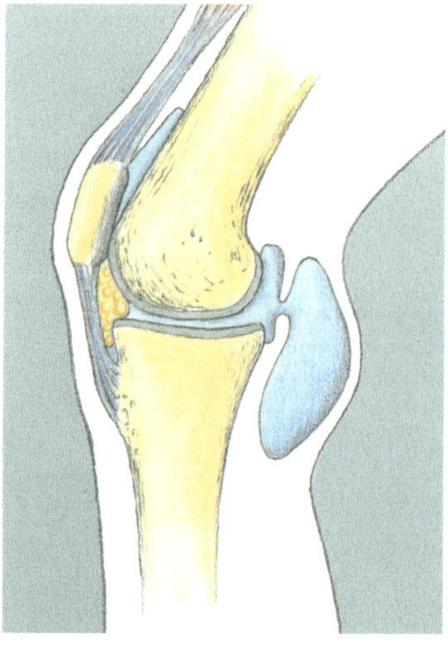

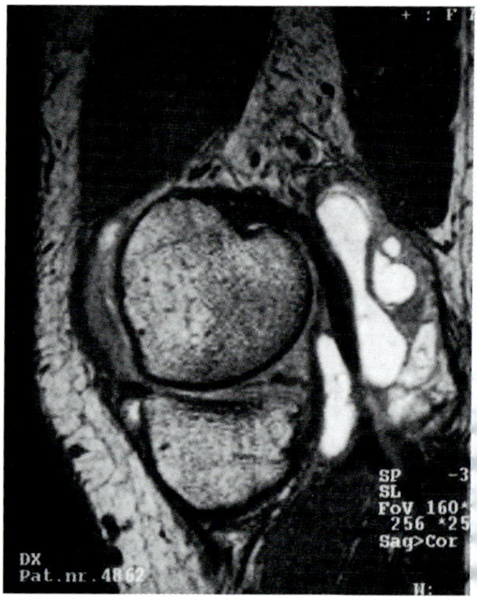

Abb. 11.60: Baker-Zyste. **(Rechts)** MRT einer mehrkammerigen Baker-Zyste (weiße Areale).

Der *Arzt* kann:
- die Ursache des Kniegelenkergusses behandeln;
- die Bursa operativ entfernen, wenn sie Probleme verursacht.

Heilungsverlauf

Der verletzte Sportler kann innerhalb von 4–8 Wochen nach der Operation sportliche Aktivitäten wiederaufnehmen. Baker-Zysten bei Kindern bilden sich oft spontan zurück.

„Läuferknie“ (das iliotibiale Bandsyndrom)

Dieser schmerzhafte Zustand ist an der Außenseite des Kniegelenkes lokalisiert. Es findet sich besonders häufig bei Sportlern, die längere Zeit bergab laufen. Der Tractus iliotibialis entspringt vom Tensor fasciae latae und verläuft über den Trochanter major und weiter auf der Außenseite des Beines nach distal. Er setzt an der lateralen Tibiakondyle an. Bei Streckung des Kniegelenkes liegt der Tractus iliotibialis vor dem lateralen Femurkondylus. Beugt der Sportler das Knie, gleitet der Tractus iliotibialis bei 30° über die Kondyle, wodurch es zu vermehrter Reibung kommt. Eine Entzündung des Tractus iliotibialis tritt über dem hervorstehenden Kondylus als Folge dieser Reibung auf. Gleichzeitig kann auch eine Bursitis bestehen. Nach Überschreiten der 30°-Beugung befindet sich der Tractus iliotibialis hinter dem Kondylus (Abb. 11.61). Übermäßige Pronation des Fußes, Genu varum, Rotation der Tibia und eine übermäßige Spannung des Tractus iliotibialis stehen in Zusammenhang mit dieser Verletzung. Die Verletzung wird auch bei Sportlern beobachtet, die auf gewölbten Straßen laufen, so dass es beim Laufen zu einem Beinlängenunterschied kommt.

Symptome und Diagnose

- Schmerzen an der Außenseite des Kniegelenkes können Aktivitäten einschränken. Sie können distal oder proximal ausstrahlen. Diese Schmerzen können beginnen, nachdem der Sportler eine gewisse Strecke gelaufen ist, und dann so stark zunehmen, dass weiteres Laufen unmöglich wird. Nach einer Ruhepause können die Schmerzen verschwinden, sie treten jedoch wieder auf, wenn weitergelaufen wird.
- Bergablaufen oder Treppensteigen kann die Symptome verschlimmern, da diese Aktivitäten eine übermäßige Reibung des Tractus iliotibialis über dem lateralen Kondylus verursachen.
- Umschriebene Druckempfindlichkeit besteht über dem lateralen Kondylus etwa 3 cm proximal des äußeren Gelenkspaltes (Abb. 11.62).
- Ein Kompressionstest *(Noble-Test)* kann die typischen Schmerzen auslösen. Der Patient liegt auf dem Rücken, und der Untersucher drückt mit dem Daumen auf den Kondylus, während das Knie aktiv gebeugt und gestreck wird. Es treten Schmerzen mit einem Maximum bei 30°-Beugung auf.
- Mit dem *Ober*-Test wird die Spannung des Tractus iliotibialis überprüft. Dabei werden auf der nicht betroffenen Seite die Hüfte und das Knie gebeugt. Das betroffene Kniegelenk wird 90° gebeugt, auf der gleichen Seite wird die Hüfte abduziert und überstreckt. Der angespannte Tractus iliotibialis verhindert dabei, dass die Extremität unter die Horizontale fällt.

Behandlung

- Sportliche Aktivitäten sollten dahin gehend geändert werden, dass schmerzauslösende Situationen, Bergablaufen oder Laufen auf einer Straßenseite vermieden werden.
- Bei Wiederaufnahme des Trainings kann eine Änderung des Trainingsprogrammes hilfreich sein.

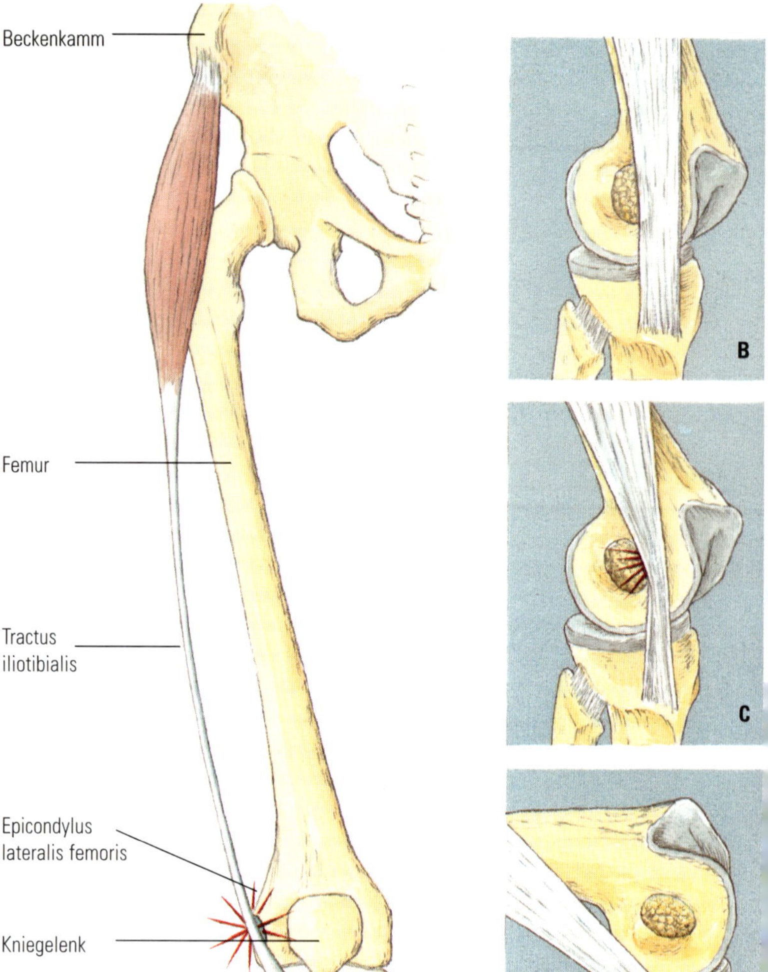

Abb. 11.61: (A) Reiben des Tractus iliotibialis, Vorderansicht. **(B)** Knie in Streckung (Tractus iliotibialis vor dem Epikondylus). **(C)** Knie 30° gebeugt (der Tractus iliotibialis reibt über den Epikondylus). **(D)** Knie über 30° gebeugt (Tractus iliotibialis hinter dem Epikondylus)

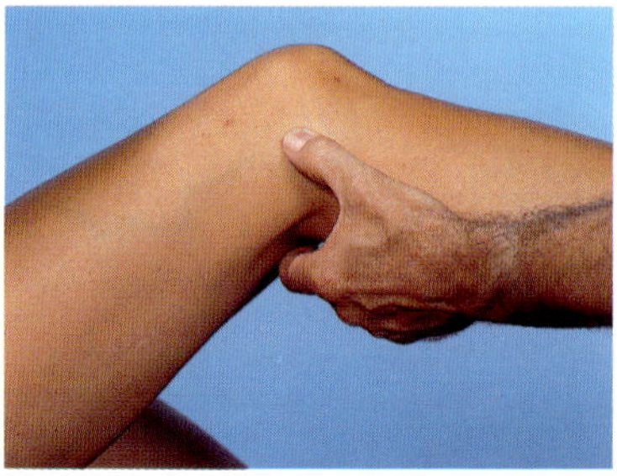

Abb. 11.62: Druckempfindlichkeit über dem Epicondylus lateralis.

- Wärmeanwendung vor sportlicher Aktivität.
- Eis kann unmittelbar nach sportlicher Aktivität angewandt werden.
- Statische Dehnung (S. 508) der Gewebe an der Außenseite des Oberschenkels durchführen.

Der *Arzt* kann:
- antiphlogistische Medikamente verordnen;
- eine Ruhepause verordnen;
- einen lateralen Schuhkeil verordnen, der Sportlern mit einem zu straffen Tractus iliotibialis helfen kann;
- eine lokale Steroidinjektionen verabreichen;
- bei Versagen der konservativen Therapie operieren. Es kann posterior eine kleine Inzision des Tractus iliotibialis über dem lateralen Kondylus bei einer 30°-Beugung des Kniegelenkes durchgeführt werden. Die Rückkehr zum Sport kann innerhalb von 3–4 Wochen erfolgen.

Literatur

Noble CA (1980) Iliotibial band friction syndrome in runners. American Journal of Sports Medicine 8: 232–234.

Überlastungsverletzungen der Popliteussehne

Überlastungsverletzungen der Popliteussehne sind ungewöhnlich. Sie verursachen Schmerzen an der Außenseite des Kniegelenkes. Der breite Ursprung der Popliteussehne befindet sich an der Rückseite der Tibia oberhalb des Ansatzes des Musculus soleus; sie verläuft weiter nach lateral oben und vorne und unterhalb des lateralen Kollateralbandes, um davor am Femur anzusetzen. Die Hauptfunktion der Popliteussehne besteht darin, die Innenrotation der Tibia auf dem Femur einzuleiten und zu erhalten und das hintere Kreuzband in seinen Funktionen zu unterstützen. Die Verletzung betrifft normalerweise Läufer und kann auch bei Menschen auftreten, die bergab laufen wie z.B. Rucksacktouristen.

Die pathologische Grundlage dieser Verletzung ist normalerweise eine Peritendinitis oder Tendinose. Rupturen sind selten und treten meist bei schwereren Traumata auf.

Symptome und Diagnose

- Die Schmerzen sind über dem lateralen Femurkondylus lokalisiert. Sie treten normalerweise bei Gewichtsbelastung und Kniebeugung zwischen 15 und 30° auf.
- Der Schmerzbeginn ist oft schleichend, und es gibt keine akute Verletzungsanamnese. Die Schmerzen treten beim Bergab- oder Treppablaufen oder -gehen auf.
- Eine lokale Druckempfindlichkeit besteht über dem Sehnenansatz und der Außenseite des Femurs eben vor dem Ansatz des lateralen Kollateralbandes. Die Druckempfindlichkeit ist am offensichtlichsten, wenn die verletzte Person sitzt, das Kniegelenk des verletzten Beines 90° gebeugt wird und der Fuß auf das gesunde Knie gelegt wird.
- Schmerzen können bei Innenrotation des Unterschenkels auftreten.
- Bevor die Diagnose gestellt wird, sollte der Arzt ausschließen, dass eine Außenmeniskusverletzung vorliegt.
- Die körperliche Untersuchung kann normal ausfallen. Der Patient sollte daher direkt nach dem Laufen untersucht werden.

Behandlung

Der *Sportler* sollte:
- schmerzauslösende Situationen vermeiden. Es ist oft möglich, weiterhin auf ebenen Oberflächen zu laufen, Rad zu fahren oder Skilanglauf zu betreiben;
- vor sportlicher Aktivität lokal Wärme und danach Eis anwenden.

Der *Arzt* kann:
- antiphlogistische Medikamente verschreiben;
- bei anhaltenden Beschwerden eine lokale Steroidinjektion um die Sehne verabreichen, danach müssen sportliche Aktivitäten 1–2 Wochen eingeschränkt werden;
- den Patienten zur Behandlung und Schulung zu einem Physiotherapeuten überweisen;
- zu Dehnungsübungen ermutigen;
- bei anhaltenden und schwerwiegenden Problemen operieren.

Verletzungen des distalen Bizeps und seiner Sehne am Knie

Symptome und Behandlung dieser Verletzungen sind die gleichen wie auf S. 263 für den Oberschenkel beschrieben.

Literatur

Brittberg M, Lindahl A, Nilsson A, et al. (1994) Treatment of deep cartilage defects in the knee with autologous chondrocyte transplantation. New England Journal of Medicine 331: 889–895.

Minas T, Peterson L (1997) Chondrocyte transplantation. Operative Techniques in Orthopaedics 7/4: 323–333.

Peterson L (1996) Articular cartilage injuries treated with autologous chondrocyte transplantation in the human knee. Acta Orthopaedica Belgica 62/1: 196–200.

12 Unterschenkel

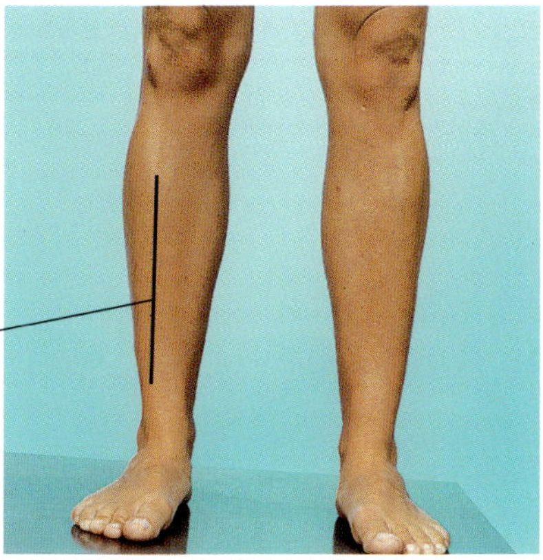

Abb. 12.1: Anteromediale Ansicht des Unterschenkels und Lokalisation möglicher Verletzungen.

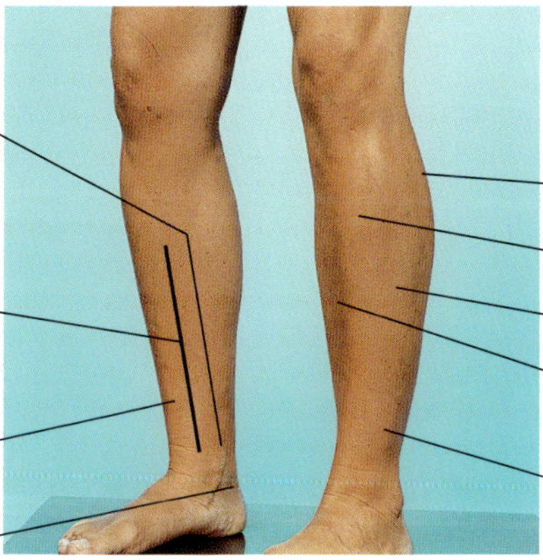

Abb. 12.2: Anterolaterale und anteromediale Ansicht des Unterschenkels und Lokalisation möglicher Verletzungen.

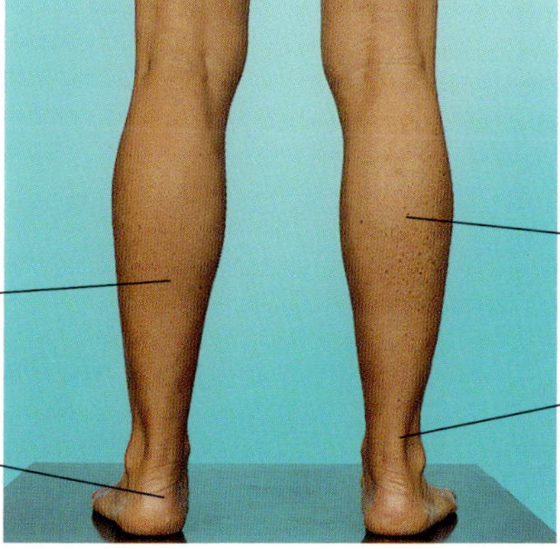

Abb. 12.3: Rückansicht des Unterschenkels und Lokalisation möglicher Verletzungen.

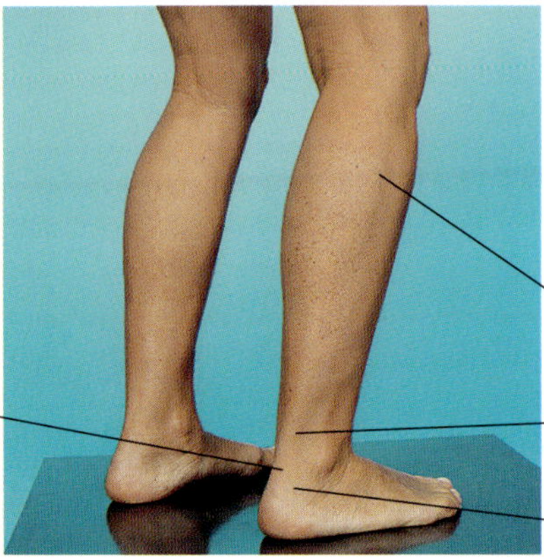

Abb. 12.4: Posterolaterale und posteromediale Ansicht des Unterschenkels und Lokalisation möglicher Verletzungen.

Funktionelle Anatomie

Die Muskulatur des Unterschenkels ist in vier engen, wenig dehnbaren Kompartimenten von bindegewebigen Faszien umgeben, die an der Tibia und Fibula befestigt sind. Ein Querschnitt durch den Unterschenkel ungefähr 10 cm unterhalb des Kniegelenkes zeigt, dass die vier Kompartimente klar abgegrenzt sind. An der Vorderseite zwischen Tibia und Fibula befindet sich ein anteriores Kompartiment, in dem die Zehenstrecker, der Tibialis anterior sowie die Blutgefäße und Nerven, die die Vorderseite des Unterschenkels und Fußes versorgen, untergebracht sind. An der Rückseite ist der Unterschenkel in zwei Kompartimente, ein tiefes und ein oberflächliches, aufgeteilt. Das tiefe, das sich zwischen der Tibia und der Fibula und hinter dem straffen bindegewebigen Band (Membrana interossea) zwischen den beiden Knochen befindet, enthält die langen Zehenbeuger (Flexor digitorum longus und Flexor hallucis longus) und den Musculus tibialis posterior. Die Nerven und Blutgefäße verlaufen an der Rückseite des Unterschenkels durch dieses Kompartiment zur Fußsohle. Das oberflächliche hintere Muskelkompartiment beherbergt den breiten, tiefen Wadenmuskel (den Soleus) und den oberflächlichen Wadenmuskel (den Gastroknemius). An der Außenseite des Beines um die Fibula herum befindet sich ein laterales Kompartiment, welches den Peroneus longus, den Peroneus brevis und den Nervus peronaeus umfasst.

Frakturen

Frakturen des Unterschenkels treten am häufigsten im alpinen Skilauf auf, aber auch beim Skilanglauf, Reiten und bei Kontaktsportarten wie American Football, Fußball, Rugby und Eishockey (Abb. 12.5).

Beim alpinen Skilauf tritt die Verletzung am häufigsten bei jungen Skiläufern auf, es gibt keine geschlechtsspezifischen Unterschiede hinsichtlich der Häufigkeit. Die Schneeverhältnisse spielen eine wichtige Rolle bei Tibiafrakturen: Auf vereisten oder harschigen Oberflächen ist die Inzidenz von Tibiafrakturen wesentlich geringer als im Pulverschnee. Ein Faktor, der zur Verletzung beiträgt, kann auch das fehlende Öffnen der Skibindung sein

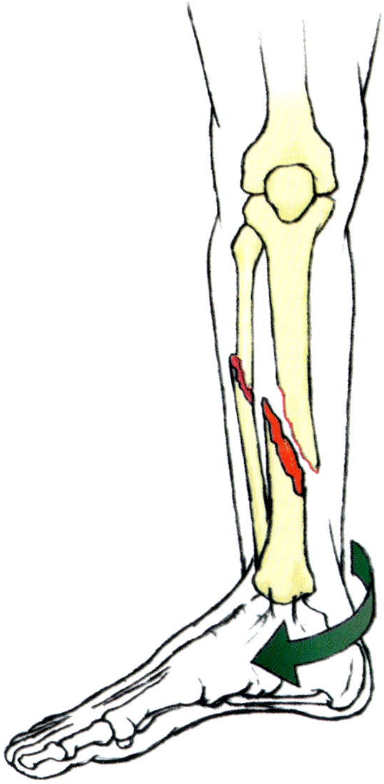

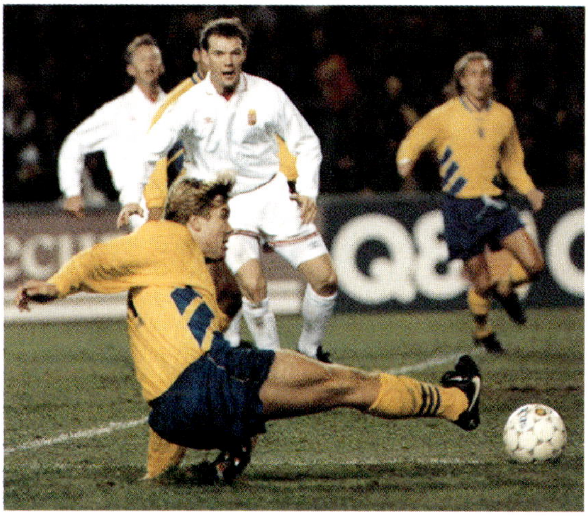

Abb. 12.5: (Links) Unterschenkelfraktur. **(Rechts)** Bei diesem plötzlichen Richtungswechsel blieb der Fuß hängen und wurde verdreht. Es trat eine distale Unterschenkelfraktur mit einem Syndesmosenriss auf. Eine Operation war notwendig (mit freundlicher Genehmigung des Fotografen Roland Rygin).

(S. 88). Tibiafrakturen sind bei Skilangläufern relativ ungewöhnlich, aber sie treten dennoch auf. Im Fußball können Frakturen auftreten, wenn von einem Gegner gegen den Unterschenkel getreten wird, während der Fuß belastet ist. Angriffe im Rugby oder wenn ein Gegner über ein ausgestrecktes Bein stolpert, können ebenfalls Frakturen verursachen. Im Motorsport sind Unterschenkelverletzungen keine Seltenheit.

Frakturen der Tibia und Fibula

Tibia und Fibula können gleichzeitig oder isoliert brechen. Generell ist die Verletzung schwerwiegender, wenn beide Knochen betroffen sind, insbesondere wenn die Frakturenden die Haut durchbohren und so eine offene Fraktur entsteht. Die unterschiedlichen Frakturtypen sind auf S. 6 dargestellt.

Symptome und Diagnose

- Im Verletzungsbereich werden sofort starke Schmerzen verspürt.
- Über der Fraktur entstehen Druckempfindlichkeit und Schwellung.
- Der Sportler kann das verletzte Bein nicht benutzen.
- Durch Dislokation der gebrochenen Knochen können die normale Kontur und Achsstellung des Unterschenkels verändert sein.

Behandlung

Bei der Behandlung von Frakturen muss unbedingt beachtet werden, dass auch das Weichteilgewebe im Verletzungsbereich geschädigt ist. Richtlinien für die Notfallbehandlung finden sich in Kap. 5. Dem verletzten Sportler sollte vor dem Transport ins Krankenhaus nichts zu essen und zu trinken gegeben werden, da eine Allgemeinnarkose notwendig sein kann.

Der *Arzt* kann:
- den verletzten Bereich untersuchen und Nervenfunktion sowie Durchblutung unterhalb der Verletzung prüfen;
- die Verletzung röntgen;
- die Fraktur, falls notwendig, reponieren und das Bein in einer Stiefelorthese, einer Schiene oder einem Gips ruhig stellen, wobei innerhalb der ersten 4–6 Wochen der Fuß, der Unterschenkel und gelegentlich auch der Oberschenkel bis zur Leiste miteingeschlossen sein sollten. Die Behandlung dauert normalerweise 8–12 Wochen, manchmal sogar länger;
- falls notwendig, operieren. Die Frakturenden können mittels Nagel oder Platte und Schrauben fixiert werden. Nach der Operation kann eine äußere Stütze für 4–12 Wochen angelegt werden, aber Bewegungen des Knie- und Sprunggelenkes sollten so früh wie möglich erlaubt werden;
- die Fraktur reponieren und eine externe Fixation anlegen. Dies erlaubt frühzeitiges Auftrainieren des Bewegungsumfanges. Ein akutes Kompartmentsyndrom kann auftreten und sollte gleichzeitig mit der Fraktur behandelt werden (s.u.).

Heilungsverlauf und Komplikationen

Nach der Schonungsphase werden Beweglichkeit und Kraft durch fortgesetztes Training verbessert. Eine Rückkehr zum Wettkampfsport ist normalerweise frühestens nach 6 Monaten möglich. Bei Tibiafrakturen kann es zu Komplikationen wie verzögerter Frakturheilung oder Pseudarthrosenbildung kommen. Dieser Zustand ist schwer zu behandeln und kann eine weitere Operation erforderlich machen.

Fibulafrakturen

Bricht die Fibula allein, tritt oft gleichzeitig eine Verletzung der Syndesmose, des kräftigen Bandes, auf, das Tibia und Fibula im Sprunggelenk verbindet. Daher ist es wichtig, dass das Sprunggelenk von einem Arzt auf Stabilität überprüft und geröntgt wird.

Symptome und Diagnose

- Schmerzen und Druckempfindlichkeit bestehen über der Fraktur.
- Es bestehen Belastungsschmerzen.
- Ist die Syndesmose (S. 372) geschädigt, schwillt das Sprunggelenk an, wird druckempfindlich und weist bei Außenrotation eine Instabilität auf.
- Eine Röntgenaufnahme des Unterschenkels und Sprunggelenkes bestätigt die Diagnose.

Behandlung

Eine isolierte Fibulafraktur ohne Dislokation erfordert oft nur Schonung und keine Immobilisation. Ist jedoch die Syndesmose ernsthaft verletzt, kann die operative Wiederherstellung des Ligamentes notwendig sein.

Heilungsverlauf

Die Heilungszeit beträgt, abhängig vom Ausmaß der Fraktur, 4–6 Wochen. Liegt eine Verletzung der Syndesmose vor, kann auch das Ligamentum deltoideum rupturiert sein (S. 371).

Kompartmentsyndrom

Ein Kompartmentsyndrom ist ein schmerzhafter Zustand, der durch einen erhöhten Druck innerhalb der unterschiedlichen Muskelkompartimente verursacht wird. Der Zustand kann akut oder chronisch auftreten (Abb. 12.6).
Ein *akutes Kompartmentsyndrom* kann durch Folgendes entstehen:

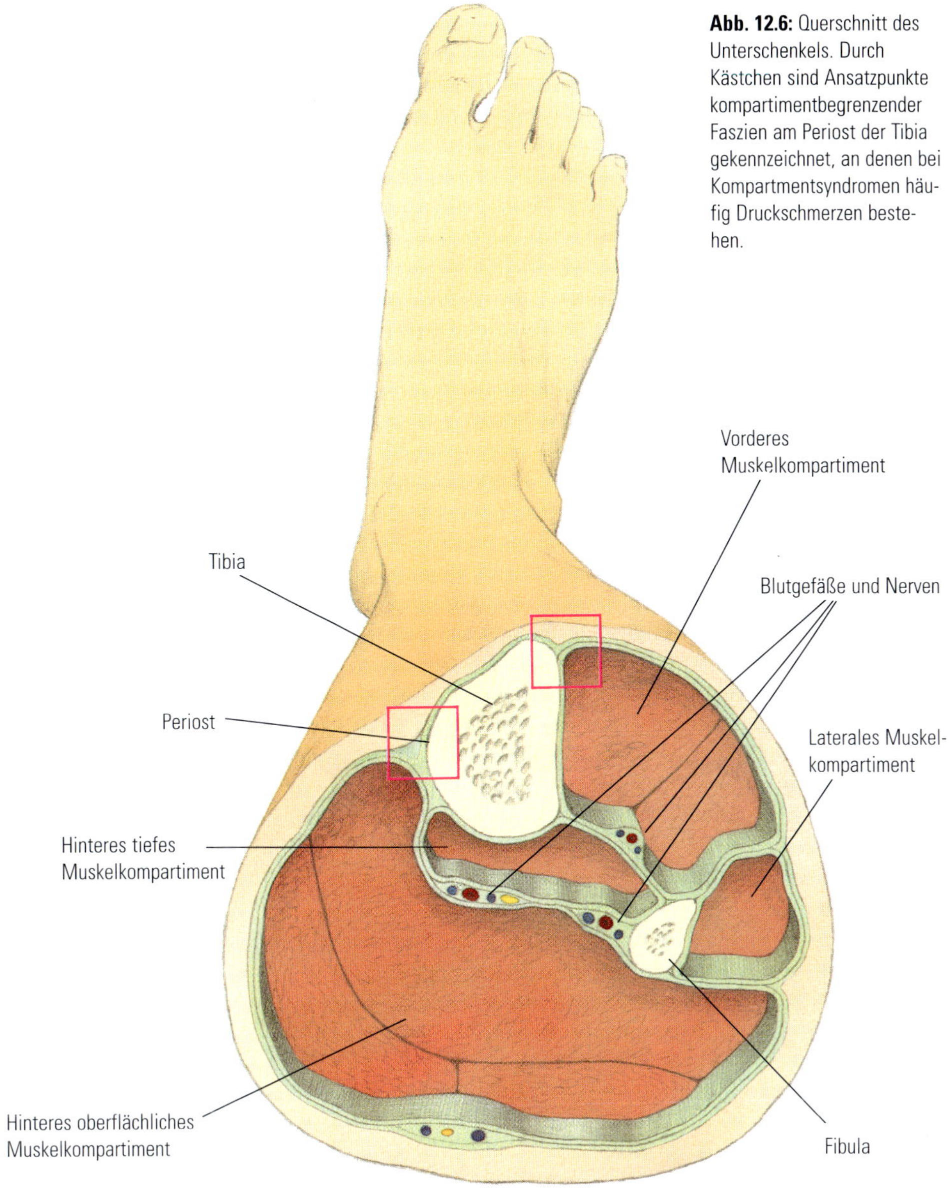

Abb. 12.6: Querschnitt des Unterschenkels. Durch Kästchen sind Ansatzpunkte kompartimentbegrenzender Faszien am Periost der Tibia gekennzeichnet, an denen bei Kompartmentsyndromen häufig Druckschmerzen bestehen.

- äußere Einwirkung, die eine Fraktur und/oder Weichteilverletzung mit Blutung innerhalb eines Kompartiments verursacht;
- Muskelruptur mit Blutung innerhalb eines Kompartiments;
- Überlastung, z.B. durch Laufen auf harten Oberflächen ohne adäquate Vorbereitung oder Anpassungszeit.

Ein *chronisches Kompartmentsyndrom* kann durch muskuläre Hypertrophie (Zunahme des Muskelvolumens) nach anhaltendem Training entstehen. Die Volumenzunahme führt dazu, dass sich die Muskulatur stärker ausdehnt als es die umgebende Faszie erlaubt, da diese straffen Membranen nicht sehr elastisch sind. In Ruhe treten keine Probleme auf, während der Muskelarbeit dilatieren jedoch tausende kleiner Blutgefäße, um die Durchblutung zu erhöhen, sodass hierdurch der Druck im Kompartiment ansteigt. Durch übermäßigen Druck kann die Durchblutung behindert werden, sodass die Muskulatur nicht genügend Sauerstoff erhält und Laktat gebildet wird. Dies wiederum verändert die zelluläre Umgebung und Flüssigkeit strömt aus den Kapillaren, wodurch eine Schwellung (Ödem) innerhalb des Muskels den Druck in der Muskelloge weiter erhöht und die Durchblutung zusätzlich beeinträchtigt. Dieser Circulus vitiosus setzt sich so lange fort, bis die Muskelarbeit eingestellt wird. Muskelanspannungen innerhalb des Kompartimentes können auch eine Zugwirkung auf das Periost haben, sodass sich dieses entzündet (Periostitis).

Kompartmentsyndrome können an der Vorder- und Rückseite sowie medial und lateral am Unterschenkel auftreten.

Schmerzen im Bereich der Unterschenkelvorderseite

Schmerzen an der Unterschenkelvorderseite werden durch ein chronisches vorderes Kompartmentsyndrom (10–20%) und laterales Kompartmentsyndrom (1–2%), Nervus-peronaeus-Syndrom (20%), Muskelhernien (5%) oder mediale tibiale Stress-Syndrome (50%) verursacht.

Akutes vorderes Kompartmentsyndrom

Ein akutes vorderes Kompartmentsyndrom kann als Ergebnis eines direkten Traumas wie einem Tritt oder Schlag auf den Musculus tibialis anterior auftreten. Dies ist jedoch ungewöhnlich, da der Muskel gut geschützt an der Außenseite der Tibia liegt. Eine akute Blutung in das vordere Kompartiment des Unterschenkels kann zu einem stark erhöhten Druck führen, wodurch wiederum der Blutfluss in den Gefäßen, die durch das Muskelkompartiment verlaufen, beeinträchtigt wird. Am wichtigsten ist die Arterie, die den Fußrücken versorgt. Sie kann vollständig abgedrückt werden, sodass ein akuter Zustand mit sofort notwendiger Operation entsteht.

Ein akutes vorderes Kompartmentsyndrom kann auch durch Überlastung ausgelöst werden, wenn der Sportler ein zu intensives Trainings- oder Wettkampfprogramm absolviert, möglicherweise auf einer harten Oberfläche und ohne angemessene Vorbereitung.

Symptome und Diagnose

- Ein charakteristisches Symptom sind plötzlich einsetzende Schmerzen, die allmählich zunehmen, bis es unmöglich wird, weiterzulaufen.
- Bei Dorsalflexion des Fußes (Anheben des Fußes) kann Schwäche auftreten.
- Ein Taubheitsgefühl bis in den Fuß reichend kann auftreten.
- Lokale Schwellung und Druckempfindlichkeit können über dem Tibialis anterior bestehen.
- Schmerzen können durch passive Plantarflexion (Senken) des Fußes oder der Zehen ausgelöst werden.

Behandlung

Der *Sportler* sollte:
- aktive Schonung einhalten;
- den verletzten Bereich kühlen.

Der *Arzt* kann:
- Diuretika verordnen;
- antiphlogistische Medikamente verordnen;
- die Wirksamkeit der Behandlung durch Druckmessung in dem Muskelkompartiment überprüfen;
- die Faszie operativ spalten, falls der Druck im Muskelkompartiment zu hoch ist und nicht abnimmt. Die Behandlung sollte frühzeitig begonnen werden, da der erhöhte Druck einen dauerhaften Schaden des Muskels und anderer Weichteilgewebe in dem Kompartiment verursachen kann.

Chronisches vorderes Kompartmentsyndrom

Das chronische vordere Kompartmentsyndrom betrifft hauptsächlich Sportler, die Langstrecken laufen oder spezielle Wettkampfsportarten wie Gehen betreiben. Diese Sportler verfügen infolge exzessiven Trainings über eine (bis zu 20%) erhöhte Muskelmasse im Unterschenkel, die Muskeln sind dadurch größer geworden, als die umgebenden Faszien es erlauben. Bei Anstrengung wird zunächst der venöse Blutfluss und dann die arterielle Durchblutung beeinträchtigt, die Schmerzen infolge Sauerstoffmangel und erhöhten Druckes nehmen allmählich zu, bis der Sportler schließlich das Training nicht mehr fortsetzen kann, weil entweder die Schmerzen zu stark werden oder es zu einer muskulären Schwäche kommt.

Symptome und Diagnose

- Die Schmerzen nehmen unter Belastung zu und machen schließlich eine Fortsetzung der Muskelarbeit unmöglich.
- Die Schmerzen verschwinden nach einer kurzen Ruhepause, kehren jedoch bei Wiederaufnahme einer Aktivität zurück.
- Oftmals besteht eine lokale Schwellung sowie eine Druckempfindlichkeit über dem Muskelbauch anterolateral der Tibia (Abb. 12.7).
- Schmerzen und Muskelschwäche bestehen bei Dorsalflexion des Fußes nach muskulärer Arbeit.
- Die passive Plantarflexion der Zehen kann Schmerzen provozieren.
- Ein Taubheitsgefühl zwischen der 1. und 2. Zehe, Schwäche im Fuß und erhebliche Schwierigkeiten bei Dorsalflexion des Fußes werden angegeben.
- Der Druck im Muskelkompartiment kann in Ruhe und während muskulärer Arbeit gemessen werden. Ein erhöhter Druck findet sich in Fällen eines chronischen vorderen Kompartmentsyndroms.

Behandlung

Der *Sportler* sollte:
- sich schonen, bis keine Schmerzen mehr bestehen;
- das betroffene Kompartiment dehnen;
- lokale Wärme anwenden und eine Wärmebandage tragen;
- die Bodenbeläge, auf denen gelaufen wird, die Lauftechnik, das Training, die Art der Schuhe usw. analysieren.

Der *Arzt* kann:
- die anatomischen Hintergrundfaktoren analysieren;
- den verletzten Sportler mit Diuretika und antiphlogistischen Medikamenten behandeln;
- Druckmessungen im Kompartiment durchführen (Drücke von mehr als 35 mm Hg nach Anstrengungen legen die Diagnose nahe);

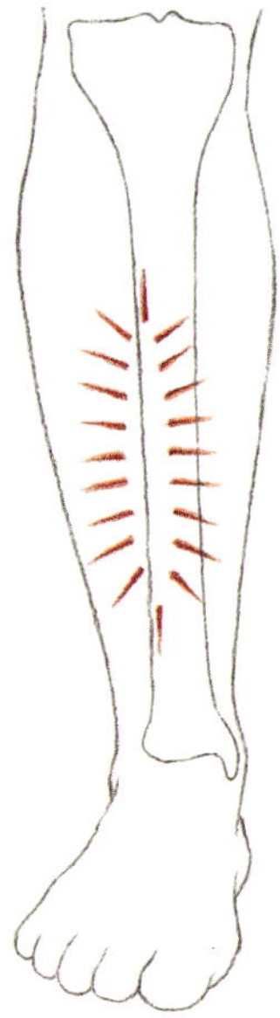

Abb. 12.7: Areal, das bei einem chronischen vorderen Kompartmentsyndrom betroffen ist.

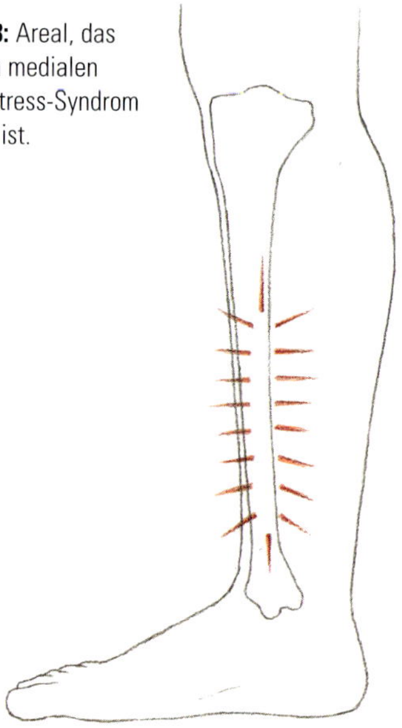

Abb. 12.8: Areal, das bei einem medialen tibialen Stress-Syndrom betroffen ist.

- eine operative Faszienspaltung durchführen, um dem vergrößerten Muskel mehr Platz zu schaffen (in über 90% der Fälle führt die Operation zu guten Ergebnissen).

Tibialis-anterior-Syndrom

Eine akute Entzündung der Sehnenscheide des Tibialis anterior kann durch Überlastung des Sprunggelenkes, z.B. beim Laufen und Springen (insbesondere auf einer harten Oberfläche), bei Schlägersportlern usw. entstehen. Die Dorsalflexion des Sprunggelenkes löst das Problem aus. Es kann auch durch einen erhöhten Druck durch Schuhe oder Schlittschuhe, die zu eng geschnürt sind, ausgelöst werden.

Symptome und Diagnose

- Umschriebene Schmerzen bestehen bei Dorsalflexion des Sprunggelenkes.
- Ein Krepitus (Reiben) besteht über der Sehne bei Bewegungen des Sprunggelenkes.
- Temperaturerhöhung, Hautrötung und Schwellung können über dem unteren vorderen Anteil der Tibia bestehen.
- Druckempfindlichkeit über der Sehne und ihrer Hülle ist bei direktem Druck über der lateralen Seite der Tibia und bei Auf- und Abbewegungen des Fußes spürbar. Legt man die Hand über die Sehne, kann der Krepitus manchmal getastet werden.

Behandlung

Der *Sportler* sollte:
- aktive Schonung einhalten;
- sowohl in der akuten Phase als auch danach kühlen, in späteren Stadien können abwechselnd Kälte und Wärme angewendet werden;
- geeignete Schuhe und Ausrüstung haben;
- den vorderen Bereich des Schuhs oder Schlittschuhs entlasten.

Der *Arzt* kann:

- antiphlogistische Medikamente verschreiben;
- für 2–3 Tage Gehstützen verordnen, um das Bein zu entlasten. Bei einer akuten Verletzung ist eine Schienenbehandlung kaum notwendig, bei anhaltenden Symptomen kann sie jedoch hilfreich sein.

Schmerzen an der Unterschenkelinnenseite

Schmerzen an der Innenseite des Unterschenkels können durch ein mediales tibiales Stress-Syndrom ausgelöst werden, durch eine Stressfraktur der Tibia oder durch ein tiefes hinteres Kompartmentsyndrom.

Mediales tibiales Stress-Syndrom

Das mediale tibiale Stress-Syndrom (Periostitis der medialen Schienbeinkante) ist ein häufiges Beschwerdebild bei Sportlern, insbesondere bei solchen, die im Frühjahr und Herbst von einem Bodenbelag auf den anderen wechseln, ihr Schuhwerk ändern, ihre Technik verändern oder intensives Training auf harten Bahnen, Straßen oder Böden absolvieren. Dieses Syndrom kann durch Laufen oder andere Sportarten ausgelöst werden, die Sprungelemente enthalten, da die Hauptursache des Schmerzes wiederholtes Abspringen und Landen ist. Läufer, die hauptsächlich den Vorfuß belasten, den Fuß außenrotieren („Charly-Chaplin-Läufer") oder mit Spikes laufen, können unter diesem Beschwerdebild leiden. Auch eine vermehrte Pronation kann dazu beitragen.

Symptome und Diagnose

- Es besteht eine diffuse Druckempfindlichkeit im Längsverlauf der distalen medialen Tibiakante, die sehr ausgeprägt sein kann. Sie kann umschrieben sein oder eine diffuse Längsausdehnung zeigen. Die Druckempfindlichkeit ist normalerweise über der unteren Knochenhälfte betont.
- Eine gewisse diffuse Schwellung kann tast- und sichtbar sein.
- In Ruhe hört der Schmerz auf, kehrt jedoch bei Wiederaufnahme der Aktivität zurück. Der verletzte Sportler kann in einen Schmerzzyklus geraten.
- Schmerzen werden ausgelöst, wenn die Zehen oder das Sprunggelenk plantarflektiert werden.
- Lokale Druckempfindlichkeit tritt normalerweise in der unteren Hälfte der Tibia auf (Abb. 12.8). Manchmal ist eine gewisse Unregelmäßigkeit über der Tibiakante spürbar.
- Bei anhaltenden Symptomen ist eine Röntgenaufnahme erforderlich, um eine Stressfraktur auszuschließen. Im Übrigen werden sich Normalbefunde ergeben, obwohl eine gewisse Hypertrophie der hinteren Tibiakortikalis vorliegen kann.
- In der entsprechenden Muskelloge herrscht ein normaler Druck.
- Ein Dreiphasen-Knochenszintigramm kann die Unterscheidung von einer tibialen Stressfraktur erleichtern. In den Spätaufnahmen findet sich eine mäßige Aktivitätsvermehrung entlang der posteromedialen Tibiakante.
- Ein Kernspin kann von Wert sein, indem es ein Knochenödem zeigen und so einen Hinweis darauf geben kann, dass der Zustand eine Stressreaktion des Knochens und der Vorläufer einer Stressfraktur ist.

Präventivmaßnahmen

- Jeder Oberflächenbelagwechsel sollte langsam vollzogen und die Trainingsintensität entsprechend angepasst werden.

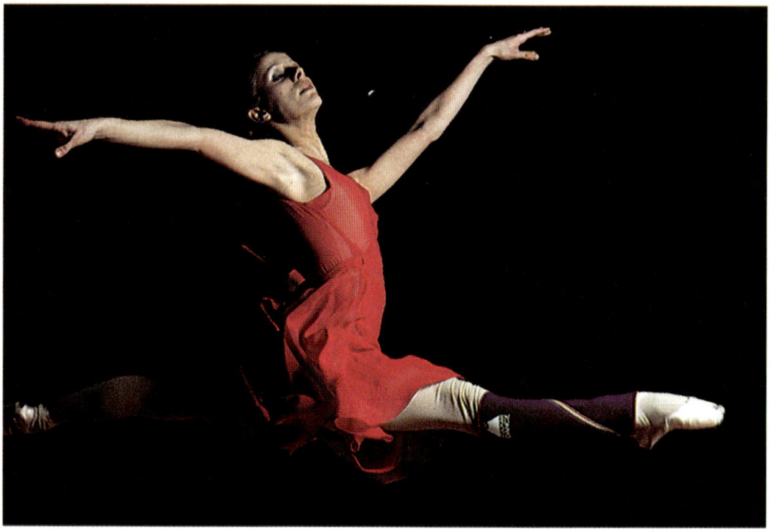

Abb. 12.9: Eine Wärmebandage kann bei starker und wiederholter Belastung hilfreich sein, um Verletzungen vorzubeugen oder sie zu behandeln.

- Korrekte Kleidung und Ausrüstung sollten benutzt werden. Die Schuhe sollten dem Bodenbelag angepasst werden: Beim Training auf unnachgiebigen harten Oberflächen wie Asphalt sollten Schuhe mit Stollen vermieden werden. Orthopädische Einlagen können erforderlich sein.
- Die Lauftechnik sollte dem Bodenbelag angepasst werden.
- Ein sorgfältiges Aufwärmen ist unerlässlich.

Behandlung

Der *Sportler* sollte:
- Training und Wettkampf unterbrechen und sich so früh wie möglich schonen. Je eher das Training aufgegeben wird, desto schneller wird die Verletzung heilen. Eine Chronifizierung kann dadurch vermieden werden. Die Schmerzen sind ein Warnsignal, das zur Schonung führen sollte;
- das Training erst wieder aufnehmen, wenn unter Belastung keine Schmerzen mehr auftreten und die Druckempfindlichkeit über der Tibia nicht mehr besteht;
- körperliche Fitness durch Fahrradfahren oder Schwimmen aufrechterhalten. Beim Fahrradfahren sollte das Pedal mit der Ferse und nicht mit dem Vorfuß getreten werden;
- lokal Wärme anwenden und eine Wärmebandage tragen (Abb. 12.9). Manchmal sind Kälte- und Wärmeanwendung im Wechsel nützlich;
- einen Arzt aufsuchen, wenn die Beschwerden persistieren.

Der *Arzt* kann:
- antiphlogistische Medikamente verordnen;
- während eines Provokationstestes den Druck in der hinteren tiefen Muskelloge messen, um bei anhaltenden Beschwerden ein Kompartmentsyndrom auszuschließen;
- eine Achsfehlstellung als Ursache analysieren: die Anatomie des Unterschenkels und Fußes untersuchen, insbesondere im Hinblick auf Pronation und ein hohes Längsgewölbe des Fußes oder ein Genu valgum (Schuheinlagen können bei bis zu 30% der Patienten wirksam sein);
- operieren, um das Periost von der medialen Schienbeinkante zu lösen.

Die Wiederaufnahme des Sports ist in den meisten Fällen innerhalb von 2–4 Monaten möglich. Eine allmähliche Aktivitätssteigerung ist erforderlich, Sportler und Trainer müssen über die Chronifizierung der Verletzung informiert werden, und geschickte Teamarbeit ist erforderlich. Die Prognose ist normalerweise gut, aber die Ursache der Verletzung, ob Trainingsfehler oder biomechanische Abweichung, muss festgestellt werden.

Ein mediales tibiales Stress-Syndrom kann sowohl als isolierter Zustand als auch als Symptom eines chronischen tiefen hinteren Kompartmentsyndroms auftreten. Wenn die konservative Behandlung nicht in der Lage ist, belastungsabhängige Schmerzen innerhalb von 2 Wochen zu lindern, sollte der Verdacht auf eine Stressfraktur geäußert und mittels Röntgenaufnahme oder Knochenszintigramm ausgeschlossen werden.

Unterschenkelfrakturen

Sowohl Tibia als auch Fibula können Lokalisationen von Stressfrakturen sein (S. 8), oftmals nach langanhaltendem oder wiederholtem Laufen. Skelettasymmetrien, Beinlängenunterschiede, Änderungen der Laufweise, schlechte Laufbedingungen, harte oder gewölbte Oberflächen oder vorhergehende Verletzungen können zu Stressfrakturen prädisponieren. Stressfrakturen treten häufiger bei Frauen auf.

Frakturtypen

1. *Fibula-Stressfrakturen:* Diese sind normalerweise etwa 5–7 cm oberhalb der Außenknöchelspitze lokalisiert. Dies sind die typischen Verletzungen der Langstreckenläufer.
2. *Proximale und distale Tibia-Stressfrakturen:* Am häufigsten treten die proximalen Frakturen auf, sie sind normalerweise posteromedial lokalisiert. Dieser Teil der Tibia ist Druck ausgesetzt, die Frakturen entwickeln sich langsam. Sie erlauben eine Umformung und Hypotrophie und heilen oft gut innerhalb von 4–8 Wochen. Meist werden sie bei Läufern beobachtet.
3. *Zentrale und anteriore Tibia-Stressfrakturen:* Sie sind an der Vorderseite der Tibia lokalisiert, die auch als Spannungsseite bezeichnet wird. Sie heilen sehr schlecht und müssen mit besonderer Aufmerksamkeit behandelt werden. Typischerweise zeigen sie einen Spalt an der Vorderseite (s. Abb. 12.10). Man beobachtet sie in Sportarten, in denen gesprungen wird, wie dem Volleyball oder Handball.

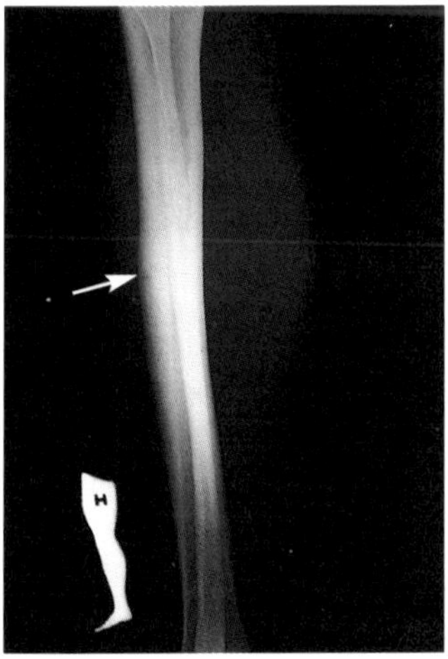

Abb. 12.10: Die graue Linie (Pfeil) entspricht einer Stressfraktur im vorderen mittleren Tibiaanteil.

Symptome und Diagnose

- Auf S. 9 sind die typischen Symptome aufgeführt.
- Man kann eine Stressfraktur von einem medialen Schienbeinkantensyndrom mithilfe eines Dreiphasen-Knochenszintigramms unterscheiden. Bei einem medialen Schienbeinkantensyndrom ist das Szintigramm nur in den Spätaufnahmen positiv und erstreckt sich über ein langes Segment, wohingegen bei Stressfrakturen der Nachweis in allen Phasen positiv und lokal umschrieben ist.
- Ein MRT kann eine Stressfraktur verifizieren. Ein Knochenödem (Schwellung) ist als Reaktion auf die Stressfraktur sichtbar.

Behandlung

- Schonung und Vermeidung schmerzhafter Aktivitäten.
- Manchmal, wenn Belastungsschmerzen bestehen, sind Gehstützen in der frühen Phase erforderlich.
- Die konservative Behandlung dieser Stressfrakturen kann mit Elektrostimulation kombiniert werden.

Bei einer vorderen Stressfraktur in der Mitte der Tibia wird eine aggressivere Behandlung empfohlen, da diese Frakturen mitunter langsam heilen. Die verschiedenen chirurgischen Alternativen sind:
- Stoßwellentherapie: Zum Teil wurden hier gute Ergebnisse erzielt, die Behandlung sollte jedoch trotz viel versprechender Ergebnisse noch als experimentell angesehen werden;
- frühzeitige Operation mit Entfernung des überschüssigen sklerotischen (harten) Knochens, der für die verzögerte Heilung in Kombination mit einem Anbohren der Frakturenden verantwortlich ist;
- frühzeitige Operation mit intramedullärer (Knochenmarkkanal) Nagelung, die die Rückkehr zum Sport innerhalb weniger Monate erlaubt.

Da Stressfrakturen (insbesondere die der mittleren Tibiavorderkante) die Tendenz haben, schlecht zu heilen, ist die frühzeitige Konsultation eines sportmedizinisch spezialisierten Orthopäden empfohlen.

Die Stressfraktur der mittleren Tibiavorderkante sollte mit besonderer Aufmerksamkeit behandelt werden.

Hinteres tiefes Kompartmentsyndrom

Das akute tiefe hintere Kompartmentsyndrom kann durch äußere Einwirkung oder eine akute Überanstrengung der Muskulatur, z.B. beim Laufen und Springen (insbesondere beim Absprung), entstehen. Eine solche Verletzung kann alle Muskeln gleichzeitig betreffen oder nur einen einzelnen (z.B. Tibialis posterior, Flexor hallucis longus oder Flexor digitorum longus). Es kann schwierig – manchmal unmöglich – sein zu entscheiden, welche Muskeln betroffen sind. Es ergeben sich jedoch Hinweise, wenn jede Muskelgruppe individuell untersucht wird:
- wenn die Plantarflexion der großen Zehe gegen Widerstand Schmerzen auslöst, ist der Flexor hallucis longus betroffen;
- wenn die Plantarflexion des ganzen Fußes gegen Widerstand Schmerzen auslöst, ist hauptsächlich der Tibialis posterior betroffen;

- wenn die Plantarflexion aller Zehen gegen Widerstand Schmerzen auslöst, sind die langen Flexoren der Zehen betroffen.

Bei *einem chronischen tiefen hinteren Kompartmentsyndrom* kann der erhöhte Druck in der Muskelloge bei Aktivitäten zusammen mit der erhöhten Muskelkontraktion den Druck auf die Gefäße und Nerven in der Loge erhöhen und den Zug auf den Faszienansatz am Periost an der Innenkante der Tibia verstärken. Das Resultat können Schmerzen und die Entzündung des Periosts (Periostitis) sein.

Symptome und Diagnose

Die Untersuchung sollte, falls erforderlich, nach Belastung durchgeführt werden.
- Schmerzen entstehen bei Tretbewegungen oder beim Abspringen vom Boden und auch beim Anheben der Ferse. Die Schmerzen beginnen schleichend und nehmen allmählich zu, bis körperliche Aktivität nicht mehr möglich ist.
- Ein Taubheitsgefühl im Fuß sowie Schwäche beim Abspringen werden verspürt.
- Die Symptome verschwinden nach einer Pause, kehren jedoch nach erneuter Anstrengung zurück.

Behandlung

Die Behandlung ist die gleiche wie die beim chronischen anterioren Kompartmentsyndrom (S. 337).

Tabelle 12.1 stellt die Differentialdiagnosen für den medialen Tibiaschmerz dar.

Tab. 12.1

Zeichen	Mediales Tibiasyndrom	Stressfraktur	Kompartment-syndrom
Schmerz bei der Aktivität	500 m	Unmittelbar	3 km
Notwendigkeit aufzuhören	Nein	Ja	Ja
Schmerz nach der Aktivität	Ja	Nein	Nein

Schmerzen im hinteren Bereich des Unterschenkels

Oberflächliches posteriores Kompartmentsyndrom

Das oberflächliche posteriore Kompartmentsyndrom ist ein seltenes Beschwerdebild, das die Muskelloge betrifft, die den breiten tiefen Wadenmuskel (den Soleus) und den oberflächlichen Wadenmuskel (den Gastroknemius) enthält. Symptome, Diagnose und Behandlung sind prinzipiell die gleichen wie beim vorderen Kompartmentsyndrom (S. 337).

„Tennisbein“ (Ruptur des Musculus gastrocnemius)

Rupturen der Wadenmuskulatur treten normalerweise dort auf, wo die Achillessehne in den inneren Bauch der Wadenmuskulatur übergeht (Abb. 12.11). Die Verletzung tritt am häufigsten beim Tennis, Badminton, Squash, Volleyball, Basketball, Handball sowie bei Sprungsportarten auf.

Symptome und Diagnose

- Ein plötzlicher Schmerz tritt in der Wade auf, der sich wie ein Tritt von hinten gegen das Bein anfühlt.
- Schwierigkeiten bestehen bei Anspannung der Wadenmuskulatur und beim Zehengang.
- Lokale Druckempfindlichkeit besteht über dem verletzten Bereich.
- Im Rumpfbereich ist ein Bluterguss feststellbar.
- Im verletzten Bereich ist am Muskel-Sehnen-Übergang eine Lücke tastbar.
- Bei Personen im mittleren und höheren Alter kann eine Verletzung des Muskel-Sehnen-Überganges als Thrombose fehlgedeutet werden.

Behandlung

Der *Sportler* sollte:

- die Verletzung sofort durch Kühlung, Anlage eines Kompressionsverbandes und Hochlagerung des Beines behandeln;
- jegliche „Absprung“-Aktivität vermeiden;
- Gehstützen verwenden.

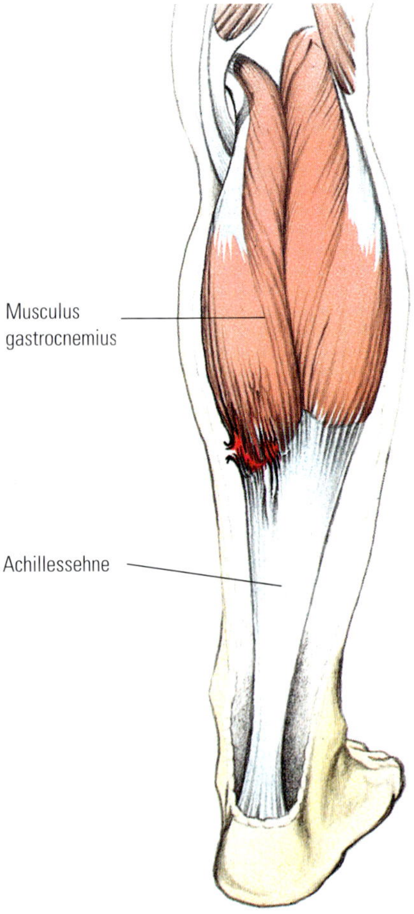

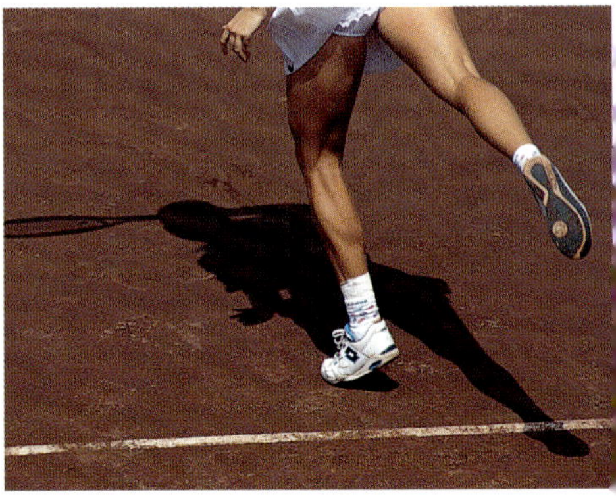

Abb. 12.11: (Links) Riss des medialen Muskelbauches des Musculus gastrocnemius am Übergang zur Sehne - „Tennisbein“. **(Oben)** Risse von Muskeln und Sehnen sind in dynamischen Sportarten mit schnellen Bewegungen häufig (mit freundlicher Genehmigung von All Sport: Fotograf, Pascal Rondeau).

Der *Arzt* kann:
- bei geringfügigen Rupturen und bei älteren Patienten eine unterstützende Bandage verschreiben und frühzeitig Bewegungs- und progressives Krafttraining einleiten;
- dem Sportler raten, eine Lauf-Orthese zu tragen, um das Sprunggelenk steif zu halten und „Absprung"-Aktivitäten zu vermeiden;
- gelegentlich operieren, wenn die Verletzung und das Hämatom bei einem aktiven Sportler sehr ausgeprägt sind.

Heilungsverlauf und Komplikationen

Die muskuläre Rehabilitation sollte innerhalb von 3–5 Tagen begonnen und zunehmend gesteigert werden (S. 337). Der verletzte Sportler kann das Training 2–6 Wochen nach einer geringfügigen Ruptur wieder aufnehmen. Nach einer Operation bedarf es weiterer 6–10 Wochen der Rehabilitation.

Eine unbehandelte Muskelruptur führt zu Narbenformationen, die das Risiko wiederholter Beschwerden bei Überanstrengung der Muskulatur mit sich bringen.

Ruptur des Musculus soleus

Bei energischem Ab- oder Aufspringen kann der Soleusmuskel in der Tiefe der Wade überlastet werden und reißen. Solche Rupturen sind ungewöhnlich und normalerweise kommt es nur zu Teilrupturen.

Symptome und Diagnose

- Der Schmerz ist tief in der Wade lokalisiert und tritt bei wiederholter Belastung erneut auf.
- Die Schmerzen werden durch Plantarflexion des Fußes gegen Widerstand ausgelöst und ebenso beim Versuch, auf Zehenspitzen zu gehen.
- Eine Blutung macht sich zumeist erst 24 h nach der Verletzung bemerkbar. Eine Hämatomverfärbung wird dann an der proximalen und mittleren Schienbeininnenseite sichtbar.
- Eine tiefe lokale Druckempfindlichkeit besteht über der Ruptur, oft entlang des Soleus an der Schienbeinkante.
- Bei langfristigen Problemen kann ein MRT hilfreich sein.

Behandlung

Der *Sportler* sollte:
- die Verletzung sofort durch Kühlung, Anlage eines Kompressionsverbandes und Hochlagerung des Beines behandeln;
- nach 3–5 Tagen allmählich mit Bewegungs- und Kräftigungsübungen beginnen.

Der *Arzt* kann:
- weiteres Kraft- und Beweglichkeitstraining verordnen;
- bei Schmerzen im Bein antiphlogistische Medikamente verschreiben.

Bei ausgedehnten, die Muskelruptur begleitenden Blutungen kann es zu einem akut erhöhten Druck in dem oberflächlichen posterioren Muskelkompartiment (s. S. 343) kommen.

Heilungsverlauf

Der verletzte Sportler sollte das reguläre Training erst wieder aufnehmen, wenn keine Bewegungsschmerzen unter Belastung mehr bestehen, was normalerweise nach 2–4 Wochen der Fall ist.

Schmerzen an der Außenseite des Unterschenkels

An der Außenseite des Unterschenkels können Schmerzen in der Fibula als Folge einer Stressfraktur (S. 341) auftreten, ebenso in der lateralen Muskelloge, dort als Folge eines akuten oder chronischen lateralen Kompartmentsyndroms.

Laterales Kompartmentsyndrom

Ein akutes laterales Kompartmentsyndrom kann durch eine äußere Einwirkung oder plötzliche Überlastung der Muskulatur entstehen. Symptome, Diagnose und Behandlung sind im Prinzip die gleichen wie die beim akuten vorderen Kompartmentsyndrom (S. 336).

Eine chronische Drucksteigerung in der lateralen Muskelloge tritt hauptsächlich bei Läufern auf und ist oft mit insuffizienten Ligamenten an der Außenseite des Sprunggelenkes vergesellschaftet. Die Muskelgruppe des lateralen Kompartiments stabilisiert die Außenseite des Sprunggelenkes und kann bei Instabilität des Gelenkes überlastet werden. Symptome, Diagnose und Behandlung sind dieselben wie beim chronischen vorderen Kompartmentsyndrom (S. 337).

Muskelhernien

Eine Muskelhernie ist ein Defekt in der Muskelfaszie. Sie findet sich zu 40% bei Sportlern mit einem chronischen Kompartmentsyndrom, im Vergleich dazu bei 5% der übrigen Sportler. Der Muskel kann sich durch den Fasziendefekt vorwölben. Die Hernie ist durch eine umschriebene Muskelschwellung gekennzeichnet. Schmerzen und Schwellung nehmen beim Training zu. Röntgenaufnahmen und Knochenszintigramm zeigen negative Befunde. Gelegentlich, wenn die Hernie mit einem Kompartmentsyndrom vergesellschaftet ist, können Druckmessungen pathologisch sein.

Da es nach einem Faszienverschluss zu einem erhöhten Druck im Kompartiment kommen kann, ist die verbreitetste Behandlungsmethode eine vollständige Fasziotomie. Gelegentlich kann die Faszie mit transplantiertem Fasziengewebe verbreitert und verschlossen werden.

Verletzungen des Nervus peroneus communis

Verletzungen des Peroneusnervs in seinem Verlauf entlang der Außenseite der proximalen Fibula können das Ergebnis eines Aufpralles, eines Schlages, Trittes oder Sturzes oder das Ergebnis äußerer Druckeinwirkung durch Tape-Verbände oder Gips sein. Diese Druckeinwirkungen betreffen zumeist den Verlauf des Nervs um die proximalen 2 cm der Fibula.

Symptome und Diagnose

- Der Druck auf den Nerv verursacht eine Lähmung mit Fußheber- und Fußpronationsschwäche. Die Folge kann ein „Fallfuß" sein.
- Es kann zu einem Sensibilitätsverlust im betroffenen Hautbereich kommen.
- Ein EMG kann eingesetzt werden, um die Verletzung zu analysieren.

Behandlung

Zur Behandlung gehören:
- Kraft- und Beweglichkeitstraining;
- Druckentlastung des verletzten Gebietes;
- eine Bandage oder Extensionsorthese (Peroneusschiene), um den Fuß, falls erforderlich, in seiner normalen Position zu halten;
- bei einer Lähmung Elektrostimulation durch einen Physiotherapeuten, um den Muskelabbau zu reduzieren;
- antiphlogistische Medikamente, falls erforderlich.

Heilungsverlauf

Die Sprunggelenkfunktion kehrt normalerweise nach einer Zeitspanne von wenigen Tagen oder auch mehreren Monaten wieder zurück, wenn der Nerv lediglich einen Druckschaden erlitten hat.

Einklemmung des Nervus peroneus superficialis

Der Nervus peroneus superficialis durchbricht die tiefe Unterschenkelfaszie etwa 10 cm proximal des Außenknöchels. Hier kommt es zu dem häufigsten Nervenkompressionssyndrom am Unterschenkel. Die Symptome bestehen in diffusen Schmerzen am Außenknöchel, und es können Schmerzen im Fuß auftreten. Der Schmerz tritt normalerweise in Verbindung mit Training auf. Der Tinel-Test ist positiv (Klopfen auf den Nerv bereitet Unbehagen) und die Nervenleitgeschwindigkeit ist vermindert. Die Behandlung besteht in der operativen Dekompression und Faszienspaltung.

Neurologisch bedingte Unterschenkelschmerzen

Bei älteren Sportlern können neurologisch bedingte Schmerzen im Unterschenkel auftreten, die folgende Ursachen haben:
1. Neuropathie oder „Nervenschmerzen" treten häufig bei an Diabetes erkrankten Frauen mittleren Alters auf. Die Schmerzsymptome sind in Ruhe oder in der Nacht verstärkt. Die Beschwerden werden am besten durch den Arzt behandelt, der auch den Diabetes einstellt. Manchmal sind Orthesen nützlich.
2. Die Radikulopathie (ausstrahlende Nervenschmerzen), die oft im Zusammenhang mit Rückenschmerzen auftritt, verursacht eine Schmerzausstrahlung im Versorgungsgebiet des betroffenen Nervs. Eine gewisse Muskelschwäche kann ebenfalls vorliegen. Die Behandlung besteht in Schonung und gelegentlich in einer Operation.
3. Die Spinalkanalstenose (ein enger Rückenmarkskanal) kann ebenfalls Probleme verursachen. Diese Patienten können oft ohne Schmerzen mit gebeugter Wirbelsäule und gebeugtem Knie trainieren und weiterhin Rad fahren und Treppen steigen, haben aber Schmerzen bei anderen Aktivitäten. Beim Training auftretende Rückenschmerzen und Untersuchung der Wirbelsäule durch bildgebende Verfahren führen zur Diagnose.

Gefäßbedingte Schmerzen im Unterschenkel

Ältere Menschen können unter Durchblutungsproblemen leiden. Eine *arterielle Insuffizienz* ist durch eine Claudicatio gekennzeichnet, worunter man Schmerzen in den Beinen bei jeglicher Aktivität versteht. Diese Patienten sollten sich einer Gefäßuntersuchung unterziehen. Eine *venöse Insuffizienz* wird bei höheren Altersgruppen beobachtet. Diese älteren Sportler können distale prätibiale Knochenschmerzen beklagen sowie Druckempfindlichkeit und Schwellung, die im Laufe des Tages zunehmen. Die Untersuchung der Gefäße ist bei diesen Patienten, die von einem Arzt beurteilt werden sollten, häufig normal. Eine *tiefe Beinvenenthrombose* (Blutgerinnsel) tritt bei aktiven Menschen sehr selten auf. Sie ist durch anhaltende Schmerzen im posterioren Kompartiment gekennzeichnet. Die Schmerzen stehen in keinem Zusammenhang mit dem Training.

Achillessehnenverletzungen

Die Prinzipien der Sehnenverletzungen werden auf S. 42 beschrieben. Die Hauptaufgabe der Achillessehne besteht darin, als Teil der Muskel-Sehnen-Einheit für eine kraftvolle Plantarflexion zu sorgen. Die Achillessehne ist Teil des Soleus und Gastroknemius-Soleus-Komplexes. Der Gastroknemiusanteil der Sehne ist länger (11–26 cm) als der Soleusanteil (3–11 cm). Der Soleusteil besetzt den medialen Bereich der Sehne auf der Höhe ihres Ansatzes, und der Gastroknemius besetzt den lateralen Anteil in dieser Höhe. Die Sehne ist in ihren distalen 2–5 cm spiralförmig angeordnet, was ebenfalls zu Verletzungen beitragen kann. Die Achillessehne ist ausgesprochen kräftig.

Ätiologie

Achillessehnenverletzungen können viele Ursachen haben, sowohl intrinsische (körperbedingte) als auch extrinsische.

Extrinsische Faktoren

Die wahrscheinlich häufigsten extrinsischen Faktoren sind eine plötzliche Aktivitätsänderung, übertriebenes Training, plötzliche Veränderungen der Bodenbeschaffenheit beim Training und suboptimales Schuhwerk. Die meisten Achillessehnenrupturen oder Verletzungen entstehen beim Übergang von Inaktivität zur Aktivität. Dies gilt insbesondere für ehemals aktive Sportler: Nach einer Periode eingeschränkter sportlicher Aktivität, typischerweise wenn Ehe und Karriere Priorität haben, nehmen viele Sportler im Alter von 35–45 Jahren wieder ein anstrengendes Training auf. Ein weiterer Faktor ist eine plötzliche Veränderung der Aktivitäten, z.B. ein Wechsel vom Skilanglauf oder Laufen zum Tennisspielen. Übermäßiges Training, insbesondere bei Sportlern im mittleren Alter, kann zu einer Schädigung der Achillessehne führen.

Spezielle Bewegungen im Sport, wie z.B. der Tennisaufschlag oder der Absprung beim Hochsprung, können Achillessehnenverletzungen verursachen. Der Aufschlag beim Tennis beinhaltet auch ein kräftiges Abdrücken und eine nachfolgende Unterschenkelrotation, wodurch die Belastung der Achillessehne und Wadenmuskulatur erhöht wird. Diese Bewegung kann ein „Tennisbein" verursachen, wobei es sich um eine Teilruptur des Muskel-Sehnen-Überganges von der Achillessehne und dem Gastroknemius handelt (S. 344). Ein plötzlicher Richtungswechsel, bei dem es zunächst zum

Abbremsen und dann zu einem kräftigen Abdruck kommt, wodurch Fuß und Unterschenkel stark rotiert werden, kann ebenfalls die Achillessehne schädigen. Dies ist die häufigste Ursache vollständiger Achillessehnenrupturen bei Tennisspielern mittleren Alters.

Die Bodenbeläge im Sport können erheblich variieren. Unnachgiebige Oberflächen wie Asphalt oder Beton führen oft zu einer hohen Reibung und ermüden die Beine; sie führen oft zu Überlastungssyndromen in der Achillessehne. Nachgiebigere Oberflächen wie Asche führen seltener zu Sehnenproblemen, da die Belastung beim Abbremsen durch ein Rutschen auf der Oberfläche abgemildert wird.

Schuhe stellen eine wichtige Unterstützung für die Achillessehne dar. Moderne Jogging- und Tennisschuhe verfügen über eine hohe Fersenkappe, die die Achillessehnenrotation unterstützen und dadurch die Sehne vor Schäden schützen können.

Intrinsische Faktoren

Häufige intrinsische Faktoren sind Achsfehlstellungen, übermäßige Pronation, Steife des Gastroknemius und Soleus, muskuläre Inbalance und das Alter.

Eine funktionelle Hyperpronation kann physiologisch sein. Bei Achsfehlstellungen wie einer varischen Tibia (Ausrichtung des Unterschenkels nach innen) oder einem varischen Vorfuß kann die Pronation jedoch auch übermäßig ausgeprägt sein. Ein varischer Vorfuß (Ausrichtung des Vorfußes nach innen) von mehr als 7° wurde bei etwa der Hälfte der Läufer mit Achillessehnenproblemen nachgewiesen. Es wird daher angenommen, dass dies eine häufige Ursache der funktionellen Hyperpronation bei Läufern ist. Die Pronation wird auf S. 397 diskutiert.

Es gibt keine biomechanischen Hinweise dafür, dass es eine erhöhte lokale Belastung der Achillessehne bei Hyperpronation gibt. Eine Pronation von 10° erhöht die Belastung der medialen Seite um 20% im Vergleich zu einer neutralen Position. Die Zunahme der Belastung auf der medialen Seite kann dadurch erklärt werden, dass sich die Achse des Subtalargelenkes, um die sich der Hauptteil der Pronation bewegt, lateral des Achillessehnenansatzes befindet. Die mediale Seite ist daher exzentrisch in Relation zu dieser Achse. Somit kommt es bei Pronation des Fußes dazu, dass sich die Fasern auf der Medialseite weiter von dieser Region wegdrehen, was zu einer relativen Erhöhung der Spannung und Belastung führt.

Die Sehne zeigt bereits im Alter von 25–30 Jahren erste degenerative Veränderungen (S. 43). Die Veränderungen führen zu einer Schwächung in der Sehne, in gewissen Grenzen jedoch können die Veränderungen durch regelmäßige körperliche Aktivität verhindert oder zumindest verzögert werden.

Verletzungen der Achillessehne können in vollständige Rupturen, teilweise Rupturen, Tendinose, Peritendinitis mit oder ohne Tendinose und Insertionstendinose unterteilt werden. Verletzungen können auch im Bereich um die Achillessehne herum auftreten, wie z.B. eine Bursitis.

Vollständige Rupturen der Achillessehne

Die Achillessehnenruptur ist eine der häufigsten Sehnenverletzungen im Sport mit einer Inzidenz von 1:10.000/Jahr, wobei die Inzidenz mit dem Alter zunimmt (Abb. 12.12). Das Verhältnis von Männern zu Frauen liegt bei 6:1 und das Durchschnittsalter der Verletzten liegt bei 35–40 Jahren. Es gibt vollständige Rupturen und Teilrupturen. Die Verletzung betrifft zumeist Sportler beim Football, Handball, Volleyball, Basketball, Tennis, Squash und insbesondere Badminton sowie auch Läufer und Springer. Eine vollständige

Achillessehnenruptur tritt normalerweise bei degenerativ veränderten Sehnen auf, die erhöhter Belastung ausgesetzt werden.

Symptome und Diagnose

- Beim Eintritt der Verletzung treten starke Schmerzen über dem rupturierten Bereich der Achillessehne auf. Der auftretende Schmerz wird oft mit „einem Schlag von hinten“ verglichen. Die Schmerzen sind allerdings nach der akuten Phase nicht sehr ausgeprägt und der Sportler verspürt eine Besserung. Die Aufmerksamkeit sollte sich auf die funktionelle Beeinträchtigung konzentrieren.
- Der verletzte Sportler kann weder normal auf dem betroffenen Fuß oder auf Zehenspitzen gehen noch kann er das betroffene Bein „abdrücken“.
- Durch eine Blutung kommt es zu einer zunehmenden Schwellung, die allmählich zu einer Hämatomverfärbung über dem unteren Teil des Beines und Fußes führen kann.
- Eine umschriebene Druckempfindlichkeit ist über dem Rupturbereich spürbar, der sich bei auf dem Bauch liegenden Patienten häufig etwa 2–8 cm oberhalb des Kalkaneus befindet.
- Eine Lücke in der Sehne ist sicht- oder tastbar.
- Die Fähigkeit, den Fuß zu senken (Plantarflexion), ist beeinträchtigt.
- Der *Thompson-Test* ist positiv. Für diesen Test liegt der verletzte Sportler auf dem Bauch, das Knie des verletzten Beines ist leicht gebeugt. Wenn der Untersucher die Wadenmuskulatur des verletzten Beines mit einer Hand komprimiert, wird der Fuß plantarflektiert, wenn die Achillessehne intakt ist, verbleibt der Fuß bei gerissener Sehne jedoch in seiner Position.
- Ein MRT oder eine Ultraschalluntersuchung bestätigt die Ruptur (s. Abb. 12.12), sind aber nicht erforderlich, wenn die operative Therapie geplant ist. Bei geplanter konservativer Therapie ist es manchmal notwendig auszuschließen, dass sich die rupturierten Enden umgeschlagen haben (s.u.), was am besten mittels MRT oder Ultraschall geschehen kann. Bei eingeschlagenen Sehnenstümpfen kann die konservative Behandlung zu schlechten Ergebnissen führen.
- Es sollte darauf hingewiesen werden, dass die Diagnose nach einer vollständigen Achillessehnenruptur normalerweise sofort möglich ist, jedoch in 20% der Fälle vom erstuntersuchenden Arzt übersehen wird.

Behandlung

Der *Arzt* kann die Verletzung durch Eingipsen des Fußes in physiologischer Plantarflexion behandeln, um die rupturierten Sehnenenden einander anzunähern. Der Gips sollte dann für 8–10 Wochen getragen und dann schrittweise in die neutrale Position zurückgeführt werden. Es gibt Hinweise dafür, dass dies bereits nach 4 Wochen erfolgen kann, der wissenschaftliche Nachweis hierfür fehlt aber bisher. Die konservative Gipsbehandlung kann erfolgreich sein, wenn die Behandlung innerhalb von 48 h beginnt. Das Problem bei der konservativen Behandlung liegt darin, dass das Risiko einer Reruptur höher ist als nach einer operativen Behandlung. Dies könnte daran liegen, dass die Sehnenstümpfe bei der Ruptur einschlagen, sodass eine Annäherung der Sehnenstümpfe unmöglich ist. Solche Rupturen machen etwa 20% der Fälle aus. Beträgt die Lücke zwischen den Sehnen im Ultraschall weniger als 2 mm, kann der Patient konservativ erfolgreich behandelt werden.

Alternativ kann der Arzt operieren, um die Sehnenenden zusammenzunähen. Die Operation kann sowohl in offener als auch geschlossener

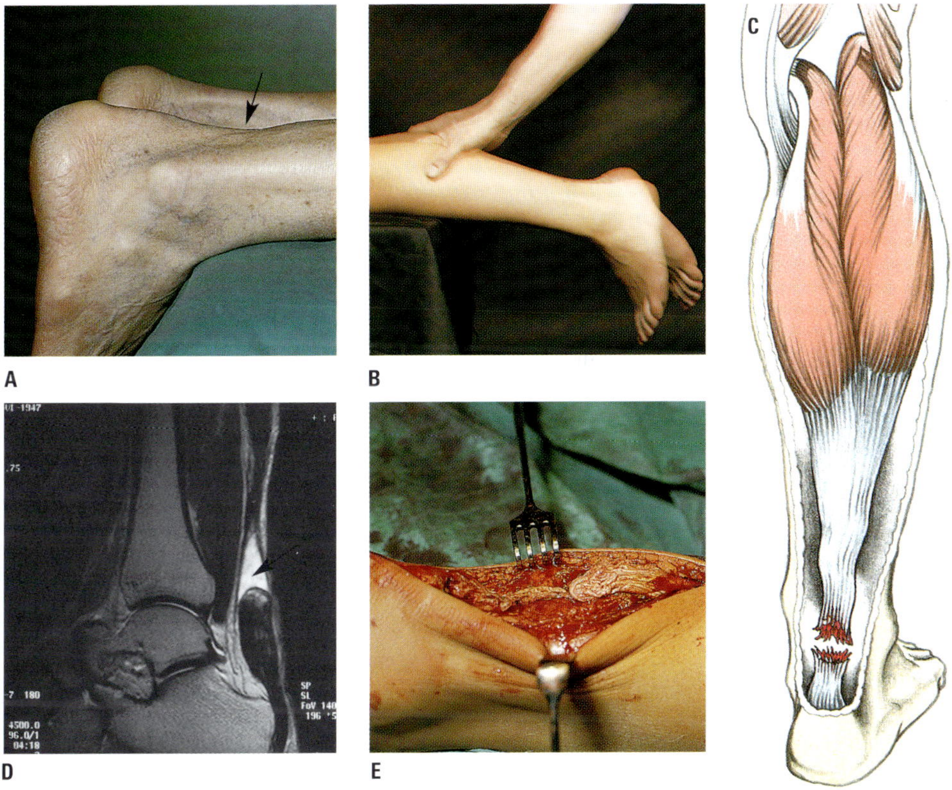

Abb. 12.12: Achillessehnenriss. **(A)** In der Sehne ist eine Lücke (Pfeil) sichtbar. **(B)** Test nach Thompsen. **(C)** Anatomische Zeichnung. **(D)** Das MRT zeigt eine Sehnenruptur (Pfeil). **(E)** Ansicht des Risses bei der Operation.

Technik, mit oder ohne Miniinzision, erfolgen. Dieses Vorgehen führt zur Spannung in der Sehne, die eine korrekte Ausrichtung der Kollagenfasern fördert. Dies ist wiederum notwendig, um wieder eine kräftige Sehne zu erlangen. Die operative Behandlung reduziert auch das Risiko einer Reruptur und ermöglicht eine frühzeitige Rückkehr zum Sport. Darüber hinaus erlaubt sie frühzeitige Bewegung, die der Schlüssel zur Rehabilitation und Wiedererlangung von Kraft ist. Bewegungen sollten nach der ersten Woche mit Plantarflexion zwischen 0° und 20° begonnen werden. Der Patient trägt eine Stiefelorthese und kann normalerweise nach 2 Wochen in Abhängigkeit von den Schmerzen die Belastung steigern. Nach 6 Wochen kann der Patient wieder Joggingschuhe tragen, und die Rückkehr zum Sport ist innerhalb von 3–4 Monaten möglich (Rehabilitationsprotokoll auf S. 523).

Heilungsverlauf und Komplikation

Es besteht ein erhöhtes Risiko für Rerupturen nach konservativer Behandlung (10–15%). Die Behandlung sollte daher sorgfältig von einem Trainer oder Physiotherapeuten überwacht werden. Die Rückkehr zu Lauf- und Sprungsportarten ist normalerweise erst nach 9–12 Monaten möglich. Heilt die Sehne unter Elongation aus, kann dies zu einer verminderten Kraft bei der Plantarflexion führen.

Eine Operation mit früher funktioneller Mobilisation und Behandlung ermöglicht eine frühzeitige Rückkehr zum Sport. 75% der Spitzentennisspieler können nach einer vollständigen Ruptur den gleichen Leistungsstand wie zuvor erreichen, bei Freizeittennisspielern sind dies 90%. Die Zahlen waren in einer konservativ behandelten Gruppe wesentlich geringer. Es gibt jedoch auch Komplikationen bei der Operation, wie verzögerte Wundheilung und Infektion. Die Rerupturrate bei der operativen Gruppe beträgt weniger als 2%.

Teilrupturen der Achillessehne

Eine Teilruptur der Achillessehne kann bei Läufern, Springern und Werfern und auch bei Schlägersportarten, im Basketball, Volleyball und Fußball auftreten (Abb. 12.13). Diese Verletzung kann zur Narbenbildung führen, die wahrscheinlich zu einem vermehrten degenerativen Abbau in der Sehne und zur Tendinose führt (S. 43). Dieser Zustand chronifiziert häufig und führt zu langanhaltenden Problemen.

Symptome und Diagnose

- Einige junge Patienten spüren bei der Verletzung einen plötzlich einsetzenden Schmerz, andere wiederum bemerken bei der Ruptur selbst keine Schmerzen, sondern erst, wenn sie ihre sportliche Aktivität beendet haben.
- In der akuten Phase der Verletzung kann eine Lücke in der Sehne tastbar sein (manchmal nicht größer als die Kleinfingerkuppe), in der eine extreme Druckempfindlichkeit besteht.
- Wird die körperliche Aktivität fortgesetzt, verspürt der verletzte Sportler einen starken einschießenden, schneidenden oder stechenden Schmerz.
- In der nachfolgenden Trainingsperiode können die Symptome nach dem Aufwärmen für eine gewisse Zeit verschwinden, sie kehren jedoch nach dem Training mit größerer Intensität zurück. Als Ergebnis kann die verletzte Person in einen circulus vitiosus des Schmerzes geraten, in dem der Zustand sich immer weiter verschlechtert und immer schwieriger zu behandeln ist.
- Es besteht eine Morgensteifigkeit und ebenso eine Steifigkeit vor und nach Belastung.
- Im Heilungsverlauf ist oft eine lokale Schwellung mit umschriebener Schmerzhaftigkeit vorhanden, wenn das verletzte Gebiet von der Seite her zusammengedrückt wird. Die Schwellung ist normalerweise nur gering ausgeprägt, kann jedoch zu einer Veränderung der Sehnenkontur führen.
- Wenn der verletzte Sportler starke Schmerzen hat, besteht oft eine Druckempfindlichkeit des geschwollenen Bereiches bei Palpation direkt von hinten.
- Bei langfristig anhaltenden Symptomen treten häufig ein Kraft- sowie ein Massenverlust (Hypotrophie) der Wadenmuskulatur auf.
- Eine Weichteil-Röntgenaufnahme ist von Wert, um eine lokale Schwellung im rupturierten Bereich sowie eine Schwellung des benachbarten Weichteilgewebes zu zeigen.
- Ein MRT liefert eine detaillierte Beurteilung der Rupturstelle sowie des Verletzungsausmaßes. Der Ultraschall kann die Diagnose unterstützen und die Beurteilung des Verletzungsausmaßes erlauben.

Abb. 12.13: Achillessehnenteilruptur. **(A)** Sportarten mit Stellungswechseln begünstigen diese Verletzung (mit freundlicher Genehmigung von All Sport: Fotograf, Gray Mortimore). **(B)** Operation der Achillestendinose: Die Sehne ist gespalten. Der Pfeil weist auf die Pathologie. **(C)** Nach einer Ruptur können sich degeneratives Gewebe und/oder Narbengewebe im verletzten Bereich bilden.

A

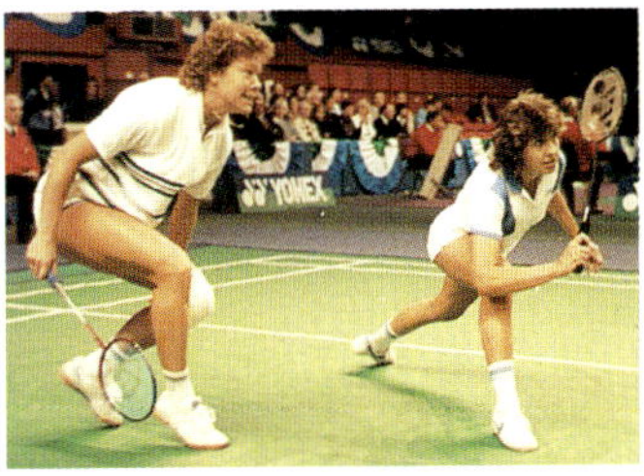

B

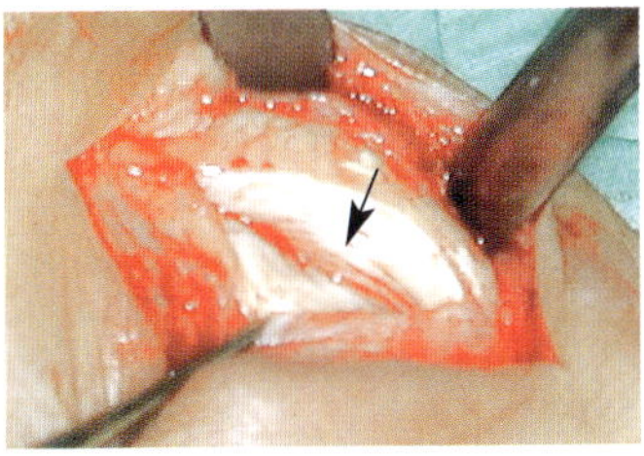

C

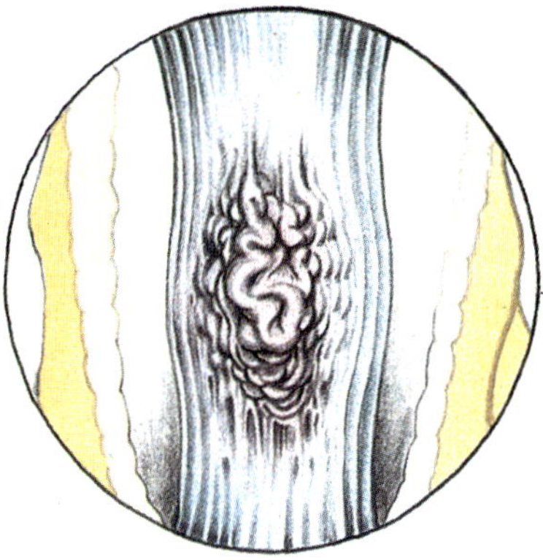

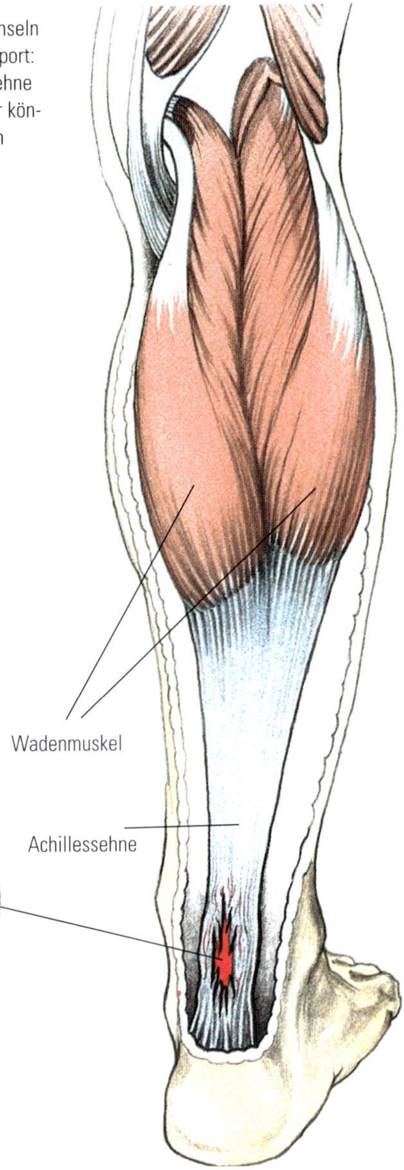

Behandlung

Der *Sportler* sollte:
- sich schonen und die Verletzung in der akuten Phase mit Eis behandeln;
- bei starken Schmerzen Gehstützen benutzen;
- Schuhe mit einer Absatzerhöhung oder Einlage von 1 cm tragen;
- einen Sportmediziner konsultieren.

Der *Arzt* kann:
- bei einer kleinen frischen Ruptur für 4–6 Wochen eine Stiefelorthese oder einen Gips, mit dem Fuß in leichter Plantarflexion, anlegen. Die

Behandlung mit einer Stiefelorthese kann bei chronischen Fällen auch für 3–4 Wochen versucht werden;
- ein Übungsprogramm verschreiben;
- in Fällen langfristig anhaltender chronischer Symptome operieren, um geschädigtes Gewebe zu entfernen.

Untersuchungen haben gezeigt, dass 70% der Sportler mit nachgewiesenen und konservativ behandelten chronischen Achillessehnenteilrupturen selbst 10 Jahre nach der Erstverletzung noch erhebliche Probleme hatten. Schmerzen, die länger als 6 Monate im distalen Anteil der Achillessehne bestehen, zeigen unter konservativer Therapie oft keine Besserung. Bei diesen Patienten ist häufig eine Operation erforderlich, wobei Narben- und Granulationsgewebe aus der Sehne entfernt werden. Die Behandlung nach der Operation besteht in einem Gips oder einer Laufstiefelorthese, die für 5–6 Wochen getragen wird. Ein sorgfältiges progressives Rehabilitationsprogramm mit frühzeitiger Bewegung innerhalb von 1–2 Wochen ist notwendig (S. 523) und sollte unter Überwachung durchgeführt werden.

Heilungsverlauf und Komplikation

Die Heilungszeit nach einer Operation beträgt normalerweise etwa 2 Monate. Die Rehabilitationszeit dauert 3–4 Monate. Erst danach kann der Sportler das volle Training wieder aufnehmen. Der verletzte Sportler sollte nicht darauf zählen, Wettkämpfe vor dem Ablauf von 4–6 Monaten wieder aufnehmen zu können. Die durchschnittlich erforderliche Zeit hierfür beträgt bei schwerwiegenden chronischen Verletzungen 6–8 Monate. Die Operation liefert bei den meisten Patienten gute bis exzellente Ergebnisse, wobei 80% ihren vorherigen Leistungsstand wieder erreichen.

Das Problem bei der Rehabilitation nach dieser Verletzung besteht darin, dass der Patient sich oft gesund fühlt und die Sehne nach 2–4 Monaten überstrapaziert. Die Ausheilung einer chronischen Sehnenerkrankung dauert immer lange.

Übungen fördern die Heilung, aber zu viel und zu frühes Training führen zu Schmerzen; der verletzte Sportler muss also „auf die Sehne hören“.

Tendinose der Achillessehne

Bereits ab dem 25. Lebensjahr zeigen sich degenerative Veränderungen in der Achillessehne (S. 43); diese können durch Veränderungen im Training verstärkt werden („Übergangsprinzip“, S. 44) und zu einer Tendinose führen.

Symptome und Diagnose

- Steifigkeit tritt am Morgen und oft vor und/oder nach Aktivitäten auf.
- Eine lokale Schwellung mit umschriebener Druckempfindlichkeit ist häufig tastbar. Die Druckempfindlichkeit kann auf einer Seite der Sehne lokalisiert sein.
- Ein MRT oder eine Ultraschalluntersuchung liefert Einzelheiten der Tendinose und zeigt ihr Ausmaß (Abb. 12.14). Ein MRT kann eine detaillierte Beurteilung des Sehnenverlaufs liefern, ist jedoch teuer. Die Sonographie ist preiswerter und kann daher zur Verlaufskontrolle während der Heilung eingesetzt werden.

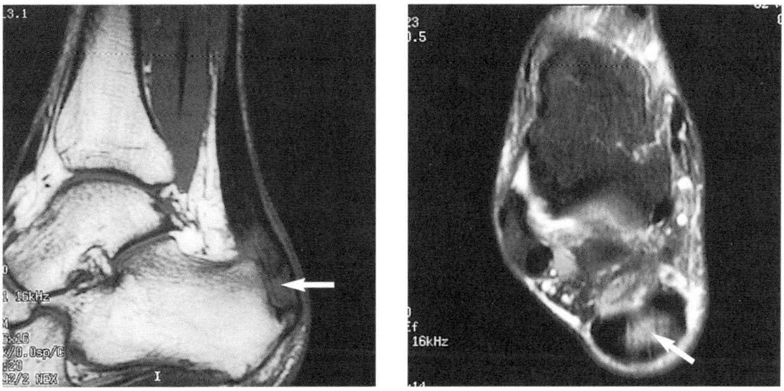

Abb. 12.14: MRT bei Tendinose der Achillessehne (Pfeile).

Behandlung

Der *Sportler* sollte:
- schmerzauslösende Situationen vermeiden und die Sehne nicht überstrapazieren;
- die körperliche Aktivität, z.B. durch Rad fahren und Aqua-Jogging, also nicht stauchende Aktivitäten, aufrechterhalten;
- Dehnungs- und exzentrische Kräftigungsübungen nach Anleitung ausführen;
- den auf S. 45 beschriebenen Prinzipien folgen.

Der *Arzt* kann:
- ein Übungsprogramm mit Dehnungs- und Krafttraining verordnen. Bei chronischer Tendinose haben exzentrische Aktivitäten gute Erfolge gezeigt; allerdings sollte dieses Training nach Anleitung und unter anfänglicher Überwachung ausgeführt werden. Die enge Zusammenarbeit zwischen Physiotherapeuten und Trainer ist oft wichtig;
- den verletzten Sportler darin schulen, „auf die Sehne zu hören", sodass ein optimales Training erreicht wird;
- bei langfristigen chronischen Symptomen operieren, wenn die konservative Therapie bereits über einen Zeitraum von 6–12 Monaten durchgeführt wurde. Die Operation beinhaltet häufig die Entfernung des geschädigten Gewebes. Die postoperative Behandlung besteht nach der Wundheilung in frühzeitiger Mobilisation unter dem Schutz einer Orthese. Das postoperative Programm sollte unter Aufsicht durchgeführt werden.

Heilungsverlauf und Komplikation

Die Rehabilitationszeit variiert von Patient zu Patient. Oft kann der Sportler rasch wieder mit dem Radfahren und Schwimmen beginnen. Mit dem Laufen kann in Abhängigkeit von der Schwere der Verletzung nach 3–6 Monaten begonnen werden. Die Operation führt bei den meisten Patienten zu akzeptablen Ergebnissen, 80% erreichen ihren vorherigen Leistungsstand.

Überlastungsverletzungen der Sehne stellen eine echte Herausforderung dar und sollten mit großem Respekt behandelt werden.

Entzündungen der Achillessehnenscheide (Peritendinitis)

Die Achillessehne selbst ist zumeist nur gering entzündet. Die umgebenden Gewebe sind für eine Entzündungsreaktion anfälliger.

Akute Entzündungen

Eine akute Entzündung der Achillessehnenscheide (Peritendinitis) tritt oft bei untrainierten Menschen auf, die mit einem zu intensiven Training beginnen. Sie kann jedoch auch bei gut trainierten Sportlern auftreten, die den Bodenbelag wechseln, das Schuhwerk oder die Technik ändern oder die bei kaltem Wetter trainieren. Das Laufen auf einem sehr weichen Untergrund (Sand) und Bergauflaufen können die Schmerzen auslösen.

Symptome und Diagnose

- Schmerzen werden bei Beanspruchung der Achillessehne verspürt.
- Eine diffuse Schwellung tritt um die Sehne herum auf.
- Es bestehen eine starke diffuse Druckempfindlichkeit und Funktionsbeeinträchtigung.
- Bei schwerer Entzündung ist die Haut über der Sehne gerötet.
- Drückt man die Finger bei Sprunggelenkbewegungen auf die Sehne, ist ein Krepitus (Reiben) zu spüren.

Präventivmaßnahmen

Aufwärm- und Dehnungsübungen sind wichtig. Gut konstruierte Trainings- und Wettkampfschuhe von hoher Qualität sollten getragen werden. Eine Absatzerhöhung von 1 cm vermindert die Spannung in der Achillessehne.

Behandlung

Der *Sportler* sollte:
- Schonung einhalten; in der akuten Phase können Gehstützen hilfreich sein;
- die Verletzung mit Eis kühlen, um Schwellung und Schmerzen zu reduzieren;
- eine Absatzerhöhung von 1 cm tragen;
- nach der akuten Phase lokal Wärme anwenden und eine Wärmebandage tragen;
- einen Arzt konsultieren, wenn die Beschwerden nicht nach einigen Tagen nachlassen.

Der *Arzt* kann:
- antiphlogistische Medikamente verschreiben;
- bei schweren Fällen einen Gips anlegen;
- nach der akuten Phase ein Trainingsprogramm verordnen, das Krafttraining und statische Dehnungsübungen beinhalten sollte (S. 523). Exzentrische Übungen, die die Sehne stark belasten, sollten, sobald die Heilung dies erlaubt, in das Programm aufgenommen werden.

Heilungsverlauf

Bei frühzeitigem Behandlungsbeginn ist die Prognose einer akuten Entzündung der Achillessehne und ihrer Scheide gut, die Verletzung heilt dann innerhalb von 1–2 Wochen. Das Risiko eines Rezidivs ist klein, wenn sportliche Aktivitäten nicht zu früh wieder aufgenommen werden. Eine akute Entzündung der Achillessehnenscheide kann sich zu einem chronischen Zustand entwickeln, der sehr schwer zu behandeln ist. Es ist daher äußerst wichtig, dass Sportler sich bei Anzeichen einer Achillessehnenscheidenentzündung schonen.

Chronische Entzündung

Zu einer chronischen Achillessehnenscheidenentzündung kommt es bei (oft älteren) Sportlern, die für eine lange Zeit auf einem harten Untergrund trainiert haben oder die Warnsignale in Form von Schmerzen ignoriert haben. Diese Schmerzen neigen anfänglich dazu, nach den Aufwärmübungen vor einer Trainingsperiode zu verschwinden, sodass der betroffene Sportler das Training fortsetzen kann. Nach dem Training kehren die Symptome zurück und werden nach und nach immer deutlicher. Früher oder später ist längeres Laufen nicht mehr möglich, und der Sportler wird in dem Schmerzkreislauf gefangen.

Symptome und Diagnose

- Schmerzen und Steifigkeit in der Achillessehne treten vor, während und nach Anstrengung auf.
- Es besteht eine diffuse Schwellung im Bereich der Sehne.
- Die Sehne ist diffus druckschmerzhaft.
- Der Sportler kann beim Gehen, insbesondere bergauf und treppauf, Schmerzen in der Sehne verspüren.
- Sportler mit diesen Beschwerden haben in 50% der Fälle irgendeine Form von Achsfehlstellung, wie z.B. vermehrte Pronation oder Varusstellung des Vorfußes.
- Bei anhaltenden Achillessehnenproblemen sollte eine Kombinationsverletzung mit einer Tendinose vermutet und von einem Arzt untersucht werden.

Behandlung

Der *Sportler* sollte:
- schmerzauslösende Situationen vermeiden;
- lokal Wärme anwenden und eine Wärmebandage tragen;
- Schuhe mit einer Absatzerhöhung von 1 cm tragen.

Der *Arzt* kann:
- das Training des verletzten Sportlers analysieren, insbesondere die Konstruktion der Schuhe und die Art der Bodenbeschaffenheit beim Training;
- ein Übungsprogramm mit Krafttraining und Dehnungsübungen verordnen (S. 523). Das Krafttraining sollte exzentrische Übungen beinhalten (S. 45);
- kurzfristig antiphlogistische Medikamente verschreiben;
- Einreibungen verordnen, um die Durchblutung zu stimulieren und die Entzündung einzugrenzen;
- eine Stiefelorthese oder einen Gips für 3–6 Wochen anlegen, wenn starke Schmerzen oder Fehlfunktionen bestehen;
- in anhaltenden Fällen operieren, wobei umgebendes Narbengewebe der Sehnenscheide entfernt und die Sehne so befreit wird. Es sollte beachtet werden, dass diese Verletzung in Kombination mit einer Tendinose auftreten kann.

Die Entzündung der Achillessehnenscheide sollte frühzeitig behandelt werden.

Bursitis im Bereich der Achillessehne

Eine Bursitis über dem Kalkaneus (Fersenbein) kann in einer oberflächlichen Bursa, die sich zwischen der Haut und Rückfläche der Achillessehne befindet, auftreten. Diese Bursa kann durch Druck von Schuhen verletzt werden und entzündet sich häufig. Es gibt auch eine in der Tiefe liegende Bursa (retrokalkaneare Bursa) zwischen der Achillessehne und dem Kalkaneus, die durch äußeren Druck oder eine partielle Sehnenruptur gereizt werden kann und sich dann entzündet (Abb. 12.15). Führt anhaltender Druck gegen den Sehnenansatz, z.B. bei wiederholter Dorsalflexion des Fußes, zu einer Entzündung der Bursa, bildet sich oftmals ein Knochensporn an der Rückseite des Kalkaneus aus; hierdurch erhöht sich das Risiko der Bursa weiter, zwischen Knochen und Sehne gedrückt oder eingeklemmt zu werden.

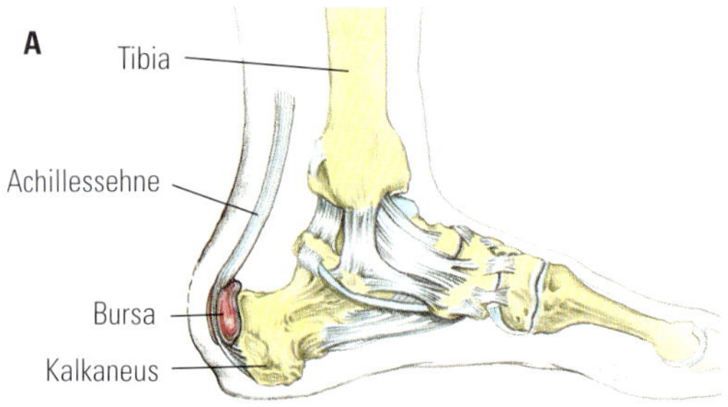

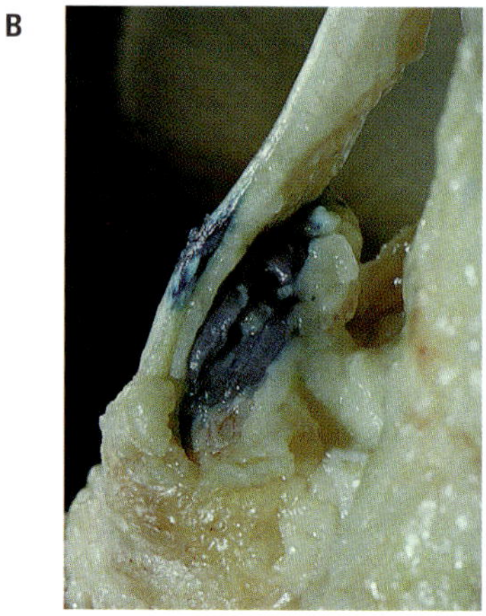

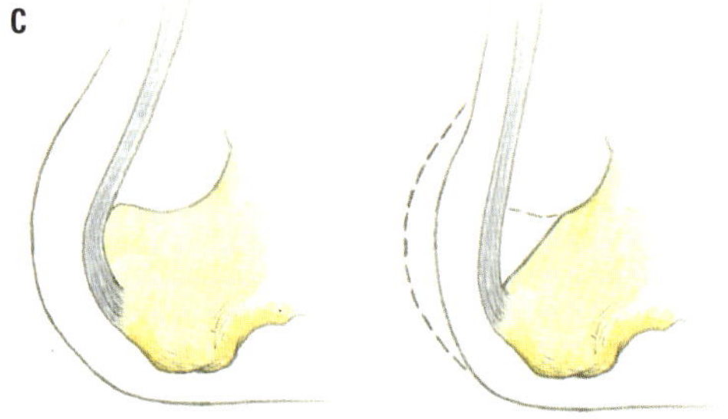

Abb. 12.15: (A) Chronische Bursitis am Ansatz der Achillessehne am hinteren Kalkaneus. **(B)** Bursa (blau gefärbt). **(C)** Vergrößerter hinterer Vorsprung am Kalkaneus, nach der Entfernung.

Symptome und Diagnose

- Ist die oberflächliche Bursa betroffen, können eine Rötung und Verdickung der Haut an der Außenseite des Achillessehnenansatzes über dem Kalkaneus auftreten.
- Beim Bergauflaufen oder Laufen auf weichem Untergrund kann es zu Schmerzen kommen.
- Symptome wie Druckempfindlichkeit und Schwellung machen es für den Sportler oft schwer, normale Schuhe zu tragen.
- Drückt man von beiden Seiten vor der Achillessehne auf die tiefe Bursa, entstehen Schmerzen und eine schwammartige Resistenz kann tastbar sein.
- Ein MRT oder eine Sonographie bestätigt die Diagnose, sind jedoch selten indiziert.

Behandlung

Der *Sportler* sollte:
- sobald Symptome auftreten, für eine Druckentlastung des Kalkaneus sorgen, indem Schuhe getragen werden, die die Ferse freilassen, wie Sandalen oder Clogs;
- bei Entzündung der oberflächlichen Bursa den Bereich durch einen Schaumstoffring entlasten, der um den Knochensporn gelegt wird, falls sich einer gebildet hat;
- die Schuhe anpassen, z.B. durch Erhöhung der Ferse und Abpolstern der Fersenkappe, um Druck in diesem Bereich zu vermeiden;
- lokal Wärme anwenden.

Der *Arzt* kann:
- antiphlogistische Medikamente verschreiben;
- eine Ultraschallbehandlung durchführen;
- eine lokale Steroidinjektion verabreichen und Schonung verordnen;
- bei einer chronischen Bursitis und Entstehung eines Knochensporns operieren. Bei der Operation werden die Bursa und der Knochensporn entfernt.

In Abhängigkeit von der Operationsart kann der Laufsport innerhalb von 3–6 Monaten wieder aufgenommen werden.

Ansatztendinose der Achillessehne (Apophysitis calcanei)

Eine Verletzung des Achillessehnenansatzes im Bereich der Kalkaneusapophyse tritt sowohl bei älteren als auch bei jungen Sportlern auf. Bei älteren Sportlern liegen oft degenerative Veränderungen der Sehne vor, die zu Kalzifikationen führen können und so eine Ansatztendinose verursachen; diese Sportler haben beim Laufen und in chronischen Fällen auch nach dem Laufen Schmerzen. Der distale Sehnenbereich ist morgens sehr steif und die Sportler haben zu Beginn ihrer Aktivitäten Schwierigkeiten. Die Behandlung ist konservativ, eine Operation kann jedoch erforderlich sein, wenn die Probleme mehr als 9–12 Monate anhalten. Die distale Sehne kann die Lokalisation einer Teilruptur sein.

Bei sportlichen Jugendlichen im Alter von 8–15 Jahren kann es zu einer Fragmentation im Bereich des Achillessehnenansatzes an der Kalkaneusapophyse kommen (Abb. 12.16). Dieses Krankheitsbild, das vermutlich durch eine Überlastung ausgelöst wird, ist röntgenologisch nachweisbar (vgl. Morbus Osgood-Schlatter, S. 323).

Symptome und Diagnose

- Beim Laufen und Gehen bestehen Schmerzen am Kalkaneus. Die Beschwerden bleiben nach Anstrengung oftmals bestehen, die dann einsetzende Steife verursacht ein Hinken.
- Eine gewisse Schwellung und Druckempfindlichkeit treten über dem Achillessehnenansatz am Kalkaneus auf.
- Eine Röntgenaufnahme bestätigt die Diagnose.

Behandlung

Der *Sportler* sollte:
- schmerzhafte Aktivitäten einstellen, bis keine Schmerzen mehr bestehen (die Symptome kehren allerdings oft zurück);
- Schuhe mit einer Absatzerhöhung von 1 cm tragen, die zu einer Linderung der Symptome führen können, da sie die Spannung der Achillessehne reduzieren.

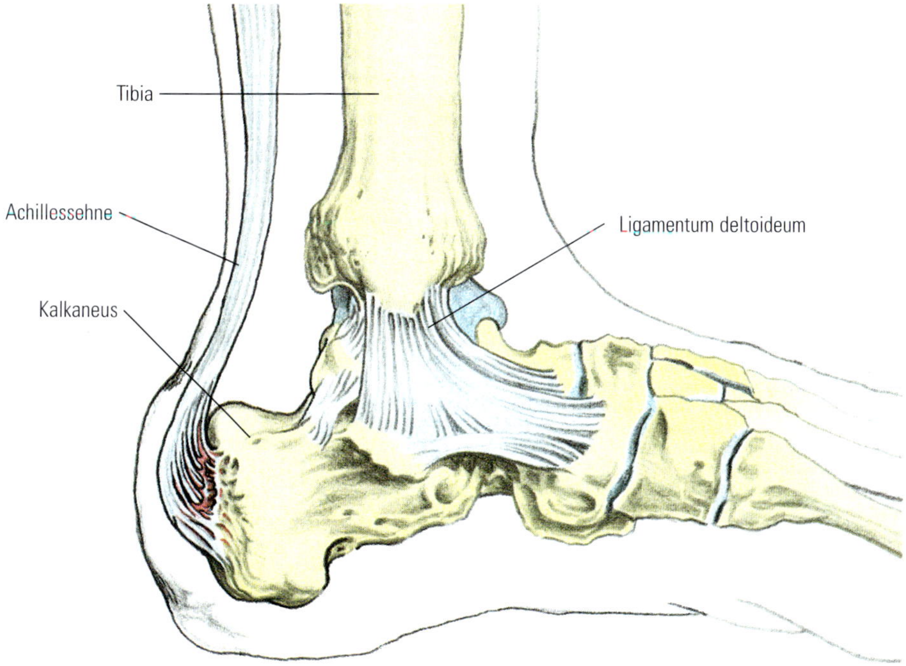

Abb. 12.16: Entzündung und Ablösung des Achillessehnenansatzes am Kalkaneus.

Der *Arzt* kann:
- eine Stiefelorthese oder einen Gips für etwa 3 Wochen anlegen, wodurch eine dauerhafte Beschwerdelinderung eintreten kann;
- eine Orthese zur Entlastung der Achillessehne (bei älteren Menschen) und der Plantarfaszie verordnen;
- operieren, wenn größere Kalzifikationen und ausgeprägte Sehnendegenerationen vorliegen.

Heilungsverlauf

Bei jüngeren Sportlern kommt es im Alter von 16–18 Jahren nach Abschluss der Verknöcherung des Skelettes zu einer Spontanheilung. Bei älteren Sportlern kann die konservative Behandlung erfolgreich sein, sie kann jedoch lange dauern.

Verletzungen des Musculus plantaris longus

Der Plantaris-longus-Muskel verfügt über eine lange dünne Sehne, die an der Medialseite des Kalkaneus dicht neben der Achillessehne ansetzt. Hier kann es bei explosiven Aktivitäten, die eine Pronation erfordern, zu Teilrupturen und vollständigen Rupturen kommen. Nur bei Teilrupturen kommt es zu anhaltenden Symptomen.

Symptome und Diagnose

- Schmerzen bestehen beim Laufen und Springen an der Medialseite der Achillessehne.
- Medial des Achillessehnenansatzes besteht lokale Druckempfindlichkeit. Manchmal sind hier auch Schwellung und Schmerzen bei Plantarflexion feststellbar.
- Ein Ultraschall oder MRT kann die Diagnose bestätigen.

Behandlung

Der *Sportler* sollte:
- Schonung einhalten, bis keine Schmerzen und Druckempfindlichkeit mehr bestehen;
- eine Absatzerhöhung tragen, um den druckempfindlichen Bereich zu entlasten.

Der *Arzt* kann:
- antiphlogistische Medikamente verordnen;
- in chronischen Fällen die geschädigte Sehne entfernen;
- nach der Operation eine Stiefelorthese und frühzeitige Bewegung erlauben;
- innerhalb von 1–3 Monaten nach einer Operation eine allmähliche Rückkehr zur sportlichen Aktivität erlauben.

Literatur

Kannus P, Josza L (1991) Histopathological changes preceeding spotaneous ruptures of a tendon. Journal of Bone and Joint Surgery 73A: 1507–1525.
Leadbetter WB (1992) Cell matrix response in sports injury. Clinics in Sports Medicine July: 533–579.

13 Sprunggelenk

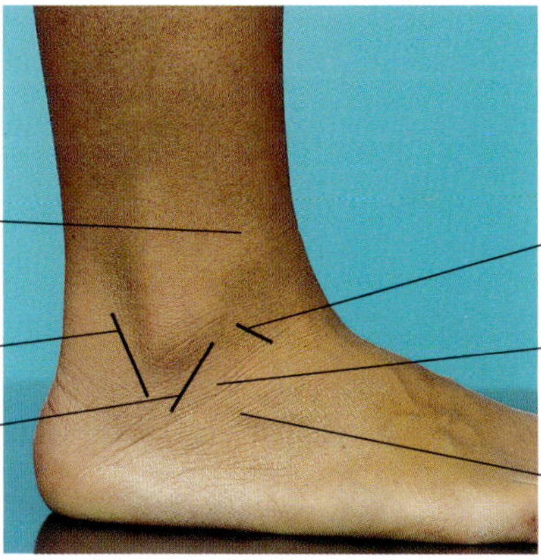

Abb. 13.1: Seitenansicht des Sprunggelenkes und Lokalisation möglicher Verletzungen.

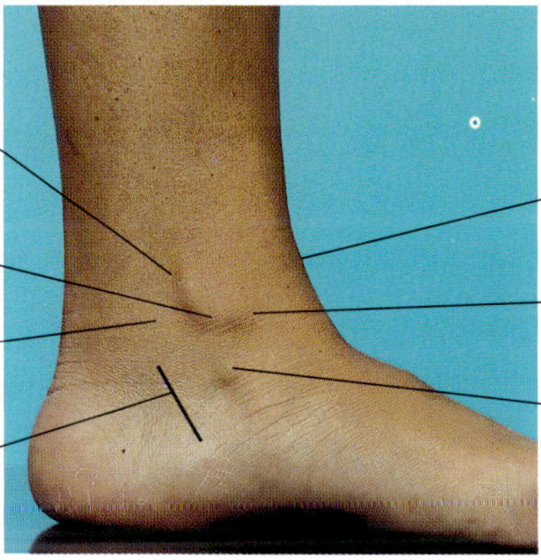

Abb. 13.2: Mediale Ansicht des Sprunggelenkes und Lokalisation möglicher Verletzungen.

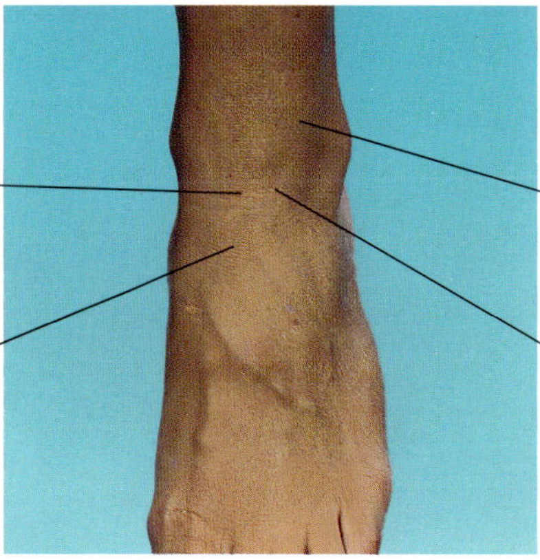

Abb. 13.3: Frontansicht des Sprunggelenkes und Lokalisation möglicher Verletzungen.

Das obere Sprunggelenk ist ein bemerkenswertes Beispiel für die funktionelle Wechselbeziehung zwischen Knochen, Gelenken und Bandstrukturen und ihrer sich gegenseitig schützenden Wirkung. Das Sprunggelenk wird durch den keilförmigen Talus und die ihm anmodellierte Knöchelgabel aus Tibia und Fibula gebildet. In neutraler Position des oberen Sprunggelenkes bestehen kräftige knöcherne Begrenzungen. Bei zunehmender Plantarflexion nimmt der knöcherne Halt ab und Weichteilgewebe und Bänder erhalten die Gelenkstabilität. In dieser Position sind die ligamentären Gewebe für Verletzungen am anfälligsten.

Frakturen

Sprunggelenkfrakturen gehören zu den häufigsten Frakturen im Sport. Da die Knochen und umgebenden Bänder am Erhalt der Stabilität im Gelenk zusammenwirken, treten oft Kombinationsverletzungen auf.

Verletzungsmechanismus

Der häufigste Verletzungsmechanismus besteht in einer *Innen*drehung der Fußsohle und des Vorfußes (Supination-Innenrotation). Abhängig von der Kraft und dem Grad der Supination können verschiedene Verletzungen entstehen:

- Riss des Ligamentes zwischen Talus und Fibula (Ligamentum fibulotalare anterius);
- Fraktur der Fibula in Höhe des Gelenkspaltes;
- Fraktur des Innenknöchels;
- Luxation des Talus.

Eine weitere häufige Verletzung ist die *Außen*drehung der Fußsohle und des Vorfußes (Pronation-Außenrotation). Auch hier kann es abhängig von der Krafteinwirkung bei der Pronation zu unterschiedlichen Verletzungen kommen:

- Ruptur des Ligamentum deltoideum oder Fraktur des Innenknöchels;
- Syndesmosenriss;
- Fraktur der Fibula oberhalb des Sprunggelenkspaltes;
- Luxation des Talus.

Auch andere Verletzungsmechanismen sind möglich.

Symptome und Diagnose

- Starke Schmerzen bestehen bei Belastung des Fußes.
- Es kommt zu einer erheblichen Schwellung und Druckempfindlichkeit.
- Manchmal ist die Dislokation äußerlich erkennbar.
- Eine Röntgenaufnahme zeigt die Skelettverletzung.

Behandlung

Der *Sportler* sollte:

- die Verletzung sofort kühlen, einen Kompressionsverband anlegen und den Fuß hochlagern (s. Kap. 5);
- einen Arzt konsultieren.

Der *Arzt* kann:

- eine Sprunggelenkschiene, eine Stiefelorthese oder einen Gips für einen Zeitraum von 4–8 Wochen anlegen, wenn keine wesentliche Dislokation vorliegt und das Sprunggelenk stabil ist;
- bei dislozierten Frakturen oder instabilem Sprunggelenk operieren.

Heilungsverlauf und Komplikationen

Die Ausheilungszeit entspricht ungefähr der Immobilisationsdauer, d.h. 4–8 Wochen. Der verletzte Sportler kann abhängig von der Frakturart frühzeitig mit Übungen für den Bewegungsumfang und Krafttraining (S. 512) sowie propriozeptivem Training beginnen. Eine Sprunggelenkfraktur benötigt wenigstens 2–3 Monate, um vollständig stabil auszuheilen, und der verletzte Sportler sollte eine Wettkampfpause von wenigstens 4 Monaten einlegen. Bei Wiederaufnahme des Trainings sollte eine Schiene getragen werden.

Nach einer Operation mit exakter Reposition der Knochen ist die Prognose gut. Eine geringfügige Dislokation der Fraktur während der Heilungsphase kann jedoch zu einer Abnutzung des Knorpels und späteren Funktionsbeeinträchtigung aufgrund einer Osteoarthrose führen.

Bandverletzungen

Bandverletzungen des oberen Sprunggelenkes gehören zu den häufigsten Sportverletzungen. Sie treten in fast allen Ball- und Sprungsportarten auf (Abb. 13.4). Man kann davon ausgehen, dass es jeden Tag zu einer Zerrung (Distorsion) pro 10.000 Menschen kommt.

Die Weichteilstruktur des oberen Sprunggelenkes wird durch drei Ligamentgruppen gebildet, die als statische Stabilisatoren wirken: den Außenbandapparat, das Ligamentum deltoideum und den Syndesmosenkomplex.

Der *Außenbandapparat* des oberen Sprunggelenkes besteht aus drei Bändern, dem Ligamentum fibulotalare anterius (LFTA), Ligamentum fibulocalcaneare (LFC) und Ligamentum fibulotalare posterius (LFTP). Ursprung und Ansatz dieser Bänder sowie ihre Ausrichtung bei verschiedenen Haltungen des oberen Sprunggelenkes sind bei der Beurteilung ihrer Verletzungsmöglichkeiten von Bedeutung (Abb. 13.5). Das LFTA entspringt an der unteren Vorderseite des Außenknöchels und verläuft nach anterior, um

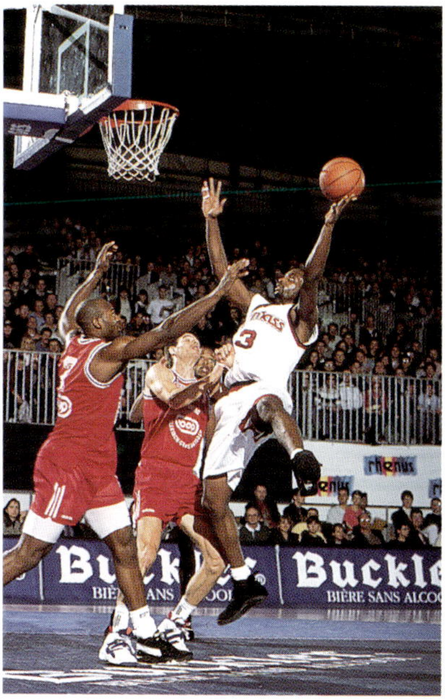

Abb. 13.4: Sportler, die einen Ballsport ausüben, können bei der Landung die Sprunggelenkbänder verletzen (mit freundlicher Genehmigung von All Sport: Fotograf, Stephen Munday).

Abb. 13.5: **(A)** Seitansicht, **(B)** mediale Ansicht. 1, Sehne des Musculus tibialis posterior; 2, Kalkaneus; 3, Achillessehne; 4, Ligamentum deltoideum; 5, Tibia; 6, Sehne des Musculus tibialis anterior; 7, LFTA; 8, Syndesmose; 9, LFC; 10, Sinus tarsi; 11, Peronealsehnen.

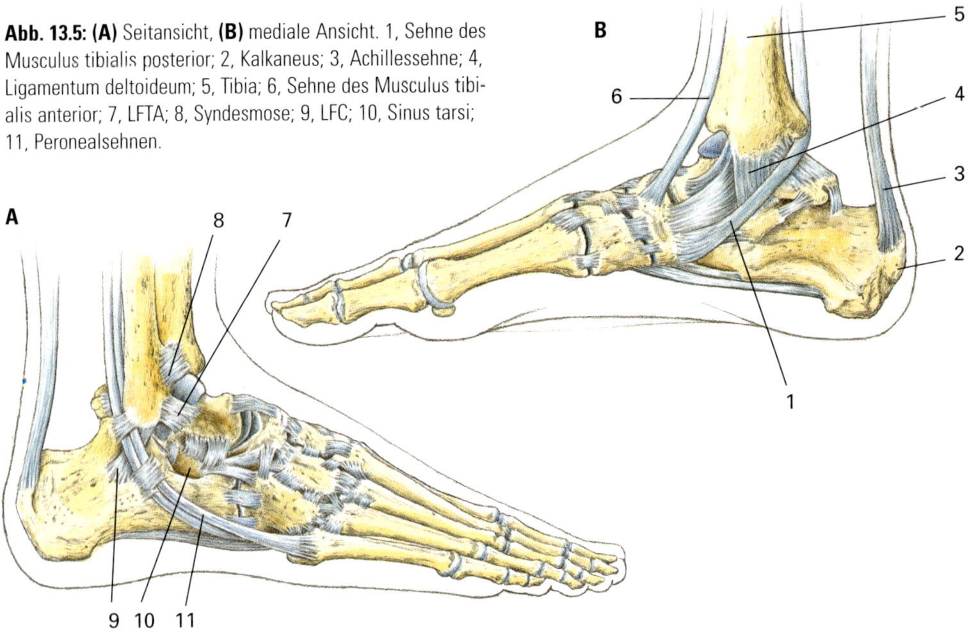

lateral am Talushals anzusetzen. Bei neutraler Position des oberen Sprunggelenkes verläuft dieses Band nahezu parallel zur Längsachse des Fußes. Wird das obere Sprunggelenk vollständig plantar flektiert, entsteht ein Verlauf parallel zur Längsachse der Tibia und es übernimmt dadurch die Funktion, die Einwärtsdrehung des oberen Sprunggelenkes zu begrenzen. Bei Supinationsdistorsionen des Sprunggelenkes wird dieses Band am häufigsten verletzt.

Das LFC entspringt an der Unterseite des Außenknöchels und verläuft leicht nach posterior und distal, um an der Außenseite des Kalkaneus anzusetzen. Es trägt zur subtalaren Stabilität bei. Bei neutraler Sprunggelenkhaltung verläuft das LFC nahezu parallel zur Längsachse der Tibia und stabilisiert so das obere Sprunggelenk lateral. Bei Plantarflexion des Sprunggelenkes nähert sich das LFC einer rechtwinkligen Position zur Fibula und büßt so seinen mechanischen Vorteil bei der Stabilisierung des Sprunggelenkes teilweise ein.

Das LFTP entspringt an der hinteren Innenseite des Außenknöchels und verläuft posteromedial zum Processus posterior des Talus. Dieses Band trägt dazu bei, eine posteriore Dislokation des Talus im Verhältnis zur Fibula zu verhindern. Bei einer Außenbandzerrung wird es nur selten verletzt.

Das *Innenband* (Ligamentum deltoideum) ist ein breites fächerartiges Band an der Innenseite des Sprunggelenkes, das sich über das obere und untere Sprunggelenk aufspannt. Es verfügt über oberflächliche und tiefe Faserzüge. Funktionell begrenzt es die Auswärtsdrehung des Talus im Verhältnis zur Tibia und des Kalkaneus im Verhältnis zum Talus.

Die *Syndesmose* des oberen Sprunggelenkes besteht aus den vorderen und hinteren tibialen Bändern, der Membrana interossea und dem Ligamentum transversum der Syndesmose. Dieser Komplex stabilisiert die Sprunggelenkgabel und kann bei einer Außenbandzerrung bei dorsal flektiertem oberen Sprunggelenk mitverletzt werden.

Biomechanik der Sprunggelenkbänder

Das LFTA, das LFC und das LFTP wirken als eine Einheit, und obwohl ein Band eine bestimmte Bewegung begrenzen kann, hängt es von der Position des Fußes ab, welches Band als Hauptstabilisator wirkt. Sowohl das LFTA als auch das LFC spielen eine wichtige Rolle bei der Stabilisierung des oberen Sprunggelenkes, aber in unterschiedlichen Sprunggelenkhaltungen.

Bei entlastetem Fuß wirken LFTA und LFC synergistisch. Mit und ohne physiologische Belastung des Sprunggelenkes wird die Gelenkfläche des oberen Sprunggelenkes ein wichtiger Stabilisator und sorgt für 30% Rotationsstabilität und 100% Supinationsstabilität. Unter Entlastung ändern sich primäre und sekundäre ligamentäre Stabilisatoren abhängig von der Untersuchungsart und der Sprunggelenkhaltung. Innerhalb des funktionellen Bewegungsumfanges (10° Dorsalflexion bis 20° Plantarflexion) ist die Belastung der Bänder gering. Diese Tatsache untermauert die Vorstellung, dass die Sprunggelenkbänder eher eine bewegungsführende als bewegungsbegrenzende Funktion bei normaler Aktivität haben. Bei externer Belastung jedoch wirkt das LFTA während der gesamten Plantarflexion als primärer Stabilisator gegen Supination und Innenrotation. LFC und LFTP wirken bei der gesamten Dorsalflexion als primäre Stabilisatoren gegen die Supination und Außenrotation. Das LFTA ist das schwächste Ligament, da es am schnellsten nachgibt und die geringste Belastung aushält. Das LFC ist das zweitschwächste Ligament und das LFTP ist das stärkste Außenband.

Verletzungsmechanismus

Eine *Außenbandzerrung* entsteht häufig, wenn das plantar flektierte Sprunggelenk supiniert wird, sodass es zur Ruptur eines oder mehrerer Außenbänder kommt. Eine isolierte LFTA-Ruptur besteht in etwa zwei Dritteln der Fälle. Die zweithäufigste Verletzung ist eine kombinierte Ruptur des LFTA und des LFC, die in etwa 20–25% der Fälle vorliegt. Das LFTP wird außer bei schweren oberen Sprunggelenktraumen nur selten verletzt.

Eine *Innenbandzerrung* kann auftreten, wenn der Fuß außenrotiert und proniert wird. Isolierte Rupturen des medialen Ligamentum deltoideum sind selten und treten normalerweise in Kombination mit Frakturen des Außenknöchels und Syndesmosenrupturen auf.

Die *Syndesmose* kann ebenfalls zerreißen, meist jedoch nur teilweise. Eine vollständige Ruptur findet sich normalerweise in Kombination mit Frakturen und Rupturen des Innenbandes. Eine isolierte komplette Syndesmosenruptur besteht nur in 3% der Fälle.

> Eine nicht erkannte und nicht korrekt behandelte Syndesmosenruptur erhöht das Risiko einer späteren Arthroseentwicklung und Instabilität des oberen Sprunggelenkes erheblich. Daher ist es äußerst wichtig, dass sich der Arzt dieser Verletzungsgefahr bewusst ist und dass die Verletzung durch sorgfältige Anamneseerhebung, Lokalisation der Druckempfindlichkeit, Stabilitätsprüfung und Röntgenaufnahmen korrekt diagnostiziert wird.

Einteilung und Einstufung

Die Einteilung der Zerrungen im oberen Sprunggelenk basiert auf dem Verletzungsmechanismus. Eine übermäßige einwärts drehende Bewegung des Tibiotalargelenkes bei unterschiedlichen Graden der Plantar- oder Dorsalflexion führt zu einer Supinationsverletzung und lateralen Zerrung des oberen Sprunggelenkes. Eine starke Auswärtsbewegung des oberen Sprunggelenkes führt zu einer Verletzung der Innenseite des Sprunggelenkes sowie des Ligamentum deltoideum und zu einer Pronationsverletzung. Eine Zerrung des oberen Sprunggelenkes wird darüber hinaus in Abhängigkeit von der Schwere der Verletzung in erst-, zweit- und drittgradig unterteilt.

- Grad I: Bänderdehnung ohne mikroskopische Risse, minimale Schwellung oder Druckempfindlichkeit, minimaler Funktionsverlust, keine mechanische Gelenkinstabilität.
- Grad II: Partielle mikroskopische Bandruptur mit mäßigen Schmerzen, Schwellung und Druckempfindlichkeit über den betroffenen Strukturen. Die Gelenkbeweglichkeit ist geringfügig eingeschränkt, und es besteht eine geringe bis mäßiggradige Gelenkinstabilität.
- Grad III: Vollständige Bandruptur mit ausgeprägter Schwellung, Bluterguss und Druckempfindlichkeit. Es bestehen ein Funktionsverlust und eine ausgeprägte Gelenkinstabilität. Eine volle Belastung ist kaum möglich.

Jede Distorsion, bei der der Bewegungsumfang des oberen Sprunggelenkes überschritten wurde, führt zu einer Schädigung der stabilisierenden Gewebe mit Blutung, Schwellung und Druckempfindlichkeit und sollte als Bandverletzung angesehen werden. Bei Distorsionen und Luxationen zerreißen hauptsächlich die Innen- und Außenbänder des oberen Sprunggelenkes. Manchmal wird auch ein kleines Knochenfragment im Bereich des Bandansatzes abgerissen, wobei das Band selbst intakt bleibt. Diese Art der Abrissverletzung findet sich bei jungen, heranwachsenden Sportlern mit kräftigen Bändern und ebenfalls bei älteren Personen mit zerbrechlichen Knochen.

Bandverletzungen im oberen Sprunggelenk sollten niemals vernachlässigt werden, da eine korrekte Behandlung oft die vollständige Wiederherstellung gewährleistet. Sportliche Aktivitäten sollten erst wieder aufgenommen werden, wenn keine Schmerzen mehr bestehen und ein normaler Bewegungsumfang und normale Kraft im oberen Sprunggelenk wiedererlangt sind. Der verletzte Sportler sollte daher abhängig von der Schwere der Verletzung eine Trainingspause von 4–12 Wochen einhalten. Wird das Kräftigungstraining für das obere Sprunggelenk wieder aufgenommen, sollte das Gelenk durch einen Tape-Verband oder eine Bandage (S. 107) gestützt werden. Schrittweise sollte auch propriozeptives Training hinzukommen.

Ist das obere Sprunggelenk nach Abschluss der Behandlung oder nach wiederholten Traumen noch instabil, kann die operative Therapie notwendig sein.

Ruptur des LFTA

Das am häufigsten im oberen Sprunggelenk verletzte Band – das LFTA – verläuft zwischen Fibula und Talus. Seine Hauptfunktion besteht darin, ein Nachvornegleiten des Fußes im Verhältnis zur Tibia zu verhindern. Bei etwa 65–70% der Bandverletzungen im oberen Sprunggelenk ist dieses Band isoliert verletzt. Bei etwa 20% der Fälle liegt eine Kombinationsverletzung mit Rupturen des LFTA und des LFC vor. Der Verletzungsmechanismus besteht normalerweise in einer Supination und Innenrotation des Fußes (Abb. 13.6 und 13.7).

Symptome und Diagnose

- Schmerzen bestehen bei Belastung und Bewegung des oberen Sprunggelenkes.
- Schwellung und Druckempfindlichkeit entstehen vor dem Außenknöchel.
- Eine Blutung führt später zu einem Bluterguss mit Hämatomverfärbung der Haut im Bereich der Verletzung und distal davon.
- Bei vollständigen Bandrupturen kann die Instabilität durch Nachvorneziehen des Fußes im Verhältnis zur Tibia überprüft werden *(vorderer Schubladentest)*

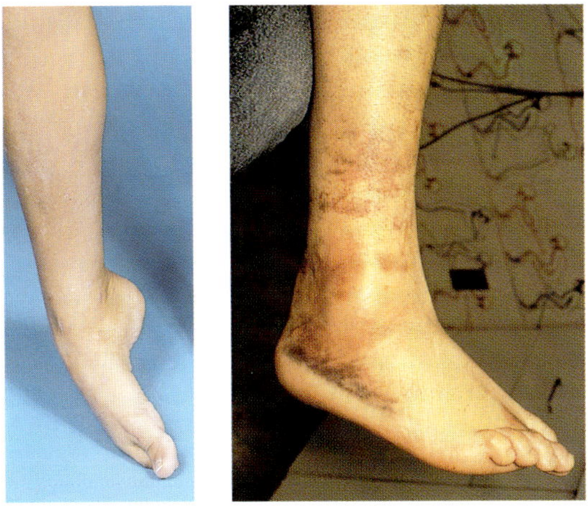

Abb. 13.6: (Links) Verletzungsmechanismus beim Riss des LFTA. **(Rechts)** Verletztes Sprunggelenk.

Abb. 13.7: Verletzungsmechanismus beim Riss des LFTA.

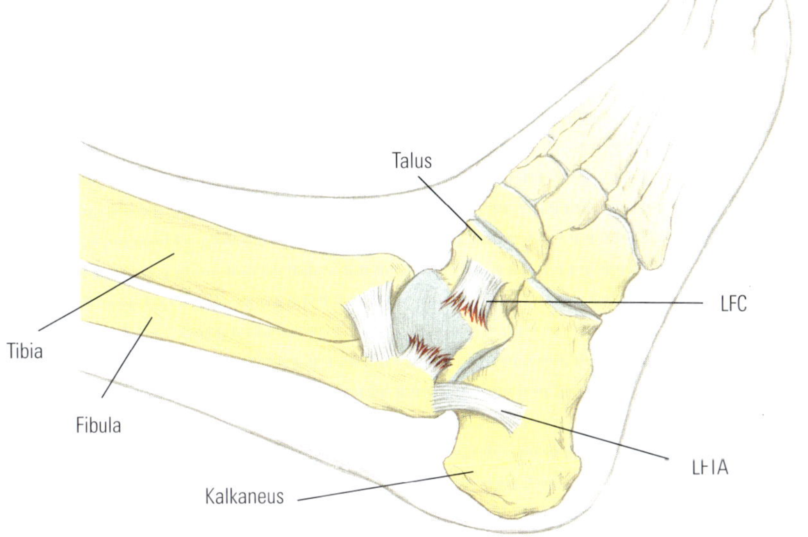

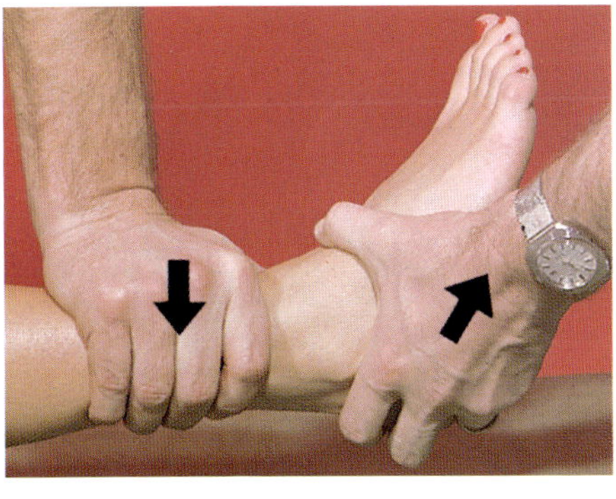

Abb. 13.8: Stabilitätsprüfung des Fußes bei Verdacht auf eine Verletzung des Ligamentum fibulotalare anterius. Die Hände fassen den Kalkaneus und Talus, um die Stabilität des Gelenkes zwischen Tibia und Fibula und dem Talus zu untersuchen. Der Untersucher sollte versuchen, den Fuß im Verhältnis zum Unterschenkel nach vorne zu ziehen.

(Abb. 13.8). Mit diesem Test lässt sich die Stabilität des LFTA beurteilen. Die stärkste Dislokation nach anterior lässt sich auslösen, wenn das Sprunggelenk 10° plantar flektiert wird; die normale Verschieblichkeit beträgt weniger als 3–4 mm. Ein Vergleich mit der gesunden Seite sollte durchgeführt werden.
- Der *Supinationstest* (seitliche Aufklappbarkeit, S. 370) beurteilt die Stabilität des LFC. Bei neutraler Position des oberen Sprunggelenkes und festgehaltener distaler Tibia wird die Ferse in Supination gedrückt und die Verkippung des Rückfußes im Verhältnis zur distalen Tibia beurteilt. Normal sind 0–30°. Auch hier ist der Vergleich mit der unverletzten Gegenseite empfohlen.
- Die Beurteilung einer frischen Distorsion des oberen Sprunggelenkes *erfolgt optimalerweise 4–7 Tage nach der Verletzung*. Dann können die empfindlichsten Bereiche palpatorisch ermittelt werden und einen Hinweis auf die jeweils verletzten Bänder geben. Auch ist die Stabilitätsprüfung verlässlicher. Hämatombildung und -ausbreitung können beurteilt werden.
- Gehaltene Röntgenaufnahmen zur Beurteilung der vorderen Schublade und der seitlichen Aufklappbarkeit können bei der Beurteilung der Bandverletzung helfen. Diese Tests werden heutzutage meist für Forschungszwecke benutzt. Andere Tests wie MRT liefern eine gute Beurteilung der Bänder im oberen Sprunggelenk (Abb. 13.9), sind jedoch bei einer frischen Verletzung kaum erforderlich. Die Arthrographie des oberen Sprunggelenkes, Tenographie der Peronealsehnen und Szintigraphie sind selten indiziert.

Behandlung

Die Behandlung hängt vom Grad der Verletzung, aber auch von der funktionellen Beeinträchtigung ab und davon, ob rezidivierendes "Giving way" auftritt.

Der *Sportler* sollte:
- schmerzhafte sportliche Aktivitäten unterlassen;
- einen Kompressionsverband anlegen (s. Abb. 5.2). Hochlagerung und Kühlung anwenden (s. Kap. 5);
- frühzeitig mit *funktioneller Behandlung* beginnen, wozu auch frühzeitige Bewegung und Belastung bei angelegter Sprunggelenkschiene oder einer anderen stabilisierenden Maßnahme gehören;
- die Rehabilitation frühzeitig mit Beweglichkeitsübungen, Krafttraining und funktionellen Übungen beginnen (Protokoll auf S. 521).

Der *Arzt* kann:
- bei einer drittgradigen Distorsion oder bei persistierenden Schmerzen das Gelenk röntgen, um festzustellen, ob eine Fraktur oder Abrissverletzung vorliegt (eine Röntgenaufnahme ist besonders dann indiziert, wenn eine umschriebene Druckempfindlichkeit über den Knöchelspitzen und der Rückseite der Fibula besteht);

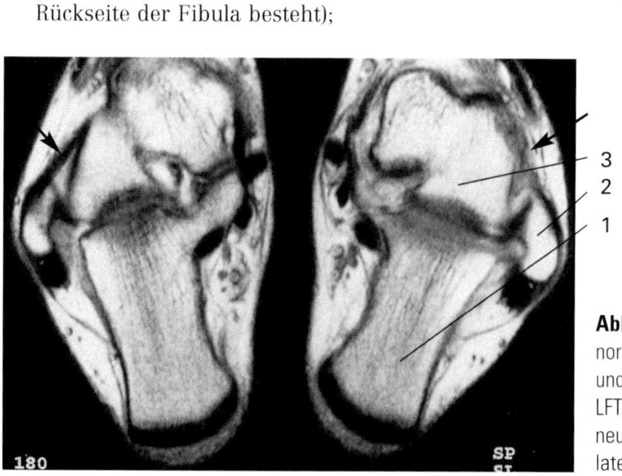

Abb. 13.9: MRT eines normalen LFTA **(links)** und eines gerissenen LFTA **(rechts).** 1, Kalkaneus; 2, Malleolus lateralis; 3, Talus.

- propriozeptives Training mit einem Kipp-Brett beginnen. Mit diesen Übungen kann normalerweise innerhalb von 2 Wochen bei erst- und zweitgradigen Verletzungen begonnen werden, um Gleichgewicht und neuromuskuläre Kontrolle zu verbessern. Sie sollten über wenigstens 10 Wochen fortgeführt werden, um die maximale Wirkung zu erzielen.

Eine Operation ist selten notwendig, kann jedoch indiziert sein, wenn in der Vorgeschichte bei einem Spitzensportler wiederholt schwerwiegende und vollständige Bandrupturen vorlagen. Nach der Operation wird das Sprunggelenk für 6 Wochen in einer Stiefelorthese oder in einem Gips belastet, Bewegungen ohne Belastung sind jedoch außerhalb der Orthese erlaubt. Die Rückkehr zum Sport ist innerhalb von 10–12 Wochen möglich. Beim Vorliegen einer größeren Abrissverletzung kann eine Operation indiziert sein, die Methode der Wahl ist jedoch die funktionelle Behandlung entsprechend der, die bei den Sprunggelenkdistorsionen eingesetzt wird.

Heilungsverlauf und Komplikation

Die Ausheilung einer Bandverletzung im oberen Sprunggelenk kann, abhängig von der Schwere und dem Ausmaß der Verletzung, bei einer erstgradigen Verletzung eine Woche, bei einer zweitgradigen Verletzung 2–3 Wochen und bei einer drittgradigen Verletzung 4–8 Wochen dauern. Beschwerden können allerdings bis zu 8–10 Monate nach der Verletzung bestehen bleiben. Hat der verletzte Sportler bei Bewegungen des oberen Sprunggelenkes keine Schmerzen mehr und ist eine gute Beweglichkeit wiederhergestellt, kann das sportliche Training, oft mit einer Sprunggelenkschiene, beginnen (S. 521).

Propriozeptives Training ist äußerst wichtig, da das Band sonst leicht erneut verletzt wird. Eine Kräftigung der Tibialis anterior-, Peroneus-longus- und -brevis-Muskulatur sollte ebenfalls durchgeführt weden. Während der Trainingsperiode, die sich über 6–8 Wochen erstrecken kann, sollte das obere Sprunggelenk vor weiterer Überdehnung mithilfe einer Sprunggelenkschiene, selbstklebenden Verbänden, elastischen Bandagen oder Tape-Verbänden geschützt werden. Eine unbehandelte Bandverletzung kann zu einer Dehnung des Bandes führen, die eine andauernde Instabilität mit rezidivierenden Distorsionen verursacht.

Bereitet eine Bandverletzung nach 6 Monaten aufgrund rezidivierender Instabilität noch Probleme, kann das Band chirurgisch genäht oder rekonstruiert werden (s. S. 377).

Ruptur des LFC

Bei Supination und Dorsalflexion des Fußes kann es zu einer isolierten Ruptur des LFC kommen (Abb. 13.10). Dies passiert jedoch selten, größer ist die Wahrscheinlichkeit, eine Kombinationsverletzungen mit dem LFTA zu erleiden.

Symptome und Diagnose

- Schwellung und Druckempfindlichkeit entstehen über dem verletzten Band unterhalb des Außenknöchels.
- Schmerzen werden bei Belastung und Bewegung des oberen Sprunggelenkes verspürt.
- Eine Blutung verursacht eine Hämatomschwellung und -verfärbung hinter und unter dem Außenknöchel.
- Der *Supinationsstresstest* (seitliche Aufklappbarkeit) zeigt eine vermehrte Supination im Vergleich zum unverletzten oberen Sprunggelenk (Abb. 13.11).
- Gehaltene Röntgenaufnahmen in einer Supinationshaltung werden gelegentlich durchgeführt, um die Diagnose zu bestätigen.

Behandlung

Die Behandlung ist die gleiche wie für eine LFTA-Ruptur, zusätzlich sollte der *Sportler* jedoch einen Arzt aufsuchen, wenn die Schmerzen anhalten oder wiederholt eine Instabilität auftritt.

Abb. 13.10: (Oben) Mechanismus eines LFC-Risses. **(Unten)** Riss des Bandes zwischen Fibula und Kalkaneus.

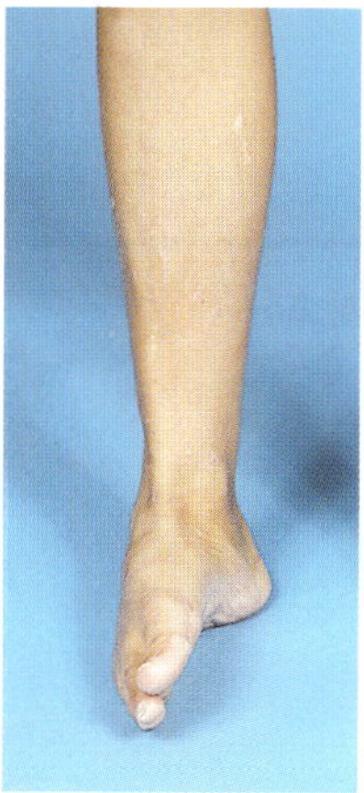

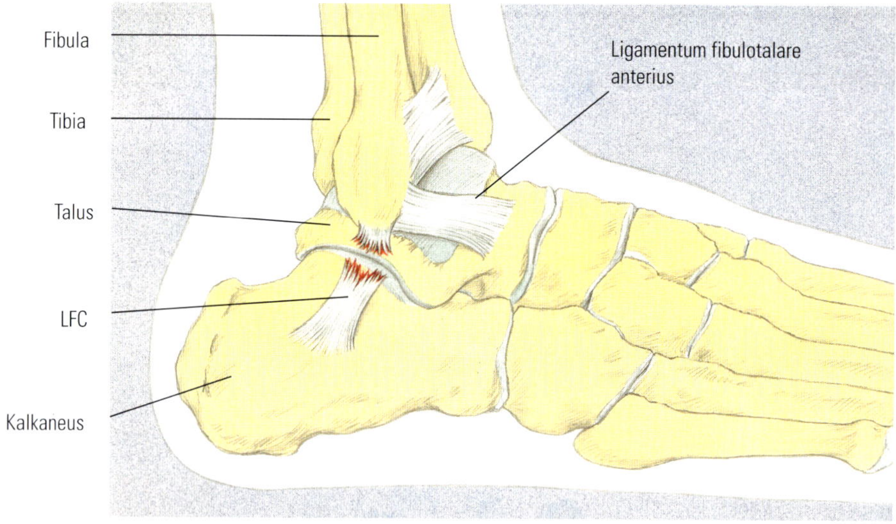

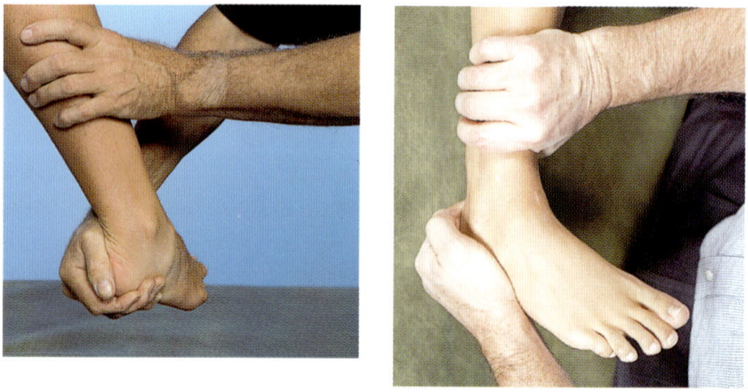

Abb. 13.11: Supinationsstresstest, dieser überprüft die Unversehrtheit des LFTA und LFC.

Der *Arzt* kann eine Unterstützung des oberen Sprunggelenkes durch eine Schiene, einen selbstklebenden Verband, elastische Bandage oder Gips für etwa 2–3 Wochen empfehlen, wenn es sich um eine schwere Verletzung handelt. Bei einer Kombinationsverletzung mit dem LFTA kann die Operation notwendig sein.

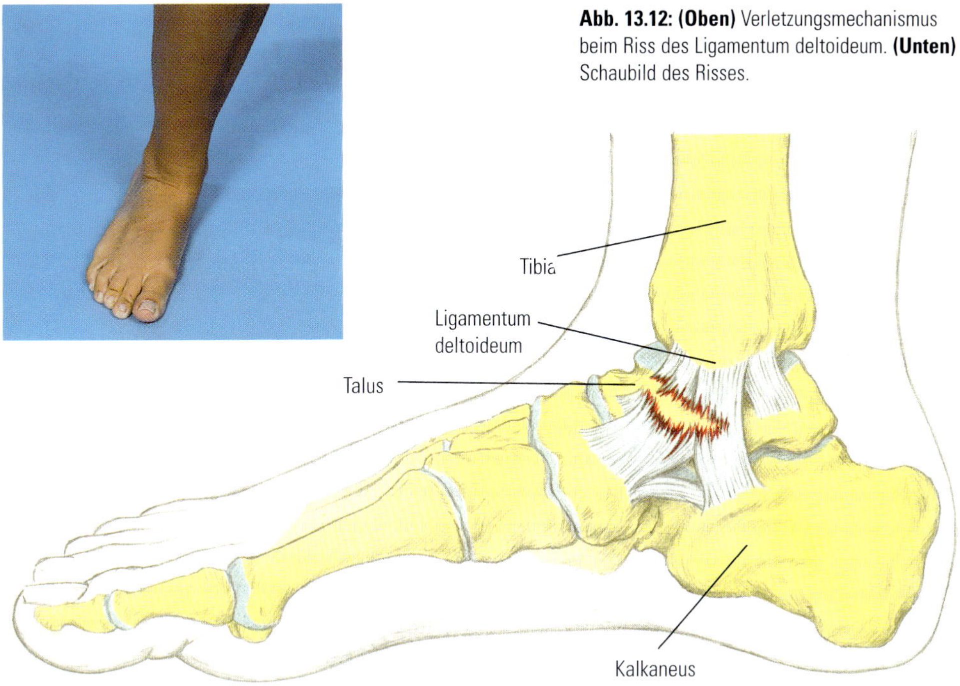

Abb. 13.12: (Oben) Verletzungsmechanismus beim Riss des Ligamentum deltoideum. **(Unten)** Schaubild des Risses.

Ruptur des Ligamentum deltoideum

Bei weniger als 3% aller Bandverletzungen im oberen Sprunggelenk ist das Innenband geschädigt. Normalerweise tritt eine unvollständige Ruptur bei Pronation auf, wenn die Fußsohle nach außen gedreht wird. Rupturen des Innenbandes sind zumeist im vorderen Anteil des Bandes lokalisiert (Abb. 13.12).

Symptome und Diagnose

- Schmerzen bestehen bei Belastung und Bewegung des oberen Sprunggelenkes.
- Schwellung und Druckschmerzhaftigkeit treten im Verlauf des Bandes auf, normalerweise an der Vorderseite des Innenknöchels
- Bei einer vollständigen Ruptur besteht eine vermehrte Pronation im Vergleich zum Bewegungsumfang des unverletzten Gelenkes.

Behandlung

Der *Sportler* kann:
- Kompression, Hochlagerung und Kältebehandlung durchführen (s. Kap. 5);
- frühzeitig mit funktioneller Behandlung beginnen;
- einen Arzt konsultieren.

Der *Arzt* kann:
- bei unvollständigen Rupturen und erhaltener Stabilität das obere Sprunggelenk mit einer Schiene, einem selbstklebendem Verband oder einer elastischen Bandage für 3–4 Wochen unterstützen;
- bei schwer zu beurteilender Stabilität das Gelenk bei anästhesiertem Patienten untersuchen. Das Gelenk ist selten instabil. Eine Operation kann notwendig sein, es schließt sich eine Immobilisation in einer Stiefelorthese oder in einem Gips für 4–6 Wochen an.

Verletzung der Syndesmose

Die Syndesmose besteht aus dem Ligamentum tibiofibulare anterius und posterius und der Membrana interossea. Eine Diastase (Aufweitung) der Syndesmose tritt bei teilweisen oder vollständigen Rupturen des Syndesmosenkomplexes unter Einbeziehung der tibiofibularen Bänder und der Membrana interossea auf. Bei ungefähr 10% aller Bandverletzungen im oberen Sprunggelenk kommt es zu einer Teilruptur der vorderen Syndesmose. Teilrupturen des unteren Anteiles des LFTA sind bei Footballspielern häufiger anzutreffen, da es hierbei häufig zu massiveren Außenrotations- und Plantarflexionstraumen des oberen Sprunggelenkes kommt.

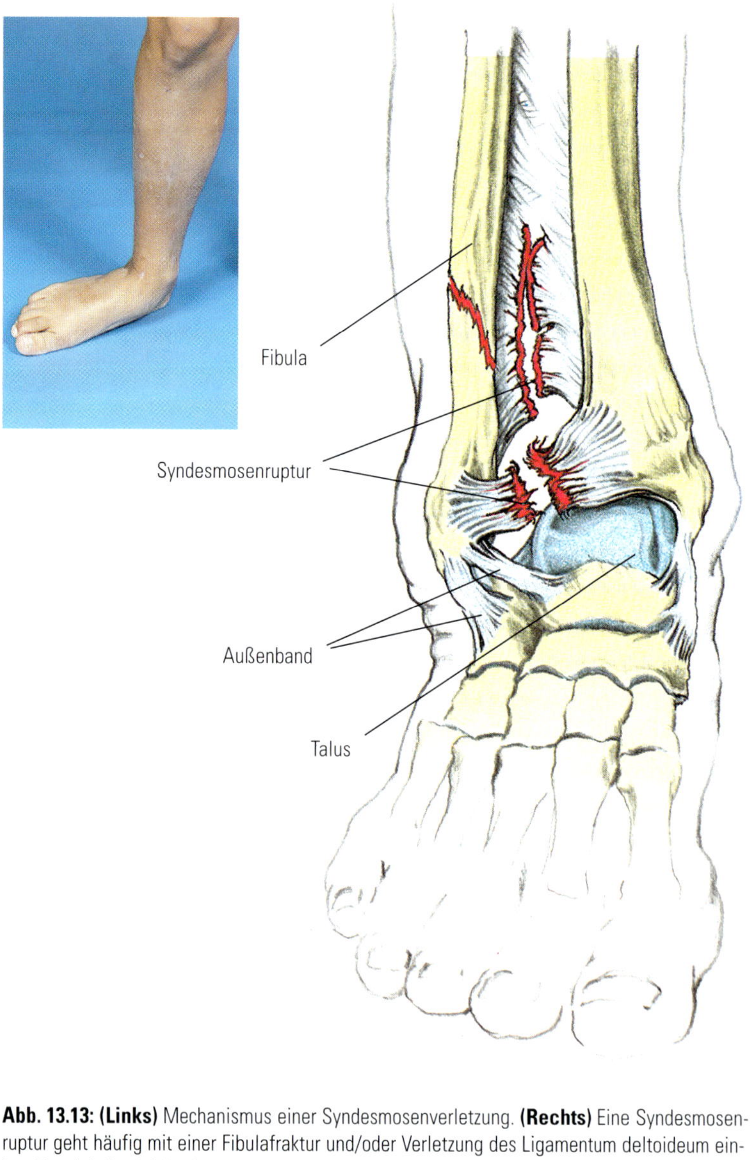

Abb. 13.13: (Links) Mechanismus einer Syndesmosenverletzung. **(Rechts)** Eine Syndesmosenruptur geht häufig mit einer Fibulafraktur und/oder Verletzung des Ligamentum deltoideum einher. Es wird die gleiche Stabilitätsuntersuchung wie in Fällen einer Verletzung des Ligamentum deltoideum durchgeführt, wobei hier der Fuß direkt nach lateral geschoben wird.

Isolierte vollständige Syndesmosenrupturen ohne Fraktur sind selten; in einer Serie von mehr als 400 Bandrupturen im oberen Sprunggelenk konnten 12 (3%) isolierte Syndesmosenrupturen identifiziert werden. Diese Rupturen waren in verschiedenen Sportarten wie Skilaufen, Motor cross, Schlittschuhlaufen, Fußball und anderen Ballsportarten aufgetreten und schienen im American Football am häufigsten zu sein. Eine Ruptur der Syndesmose ist oft mit einer Ruptur des Innenbandes oder einer Innenknöchelfraktur vergesellschaftet. Die Ruptur des Innenbandes ist unvollständig und betrifft oft den vorderen Anteil. Bei einer ausgeprägten Instabilität sind mittlere, tiefe und oberflächliche Anteile des Ligamenteum deltoideum betroffen.

Die Bedeutung einer genauen Anamneseerhebung zur Bestimmung des Verletzungsmechanismus und einer sorgfältigen klinischen Untersuchung des Patienten mit einer frischen Sprunggelenkverletzung kann gar nicht genug betont werden. Der Verletzungsmechanismus kann in einer Pronation und Supination kombiniert mit einer Außenrotation des Fußes bestehen.

Symptome und Diagnose

- Druckempfindlichkeit und Schwellung bestehen über der Vorderseite der Syndesmose zwischen Tibia und Fibula. Weniger ausgeprägte Schmerzen bestehen im hinteren Bereich der Syndesmose.
- Der Sportler kann das verletzte Bein nicht belasten.
- Die aktive Außenrotation des Fußes ist schmerzhaft. Der *Außenrotationstest* wird am herunterhängenden Unterschenkel und bei 90° Beugung des Kniegelenkes durchgeführt; der Fuß wird außenrotiert, während die Tibia mit der anderen Hand fixiert wird (Abb. 13.14). Schmerzen im Bereich der Syndesmose bei diesem Test sind ein deutlicher Hinweis auf eine Syndesmosenverletzung.
- Der *Kompressionstest* wird als positiv angesehen, wenn ein Druck der Tibia gegen die Fibula in der Mitte der Wade proximal der Syndesmose zu Schmerzen im Bereich der Membrana interossea oder der sie unterstützenden Strukturen führt (Abb. 13.15).
- Beim *Cotton-Test* werden der Kalkaneus und Talus mit einer Hand gehalten und bei fixierter Tibia die Beweglichkeit des Fußes in mediolateraler Richtung überprüft (Abb. 13.16). Die Bewegung des Talus nach medial und lateral im Sprunggelenk wird überprüft. Ist ein seitliches Spiel bei neutraler Fußposition spürbar, wird dies als Hinweis auf eine mögliche Diastase angesehen.
- Seitliche und anteroposteriore Röntgenaufnahmen der Sprunggelenkgabel sind notwendig, um Frakturen und Abrisse auszuschließen. Gehaltene Röntgenaufnahmen in Außenrotation können sowohl bei Dorsal- als auch Plantarflexion eine Diastase zwischen Tibia und Fibula aufzeigen. Dieser Test bedarf jedoch noch der Validierung. Eine Erweiterung der Sprunggelenkgabel ist ein Hinweis auf eine Syndesmosenruptur.

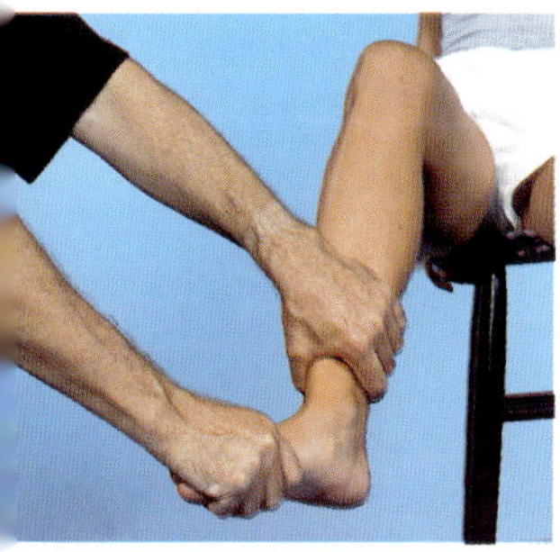

Abb. 13.14: Außenrotationstest.

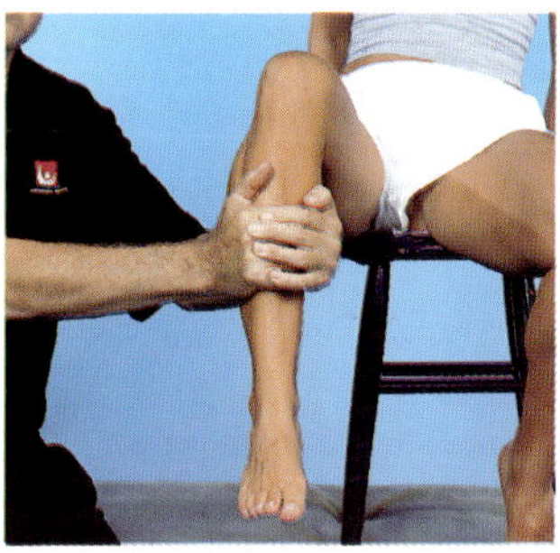

Abb. 13.15: Kompressionstest.

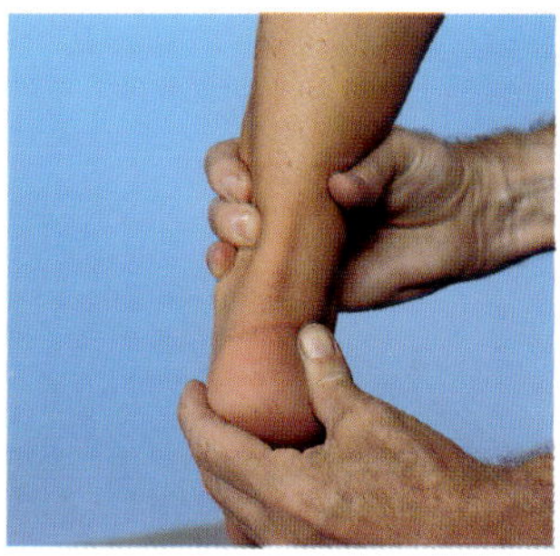

Abb. 13.16: Cotton-Test.

- Ein Szintigramm ist eine verlässliche Untersuchung, nach der sich die anfängliche Behandlung richten kann, wenn gehaltene Röntgenaufnahmen, bedingt durch Schmerzen oder Schwellung, nicht möglich oder unverlässlich sind.
- Gelegentlich ist ein MRT erforderlich, um das Ausmaß der Verletzung zu beurteilen. Sie wird heute als Untersuchungsmethode der Wahl angesehen.

Behandlung

Der *Sportler* sollte:
- Kompression, Hochlagerung und Kältebehandlung anwenden (s. Kap. 5);
- so früh wie möglich einen Arzt konsultieren.

Der *Arzt* kann:
- bei isolierter, unvollständiger Syndesmosenruptur die Verletzung konservativ mit einer Sprunggelenkschiene versorgen und früh funktionell behandeln;
- bei vollständigen Syndesmosenrupturen die Entscheidung zur Operation fällen. Ist die Syndesmose komplett rupturiert, kann sich die Fibula verkürzen und nach außen rotieren, sodass es zu einer Inkongruenz im oberen Sprunggelenk mit nachfolgender Degeneration kommt. Eine vollständige Ruptur wird durch Naht der Bänder und temporäre Fixation von Fibula und Tibia mittels Schraube, Staple oder Cerclage (Drahtseil) versorgt. Eine Stiefelorthese oder Schiene wird für 6–8 Wochen angelegt. Frühzeitige Bewegung ist empfohlen. Die Syndesmosenschraube wird normalerweise 8–12 Wochen nach der Operation entfernt.

Komplikation

Zu den späten Komplikationen gehört eine Inkongruenz des oberen Sprunggelenkes, eine spätere Arthrose und Kalzifikation der Membrana interossea.

Tibiofibulare Synostose

Eine tibiofibulare Synostose (Ossifikation der Syndesmose) kann nach einer Distorsion des oberen Sprunggelenkes mit Syndesmosenruptur auftreten. Durch die Ruptur kommt es zu einem Schaden des Periostes und zu einem Hämatom, das später verknöchert und so zu einer teilweisen oder vollständigen Verknöcherung der Syndesmose führt.

Der typische Patient ist ein Sportler mit akuten oder rezidivierenden Sprunggelenkdistorsionen in der Anamnese, bei dem nicht an eine Syndesmosenruptur gedacht wurde. 3–12 Monate nach der Verletzung verspürt der Patient Schmerzen in der Stand- und zu Beginn der Abdruckphase beim Laufen und bei plötzlichen Richtungswechseln. Diese Schmerzen entstehen, da die Synostose die normale tibiofibulare Bewegung beeinträchtigt, indem sie die Abwärtsbewegung der Fibula bei Belastung und die normale Erweiterung der Sprunggelenkgabel bei Dorsalflexion des Talus verhindert. Bei der klinischen Untersuchung findet sich normalerweise eine eingeschränkte Dorsalflexion des Sprunggelenkes. Röntgenaufnahmen zeigen die Ausbildung der Synostose.

Therapieziel ist eine Entfernung der Synostose und die Wiederherstellung normaler Fibulabeweglichkeit. Verspürt der Sportler Symptome, ist die chirurgische Entfernung der Synostose und Reposition der Diastase nach Ausreifung der Synostose indiziert.

Syndrom der inadäquaten Rehabilitation

Viele Sportler kehren zu ihrem Sport zurück, bevor die Rehabilitation abgeschlossen ist und provozieren so eine erneute oder eine zusätzliche Verletzung. Bei der Untersuchung findet sich eine eingeschränkte Beweglichkeit, wie eine begrenzte Dorsalflexion oder eine Plantarflexionskontraktur. Häufig besteht auch eine Hypotrophie der Unterschenkelmuskulatur. Die Sprunggelenkbewegung kann schmerzhaft sein, häufig besteht eine Steifheit, obwohl die Röntgenbefunde normal sind.

Um dieses Problem zu verhindern, ist die adäquate Erstbehandlung von Bandverletzungen im Sprunggelenk wichtig. Eine funktionelle Behandlung sollte bei kompletten Rupturen der Außenbänder die Methode der Wahl sein. Anfänglich sollte die Behandlung für eine kurze Periode den Schutz des oberen Sprunggelenkes durch eine Schiene, Bandage oder einen Tape-Verband beinhalten, darüber hinaus sind frühzeitige Mobilisation und Belastung zu empfehlen. Rehabilitationsübungen sind der wichtigste Schritt in der weiteren Behandlung und haben eine Wiederherstellung der Sprunggelenkbeweglichkeit, Muskelkraft und neuromuskulären Kontrolle zum Ziel. Auf Krafttraining der Peroneusmuskulatur, der anterioren und posterioren Muskeln und der intrinsischen Muskeln des Fußes sollte besonderer Wert gelegt werden. Das propriozeptive Training des Sprunggelenkes auf einem Kippbrett sollte mit zunehmendem Beweglichkeits- und Geschicklichkeitstraining kombiniert werden. Wenn die funktionelle Behandlung einer frischen Verletzung versagt, kann die Operation notwendig werden.

Die Ruhigstellung in einem Unterschenkelgips für 2–3 Wochen ist immer noch eine verbreitete Behandlungsmethode. Die Immobilisation führt jedoch zu einer Schwächung sämtlicher Gewebe wie auch zu einer Hypotrophie der Muskulatur und einer Einschränkung der Beweglichkeit, obwohl sie am Ende zu einer besseren Stabilität führen kann.

Das Syndrom der inadäquaten Rehabilitation kann vermieden werden, wenn die Rehabilitation unnachgiebig weitergeführt wird, bis der Patient einen vollen Bewegungsumfang, volle Kraft und die Fähigkeit zum Gehen und Laufen wiedererlangt hat. Eine vollständige Rehabilitation bedarf oft der sorgfältigen Anleitung und Überwachung durch einen erfahrenen Physiotherapeuten. Die Compliance des Patienten ist für den Erfolg unerlässlich.
Wenn das Syndrom auftritt, besteht die Behandlung in der Wiederaufnahme des Rehabilitationsprogrammes, was normalerweise erfolgreich ist.

Chronische Instabilität des oberen Sprunggelenkes

Wiederkehrende Verletzungen des oberen Sprunggelenkes sind häufig: 50–75% der Patienten erleiden rezidivierende Distorsionen und 25% berichten über häufige Distorsionen. Ist die mechanische Instabilität röntgenologisch dokumentiert, erleiden 80% rezidivierende Distorsionen.

Bestimmte Sportarten beinhalten spezielle Risiken. Bei Fußballspielern mit vorangegangenen Verletzungen ist die Wahrscheinlichkeit, eine weitere Sprunggelenkverletzung zu erleiden, zwei- bis dreimal höher als bei denen ohne Verletzungsanamnese. Mehrfach rezidivierende Distorsionen werden von 80% der High-school-Basketballspieler mit vorangegangenen Distorsionen angegeben.

Die chronische Instabilität des oberen Sprunggelenkes kann als mechanisch oder funktionell charakterisiert werden (Abb. 13.17).

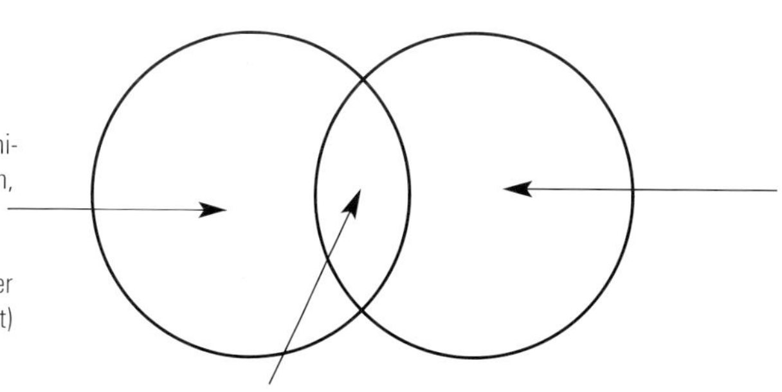

Abb. 13.17: Arten der Sprunggelenkinstabilität.

Mechanische Instabilität

Die mechanische Instabilität ist durch Beweglichkeit des oberen Sprunggelenkes über das physiologische Maß hinaus charakterisiert und wird anhand des vorderen Schubladentests und/oder der seitlichen Aufklappbarkeit festgestellt. Die Kriterien für eine mechanische Instabilität sind jedoch unterschiedlich. Übereinstimmung besteht zumeist darin, dass eine mechanische Instabilität vorliegt, wenn (1) mehr als 10 mm vordere Schublade (Talusvorschub) auf einer Seite besteht oder die Seitendifferenz mehr als 3 mm beträgt und/oder (2) die seitliche Aufklappbarkeit mehr als 9° auf einer Seite und die Seitendifferenz mehr als 3° in gehaltenen Röntgenaufnahmen beträgt. Die reine mechanische Instabilität des oberen Sprunggelenkes ist jedoch nur selten der Grund für die Entwicklung späterer Symptome.

Funktionelle Instabilität

Die funktionelle Instabilität nach einer Distorsion macht sich als subjektives Gefühl eines „Giving way" im oberen Sprunggelenk bei körperlicher Aktivität oder auch während einfacher alltäglicher Bewegungen bemerkbar. Häufige Sprunggelenkdistorsionen gehen mit rezidivierenden Schmerzen und Schwellungen einher. Die funktionelle Instabilität kann als Beweglichkeit beschrieben werden, die die willkürliche Kontrolle überschreitet; dennoch wird der physiologische Bewegungsumfang nicht unbedingt überschritten. Die Diagnose einer funktionellen Instabilität basiert primär auf der Anamnese häufiger und rezidivierender „Giving way"-Probleme, die oft mit der Schwierigkeit einhergehen, auf unebenem Grund zu gehen.

Die körperliche Untersuchung kann Hinweise auf eine mechanische Instabilität ergeben, dieser Befund ist allerdings für die Diagnosestellung nicht erforderlich. Eine funktionelle Instabilität ist häufig mit Muskelschwäche und Hypotrophie vergesellschaftet, dieser Befund ist jedoch oft diskret. Die Häufigkeit funktioneller Instabilitäten nach Sprunggelenkdistorsion wird zwischen 15 und 60% angegeben und scheint unabhängig von der Schwere der Erstverletzung zu sein.

Die Ätiologie der funktionellen Instabilität ist komplex. Verschiedene Faktoren, neurale (Propriozeption, Reflexe und Reaktionszeit der Muskulatur), muskuläre (Stärke, Kraft und Ausdauer) und mechanische (Außenbandschwäche), spielen dabei eine wichtige Rolle. Auch andere mögliche Faktoren wurden in Erwägung gezogen, wie Adhäsions-(Narben-)bildung, die zu einer verminderten Beweglichkeit des Sprunggelenkes führt, insbesondere bei Dorsalflexion, Schwäche der Peronealmuskulatur, tibiofibularen Zerrungen und Gelenkknorpelschäden.

Nach einer Distorsion des Sprunggelenkes können Komplikationen wie eine mechanische Instabilität, Muskelhypotrophie und funktionelle Instabilität auftreten. Die Stärke der Beeinträchtigung korreliert am besten mit der Anzahl der vorliegenden Folgeerscheinungen. Die Beziehung zwischen funktioneller und mechanischer Instabilität bleibt unklar. Wiederholte Distorsionen infolge funktioneller Instabilität können später zu mechanischer Instabilität führen. Mechanische und funktionelle Instabilität können aufeinander folgen, beide treten jedoch nicht immer gemeinsam auf. Die funktionelle Instabilität liegt auch bei 80% der Patienten mit mechanischer Instabilität vor sowie bei 40% der Patienten mit mechanischer Stabilität. Bei anhaltenden rezidivierenden Schmerzen besteht die Tendenz, dass beide Instabilitäten gemeinsam vorliegen. Das Syndrom der chronischen Außenbandinstabilität ist zumeist eine Kombination mechanischer und funktioneller Instabilität, unabhängig von der klinischen Manifestation.

Die chronische Sprunggelenkinstabilität ist oft durch wiederholte „Giving way"-Episoden mit zwischenzeitlichen asymptomatischen Perioden gekennzeichnet. Im Gegensatz dazu verspüren Sportler mit anderen Ursachen chronischer Schmerzen normalerweise ständig Schmerzen im Sprunggelenk, obwohl die Symptome unterschiedlich ausgeprägt sein können. Diese Unterschiede in der Anamnese können oft ein wichtiger Schlüssel zur korrekten Diagnose sein.

Behandlung

Der *Sportler* sollte:
- ein funktionelles Rehabilitationsprogramm unter Einbeziehung von propriozeptiven Übungen (S. 520) wie Kippbrett-Training und Muskeltraining durchführen;
- zur äußeren Stabilisierung eine Sprunggelenkschiene oder einen Tape-Verband benutzen.

Der *Arzt* kann operieren, wenn es zu wiederholten „Giving way"-Episoden kommt (s.u.).

Operative Therapie der Instabilität des oberen Sprunggelenkes

Eine isolierte mechanische Instabilität ohne Symptome wie Schmerzen und „Giving way" ist keine Indikation zur Operation. Vielmehr ist es die Kombination mechanischer und funktioneller Instabilität, die am häufigsten als Indikation zur Operation angegeben wird (s. Abb. 13.17).

Es sollte betont werden, dass wiederholtes „Giving way" offensichtlich nicht zu einer degenerativen Arthrose (Verlust von Gelenkknorpel) im Sprunggelenk disponiert, diese kann sich jedoch langfristig entwickeln. Der Hauptgrund für eine Operation besteht darin, dass der Patient die Beschwerden und den Funktionsverlust infolge wiederholter „Giving way"-Episoden nicht akzeptieren will. Die Entscheidung zur Operation basiert auf der Anamnese und den Ergebnissen der klinischen Untersuchung. Manchmal können gehaltene Röntgenaufnahmen hilfreich sein. Die operativen Verfahren können eingeteilt werden in nichtanatomische Rekonstruktionen, bei denen anstelle des verletzten Bandes eine andere Struktur (wie die Peronealsehne) eingesetzt wird, und anatomische Rekonstruktionen, bei denen das verletzte Band sekundär mit oder ohne Augmentation (Verstärkung) wiederhergestellt wird. Die anatomischen Techniken ermöglichen keine Wiederherstellung der normalen Biomechanik, gewöhnlich werden das LFTA und LFC mittels nichtanatomischer Techniken rekonstruiert (Abb. 13.18).

Nach einer anatomischen Rekonstruktion sollte eine dorsale Schiene für 8–10 Tage angelegt werden, um die Wundheilung zu gewährleisten. Danach

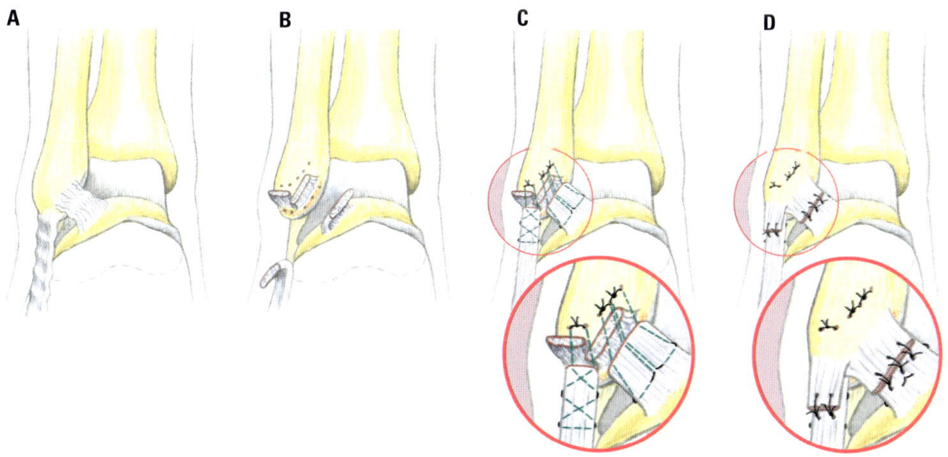

Abb. 13.18: Außenbandrekonstruktion. **(A)** Bandelongation nach unvollständiger Heilung des LFTA und LFC, die eine funktionelle und mechanische Instabilität verursacht. **(B)** Elongiertes Band, das 3–5 mm vom fibularen Ansatz durchtrennt ist. Bohrlöcher durch den Malleolus lateralis zu einer angefrischten Oberfläche unter dem Bandansatz. **(C)** Nähte durch die Bohrlöcher, und die distalen Bandenden werden über einer Knochenbrücke auf dem Malleolus lateralis verknotet (Sprunggelenk in Pronation). **(D)** Die proximalen Bandenden werden zurückvernäht, um die Bänder zu verstärken.

kann eine Schiene oder Stiefelorthese benutzt werden. Das Sprunggelenk kann aus der Schiene herausgenommen werden, um Bewegungen des Fußes zwischen 0 und 20° Plantarflexion zu erlauben. Die Heilungszeit beträgt 6 Wochen, die Rückkehr zur vollen sportlichen Aktivität ist nach 10–14 Wochen möglich (Rehabilitationsprotokoll auf S. 522).

Nach anatomischer Rekonstruktion werden gute oder exzellente Ergebnisse in 90% der Fälle angegeben. Vier Faktoren können Hinweise auf ein schlechtes Endergebnis liefern: (1) eine Instabilitätsanamnese von 10 oder mehr Jahren vor der Operation; (2) gleichzeitig bestehende Sprunggelenkarthrose; (3) generalisierte Gelenklaxität und (4) vorausgegangene Sehnenrekonstruktion (Tenodese).

Die anatomische Technik wird als einfach angesehen und erlaubt die frühzeitige Rückkehr zur vollen Funktion. Sie sollte erste Wahl sein, wenn die Indikation zur Operation gegeben ist.

Distorsion und Instabilität des unteren Sprunggelenkes

Das untere Sprunggelenk besteht aus dem Gelenk zwischen Talus und Kalkaneus und dem Gelenk zwischen Talus und Os naviculare. Die Distorsion des unteren Sprunggelenkes ist eine mysteriöse und klinisch wenig erforschte Verletzung geblieben. Die Häufigkeit dieser Verletzung ist nicht bekannt. Es wird jedoch angenommen, dass die meisten Bandverletzungen des unteren Sprunggelenkes in Kombination mit Verletzungen des Außenbandapparates auftreten. Man nimmt an, dass eine untere Sprunggelenkinstabilität bei etwa 10% der Patienten mit einer Außenbandinstabilität vorliegt. Bei einer schweren Instabilität des unteren Sprunggelenkes liegt eine Schädigung des Ligamentum talocalcaneum interosseum vor.

Ein Sportler mit einer chronischen Instabilität des unteren Sprunggelenkes beschreibt normalerweise "Giving way"-Episoden während sportlicher Aktivität und hat anamnestisch wiederholte Distorsionen und/oder Schmerzen, Schwellungen und Bewegungseinschränkungen erlitten. Es besteht ein Gefühl der Instabilität, insbesondere beim Gehen auf unebenem Boden. Da die Symptome der oberen und unteren Sprunggelenkinstabilität sich gleichen, sollten Sportler mit ernsthaften rezidivierenden Sprunggelenkdistorsionen sorgfältig auch im Hinblick auf eine subtalare Instabilität untersucht werden. Bei umschriebener Druckschmerzhaftigkeit über dem unteren Sprunggelenk liegt eine Beteiligung der subtalaren Bänder nahe, die klinische Bewertung der subtalaren Instabilität ist jedoch schwierig und unverlässlich. Besteht klinisch der Verdacht auf eine schwere Distorsion des unteren Sprunggelenkes, kann die Diagnose durch eine Arthrographie des unteren Sprunggelenkes, gehaltene Aufnahmen des unteren Sprunggelenkes oder eine gehaltene Schichtaufnahme verifiziert werden. Obwohl es keine wissenschaftlichen Studien über den Wert von CT und MRT gibt, kann sich im Laufe der Zeit eine der beiden Methoden als bestes Diagnostikum erweisen.

Die Behandlung besteht in einer funktionellen Übungsbehandlung (wie für Distorsion des oberen Sprunggelenkes, S. 512) und dem Einsatz einer Sprunggelenkschiene. Die Operation ist nur gelegentlich angezeigt: Eine anatomische Rekonstruktion kann durchgeführt werden.

Sinus-tarsi-Syndrom

Der Sinus tarsi befindet sich an der Außenseite des Rückfußes (s. Abb. 13.5A). Das Sinus-tarsi-Syndrom (Schmerzen im Bereich der lateralen Verbindung zwischen Talus und Kalkaneus) ist durch Schmerzen und Druckempfindlichkeit über der lateralen Öffnung des Sinus tarsi gekennzeichnet und wird von einem Gefühl der Instabilität und des "Giving way" im oberen Sprunggelenk begleitet. Es ist eine seltene Verletzung: Ungefähr 70% der betroffenen Sportler haben ein Trauma erlitten, normalerweise ein schweres Supinationstrauma des oberen Sprunggelenkes. Ist das LFC zerrissen, kann

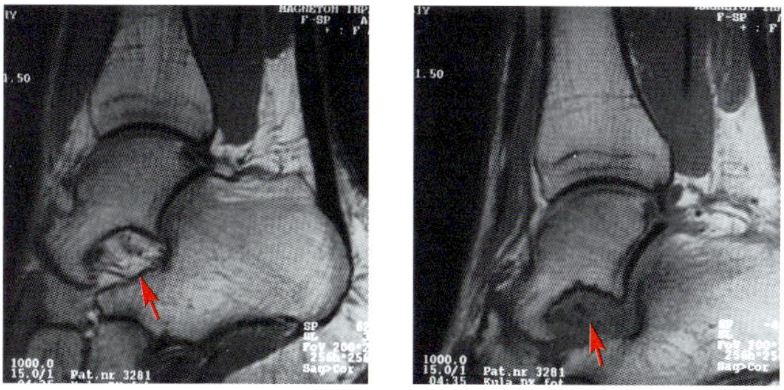

A B

Abb. 13.19: (A) MRT eines normalen Sinus tarsi. **(B)** MRT eines ödematös veränderten Sinus tarsi.

das zwischen den Knochen verlaufende Ligamentum talocalcaneum interosseum, welches den Sinus ausfüllt, ebenfalls gezerrt sein. In den meisten Fällen heilt das Ligament rasch ohne verbleibende Beeinträchtigung. Aufgrund des reichlich vorhandenen Synovialgewebes im Bereich des Sinus tarsi kann jedoch eine Synovialitis entstehen.

Symptome und Diagnose

- Schmerzen und Druckempfindlichkeit im Bereich des Sinus tarsi treten oft kombiniert mit einem Gefühl der Instabilität auf.
- Schmerzen an der Außenseite des Fußes werden durch kräftigen Druck auf die laterale Öffnung des Sinus tarsi verstärkt; dies ist ein charakteristisches klinisches Zeichen.
- Die Schmerzen sind am stärksten, wenn der Patient auf unebenem Grund steht oder geht.
- Ein MRT kann eine Ruptur des Ligamentum talocalcaneum interosseum und Zeichen einer Synovialitis zeigen (Abb. 13.19). Die Bedeutung eines MRT in diesen Fällen ist jedoch noch nicht vollständig geklärt.

Behandlung

Der *Arzt* kann:

- ein Lokalanästhetikum oder ein Kortikosteroid in den Sinus tarsi injizieren; dies lindert normalerweise die Schmerzen. Ungefähr zwei Drittel der Patienten sprechen auf wöchentliche Injektionen (zwei- bis viermal) gut an. Die Anzahl der Injektionen sollte begrenzt werden, da sich in diesem Bereich nur wenig Subkutangewebe befindet;
- das Gewebe in der lateralen Hälfte des Sinus tarsi operativ entfernen. In hartnäckigen Fällen kann eine subtalare Arthrodese (Versteifung des unteren Sprunggelenkes) angezeigt sein.

Anhaltende Schmerzen im oberen Sprunggelenk

Anhaltende Schmerzen im oberen Sprunggelenk nach einer Distorsion können durch eine unvollständige Rehabilitation, intraartikuläre Verletzungen mit osteochondraler oder chondraler Läsion des Talus, freie Gelenkkörper, Arthrose und Einklemmungsprobleme wie auch durch chronische Sehnenerkrankungen mit Beteiligung der Peroneussehnen und der Tibialis-posterior-Sehne verursacht werden. Es können unentdeckte Frakturen und Nervenverletzungen vorliegen.

Osteochondrale Läsionen des Talus

Zu osteochondralen Läsionen, die eine Verletzung des Knochen- (Os) und Gelenkknorpelgewebes (Chondral) bedeuten, kann es bei Distorsionen des oberen Sprunggelenkes kommen. Osteochondrale Verletzungen werden bei 6,5% der

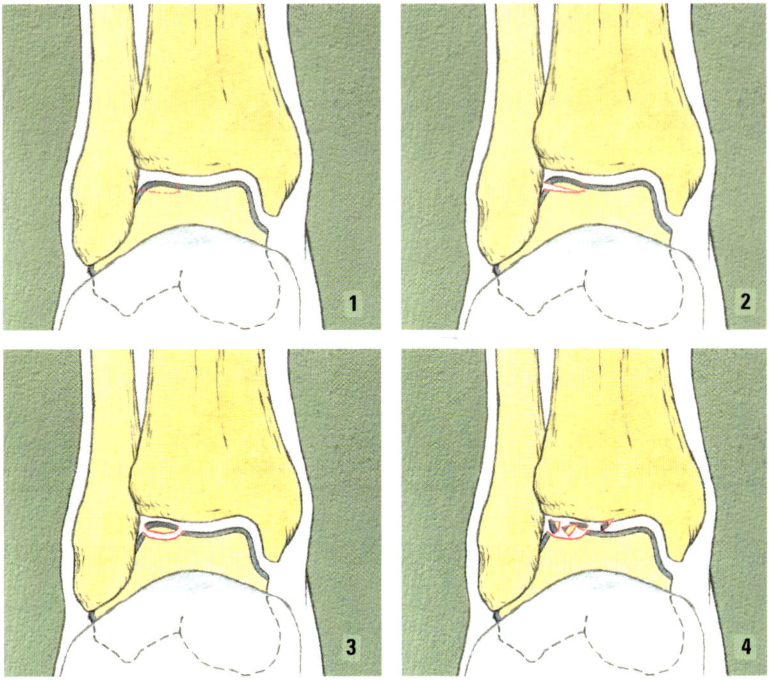

Abb. 13.20: Stadien einer osteochondralen Läsion. Stadium 1: Eine Kompressionsverletzung hat einen mikroskopischen Schaden in einem Bereich des subchondralen Knochens verursacht. Nativ-Röntgenbilder sind unauffällig. Stadium 2: Ein teilweise demarkiertes osteochondrales Fragment ist im Röntgenbild nachweisbar. Stadium 3: Das osteochondrale Fragment ist vollständig demarkiert, aber noch in seiner anatomischen Position. Stadium 4: Das Fragment hat sich abgelöst und ist in das Gelenk verlagert.

Patienten, die eine Sprunggelenkdistorsion erlitten haben, angegeben, eine Verletzung, die lediglich den Knorpel betrifft, kann bei mehr als 50% der Patienten vorliegen. Es gibt vier Stadien der osteochondralen Läsion (Abb. 13.20).

Symptome und Diagnose

- Die Anamnese ergibt oft Sprunggelenkdistorsionen mit einem Schnapp-Gefühl. Eine Bandruptur kann die Schmerzen einer osteochondralen Läsion verdecken.
- Schmerzen bestehen während und nach dem Training.
- Es kommt zu einer Schwellung des Sprunggelenkes.
- Druckempfindlichkeit kann an der Außenseite, gelegentlich auch an der Innenseite bestehen. Die Schäden sind zumeist in den anterolateralen oder posteromedialen Anteilen des Sprunggelenkes lokalisiert.
- Eine Blockierung des Gelenkes kann auftreten.
- Die Sprunggelenkbeweglichkeit ist eingeschränkt.
- Eine Röntgenaufnahme bestätigt die Diagnose. Die Untersuchung besteht in A.p.-Aufnahmen, seitlichen Aufnahmen und A.p.-Aufnahmen mit Innenrotation in Beugung und Streckung. A.p.-Aufnahmen mit Innenrotation bei Plantarflexion können eine posteromediale Läsion aufzeigen, entsprechende Aufnahmen bei Dorsalflexion können eine anterolaterale Läsion aufdecken.
- Ein Knochenszintigramm ist bei Patienten mit anhaltenden Schmerzen indiziert, wenn die Routineröntgenaufnahmen negativ sind (Abb. 13.21).
- Einfache Schichtaufnahmen, MRT oder CT (Abb. 13.22) können die exakte Lokalisation und das Ausmaß der Läsion bestimmen.

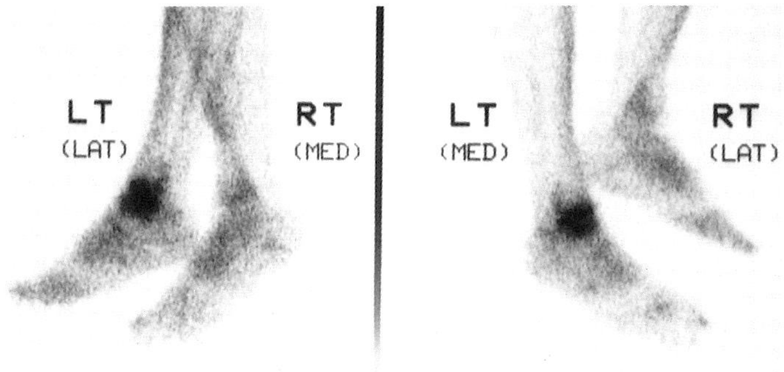

Abb. 13.21: Knochenszintigramm bei einer osteochondralen Läsion am Talus. Dunkle Areale weisen auf eine vermehrte Anreicherung hin.

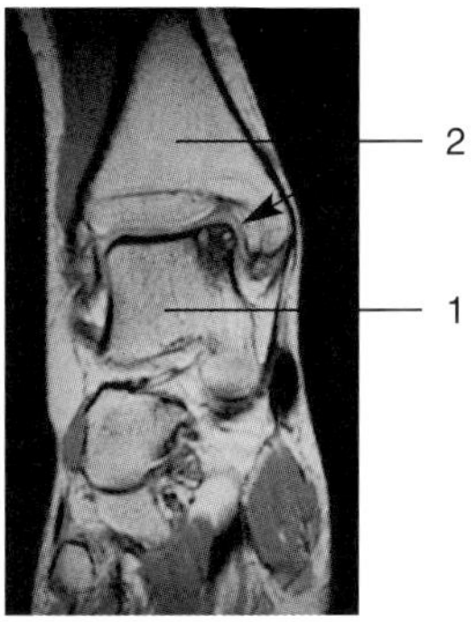

Abb. 13.22: MRT einer osteochondralen Läsion am medialen Talus (Pfeil). 1, Talus; 2, Tibia.

Behandlung

Der *Sportler* sollte:

- schmerzauslösende Situationen vermeiden;
- die Kondition durch Radfahren und andere nichtstauchende Aktivitäten aufrechterhalten.

Der *Arzt* kann:

- Läsionen im Stadium 1 und 2 konservativ behandeln; sie heilen oft gut und haben eine gute Prognose;
- 10 ml eines Lokalanästhetikums in das Gelenk injizieren, um die läsionsbedingten Schmerzen von denen anderer Ursachen zu unterscheiden. Kommt es zu einer Schmerzlinderung, kann die Operation erwogen werden;
- bei Läsionen im Stadium 3 und 4 eine frühzeitige Operation durchführen; eine verspätete operative Behandlung dieser Läsionen schlägt oftmals fehl. Diese Verletzungen werden durch arthroskopisches Débridement behandelt. Anbohren der Läsion kann die Ausfüllung mit Faserknorpel fördern. Gelegentlich ist eine offene Behandlung großer knöcherner Defekte mit Knochentransplantaten erforderlich. Die Belastung ist postoperativ frühestens nach 2–6 Wochen erlaubt.

Heilungsverlauf und Rückkehr zum Sport

Der Erfolg hängt zum Teil von der Zeit zwischen Verletzungseintritt und operativer Behandlung ab. Gute Ergebnisse bei 40–80% der Fälle werden angegeben, wenn die Behandlung frühzeitig erfolgt. Fortgeschrittene Schäden, deren Behandlung mehr als 1 Jahr verspätet einsetzt, haben im Allgemeinen ein schlechtes Ergebnis. Die Rückkehr zum Sport hängt von der Heilung ab.

Freie Gelenkkörper im Sprunggelenk

Freie Gelenkkörper, die von einer transchondralen Fraktur des Talus im Stadium 4 herrühren, sollten bei Patienten vermutet werden, die über intermittierende Schmerzen, Schwellung und ein Knacken klagen. Wenige freie Gelenkkörper können auch von Osteophyten (knöcherne Randzacken) an der Tibiavorderkante oder am hinteren Talushals stammen. Rein knorpelige freie Gelenkkörper können die gleichen Probleme verursachen; in diesen Fällen ergeben normale Röntgenaufnahmen keinen pathologischen Befund, und die freien Gelenkkörper können mittels Arthrographie, CT oder MRT entdeckt werden. Die Arthroskopie (Abb. 13.23) sichert die Diagnose osteochondraler Läsionen. Die Behandlung besteht in der arthroskopischen Entfernung der freien Gelenkkörper, manchmal mit Débridement und Anbohrung des „Mausbettes“.

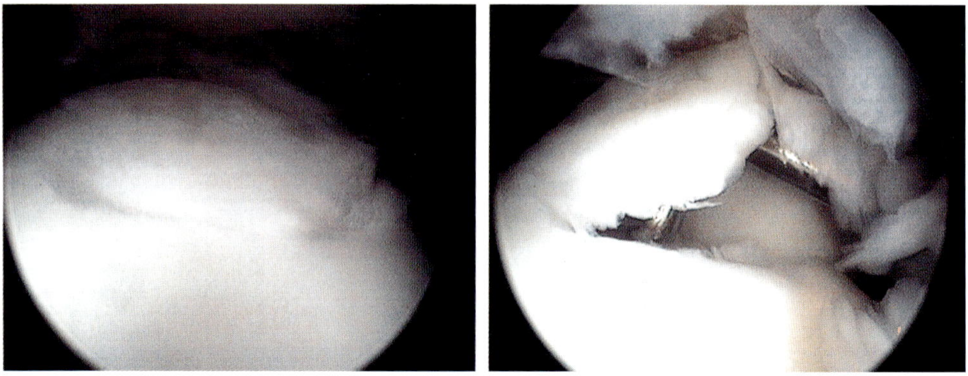

Abb. 13.23: Arthroskopie bei einer Osteochondrosis dissecans am medialen Talus. **(Links)** Nicht abgelöstes Fragment, **(rechts)** teilweise abgelöstes Fragment.

Impingementprobleme

Knöcherne Einklemmungen (Fußballerknöchel)

In Fällen von unbehandelten akuten oder chronischen Überdehnungen im Sprunggelenk können sich Veränderungen in Form von Osteophyten an der Vorderseite des Gelenkes, am Ansatz der Gelenkkapsel bilden. Dieser Zustand ist nicht ungewöhnlich und betrifft zumeist Sportler, die viele Jahre Fußball gespielt haben, Querfeldein-, Orientierungslauf o.Ä. betrieben haben. Die Ursache kann eine Überstreckung oder Überbeugung des Sprunggelenkes sein, die zur Zugbelastung im Kapselansatz führt oder zu geringfügigen Frakturen infolge des Anpralles zwischen den Knochenoberflächen (Abb. 13.24). Die knöchernen Randzacken können zur Entzündung in der Gelenkkapsel und den Sehnenscheiden führen.

Symptome und Diagnose

- Druckempfindlichkeit besteht über der Vorderseite des Sprunggelenkes. Manchmal sind die Osteophyten tastbar.
- Die Schmerzen treten bandförmig über dem Sprunggelenk auf, z.B. beim Schießen im Fußball.
- Schmerzen treten bei Auf- oder Abwärtsbewegungen des Fußes auf.
- Die Beweglichkeit im Sprunggelenk ist oft geringfügig beeinträchtigt.
- Osteophyten sind in den Röntgenaufnahmen erkennbar.

Behandlung

Der *Sportler* sollte:

- Kraft- und Beweglichkeitstraining durchführen und ebenso statische Dehnungsübungen;
- das Tragen eines Fersenkeils ausprobieren (Erhöhung unter der Ferse);
- eine Wärmebandage tragen;
- eine Schiene oder einen Tape-Verband tragen.

Der *Arzt* kann:

- eine Steroidinjektion am druckempfindlichen Punkt verabreichen und Schonung verordnen;
- bei erheblichen Beschwerden operieren und dabei die Osteophyten arthroskopisch entfernen. Die postoperativen Empfehlungen beinhalten eine frühzeitige Mobilisation und Wiederaufnahme körperlicher Aktivität, in den meisten Fällen nach 1–2 Monaten.

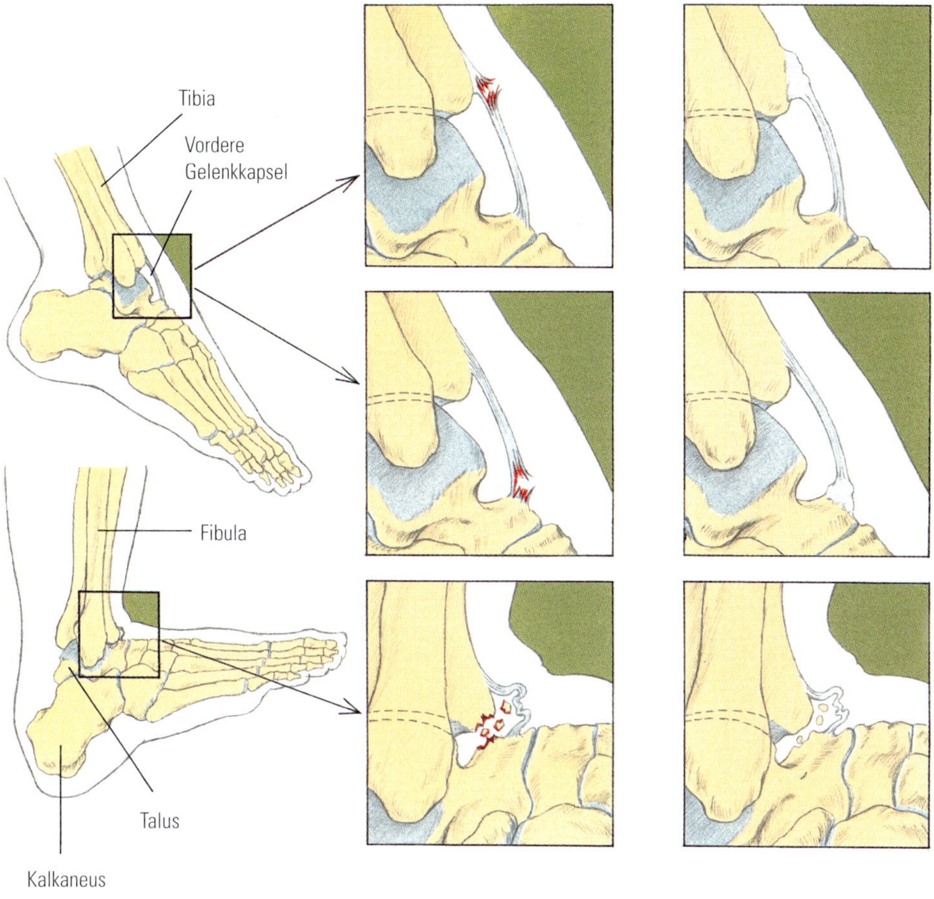

Abb. 13.24: Mögliche Ursachen für Knochenveränderungen an der Vorderkante des oberen Sprunggelenkes. **(Oben links)** Überdehnung bei passiver Plantarflexion. **(Unten links)** Überdehnung bei passiver Dorsalflexion. Die mittleren Schaubilder zeigen andere Verletzungen in ihrem akuten Stadium, die Schaubilder rechts zeigen chronische Zustände.

Weichteilimpingement: meniskoide Läsion, laterales Rinnensyndrom

Ein Supinationstrauma kann zu einer posttraumatischen Synovialitis (Entzündung der Gelenkinnenhaut) mit Verdickung der Synovialis und Ergussbildung führen. Der Ausdruck "meniskoide Läsion" wird verwandt, um die Einklemmung hyalinisierten Gewebes zwischen Talus und Fibula bei Bewegungen des Sprunggelenkes zu beschreiben. Dieser Zustand hat seinen Ursprung im Bandapparat. Nach einem Supinationstrauma des Sprunggelenkes können sich Bänder und Kapsel an der äußeren Vorderseite des Talus einklemmen. Meniskoide Läsionen können auch Rupturen des LFTA sein, bei dem sich abgerissene Fragmente zwischen dem Außenknöchel und der Außenseite des Talus einklemmen.

Symptome und Diagnose

- Der Schlüssel zur korrekten Diagnose ist die Kenntnis dieser Läsion.
- Eine lange Anamnese wiederholter Sprunggelenkdistorsionen ist charakteristisch.
- Gelegentlich treten Blockierungen auf.

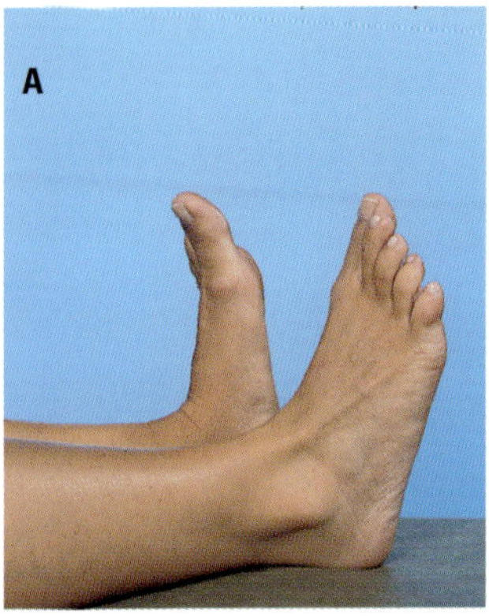

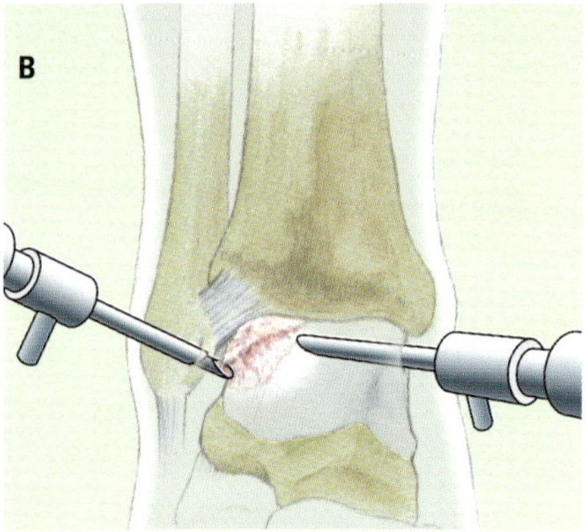

Abb. 13.25: (A) Eine begrenzte Dorsalflexion ist häufig bei einem Weichteilimpingement zu finden. **(B)** Arthroskopische Operation, um die Läsion zu entfernen.

- Ein Schnapp-Phänomen kann ausgelöst werden, wenn die Stabilität bei Supination überprüft wird.
- Schmerzen bestehen beim Absprung.
- Schmerzen und Beschwerden treten an der Vorderseite des Sprunggelenkes auf.
- Druckempfindlichkeit besteht eben vor dem Außenknöchel, zudem bestehen Beschwerden bei der oft eingeschränkten Dorsalflexion.
- Es gibt keinen Hinweis auf eine mechanische Instabilität, und die Röntgenaufnahmen sind normal.
- Oft ist die Dorsalflexion um 5–10° im Vergleich zur Gegenseite eingeschränkt. Dieses ist ein diagnostisches Merkmal (Abb. 13.25).
- Eine Besserung der Symptome nach Injektion von 10 ml eines Lokalanästhetikums in den druckschmerzhaften Bereich unterstützt die Diagnose.
- Ein MRT kann bei der Diagnosestellung helfen.

Behandlung

Der *Sportler* kann:
- Dehnungsübungen für die Dorsalflexion durchführen;
- einen Fersenkeil benutzen;
- eine Sprunggelenkschiene tragen.

Der *Arzt* kann eine arthroskopische Untersuchung durchführen, um die Diagnose zu bestätigen, und das geschädigte Gewebe entfernen. Die Rückkehr zu voller sportlicher Aktivität ist innerhalb von 2 Wochen bis 2 Monaten möglich.

Hinteres Impingement, Os trigonum

Das hintere Einklemmungssyndrom tritt am häufigsten bei Ballett-Tänzern auf. Es wird durch Belastung des Fußes in Plantarflexion ausgelöst. Normalerweise, aber nicht immer, tritt es beim Vorhandensein eines Os trigonum auf, eines kleinen zusätzlichen Knochens an der Rückseite des Talus. Ein Os trigonum kann jedoch auch vorhanden sein, ohne Schmerzen zu verursachen. Eine Einklemmung kann auch durch eine Fraktur der posterioren Anteile des Talus ausgelöst werden.

Symptome und Diagnose

- Druckschmerzen bestehen hinter der Außenseite des Sprunggelenkes.
- Schmerzen bestehen an der äußeren Rückseite des Sprunggelenkes beim Senken der Fußspitze, insbesondere unter Belastung.
- Schmerzen bestehen bei passivem Senken der Fußspitze.
- Eine Röntgenaufnahme zeigt normalerweise ein Knochenfragment (Os trigonum) an der Rückseite des Sprunggelenkes (Abb. 13.26). Da die Mehr-

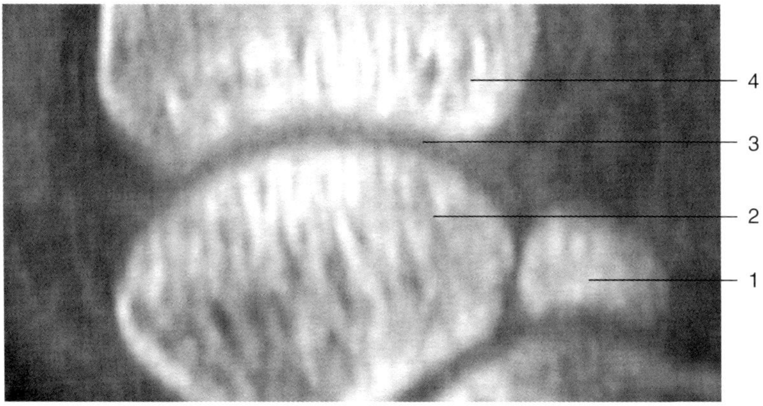

Abb. 13.26: Röntgenbild eines Os trigonum hinter dem Sprunggelenk, das zu einem posterioren Impingement beiträgt. 1, Os trigonum; 2, Talus; 3, oberes Sprunggelenk; 4, Tibia.

heit dieser Knochenfragmente asymptomatisch ist, bedeutet sein bloßes Vorliegen noch nicht, dass dies die Ursache der Beschwerden ist.
- Die Diagnose ist bestätigt, wenn die Injektion eines Lokalanästhetikums in den Bereich zu einer vorübergehenden Beschwerdelinderung führt.

Behandlung

Der *Sportler* sollte:
- seine Aktivitäten so verändern, dass Plantarflexion vermieden wird;
- mit physikalischer Therapie beginnen, um die Sprunggelenkmuskeln zu kräftigen und so eine bessere Unterstützung des Sprunggelenkes zu erreichen.

Der *Arzt* kann:
- antiphlogistische Medikamente verschreiben;
- in hartnäckigen Fällen ein Steroid in den Bereich injizieren, um die Entzündung zu reduzieren;
- in Fällen, die nicht auf Obengenanntes ansprechen, operieren, um das Knochenfragment und Weichteilgewebe zu entfernen. Das Krankheitsbild bedarf nur selten einer operativen Therapie. Die Rückkehr zum Sport kann nach 6–8 Wochen erlaubt werden.

Osteoarthrose: Arthrose des Sprunggelenkes („Gelenkverschleiß")

Die Inzidenz der Sprunggelenkarthrose ist gering verglichen mit der Inzidenz von Hüft- und Kniegelenkarthrose. Am häufigsten findet man sie nach Sprunggelenkfrakturen, insbesondere wenn die Fraktur in einer nicht anatomischen Stellung verheilt. Andere prädisponierende Faktoren sind osteochondrale Läsionen der Tibia oder des Talus im Stadium 3 und 4. Eine langfristige Bandinstabilität mit Knorpelschäden kann mit der Zeit auch zu einer Osteoarthrose führen.

Die Behandlung ist symptomatisch und beinhaltet Entlastung der Gelenkoberflächen und Verminderung der reaktiven Entzündung durch nichtsteroidale Antiphlogistika. Treten Blockierungen auf, können ein arthroskopisches Débridement und eine Entfernung der freien Gelenkkörper gerechtfertigt sein. Die Sprunggelenkarthrodese ist eine mögliche Behandlungsmethode, wenn konservative Maßnahmen versagen. Die funktionelle Beeinträchtigung nach einer Sprunggelenkarthrodese kann oftmals gut kompensiert werden, insbesondere bei jungen Patienten.

Chronische Verletzungen der Sprunggelenksehnen

Verletzungen der Peroneussehnen

Die Peroneussehnen verlaufen hinter dem Außenknöchel und Mittelfuß zu ihren Ansatzstellen an der Beugeseite des Fußes. Die Sehnen verlaufen hinter dem Außenknöchel in einer Rinne der Fibula und unterhalb des Retinaculums, welches die Sehnen in ihrer Lage hält. Der Peroneus brevis ist der kräftigste Abduktor des Fußes und bewirkt sekundär die Beugung des Sprunggelenkes und Auswärtsdrehung des Fußes. Die Sehne stabilisiert den Fuß beim Gehen, insbesondere im letzten Abschnitt der Standphase.

Beim Abfahrtsskilauf kann der Sportler ein Trauma mit Innenrotation und gleichzeitiger Supination erleiden. Das Retinaculum, das die Sehne in ihrem Fach hält, kann dann zerreißen oder von der Fibula abreißen. Dies erlaubt den Sehnen, über den Außenknöchel nach vorne zu gleiten (Abb. 13.27). Es kann zu einer Subluxation oder Luxation der Sehnen kommen und auch zur Ruptur. Wiederholte Luxationen der Sehnen führen zu einer entzündlichen Reaktion und auch zu degenerativen Veränderungen, die eine sekundäre Ruptur verursachen, die wiederum chronische Probleme mit sich bringen

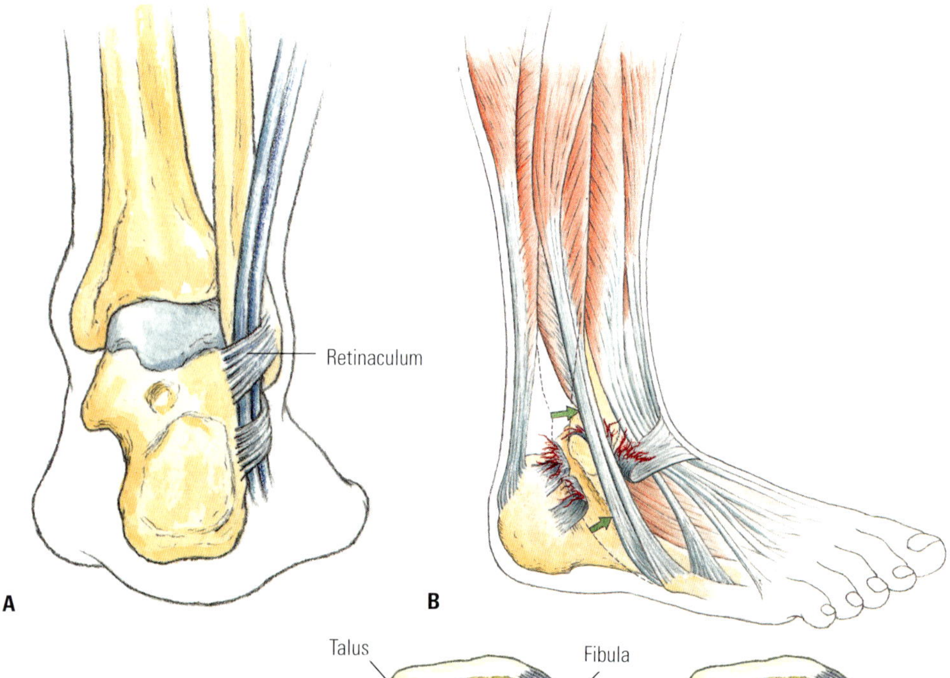

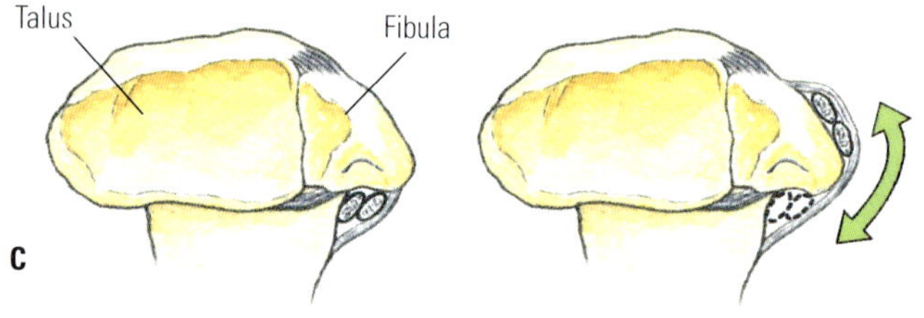

Abb. 13.27: (A) Rückansicht einer normalen Peronealsehnenanatomie. **(B)** Seitansicht einer Retinaculumverletzung. **(C)** Ansicht einer Sehnendislokation im Querschnitt.

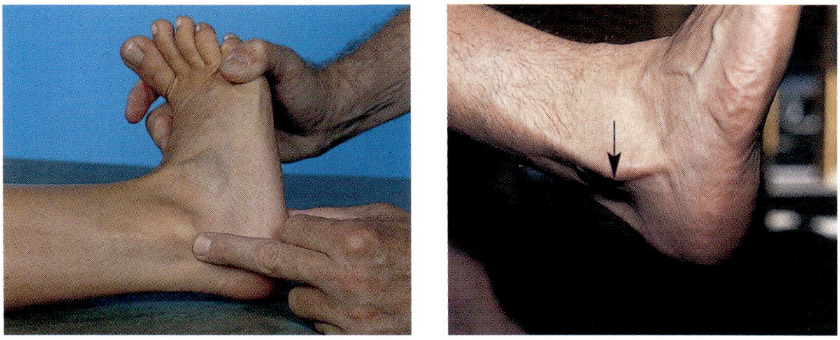

Abb. 13.28: **(A)** Test, um eine Sehnensubluxation auszulösen. **(B)** Subluxation der Peronealsehne.

kann. Die Verletzung kann Sportler betreffen, die unter wiederholten Sprunggelenkdistorsionen und instabilen Gelenken leiden, ebenso wie Abfahrtsskiläufer und Sportler, die Sprungsportarten betreiben, darunter auch Football und Basketball.

Symptome und Diagnose

- Umschriebene Druckempfindlichkeit besteht hinter dem Außenknöchel (s. Abb. 13.29).
- Schmerzen bestehen bei aktiver Pronation des Sprunggelenkes.
- Der Sportler kann oft eine Sehnensubluxation reproduzieren, indem er das Sprunggelenk plantar oder dorsal flektiert. Dies führt zu einer oft sicht- und tastbaren Dislokation der Sehne vor dem Außenknöchel, was Schmerzen verursachen kann. Die Sehne kann auch durch Druck von hinten luxieren, wenn der Daumen gegen den Außenknöchel drückt, wobei sich eine Lücke hinter dem Außenknöchel zeigt (Abb. 13.28).
- Häufig besteht eine Schwellung im Bereich der Sehne.
- Gelegentlich kann es zu einer Abrissfraktur am Außenknöchelrand kommen (15–50%). Diese Frakturen sieht man am besten auf einer A.p.-Röntgenaufnahme in Innenrotation des Sprunggelenks.

Behandlung

Der *Arzt* kann:

- bei einer akuten Verletzung einen Gips oder eine Stiefelorthese für 3–4 Wochen anlegen;
- operieren, um die Rinne zu vertiefen und das Retinaculum wieder an den Knochen anzunähen. Eine Stiefelorthese oder einen Gips für 4–6 Wochen anlegen. Die Rückkehr zum Sport ist nach 2–3 Monaten möglich;
- einen Riss (oft längs) reparieren, falls er vorliegt.

Verletzungen der Tibialis-posterior-Sehne

Der Musculus tibialis posterior entspringt an der Rückseite von Tibia und Fibula und geht in eine von einer Scheide umschlossene Sehne über, die hinter der Tibia und dem Innenknöchel verläuft und an dem bootförmigen Os naviculare an der Innenseite des Fußes ansetzt. Eine vermehrte Pronation des Fußes führt zu einer vermehrten Belastung und Spannung in der Sehne des Tibialis posterior, wobei Teilrupturen der Sehne und/oder Entzündungen der Sehnenscheide entstehen können. Die Sehne ist hinter dem Innenknöchel, wo sie in einer engen Rinne verläuft, mechanischem Druck ausgesetzt. Eine Entzündung im Bereich der Sehne ist häufig und verursacht hauptsächlich Probleme beim Laufen, aber auch beim Schlittschuhlaufen und Skifahren.

Wird die Entzündung im Bereich der Sehne nicht korrekt behandelt, kann es zu vollständigen Rupturen der Sehne kommen. Eine vollständige Ruptur tritt bei Sportlern nicht sehr häufig auf und befällt meistens Frauen mittleren Alters. Sie kann jedoch zu einer Behinderung führen, die Behandlung ist schwierig und führt zu unterschiedlichen Ergebnissen. Der Schlüssel zur Behandlung liegt darin, bevor es zu einer vollständigen Ruptur kommt, die Symptome zu erkennen und eine aggressive Behandlung einzuleiten.

Symptome und Diagnose

- Schmerzen bestehen, wenn die Sehne bei Bewegungen in ihrer Scheide gleitet.
- Schmerzen bestehen, wenn die Sehne passiver Belastung und aktiven Übungen ausgesetzt wird.
- Eine Druckempfindlichkeit kann in der Regel über dem Ansatz der Sehne am Os naviculare auftreten, aber auch im Verlauf der Sehne hinter dem Innenknöchel.
- Schwellungen treten manchmal auf.
- In der akuten Phase der Verletzung kann über der Sehne eine Krepitation spürbar sein.
- Oft besteht eine vermehrte Pronation des Fußes.
- Bei einer vollständigen Ruptur entwickelt sich ein Plattfuß, die Ferse senkt sich zur Innenseite des Fußes und die Zehen drängen zur Außenseite des Fußes.
- Bei einer vollständigen Ruptur kann der Sportler beim Zehenstand das Sprunggelenk nicht gerade halten, der Zehenstand ist eventuell nicht möglich.
- Ein MRT bestätigt die Diagnose.

Behandlung

Der *Sportler* sollte:
- den aktiven Sport aufgeben und den Fuß für 1–2 Wochen schonen;
- in der akuten Phase der Verletzung Kälte und danach lokal Wärme anwenden, z.B. durch das Tragen einer Wärmebandage;
- einen Tape-Verband oder eine Sprunggelenkschiene im verletzten Bereich anlegen;
- halbfeste Schuheinlagen tragen, vorzugsweise Maßanfertigungen, die das Längsgewölbe des Fußes unterstützen und die Pronation des Fußes reduzieren.

Der *Arzt* kann:
- antiphlogistische Medikamente verschreiben;
- eine Steroidinjektion in die Sehnenscheide, niemals in die Sehne, verabreichen und Schonung verordnen;
- eine Stiefelorthese oder einen Gips für 3–4 Wochen anlegen;
- operieren, wenn die Sehnenscheide so eng geworden ist, dass die Sehne nicht mehr normal darin gleiten kann. Die operative Exploration behandelt jeden pathologischen Zustand, unabhängig davon, ob es eine chronische Sehnenscheidenentzündung, eine Tendinose oder eine Sehnenruptur ist;
- bei einer chronischen Ruptur Schuheinlagen verschreiben;
- bei einer frischen kompletten Ruptur operieren, um die Sehne wiederherzustellen;
- bei schmerzhaften chronischen Rupturen operieren. Die Operation kann das Fußgewölbe nicht wiederherstellen, aber die Schmerzen lindern. Nach einer vollständigen Ruptur kann eine mögliche Rückkehr zum Sport nicht vorhergesagt werden.

Verletzungen der Sehne des Flexor hallucis longus

Der Flexor hallucis longus verläuft in einer Rinne im Processus talaris posterior. In der Höhe des Sprunggelenkspaltes verläuft der Flexor hallucis longus zusammen mit den Sehnen des Tibialis posterior und des Flexor digitorum longus unter dem Retinaculum flexorum. Verletzungen und Überlastungsprobleme der Sehne des Flexor hallucis longus treten nicht selten bei Aktivitäten wie dem Ballett auf, was eine Folge der häufigen und kraftvollen Bewegungen mit Plantarflexion im Sprunggelenk und der großen Zehe ist. Wiederholte Absprungmanöver übertragen erhebliche Kräfte auf die Sehne und ihre Scheide, sodass es zu Reizung, Schwellung und Deformierung kommen kann. Verletzungen können auch bei anderen Bewegungen wie Abdruck und Rotation beim Tennisaufschlag entstehen. Eine Entzündung der Sehne des Flexor hallucis longus tritt viel häufiger auf als eine vollständige Ruptur.

Der Flexor hallucis longus kann aufgrund eines Os trigonum ein Impingement im hinteren Anteil des Sprunggelenkes auslösen. Das Os trigonum ist ein zusätzlicher Knochen, der bei etwa 20% der Bevölkerung vorkommt.

Symptome und Diagnose

- Schmerzen lassen sich durch kraftvolle Plantarflexion des Sprunggelenkes reproduzieren.
- Allmählich einsetzende Schmerzen können an der hinteren Seite des Sprunggelenkes hinter dem Innenknöchel auftreten.
- Manchmal finden sich Blockierungen der Sehne, die durch eine Schwellung der Sehne an einem anatomisch engen Ort hinter dem Innenknöchel verursacht werden.
- Umschriebene Druckempfindlichkeit besteht normalerweise über der Sehne hinter dem Innenknöchel oder distal davon (Abb. 13.29).
- Eine kraftvolle aktive Anspannung des Flexor hallucis longus führt zu einem Schnappen und einer Krepitation an der medialen Rückseite des Sprunggelenkes.
- Ein MRT kann eine Flüssigkeitsansammlung in der Sehnenscheide und gelegentlich eine Tendinose erkennen lassen (Abb. 13.30).

Behandlung

Der *Sportler* kann:
- den Bereich mit der Hilfe von Unterarmgehstützen schonen;
- Kälte anwenden;

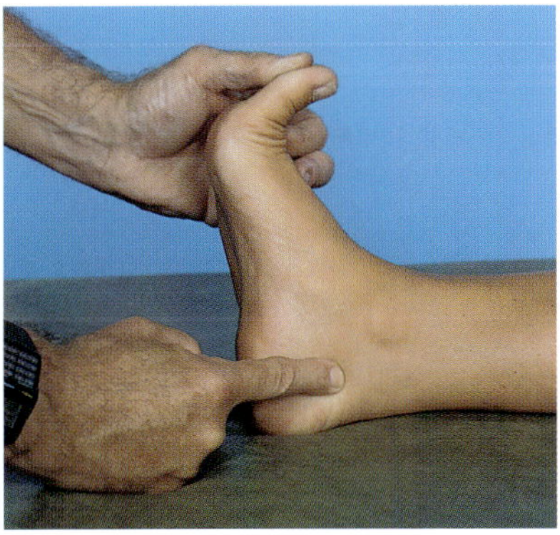

Abb. 13.29: Kraftvolle Plantarflexion im Sprunggelenk. Lokale Druckempfindlichkeit und Schmerz 2 cm hinter dem Malleolus medialis, der durch Dorsalflexion der Großzehe verstärkt wird.

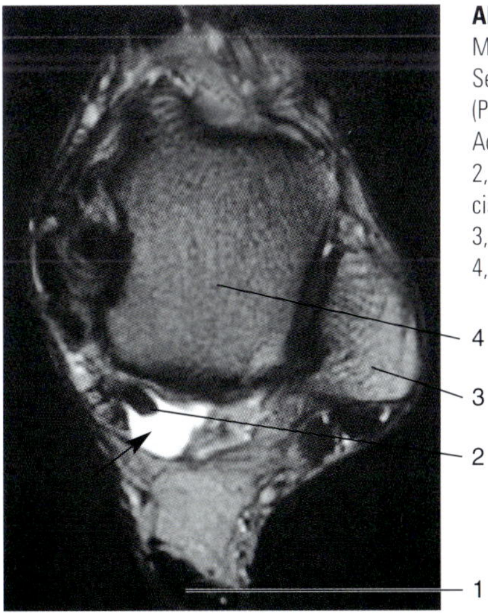

Abb. 13.30: MRT der Sehnenscheide (Pfeil). 1, Achillessehne; 2, Flexor hallucis longus; 3, Fibula; 4, Talus.

- die Prinzipien der Sehnenbehandlung anwenden (S. 45);
- Tänzer können das Training beibehalten, sollten jedoch den Spitzentanz vermeiden.

Der *Arzt* kann:
- antiphlogistische Medikamente verschreiben;
- das Gelenk mit einer Stiefelorthese für eine kurze Zeit immobilisieren;
- bei einer Operation die Sehnenscheide spalten, obwohl dies nur selten erforderlich ist.

Das nach der Operation entstehende Narbengewebe kann manchmal genauso behindernd sein wie die Tendinitis vor der Operation. Tänzer benötigen wenigstens 3 Monate der langsamen, progressiven Rehabilitation, bevor sie den Spitzentanz wieder aufnehmen können.

Verletzungen der Tibialis-anterior-Sehne

Die Sehne des Musculus tibialis anterior verläuft an der Vorderseite des Unterschenkels und über das Sprunggelenk, sie sorgt für eine Aufwärtsbewegung des Fußes. Die Sehne und ihre Hülle können sich an jeder Stelle ihres gesamten Verlaufes entzünden. Die Entzündung kann Folge einer Überlastung oder äußeren Druckeinwirkung sein, häufig weil Schuhe oder Schlittschuhstiefel zu eng geschnürt sind. Auch kann es zu einer Ruptur kommen, die zu Schwellung, Druckempfindlichkeit und Schwäche bei der Dorsalflexion des Fußes führt. Die Verletzung wird im Eishockey, Handball und Basketball beobachtet, ebenso bei Läufern und Schlägersportarten.

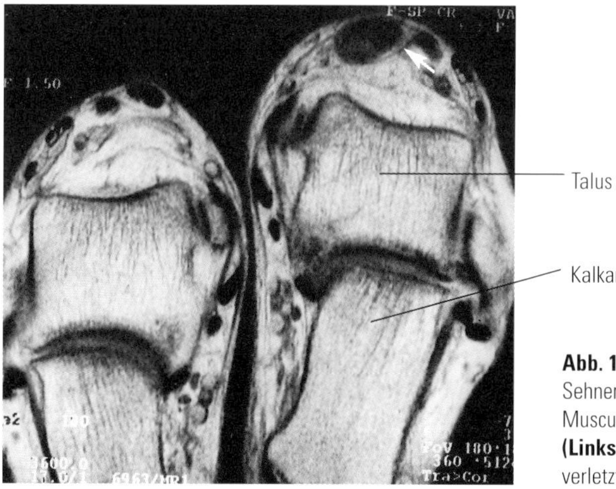

Abb. 13.31: MRT nach einer Sehnenverletzung des Musculus tibialis anterior. **(Links)** Normal, **(rechts)** verletzte Sehne (Pfeil).

Symptome und Diagnose

- Die Schmerzen werden bei der Dorsalflexion des Fußes im Sprunggelenk ausgelöst.
- Druckempfindlichkeit, Schwellung und gelegentlich Rötung treten in der akuten Phase über der Sehne auf, die Funktion ist beeinträchtigt.
- Ein Krepitus (Reiben) kann bei Auf- und Abwärtsbewegungen des Fußes während der akuten Phase der Verletzung getastet werden.
- Ein MRT stützt die Diagnose (Abb. 13.31).

Behandlung

Der *Sportler* sollte:
- schmerzhafte Aktivitäten vermeiden, insbesondere die Dorsalflexion des Sprunggelenkes;

- in der akuten Phase eine Eismassage anwenden (abwechselnd mit Wärmebehandlung);
- nach der akuten Phase lokal Wärme anwenden und eine Wärmebandage tragen;
- für eine Druckentlastung der Sehne sorgen, indem der Druck des Schuhs oder Schlittschuhstiefels auf die umgebenden Teile des Fußes verteilt wird, z.B. durch Einlegen eines Schaumstoffpolsters zwischen Sehne und Schuhschnürung.

Der *Arzt* kann:
- antiphlogistische Medikamente und Einreibungen verordnen;
- nach der akuten Phase ein Übungsprogramm verordnen;
- in der akuten Phase der Verletzung bei schweren Fällen einen Gips oder eine Stiefelorthese anlegen;
- bei vollständigen Rupturen operieren.

Sprunggelenkarthroskopie

Die Sprunggelenkarthroskopie ist eine Technik, die bei der Behandlung zahlreicher Sprunggelenkprobleme immer nützlicher wird. Sie wird nicht nur zur Diagnostik, sondern auch als therapeutisches Werkzeug eingesetzt. Der Indikationsbereich schließt freie Gelenkkörper, Entfernung von Osteophyten, Débridement osteochondraler Defekte des Talus, Entfernung chronisch verdickten Synovialgewebes, Adhäsiolyse und meniskoide Läsionen ein.

Die Arthroskopie erfolgt, oft unter Spinalanästhesie, in Rückenlagerung des Patienten. Dies erlaubt dem Patienten, den Monitor zu beobachten und dem Operateur, die Befunde zu erklären. Zur Arthroskopie wird eine 4 mm 30° Optik benutzt. Ist das Gelenk sehr eng, kann ein kleineres Arthroskop eingesetzt werden.

Routinemäßig werden ein anteromedialer sowie ein anterolateraler Zugang angelegt. Zuerst wird der anteromediale Zugang eben oberhalb des tibiotalaren Gelenkes angelegt. Die Hautinzision erfolgt eben medial der Tibialis-anterior-Sehne in Höhe des Gelenkspaltes. Die Inzision wird direkt bis zur Kapsel geführt. Dabei sollten die Vena saphena und der sie begleitende Nerv geschont werden. Der anterolaterale Zugang kann leichter durch Diaphanoskopie festgelegt werden. Vor der Hautinzision werden Äste des Nervus peroneus superficialis identifiziert und der Verlauf des Nervs angezeichnet. Der Nerv lässt sich leichter ertasten, wenn das Sprunggelenk plantarflektiert und supiniert ist. Hintere Zugänge wie der posteromediale und posterolaterale Zugang werden nicht routinemäßig angelegt, können aber für die Behandlung posteromedialer osteochondraler Läsionen geeignet sein. Der zentrale anteriore Zugang wird ebenfalls beschrieben, aber selten benutzt. Die Autoren bevorzugen es, das Arthroskop über den anterolateralen Zugang und die Instrumente über den anteromedialen Zugang einzubringen, dies kann jedoch von der Lokalisation der Schäden abhängig gemacht werden.

Gelegentlich muss das Sprunggelenk distrahiert werden. Dies wird nicht routinemäßig durchgeführt, da die meisten Schäden ohne Extension über den anterioren Zugang erreicht werden können.

Die Zugänge werden mittels Naht oder Strip-Pflaster verschlossen und ein einfacher Kompressionsverband wird angelegt. Der Sportler kann Belastung und aktive Bewegungsübungen in Abhängigkeit von den Schmerzen durchführen. Der Patient kann 2–8 Wochen nach der Operation die volle sportliche Aktivität wieder aufnehmen, eine Ausnahme stellen lediglich osteochondrale Läsionen dar. Die Wiederaufnahme des Sportes ist möglich, sobald der volle

Bewegungsumfang schmerzfrei wiedererlangt ist und schmerzfreies Joggen möglich ist.

Patienten, deren Symptome den o.g. Indikationen zur Arthroskopie entsprechen, sollten zur Arthroskopie überwiesen werden, wenn die Symptome nach einer angemessenen Zeit der konservativen Therapie nicht beseitigt oder gebessert sind. Unglücklicherweise können viele Sprunggelenkbeschwerden schwierig zu diagnostizieren sein, zudem ist es oft schwierig zu entscheiden, wann die operative Intervention angezeigt ist. Freie Gelenkkörper und eine Osteochondrosis dissecans sind eindeutige Indikationen für die arthroskopische Intervention. Sportler mit einer vorderen Einklemmung aufgrund von Osteophyten sind ebenfalls relativ leicht zu diagnostizieren. Eine große Anzahl von Patienten jedoch zeigt Schmerzsymptome nach Sprunggelenkdistorsionen, und es kann schwierig zu unterscheiden sein, ob ihre Symptome Folge einer relativen Muskelschwäche oder eines Muskelungleichgewichtes, diskreter Instabilität, Einklemmung oder möglicherweise einer Syndesmosenverletzung sind, wie einer Supinations-Außenrotationsverletzung, die zum Teil mehr als 3 Monate zur Ausheilung benötigt. Diese Probleme sollten durch eine ausführliche körperliche Untersuchung, Kraftprüfung usw. identifiziert werden. In der Praxis kann es aber auch für Ärzte, die regelmäßig mit diesen Problemen umgehen, sehr schwierig sein, eine genaue Diagnose zu stellen. Anhaltende Probleme 3 Monate nach einer Sprunggelenkdistorsion sind oft Folge einer unzureichenden Rehabilitation, aber es können auch unentdeckt Traumen oder intraartikuläre Verletzungen vorliegen. Aus diesem Grund sollte die Überweisung zur Arthroskopie nach 3 Monaten erfolgloser konservativer Therapie erwogen werden, auch wenn die genannten spezifischen Indikationen nicht eindeutig festgestellt werden konnten.

Literatur

Ferkel RD, Kartzel RP, Del Pizzo W, et al. (1991) Arthroscopic treatment of anterolateral impingement of the ankle. American Journal of Sports Medicine 19: 440–446.

Karlsson J, Bergsten T, Lansinger O, Peterson L (1989) Surgical treatment of chronic lateral instability of the ankle joint: a new procedure. American Journal of Sports Medicine 17: 268–274.

Peterson L (1991) Ankle ligament injuries and operative treatment principles. Annales Chirurgiae et Gynaecologiae 80: 168–176.

Renström PA, Kannus P (1994) Injuries of the foot and ankle. In: DeLee JC, Drez D (eds) Orthopedic Sports Medicine: Principles and Practice, vol. 2, pp 1705–1767. Philadelphia: WB Saunders.

Renström P (1994) Persistently painful sprained ankle. Journal of the American Academy of Orthopedic Surgeons 25: 270–280.

14 Fuß

Der Fuß (Abb. 14.1–5) übernimmt und verteilt das Körpergewicht beim Gehen, Springen und Laufen. Die meisten Sportarten enthalten Elemente des Laufens und Springens, wobei die Belastung der unteren Extremitäten erheblich zunimmt (s. Kap. 3).

Anatomie und Funktion

Die unteren Extremitäten sollten als funktionelle Einheit betrachtet werden, bei der unterschiedliche Teile zusammenarbeiten. Abweichungen von der normalen Anatomie des Fußes können zu Problemen im Knie- und Hüftgelenk führen und umgekehrt.

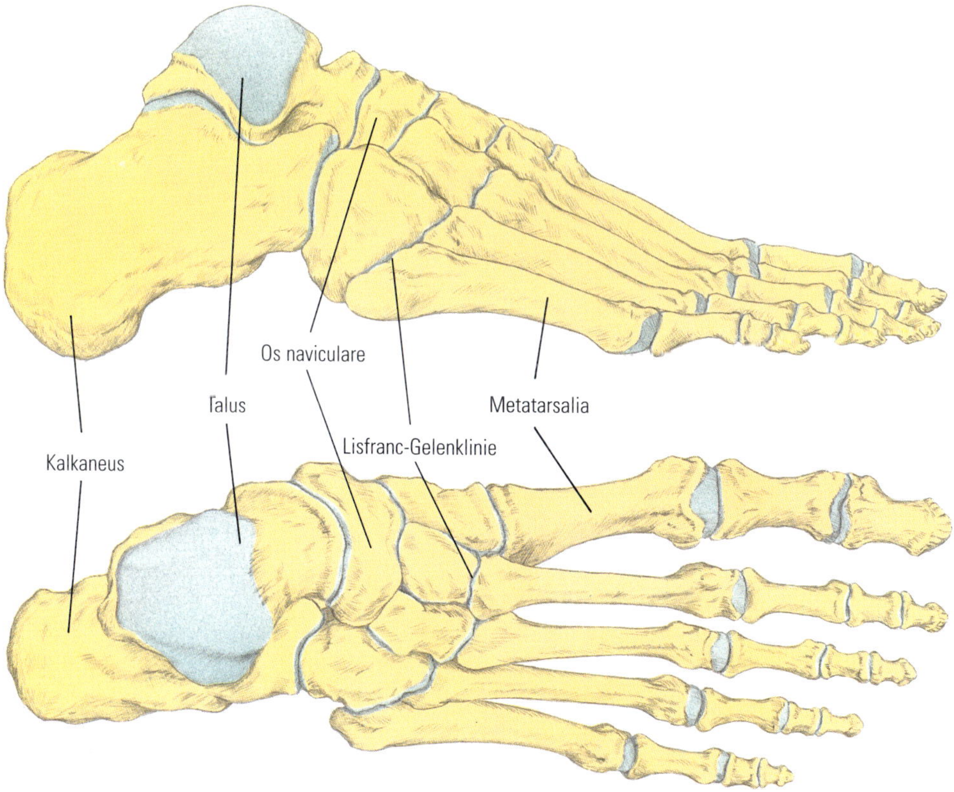

Abb. 14.1: Anatomisches Schaubild der Fußknochen.

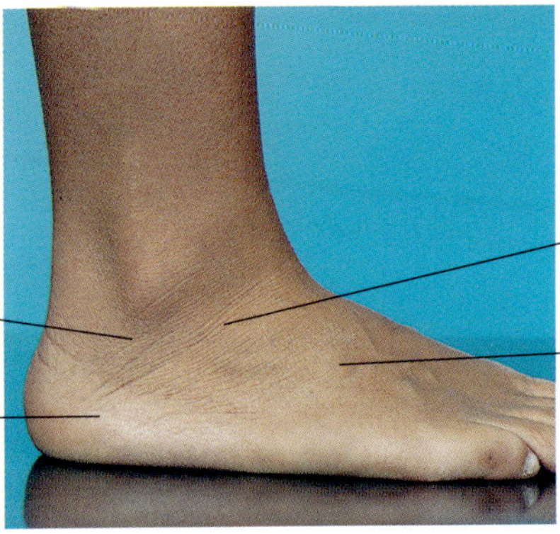

Abb. 14.2: Laterale Ansicht des Fußes und Lokalisation möglicher Verletzungen.

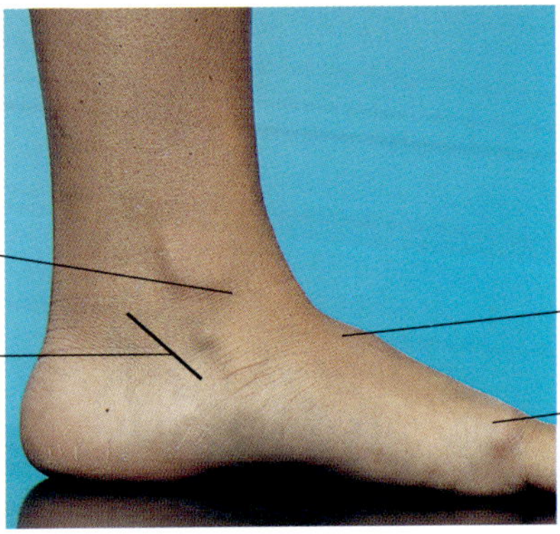

Abb. 14.3: Mediale Ansicht des Fußes und Lokalisation möglicher Verletzungen.

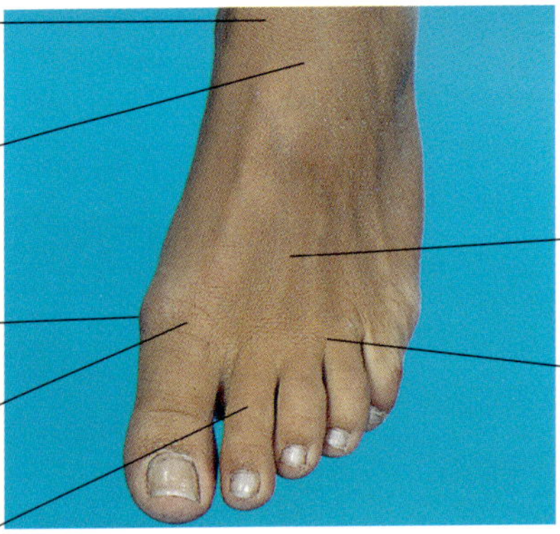

Abb. 14.4: Vordere Ansicht des Fußes und Lokalisation möglicher Verletzungen.

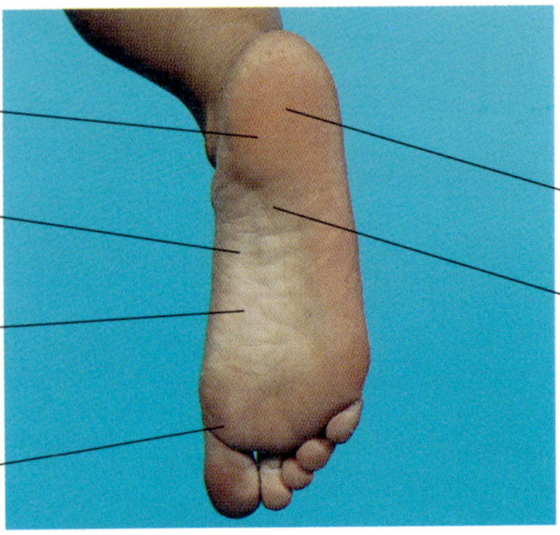

Abb. 14.5: Plantare Ansicht des Fußes und Lokalisation möglicher Verletzungen.

Der Fuß besteht aus 26 verschiedenen Knochen, die über ungefähr 30 Gelenke miteinander verbunden sind und von Bändern und Gelenkkapseln zusammengehalten werden. Etwa 30 Sehnen, darunter die des Unterschenkels und die der Fußmuskulatur selbst, sind an den Bewegungen des Fußes beteiligt. Man kann den Fuß in drei Abschnitte teilen. Der Rückfuß besteht aus dem Talus (Sprungbein) und dem Kalkaneus (Fersenbein). Der Mittelfuß besteht aus dem Kahnbein, vier anderen Knochen (dem Kuboid und den drei Kuneiforme) sowie dem Mittelfußknochen (Metatarsalia). Der Vorfuß besteht aus den fünf Zehen. Die große Zehe, wie auch der Daumen, besteht aus nur zwei Gliedern, während die anderen Zehen dreigliedrig sind. Die Länge und Form der Zehen kann sehr unterschiedlich sein. Bei Belastung der Zehen wird die Großzehe gegen den Boden gedrückt, während die anderen Zehen eine Greifbewegung ausführen. Unter dem Köpfchen des ersten Mittelfußknochens finden sich zwei Sesambeine.

Der Fuß besitzt zwei Gewölbesysteme: Ein vorderes Quergewölbe und ein Längsgewölbe, das sich an der Innenseite des Fußes vom Kalkaneus bis zum Großzehengrundgelenk ausspannt. Das vordere Quergewölbe wird durch Bänder zusammengehalten, darunter auch die Plantaraponeurose, die den Bogen vom Fersenbein bis hin zu den Zehen überspannt. In unbelastetem Zustand sorgen die Bänder für die Erhaltung der normalen Bogenform, bei Belastung dehnen sie sich, während das Längsgewölbe gegen den Boden gedrückt wird. Je größer die Belastung des Gewölbes, desto stärker werden die Bänder angespannt.

Viele Fuß- und Zehenbewegungen werden durch Muskeln kontrolliert, die am Unterschenkel entspringen und deren Sehnen am Fuß ansetzen. Die Feinmotorik wird dagegen von Muskeln kontrolliert, bei denen sich sowohl Ansatz als auch Ursprung im Fuß selbst befinden.

Fußbewegungen

Der Fuß kann sich um zwei Achsen bewegen. Die eine Achse verläuft horizontal durch den Talus und stellt die Achse für Vertikalbewegungen im Sprunggelenk dar. Die andere Achse verläuft diagonal vom hinteren unteren Anteil des Kalkaneus nach vorne und oben durch den Talus. Die Bewegungen des Fußes um diese Schrägachse nennt man Pronation und Supination. Bei der Pronation wird die Fußsohle auswärts gedreht und der größte Teil der Fußsohleninnenseite hat Bodenkontakt, wie z.B. beim Plattfuß (Abb. 14.6). Bei der Supination wird die Fußsohle einwärts gedreht, sodass der Fußinnenrand höher steht als der Fußaußenrand.

Laufen und Gehen

Beim Laufen wird der Fuß kurz vor dem Aufsetzen leicht supiniert. Normalerweise setzt der Fuß zuerst mit der Außenseite der Ferse auf. Während der Auftrittsphase wird das Fußgewölbe belastet und abgeflacht und die Pronation beginnt gleichzeitig mit einer Kontraktion der Wadenmuskulatur, sodass die entstehenden Kräfte durch den ganzen Fuß und das Bein fortgeleitet werden. Das Längsgewölbe flacht sich solange ab, bis die Plantaraponeurose angespannt ist. Zu diesem Zeitpunkt haben die durch das Körpergewicht einwirkenden Kräfte den ganzen Fuß durchquert und die Vorbereitungen für den Abdruck haben begonnen. Im Verlauf von 40–70% der Auftrittsphase befindet sich der Fuß in Pronation, bevor er allmählich in Supination übergeht, wobei der Vorfuß stabilisiert wird, wodurch ein besserer Hebel für die Abdruckphase zur Verfügung steht.

Fußwinkel

Die Winkelung des Fußes im Verhältnis zum Unterschenkel ist wichtig. Dieser Winkel kann überprüft werden, indem Hautmarkierungen entlang der Vorderseite der Tibia angebracht werden. Die vertikale Achse durch Talus und Kalkaneus sollte parallel zu den tibialen Markierungen verlaufen; sie sollte auch rechtwinklig zu einer Linie durch das vordere Quergewölbe verlaufen.

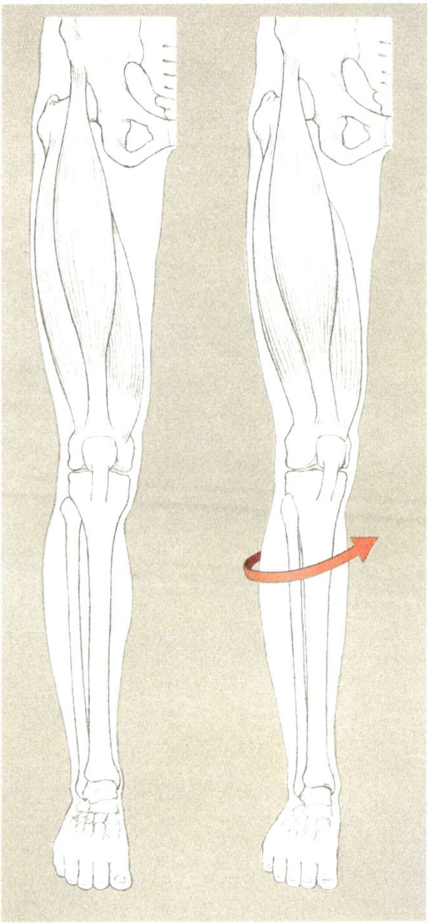

Abb. 14.6: (Links) Normales Bein. **(Rechts)** Ein Bein mit verstärkter Pronationsstellung des Fußes verursacht eine vermehrte Innenrotation des Unterschenkels.

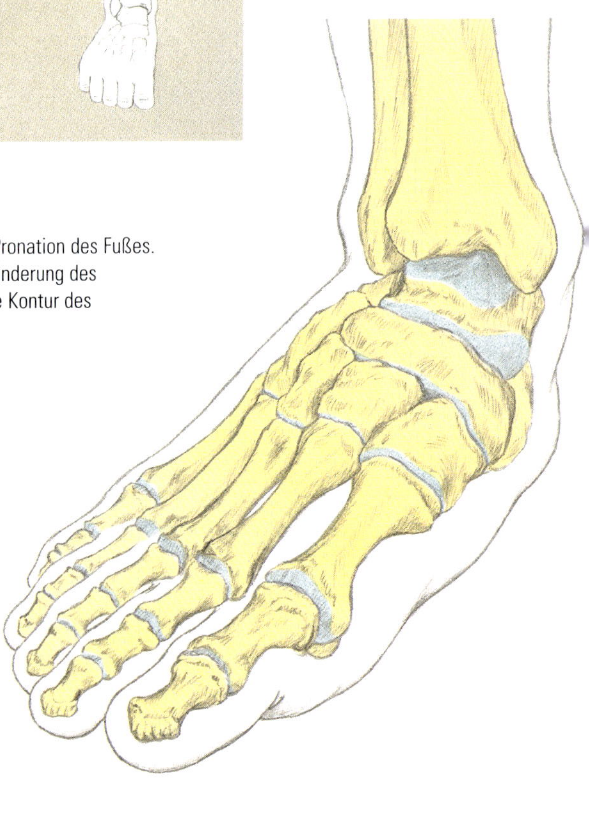

Abb. 14.7: Verstärkte Pronation des Fußes. Man beachte die Verminderung des Längsgewölbes und die Kontur des Fußinnenrandes.

Ursachen von Überlastungsverletzungen des Fußes

Fußverletzungen beim Laufen haben eine multifaktorielle Genese. Faktoren, die die Lastverteilung beeinflussen, sind: anatomische Gegebenheiten, Körpergewicht, Art des Schuhwerks, Bodenbelag, Technik und Trainingsprogramm.

Anatomische Faktoren

Erhebliche Abweichungen von der normalen anatomischen Struktur des Fußes (z.B. übermäßige Pronation und Pes cavus) können zu Verletzungen führen, aber selbst geringfügige Abweichungen können bei anhaltender oder wiederholter Belastung schon zu Verletzungen führen.

Pronierter Fuß

Ein gewisses Maß an Pronation ist bei einem belasteten Fuß normal, eine übermäßige Pronation ist jedoch eine Ausgleichsbewegung für eine fehlerhafte Stellung zwischen Ferse und Fuß oder zwischen Bein und Fuß (Abb. 14.7). Häufig ist die Stellung zwischen Bein und Fuß nicht vollkommen korrekt, und so kann es leicht zu einem gestörten Gleichgewicht kommen. Bei Belastung kann die Fußsohle durch eine übermäßige Pronation gegen den Boden gedrückt werden.

Beim Laufen kann es zu rezidivierenden Überlastungsverletzungen kommen, wenn eine übermäßige Pronation – oder zu lange Pronation in der Standphase – zu einer erhöhten Belastung der Stützstrukturen im Fuß führt und somit auch erhöhte Muskelarbeit erfordert. Eine übermäßige Pronation kann auch als Ausgleichsmechanismus des Körpers für geringfügige anatomische Fehler und Abweichungen dienen.

Eine übermäßige Pronation lässt sich durch den Abdruck eines nassen Fußes nachweisen (Abb. 14.8). Der Fuß wird in Wasser getaucht und die Fußabdrücke beim Gehen auf einer glatten trockenen Oberfläche beobachtet. Die Fußabdrücke zeigen die Belastungsverteilung im Fuß. Bei normalem Fuß hinterlässt das Längsgewölbe keinen Abdruck, bei übermäßiger Pronation kommt es zu einem Abdruck des gesamten Fußes. Eine übermäßige Pronation kann eine vermehrte Belastung der gesamten unteren Extremität verursachen, da sie zu einer vermehrten Innenrotation des Unterschenkels führt. Dies wiederum kann zu Veränderungen des biomechanischen Arbeitsmusters der Oberschenkelmuskulatur führen, sodass Unterschenkel, Knie und Hüfte einer vermehrten Belastung ausgesetzt sind. Dieser Mechanismus kann die Ursache von Überlastungsverletzungen und anderen Schmerzzuständen in diesen Bereichen sein. Verletzungen, die mit einer übermäßigen Pronation in Zusammenhang gebracht werden, sind die Chondromalacia patellae, das Tibialis-posterior-Syndrom, die Fasciitis plantaris und die Bursitis trochanterica. Es ist allerdings wichtig zu betonen, dass die anatomischen Veränderungen – Fehlstellungen – in keinem direkten Zusammenhang mit einer spezifischen Diagnose stehen.

Pes cavus (Hohlfuß, Klauenfuß)

Ein Fuß mit angeborenem außergewöhnlich hohem Längsgewölbe wird als Hohlfuß (Abb. 14.9) bezeichnet. Der Hohlfuß ist relativ starr und hat einen eingeschränkten Bewegungsumfang. Er tritt oftmals in Kombination mit einer straffen Wadenmuskulatur und straffer Plantaraponeurose auf. Die gewichttragende Oberfläche des Fußes ist relativ klein, dementsprechend besteht die Gefahr einer Druckkonzentration mit pathologischem Belastungsmuster.

Symptome und Diagnose

- Der Fuß ist unbeweglich und das Längsgewölbe flacht sich unter Belastung kaum ab.

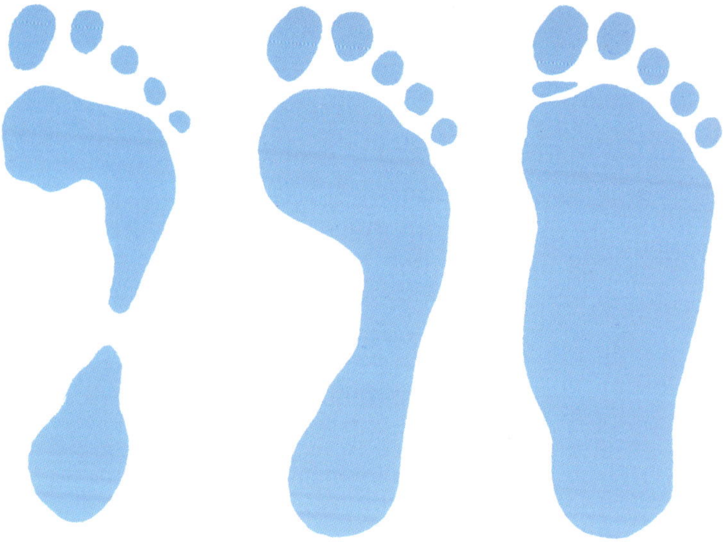

Abb. 14.8: Abdrucke belasteter Füße. **(Links)** Fuß mit hohem Spann (Pes cavus oder Hohlfuß). **(Mitte)** Normaler Fuß. **(Rechts)** Fuß mit verstärkter Pronation (Senkfuß).

- Es können sich Hammerzehen ausbilden (die Zehen sind gebeugt und können nicht ausgestreckt werden).
- Die Großzehe ist nach unten disloziert, wodurch oftmals schmerzhafte Hornschwielen entstehen.
- Schmerzen treten bei längerdauernder Anstrengung auf. Normalerweise verträgt ein Hohlfuß Langstreckenlauf nicht sehr gut.

Behandlung

- Speziell angefertigte Einlagen zur Unterstützung des Längsgewölbes mit guten stoßdämpfenden Eigenschaften können getragen werden. Um Schwielenbereiche zu entlasten, können Schuhe mit einem Fersenkeil von 1 cm Höhe und aus einem halbstarren Material nützlich sein.
- Statische Dehnungsübungen können auf einem Brett ausgeführt werden, das in einem Winkel von etwa 35° geneigt ist. Der Sportler sollte sich dann abwechselnd in Zehen- und Fersenstand heben.
- Jegliche Hornhautschwielen sollten abgetragen werden. Schuhe sollten so angepasst werden, dass sie die Belastung über die gesamte Fußsohle verteilen und die Schwielenbereiche entlasten.

Extrinsische Faktoren

Extrinsische Faktoren, wie fehlerhafte Trainingsprogramme oder rutschige Straßen, können zu Fußverletzungen führen (s. Kap. 3).

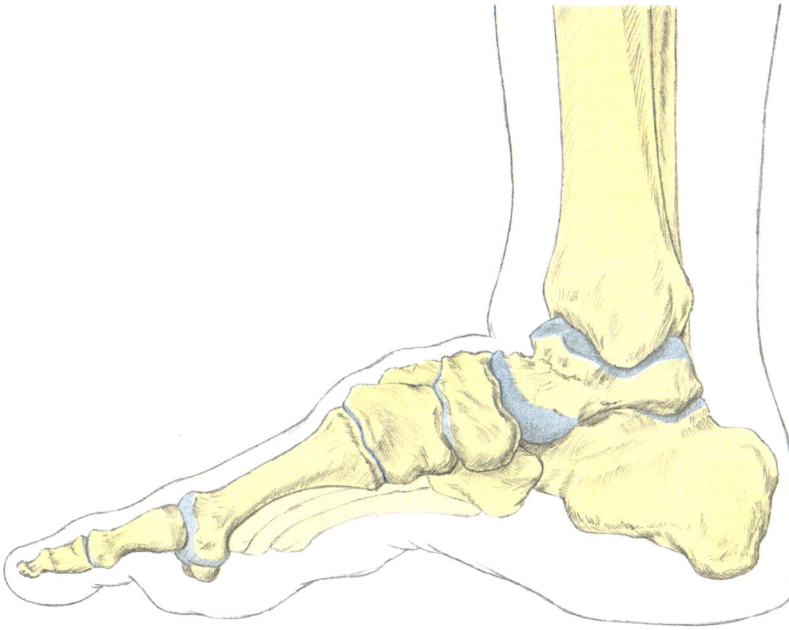

Abb. 14.9: Pes cavus (Hohlfuß).

Rückfußprobleme

Rückfußbeschwerden können direkt an der Ferse oder an der Innen- und Außenseite des Kalkaneus lokalisiert sein. Symptome an der Innenseite können durch Nerveneinklemmungen oder Verletzungen der Beugesehnengruppe verursacht sein. Das Tarsaltunnelsyndrom (S. 405) kann durch eine Einklemmung entweder des Nervus tibialis posterior oder eines seiner Äste oder durch Einklemmung der medialen und lateralen Plantarnerven unter dem Retinaculum flexorum verursacht sein. Eine Ruptur oder Entzündung der Tibialisposterior-Sehne (S. 387) kann Schmerzen im proximalen Anteil des Fußgewölbes verursachen. Die Schmerzen können nach distal in das Längsgewölbe ausstrahlen und mit Schwellung und Verdickung der Sehne einhergehen. Eine Ruptur oder Entzündung der Sehne des Flexor hallucis longus (S. 389) kann ebenfalls Schmerzen an der Innenseite des Rückfußes verursachen.

Fersenschmerzen haben viele Ursachen, dazu gehören Nerveneinklemmungen, Verletzungen der Plantaraponeurose und Stressfrakturen. Fersen-schmerzen können auch durch ein Schmerzsyndrom des Fettpolsters, eine Fasciitis plantaris oder Ruptur der Plantarfaszie ausgelöst werden (Abb. 14.10). Bei einer Stressfraktur des Kalkaneus können Schmerzen bei Belastung auftreten, charakteristischerweise besteht eine umschriebene Schmerzhaftigkeit bei Kompression der Ferse von medial und lateral. Auch Nerveneinklemmungen sind nicht ungewöhnlich.

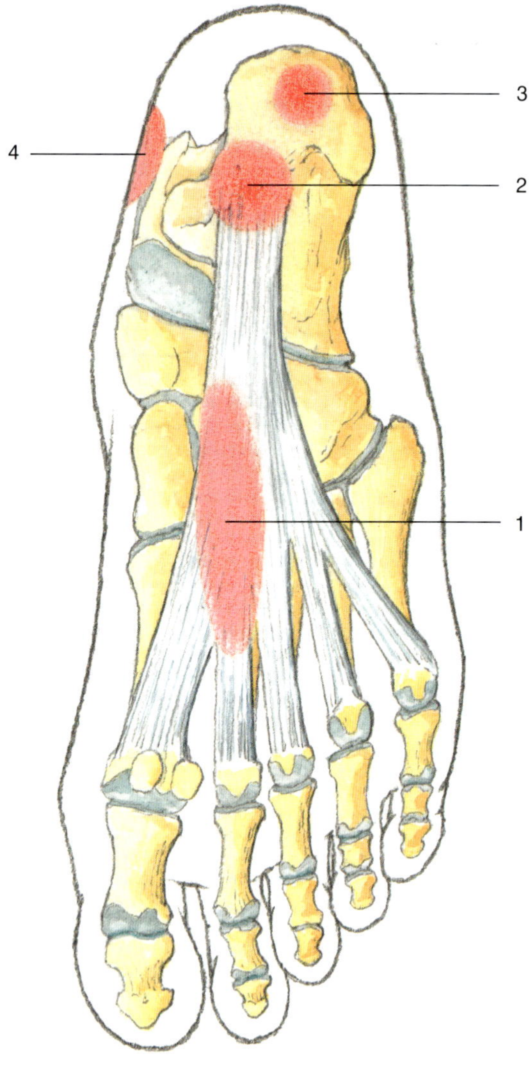

Abb. 14.10: Plantare Fußansicht mit häufig schmerzhaften Arealen. 1, Distale Fasciitis plantaris 2, Proximale Fasciitis plantaris 3, Schmerzsyndrom des Fersenfettpolsters 4, Nerveneinengung

Schmerzsyndrom des Fersenfettpolsters (Fettpolsterhypotrophie)

Das Fersenpolster besteht aus elastischem Fettgewebe, das von einer bindegewebigen Faszie umhüllt ist, die an der Haut befestigt ist. Die Faszie bildet ein spiralförmiges fibröses Septum mit U-förmigen Fächern, die vertikal ausgerichtet sind und so eine vielschichtige Anordnung kleiner Fächer mit Fettgewebe bilden. Die resultierende Struktur dient dazu, Druckbelastungen zu widerstehen (Abb. 14.11). Anders als die Haut auf dem Fußrücken kann die Haut über der Fußsohle nicht über den darunter liegenden Geweben nach vorne und hinten gleiten. Wiederholte Landungen auf der Ferse auf einem harten Untergrund, wie bei Hürdenläufern, Weitspringern und Dreispringern (Abb. 14.12), können zur Zerreißung dieser Bindegewebsbänder führen. Das Fettgewebe in den Fächern wird aus dem Bereich der Ferse, der den Boden berührt, herausgedrückt, sodass die Schutzwirkung dieses Fettgewebspolsters abnimmt. Durch den geringeren Schutz wird die Haut bei Belastung schmerzempfindlicher. Nach dem 40.

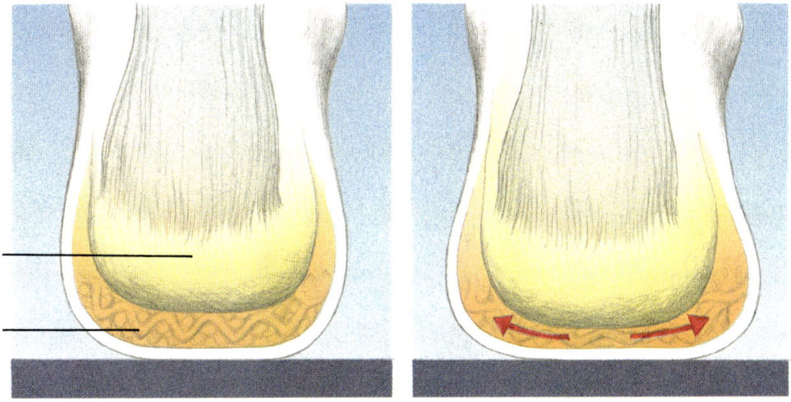

Abb. 14.11: (Links) Normales Fersenpolster. Der Knochen wird durch Fettgewebe geschützt. **(Rechts)** Schmerzsyndrom des Fersenfettpolsters. Das Fettgewebe wird nach außen zu den Seiten weggedrückt, was den Schutz für den Fersenknochen beeinträchtigt.

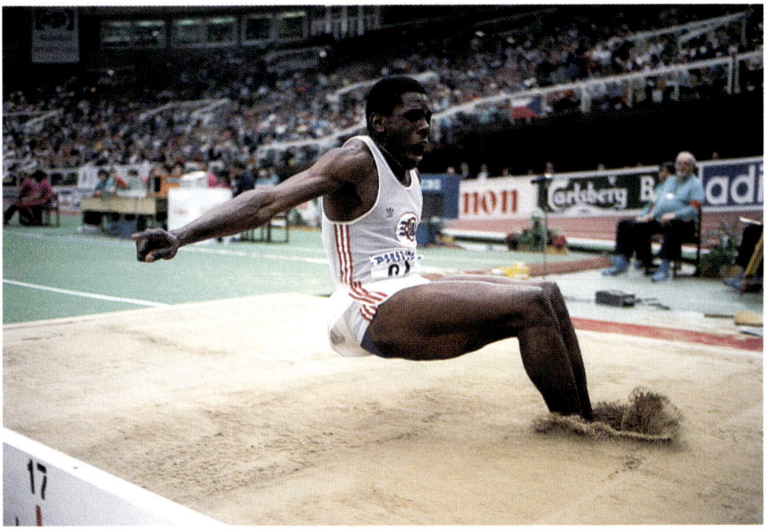

Abb. 14.12: Dreispringer, der auf einem weichen Untergrund landet (mit freundlicher Genehmigung von All Sport: Fotograf, Gray Mortimer).

Lebensjahr verändert sich das Fettgewebe oft allmählich und ein weicheres, dünneres Fersenpolster entsteht.

Der Sportler beklagt oft diffuse Beschwerden an der Fersensohle, die sich beim Laufen auf hartem Untergrund verstärken. Es besteht hier keine Schmerzausstrahlung. Sind die Einrisse im Bindegewebe geringfügig und frisch, besteht nur lokale Druckempfindlichkeit im Fersenpolster; bei langanhaltenden Fällen kann jedoch der Knochen unter der Haut tastbar werden. Dieser Zustand ist sehr schwer zu behandeln und muss daher verhindert werden. Um eine teilweise Linderung herbeizuführen und die Belastung der Ferse zu vermindern, kann die Schrittlänge verkürzt werden. Die wichtigste Vorbeugemaßnahme ist jedoch das Tragen von Schuhen, die dem jeweiligen Bodenbelag angepasst sind und deren Absatz die Stöße größtenteils abfängt und die Krafteinwirkung gut verteilt. Unterstützende Polster können ebenfalls unter der Ferse eingefügt werden. Schuhe mit einer Fersenkappe können das verbliebene Fettgewebe erhalten und zentralisieren und so seine Schutzfunktion verbessern. Eine Unterstützung des Fußgewölbes kann die Druckbelastung der Ferse ebenfalls reduzieren.

Entzündung des Fersenpolsters und Bursitis

Verletzungen oder Überlastungen des Fußes können eine Entzündung des Fersenpolsters verursachen. Zwischen Kalkaneus und Fersenpolster liegt eine kleine Bursa, die sich nach Stoßbelastung wie im Basketball oder beim Laufen entzünden und schmerzen kann. Infolge der Entzündung kann das Fettpolster so empfindlich werden, dass Gewichtsbelastung nicht mehr möglich ist.

Dieser Zustand findet sich zumeist bei Erwachsenen und Sportlern mittleren Alters, kann aber in jedem Alter auftreten. In 10–15% der Fälle besteht eine beidseitige Erkrankung. Bei Langstreckenläufern mit Hohlfuß scheint diese Verletzung häufiger aufzutreten.

Bei der Untersuchung ist das Fersenpolster druckempfindlich und fest. Unter konservativer Therapie kommt die Verletzung normalerweise zum Stillstand. Fersenkappen oder eine Unterstützung des Fußgewölbes mit Aussparung für den schmerzenden Bereich können wirksam sein.

Fasciitis plantaris: Fersenschmerzsyndrom (Fersensporn)

Die Plantaraponeurose oder Plantarfaszie ist ein fibröses Band, das unter der Innenseite des Kalkaneus entspringt, nach vorn verläuft und mit den an den Zehen befestigten Bändern verschmilzt. Wird die Ferse beim Absprung oder Bergauflaufen angehoben, nimmt der Winkel zwischen Zehen und Mittelfußknochen zu und die Aponeurose wird gedehnt (Abb. 14.13). Bei zunehmender Beugung der Zehen nimmt auch die Spannung der Aponeurose zu und das Längsgewölbe wird hierdurch stabilisiert. Eine angespannte Aponeurose ist jedoch auch verletzungsgefährdet. Bei einem kräftigen Absprung kann es zu einer Ruptur im Ursprung der Plantaraponeurose oder in den kurzen Zehenbeugern kommen. Auch bei einer schnellen Drehung, die zu einer vermehrten Belastung des Fußsohlengewebes führt, können Verletzungen auftreten.

Bei Sportlern, bei denen eine übermäßige Pronation des Fußes vorliegt, ist die Wahrscheinlichkeit einer Überlastungsverletzung oder einer Ruptur im Ursprung der Plantaraponeurose höher. Wenn das Längsgewölbe infolge der Pronation gedehnt und die Zehen gespreizt werden, ist die Aponeurose einer vermehrten Belastung ausgesetzt. Längerfristige sportliche Aktivitäten in Schuhen, die keine ausreichende Unterstützung des Längsgewölbes bieten, können ebenfalls zu Schmerzen in der Plantaraponeurose beitragen. Eine eindeutige Verbindung zwischen Fersenschmerzen und einem Plattfuß (Pes planus) oder Hohlfuß (Pes carvus) konnte jedoch nicht nachgewiesen werden, und die Ursache der Fasciitis plantaris ist noch nicht eindeutig geklärt. Diese Tatsache erklärt, warum man der Erkrankung so viele unterschiedliche Namen gegeben hat.

Die Fasciitis plantaris kann auch am Mittelfuß auftreten (s. Abb. 14.10).

Symptome und Diagnose

- Die Beschwerden beginnen schleichend.
- Zu Beginn der Aktivität bestehen Schmerzen am kalkanearen Ursprung der Aponeurose, die jedoch bei fortgesetzter Aktivität zumeist wieder verschwinden. Bei Schonung klingen die Beschwerden ab.
- Häufig bestehen Morgensteifigkeit und ein schmerzhaftes Hinken, wenn der Sportler morgens aufsteht und die ersten Schritte unternimmt. Nach einer kurzen Aufwärmphase verschwindet die Steifigkeit.

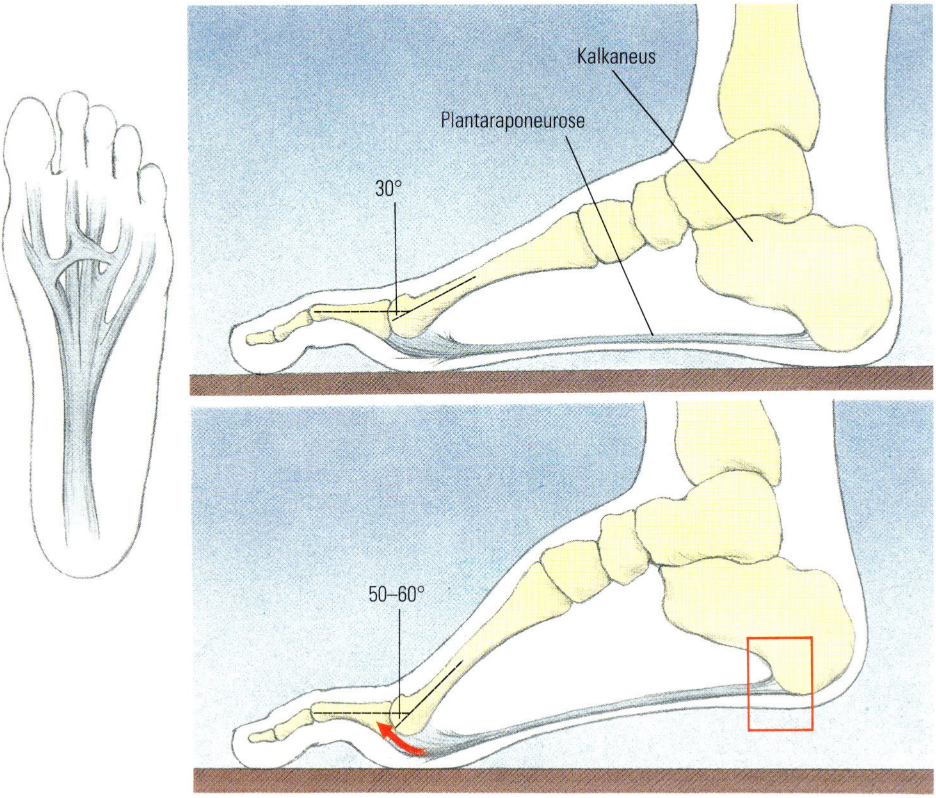

Abb. 14.13: (Oben) Fuß und Plantaraponeurose (Faszie), wenn der Fuß auf dem Untergrund belastet wird. **(Unten)** Die Plantaraponeurose wird beim Abdrücken des Fußes gedehnt. Der Kasten zeigt den Ort der Entzündung im Ursprung der Plantaraponeurose am Fersenbein. **(Ganz links)** Die Plantaraponeurose von unten gesehen.

- Diese Sportler können Schmerzen beim Zehenstand und Fersengang verspüren.
- Gelegentlich wird ein Taubheitsgefühl im Bereich der äußeren Fußsohle verspürt.
- Umschriebene Druckempfindlichkeit und gelegentlich Schwellung an der Innenseite des Kalkaneus, dort wo die Aponeurose ansetzt, können vorliegen (Abb. 14.14).
- Häufig findet sich begleitend eine straffe Achillessehne.
- Bei Sportlern mit einer Beinlängendifferenz treten die Fersenschmerzen häufiger im kürzeren Bein auf.
- Eine Röntgenaufnahme zeigt manchmal ein Ödem und/oder einen Knochenvorsprung (Fersensporn), der als Reizerscheinung aufgrund der Dehnung des Aponeurosenansatzes am Kalkaneus entsteht. Der Fersensporn bildet sich am Ursprung der kurzen Zehenbeuger und wächst nach distal und manchmal in Richtung der Fußsohle. Nur 3% der Patienten mit einer Fasciitis plantaris haben einen Fersensporn, im Vergleich dazu sind 15% der Patienten asymptomatisch; die genaue Beziehung zwischen der Fasciitis plantaris und dem Fersensporn ist daher noch nicht geklärt.

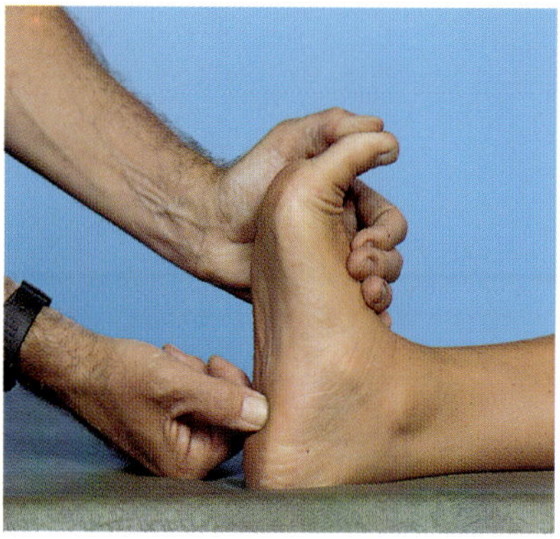

Abb. 14.14: Umschriebene Druckempfindlichkeit und Schwellung am medialen Rand des Kalkaneus.

- Ein Dreiphasen-Knochenszintigramm kann dabei helfen, die Diagnose zu untermauern. Die Spätphase des Knochenszintigramms kann pathologisch sein und eine geringe umschriebene Mehrbelegung in Höhe des Faszienansatzes bei etwa 60% der Patienten zeigen. Die Diagnose wird jedoch in erster Linie anhand der klinischen Symptome gestellt.

Behandlung

Der *Sportler* sollte:
- bei einer akuten Verletzung die Ferse mit Eis kühlen;
- bei Belastungsschmerzen den Fuß durch Gehstützen entlasten;
- sich über die Verletzung informieren. Es ist wichtig zu wissen, dass die Verletzung normalerweise von selbst heilt;
- das Training verändern, um Fehlbelastungen zu vermeiden: stauchende Aktivitäten sollten vermieden werden und Laufen kann durch Radfahren und Schwimmen ersetzt werden;
- statische Dehnungsübungen als Präventiv- und Rehabilitationsmaßnahme durchführen; die Dehnungsübungen sollten sowohl die Plantarfaszie als auch die Achillessehne einbeziehen;
- Tape-Verbände zur Entlastung des Bereiches anlegen oder wärmeisolierende Socken oder Einlagen benutzen;
- überprüfen, ob die Sportschuhe zu einer vermehrten Belastung der Aponeurose führen (die Schuhe können zu hart oder zu weich sein);
- eine stoßdämpfende Fersenkappe im Schuh verwenden.

Der *Arzt* kann:
- den Patienten über die Verletzung, ihren chronischen (aber von selbst zum Stillstand kommenden) Verlauf und den langwierigen Heilverlauf informieren;
- eine Einlage verordnen, die das Längsgewölbe unterstützt und den schmerzenden Bereich ausspart (Entlastungsbereich);
- eine Fersenkappe verschreiben. Es gibt unterschiedliche Typen von Fersenkappen:
  (1) ein visköses, elastisches Material, das sich bei Druckbelastung langsam verformt;
  (2) eine härtere Kunststoffkappe, die die Ferse umgibt und das Fersenpolster komprimiert, sodass Stoßeinwirkungen besser absorbiert werden können; oder
  (3) weicher Filz oder harte Kunststoffmaterialien, die eine Fersenkappe bilden und gleichzeitig das mediale Längsgewölbe unterstützen, um die Plantarfaszie zu entlasten;

- eine Nachtschiene oder vorgeformte Kunststoffsprunggelenkorthese (eine Orthese für den Fuß, die das Sprunggelenk in 5° Dorsalflexion fixiert) verschreiben. Mit dieser wird die Faszie über Nacht gedehnt und die Morgensteifigkeit vermindert;
- antiphlogistische Medikamente verschreiben;
- physikalische Therapie verschreiben, dazu gehören eine oder mehrere der folgenden Maßnahmen: Wechselbäder, Whirlpool, Phonophorese, Iontophorese und Massage. Hierdurch entsteht oft eine kurzfristige Besserung, die Langzeitwirkung ist jedoch begrenzt;
- eine Kortisoninjektion verabreichen. Diese sollte von medial und dicht an den Knochen zwischen Knochen und Faszie verabreicht werden. Eine Injektion direkt in das Fersenpolster sollte vermieden werden, da sie eine Fettgewebshypotrophie verursachen kann;
- operieren, wenn trotz angemessener konservativer Therapie über 6–12 Monate die Beschwerden persistieren. Es gibt verschiedene operative Vorgehensweisen. Die häufigste Methode ist die Spaltung der Plantarfaszie, wobei sie von ihrem Ansatz am Kalkaneus gelöst wird. Endoskopische Methoden sind in der Entwicklung, derzeit jedoch noch experimentell.

Heilungsverlauf und Komplikationen

Um langfristige Probleme zu vermeiden, sollte die Verletzung so früh wie möglich behandelt werden. Auch bei korrekter Behandlung kann es 6 Monate oder länger dauern, bis nach einer chronischen Verletzung die Rückkehr zu sportlichen Aktivitäten möglich ist. Nach einer Operation kann der Sport normalerweise nach 2–3 Monaten wieder aufgenommen werden, gelegentlich auch erst später. Eine gewisse Druckempfindlichkeit im Wundbereich kann lange bestehen bleiben. Als gelegentliche Komplikation der Operation tritt die Verletzung des Nervus calcanearis medialis auf, wodurch ein schmerzhaftes Neurom oder ein Taubheitsgefühl im Fersenpolster entstehen kann. Der Sportler muss vor der Operation über die Risiken informiert werden.

Nerveneinklemmungen

Die häufigste Nerveneinklemmung ist das sog. Tarsaltunnelsyndrom. Es entsteht durch vermehrten Druck entweder auf den Nervus tibialis posterior oder einen seiner Äste oder auf die mediolateralen Fußsohlennerven. Fersenschmerzen können auch durch Einklemmung des ersten Seitenastes des Nervus plantaris lateralis (Baxters Nerv) entstehen.

Tarsaltunnelsyndrom

Direkt unterhalb des Innenknöchels befindet sich eine Passage für den medialen und lateralen Plantarnerv (Abb. 14.15). Übermäßige Pronation des Fußes erhöht die Belastung der Gewebe um die Beugesehnen und kann zur Entzündung und Schwellung führen, wodurch eine Einklemmung dieser Nerven entsteht (das Tarsaltunnelsyndrom). Eine Entzündung kann auch durch Druck eines Knochenvorsprunges an der Rückseite des Talus ausgelöst werden.

Der betroffene Sportler verspürt im Einklemmungsbereich Schmerzen, die nach distal entlang der Innenseite des Fußes und der Fußsohle bis zu den Zehen hin ausstrahlen. Dieses Gebiet entspricht dem Versorgungsbereich der Nerven. Es besteht eine umschriebene Druckschmerzhaftigkeit dort, wo der Nerv das Retinaculum flexorum unterquert. Das Beklopfen des Nervs in diesem Bereich kann ein brennendes, kribbelndes Gefühl verursachen, das in die Fußsohle ausstrahlt. Die Diagnose kann mittels Elektromyographie (EMG) und Nervenleitgeschwindigkeitsmessung verifiziert werden. Ein normales Untersuchungsergebnis schließt die Diagnose jedoch nicht aus.

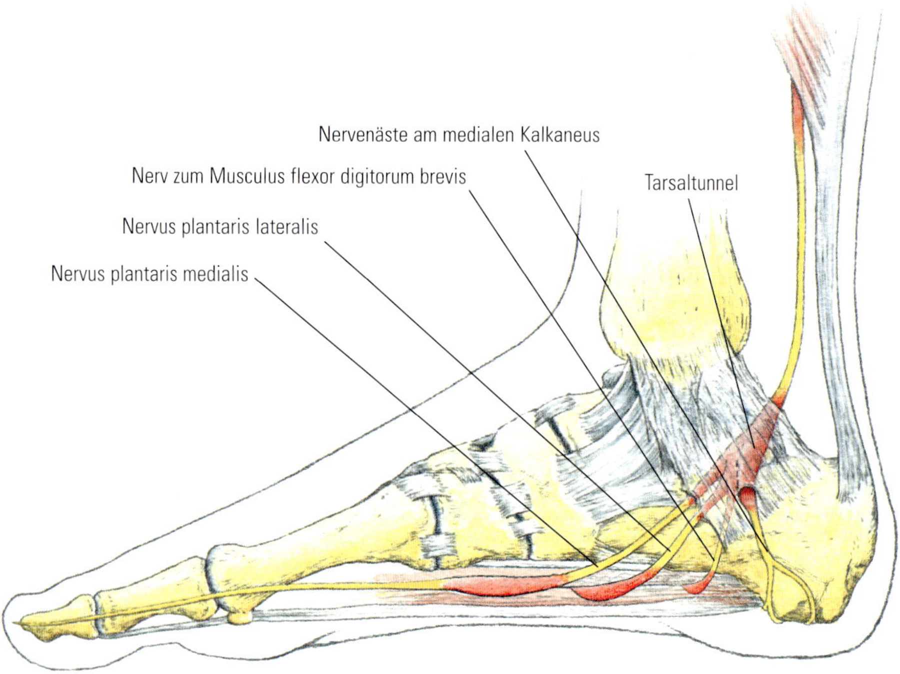

Abb. 14.15: Der Nervus tibialis posterior und seine Äste (mediale Ansicht).

Die Behandlung dieser Verletzung besteht in einer Unterstützung des Längsgewölbes und in einem medialen Fersenkeil, wodurch die Spannung im Nerv reduziert wird. Eine Steroidinjektion in den Tarsaltunnel kann zu vorübergehender Besserung führen. Die operative Entlastung des Tarsaltunnels kann in 90% der Fälle zu einer Beschwerdelinderung führen. Die Wiederaufnahme des Sports ist innerhalb von 6–8 Wochen möglich.

Einklemmung des ersten Astes des Nervus plantaris lateralis (Baxters Nerv)

Einige Ärzte vermuten, dass eine Einklemmung dieses Astes des Nervus plantaris lateralis für etwa 20% der chronischen Fersenschmerzen verantwortlich ist. Die Einklemmung entsteht dort, wo der vertikale Verlauf des Nervs an der Innenseite der Fersensohle nach horizontal umbiegt (Abb. 14.16). Am häufigsten findet sich diese Nerveneinklemmung bei Sportlern, die viel auf ihren Zehenspitzen laufen, wie z.B. Sprinter und Ballett-Tänzer. Die Äste des Nervus calcanearis medialis, die die Medialseite der Fersensohle innervieren, sind bei der Einklemmung des ersten Astes nicht beteiligt. Entzündungen und Spornbildungen im Ursprungsbereich der kurzen Zehenbeugemuskulatur an der Ferse können zu einer Schwellung und Kompression des Nervs im Verlauf der Plantarfaszie führen.

Die Verletzung kann am Ende des Tages oder nach langanhaltender Aktivität Schmerzen verursachen. Das eindeutigste diagnostische Zeichen ist eine maximale Druckempfindlichkeit im Einklemmungsbereich des Nervs. Da die Fasciitis plantaris eine Prädisposition für diese Verletzung darstellt, kann auch eine gewisse Druckempfindlichkeit über dem proximalen Anteil der Faszie auffallen, dort wo sie am Kalkaneus ansetzt. Es kann auch eine gewisse Schwäche bestehen.

Die Behandlung beinhaltet Schonung, antiphlogistische Medikamente und physikalische Therapie. Steroidinjektionen können verabreicht werden. Eine stoßdämpfende Fersenkappe kann die Entzündung in diesem Bereich lindern. Bei Sportlern mit übermäßiger Pronationsstellung des Fußes kann eine Unterstützung des Längsgewölbes die Kompression des Nervs vermindern. Bei Sportlern mit anhaltenden Symptomen führt die Operation in 85% der Fälle zur Besserung und zur Wiederaufnahme sportlicher Aktivitäten innerhalb von 3 Monaten.

Einklemmung des Nervus plantaris medialis (Läufer-Fuß)

Der Nervus plantaris medialis verläuft in der Tiefe zum Musculus adductor hallucis, dabei durchquert er den „Henry'schen Knoten" und verläuft weiter am Innenrand des Fußes. Die Einklemmung geschieht im „Henry'schen Knoten", insbesondere bei Sportlern mit einer vermehrten Pronationsstellung des Fußes (Abb. 14.17). Sportler mit einer Vorfußabduktion (nach außen gerichtete Fußspitze) oder einer Außenrotation der Ferse

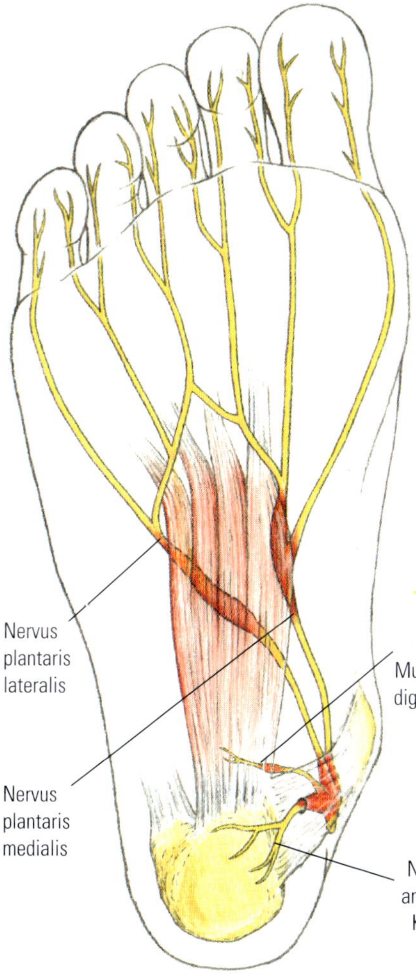

Abb. 14.16: Der Nervus tibialis posterior und seine Äste (plantare Ansicht).

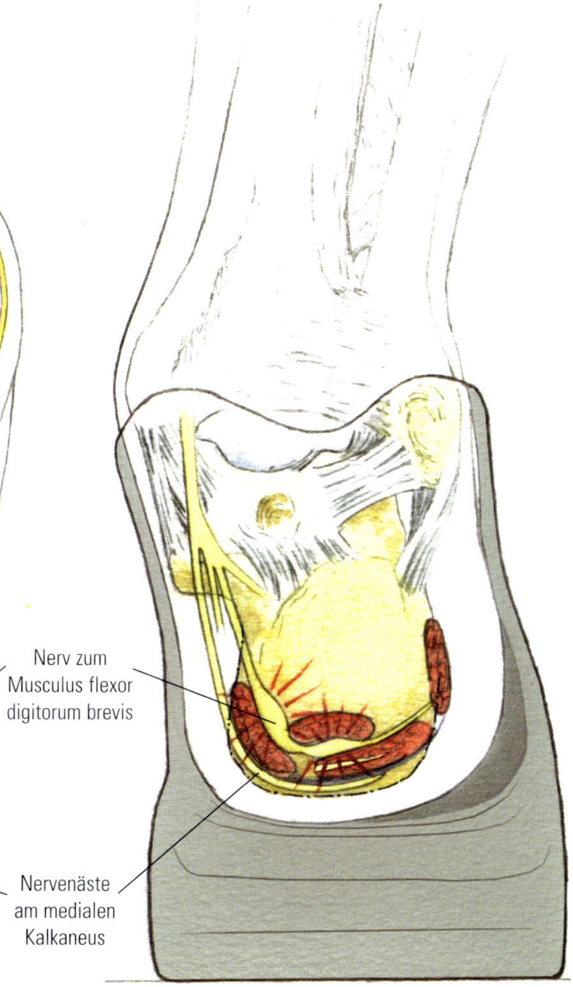

Abb. 14.17: Nerveneinengung im Bereich der Ferse in einem Schuh.

(Valgusstellung) sind ebenfalls für diese Art der Beschwerden prädisponiert. Auch bei einem Sportler mit vorangegangener Sprunggelenkverletzung oder chronischer Sprunggelenkinstabilität kann es zu diesen Problemen kommen. Die Schmerzen strahlen nach distal in die medialen Zehen aus und können auch nach proximal in das Sprunggelenk ausstrahlen. Beim Kurven- und Bergauflaufen verschlimmern sich die Schmerzen. Druckschmerzen treten an der inneren Fußsohlenseite des Fußgewölbes auf. Nach dem Laufen kann es zu einer Sensibilitätsminderung an der Innenseite des Fußes kommen.

Die konservative Behandlung besteht in der Versorgung mit einer das mediale Längsgewölbe stützenden Einlage oder einer Fersenerhöhung. Eine operative Therapie kann erfolgreich sein und erlaubt die Rückkehr zum Sport innerhalb von 6 Wochen.

Stressfrakturen des Kalkaneus

Stressfrakturen treten bei ansonsten gesunden Personen ab dem siebten Lebensjahr auf (S. 8). Stressfrakturen des Kalkaneus sind relativ ungewöhnlich.

Symptome und Diagnose

- Bei Aktivität treten Schmerzen in der Ferse auf.
- Es besteht eine sehr umschriebene Druckempfindlichkeit und lokale Schwellung. Diffuse Schmerzen können durch seitliche Kompression der Ferse ausgelöst werden. Die Schmerzen sind nicht auf die Fersensohle beschränkt.
- In etwa der Hälfte der Fälle zeigt eine Röntgenaufnahme keine Fraktur. Besteht dennoch der Verdacht, dass es sich bei der Verletzung um eine Stressfraktur handelt, sollte eine weitere Röntgenaufnahme nach 2–3 Wochen angefertigt werden, da zu dieser Zeit das Gewebe der Knochenheilung (Kallus) im Bereich der Fraktur sichtbar wird.
- Wird die Fraktur nicht durch eine Röntgenaufnahme bewiesen, kann ein Knochenszintigramm die Diagnose bestätigen.

Behandlung

- Belastung ist in Abhängigkeit von den Schmerzen gestattet; normalerweise werden anfänglich Gehstützen benötigt.
- Ein stoßdämpfendes Fersenkissen kann nützlich sein.
- Die weitere Behandlung entspricht der auf S. 11 beschriebenen.

Heilungsverlauf

Der verletzte Sportler kann seine sportliche Aktivität wieder voll aufnehmen, wenn er beschwerdefrei ist. Dies ist normalerweise 6–8 Wochen nach Beginn der Symptome der Fall.

Frakturen des Talus

Der Talus (Sprungbein) kann beim Motorsport, Fallschirmspringen, Football, Skiabfahrtslauf, Skispringen, Hochspringen und Hallen-Sportarten frakturieren. Die Verletzung ist selten und schwer zu behandeln. Durch eine Verletzung der Blutgefäße, die die Ernährung des Talus sicherstellen, kommt es oft zu Komplikationen. Der Verlust der Blutversorgung kann die Heilung beeinträchtigen und Komplikationen sind häufig.

Frakturen des Kalkaneus

Bei Traumata und Stürzen aus großer Höhe kann es zu Frakturen des Kalkaneus kommen. Die verletzte Person hat aufgrund von Schmerzen und starker Schwellung Probleme, auf dem Fuß zu stehen. Die Behandlung besteht in Schonung und Entlastung in unterschiedlichem Ausmaß; manchmal wird eine Operation erwogen. Eine Kalkaneusfraktur kann eine langanhaltende und manchmal dauerhafte Beeinträchtigung zur Folge haben.

Verschmelzung von Fußwurzelknochen

Die Verschmelzung von Fußwurzelknochen ist eine pathologische Verbindung von zwei oder mehr Knochen im Fuß. Die Verbindung kann aus Knochen-, Binde- oder Knorpelgewebe bestehen. Die Knochenverschmelzung kann zu Symptomen führen, dadurch dass die Beweglichkeit eines der Gelenke unterhalb des Talus eingeschränkt, entsprechende Belastung auf andere Gelenke ausgeübt und Schmerzen verursacht werden. Verschmelzungen können zwischen dem Talus und dem Os naviculare und zwischen dem Talus und Kalkaneus bestehen. Es kann auch Verschmelzungen zwischen anderen Knochen geben. Eine Verbindung zwischen Talus und Os naviculare ist ungewöhnlich und bereits in jungen Jahren erkennbar.

Die seltene Verbindung zwischen Talus und Kalkaneus kann zu Schmerzen, Steifigkeit und verminderter Pronation/Supination bei Kindern im Alter von 8–12 Jahren führen. Die Diagnose kann durch Röntgenaufnahmen bestätigt werden, wenn eine knöcherne Verbindung vorliegt; manchmal ist ein CT oder MRT erforderlich. Die Behandlung besteht in der Verwendung einer Orthese oder einer Schiene, um die schmerzhafte subtalare Bewegung zu vermindern. Oft ist die operative Therapie erforderlich. Es bedarf einer langfristigen Rehabilitation, bevor mit dem Sport wieder begonnen werden kann.

Beschwerden im Mittelfußbereich

Der Mittelfuß besteht aus den Fußwurzel- und Mittelfußknochen, dem Navikulare, Kuboid, den drei Kuneiforme und fünf Mittelfußknochen. Kräftige Bänder zwischen diesen Knochen schaffen eine erhebliche Stabilität und rigide Struktur. Die meisten Bewegungen finden in dem „Sportgelenk", dem querverlaufenden Fußwurzelgelenk, statt. Isolierte Verletzungen des Mittelfußes sind selten und untypisch, da sie nur bei großer Krafteinwirkung entstehen. Erkrankungen, die den Mittelfuß betreffen, sind Zerrungen der Bänder wie auch eine Arthrose der Gelenke. Ein akzessorisches Os naviculare (ein zusätzlicher Knochen) kann Schmerzen an der Innenseite des Mittelfußes verursachen. Es können auch Stressfrakturen im Os naviculare auftreten.

Distale Fasciitis plantaris

Bei der distalen Fasciitis plantaris treten umschriebene Schmerzen und Druckempfindlichkeit im mittleren Anteil der Plantarfaszie über dem Mittelfuß auf. Sie tritt wesentlich seltener auf als die konventionelle Fasciitis plantaris. Die Schmerzen können nach proximal oder distal ausstrahlen, sind jedoch im Mittelfuß betont. Diese Verletzung tritt am häufigsten bei Sprintern und Mittelstreckenläufern auf, die beim Laufen vermehrt ihre Zehen einsetzen. Bei der körperlichen Untersuchung besteht oft eine Druckempfindlichkeit der Plantaraponeurose im Mittelfußbereich, die etwas diffuser verteilt ist als bei der konventionellen Fasciitis plantaris. Dorsalflexion der Zehen kann die Symptome verschlimmern, da hierbei die Fasern der Faszie gedehnt werden.

Zur Behandlung gehören: Tape-Verbände, antiphlogistische Medikamente, physikalische Therapie und Dehnung der Plantarfaszie. Ein medialer Fersenkeil oder eine Einlage können die Spannung der Plantarfaszie verringern, manchmal aber auch die Beschwerden des Sportlers verschlimmern. Die Verletzung kommt normalerweise von selbst zum Stillstand und kann unter konservativer Therapie ausheilen. Die Prognose ist gut.

In manchen Fällen kann es zu einer Ruptur der Aponeurose kommen. Die meisten dieser Rupturen treten bei Sportlern auf, die mit lokalen Steroidinjektionen behandelt wurden. Die Rupturen werden zumeist konservativ behandelt, gelegentlich ist jedoch auch eine Operation erforderlich.

Zerrungen des Mittelfußes

Die Mittelfußgelenke besitzen eine Schlüsselposition für das mediale und laterale Längsgewölbe; sie wirken auch bei Pronation und Supination mit den subtalaren Gelenken zusammen.

Das Verletzungsspektrum reicht von undislozierten Bandverletzungen und Subluxationen bis hin zu Luxationen. Bei Bandverletzungen ohne Dislokation ist die konservative Therapie angezeigt. Nach einer kurzen Immobilisationsphase folgt die aktive Mobilisation von Sprunggelenk und Fuß. Alle Dislokationen bzw. Luxationen müssen anatomisch reponiert und operativ fixiert werden.

Stressfrakturen des Os naviculare

Stressfrakturen des Os naviculare treten zumeist bei Sportlern auf, insbesondere bei Läufern und Sprungsportlern. Die Schmerzen beginnen schleichend und sind im Fußgewölbe lokalisiert. Die Schmerzen im Mittelfuß nehmen bei Bewegung und Belastung zu, die Dorsalflexion des Sprunggelenkes ist eingeschränkt. Das Beschwerdebild ist uncharakteristisch und die Diagnose schwer zu stellen. Es kann eine umschriebene Druckempfindlichkeit über dem Os naviculare bestehen, dieses Symptom liegt jedoch nicht immer vor. Einfache Röntgenaufnahmen zeigen häufig keinen pathologischen Befund. Die Diagnose wird anhand eines positiven Knochenszintigramms gestellt. Ein CT oder eine Röntgenaufnahme zeigen das Ausmaß und den Verlauf der Fraktur. Normalerweise verläuft die Fraktur in sagittaler Ebene durch die Mitte des Knochens.

Diese Frakturen werden durch Entlastung und eine Stiefelorthese behandelt. Normalerweise heilen sie innerhalb von 6–8 Wochen. Bei Dislokation der Fraktur ist die Operation notwendig; hierbei sind die Komplikationsraten jedoch hoch, und es kommt zu verzögerter Heilung, Pseudarthrosenbildung oder Refraktur mit dann erforderlicher nochmaliger Operation. Nach konservativer Therapie können sportliche Aktivitäten innerhalb von 3 Monaten wieder aufgenommen werden. Bei operativer Therapie kann mit sportlichen Aktivitäten nach 3–6 Monaten wieder begonnen werden, wobei der Zeitraum von der Art der Operation abhängig ist.

Oft wird die Verletzung verspätet diagnostiziert, im Allgemeinen vergehen 4 Monate zwischen dem Beschwerdebeginn und der Diagnosestellung. Setzt die Behandlung nicht frühzeitig ein, kann es zu anhaltenden Schmerzen und Komplikationen kommen.

> Bei Patienten mit diffusen Schmerzen im Fußgewölbe bei körperlicher Aktivität ist ein Knochenszintigramm indiziert.

Verletzungen des Lisfranc'schen Gelenks

Das Lisfranc'sche Gelenk besteht zwischen den fünf Mittelfußknochen und den korrespondierenden Fußwurzelknochen, den drei Kuneiforme und dem Kuboid (s. Abb. 14.1). Stabilität erhält das Lisfranc'sche Gelenk im Wesentlichen durch die Basis des zweiten Mittelfußknochens. Das

Lisfranc'sche Ligament reicht von der Basis dieses zweiten Mittelfußknochens zum medialen Kuneiforme. Verletzungen dieses Ligamentes sind selten, müssen jedoch gut behandelt werden, da es sonst zu schweren Deformierungen und chronischen Schmerzen kommen kann.

Es gibt zwei Verletzungsmechanismen. Der direkte Mechanismus besteht in einer einfachen Prellung dieses Fußbereiches. Beim indirekten Mechanismus, der häufiger vorkommt, wird der Fuß bei Plantarflexion in seiner Längsrichtung zusammengedrückt. Typischerweise ist dies ein Rückwärtssturz, bei dem der Fuß an der Streckseite der Zehen hängen bleibt; ähnliche Verletzungen kommen bei Verkehrsunfällen vor, Stürzen von einer Leiter, bei Rodelunfällen oder beim Abrutschen vom Bordstein. Ein Tänzer kann sich diese Verletzung zuziehen, wenn er beim Spitzentanz nach vorn umkippt, sodass das gesamte Körpergewicht auf die Bänder und Kapsel der Tarsometatarsalgelenke einwirkt. Diese Verletzung kann auch im American Football entstehen, wenn der Spieler auf dem Boden kniet, Zehen und Sprunggelenk dorsalflektiert sind und jemand auf seine Fersen fällt.

Zur Diagnose gelangt man durch klinische Untersuchung und Röntgenaufnahmen; auch ein CT ist oft hilfreich.

Gelegentlich reicht eine konservative Behandlung mit frühzeitiger, geschlossener Reposition und Retention in einem Gips. Zumeist jedoch ist die chirurgische Fixierung mit Stiften oder Schrauben die Behandlung der Wahl, um die anatomische Reposition zu sichern. Häufig treten schwerwiegende Komplikationen nach Luxation im Tarsometatarsalgelenk auf und viele Sportler können hiernach keine anstrengenden sportlichen Aktivitäten mehr ausführen. Auch wenn keine Komplikationen auftreten, kann der Sport selten vor Ablauf von 9–12 Monaten wieder aufgenommen werden. Bevor die Wiederaufnahme des Sports erwogen wird, muss der Sportler einen vollen und schmerzfreien Bewegungsumfang von Fuß und Sprunggelenk erreicht haben, und es dürfen keine Anzeichen für eine chronische Entzündung oder Arthrose vorliegen. Schwimmen und Radfahren können eher wieder aufgenommen werden als stauchende Aktivitäten wie Laufen.

Mittelfußfrakturen

Frakturen der Mittelfußknochen kommen häufig vor. Der Verletzungsmechanismus besteht oft in einem direkten Schlag gegen die Rückseite des Fußes, z.B. durch einen schweren herunterfallenden Gegenstand (oder eine springende Person), der auf dem Fuß landet. Ein direktes Trauma führt zu einer subkapitalen Querfraktur des zweiten, dritten oder vierten Mittelfußknochens. Indirekt einwirkende Kräfte führen oft zu Spiralfrakturen des Schaftes. Die Symptome dieser Verletzungen sind Belastungsschmerzen. Die Verdachtsdiagnose ergibt sich durch betonte Druckempfindlichkeit über den Mittelfußknochen oder Schmerzen bei Kompression des Fußes. Die Diagnose wird durch eine Röntgenaufnahme bestätigt.

Die meisten isolierten Mittelfußschaftfrakturen und subkapitalen Frakturen werden konservativ behandelt. Dislokationen nach plantar und dorsal sollten verhindert werden, da dies zu einer vermehrten Gewichtsbelastung in bestimmten Bereichen führt und sich möglicherweise Hautprobleme entwickeln. Frühe Belastung in einem festen Stiefel oder Gips wird empfohlen. Die Rückkehr zum Sport ist oft 3 Monate nach einer einfachen Mittelfußfraktur möglich. Die Prognose ist gut.

Es gibt unterschiedliche Frakturarten an der Basis des fünften Mittelfußknochens: Die *Jones-Fraktur* ist eine Querfraktur der Knochenbasis, die durch Vorfußadduktion und Plantarflexion entsteht. Bezüglich *Stressfrakturen* siehe unten. Die dritte Art ist eine *Abrissfraktur*. Sie entsteht durch kräftige Kontraktion der Peroneus-brevis-Sehne als Antwort auf eine plötzliche Supinationsverletzung des Fußes. Diese Frakturen können symptomatisch mit einem Gips oder einer Stiefelorthese therapiert werden. Bei stark dislozierten Frakturen und verzögerter Heilung kann die operative Therapie erforderlich sein.

Stressfrakturen der Mittelfußknochen

Ungefähr 20% aller Stressfrakturen der unteren Extremität betreffen die Mittelfußknochen, wobei der zweite Mittelfußknochen am häufigsten betroffen ist (Marschfraktur, S. 9). Die Symptome beginnen schleichend und nehmen allmählich zu, es kann 1–2 Monate dauern, bevor eine Stressfraktur in Röntgenaufnahmen verifiziert werden kann (s. Abb. 2.5). Ein Knochenszintigramm innerhalb von ein oder zwei Wochen kann die Diagnose ebenfalls bestätigen. Diese Stressfrakturen werden konservativ behandelt, wobei sportliche Aktivitäten für 4–6 Wochen eingeschränkt werden; Laufen im Wasser kann jedoch nützlich sein.

Proximale Stressfrakturen des fünften Mittelfußknochens bedürfen der besonderen Aufmerksamkeit. Diese Frakturen sind im proximalen Anteil des Knochens distal von der Tuberositas und dem Ansatz der Peroneus-brevis-Sehne lokalisiert. Die Mehrheit entsteht durch wiederholte Belastung, wobei die Inzidenz unter Basketballspielern sehr hoch ist. Es bestehen erhebliche Beschwerden entlang des Fußaußenrandes, die 1–2 Wochen vor dem eigentlichen Entstehen der Fraktur auftreten können. Häufig kommt es zu einer verzögerten Frakturheilung, Pseudarthrosenbildung und Refraktur; daraus resultieren Langzeitprobleme für die Sportler.

Bei einer frischen Fraktur kann eine Therapie mit Entlastungsgips oder Stiefelorthese für 6–8 Wochen versucht werden. Die Knochenheilung muss röntgenologisch bestätigt sein, bevor die Behandlung beendet wird. Anschließend folgen 6 Wochen mit eingeschränkter Aktivität. Da die Fraktur häufig nicht heilt, wird zunehmend eine frühzeitige innere Fixierung mit einer intramedullären Schraube propagiert; hierdurch kann die Ausheilungszeit deutlich verkürzt werden. Der Eingriff ist begrenzt und eine Freilegung der Fraktur ist dabei nicht erforderlich. Ein allmählicher Übergang zur Belastung kann innerhalb von zwei Wochen möglich sein; Sport kann wieder aufgenommen werden, sobald keine Schmerzen und Druckempfindlichkeit mehr bestehen, normalerweise innerhalb von 4–8 Wochen.

Eine verzögerte Knochenheilung oder Pseudarthrosenbildung kann ebenfalls durch Fixierung mittels Schrauben oder mit Hilfe anderer Fixationstechniken behandelt werden. Besteht eine Sklerose (Verdickung des Knochens), sind offene Kürettage und eine Knochentransplantation empfohlen. Die Wiederaufnahme des Sports kann dann nach 3 Monaten möglich sein.

Überlastungsschäden oder Ruptur der Peroneus-brevis-Sehne

Entzündungen und Teilrupturen des Ansatzes der Peroneus-brevis-Sehne im Bereich des fünften Mittelfußknochens sind bei Fußballspielern keine Seltenheit. Manchmal kann sich die Sehnenscheide entzünden, sodass ein Krepitus auftritt. Schmerzen bestehen über dem proximalen Anteil des fünften Mittelfußknochens. In der akuten Phase der Verletzung werden antiphlogistische Medikamente eingesetzt. Falls notwendig, wird ein Gips oder eine Stiefelorthese angelegt. Im Übrigen wird die Verletzung entsprechend den auf S. 45 stehenden Empfehlungen behandelt.

Insuffizienz des Längsgewölbes (Plattfuß)

Bei den Füßen lassen sich viele individuelle Unterschiede beobachten. Das Längsgewölbe kann flach sein, dennoch erfüllt der Fuß seine Funktion. Gerät der Fuß jedoch unter übermäßige Belastung aufgrund einer falschen Lastverteilung, durch Übergewicht oder langes Stehen, kann sich das Gewölbe stärker abflachen und zu einem Plattfuß führen. Bei einem sehr flachen Fußgewölbe kann der Fußinnenrand tiefer liegen als der Fußaußenrand. Dies führt zu einer Außenrotation der Mittelfußknochen und Zehen.

Symptome und Diagnose

- Oft bestehen überhaupt keine Probleme.
- Überlastung kann zu Schmerzen in den Füßen und Unterschenkeln führen.
- Bei wiederholten Belastungen, z.B. beim Laufen, können Schmerzen im Fuß, Unterschenkel, Knie und in der Leiste auftreten.
- Es kann zu einem Müdigkeitsgefühl in den Füßen kommen.
- In Bereichen vermehrter Belastung können sich Hornhautschwielen an der Fußsohle ausbilden.

Präventivmaßnahmen

- Beweglichkeitstraining und statische Dehnungsübungen der Sprunggelenke und Wadenmuskeln sollten durchgeführt werden.
- Kräftigungsübungen für Fuß und Zehen können hilfreich sein.
- Der Sportler sollte Schuhe mit einer gut konstruierten Sohle, gutem Fußbett und Fersenkappe tragen.

Behandlung

Zur Behandlung gehören:
- Hilfsmittel, die das Fußgewölbe unterstützen;
- Tape-Verbände;
- Vermeidung schmerzhafter Aktivitäten.

In bestimmten Fällen muss der betroffene Sportler das Laufen vorübergehend aufgeben, kann aber die körperliche Fitness durch sportliche Aktivitäten wie Schwimmen und Radfahren aufrechterhalten.

Insuffizienz des vorderen Quergewölbes

Die Funktion des vorderen Quergewölbes besteht in einer elastischen Unterstützung des Vorfußes. Die mittleren Mittelfußknochen und die Zehen beugen sich nach unten zum Boden, wenn das vordere Quergewölbe während der Stütz-und Abdruckphase des Schrittes belastet wird. Es kann zu einem Erschlaffen der Bänder zwischen den Mittelfußknochen kommen. Hierbei verliert das Gewölbe seine Form und die Fähigkeit Belastungen zu absorbieren. Der Fuß wird breiter und die Mittelfußknochen und Zehen spreizen sich fächerförmig.

Symptome und Diagnose

- Schmerzen bestehen bei Belastung des vorderen Quergewölbes.
- Da die Haut vermehrtem Druck ausgesetzt ist, bildet sich Hornhaut unter dem Vorfußballen.
- Letztendlich kann es zu einer Abweichung der Großzehe kommen, die dann über den anderen Zehen liegt (Hallux valgus, S. 415).
- Druck an der Innenseite der Großzehe kann zur Ausbildung einer Bursa und einer Exostose führen. Bei anhaltendem Druck, z.B. durch schlecht konstruierte Schuhe, kann es zur Entzündung in der Bursa kommen.
- Die Erkrankung kann zur „Hammerzehen“-Deformität führen. Hierbei befinden sich alle Zehen außer der Großzehe in einer ständig gebeugten Haltung. Hierdurch kann es zu vermehrtem Druck auf die den zweiten und

dritten Zwischenzehenraum versorgenden Nerven kommen (Morton'sche Metatarsalgie), und/oder schmerzhafte Hornhautschwielen (Hühneraugen) können sich über den Zehen bilden.

Behandlung

- Es sollte eine Schuheinlage mit einer Pelotte für das vordere Quergewölbe angepasst werden.
- In Fällen eines Hallux valgus mit Bursitis und Hammerzehen kann die Operation erforderlich sein.
- Greifübungen für die Zehen werden verordnet.
- Ein allgemeines Übungsprogramm sollte eingeleitet werden.

Exostosen am Fuß

Manchmal entstehen Knochensporne (knöcherne Vorwölbungen oder Exostosen) am Fußrücken oder der Seite des Fußes. Ein Knochensporn kann an Größe zunehmen oder sich entzünden. Normalerweise werden sie durch drückende Schuhe verursacht, die zu eng oder zu stramm geschnürt sind. Die Sporne erscheinen zumeist am Fußrücken vor dem Sprunggelenk und bestehen gelegentlich aus eigenständigen Knochenneubildungen. Die Beweglichkeit des Fußes ist oft normal, die betroffene Person kann jedoch schlecht in Schuhen laufen. Infolge einer Entzündung der Bursa, die sich über dem Sporn gebildet hat, kann Druckempfindlichkeit entstehen. Eine Röntgenaufnahme zeigt entweder einen kleinen knöchernen Vorsprung oder gelegentlich einen zusätzlichen Knochen.

Die Behandlung eines schmerzhaften Knochensporns besteht in einer Änderung des Schuhwerks. Manchmal kann die Exostose chirurgisch entfernt werden.

Entzündung der Zehenstreckersehnenscheide (Extensorenperitendinitis)

Die langen Muskeln, die die Zehen strecken, entspringen an der Vorderseite der Tibia gemeinsam mit den Muskeln, die den Fuß dorsal flektieren. Die Sehnen dieser Muskeln verlaufen über das Sprunggelenk zum Fuß und die Zehenstrecker verlaufen über den Fußrücken zu den Zehen. Diese Sehnen und Sehnenscheiden können durch schlecht angepasste oder zu straff geschnürte Sportschuhe erhöhtem Druck ausgesetzt sein. Zur Überlastung kann es beim Laufen in den Bergen oder im Sand kommen. Eine Entzündung führt zu Schmerzen am Fußrücken, die sich beim Laufen verschlimmern. Druckschmerzen können im Verlauf der Sehnen ausgelöst werden. Bei einer akuten Peritendinitis kann gelegentlich ein Krepitus auftreten.

Behandlung

- Der Sportler sollte sich schonen und eine falsche Belastung des Fußes vermeiden.
- Antiphlogistika können hilfreich sein.
- Das Schuhwerk sollte geändert werden. Manchmal kann ein Stück Filz oder Schaumstoff, in dem es eine Aussparung für den schmerzenden Bereich gibt, vor Druck durch die Zunge des Schuhwerks schützen.
- Bei anhaltenden Problemen kann eine Steroidinjektion in die Sehnenscheide wirksam sein. Hiernach sollte 2 Wochen lang Schonung eingehalten werden.
- Bei chronischen Fällen ist eine Operation möglich.

Vorfuß- und Zehenprobleme

Zehenfrakturen, Krallenzehen, Hammerzehen, harte und weiche Hühneraugen sind häufige Vorfußprobleme. Klagt ein Sportler über Vorfußschmerzen, sollte der Untersucher auf vorhandene und mit den Schmerzen in Zusammenhang stehende Hornhautschwielen achten. Finden sich keine Schwielen, sollte sich die Untersuchung auf mögliche neurologische Probleme konzentrieren. Liegen keine dieser Ursachen vor, sollte man nach Gelenkproblemen wie Instabilität oder Arthrose suchen.

Hallux valgus

Die Großzehe (Hallux) kann normalerweise bis zu einem Winkel von 10° nach außen von der Mittellinie abweichen. Beträgt der Winkel mehr als 10°, nennt man diesen Zustand Hallux valgus (Abb. 14.18). Bei einer solchen Verlagerung bildet sich ein Knochenanbau an der Innenseite des Fußes, dort wo der Winkel am größten ist. Diese Exostose ist von einer Bursa bedeckt, die sich infolge des pathologischen Druckes entzünden und extrem schmerzhaft sein kann.

Eine Ursache des Hallux valgus besteht in einem zu flachen vorderen Quergewölbe, eine andere Ursache ist übermäßige Pronation mit Ungleichgewicht und Kontraktur der Großzehenmuskulatur. Andere dazu beitragende Ursachen sind schlecht passende Schuhe und eine Verlagerung des ersten Mittelfußknochens.

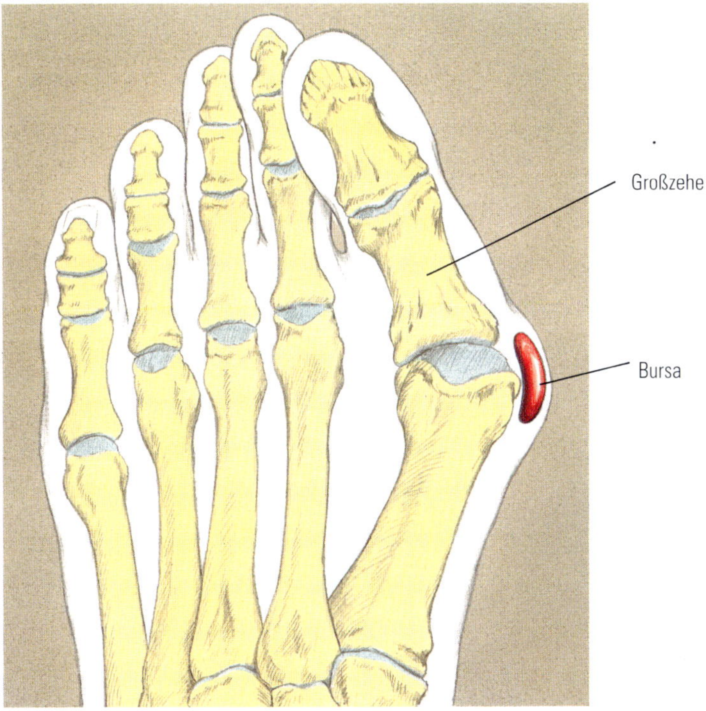

Abb. 14.18: Hallux valgus mit Bursa über einer Pseudoexostose am Fußinnenrand, dort ist der Valguswinkel der Großzehe am größten

Symptome und Diagnose

- Die Großzehe weicht um mehr als 10° nach außen ab und kann gegen die zweite Zehe gedrückt werden. Die zweite Zehe wiederum wird gegen die dritte Zehe gedrückt, sodass eine zunehmend pathologische Fußhaltung entsteht.
- Oft besteht eine Hornschwiele unter dem zweiten Mittelfußknochen.
- Beim Tragen von Schuhen können Probleme entstehen.
- Am Innenrand des Fußes, dort wo die Abwinkelung der Großzehe am stärksten ist, können Rötung und Druckempfindlichkeit der Haut auftreten.

Behandlung

Der *Sportler* sollte:
- Schuhe mit weitem Zehenraum tragen;
- ein Stück Filz oder Schaumstoffpolster zwischen Großzehe und die zweite Zehe legen.

Der *Arzt* kann:
- gewölbeunterstützende Einlagen mit Pelotte unter dem vorderen Quergewölbe verschreiben;
- Schuhe verordnen, die den Exostosen angepasst sind;
- nur bei schwerwiegenden Problemen operieren. Bei der Operation können entweder nur die Exostose und Bursa entfernt werden, oder bei zu großem Winkel zwischen erstem und zweitem Mittelfußknochen kann eine Keilosteotomie durchgeführt werden, wobei der Knochen durchtrennt wird, um den Winkel zu ändern. Die Heilungszeit bei ersterem Eingriff beträgt 4–6 Wochen und 3–4 Monate für die Osteotomie.

Hammerzehen

Eine Hammerzehe ist durch eine Beugekontraktur gekennzeichnet (Abb. 14.19), wobei die Zehe im proximalen Interphalangealgelenk (das Gelenk zwischen den Zehenknochen) nicht mehr gestreckt werden kann. In den frühen Phasen ist die Deformität noch flexibel (d.h., sie kann passiv korrigiert werden), mit der Zeit entsteht jedoch eine fixierte Fehlstellung. Diese Kontraktur kann durch eine Insuffizienz des vorderen Quergewölbes (S. 413) oder durch das Tragen zu kleiner Schuhe verursacht sein. Schmerzhafte Hühneraugen und Schwielen entstehen über dem hervorstehenden Gelenk. Gelegentlich kann es auch zu schmerzhaften Hornschwielen an der Zehenkuppe kommen.

Zur Behandlung gehört Druckentlastung der schmerzenden Bereiche durch das Tragen von Schuhen mit einem großen Zehenraum. Bei Abflachung des Quergewölbes kann eine Einlage indiziert sein. Je nach Bedarf können Polster benutzt werden. Das Abtragen schmerzhafter Hornschwielen kann für vorübergehende Beschwerdelinderung sorgen. Manchmal ist die operative Intervention erforderlich. Nach einer Operation kann Joggen nach 8 Wochen wieder möglich sein.

Hallux rigidus (steife Großzehe)

Zu einem Hallux rigidus kann es nach wiederholten geringfügigen Verletzungen der Gelenkoberfläche des Großzehengrundgelenkes kommen. Eine frühzeitige Arthrose mit chronischen Schmerzen und Beschwerden kann entstehen. Die Beweglichkeit, insbesondere die Dorsalflexion des Gelenkes, ist dann beeinträchtigt. Der betroffene Sportler hat Schwierigkeiten, normal zu laufen oder zu gehen. Langstreckenläufer klagen darüber, dass die Schmerzen in der Großzehe es ihnen unmöglich machen, die erforderlichen Distanzen

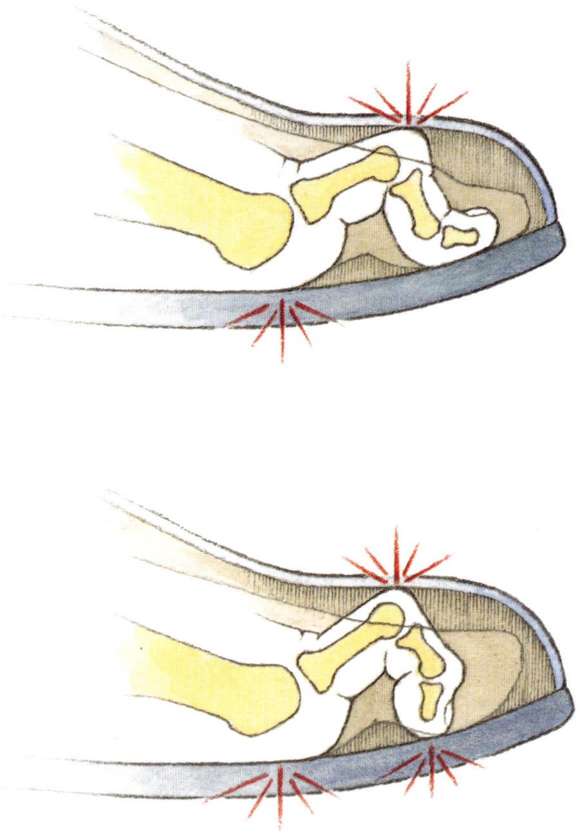

Abb. 14.19: Hammerzehe: Darstellung der verschiedenen möglichen Druckstellen.

durchzuhalten. Die fehlende Dorsalflexion (Abb. 14.20) zwingt den Sportler dazu, kompensatorisch über den Fußaußenrand abzurollen, sodass es zu Verletzungen in anderen Bereichen des Fußes kommt. Die Diagnosestellung erfolgt in erster Linie anhand der klinischen Beurteilung, nämlich der eingeschränkten Dorsalflexion im Großzehengrundgelenk.

Bei forcierter Dorsalflexion lassen sich normalerweise die Beschwerden des Sportlers reproduzieren. Bei der Palpation lässt sich oft ein unbeweglicher Knochen dorsolateral des ersten Mittelfußknochenköpfchens tasten (Abb. 14.21). Gelegentlich besteht eine Schwellung. Die Röntgenaufnahme der Großzehe oder ihres Grundgelenkes zeigt oft nur geringfügige Veränderungen, kann aber auch dorsale Sporne (Osteophyten) infolge einer Arthrose erkennen lassen (S. 25).

Zur Behandlung gehört Druckentlastung durch das Tragen von Schuhen mit einem größeren Zehenraum. Manchmal kann ein festerer Schuh mit einer Sohleninnenrandversteifung oder Abrollsohle eingesetzt werden. Eine Abrollhilfe kann nützlich, ihre Benutzung für Sportler jedoch schwierig sein. Gelegentlich können nichtsteroidale Antiphlogistika hilfreich sein. Manchmal muss der Sportler zu einer anderen Sportart wie Radfahren oder Schwimmen wechseln, um das Gelenk zu entlasten. Manchmal ist die operative Behandlung des Hallux rigidus erforderlich. Bei Sportlern kann die Entfernung der dorsalen Sporne manchmal die Beweglichkeit wieder herstellen und die sportliche Aktivität für eine längere Zeit ermöglichen, die Ursache der Erkrankung wird dadurch jedoch nicht beseitigt. Es gibt umfangreichere operative Methoden, die Ergebnisse dabei sind jedoch unterschiedlich. Es gibt keine verlässlich wirksame Behandlung für diese Erkrankung.

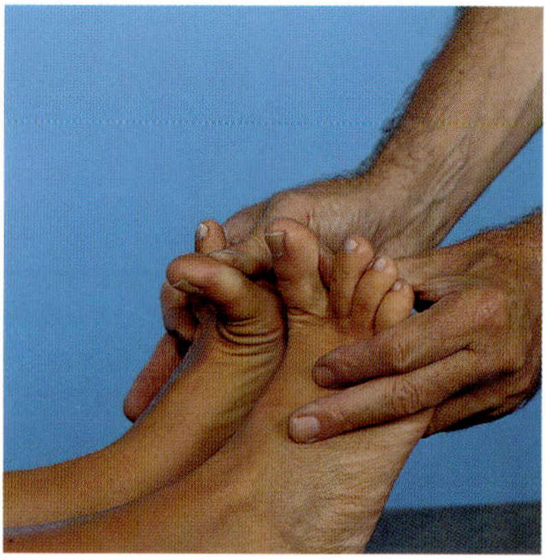

Abb. 14.20: Verminderte Dorsalflexion.

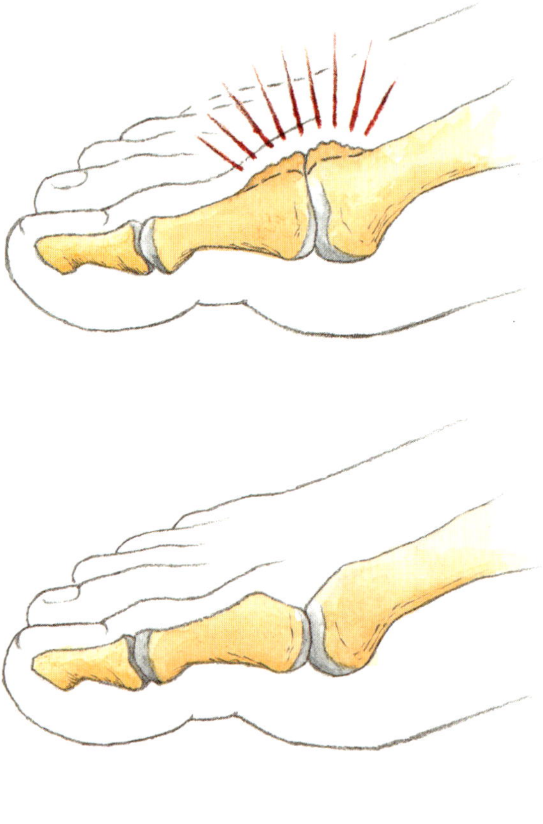

Abb. 14.21: Hallux rigidus (steifer Großzeh). **(Oben)** Knochensporn an der Gelenkstreckseite. **(Unten)** Der Knochensporn wurde operativ entfernt.

Zehensyndrom

Das Zehensyndrom entsteht, wenn der Schuh eines Spielers während eines plötzlichen Stopps in den Boden „greift“ und der Fuß im Schuh nach vorne rutscht, sodass es zu einer vehementen Dorsalflexion der Großzehe kommt (Abb. 14.22). Die Bänder unter dem ersten Metatarsophalangealgelenk (dem Großzehengrundgelenk) und die Gelenkkapsel werden hierbei gedehnt und die Gelenkoberfläche verletzt. Es handelt sich hierbei um eine häufige Verletzung im American Football, insbesondere auf künstlichen Allwetterbelägen, und die Verletzung kann auch beim Squash, Badminton und Tennis auftreten. Diese Verletzungen sind häufig und für eine große Anzahl verpasster Trainingsstunden verantwortlich.

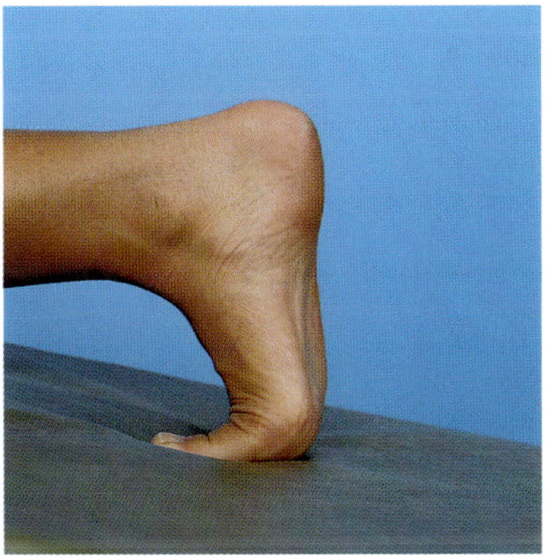

Abb. 14.22: Position, die das Großzehensyndrom auslöst.

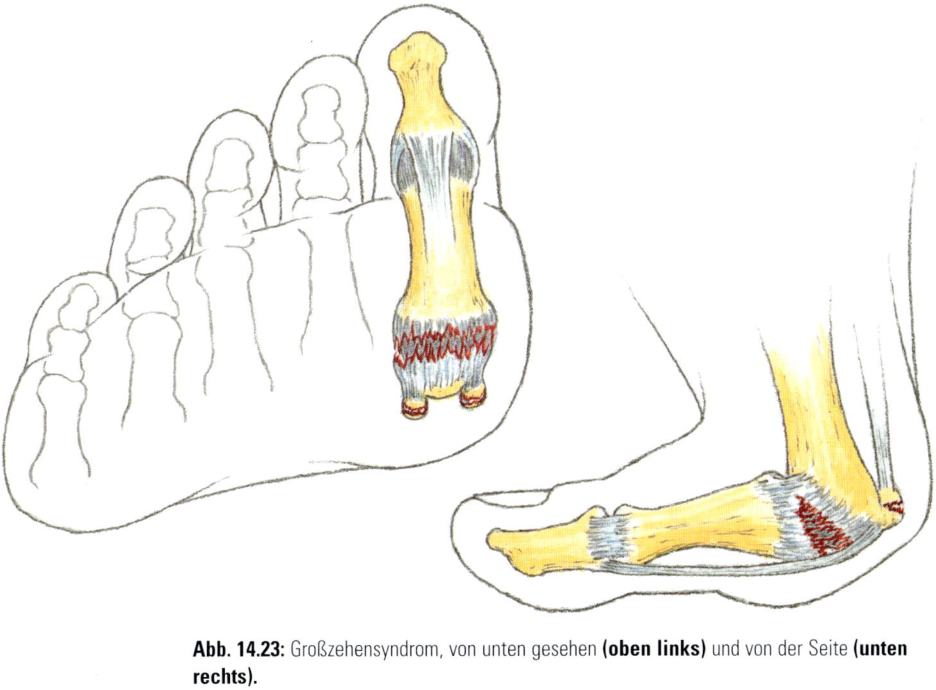

Abb. 14.23: Großzehensyndrom, von unten gesehen **(oben links)** und von der Seite **(unten rechts).**

Die Symptome bestehen in einer Schwellung und Druckempfindlichkeit über der Großzehenbasis sowie Schmerzen bei Streckung und Beugung der Zehe (Abb. 14.23). Der Sportler lokalisiert den Hauptschmerz an der Unterseite der Großzehe. Um eine Fraktur auszuschließen, muss eine Röntgenuntersuchung durchgeführt werden.

Zur sofortigen Behandlung gehören Kühlung, Anlage eines Kompressionsverbandes, Hochlagerung des Fußes und Entlastung. Nach 2–4 Tagen kann dem verletzten Sportler Belastung wieder erlaubt werden. Beim Gehen wird die Zehe durch eine Stiefelorthese ruhig gestellt, unter Entlastung ist freie Bewegung erlaubt. Das verletzte Gelenk kann auch durch einen Tape-Verband stabilisiert werden, und ein Schuh mit einer festen Sohle kann die Bewegungen des Gelenkes einschränken. Der verletzte Sportler sollte wenigstens 2–4 Wochen mit dem Sport pausieren; bei Laufsportarten kann die Rehabilitation jedoch auch 2–3 Monate dauern. Manche Sportler haben über viele Jahre anhaltende Symptome, können aber dennoch ihren Sport weiter ausüben.

Fraktur der Sesambeine

Die zwei Sesambeine unter dem Großzehengrundgelenk sind für Frakturen besonders anfällig. Diese Knöchelchen liegen innerhalb der Großzehenbeugesehne. Zu einer Fraktur kann es entweder durch direkte Einwirkung kommen oder wenn die Großzehe gezwungen wird, sich vehement nach oben zu biegen, wie beim Absprung oder bei der Landung mit nach oben gebogener Zehe (Abb. 14.24). Bei ungleichmäßiger Druckverteilung in dem Gebiet kann es gelegentlich zu einer Entzündung in der die Sesambeine umgebenden Sehnenscheide kommen.

Symptome und Diagnose

- Der Sportler kann nicht auf den Zehen laufen und hat Schmerzen beim Abdruck.
- Es kommt zu umschriebener Druckempfindlichkeit und Schwellung.
- Schmerzen entstehen bei Beugung der Zehe nach oben.
- Bei einer Fraktur kann eine Röntgenaufnahme die Diagnose bestätigen. Es ist jedoch oft schwierig, diese Frakturen auf einfachen Röntgenaufnahmen zu erkennen.

Behandlung

- Eine Stiefelorthese oder ein Gips sollte für mehrere Wochen getragen werden.
- Wird die Verletzung erst in einem späten Stadium medizinisch behandelt und/oder heilt die Fraktur nicht, kann eine Operation erwogen werden. Hierbei können die Sesambeine vollständig oder teilweise entfernt werden.
- Die Verletzung betrifft oft Sportler mit ausgeprägtem Fußgewölbe und straffer Plantaraponeurose. Gelegentlich kann die Spannung in der Plantaraponeurose chirurgisch reduziert werden.

Morton'sche Interdigitalneuralgie

Wird der Fuß beim Abdrücken plantar und die Zehen dorsal flektiert, können die Nerven zwischen dem zweiten und dritten sowie dem dritten und vierten Mittelfußknochen durch Bänder zwischen den Knochen komprimiert werden (Abb. 14.25). Zusätzlicher Druck kann durch die Mittelfußknochen entstehen, wenn schlecht passendes Schuhwerk getragen wird oder das vordere Quergewölbe abgeflacht ist. Die Zehennerven, die sich zwischen den Mittelfußknochenköpfchen teilen, können durch diesen Druck gereizt werden und eine lokale Nervenschwellung (Neurom) ausbilden. Zumeist passiert dies zwischen dem dritten und vierten Mittelfußknochen. Jeder Nerv ist für Sensibilität und Schmerzleitung der Außenseite des einen Zehs und der Innenseite des benachbarten Zehs ver-

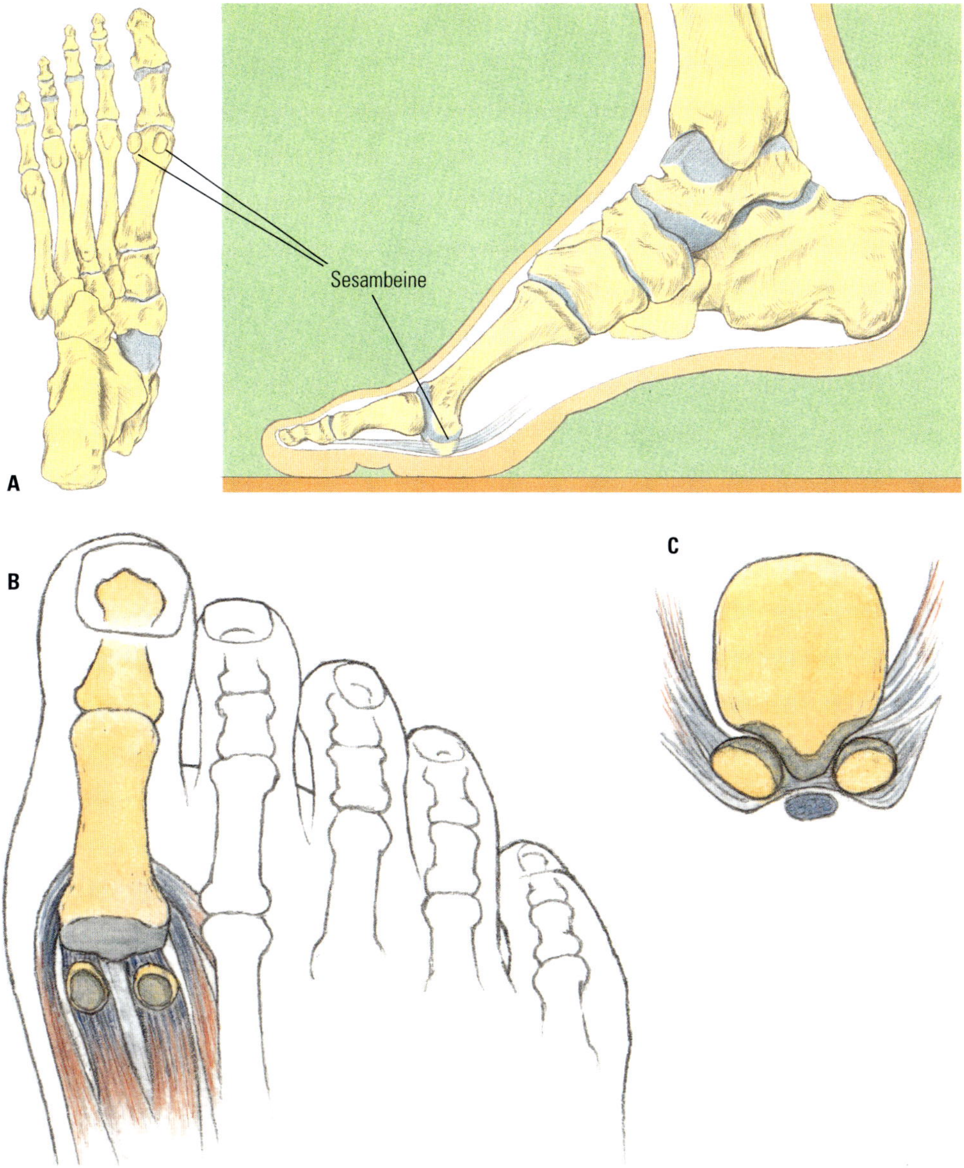

Abb. 14.24: Sesambeine von unten und von der Seite gesehen **(A)**, von oben, wobei der erste Mittelfußknochen nicht gezeigt wird, um die Sesambeine sichtbar zu machen **(B)** und im Transversalschnitt **(C)**.

antwortlich. Hier kann der Sportler Schmerzen sowie Taubheit verspüren. Diese Erkrankung ist als Morton'sche Interdigitalneuralgie bekannt.

Symptome und Diagnose

- Der verletzte Sportler klagt normalerweise über wiederkehrende Schmerzen an der Außenseite der einen und Innenseite der daneben liegenden Zehe. Im Allgemeinen sind die dritte und vierte Zehe betroffen.
- Die Symptome werden oft mit denen eines elektrischen Schlages verglichen.

- Die Sensibilität an den benachbarten Seiten zweier betroffener Zehen kann beeinträchtigt sein.
- Barfußlaufen führt manchmal zur Schmerzlinderung.
- Durch Zusammendrücken der Mittelfußknochen können die Schmerzen in den betroffenen Zehen ausgelöst werden (s. Abb. 14.25).
- Lokale Druckempfindlichkeit lässt sich durch den Druck eines dünnen Gegenstandes, z.B. eines Stiftes gegen die Haut des Zwischenzehenraumes (zwischen den Mittelfußköpfchen) auslösen.

Behandlung

Der *Sportler* sollte:
- sich schonen und für Druckentlastung der Zehen sorgen;
- passende Schuhe tragen;
- Aktivitäten vermeiden, die das Abdrücken erfordern; Schwimmen und Radfahren sind gute Alternativen.

Der *Arzt* kann:
- antiphlogistische Medikamente für 1–2 Wochen verordnen;
- Schuheinlagen zur Unterstützung des Fußgewölbes verschreiben, die auch über ein Polster im Mittelfußbereich zur Spreizung der Mittelfußknochen verfügen, sodass es zu einer Druckentlastung der Nerven kommt;
- Physiotherapie verschreiben;
- eine Lokalanästhetikainjektion mit einer geringen Menge Kortison verabreichen;
- ein Neurom zwischen den Mittelfußköpfchen operativ entfernen. Die Rückkehr zum Sport ist innerhalb von 2–3 Monaten möglich. Dies ist eine sehr effektive Behandlungsmethode, führt jedoch zu einem dauerhaften Sensibilitätsverlust der benachbarten Seiten der betroffenen Zehen.

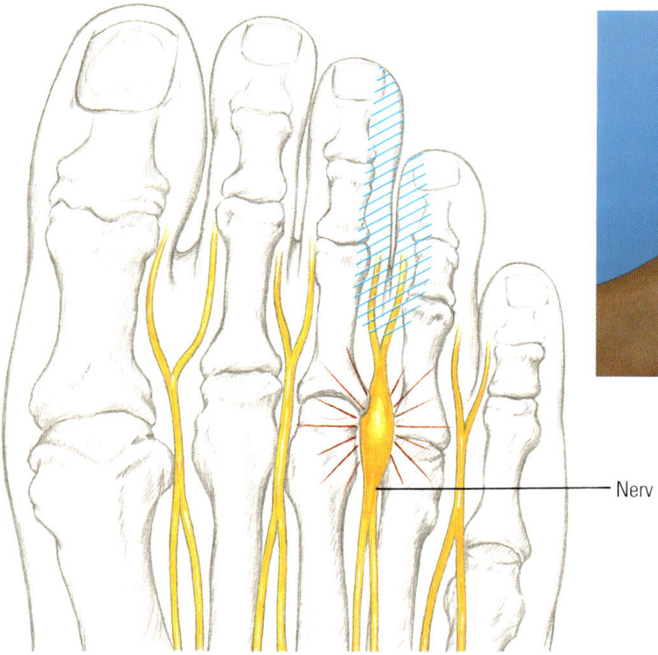

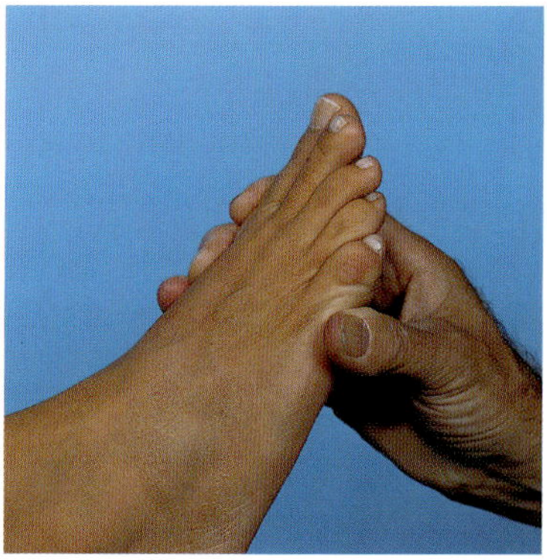

Abb. 14.25: Wenn das Quergewölbe schwach ist, kann ein Nerv zwischen den Knochen eingeklemmt werden. Der Nerv schwillt dann an, und der hierdurch zunehmende Druck kann einen ausstrahlenden Schmerz und Taubheit in den Zehen verursachen (schraffierter Bereich). **(Rechts)** Vorfußkompression kann Schmerzen auslösen.

Zehenfrakturen

Zehenfrakturen treten bei vielen Sportarten häufig auf, insbesondere bei Sportarten, in denen getreten wird. Frakturen der Großzehe sind am schwerwiegendsten, insbesondere wenn ein Gelenk betroffen ist. Bei Dislokation der Fraktur müssen die Knochenenden reponiert werden, danach wird die Verletzung durch Immobilisation für etwa 4 Wochen behandelt. Frakturen der anderen Zehenknochen bedürfen zur Heilung lediglich der Schonung, vorausgesetzt es besteht keine grobe Dislokation. Wird beim Training die Zehe belastet, muss für 3–5 Wochen pausiert werden. Schwimmen, Skilaufen und Krafttraining des restlichen Körpers können fortgeführt werden.

Probleme im Bereich der Zehennägel

Eingewachsene Zehennägel

Eingewachsene Zehennägel sind ein häufiges Problem bei Sportlern, normalerweise werden sie durch schlecht passendes Schuhwerk verursacht, wodurch die Haut gegen den Nagelrand gedrückt wird. Die Großzehe mit ihrem breiten Nagel ist am häufigsten betroffen.

Präventivmaßnahmen sind unerlässlich. Die Schuhe sollten groß genug sein, bequem und gut passen, und die getragenen Strümpfe sollten nicht zu eng sein. Sorgfältige Fußhygiene ist notwendig. Die Zehennägel sollten regelmäßig, wenigstens einmal pro Woche gerade abgeschnitten werden. Bei gebogener Schnittführung können sie seitlich in den Nagelfalz einwachsen. Zu dicke Nägel sollten abgetragen werden.

Bei eingewachsenen Zehenägeln kann es zu bakteriellen Infektionen des Nagelhäutchens und erheblichen Beschwerden kommen. Solche Infektionen müssen entlastet werden, der entzündete Bereich muss trockengehalten werden und mit einem Antiseptikum und eventuell einem Antibiotikapuder behandelt werden. Oral eingenommene Antibiotika können ebenfalls wirksam sein. Bei anhaltenden Beschwerden durch eingewachsene Zehennägel kann eine operative Therapie erfolgen. Hier gibt es eine Vielzahl verschiedener Methoden, normalerweise wird jedoch ein keilförmiges Stück des Nagels oder der gesamte Nagel entfernt. Das Vorgehen hängt von der Dauer und Stärke der Beschwerden sowie von der vorangegangenen Behandlung ab. Wird das Nagelbett (aus dem der Nagel wächst) exzidiert, ist sichergestellt, dass kein neuer Nagel nachwächst.

Schwarze Nägel („Tenniszehe", „Fußballerzehe")

Schwarze (geprellte) Nägel entstehen durch Schläge oder Tritte gegen den Nagel, durch das Tragen zu enger Schuhe oder durch zu lange Zehennägel. Im Nagelbett kommt es zu einer Blutung, die als schwarzer Punkt oder Fleck unterhalb des Nagels sichtbar wird. Bei fast allen Sportarten kommt es zu Nagelprellungen; beim Laufen können sie dadurch verursacht werden, dass die Zehennägel gegen den vorderen Anteil des Schuhs gedrückt werden, insbesondere wenn die Schuhe zu klein sind oder der Sportler bergab läuft.

Eine Blutung im Nagelbett ist meist schmerzhaft, da die Blutansammlung unter dem Nagel auf das umgebende Gewebe drückt. Durch ein kleines Loch im Nagel kann dieser Druck entlastet werden. Nach Reinigung des Nagels kann das Loch mit einem sauberen scharfen Messer, einer ausgeglühten Nadel oder einer gerade gebogenen Büroklammer gebohrt werden (Abb. 14.26). Dieses Vorgehen ist keineswegs so aufregend wie es klingt. Das Blut tritt spontan durch das kleine Loch aus, und der Nagel wird dann durch einen Verband geschützt, um eine Infektion des Nagelbettes zu vermeiden. Auf diese Art und Weise wird der Nagel erhalten, der andernfalls nach 2–3 Wochen aufgrund mangelnder Durchblutung abfallen würde. Hat sich ein verletzter Nagel erst einmal gelockert und beginnt sich von dem Nagelhäutchen zu lösen,

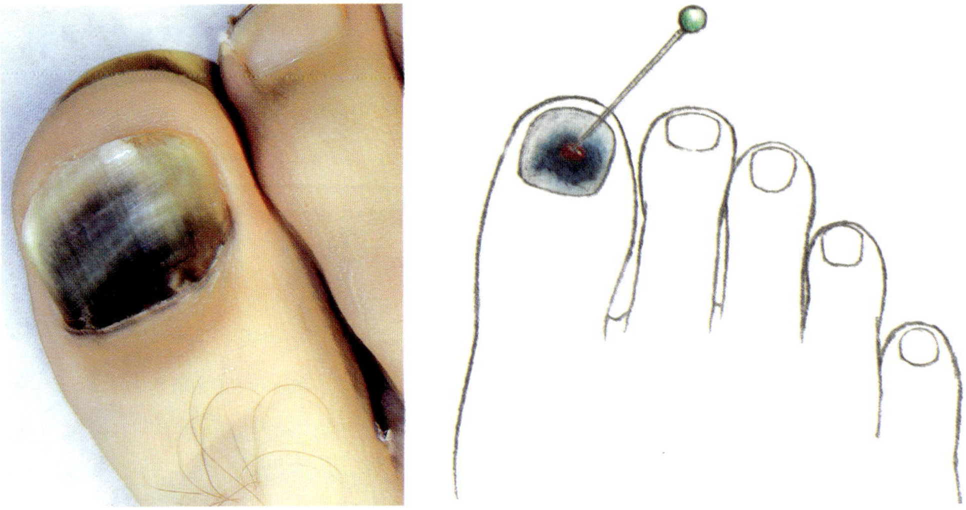

Abb. 14.26: Man kann eine Nadel oder Büroklammer benutzen, um durch ein Loch im Nagel für Abfluss zu sorgen.

besteht ein Infektionsrisiko. Vernünftigerweise sollte medizinischer Rat eingeholt werden.

Jeder, der sich eine Nagelprellung zuzieht, sollte überlegen, wie die Verletzung entstanden ist. Sind die Schuhe schuld, sollten sie gewechselt werden.

Subunguale Exostose

Bei wiederholten Prellungen einer Zehe, z.B. wenn einem Basketballspieler wiederholt auf die Zehen getreten wird, kann gelegentlich eine Exostose (Knochenauswuchs) unter dem Nagel am distalen Rand der betroffenen Zehe entstehen und auf das Nagelbett drücken. Normalerweise ist hiervon die Großzehe betroffen, die dann sehr schmerzhaft und äußerst druckempfindlich wird. In vielen Fällen muss zur Druckentlastung der Nagel entfernt werden, alternativ kann die Exostose chirurgisch abgetragen werden.

Hautverhältnisse

Schwielen

Die Antwort der Haut auf Druck besteht in der Ausbildung von Hornschwielen. An den Füßen kann Druck durch zu enge oder zu eng geschnürte Schuhe entstehen oder durch anatomische Abweichungen. Hornschwielen können an vielen verschiedenen Stellen auftreten, die häufigsten sind:

- die Ferse;
- der Vorfußballen, insbesondere bei denen, die sich mit der zweiten Zehe abdrücken;
- die Streckseite von Hammerzehen oder anderweitig gekrümmten Zehen;
- die Innenseite der Großzehe, wenn hier eine Exostose besteht.

Schwielen am Fuß werden durch Druckentlastung behandelt. Wenn notwendig, können sie mit einem scharfen Messer oder einer Raspel abgetragen werden (Abb. 14.27). Manchmal treten Schwielen rezidivierend auf. Die Behandlung muss dann in der Beseitigung der auslösenden Ursache liegen, z.B. muss eine Exostose abgetragen oder fehlerhaftes Schuhwerk ausgetauscht werden. Normalerweise können weitere Probleme dadurch vermieden werden.

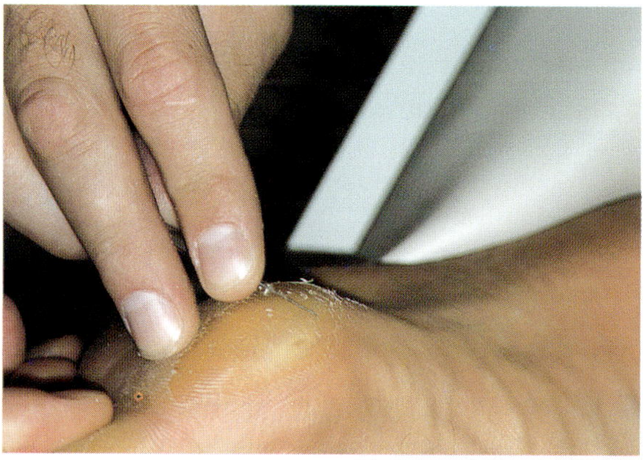

Abb. 14.27: Abtragung einer Schwiele unter der Großzehe eines Tennisspielers.

Hautverdickungen

Hautverdickungen sind eine Art Schwiele, die sich zwischen den Zehen bildet, normalerweise zwischen der vierten und fünften Zehe. Sie entstehen durch Druck zu enger Schuhe. Die Behandlung besteht darin, weitere Schuhe zu tragen und gleichzeitig den betroffenen Bereich vor weiterem Druck zu schützen, z.B. durch Tragen von Filz- oder Schaumstoffringen, die um die Verdickungen gelegt werden.

Sportlerfuß

Bei unzureichender Fußhygiene und wenn die Füße nach dem Duschen oder Baden nicht ausreichend abgetrocknet werden, können Pilzinfektionen entstehen (Abb. 14.28). Der Pilz führt dazu, dass die Haut zwischen den Zehen feucht, rissig und weißlich wird und oft unangenehm riecht. Die Erkrankung ist ansteckend und kann sich über Fußböden, auf denen barfuß gelaufen wird, wie in Umkleide-, Duschräumen und Schwimmbädern, von einer Person zur nächsten ausbreiten. Zu den Präventivmaßnahmen gehören:

- regelmäßiges Waschen der Füße mit Wasser und Seife und anschließendes gründliches Abtrocknen;
- regelmäßiges häufiges Wechseln der Strümpfe;
- luftdurchlässiges Schuhwerk, das eine adäquate Luftzirkulation und Flüssigkeitsverdunstung zulässt;
- Vermeiden von Barfußlaufen in Umkleideräumen usw.

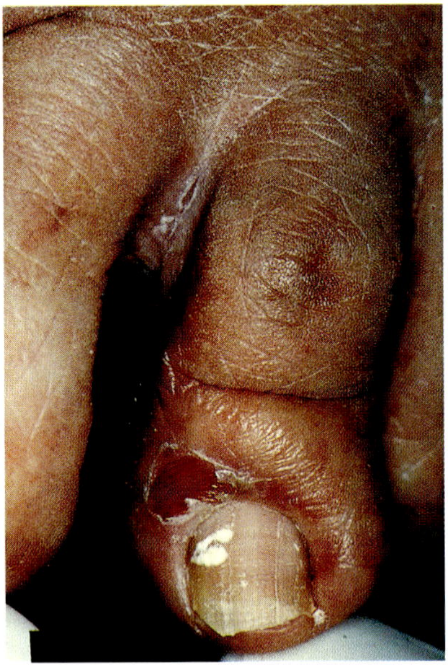

Abb. 14.28: Tinea pedis interdigitalis (mit freundlicher Genehmigung von Baran et al. 1996)

Der Arzt kann pilzhemmende Präparate verschreiben. Diese sollten nach Anweisung regelmäßig angewendet werden, die Behandlung sollte nach offensichtlicher Abheilung der Haut noch für weitere 2 Wochen fortgesetzt werden.

Verrucae oder Warzen

Verrucae (Warzen) werden durch ein Virus verursacht und können über die Fußböden in Duschen und Umkleideräumen, auf denen barfuß gelaufen wird, übertragen werden. Die Inkubationszeit beträgt 1–6 Monate. Warzen finden sich zumeist an der Fußsohle, sind rund oder oval und haben einen Riss oder dunklen Punkt in der Mitte. Im Allgemeinen kann man sie von Schwielen unterscheiden, obwohl die Unterscheidung bei einer Warze in einem belasteten Gebiet bei gleichzeitigem Vorliegen einer Schwiele schwierig sein kann.

Warzen verursachen Schmerzen, wenn sie gegen das darunter liegende Gewebe gedrückt werden und können auch bei seitlichem Druck schmerzen. Es kann zu einer Superinfektion durch Bakterien kommen und in seltenen Fällen gelangt die Infektion in den Blutkreislauf.

Warzen verschwinden spontan nach 2–4 Jahren; um eine Ausbreitung zu vermeiden, sollte die Behandlung jedoch beginnen, sobald die Warzen entdeckt sind.

Bei jeder ungewöhnlichen Schwellung oder Vorwölbung der Haut, insbesondere wenn die Diagnose unklar ist oder die Haut sich verfärbt oder blutet, sollte ein Arzt konsultiert werden.

Behandlung

Der *Sportler* sollte die Warze mit einer Feile so weit wie möglich abtragen, ggf. nach einem 10 bis 15-minütigen heißen Fußbad, und die Warze dann mit einem entsprechenden Salicylsäure enthaltenden Präparat behandeln. Die Anwendungshinweise hierbei sollten sorgfältig befolgt werden und die gesunde umgebende Haut muss geschützt werden. Die Behandlung muss manchmal mehrere Monate fortgesetzt werden.

Der *Arzt* kann, wenn nötig, die Warze herausschneiden oder ausbrennen.

Literatur

Baran R, Dawber RPR, Tosti A, Haneke E (1996) A Text Atlas of Nail Disorders, London/St Lous: Martin Dunitz/Mosby.
Baxter DE (1994) The Foot and Ankle in Sport. St Lous: Mosby
Renström P, Kannus P (1993) Injuries to the foot and ankle. In: DeLee JC, Drez D (eds) Orthopaedic Sports Medcine, vol. 2, pp. 1705–1767. Philadelphia: WB Saunders.

15 Kopf und Rumpf

Kopfverletzungen

Zu Kopfverletzungen kann es in den meisten Sportarten kommen, insbesondere bei Kontaktsportarten, bei Reitern, Abfahrtskiläufern und Boxern (Abb. 15.1). Auch bei Kopfbällen im Fußball besteht ein Verletzungsrisiko, v.a. bei fehlerhafter Technik. Ein geschossener Ball kann in seinem Flug eine Geschwindigkeit von 100 km/h erreichen und ungefähr 450 g wiegen (sogar mehr, wenn er nass ist), sodass erhebliche Kräfte vom Ball auf den Kopf übertragen werden können.

Obwohl ernsthafte Verletzungen nicht mit Bewusstlosigkeit einhergehen müssen, besteht im Allgemeinen eine direkte Beziehung zwischen der Schwere der Verletzung und Dauer der Bewusstlosigkeit bzw. dem Ausmaß des Gedächtnisverlustes. Nach einer Kopfverletzung sollte man daher so früh wie möglich versuchen, die kognitiven Fähigkeiten des Patienten zu beurteilen und zu entscheiden, ob wirklich Bewusstlosigkeit vorlag. Am einfachsten ist es, die verletzte Person zu fragen, was vor, während und nach dem Unfall geschah, und eine Denkaufgabe zu stellen, z.B. in siebener Schritten von 100 an rückwärts zählen.

Nach einer Kopfverletzung können folgende Situationen eintreten:

1. Kopfverletzung ohne Bewusstlosigkeit (Schädelprellung). Verletzungen dieser Kategorie können in ihrer Schwere sehr unterschiedlich sein. Im Allgemeinen lässt sich die Schwere der Verletzung nach dem Ausmaß und der Dauer der kognitiven Beeinträchtigung und der Dauer des Gedächtnisverlustes einteilen. Sportler mit einer Schädelprellung können über Verwirrtheit, Kopfschmerzen, Übelkeit und/oder Schwindelgefühl klagen.

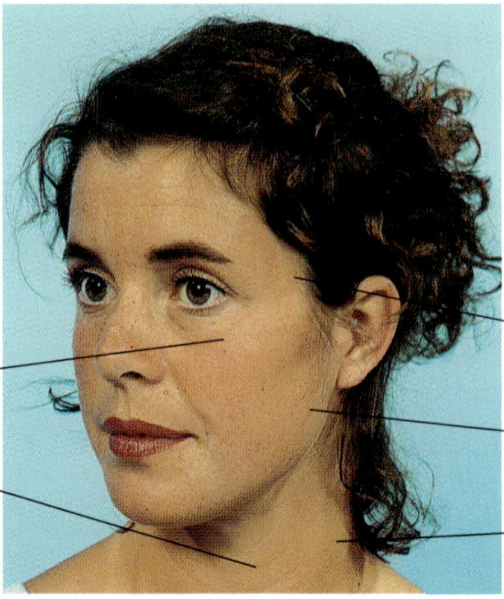

Abb. 15.1: Lokalisation von Kopfverletzungen.

Sportler, die nur kurzfristig verwirrt sind und ihre normalen kognitiven Fähigkeiten innerhalb von 5 min wiedererlangen, die keinen Gedächtnisverlust und keine weiteren Symptome (z.B. Kopfschmerzen, Übelkeit, Schwindelgefühl usw.) zeigen, können nach der Untersuchung durch eine entsprechend ausgebildete Person evtl. das Spiel fortsetzen.
Sportler, die unter einem Gedächtnisverlust oder anderen Symptomen leiden, die länger als 5–10 min anhalten, sollten nicht weiterspielen. Sie sollten beobachtet werden, dürfen nicht alleingelassen werden und sollten einen Arzt konsultieren.
2. Schädelverletzungen mit kurzfristiger Bewusstlosigkeit (weniger als 5 min). Lag kurzfristig Bewusstlosigkeit vor und beklagt die verletzte Person Kopfschmerzen, Übelkeit, Erbrechen und/oder Schwindelgefühl, fühlt sie sich insgesamt unwohl, kann eine ernsthafte Verletzung vorliegen. Die verletzte Person sollte zur weiteren Behandlung zu einem Arzt oder in ein Krankenhaus gebracht werden. Im Allgemeinen verschwinden die Symptome ohne weitere Komplikationen. Falls eine Beobachtung im Krankenhaus für erforderlich gehalten wird, dauert diese meist nicht viel länger als 24 h. Ein CT kann bei der Beurteilung helfen.
3. Schädelverletzungen mit längerandauernder Bewusstlosigkeit (länger als 5 min) sind sehr schwerwiegend. Die verletzte Person sollte so früh wie möglich zur Diagnostik, Beobachtung und Behandlung in ein Krankenhaus gebracht werden.

Bewusstlosigkeit

Unabhängig davon, ob die verletzte Person zum Zeitpunkt der Untersuchung bewusstlos ist oder nicht, sollten Schädelverletzungen immer als potenziell schwerwiegend angesehen werden, da es zu ernsthaften Komplikationen kommen kann.

Man sollte unterscheiden, ob die Bewusstlosigkeit durch äußere Einwirkungen auf den Kopf (z.B. Sturz oder Zusammenstoß) oder durch eine andere Ursache wie eine Kreislaufstörung beim Langstreckenlauf ausgelöst ist. Es ist die Aufgabe des Helfers, die Ursache herauszufinden und entsprechend zu handeln.

Maßnahmen am Unfallort

Es ist wichtig zu wissen, dass Schädelverletzungen häufig mit Verletzungen der Halswirbelsäule einhergehen. Daher muss bei allen Maßnahmen die Halswirbelsäule geschützt werden. Bei bewusstlosen Patienten muss angenommen werden, dass eine Hals- und Rückenmarksverletzung vorliegt.

Es ist lebenswichtig, sofort sicherzustellen, dass die Atemwege frei sind und die Atmung normal ist. Bei einer bewusstlosen Person kann jegliche Verlegung der Atemwege zum Tode führen, und nach einer Unterbrechung der Atmung oder der Herzaktion für mehr als 3–5 min kommt es zu einer irreversiblen Gehirnschädigung.

Eine verletzte Person, die spontan atmet, sollte nur bewegt werden, um eine mögliche Verlegung der Atemwege zu beseitigen. Wird ein Schutzhelm getragen, sollte man nicht versuchen, ihn zu entfernen; durch das Entfernen geht man das Risiko weiterer Halswirbelsäulenverletzungen ein. Zugang zum Gesicht kann durch Entfernen des Visiers erreicht werden.

Atmet die verletzte Person nicht, muss künstliche Mund-zu-Mund-Beatmung begonnen werden. Die verletzte Person wird auf den Rücken gelegt. Bei der Bewegung des Patienten muss die Halswirbelsäule sorgfältig geschützt werden. Hierzu sind mehrere Hilfspersonen notwendig, wobei eine Person die Verantwortung dafür trägt, den Kopf zu halten und für korrekte Ausrichtung von Kopf, Hals und Wirbelsäule zu sorgen. Liegt der Patient auf dem Rücken, wird mit der künstlichen Beatmung begonnen:

- Die Mundhöhle wird freigemacht, Gegenstände wie eine Prothese, lose Zähne, Schmutz oder Erbrochenes werden entfernt.
- Der Kopf wird leicht nach hinten gebeugt (überstreckt) und der Unterkiefer nach vorne gezogen. Die Zunge einer bewusstlosen Person kann nach hinten gegen den Kehlkopf fallen und damit die Atmung verlegen. Normalerweise ist eine leichte Überstreckung des Kopfes und Unterstützung des Kinns ausreichend, um die Atemwege freizuhalten. Hierzu wird eine Hand auf die Stirn des Bewusstlosen gelegt, die andere unterstützt das Kinn, um den Unterkiefer nach vorne zu ziehen. Eine zu starke Überstreckung des Kopfes, die zu weiteren Verletzungen führen könnte, muss vermieden werden.

Mund-zu-Mund-Beatmung

Bei der Mund-zu-Mund-Beatmung („Lebenskuss“) atmet man tief ein, öffnet den Mund weit und drückt ihn so dicht wie möglich auf den Mund des Verletzten (Abb. 15.2). Bei einem Erwachsenen hält man dessen Nase zu und bläst kräftig die Luft in den Mund des Verletzten (bei korrekter Ausführung sollte sich die Brust des Patienten heben). Danach hebt man den Kopf an, dreht ihn zur Seite und atmet ein, während der Patient ausatmet. Bei Erwachsenen sollte etwa 12/min beatmet werden, das bedeutet, alle 5 s einmal. Ist der Patient ein Kind, sollte man häufiger beatmen, weniger kräftig und möglichst gleichzeitig über Nase und Mund des Patienten. Man darf nicht aufhören, bis der Patient anfängt, selbstständig zu atmen.

Zusätzlich sollte nach je zwei Beatmungen der Puls des Patienten überprüft werden. Ist kein Puls tastbar, sollte man mit der Herzdruckmassage beginnen und sich dabei an die Richtlinien der American Heart Association für Herz-Lungen-Wiederbelebung halten.

- Die bewusstlose Person muss so schnell wie möglich in ein Krankenhaus gebracht werden.
- Während auf den Transport gewartet wird, sollte der Patient zugedeckt werden, und etwas Warmes wie eine Decke sollte unter den Patienten gelegt werden.
- Einer Person, die bewusstlos ist oder war, darf man nichts zu trinken geben.
- Eine Person, die bewusstlos ist oder war, darf niemals alleine gelassen werden.

> Die Mund-zu-Mund-Wiederbelebung ist die einzig wirksame Methode der künstlichen Beatmung, wenn keine Hilfsmittel zur Verfügung stehen. Jeder sollte diese Methode beherrschen.

Komplikationen

Bei Schädelverletzungen kann es Stunden oder gar Tage dauern, bis Hinweise auf Komplikationen in Erscheinung treten. Innere Blutungen aus zerrissenen Blutgefäßen können auftreten, auch wenn keine Verletzung des Schädelskeletts vorliegt. Sie führen zu einer allmählichen Kompression des

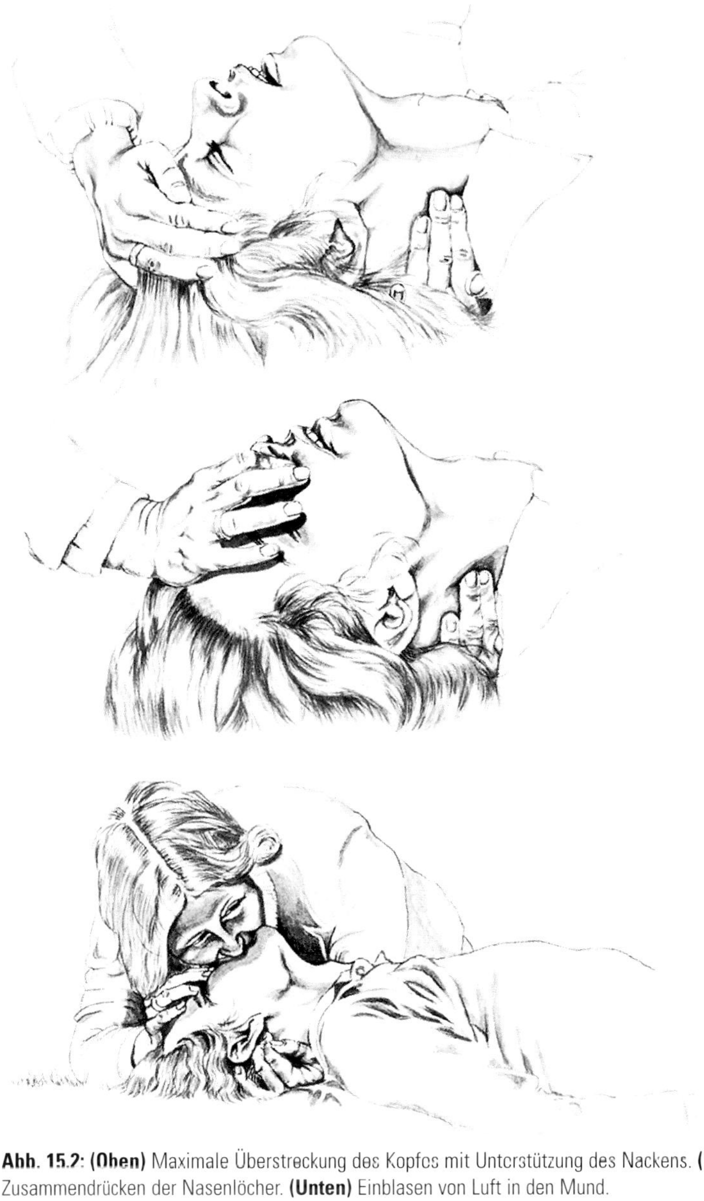

Abb. 15.2: (Oben) Maximale Überstreckung des Kopfes mit Unterstützung des Nackens. **(Mitte)** Zusammendrücken der Nasenlöcher. **(Unten)** Einblasen von Luft in den Mund.

Gehirns, sofern sie nicht gestoppt werden (Abb. 15.3). Der erhöhte Druck auf das Gehirngewebe kann das Atemzentrum beeinträchtigen, und es kann zu einem Atemstillstand kommen. Nur die sofortige Operation mit Blutstillung und Druckentlastung gibt dem verletzten Sportler eine Chance, sich zu erholen.

Blutungen aus den Ohren oder Blutungen mit gleichzeitigem Austritt von Flüssigkeit durch die Nasenöffnungen lassen eine Schädelbasisfraktur vermuten. Dies kann ein Hinweis auf eine sehr schwerwiegende Verletzung sein und erfordert eine weitere Beurteilung in einer Notfallambulanz. Eine Reihe unterschiedlicher Untersuchungsmethoden kann eingesetzt werden, darunter Röntgenaufnahmen, spezielle Schichtaufnahmen und Ultraschall.

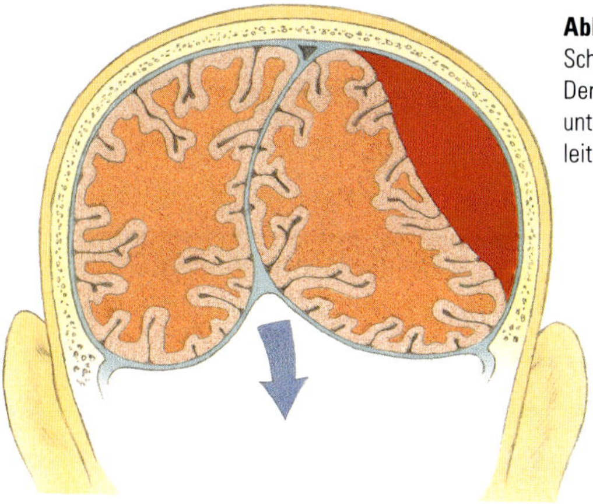

Abb. 15.3: Blutung zwischen den Schädelknochen und dem Gehirn. Der zunehmende Druck wird nach unten zur Schädelbasis weitergeleitet

Gesichtsverletzungen

Offene Wunden

Wunden im Bereich der Stirn und behaarten Kopfhaut können in Verbindung mit Verletzungen des darunter liegenden Gewebes auftreten. Zu solchen Verletzungen kommt es oft bei Kontaktsportarten wie Eishockey, Rugby und Fußball ebenso bei Reitern, Abfahrtskiläufern und anderen. Bei starken Blutungen und Schnittwunden im Gesicht, die genäht werden müssen, oder fraglichen Skelettverletzungen, sollte die verletzte Person einen Arzt aufsuchen. Bezüglich allgemeiner Wundbehandlung s. S. 57.

Frakturen

Oberkieferfrakturen

Frakturen des Oberkiefers (Maxilla) treten bei Kontaktsportarten wie Football, Eishockey, Rugby, Handball und beim Boxen auf. Der Verdacht auf eine solche Verletzung liegt vor wenn:

- der Oberkiefer von einem Schlag getroffen wurde;
- eine Fehlstellung der Zähne besteht bzw. wenn der Verletzte beim Aufeinanderbeißen der Zähne Schmerzen verspürt;
- eine Hälfte der Wange sich taub anfühlt;
- eine druckempfindliche Unregelmäßigkeit am unteren knöchernen Rand der Augenhöhle tastbar ist;
- Doppelbilder bestehen.

Oberkieferfrakturen werden zumeist operativ behandelt und heilen innerhalb von 6–8 Wochen aus.

Jochbeinbrüche

Das Jochbein verläuft zwischen der Wange und dem Ohr. Eine Fraktur sollte vermutet werden, wenn:

- das Jochbein oder der Oberkiefer von einem Schlag getroffen wurden;
- Druckschmerzhaftigkeit und Schwellung über dem Jochbein bestehen;
- das Kauen wehtut.

Zeigt die Röntgenaufnahme eine nach innen dislozierte Jochbeinfraktur, wird die Verletzung operiert und heilt etwa in 4 Wochen aus.

Unterkieferfrakturen

Eine Unterkieferfraktur (Mandibula) sollte vermutet werden wenn:
- das Kinn einen Schlag erlitten hat, z.B. einen Faustschlag beim Boxen;
- Schmerzen beim Mundöffnen oder beim Zähnezusammenbeißen bestehen;
- eine Fehlstellung der Zähne besteht;
- vor dem Ohr lokale Druckempfindlichkeit besteht.

Bei dislozierten Frakturen ist die operative Therapie erforderlich. Der Unterkiefer wird für 6–8 Wochen durch Verdrahten der Zähne am Oberkiefer fixiert.

Nasenbluten

Nasenbluten entsteht durch Zerreißen eines oder mehrerer Blutgefäße in der Nase und wird häufig in Kontaktsportarten wie Handball, Eishockey, Football und Boxen beobachtet. Eine gebrochene Nase sollte vermutet werden, wenn die Blutung nach einem Schlag auftritt und/oder eine Deformität oder ein Krepitus besteht.

Behandlung

Der *Sportler* sollte:
- wenn möglich aufrecht sitzen;
- mit Daumen und Zeigefinger die Nase für etwa 10 min zusammendrücken, in neun von zehn Fällen hört die Blutung danach auf. Der Kopf sollte eher vornüber als nach hinten geneigt werden.
- Watte oder eine Kompresse in das Nasenloch stopfen und für etwa eine Stunde belassen. Dabei muss darauf geachtet werden, dass dieser Fremdkörper nicht eingeatmet werden kann und dass nicht vergessen wird, ihn zu entfernen;
- einen Arzt aufsuchen, wenn die Blutung trotz der oben genannten Maßnahmen anhält und eine Deformität besteht.

Der *Arzt* kann:
- eine Kompresse einlegen, die gefäßverengende Wirkstoffe enthält;
- bei schweren Blutungen einen Druckballon einführen;
- die zerrissenen Blutgefäße kauterisieren (hitzeveröden);
- eine Fraktur sekundär reponieren falls eine Deformierung vorliegt. Sofortige Repositionen können zu vermehrter Blutung führen und sind daher nicht ratsam.

Ohrenverletzungen

Verletzungen des äußeren Ohres

Verletzungen des äußeren Ohres sind beim Sport selten. Wiederholte Schläge gegen oder wiederholter Druck auf das Ohr, wie beim Boxen und Ringen, können jedoch zu Blutungen führen, die unbehandelt zu einem „Blumenkohlohr" führen (Abb. 15.4). Eine ähnliche akute Verletzung kann bei Rugbyspielern beobachtet werden.

Die Sofortbehandlung besteht in Kühlung und Kompression, um die Schwellung auf ein Minimum zu reduzieren. Blutungen in der Ohrmuschel können durch Punktion und Druckverband behandelt werden oder durch eine Wundnaht, um eine spätere Deformität zu verhindern. Die Behandlung ist allerdings nicht sehr effektiv, daher ist die Prävention mit geeignetem Kopfschutz vorzuziehen.

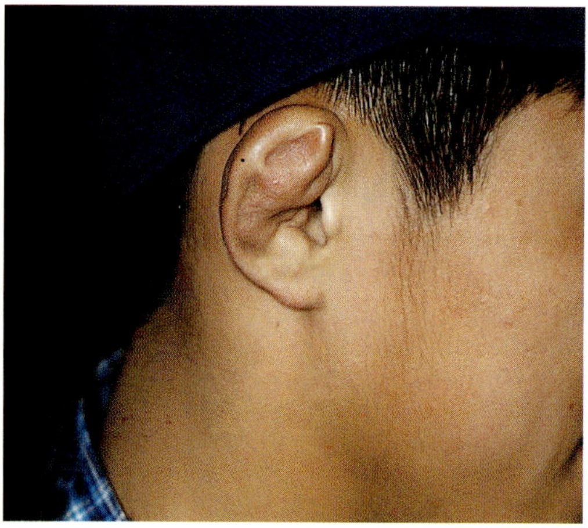

Abb. 15.4: Blumenkohlohr bei einem Ringer.

Verletzungen des Mittel- und Innenohres

Wenn nach einem Schlag gegen die Seite des Kopfes Ohrenschmerzen entstehen, es zu einer leichten Blutung oder eingeschränktem Hörvermögen kommt, sollte man an eine Ruptur des Trommelfells denken. Diese Symptome sollten immer zu einer ärztlichen Untersuchung führen, da Trommelfellverletzungen zu einer bleibenden Hörschädigung führen können. Die Mehrheit dieser Verletzungen heilt jedoch spontan aus.

Personen, die den Schießsport ausüben, sollten immer einen wirksamen Ohrenschutz tragen, um eine Innenohrschädigung und damit einen bleibenden Hörschaden zu vermeiden.

Augenverletzungen

Der Bereich um die Augen ist so konstruiert, dass das Auge maximal gegen äußere Einwirkungen geschützt ist. Der direkte Anprall eines größeren Gegenstandes wie eines Fußballes gegen das Auge kann zu Blutungen und Schwellungen am Augenlid und der umgebenden Weichteilgewebe führen, verletzt jedoch selten das Auge selbst. Treffer durch kleine oder spitze Objekte, wie z.B. Ellenbogen, Finger, Stöcke, Schläger, Squashbälle und Pucks, können allerdings den Augapfel direkt verletzen. Die meisten Augenverletzungen sind geringfügig, ernsthafte Verletzungen bedürfen der sofortigen Behandlung, um einen Verlust des Sehvermögens zu vermeiden. Indikationen für die sofortige Konsultation eines Arztes sind:

- starke Schmerzen im Auge;
- Doppelbilder;
- Verlust des Scharfsehens;
- eingeschränktes Gesichtsfeld;
- Blut oder Trübung im Bereich der Pupille oder Iris;
- Entrundung der Pupille;
- der Verdacht auf eine penetrierende Verletzung oder Ruptur;
- verminderte Augenbewegungen.

Entzündungen und Blutungen der Konjunktiven

Das Auge ist gegenüber Reizungen relativ unempfindlich, Schwimmer können jedoch aufgrund des Chlorgehaltes im Wasser an einer Konjunktivitis (Entzündung der Bindehaut, die den gesamten Augapfel umhüllt) erkranken. Die Beschwerden können auch durch eine Überempfindlichkeit gegenüber Sonnenlicht oder eine zu starke Sonneneinstrahlung ausgelöst werden. Die Erkrankung ist harmlos, und die Probleme können durch Augentropfen gelindert werden. Schwimmer können diese Beschwerden durch die Benutzung von Schwimmbrillen vermeiden.

Subkonjunktivale Blutungen sind wahrscheinlich das häufigste Augenproblem. Sie können durch ein Trauma entstehen oder durch eine spontane Ruptur von Blutgefäßen, wenn es bei Anstrengung zu einem plötzlichen Blutdruckanstieg kommt. Sofern keine Beeinträchtigung des Sehvermögens oder eine anhaltende Lichtempfindlichkeit vorliegt, heilt die Verletzung spontan und bedarf keiner Behandlung. Manchmal verdecken subkonjunktivale Blutungen andere schwerwiegendere Verletzungen; wenn dieser Verdacht besteht, sollte sofort ein Arzt aufgesucht werden.

Risswunden des Augenlides

Offene Wunden des Augenlides, insbesondere solche, die den Tränenkanal am inneren Augenwinkel betreffen, müssen äußerst sorgfältig versorgt werden. Es sollte sofort ein Arzt aufgesucht werden.

Hornhautverletzungen

Eine der häufigsten Augenverletzungen im Sport ist ein kleiner Kratzer auf der Kornea (des durchsichtigen zentralen Teils des Auges, der die Iris überdeckt). Die Wunde kann durch einen Fingernagel, einen Fremdkörper oder eine Kontaktlinse verursacht sein. Die betroffene Person klagt über Schmerzen und das Gefühl, Sand im Auge zu haben, insbesondere wenn in helles Licht geschaut oder geblinzelt wird. Auch ein vermehrter Tränenfluss ist ein häufiges Symptom. Besteht der Verdacht auf eine Korneawunde, sollte ein Arzt um Rat gefragt werden, da die Verletzung das Sehvermögen beeinträchtigen kann. Die Verletzung wird normalerweise mit einer Salbe oder Augentropfen und Schonung behandelt; eine Augenklappe kann für etwa einen Tag getragen werden.

Blutungen in die vordere Augenkammer

Ein Schlag auf das Auge mit einem stumpfen Gegenstand kann eine Blutung vor der Iris verursachen (Vorderkammerblutung). Das Blut bildet einen Flüssigkeitsspiegel zwischen der Iris und der Kornea am Grund der vorderen Augenkammer. Die Behandlung besteht in sofortiger Bettruhe und manchmal einem Verband beider Augen für 5–6 Tage, um zusätzliche Blutungen einzugrenzen. Die verletzte Person sollte einen Arzt aufsuchen, um untersucht und beobachtet zu werden. Oft heilt die Verletzung ohne bleibende Beeinträchtigung aus, ein sekundäres Glaukom und Blutablagerungen in der Kornea sind jedoch lästige Komplikationen, die das Sehvermögen beeinträchtigen können.

Netzhautablösung

Durch einen kräftigen Schlag auf das Auge kann sich die Netzhaut teilweise ablösen. Die Verdachtsdiagnose ergibt sich, wenn die verletzte Person über eine Beeinträchtigung des Sehvermögens in einem umgrenzten Teil des Gesichtsfeldes klagt. Die Verletzung sollte von einem Arzt untersucht werden.

Verletzungen des Mundes

Zungenverletzungen

Beim Sport kann es manchmal versehentlich zu einem Zungenbiss kommen, der eine blutende Wunde hinterlässt, die zwar schmerzhaft, aber nicht ernst ist. Ein Riss von weniger als einem Zentimeter bedarf keiner Behandlung. Größere Wunden müssen evtl. sorgfältig von einem Arzt genäht werden.

Zahnverletzungen

Zahnverletzungen treten besonders bei Kindern häufig auf. Ein Viertel aller Zahnverletzungen bei Kindern entsteht bei körperlichem Training oder bei sportlichen Aktivitäten. Zusammenstöße mit Gegnern bei Kontaktsportarten sind die häufigste Ursache, aber direkte Schläge durch Ausrüstungsgegenstände wie Hockeyschläger oder Kricketbälle sind ebenfalls möglich.

In den meisten Fällen sind die vorderen oberen Schneidezähne betroffen, und in der Hälfte dieser Fälle ist mehr als ein Zahn beschädigt. Zahnärzte klassifizieren Zahnverletzungen normalerweise folgendermaßen:
- Fraktur der Zahnkrone und Beteiligung nur des Zahnschmelzes;
- Verletzung der Zahnkrone unter Beteiligung von Zahnschmelz und Zahnbein;
- Fraktur der Zahnkrone mit freiliegender Pulpa;
- Verletzung der Befestigung des Zahnes im Kiefer;
- Verletzung der Zahnwurzel;
- kombinierte Fraktur der Zahnkrone und Zahnwurzel;
- Zahnverlust.

Behandlung

Nur selten heilt eine Zahnverletzung spontan ohne Behandlung. Zahnverletzungen bei Kindern sind schwerwiegend, da Verletzungen der noch nicht vollständig entwickelten Zähne und Kieferknochen sich lebenslang nachteilig auswirken können.

Die verletzte Person sollte sofort einen Zahnarzt aufsuchen (die Prognose verschlechtert sich mit jeder verstrichenen Stunde), wenn eine der folgenden Zahnverletzungen vorliegt:
- ein abgebrochener Zahn;
- ein ausgeschlagener Zahn;
- ein lockerer Zahn mit Blutung.

Ein ausgeschlagener Zahn sollte aufgehoben werden, da er manchmal erfolgreich reimplantiert werden kann. Die Chancen hierfür hängen von der Zeit ab, die bis zur Reimplantation vergeht, und von der Austrocknung der Wurzelhaut. Auf dem Weg zum Zahnarzt sollte der Zahn in einem geeigneten Medium feucht gehalten werden, sodass die Wurzelhaut so wenig wie möglich austrocknet. Geeignete Transportmedien sind steriler Speichel oder kalte Milch, der Zahn kann auch unter der Zunge oder in einem speichelgetränkten Taschentuch mitgenommen werden.

Präventivmaßnahmen

Es wurden verschiedene Arten des Mundschutzes für Sportler entwickelt, darunter solche, die beim Eishockey und beim Boxen benutzt werden können (S. 83). Leider weigern sich in einigen Sportarten die Spitzenspieler, einen Mundschutz zu tragen; damit geben sie ein schlechtes Beispiel für den Nachwuchs. Es sollte für alle Sportler in Kontaktsportarten eine Selbstverständlichkeit sein, einen solchen Schutz zu tragen.

Halsverletzungen

Bei allen Halsverletzungen muss auf eine sorgfältige Untersuchung der Halswirbelsäule geachtet werden (S. 209). Wirbelsäulenverletzungen können gelegentlich durch Schmerzen an anderen Körperregionen verschleiert werden. Bei jeglichem Verdacht auf eine Wirbelsäulenverletzung sollte der Hals ruhig gestellt und der Sportler sofort in ein Krankenhaus gebracht werden.

Kehlkopfverletzungen

Der Kehlkopf (Larynx) ist hohl und besteht aus elastischem Knorpel, der mit einer Schleimhaut ausgekleidet ist. Die Luft gelangt zwischen den Stimmbändern hindurch in die Lungen. Bei einem Schlag auf die Halsvorderseite (wie bei einem Treffer durch einen Arm, Stock oder Ball) kann der Kehlkopfknorpel scharf nach innen gedrückt werden. Nimmt die Druckeinwirkung ab, springt der Knorpel aufgrund seiner Elastizität zurück; hierbei kann die Schleimhaut abgerissen werden. Es kann dann zu einer Blutung zwischen Knorpel und Schleimhaut kommen, die sich bis zu den Stimmbändern ausbreitet, die dann anschwellen und zu einer Heiserkeit der Stimme führen. Die Schwellung kann allmählich so stark zunehmen, dass die Öffnung zwischen den Stimmbändern verlegt ist und die Atmung behindert wird. Besonders Kinder sind für eine solche Verletzung anfällig.

Bei Schlägen gegen die Halsvorderseite, die zu Heiserkeit führen, sollte notfallmäßig ein Krankenhaus aufgesucht werden, da katastrophale Komplikationen eintreten können.

Normalerweise heilen Kehlkopfverletzungen allerdings unter Schonung und Beobachtung ohne weitere Behandlung aus.

Halswunden

Halswunden können große Blutgefäße betreffen, die vom Herzen kommen bzw. zum Herzen führen. Solche Verletzungen sind selten, aber schwerwiegend. Sie können beim Eishockey entstehen, wenn ein Schlittschuh gegen den Hals schlägt, oder bei Motorsportunfällen. Es kommt zu massiven Blutungen, die sofort gestoppt werden müssen, indem ein Handtuch gegen die Wunde gedrückt wird und ein konstanter, kräftiger Druck aufrechterhalten wird. Die verletzte Person muss sofort zum Krankenhaus gebracht werden. Beim Eishockey sind schützende Halsmanschetten Pflicht.

Brustkorbverletzungen

Rippenfrakturen

Rippenfrakturen sind besonders bei Kontaktsportarten keine Seltenheit. Sie können nach einem direkten Schlag mit einem stumpfen Gegenstand wie dem Griff eines Stockes entstehen oder das Ergebnis einer kräftigen Kompression des Brustkorbes bei einem harten Körperangriff wie beim Rugby oder Eishockey sein.

Symptome und Diagnose

- Schmerzen werden besonders bei tiefer Atmung, beim Husten oder Niesen im Frakturbereich verspürt.
- Druckempfindlichkeit und Schwellung bestehen im Frakturbereich.
- Die Kompression des ganzen Brustkorbes verursacht Schmerzen im Frakturbereich.
- Eine Röntgenaufnahme des Brustkorbes bestätigt die Diagnose und schließt eine Lungenverletzung aus.

Behandlung

Rippenfrakturen benötigen im Allgemeinen außer der Schmerzbekämpfung keine weitere Behandlung; sie heilen spontan. Von elastischen Verbänden oder Klebeverbänden wird abgeraten, da hierdurch die vollständige Ausdehnung der Lunge verhindert wird. Sehr selten, wenn bei einer Rippenserienfraktur die normale Atmung beeinträchtigt sein könnte, kann die verletzte Person zur Überwachung in einem Krankenhaus aufgenommen werden (Abb. 15.5).

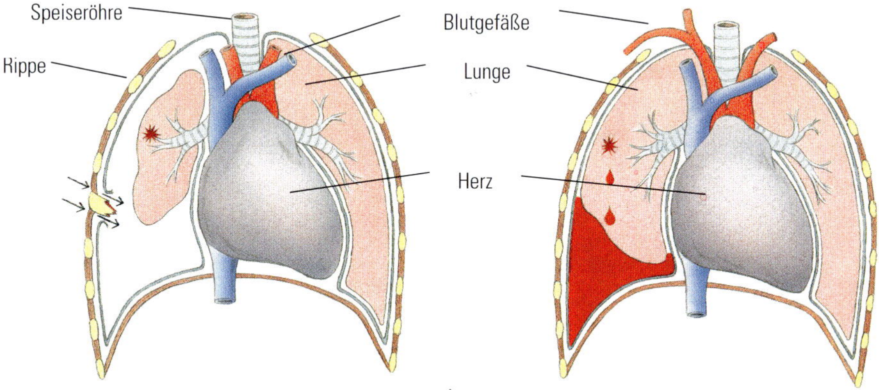

Abb. 15.5: (Links) Eine offene Verletzung, bei der die scharfen Enden einer gebrochenen Rippe die Lunge perforiert haben; hierdurch ist Luft ausgetreten und die Lunge ist gleichzeitig kollabiert (Pneumothorax). **(Rechts)** Eine Verletzung, die eine Blutung aus der Lunge in die Pleurahöhle verursacht hat (Hämatothorax). Pneumothorax und Hämatothorax können gleichzeitig auftreten.

Heilungsverlauf und Komplikationen

Bei einer Fraktur ohne Komplikationen kann der verletzte Athlet den Sport wieder aufnehmen, sobald die Beschwerden es erlauben.

Gelegentlich kann das spitze Ende einer gebrochenen Rippe die Lunge perforieren und zu einem Austritt von Luft (Pneumothorax) oder zu einer Blutung (Hämatothorax) in die die Lunge umgebende Pleurahöhle führen. Bei zunehmenden Atembeschwerden sollte man an eine dieser Komplikationen denken. In solchen Fällen gehört zur Behandlung auch die Drainage der Pleurahöhle. Hierzu wird ein Schlauch durch die Brustwand in die Pleurahöhle eingeführt.

Bauchverletzungen

Bauchverletzungen treten im Sport selten auf. Ihre Folgen können jedoch katastrophal sein (Abb. 15.6). Sie können beim Sturz vom Pferd entstehen oder durch den Tritt eines Pferdes verursacht werden und auch bei Kontaktsportarten, Fahrradfahrern, Skiabfahrtsläufern und anderen auftreten.

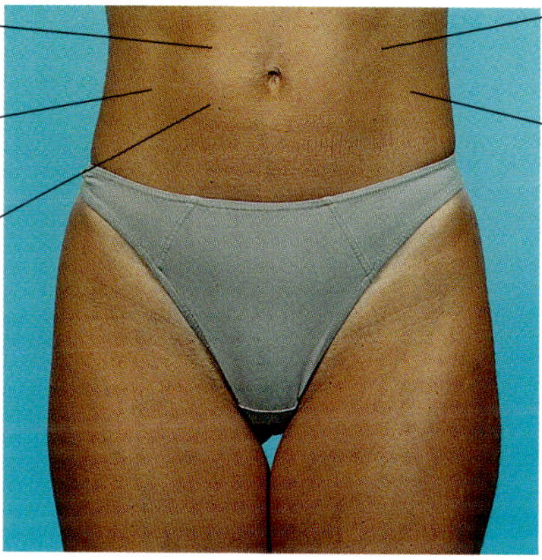

Abb. 15.6: Lokalisation von Bauchverletzungen.

Milzruptur

Die Milz liegt im oberen linken Anteil des Abdomens (Abb. 15.7), ihre Ruptur ist die häufigste Todesursache bei Sportlern mit Bauchverletzungen. Die Verletzung kann durch einen direkten Schlag gegen den Bauch entstehen, z.B. wenn ein Radfahrer stürzt und sich der Lenker dabei in den linken oberen Anteil des Bauches bohrt. Auch Rippenfrakturen können, wenn auch selten, eine Milzruptur verursachen. Es ist wichtig, daran zu denken, dass jeder heftige Schlag gegen die linke Rumpfseite zu einer Milzruptur führen kann. Sportler, die gerade an einer Mononukleose (Pfeiffer-Drüsenfieber) erkrankt waren, haben ein höheres Risiko.

Symptome und Diagnose

Eine Ruptur der Milz und der sie umgebenden Kapsel verursacht eine Blutung in die Bauchhöhle, wodurch Schmerzen, Übelkeit, Druckempfindlichkeit und Spannung der Bauchmuskeln entstehen. Anfänglich verspürt der Verletzte nur

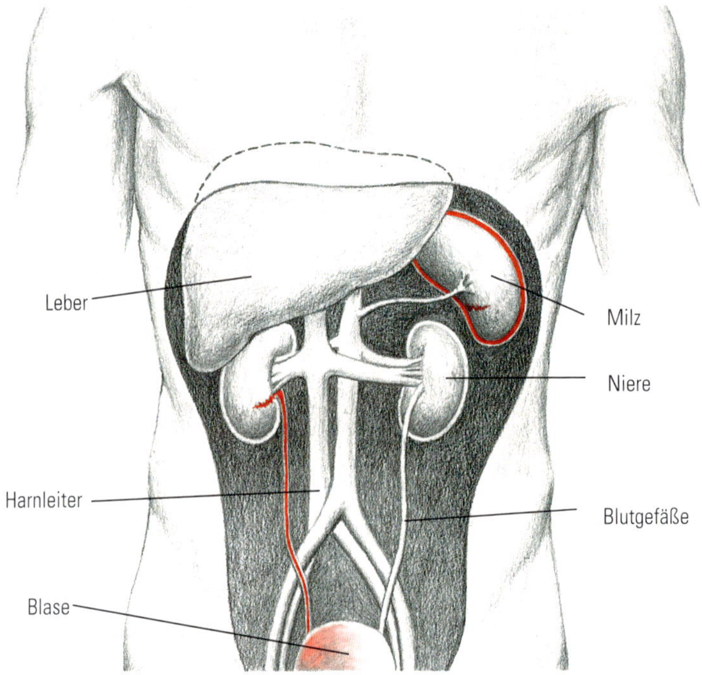

Abb. 15.7: (Rechts) Milzruptur in ihrer umgebenden Kapsel. **(Links)** Nierenruptur. Die durch die Ruptur verursachte Blutung kann zu Blut im Urin führen.

Schmerzen, aber nach etwa einer Stunde stellen sich Schockzeichen ein: ein schneller, schwacher Puls, Schweißausbrüche, Blässe und manchmal Schwindelgefühl und Bewusstlosigkeit. Ist die Kapsel intakt geblieben, kommt es zu einer langsameren Blutung mit allmählicher Ausdehnung und Schwächung der Kapsel. In diesen Fällen besteht das Risiko, dass eine Ruptur durch körperliche Aktivität etwa 1–2 Wochen nach der Verletzung ausgelöst wird; dies passiert in 10–20% der Fälle.

Bleiben Symptome wie Übelkeit, Müdigkeit oder Schmerzen in der oberen linken Bauchseite oder linken Schulterkuppe nach einem Schlag bestehen, sollte ein Arzt konsultiert werden.

Behandlung

Der Verlauf sowie die Ergebnisse der ärztlichen Untersuchungen entscheiden über die Dauer des Krankenhausaufenthaltes. Ein CT und/oder eine Peritoneallavage unterstützen die Diagnosefindung. Aufgrund ihrer Bedeutung für das Immunsystem versucht man, die Milz zu erhalten; zur Behandlung gehören Schonung, operative Naht und lokale Koagulation in Abhängigkeit vom Verletzungsausmaß. Nur in schwerwiegenden Fällen wird die Milz entfernt. Nach einer Splenektomie sollte der Patient eine polyvalente Pneumokokkenimpfung erhalten und sorgfältig im Hinblick auf eine Infektion überwacht werden. Bei diesen Patienten bleibt die Immunantwort lebenslang beeinträchtigt.

Leberruptur

Die Leber liegt im rechten Oberbauch unterhalb des Brustkorbes (s. Abb. 15.7). Das Lebergewebe ist zart und kann bei Traumen in diesem Bereich zerreißen. Diese Verletzung ist im Sport selten, und die meisten Leberverletzungen sind geringfügig und kommen von selbst zum Stillstand. Es kann allerdings auch zu ausgedehnten Rupturen kommen, die zu einem Schock mit Übelkeit, Erbrechen, Schwindelgefühl, Ohnmacht, starken Schmerzen und aufgetriebenem Abdomen führen. Bei jedem dieser Symptome sollte der Sportler sofort ins Krankenhaus gebracht werden. Fast alle Leberrupturen können entweder durch Schonung und Beobachtung oder einen operativen Eingriff eingedämmt werden. Ein CT und/oder eine Peritoneallavage sind nützliche Diagnostika.

Ausgedehntere Leberrupturen können auch zum Austritt von Galle in die Bauchhöhle führen. Dies kann ein größeres Problem als die Blutung darstellen, da eine chemische oder bakterielle Peritonitis auftreten kann, die sämtliche Organe in der Bauchhöhle zu schädigen vermag. Eine sorgfältige Untersuchung mit operativer Inspektion und Versorgung solcher Gallelecks ist daher unerlässlich.

Nierenverletzungen

Nierenverletzungen treten im Sport selten auf. Die Nieren befinden sich oberhalb des Beckengürtels, eine Niere auf jeder Seite der Wirbelsäule. Bei einer starken Flankenprellung kann eine Niere einreißen, was zu blutigem Urin führt. Die Blutung hört oft spontan auf und verursacht keine weiteren Probleme. Bei einer schweren Nierenruptur und anhaltender Blutung kann jedoch eine operative Therapie notwendig sein, um die Niere zu versorgen oder zu entfernen.

Blutiger Urin nach einem Trauma im Nierenbereich sollte den Sportler zum Arzt führen. Diagnostika, die bei der Beurteilung des Schadensausmaßes helfen, sind u.a. das CT, der Ultraschall und eine intravenöse Pyelographie.

Nach langanhaltender, massiver körperlicher Anstrengung ohne Trauma kann eine geringe Menge Blut im Urin erscheinen, sodass es zu einer leichten Rotverfärbung kommt. Dies ist nicht unbedingt ein Hinweis auf eine Nierenverletzung, sollte jedoch von einem Arzt untersucht werden.

Retroperitoneale Duodenalruptur

Die retroperitoneale Duodenalruptur ist selten, kann jedoch durch einen Schlag in den Oberbauch mit einem stumpfen Gegenstand wie z.B. einem gegnerischen Knie verursacht werden. Im Allgemeinen wird der Darm nicht verletzt, da er beweglich ist; das Duodenum ist jedoch am Retroperitoneum fixiert und kann daher verletzt werden. Die Verletzung ist durch starke Oberbauchschmerzen und Erbrechen einige Stunden nach der Verletzung gekennzeichnet; diese Symptome entstehen durch eine Verlegung des Gastrointestinaltraktes und eine retroperitoneale Blutung aus der Verletzung. Bei einer entsprechend schweren Verletzung kann ein Teil des Duodenums noch einige Wochen nach der Verletzung absterben und zu einem Leck in die Bauchhöhle mit nachfolgender Peritonitis und sogar zum Tod führen. Ein CT ist bei der Diagnostik und Verlaufsbeobachtung dieser Verletzung unerlässlich. Eine Drainage des Duodenums und Beobachtung im Krankenhaus kann notwendig sein. Bei einer Nekrose des Duodenums ist die operative Entfernung, möglichst vor einer Ruptur, erforderlich, um eine Peritonitis zu verhindern.

Verletzungen des Unterbauches

Ein Schlag auf die Hoden kann zu einer Blutung und Schwellung führen, die die Blutversorgung der Hoden unterbricht und zur Sterilität führt. Durch einen Hodenschutz, insbesondere für Torhüter und Fänger bei Ballsportarten, kann dies verhindert werden.

Schläge auf den Penis können zu einem schmerzhaften Krampf im Schließmuskel der Blase führen, in diesem Fall ist das Wasserlassen erschwert. Im Allgemeinen hört der Schmerz auf, sobald wieder Wasser gelassen werden kann.

Gynäkologische Verletzungen wie eine forcierte Vaginaldusche und Hämatome der Vulva können beim Wasserskilaufen auftreten, insbesondere wenn eine unerfahrene Läuferin in einer hockenden Position stürzt. Solche Verletzungen können durch das Tragen eines Schutzanzuges verhindert werden.

Bauchkrämpfe

Ein Sportler, der einen Schlag gegen den Bauch erlitten hat, wird sich oftmals winden und zusammengerollt auf dem Boden liegen bleiben. Der Sportler erholt sich schneller, wenn man ihm erlaubt, sich zusammenzukauern, damit sich Bauch- und Atemmuskulatur entspannen können.

Literatur

Kelly JP, Rosenburg J (1987) Practice parameters: the management of concussion in sports. Neurology 48: 581–585.

16 Kinder und Jugendliche

Regelmäßiges Training von Kindern und Jugendlichen wird im Sport immer mehr zur Regel, und immer jüngere Kinder nehmen mit immer größerer Intensität an Wettkämpfen teil. In bestimmten Sportarten wie Eiskunstlauf, Schwimmen und Turnen fangen die Kinder mit regelmäßigem Training bereits im Alter von 5–6 Jahren an, und sogar bei Kontaktsportarten wie Fußball beginnen Training und Wettkampf immer früher. In einigen Sportarten ist ein 2 bis 4-stündiges Training an 5 oder 6 Tagen in der Woche keine Seltenheit.

Gibt es langfristig gesehen Vorteile, wenn man Kindern regelmäßiges Training und Wettkämpfe in einem so frühen Alter erlaubt? Spielende Kinder sind immer gelaufen und gesprungen, wodurch sich eine natürliche Basis für sportliche Aktivität ergibt, aber die steigenden Anforderungen und steigende Trainingsintensität können auf einen heranwachsenden Menschen negative Auswirkungen haben – Vorsicht ist geboten. Bei einigen Sportarten, z.B. Schwimmen und Tennis, haben Untersuchungen ergeben, dass nur sehr wenige Sieger bei Jugendwettkämpfen erfolgreiche Senioren werden, mit anderen Worten, es ist schwierig, die zukünftige Entwicklung vorherzusagen. Viele junge Menschen geben ihre sportlichen Aktivitäten zu früh auf, da sie keinen Spaß mehr daran haben. Kindern und Jugendlichen sollte die Möglichkeit gegeben werden, verschiedene Sportarten auszuüben, anstatt sich ausschließlich auf eine zu konzentrieren.

Prinzipiell sollte Sport Kindern und Jugendlichen Spaß machen und kein schmerzhaftes, hartes Training bedeuten. Die Prinzipien, die Erwachsene in ihrem Training anwenden, können nicht direkt auf Kinder übertragen werden, sondern müssen der kindlichen Entwicklung angepasst werden. Die Risiken des regelmäßigen Trainings und Wettkampfs bei Jugendlichen können aus verschiedenen Perspektiven, physiologischen, psychologischen und orthopädischen, betrachtet werden. Die Auswirkungen des Sports aus Sicht des Orthopäden lassen sich in drei Gruppen einteilen:

- Auswirkungen auf die Entwicklung des Muskel- und Skelettsystems;
- Verletzungen infolge von Unfällen (traumatische Verletzungen);
- Verletzungen infolge von Überlastung.

Auswirkungen auf die Entwicklung

Die Entwicklung des Muskel- und Skelettsystems beim Heranwachsenden wird durch die Fähigkeit bestimmt, sich veränderten oder wiederholten Belastungen im Training oder nach einer Verletzung anzupassen. Anpassung als Ergebnis eines anhaltenden einseitigen Trainings kann zu dauerhaften Veränderungen führen; als Beispiel sei hier der Tennisspieler genannt, der bereits in jungen Jahren mit asymmetrischem Training und Belastung des Schlagarmes beginnt. Dies kann zur Ausbildung einer „Tennisschulter“ führen, bei der Knochen und Muskeln an Masse zunehmen, Gelenkkapsel,

Bänder und Sehnen im Bereich der Schulter des Schlagarmes jedoch geschwächt werden. Dies führt zu einer herunterhängenden Schulter und einer relativen Längenzunahme des Armes. In extremen Fällen kann sich die Brustwirbelsäule S-förmig verändern (Skoliose).

Ein anderes Beispiel für die Auswirkungen des Trainings lässt sich bei jungen Kunstturnern beobachten. Anhaltendes Training erhöht die Wirbelsäulenbeweglichkeit, sodass es zu anhaltenden Veränderungen in den Wirbelkörpern und im Becken kommt, wobei eine vermehrte Beweglichkeit zwischen den Knochen des Beckenringes entsteht. Wir wissen noch nicht mit Sicherheit, welche Auswirkungen diese Veränderungen langfristig haben, daher muss intensives regelmäßiges Training von Kindern und Jugendlichen unbedingt unter medizinischer Überwachung stattfinden. Gleichzeitig muss einseitiges und sich gleichförmig wiederholendes Training vermieden werden. Regeln, die pathologische Beweglichkeit belohnen, wie es bei der Bewertung im Kunstturnen der Fall ist, sollten geändert werden.

Das Training von Kindern und Jugendlichen sollte umfassend und vielfältig sein.

Traumatische Verletzungen

Kinder und Jugendliche verletzen sich öfter als Erwachsene, dafür sind die Verletzungen normalerweise weniger schwerwiegend. Dies kann zum Teil daran liegen, dass Kinder physisch kleiner sind als Erwachsene und dementsprechend die einwirkenden Kräfte geringer sind. Die Körpergewebe eines Kindes unterscheiden sich erheblich von denen eines Erwachsenen: Ihre Knochenstruktur ist nachgiebiger und anpassungsfähiger, und ihre Muskeln, Sehnen und Bänder sind relativ kräftiger und elastischer. Anders als bei Erwachsenen verfügen die Gelenkknorpel noch über eine Blutversorgung, sodass Verletzungen hier zumindest teilweise ausheilen können.

Das Skelett ist die verletzlichste Struktur bei Jugendlichen. Obwohl sich die Knochen unterschiedlichen Belastungen anpassen können und in dieser Hinsicht den Knochen eines Erwachsenen überlegen sind, sind sie nicht so anpassungsfähig wie das Herzkreislaufsystem und die Muskeln. Bei Kindern und Jugendlichen, die an regelmäßigem Training teilnehmen, kann sich die Muskulatur schneller entwickeln als das Skelett. Diese Entwicklung kann aufgrund der dadurch entstehenden ungewöhnlichen Belastungen gefährlich werden. Bei Kindern und jungen Menschen sind Überlastungsverletzungen relativ selten, da das Gewebe noch elastisch ist. Allerdings hat sich ihre Inzidenz in den letzten Jahren vermehrt bemerkbar gemacht, vermutlich durch das immer intensivere Training der Kinder.

Verletzungen der Wachstumszonen

Das Längenwachstum des Skelettes findet in den Wachstumszonen oder Epiphysenfugen statt. Beim Femur erfolgen 70% des Wachstums in der unteren und 30% in der oberen Epiphyse. Die entsprechenden Zahlen für den Unterschenkel betragen 55% bzw. 45%. Die Epiphysenfugenknorpel sind schwächer als das übrige Skelett und können verletzt werden.

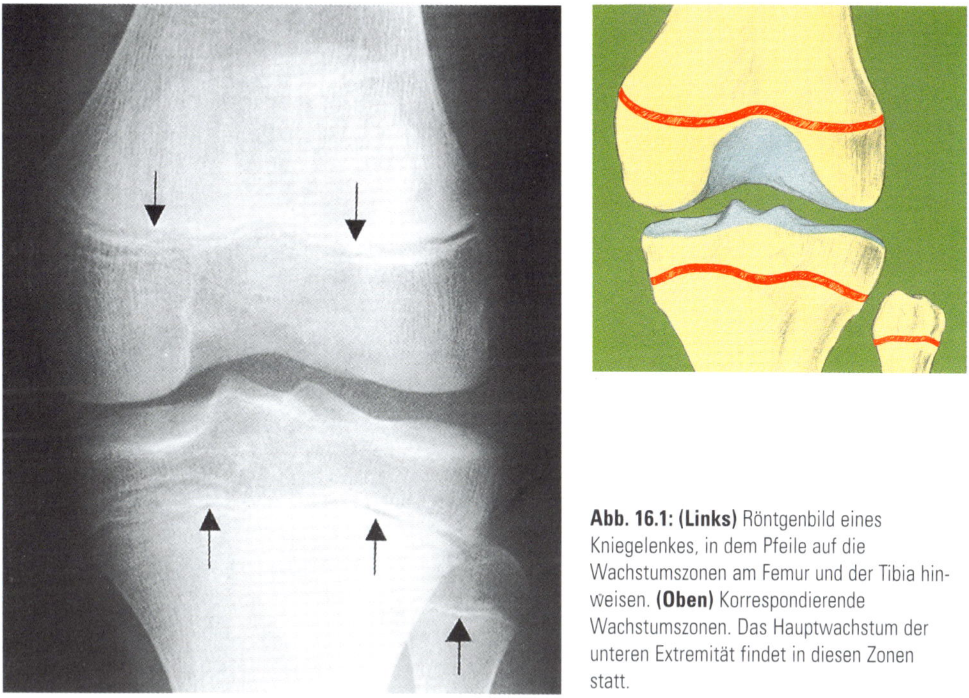

Abb. 16.1: (Links) Röntgenbild eines Kniegelenkes, in dem Pfeile auf die Wachstumszonen am Femur und der Tibia hinweisen. **(Oben)** Korrespondierende Wachstumszonen. Das Hauptwachstum der unteren Extremität findet in diesen Zonen statt.

Das Alter des Skelettes bestimmt die Wirkung des körperlichen Trainings auf die Epiphysenknorpel. Hormone spielen ebenfalls eine wichtige Rolle. Die Epiphysenfugenknorpel sind während der Pubertät und gegen Ende der Wachstumsphase, wenn sie ihre elastischen Eigenschaften verlieren, am schwächsten.

Die Epiphysenfugenknorpel sind schwächer als normale Sehnen und Bänder bei Jugendlichen, eine äußere Einwirkung, die zu einer vollständigen Ruptur eines größeren Ligamentes bei Erwachsenen führen würde, verursacht bei Jugendlichen eher einen Abriss der Epiphysenfuge. So kann ein Stoß gegen die Außenseite des Kniegelenkes bei Kindern und Jugendlichen eine Epiphysenverletzung verursachen, während das gleiche Trauma beim Erwachsenen zu einer Ruptur des medialen Kollateralbandes und des vorderen Kreuzbandes führen würde. Besteht der Verdacht auf eine Ruptur eines größeren Ligamentes bei Jugendlichen, sollten Röntgenaufnahmen angefertigt werden, damit der Epiphysenfugenknorpel überprüft und eventuelle knöcherne Verletzungen entdeckt werden können.

Der Epiphysenfugenknorpel (Wachstumszone) ist schwächer als die bindegewebige Gelenkkapsel, sodass es bei Kindern und Jugendlichen seltener zu traumatischen Luxationen größerer Gelenke als zu Verletzungen des Epiphysenfugenknorpels kommt.

In 10% der Fälle führt eine Verletzung der Wachstumsfuge zu einer Störung des normalen Längenwachstums. Die Auswirkungen sind dabei unterschiedlich. Während die Verletzung des Epiphysenfugenknorpels ausheilt, kommt es zu einem Stillstand des Knochenwachstums auf der betroffenen Seite, der unverletzte Knochen auf der Gegenseite wächst jedoch weiter. Bei einer Verletzung der unteren Wachstumszone des Femurs kann diese zu einer Längendifferenz von mehr als 25 mm zwischen beiden Beinen führen. Manchmal ist nur ein Teil der Wachstumsfuge verletzt, und nur im gesunden Anteil erfolgt weiteres Wachstum, sodass das Bein sich verkrümmt.

Wachstumszonen können im Verhältnis zum Knochen verrutschen (Epiphysiolyse) (S. 258). Diese Verletzung betrifft häufiger das Hüftgelenk, in dem der Hüftkopf allmählich oder auch plötzlich vom Schaft rutschen kann. Die Epiphysiolyse wird operativ behandelt.

Häufige Frakturen

Das Knochengewebe ist bei Heranwachsenden weicher als bei Erwachsenen, und je jünger die Person, desto seltener kommt es zu einem Knochenbruch. Aus diesem Grunde zeigen Frakturen bei Kindern andere Eigenschaften (Abb. 16.2). Das Skelett bei Kindern ist auch besser durchblutet als bei Erwachsenen, sodass die Heilungszeit für Frakturen kürzer ist. Die Frakturbehandlung bei Kindern und Jugendlichen richtet sich nach anderen Regeln als die bei Erwachsenen.

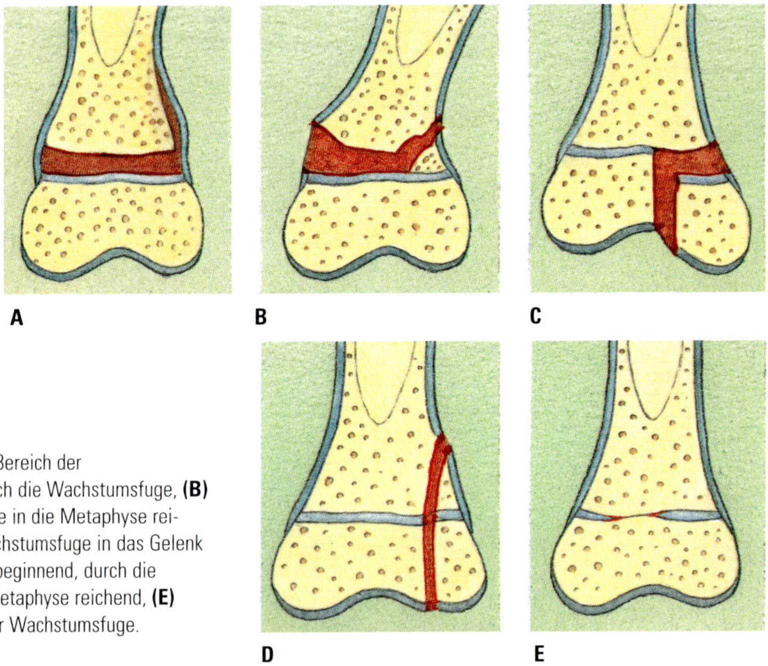

Abb. 16.2: Frakturen im Bereich der Wachstumsfuge: **(A)** durch die Wachstumsfuge, **(B)** durch die Wachstumsfuge in die Metaphyse reichend, **(C)** durch die Wachstumsfuge in das Gelenk reichend, **(D)** im Gelenk beginnend, durch die Wachstumsfuge in die Metaphyse reichend, **(E)** Stauchungsverletzung der Wachstumsfuge.

- Frakturen heilen bei Kindern und Jugendlichen besser als bei Erwachsenen und hinterlassen kaum erkennbare Spuren. Nach 18 Monaten zeigt die Röntgenaufnahme eines Frakturbereiches bei einem Jugendlichen eine perfekte Ausheilung und keinerlei Anzeichen für eine stattgehabte Fraktur, wohingegen bei Erwachsenen oft eine Veränderung der Knochenform erkennbar ist.
- Frakturen heilen bei Heranwachsenden schneller als bei Erwachsenen, aus diesem Grund müssen Kinder und Jugendliche einen Gips nicht so lange tragen.
- Heranwachsende erleiden andere Frakturen als Erwachsene. Die Knochen, die sich noch im Wachstum befinden, sind elastisch und können daher recht kräftig verbogen werden, bevor sie brechen. Ein Beispiel hierfür ist die sog. „Grünholzfraktur“, die bei Kindern am Unterarm auftreten kann.

Abrissfrakturen

Bei Heranwachsenden sind Sehnen, Bänder und Muskeln kräftiger als die Knochen, während die Situation beim Erwachsenen genau umgekehrt ist. Dies bedeutet, dass Kinder und Jugendliche normalerweise Skelettverletzungen bei einem Unfall oder infolge Überlastung erleiden. Es kommt nicht zu einer Ruptur des Muskels oder Ligamentes selbst, stattdessen wird die knöcherne Ansatzstelle von ihrem Ursprung abgerissen. Solche Abrissfrakturen befinden sich oft in den Wachstumsfugen der flachen Knochen und am häufigsten an der Vorderseite des Beckens und auch am Darmbein, wo die hinteren „Hamstring"-Muskeln ihren Ursprung haben (Abb. 16.3). Abrissfrakturen entstehen häufig während plötzlicher starker und schneller Belastung der Muskulatur.

Wenn ein Heranwachsender einen Unfall erlitten hat und Druckempfindlichkeit, Schwellung und ein Bluterguss im verletzten Bereich vorliegen, sollte eine Röntgenaufnahme angefertigt werden. Ist es zu einem knöchernen Abriss mit einer so groben Dislokation gekommen, dass eine normale Anheilung nicht möglich ist, sollte die operative Therapie mit Reposition der Fragmente erwogen werden. Eine starke Dislokation des ausgerissenen Fragmentes kann zu einer Beeinträchtigung der späteren Band- oder Muskelfunktion führen, wenn die Verletzung nicht korrekt behandelt wird.

Manchmal reißen nicht Knochenfragmente aus, sondern nur ein Periostlappen, an dem die Sehne oder das Band ansetzt. Auch hierbei kann es zu einem Funktionsverlust für Muskel oder Band kommen, die Verletzung ist jedoch röntgenologisch nicht erkennbar. Aus diesem Grund ist die funktionelle Überprüfung der Muskeln sowie der Gelenkstabilität von größter Wichtigkeit, um zur korrekten Diagnose zu gelangen und die korrekte Behandlungsmethode auszuwählen. Ein MRT kann hierbei hilfreich sein.

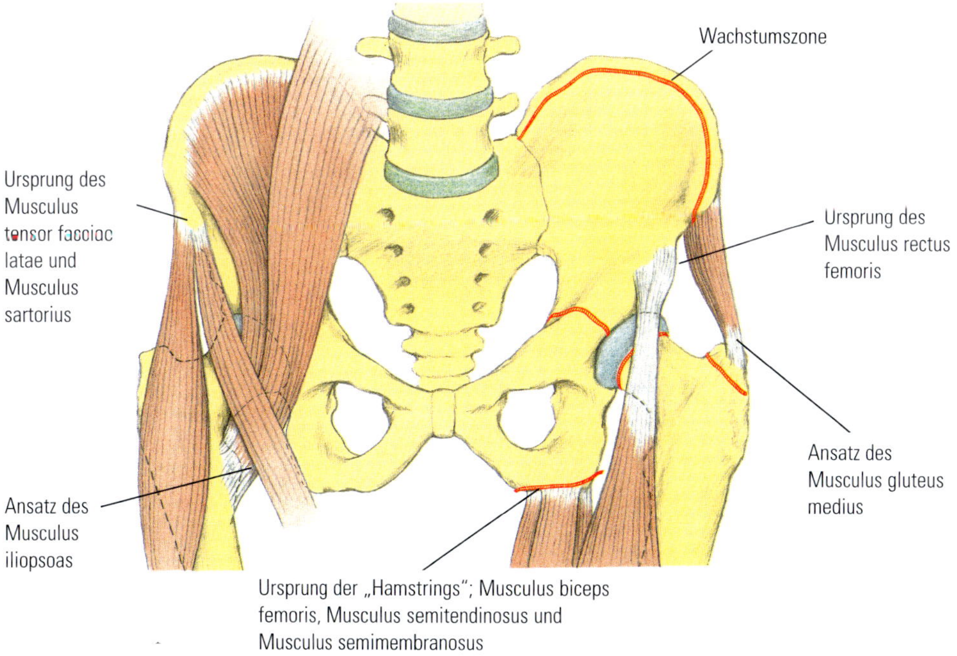

Abb. 16.3: Häufige Lokalisationen von Abrissfrakturen.

Eine Abrissverletzung kann schwerwiegender sein als eine direkte Ruptur eines Muskels oder einer Sehne, da sie im Prinzip einer Fraktur entspricht. Abrissfrakturen sollten daher von Muskelrupturen unterschieden werden, die oft bei gleicher Gewalteinwirkung bei Erwachsenen entstehen. Eine Abrissfraktur benötigt zur Ausheilung länger als eine Muskelruptur, abhängig von der Behandlung 1–6 Monate. Abrissfrakturen müssen unbedingt frühzeitig diagnostiziert werden, damit eine entsprechende Behandlung eingeleitet werden kann. Werden diese Verletzungen vernachlässigt, können chronische Schmerzen und Beeinträchtigung von Gelenk- oder Muskelfunktion mit nachfolgender Instabilität oder eingeschränkter Beweglichkeit resultieren.

Bei Heranwachsenden, die nach einem Unfall im Verletzungsbereich Druckempfindlichkeit, Schmerzen und einen Bluterguss aufweisen, sollten Röntgenaufnahmen angefertigt werden.

Überlastungsverletzungen

Verletzungen, die durch Überlastung entstehen, betreffen bei Heranwachsenden normalerweise die Apophysen, die Skelettteile, die den Ansatzpunkt für Sehnen, Bänder, Muskeln oder Gelenkkapseln bilden.

Apophysenentzündung (Apophysitis)

In einem Muskel-Sehnen-Komplex gibt es bestimmte Gebiete, die ein hohes Verletzungsrisiko tragen: Dies sind die Ansatzstellen des Muskels und der Sehne am Knochen, das Muskel- und Sehnengewebe selbst und der Bereich, in dem Muskel und Sehne ineinander übergehen (Muskel-Sehnen-Übergang). Bei Erwachsenen werden bei einem Trauma oft Muskeln oder Sehnen selbst verletzt, während ein entsprechendes Trauma bei einem Heranwachsenden Verletzungen des Muskel- oder Sehnenansatzes am Knochen verursacht. Untersuchungen haben gezeigt, dass Sehnen und Bänder durch körperliches Training schneller gekräftigt werden als ihre Ansatzstellen.

Die Apophysitis (Entzündung einer Apophyse) infolge Überlastung tritt hauptsächlich in bestimmten Sportarten wie Fußball, American Football, Weitsprung und Hochsprung auf, bei denen häufiges Springen und Kniebeugen vorkommt, sodass die Apophysen großer Zugspannung und Überlastung ausgesetzt sind (Abb. 16.4).

Am häufigsten betrifft eine Apophysitis den Ansatz der Patellarsehne an der Tibia (Osgood-Schlatter-Erkrankung, S. 323). Eine Überlastung der Apophyse verursacht eine Entzündung des Sehnenansatzes, die sich als Schmerz, Druckempfindlichkeit und Schwellung äußert. Eine Röntgenaufnahme zeigt eine Fragmentation des Knochens unterhalb des Sehnenansatzes. Eine Apophysitis sieht man ebenfalls häufig im Achillessehnenansatz am Kalkaneus (Apophysitis calcanei, S. 359).

Im Falle einer Apophysitis muss sich der betroffene Sportler unbedingt frühzeitig schonen und Bewegungen, die Schmerzen auslösen, vermeiden, bis Beschwerdefreiheit besteht. Andernfalls kann die Erkrankung einen sehr langwierigen Verlauf nehmen.

Die häufigste Ursache einer Apophysitis ist einseitiges Training. Hier sollte unbedingt vor übermäßigem Krafttraining bei jungen, noch wachsenden Menschen gewarnt werden. Wird Krafttraining mit einer großen Belastung durchgeführt, entwickelt sich die Muskelkraft schneller als die Stärke des

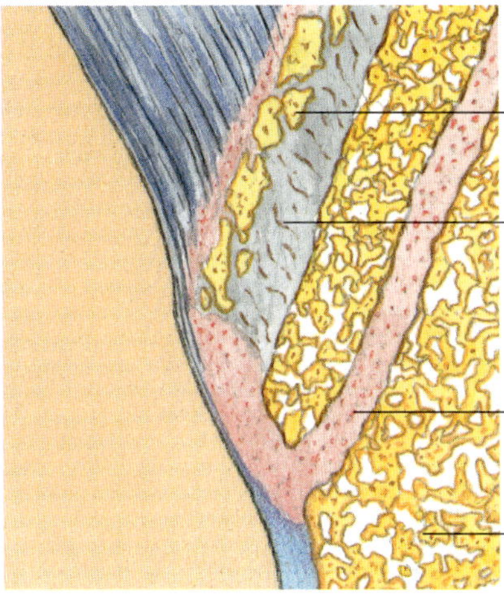

Abb. 16.4: Apophysitis unter Vergrößerung: 1, Tibiametaphyse; 2, Wachstumsplatte; 3, Ablösungsbereich, aufgefüllt mit Bindegewebe und fibrokartilaginärem Gewebe; 4, Knochenfragment.

Skelettes, und es kann zu einer Apophysitis und auch zu Abrissfrakturen kommen. Heranwachsende sollten beim Krafttraining daher nur ihren eigenen Körper als Gewicht benutzen.

Stressfrakturen

Einseitige, zu große und zu intensive Belastungen des Skelettes können zu Stress- oder Ermüdungsfrakturen führen, wenn die Anpassungsfähigkeit des Körpers überfordert wird. Kinder, die mit sportlichem Training beginnen, können Stressfrakturen bereits im Alter von sieben Jahren erleiden. Die Häufigkeit von Stressfrakturen bei Heranwachsenden nimmt ständig zu. Die Verletzung kann durch häufig wiederholte Bewegungen unter normaler Belastung, z.B. beim Langstreckenlauf oder durch Bewegungen mit geringerer Frequenz, aber höherer Belastung, z.B. beim Gewichtheben, verursacht werden. Die gefährlichste Kombination besteht jedoch aus hoher Belastung bei hoher Frequenz. Im Prinzip können Stressfrakturen jeden Knochen des Körpers betreffen, sie treten jedoch in den unteren Extremitäten am häufigsten auf. Die Frakturen treten hauptsächlich in den Mittelfußknochen, in der Tibia, Fibula, dem Femur, der Hüfte und den Beckenknochen sowie in den Wirbelkörpern auf. Eine Stressfraktur sollte immer dann vermutet werden, wenn Menschen, die wiederholten Bewegungen oder starken Belastungen ausgesetzt sind, über Schmerzen bei Anstrengungen klagen. Normalerweise besteht kein Ruheschmerz. Die klinische Untersuchung ergibt eine lokale Druckempfindlichkeit und Schwellung im schmerzhaften Bereich und führt so zur Diagnose. Wenn die Röntgenaufnahmen keine Fraktur erkennen lassen, sollten sie bei anhaltenden Beschwerden nach 3–4 Wochen wiederholt werden. Zumeist lässt sich die Diagnose dann bestätigen. Ein Knochenszintigramm bestätigt den Verdacht bereits in einem frühen Stadium.

Das Risiko einer Stressfraktur kann in erster Linie durch eine allmähliche Trainingssteigerung reduziert werden, aber auch abwechslungsreiches Training im Wechsel mit Ruhepausen, in denen der Körper sich erholen kann, mindern das Risiko. Auch der Bodenbelag beim Training kann von Bedeutung sein, zudem ist die Konstruktion der Schuhe äußerst wichtig. Jeder, der auf einem harten Untergrund läuft, sollte immer Schuhe mit guten stoßdämpfenden Eigenschaften tragen. Bei einem Wechsel von hartem zu weichem Boden oder umgekehrt sollte die Trainingsintensität während der Übergangsphase vermindert werden.

Gelenkknorpelverletzungen

Das Kollagengewebe des Gelenkknorpels verfügt bei Jugendlichen über geringere Zugbelastbarkeit als bei Erwachsenen; daher kann es infolge von Distorsionen oder direkten Prellungen bei Kindern und Jugendlichen leichter zu einer Verletzung des Gelenkknorpels kommen als bei Erwachsenen. Eine anhaltende extreme Belastung des Kniegelenkes, z.B. beim Skiabfahrtslauf oder Segeln, kann zu einer Verletzung des retropatellaren Knorpels führen. Bei dieser Erkrankung, dem femuropatellaren Schmerzsyndrom (S. 310), werden Schmerzen, die von der Gelenkoberfläche der Patella oder dem umgebenden Gewebe ausgehen, hauptsächlich durch Bergauf- und Bergablaufen und durch Hocken ausgelöst. Der Gelenkknorpel der Patella erweicht, und Abrieb sammelt sich an. Da der Knorpel kein Nervengewebe enthält, ist noch nicht klar, wie es zur Schmerzentstehung kommt, der Schmerz könnte seinen Ursprung jedoch in der Synovialmembran oder im subchondralen Knochen haben. Die Ursachen der Chondromalacia patellae sind auch nicht eindeutig bekannt, die Erkrankung spricht jedoch auf Wärmeanwendung und isometrisches Training der vorderen und hinteren Oberschenkelmuskulatur an.

Eine weitere Knorpelverletzung, die bei Heranwachsenden auftritt, ist die Osteochondrosis dissecans (S. 306), wobei ein geschädigter Anteil vom Gelenkknorpel und Knochen ausbricht und sich lösen kann, sodass er sich frei im Gelenk bewegt und Probleme verursacht.

Die Diagnose dieser Gelenkknorpelverletzungen erfolgt mithilfe der Arthroskopie.

Training junger Sportler

Aus medizinischer und orthopädischer Sicht ist die entscheidendste Phase im Leben eines Sportlers wahrscheinlich der Moment, in dem er sich entscheidet, sich auf eine spezielle Sportart zu konzentrieren. Dies hat die Konsequenz, dass er sich ein langfristiges und geplant intensives Training aufbürdet. Es wäre wünschenswert, wenn die physiologischen Qualifikationen des jungen Sportlers im Hinblick auf den angestrebten Sport analysiert werden könnten, bisher gibt es jedoch leider noch keine solide medizinische Basis für eine verlässliche Beurteilung.

Regelmäßiges, gezieltes Training beginnt in einem immer früheren Lebensalter. Trainingsmethoden, die für Erwachsene entwickelt wurden, werden direkt bei Kindern angewandt, ohne sie ihrem Alter oder ihren individuellen Unterschieden anzupassen. Im Hinblick auf Training und Wettkampf für Heranwachsende muss sich der Trainer über die langfristigen und kurzfristigen Risiken für Kinder im Klaren sein. Sport muss für Kinder Spiel bleiben und für Erwachsene die Möglichkeit, die körperliche Gesundheit aufrechtzuerhalten. Trainingsmethoden müssen daher infrage gestellt werden: Ist es wirklich wichtig, so hart zu trainieren, wie Sportler es heutzutage tun, um die Leistungsspitze zu erreichen, und werden die richtigen Trainingsmethoden angewandt?

Kinder sind keine Miniaturmodelle der Erwachsenen. Sie wachsen mit unterschiedlicher Geschwindigkeit heran, und die Pubertät kann zu jeder Zeit in einer Zeitspanne von etwa 4–6 Jahren eintreten. Diese physiologische Ungleichheit bezüglich der Entwicklung wird von Trainern und Managern häufig vergessen.

Physisches Fitnesstraining

Körperliches Fitnesstraining ist bei jungen Menschen zwischen dem 10. und 20. Lebensjahr nicht wirksamer als bei jeder anderen Altersgruppe. Die Fähigkeit zur anaeroben Energiefreisetzung, die Fähigkeit, Energie ohne Sauerstoff zu produzieren, ist bei Kindern zwischen dem 10. und 12. Lebensjahr geringer als bei Teenagern. Unabhängig vom Alter und dieser Fähigkeit können junge Menschen jedoch von Aktivitäten profitieren, die anaerobe Energie erfordern, und Kinder scheinen Müdigkeit nicht genauso zu empfinden wie Erwachsene. Neuere Untersuchungsergebnisse weisen allerdings darauf hin, dass Jugendliche nichts versäumen, wenn sie ein systematisches Fitnesstraining bis ins späte Teenageralter verschieben.

Krafttraining

Während sich die inneren Organe von Kindern im Wachstumsalter gut an größere Belastungen anpassen können, kann das Muskel- und Skelettsystem leicht geschädigt werden. Die Auswirkungen des Trainings bei Kindern und jungen Menschen werden hauptsächlich in der Muskulatur sichtbar, deren Zellen an Größe zunehmen. Diese Größenzunahme steht in direkter Beziehung zur Dauer und Intensität des Trainingsprogramms. Die Muskeln werden beim Training kräftiger und verlieren bei Beendigung des Trainings rasch ihre Kraft.

Kinder und junge Menschen sprechen auf Muskelkrafttraining an, da die Auswirkung auf die Muskulatur verhältnismäßig stärker ist als die Auswirkung auf das Skelett. Unter normalen Umständen werden ihre Muskeln für krafterfordernde Aktivitäten nicht im gleichen Maße benutzt wie die von Erwachsenen, daher hat Krafttraining bei Heranwachsenden einen offensichtlicheren Effekt auf ihre Muskulatur. In der Jugend ist ein großer Kraftzuwachs sowohl bei Mädchen als auch bei Jungen typisch, aber im frühen Teenageralter ist dieser Kraftzuwachs deutlich geringer als die Zunahme der Körpergröße. Sportler im frühen Teenageralter sind daher nicht ganz so kräftig wie ihre Körpergröße vermuten lässt.

Beim Krafttraining mit schweren Gewichten entwickelt sich die Muskelkraft schneller als die Stärke des Skeletts, sodass es zu Abrissfrakturen kommen kann.

Es gibt eine Vielzahl von unterschiedlichen Arten des Krafttrainings. Bei isometrischem Training wird die Fähigkeit des Muskels, Kraft auszuüben, gesteigert, die Muskelausdauer nimmt dagegen wesentlich weniger zu als bei einem dynamischen Training. Bei Jugendlichen sind insbesondere die Sehnen- und Muskelansätze leicht verletzlich. Daher sollten Kinder und Jugendliche bei isometrischer Gewichtsarbeit vorsichtig sein, bei der die Muskeln arbeiten, ohne ihre Länge wesentlich zu verändern. Leichte dynamische Arbeit, wie Laufen und Gehen, bei der die Muskeln arbeiten, indem sie sich verkürzen und verlängern, ist in den meisten Fällen ausreichend.

Training mit schweren Gewichten sollte von Personen, die sich noch im Wachstum befinden, vermieden werden. Die Belastung der Wirbelsäule beim Gewichtetraining kann beispielsweise so groß sein, dass die Wirbelkörper geschädigt werden. Nur das eigene Körpergewicht sollte beim Krafttraining als Belastung eingesetzt werden. Erst nach dem Ende des Skelettwachstums, was bei Mädchen etwa im Alter von 16 Jahren und bei Jungen im Alter von 17–18 Jahren der Fall ist, sollte systematisches Krafttraining mit schweren Gewichten erlaubt sein. Vor dieser Zeit kann ein Heranwachsender vielleicht leichte Gewichte einsetzen, aber die Trainingsintensität sollte lediglich durch die Anzahl der Übungen erhöht werden.

Ein Krafttrainingsprogramm sollte unter Berücksichtigung des Alters, der Reife, des Körperbaues, der physischen Fitness und des Geschlechts des Heranwachsenden erstellt werden. Zeit für die Geweberegeneration ist sehr wichtig.

Die Internationale Vereinigung für Sportmedizin (FIMS) hat ihren Standpunkt im Hinblick auf Widerstandstraining bei Heranwachsenden veröffentlicht. Ihre Empfehlungen werden hier mit deren Erlaubnis wiedergegeben.

Vorliegenden Erkenntnissen zufolge kann Widerstandstraining zu einer erheblichen Verbesserung der Kraft bei Kindern und Heranwachsenden führen. Solche Programme können sicher durchgeführt werden, wenn einige wichtige Sicherheitsaspekte beachtet werden.

1. Kein Programm für Widerstandstraining sollte ohne geeignete Überwachung durch einen qualifizierten und professionellen Kraft- und Konditionstrainer erfolgen.
2. Dem Kind muss für jede Übung die korrekte Technik beigebracht werden.
3. Die eingesetzte Trainingsausrüstung sollte sicher und der Größe des Kindes angepasst sein.
4. Hohe Trainingsintensitäten sollten vermieden werden und Maximalintensitäten sollten nicht vor dem 16. Lebensjahr eines Kindes oder vor dem Tanner-Stadium 5 eingesetzt werden.
5. Jede Steigerung der Trainingsintensität sollte allmählich erfolgen.
6. Widerstandstraining sollte als ergänzende Form der körperlichen Aktivität eingesetzt werden und nicht die normale Aktivität des Kindes ersetzen.
7. Widerstandstrainingsprogramme für Kinder sollten so erstellt werden, dass sie den Anforderungen der jeweiligen Sportart des Kindes oder Jugendlichen entsprechen.

8. Alle Übungen sollten über den gesamten Bewegungsumfang eines jeden Muskels kontrolliert durchgeführt werden.
9. Schnelle, plötzliche und ballistische Bewegungen sollten während der Übung vermieden werden.
10. Aufwärm- und Abkühlübungen sollten vor und nach allen Trainingseinheiten durchgeführt werden.

Allgemeines Beweglichkeitstraining

Ein erheblicher Teil des Beweglichkeitstrainings eines Jugendlichen besteht aus grundlegenden Bewegungen, die mehr oder weniger automatisch ausgeübt werden, wie z.B. Vorwärtsbewegung des Körpers und Beibehalten des Gleichgewichts. Diese Arten der Bewegung sind ererbt und werden durch Instinkte kontrolliert, die genetisch weitergegeben werden und sich allmählich im Laufe der Kindheit entwickeln. Das Gleichgewichtsgefühl z.B. ist erst im Alter von 9–10 Jahren voll entwickelt. Ob körperliches Training diese Entwicklung in positiver oder negativer Weise beeinflussen kann, ist nicht bekannt. In den meisten Sportarten gibt es komplexe Bewegungsmuster, die mithilfe des vorbestehenden instinktiven Wissens erlernt werden müssen. Ist ein solches Muster einmal entwickelt, ist es nur noch schwer zu ändern. Aus diesem Grunde ist es wichtig, es von Beginn an korrekt zu erlernen. Das Nervensystem kann neue Bewegungsmuster im Jugendalter besonders leicht einspeichern. Aus diesem Grund sollte man vermeiden, dem Nervensystem vor Abschluss der Entwicklung falsche Informationen einzugeben, da diese später nur noch schwer geändert werden können. Techniktraining sollte während der späten Wachstumsphase durchgeführt werden.

Training in unterschiedlichen Altersgruppen

7–9 Jahre: Spiel, Technik und allgemeines Training

Das Training von Kindern im Alter von 7–9 Jahren sollte v.a. abwechslungsreich sein und Spaß machen, d.h., dass das Element des Spieles vorherrschen sollte. Auch ein leichtes Fitnesstraining, wozu auch verschiedene Ballspiele gehören, ist geeignet. Ein allgemeines, umfassendes Training sollte das Ziel sein. Techniktraining sollte jetzt eingeführt werden, da Kinder in diesem Alter sehr leicht lernen.

10–11 Jahre: Allgemeines Grundlagentraining, Techniktraining und allgemeines Training

Das Training von Kindern im Alter von 10–11 Jahren sollte auch Technik- und Koordinationsübungen beinhalten, da jetzt hervorragende Voraussetzungen zur Verbesserung von Reflexen und Bewegungstechnik durch Training bestehen. Spielerische Elemente sind wichtige Merkmale des Trainings, aber systemisches Fitnesstraining und anaerobes Training sind in dieser Phase ohne Bedeutung.

12–14 Jahre: Allgemeines Fitnesstraining, Erlernen von Technik und Taktik

In der Altersperiode vom 12.–14. Lebensjahr, die zum Teil der Pubertät entspricht, kommt es zu raschen Änderungen von Körperwachstum sowie körperlicher und auch geistiger Reife. Das Training muss der Reife des jeweiligen Jugendlichen angepasst werden. *Man muss berücksichtigen, dass der Körper sich sowohl physisch als auch mental in einer sensiblen Entwicklungsphase befindet.* Dem spielerischen Element sollte weiterhin breiter Raum zugebilligt werden. Auch Techniktraining kann durchgeführt werden, da die Lernfähigkeit während dieser Wachstumsphase weiterhin hoch ist. Man kann mit der Spezialisierung in bestimmten Sportarten, für die der Jugendliche Talent zeigt, beginnen. Die Jugendlichen können in taktische Methoden eingeführt werden.

15–16 Jahre: Vorbereitung für spezialisiertes Training

Bei jungen Menschen im Alter von 15–16 Jahren muss grundlegende körperliche Fitness aufgebaut werden, und daher sollte regelmäßiges Fitnesstraining eingeführt werden. Man kann nun mit dem anaeroben Training beginnen. Da das Wachstum junge Menschen oft steif und unbeweglich macht, sind umfassende gymnastische Übungen und Beweglichkeitstraining während dieser Periode von großer Bedeutung. Mit dem Krafttraining kann begonnen werden, wenn Muskeln und Skelett eine erhöhte Belastung erlauben. In diesem Alter können junge Menschen die korrekte Technik beim Heben von Gewichten erlernen, sollten aber weiterhin nur leichte Gewichte benutzen. *Schwere Gewichte sollten nicht eingesetzt werden, da das Skelettwachstum noch nicht abgeschlossen ist.* Die Intensität des Krafttrainings sollte durch Erhöhung der Wiederholungszahl einer Übung gesteigert werden, nicht jedoch durch Steigerung der Gewichtsbelastung. Es ist wichtig, dass die Sportler ihren Rücken vor Überlastung schützen, indem sie die korrekten Hebetechniken anwenden.

Während dieser Periode kann die Spezialisierung in verschiedenen Sportarten vorgenommen werden.

Über 16 Jahre: Spezialisiertes Training

Jugendliche nach dem 16. Lebensjahr können an spezialisiertem Training teilnehmen, was sich nicht wesentlich von dem der Erwachsenen unterscheidet. Das Wachstum bei Mädchen ist zumeist im Alter von 16–18 Jahren abgeschlossen, wohingegen sich die Jungen noch bis zum Alter von 18–20 Jahren weiterentwickeln.

Die Bedeutung des Trainings

Wenn es bei Jugendlichen um Wettkampf und Training geht, muss man sich der damit verbundenen Kurz- und Langzeitrisiken bewusst sein. Die Kenntnis der speziellen Eigenschaften des Muskel- und Skelettsystems bei heranwachsenden Jugendlichen ist daher von großer Bedeutung. Man muss Trainingsmethoden in Frage stellen, die so harte, monotone und regelmäßige Anforderungen stellen, dass der Sport für den Jugendlichen eine Qual ist und nicht die erfreuliche Freizeitbeschäftigung, die er sein sollte. Das Ziel sollte sein, eine große Anzahl junger Menschen zu aktiven Sportlern zu machen, so dass langfristig gesehen aus diesem großen Pool Topathleten hervorgehen können. In der Jugend sollte die Grundlage für ein anhaltendes Interesse am Sport geschaffen werden, so dass der Erwachsene den Sport als eine Möglichkeit ansieht, körperliche Gesundheit und Fitness während des ganzen Lebens zu erhalten. In den Jahren, in denen Jugendliche am empfänglichsten für alles Neue sind und leicht lernen, sollte die Betonung auf technischem Training liegen, das interessant und stimulierend gestaltet sein kann. Hartes physisches Training und Spezialisierung bei denjenigen, die weitreichenden sportlichen Ehrgeiz haben, sollten später beginnen.

Jugendliche unterscheiden sich von Erwachsenen, und es ist wichtig, sich hieran zu erinnern, wenn immer härteres Training junger Kinder die Regel wird. Altersgruppen schaffen eine rein chronologische Einteilung und ignorieren das physiologische Gesamtbild eines heranwachsenden Jugendlichen. Es ist durchaus normal, dass ein Reifeunterschied von fünf oder mehr Jahren zwischen Jugendlichen der gleichen Altersgruppe besteht. Dementsprechend kann sich in einer Gruppe von Kindern zwischen dem 11. und 12. Lebensjahr durchaus ein Kind finden, dessen biologische Reife dem eines 16-Jährigen entspricht. Das Training von Kindern und Jugendlichen muss daher stets individuell angepasst sein. Trainerkurse müssen Pflicht sein, damit diejenigen, die junge Menschen managen und trainieren, auf ihre Aufgabe gut vorbereitet sind.

In der Welt des Sports gibt es die weitverbreitete Meinung, dass das Training einen umso besseren Effekt hat, je früher man damit beginnt. Wissenschaftliche Untersuchungen konnten diese Theorie nicht bestätigen. Die Frage ist vielmehr, ob ein zu hartes und intensives Training in einem frühen Alter nachteilige Effekte im späteren Leben hervorrufen kann. Abgesehen von anderen Dingen ist ein solches Training ein Grund, warum viele junge Menschen den Sport aufgeben.

- Intensives Training von Kindern und jungen Menschen, das zum Ziel hat, aus ihnen Spitzensportler zu machen, sollte nicht ohne medizinische Untersuchung begonnen und auch danach von einem Arzt überwacht werden.
- Jeder, der in das Training heranwachsender junger Menschen involviert ist, sollte über ein umfassendes Wissen über die körperliche Entwicklung in der Adoleszenz verfügen.
- Trainingsprogramme für Kinder und Jugendliche müssen individuell erstellt werden. Die Entwicklung (biologische Reife) kann bei Jugendlichen desselben chronologischen Alters um 4–5 Jahre differieren.
- Das Training sollte dem Individuum angepasst werden, nicht das Individuum dem Training.

Literatur

Sewell L, Micheli LJ (1986) Strength training for children. Journal of Pediatric Orthopedics 6: 143–146.

17 Extreme Umgebungen

Anhaltende körperliche Aktivität an frischer Luft wie Bergwandern oder Klettern stellt insbesondere im Winter hohe Anforderungen an die Menschen, die hier Belastungen ausgesetzt sein können, an die sie nicht gewöhnt oder auf die sie nicht vorbereitet sind.

Präventivmaßnahmen

Allgemeine körperliche Fitness

Jeder, der in entlegene Regionen reist, sollte zunächst eine allgemeine körperliche Fitness erwerben. Man sollte sich nicht auf eine lange Wanderung begeben, ohne vorher die hiermit verbundenen ungewohnten Belastungen wie das Tragen eines vollen Rucksacks zu üben.

Ausrüstung

Die getragene Ausrüstung muss sorgfältig ausgewählt werden, um den Ansprüchen der Wanderung zu genügen. Die Schuhe sollten immer gut eingelaufen sein, und der Rucksack sollte gut passen. Bequeme und geeignete Ausrüstung ist eine Vorbedingung für einen erfreulichen Aufenthalt in der freien Natur. Man sollte stets auch Kleidung zum Wechseln mitnehmen.

Gesundheit

Eine anstrengende Wanderung kann nicht unbedingt Gesundheit und Kraft wiederherstellen, sie kann einem mehr abverlangen, als sie einem gibt. Jeder, der sich gerade erst von einer schlimmen Erkältung, einer Bronchitis oder ähnlichen Infektion erholt hat, sollte keine lange, anstrengende Wanderung unternehmen. Unter solchen Bedingungen ist der Aufenthalt an einem Ort mit kurzen Tagestrips mit Pausen der Gesundheit eher förderlich.

Körpertemperatur

Insbesondere im Winter ist es lebenswichtig, dass man lernt, die Körperwärme zu erhalten. Die Körperwärme wird durch die Verwertung der Nahrung und Muskelarbeit aufrechterhalten. Bei Aufenthalten im Freien sind die Anforderungen erhöht, und ein hungriger Mensch spürt die Kälte eher. Dementsprechend ist eine energiereiche Ernährung empfehlenswert. Alkohol und Tabak sollten vermieden werden. Feuchte Kleidung sollte man nicht am Körper trocknen, da hierbei Wärme durch Verdunstung verloren geht.

Blasen und Wunden

Blasen sind auf langen Wanderungen ein häufiges Problem. Die Behandlung von Blasen wird auf S. 59 beschrieben, Wunden werden auf S. 57 diskutiert.

Insektenbisse oder -stiche

Insektenbisse verursachen Juckreiz, aber man sollte dem Wunsch zu kratzen widerstehen. Eine lokal aufgetragene steroidhaltige Salbe verhindert normalerweise Irritationen, und wenn die Reaktion schwerwiegender ist, kann ein Arzt ein Antihistaminikum verschreiben. Bei einer fraglichen Allergie sollte ein Arzt vor der Reise aufgesucht werden.

Distorsionen des Knie- und Sprunggelenkes

Bei Aktivitäten in freier Natur kommt es häufig zu Bandverletzungen am Knie- und Sprunggelenk. Diese Verletzungen werden in Kap. 11 und 13 behandelt. Ist bei einer Verstauchung des Sprunggelenkes keine Hilfe erreichbar, sollte, insbesondere im Winter, *der Schuh nicht ausgezogen werden, um die Verletzung zu untersuchen.* Im Allgemeinen sieht man außer einer Schwellung nichts, und es ist normalerweise aufgrund der Schwellung und der Schmerzen hinterher unmöglich, den Schuh wieder anzuziehen. Höhere Stiefel stellen für das Sprunggelenk eine sehr gute Stütze dar.

Überlastungsverletzungen

Bei längeren Anstrengungen sowie Bergwanderungen können Überlastungsprobleme auftreten, insbesondere wenn die Person mit der jeweiligen Aktivität nicht vertraut ist. Bergablaufen kann zu Schmerzen im Bereich der Kniescheibe führen (patellofemorales Schmerzsyndrom, S. 310), wohingegen lange Bergaufwanderungen und das Laufen an sandigen Stränden zu Problemen mit der Achillessehne führen können (S. 359). Trägt man auf einer langen Wanderung einen schweren Rucksack, können die Riemen gegen die Schulter drücken und hier zu einem vermehrten Druck auf den Nervus suprascapularis führen (Abb. 17.1) (S. 145).

Vor jeglichen Aktivitäten dieser Art sind sorgfältige Vorbereitungen notwendig. Die Ausrüstung muss sorgfältig ausgewählt und gut eingetragen werden, und ungewohnte Aktivitäten wie das Tragen eines vollen Rucksacks sollten vorher geübt werden.

Frakturen

Bezüglich allgemeiner Symptome und Behandlung s. S. 7. Frakturen sollten immer von einem Arzt behandelt werden, bei Freiluftaktivitäten in entlegenen Gebieten liegt es daher normalerweise in der Verantwortlichkeit der Begleiter der verletzten Person, den Transport zu übernehmen.

Frakturen sollten durch eine Schienung ruhig gestellt werden. Skier, Stöcke oder gerade Äste können hier dienlich sein, wenn Besseres fehlt. Die Ruhigstellung sollte die Gelenke zu beiden Seiten des Bruches miteinschließen. Ist beispielsweise der Femur gebrochen, sollten Hüfte und Kniegelenk stabilisiert werden, die Schiene sollte von der Achsel bis zum Fuß reichen. Ist keine

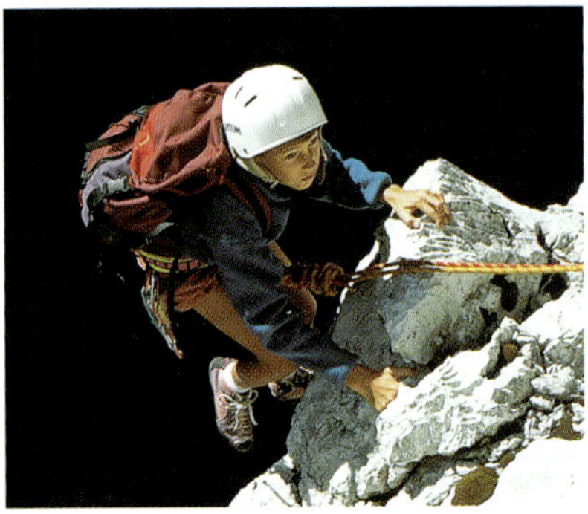

Abb. 17.1: Ein schwerer Rucksack kann auf die Schultern drücken (mit freundlicher Genehmigung von All Sport: Fotograf, Didier Givois).

geeignete Schienung vorhanden, kann auch das gebrochene mit dem gesunden Bein geschient werden, ein gebrochener Arm kann am Körper fixiert werden. Bei einer schweren Dislokation kann es notwendig sein, ein gebrochenes Bein durch Längszug zu reponieren, bevor der Verletzte transportiert wird.

Abgesehen von der Schienung sollte an einem Bruch im Freien so wenig wie möglich manipuliert werden, und der Verletzte sollte unverzüglich zum Krankenhaus transportiert werden.

Allgemeine Regeln für die Versorgung und den Transport von Verletzten

Wenn es in einem entlegenen Gebiet zu einer schweren Verletzung kommt, sollte man den Verletzten möglichst geschützt lagern und warm halten. Etwas Warmes wie ein Anorak oder ein Überlebenssack sollte auch unter den Körper des Verletzten gelegt werden. Wenn der Transport zum Krankenhaus voraussichtlich mehr als vier Stunden dauert, sollte man dem Verletzten etwas Warmes zum Trinken geben und, wenn nötig, ein Schmerzmittel, zudem sollte er beim Warten auf den Transport beruhigt werden.

Es ist schwierig, eine schwer verletzte Person zu bewegen, daher sollte der Transport sorgfältig vorbereitet werden. Wenn eine Trage, ein Schlitten oder ein Boot zur Verfügung steht, sollte das Bewegungsmittel zum Verletzten gebracht werden. Während des Transports sollte man es dem Verletzten so bequem wie möglich machen. Bei schweren Verletzungen, wie Frakturen, sollte man nicht zögern, auch einen Hubschrauber zu Hilfe zu rufen. Besteht der Verdacht auf eine Hals- oder Rückenmarksverletzung, muss der Verletzte entsprechend immobilisiert werden, und Vorsichtsmaßnahmen im Hinblick auf den Transport bei Halswirbelsäulenverletzungen müssen ergriffen werden.

Kälteschäden

Der Begriff Kälteschäden stellt einen Sammelnamen für Schädigungen dar, die entstehen, wenn man längere Zeit niedrigen Temperaturen ausgesetzt ist, wobei diese Temperaturen sowohl über als auch unter dem Gefrierpunkt liegen können. Das Ausmaß der Kälteschäden hängt von der Temperatur, der Dauer der Exposition und dem sog. Windchill-Faktor ab. Bei Temperaturen oberhalb des Gefrierpunktes spielt auch die Feuchtigkeit eine Rolle. Der sog. „Rettungsbootfuß“, „Luftschutzkellerfuß“ und „Schützengrabenfuß“ sind Schäden, die durch das lange unbewegte Sitzen in kalten und feuchten Räumen entstehen.

Tab. 17.1: Wind-Kälte-Faktor (Windchill-Faktor)

Temperatur in Grad Celsius (°F) bei zunehmender Windgeschwindigkeit				
Bei Windstille	**5 m/s**	**10 m/s**	**15 m/s**	**20 m/s**
0 (32)	– 5 (24)	–15 (6)	–18 (1)	–20 (–5)
–10 (14)	–21 (–7)	–30 (–20)	–34 (–28)	–36 (–33)
–20 (–5)	–34 (–28)	–44 (–51)	–49 (–58)	–52 (–64)

Erhöhte Windgeschwindigkeiten erhöhen die Wahrscheinlichkeit von Kälteschäden. Die tatsächliche Temperatur bei unterschiedlichen Windgeschwindigkeiten gibt Tabelle 17.1 wieder.

Bei einer Außentemperatur von minus 10° C und Windstille ist die Versuchung groß, zum Skilaufen zu fahren; wenn aber die Windgeschwindigkeit 10 m/s beträgt, entspricht die tatsächlich gefühlte Temperatur minus 30° C. Der gleiche Effekt tritt auch durch den Fahrtwind beim Motorradrennen auf. Wenn man sein Gesicht einfach in den Wind dreht, erhält man einen guten Eindruck von der Windgeschwindigkeit.

Lokale Kälteschäden

Symptome und Diagnose

- Die Haut wird weiß und taub, obwohl der Betroffene nicht immer bemerkt, was passiert.
- Normalerweise kommt es zu einem allmählich zunehmenden, örtlichen, stechenden Schmerz, bei extremer Kälte kann dieses Symptom jedoch fehlen.

Behandlung

Die *verletzte Person* sollte:
- hinter einem Begleiter, in einem Überlebenssack oder Ähnlichem Schutz suchen;
- Körperwärme nutzen, um das betroffene Gebiet zu wärmen. Eine warme Hand kann man auf eine Erfrierung an der Wange oder der Nase legen. Eine kältegeschädigte Hand kann in die Achselhöhle gelegt werden oder auf die warme Haut des Bauches. Ein kältegeschädigter Fuß kann auf den Bauch eines Begleiters gelegt werden;
- niemals Schnee benutzen, um kältegeschädigte Haut zu reiben oder zu massieren;
- sich niemals vor einem offenen Feuer aufwärmen, da die Sensibilität im kältegeschädigten Bereich ebenfalls beeinträchtigt sein kann und es zu ernsthaften Verbrennungen kommen kann.

Ein *Begleiter* oder *Führer* sollte:
- die verletzte Person mit trockener, warmer Kleidung und einem heißen Getränk versorgen;
- die verletzte Person zwingen, sich zu bewegen, und so die Körpertemperatur anzuheben;
- die verletzte Person in ein Gebäude bringen oder, bei ausgedehnten Kälteschäden, ins Krankenhaus.

Kältegeschädigte Füße sollten nicht aufgewärmt werden, bis eine Evakuierung aus dem Gebiet möglich ist. Man kann auf kältegeschädigten Füßen laufen, ohne wesentlichen weiteren Schaden anzurichten; sind die Füße jedoch einmal wieder aufgewärmt, machen Schmerzen das Gehen unmöglich.

Bei umschriebenen Kälteschäden kann man die verletzte Person in einem heißen Bad (40° C) aufwärmen, wenn dies möglich ist. Diese Behandlung sollte jedoch nicht bei jemandem angewandt werden, der unter einer allgemeinen Unterkühlung leidet.

Komplikationen

Wenn Blasen einige Stunden oder Tage nach einer umschriebenen Kälteverletzung auftreten, sollte man sie nicht eröffnen. Die Oberfläche der Blase stellt den besten Schutz gegen eine Infektion dar. Langfristige Auswirkungen von Kälteschäden können eine extreme Kälteempfindlichkeit der geschädigten Haut zusammen mit stechenden Schmerzen und Schwitzen sein.

Unterkühlung (Hypothermie)

Menschen, die unter Unterkühlung leiden, werden zunehmend schwächer und gleichgültiger. Es überkommt sie Müdigkeit, und sie können einschlafen und letztendlich aufgrund ihrer reduzierten Körpertemperatur sterben: Es kann ihnen wesentlich angenehmer erscheinen, sich aufzugeben und einzuschlafen, als zu kämpfen und die Kälte zu überwinden.

Behandlung

Ist der Patient *bei Bewusstsein,* gelten folgende Regeln:

- Der Patient sollte mit trockener warmer Kleidung versorgt werden.
- Der Patient sollte *gezwungen werden,* sich zu bewegen und die Muskulatur zu aktivieren.
- Ein warmes süßes Getränk sollte verabreicht werden. Ein zu heißes Getränk führt zu einer Dilatation der Blutgefäße in der Haut, sodass es zu einem weiteren Wärmeverlust kommt, die Körperkerntemperatur sinkt weiter, und das Herz kann geschädigt werden.
- Der Patient sollte, wenn möglich, so schnell es geht in ein Gebäude gebracht werden.
- Das Aufwärmen sollte langsam bei normaler Zimmertemperatur erfolgen. Wärmepackungen und angewärmte Decken können in leichten Fällen helfen, den Patienten aufzuwärmen.
- Der Patient sollte so früh wie möglich in ein Krankenhaus gebracht werden.

Wenn der Patient *bewusstlos* ist, gelten folgende Regeln:

- Man sollte nicht versuchen, ihm ein Getränk zu geben.
- Nasse Kleidung muss entfernt werden.
- Der Patient sollte langsam bei Zimmertemperatur und in Kopftieflage aufgewärmt werden. Atmung und Puls müssen kontrolliert werden.
- Warme Decken und Wärmekissen können eingesetzt werden, bis der Patient zu einem Krankenhaus gebracht wird.
- Der Patient sollte so schnell wie möglich zu einem Krankenhaus gebracht werden, wo das Aufwärmen unter kontrollierten Bedingungen erfolgen kann.

Sport in heißem Klima

Training und Wettkampf in heißem Klima können zu großen Problemen für die Sportler führen, und jeder, der in einer solchen Umgebung trainiert oder an Wettkämpfen teilnimmt, sollte sich dieser Risiken sowie der Präventivmaßnahmen bewusst sein (Abb. 17.2).

Die Körpertemperatur, die durch Muskelarbeit und den Metabolismus erzeugt wird, wird durch Verdunstung, Wärmeabstrahlung und Konvektion

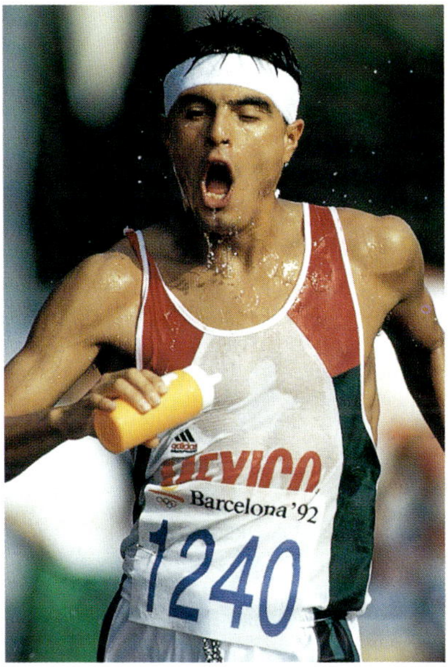

Abb. 17.2: Heißes Klima kann für Sportler problematisch sein (mit freundlicher Genehmigung von All Sport: Fotograf, David Leah).

reguliert. Die Verdunstung ist die wichtigste Methode der Wärmeabgabe. Um die Körpertemperatur wirksam durch Verdunstung zu kontrollieren, muss der Sportler ausreichende Flüssigkeitsmengen zu sich nehmen. Der Wärmeverlust hängt von Umgebungsbedingungen wie Lufttemperatur, Luftfeuchtigkeit, Windgeschwindigkeit, Sonneneinstrahlung und Sonnenreflexion durch Umgebungsobjekte ab. Wärmekonvektion hört bei Lufttemperaturen über 38° C auf. Die Verdunstung hört bei einem Wasserdampfdruck von mehr als 40 mm Hg (5,3 kPa) auf; je geringer die Windgeschwindigkeit ist, desto geringer ist die Schweißverdunstung.

Eine Erhöhung der Körpertemperatur hat sowohl physiologische als auch psychologische Konsequenzen für die Sportler und kann ihre Leistungsfähigkeit beeinflussen. Hitzeschäden können in drei Formen auftreten: Hitzekrämpfe, Hitzeerschöpfung und Hitzschlag.

Hitzekrämpfe

Hitzekrämpfe treten bei anhaltendem Training auf. Es sind kurze, intermittierend auftretende Krämpfe mit oft extremen Schmerzen. Hitzekrämpfe betreffen die Muskeln, die am intensivsten arbeiten. Bei Läufern und Fußballspielern sind am häufigsten die Wadenmuskeln betroffen und bei Rückschlagspielern die Armmuskeln. Der genaue Mechanismus der Hitzekrämpfe ist nicht bekannt, aber die Ursache kann in Störungen des intrazellulären Wasser- und Elektrolythaushaltes liegen. Die Krämpfe sind äußerst schmerzhaft und können weitere Aktivität unmöglich machen.

Hitzeerschöpfung

Es gibt zwei Formen der Hitzeerschöpfung: Wassermangel und Salzmangel, erstere ist die größere Bedrohung für Sportler. Bei anstrengender Muskelarbeit in warmen Umgebungen kann der Sportler 1–2 l Körperwasser pro Stunde durch Schweiß verlieren. Wird dieser Verlust nicht durch

Wasseraufnahme ersetzt, kommt es zur Dehydratation. Das intrazelluläre Flüssigkeitsvolumen nimmt ab, und die Osmolarität der extrazellulären Flüssigkeit nimmt zu, sodass Wasser aus den Zellen in den extrazellulären Raum abgezogen wird. Eine schwere Dehydratation kann zu einem Kreislaufkollaps und Nierenversagen führen.

Symptome

Der Sportler verspürt Müdigkeit, Schwindelgefühl, unkoordinierte Muskelbewegungen und kann in ein Delir geraten oder (in schweren Fällen) ins Koma fallen.

Behandlung

Im frühen Stadium sollte der Sportler Wasser trinken; in fortgeschrittenen Fällen der Dehydratation sollte Flüssigkeit intravenös ersetzt werden. Im frühen Stadium der Dehydratation ist die Gabe einer Elektrolytlösung nicht notwendig.

Hitzschlag

Zu einem Hitzschlag kann es kommen, wenn der Anstieg der Körpertemperatur nicht kontrolliert wird. Er führt zu Gewebeschädigungen, dazu gehört auch die Inaktivierung von Enzymen und die Schädigung von Zellorganellen und Zellmembranen. Spezifische Merkmale sind eine schwer wiegende zentral-nervöse Dysfunktion und ein Multiorganversagen. Zu einem Hitzschlag kann es bei Langstreckenläufern, Radfahrern, Tennis- und Fußballspielern und insbesondere bei American-Football-Spielern kommen, die Schutzkleidung tragen, die die Verdunstung behindert.

Symptome

Der Sportler kann verwirrt und delirant werden; danach kann es zu Krämpfen und zum Koma kommen. Die Körpertemperatur steigt auf 41–42° C an, und die Haut kann sich trocken und heiß anfühlen, da der Körper nicht mehr schwitzt. Bei diesem Zustand beträgt die Mortalitätsrate 50–90%.

Behandlung

Der Sportler sollte so schnell wie möglich mit kühlem Wasser und Luftzufächelung abgekühlt werden. Auch können Eispackungen zu Hilfe genommen werden. Der Sportler sollte zu einem Arzt oder in ein Krankenhaus gebracht werden, um den Abkühlungsprozess fortzuführen und den Wasser- und Elektrolythaushalt wieder herzustellen.

Komplikationen

Zu den Komplikationen bei einem Hitzschlag gehören:
- Schäden der Leber mit Ikterus;
- Schäden der Niere mit Nierenversagen und Azidose;
- geringfügige Herzmuskelschäden; es kann eine Arrhythmie vorliegen;
- Hypotonie und Kreislaufkollaps;
- wässrige Diarrhöe infolge des gestörten Elektrolythaushaltes;
- Gehirnschäden.

Präventivmaßnahmen

Es ist wichtig, Hitzeschäden vorzubeugen. Anstrengende sportliche Aktivität sollte bei hohen Temperaturen nicht erlaubt werden, insbesondere wenn der Wasserdampfdruck mehr als 40 mm Hg (5,3 kPa) beträgt. Die wirkliche Gefahr liegt in der Dehydratation, die durch eine ausreichende Flüssigkeitszufuhr verhindert werden kann.

Risiken in großen Höhen

Luftdichte und Luftdruck nehmen in großen Höhen ab. Der Partialdruck des Sauerstoffs in der Luft nimmt proportional zum Gesamtluftdruck ab. Diejenigen, die an Ausdauersportarten teilnehmen, müssen sich dieser Beziehung bewusst sein. In einer Höhe von 3000 m und darüber sinkt der Sauerstoffpartialdruck auf ein Niveau, in dem geistige Funktionen beeinträchtigt sein können, und schon bei wesentlich niedrigeren Höhen ist die Fähigkeit zu aerober Arbeit reduziert. Anaerobe Arbeit und Lungenventilation nehmen zu und die Bildung von Laktat beginnt früher.

Diese negativen Effekte großer Höhen können durch Akklimatisation, wodurch es zu einer Erhöhung der Hämoglobinkonzentration im Blut kommt, vermindert werden. Die optimale Zeit für die Akklimatisation variiert in Abhängigkeit von der Höhe, normalerweise sollten sich Sportler 2–4 Wochen Zeit nehmen, bevor sie in großen Höhen an Wettkämpfen teilnehmen. In einigen Sportarten kann es durch die große Höhe zu einer Verbesserung der Leistung des Sportlers kommen, insbesondere bei Sportarten wie Weitsprung und Sprint, bei denen der Luftwiderstand sonst das Erzielen besserer Ergebnisse behindert. Bei technischen Sportarten ist dies nicht der Fall sowie bei Sportarten, in denen die Leistung durch den Sauerstoffbedarf limitiert ist.

Hautschäden durch Sonneneinstrahlung

Besonders im Sommer ist die Haut während eines Höhenaufenthaltes einer weit intensiveren Sonneneinstrahlung ausgesetzt, als der Durchschnittssportler es gewöhnt ist. Um einen Sonnenbrand zu vermeiden, muss man sich langsam an die Sonne gewöhnen. Haut und Lippen sollten mit Sonnenschutzcremes oder -lotions mit einem hohen Schutzfaktor eingerieben werden. Besonders exponierte Körperteile wie Stirn und Nase können durch eine Kappe oder ein Stück Papier abgedeckt werden.

Verbrennungsgrade

- *Verbrennungen ersten Grades:* Die Haut ist rot, der Schaden ist auf die oberflächlichen Hautschichten begrenzt. Diese Verbrennung heilt in einigen Tagen ohne Behandlung.
- *Verbrennungen zweiten Grades:* Auf der Haut bilden sich Blasen. Wenn sie aufplatzen, sollte ein steriler Verband und evtl. eine medikamentengetränkte Kompresse aufgelegt werden. Beträgt die Verbrennung mehr als 10 cm^2, sollte ein Arzt aufgesucht werden.
- *Verbrennungen dritten Grades:* Alle Hautschichten sind zerstört, und der Patient sollte unbedingt einen Arzt konsultieren. In den frühen Stadien einer Verbrennung kann es schwierig sein zu entscheiden, ob es sich um eine zweit- oder drittgradige Verbrennung handelt.

Sonnen- oder Schneeblindheit

Sonnen- oder Schneeblindheit wird durch ultraviolette Strahlen verursacht und manifestiert sich als entzündliche Reaktion in den Konjunktiven und der Kornea des Auges. Sichtbares Sonnenlicht und ultraviolette Strahlung sind nicht das Gleiche; ultraviolette Strahlen durchdringen auch diesiges Wetter und Wolken. Als Vorsichtsmaßnahme sollten eng anliegende, vorzugsweise dunkle Sonnenbrillen mit seitlichem Schutz getragen werden. Augen gewöhnen sich nicht an die starke ultraviolette Strahlung, der sie in schneebedeckten Regionen oder beim Segeln ausgesetzt sind, daher sollte ständig eine Sonnenbrille getragen werden (Abb. 17.3).

Symptome

- Die betroffene Person hat gegen Abend das Gefühl, „Sand im Auge zu haben", zudem treten eine Schwellung sowie Schmerzen in den Augen auf.
- Die weißen Bindehäute des Auges röten sich, und der Verletzte kann keine stärkere Lichteinstrahlung vertragen.
- Bei einer schwer wiegenden Verletzung muss der Betroffene wie ein Blinder geführt werden.

Behandlung

Die Augen der verletzten Person müssen vor Licht geschützt werden. Dies erreicht man, indem man in eine Sonnenbrille kleine Pappstücke einpasst, in die vor den Pupillen Löcher eingelassen sind, die es dem Träger gerade eben erlauben, seinen Weg zu erkennen. Es können Augensalben oder Augentropfen verschrieben werden, die den Ringmuskel der Iris relaxieren.

Im Allgemeinen hält die Sonnen- oder Schneeblindheit 2–4 Tage an und verursacht keine andauernde Beeinträchtigung.

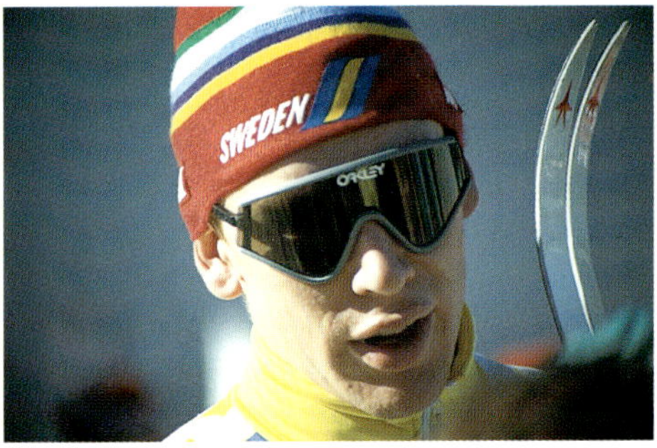

Abb. 17.3: Die Augen sollten vor intensivem Sonnenlicht geschützt werden.

18 Besondere Aktivitäten

Sportler mit Behinderungen

Behinderungen können folgendermaßen eingeteilt werden:
- Behinderungen durch Amputation, Lähmungen infolge Geburtsverletzungen, Rückenverletzungen oder Verletzungen des Nervensystems;
- Beeinträchtigung der Sehfähigkeit und des Hörvermögens, geistige Behinderung;
- innere Erkrankungen wie Herzerkrankungen, Erkrankungen der Atmungsorgane, Diabetes oder Hämophilie.

Obwohl behinderte Menschen oft eine exzellente Rehabilitation in einem Krankenhaus oder einem speziellen Zentrum erhalten haben, leiden sie dennoch oft unter deutlichen Beeinträchtigungen. Zum Zeitpunkt der Rückkehr in ihr Alltagsleben haben sie mitunter einige ihrer erlernten Fähigkeiten verloren. Sportliche Aktivitäten, die entsprechend der Leistungsfähigkeit und Art der Behinderung eingeteilt werden, bieten die Möglichkeit, mit dem Training fortzufahren und außerhalb des Krankenhauses neue Fähigkeiten zu erwerben. Auch in sozialer und psychologischer Hinsicht bietet der Sport enorme Vorteile (Abb. 18.1). Sportliche Aktivitäten für behinderte Menschen werden in fast allen Ländern angeboten, und die Teilnahme ist zumeist kostenlos. Die meisten angebotenen Sportarten sind den speziellen Anforderungen behinderter Sportler angepasst, und Wettkämpfe gibt es bis hin zur internationalen Ebene.

Sportverletzungen bei behinderten Sportlern unterscheiden sich wesentlich von denen anderer Sportler. Die häufigsten Verletzungen sind Druckschäden und Blasen sowie Quetschverletzungen, Band-, Muskel- und Knochenverletzungen.

Die Möglichkeit, Verletzungen zu vermeiden, hängt für den behinderten Sportler von der Art seiner Behinderung ab. Bestimmte Behinderungen, wie Muskelschwund mit verminderter Muskelkraft oder Lähmungen mit Sensibilitätsverlust, erschweren das Erkennen und die Diagnose von Verletzungen.

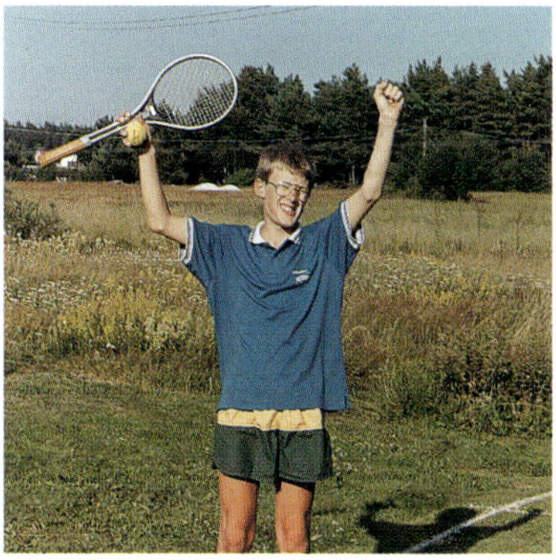

Abb. 18.1: Sport und körperliche Aktivität sind für alle behinderten Menschen extrem wichtig.

Alle behinderten Menschen sollten die Möglichkeit haben, ihren Fähigkeiten und Qualifikationen entsprechend an sportlichen Aktivitäten teilzunehmen. Dabei sollte eine entsprechende medizinische Überwachung und Zusammenarbeit mit Physiotherapeuten oder hierfür ausgebildeten Trainern erfolgen.

Druckstellen

Menschen mit gelähmten Beinen sind oft auf Gehstützen oder einen Rollstuhl angewiesen, und sie leiden häufig unter einer eingeschränkten Sensibilität im Gesäßbereich. Längeres Sitzen verursacht Druck, welcher letztendlich zur Ausbildung von Druckstellen führen kann. Diese beginnen als kleine rote Flecken, die nicht besonders verdächtig aussehen. Werden sie jedoch aufgrund gestörter Sensibilität übersehen, können sie rasch zu einem tiefen Druckgeschwür werden, welches nur sehr langsam abheilt.

Vorbeugung ist hier von allergrößter Bedeutung. Der Sportler sollte nicht zu lange sitzen, sondern regelmäßig aus dem Rollstuhl gehoben werden. *Vor jedem Wettkampf oder jeder Trainingseinheit sollte der Trainer den Sportler untersuchen und auf Anzeichen von Druckschäden achten.* Findet sich eine Hautrötung, sollte der betroffene Bereich druckentlastet werden. Hierzu kann ein Gummiring eingesetzt werden oder die Sitzposition verändert werden. Der betroffene Hautbereich sollte mit Wasser und Seife gewaschen, gründlich abgetrocknet, mit Alkohollösung eingerieben und der Luft ausgesetzt werden. Ist ein Druckschaden bereits ausgebildet, sollte ein Arzt konsultiert werden.

Blasen

Viele behinderte Sportler müssen Hilfsmittel wie Korsette, künstliche Gliedmaßen und unterschiedliche Arten von Bandagen benutzen (Abb. 18.2). Der Druck durch diese Hilfsmittel kann zur Rötung und Blasenbildung führen, der Sportler sollte vor und nach dem Training und Wettkampf daraufhin untersucht werden. Allgemeine Behandlungsrichtlinien für Blasen finden sich auf S. 59.

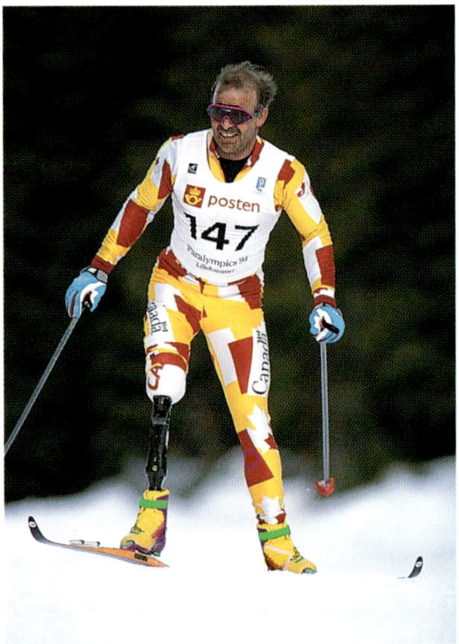

Abb. 18.2: Skilanglauf (mit freundlicher Genehmigung von All Sport: Fotograf, Clive Brunskill).

Prellungen

Bei Rollstuhlsportarten, insbesondere beim Basketball, geraten die Rollstühle oft dicht aneinander und erfordern rasche Manöver. Der Sportler kann seine Finger sowohl in als auch zwischen den Rollstühlen klemmen. Solche Verletzungen sind durch Schwellung und Druckempfindlichkeit gekennzeichnet, es können auch Schürfungen vorliegen. Die Schwellung sollte so früh wie möglich durch Eisanwendung und anschließendes Bandagieren behandelt werden.

Rollstuhlverletzungen können nur schwer verhindert werden, aber eine Änderung in der Konstruktion der Rollstühle sowie schützende Rahmen, die in Höhe der Handgriffe angepasst werden und sich unabhängig vom Rollstuhlmodell stets auf der gleichen Höhe befinden, können von Vorteil sein. Hautverletzungen durch Quetschungen oder Einklemmungen können verhindert werden, wenn der Sportler Handschuhe trägt oder die gefährdeten Handbereiche durch reizfreie Tapes schützt.

Frakturen

Bewegungseinschränkungen oder Lähmungen sind zwangsläufig mit einer gewissen Schwäche des Skelettsystems verbunden (Abb. 18.3). Darüber hinaus besteht in solchen Fällen oft eine so ausgeprägte Hypotrophie, dass die Muskeln für die Knochen nur noch einen geringen Schutz bieten. Deshalb kann es relativ leicht zu Frakturen kommen, insbesondere wenn unerwartet Belastungen auftreten. Diese Frakturen sind oft ausgedehnt und zeigen eine erhebliche Aufsplitterung. Geringfügige Frakturen werden von Sportlern mit Sensibilitätsstörungen nicht unbedingt sofort bemerkt.

Sportler, die stützende Orthesen tragen, sollten diese beim Sport lockern, da sie als Hebelarme wirken können und so zur Verursachung einer Fraktur beitragen können. Die Behandlung von Frakturen wird auf S. 7 beschrieben.

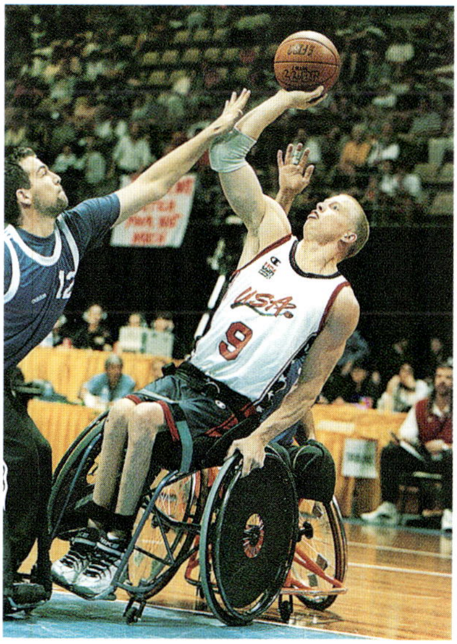

Abb. 18.3: Rollstuhl-Basketball (mit freundlicher Genehmigung von All Sport: Fotograf, Adam Pretty).

Muskel-, Sehnen- und Bandverletzungen

Da gelähmte Muskeln hypotrophieren, werden ihre Funktionen von anderen Muskeln übernommen, die als Folge des vermehrten Einsatzes kräftiger werden. Menschen, die auf Rollstühle angewiesen sind, haben oft bemerkenswert gut ausgebildete Schultermuskeln. Das Überlastungsrisiko für Sehnen und Sehnenansätze steigt durch die zusätzlichen Anforderungen, die an bestimmte Muskelgruppen gestellt werden. Richtlinien zur Behandlung werden auf S. 45 angeführt. Verminderte Muskelkraft führt oft zu stärkerer Belastung von Bändern und erhöht das Risiko von Bandverletzungen.

Rücken- und Schulterprobleme

Jeder, der an einen Rollstuhl gefesselt ist, verbringt viel Zeit im Sitzen, und Rückenprobleme mit mehr oder weniger andauernden Schmerzen sind häufig. Ein Korsett kann oft günstig wirken, ist aber auch unbequem, wenn es länger getragen wird, insbesondere im Sommer.

Menschen in Rollstühlen leiden oft unter Schulterschmerzen, die eine Folge einseitiger, wiederholter Bewegungen des Schultergelenkes sind.

Harnwegsinfektionen

Durch Lähmungen, beeinträchtigte Blasensensibilität und konstantes Sitzen leiden viele behinderte Menschen unter Harnwegsinfekten. Die Symptome einer Harnwegsinfektion können dabei gering sein oder fehlen, dementsprechend sollten regelmäßige bakteriologische Untersuchungen des Urins durchgeführt werden.

Innere Erkrankungen

Innere Erkrankungen wie Herzkrankheiten, hoher Blutdruck, Asthma, Diabetes oder Hämophilie schließen sportliche Aktivitäten nicht grundsätzlich aus. In diesen Fällen sollte Sport jedoch unter Anleitung und Überwachung eines Arztes und/oder Physiotherapeuten erfolgen. In dem Glauben, dass Sport gefährlich für sie werden könnte, haben viele der Betroffenen Zurückhaltung gegenüber sportlicher Aktivität gezeigt. Heutzutage weiß man jedoch, dass sich Sport tatsächlich günstig auswirken kann. Es ist anzunehmen, dass die Anzahl derer, die trotz ihrer inneren Erkrankung am Sport teilnehmen, in Zukunft steigen wird.

19 Allgemeine Risikofaktoren

Der menschliche Körper ist für physische Aktivität gebaut, nicht für die Ruhe. Über Jahrtausende hinweg mussten die Menschen große körperliche Anstrengungen unternehmen, nur um zu überleben; heutzutage findet unser Leben größtenteils im Sitzen statt. In Ruhe pumpt das menschliche Herz etwa 4–5 l Blut/min; bei körperlicher Anstrengung kann das Volumen auf 10–40 l/min ansteigen. Bei normaler Ruheatmung werden 6 l Luft/min ausgetauscht, das Volumen kann jedoch bei Bedarf auf mehr als 100 l/min erhöht werden, und ein gut trainierter Sportler kann bis zu 200 l/min austauschen.

Vorliegende Erkenntnisse weisen darauf hin, dass sogar mäßige körperliche Aktivität, vorausgesetzt sie findet regelmäßig statt, einen wertvollen Beitrag zur Prävention kardiovaskulärer Erkrankungen liefert.

> Schmerzen in der Brust und ungewöhnliche Ermüdung bei sportlicher Aktivität sind ernst zu nehmende Warnsignale. Wenn sie auftreten, sollte die sportliche Aktivität sofort eingestellt werden.

Sportliche Wettkämpfe sollten niemals unter sehr heißen oder sehr kalten Bedingungen durchgeführt werden. Dem Wettkampfteilnehmer muss bei kaltem Wetter immer die Möglichkeit zu einem angemessenen Aufwärmtraining gegeben werden. Sport sollte regelmäßig betrieben werden, Ausmaß und Intensität des Trainings sollten langsam gesteigert werden.

Infektionen

Atemwege

Das Wort „Erkältung“ wird im täglichen Sprachgebrauch eingesetzt, um eine Vielzahl von Atemwegsinfektionen zu beschreiben. Normalerweise werden diese durch direkten Kontakt oder auf dem Luftwege übertragen, z.B. wenn eine erkrankte Person niest.

Zu den Warnsignalen einer drohenden Infektion der oberen Atemwege gehören Fiebergefühl, Müdigkeit und allgemeines Unwohlsein. Es können Muskelschmerzen auftreten, die dem Steifheitsgefühl nach einem Training ähneln. Kopfschmerzen, eine laufende Nase, Halsschmerzen, Husten und Niesen liegen ebenfalls oft vor. Wenn diese Symptome für 3–4 Tage andauern und von einer Temperaturerhöhung von 38–39° C begleitet sind, ist die Ursache wahrscheinlich ein Virus. Empfohlen ist dann eine häusliche Schonung für die Dauer der Erkrankung. Fieber kann mithilfe von Aspirin (Acetylsalicylsäure) oder Paracetamol (Acetaminophen) und reichlich Flüssigkeitsaufnahme kontrolliert werden. Sportliche Aktivitäten sollten erst wieder aufgenommen werden, wenn die Körpertemperatur eine Woche lang normal war.

Ein *Arzt* sollte konsultiert werden, wenn:

- Symptome und Fieber für mehr als etwa vier Tage anhalten;
- die Temperatur wieder ansteigt, nachdem sie sich normalisiert hatte;
- der Patient über Brustschmerzen oder Schwierigkeiten beim Atmen klagt;
- sich ein produktiver Husten entwickelt;
- Schmerzen in den Nasennebenhöhlen, Stirnhöhlen, Ohren usw. bestehen.

Jedes dieser Symptome lässt eine bakterielle Infektion vermuten und kann eine Antibiotikagabe erfordern. Die Beratung durch einen Arzt und die Verordnung eines Antibiotikums können ebenfalls erforderlich sein, wenn es zu einer Mandelentzündung kommt. Diese zeigt sich durch rote geschwollene Mandeln (manchmal zeigen sie Pünktchen eines weißen Exsudates oder sind ganz davon bedeckt), hinzu kommen druckempfindlich vergrößerte Lymphknoten am Hals.

Einige Infektionen der oberen Atemwege sind so geringfügig, dass sie fast unbemerkt vorübergehen, und weder der Sportler noch der Trainer empfinden es als notwendig, mit dem Training auszusetzen. Man sollte jedoch niemals vergessen, dass jede fieberhafte Erkrankung durch die Entstehung einer Myokarditis (Entzündung des Herzmuskels) kompliziert werden kann. Hierbei kann es zu ernsthaften Folgeerscheinungen kommen, darunter auch zu einem plötzlichen Tod. Die Erkrankung kann jedoch auch mit unbedeutenden Symptomen wie Müdigkeit, Unwohlsein usw., die denen einer allgemeinen Infektion entsprechen, vorübergehen. Brustschmerzen und Herzklopfen können ebenfalls auftreten.

Harnwegsinfektionen

Zu den Harnwegsinfektionen gehören Erkrankungen der Harnröhre, der Blase, des Harnleiters, des Nierenbeckens und der Nieren. Zu den Symptomen gehören Schmerzen beim Wasserlassen, häufiges und dringendes Wasserlassen und manchmal Fieber (Fieber tritt insbesondere auf, wenn das Nierenbecken entzündet ist, wobei auch häufig Schmerzen im Lendenbereich auftreten). Bei Verdacht auf eine Harnwegsinfektion sollte so früh wie möglich ein Arzt aufgesucht werden, um die Diagnose zu sichern und eine Behandlung einzuleiten.

Bei Männern kann sich die Prostata entzünden, wodurch es zu diffusen Beschwerden im Blasenbereich kommt, darüber hinaus zu häufigem Harndrang, Schmerzen beim Wasserlassen und manchmal Fieber. Auch hier sollte zur Diagnosestellung und Behandlung ein Arzt konsultiert werden. Es gelten dieselben Regeln wie für andere fieberhafte Erkrankungen.

> Der Sport sollte nicht wieder aufgenommen werden, bis alle Symptome sich zurückgebildet haben und die Körpertemperatur für mindestens eine Woche nach der Infektion normal war. Heroische Taten sind in dieser Beziehung völlig fehl am Platze.

Sportlerinnen-Triade

Training und Sport haben viele positive Effekte sowohl bei Frauen als auch bei Männern. Dennoch leiden einige Frauen unter einem Syndrom, das

„Sportlerinnen-Triade“ genannt wird. Dieses Syndrom fasst drei Beschwerden zusammen, die in wechselseitiger Beziehung stehen: Ess-Störungen, Amenorrhöe und Osteoporose. Am gefährdetsten sind Sportlerinnen während der Pubertät. Dieses Syndrom kann bei vielen Sportarten auftreten, ist jedoch besonders unter Ausdauerläuferinnen weit verbreitet und bei Sportarten, in denen es auf das Aussehen ankommt, wie Kunstturnen, Kunstspringen, Schlittschuhlaufen und Ballett. Es besteht eine Beziehung zu dem Alter, in dem mit dem Training begonnen wurde, der jeweiligen Sportart, Ernährung und Stress.

Ess-Störungen

In der modernen Welt fühlen sich immer mehr Menschen dem Druck ausgesetzt, Gewicht abnehmen zu müssen. Einige Frauen verspüren diesen Druck stärker als andere. Bei sportlichen Frauen kann dieser Druck vom Trainer ausgehen, der das Ziel verfolgt, die Leistung oder das Aussehen in Sportarten wie Eiskunstlauf, Turnen, Schwimmen und Laufen zu verbessern. Dieser Druck kann die Frauen in ein weites Spektrum von schädlichen Essgewohnheiten zwängen, die man als „gestörtes“ Essen bezeichnen kann. Diese reichen von freiwilligem Hungern, Abführen, dem Verwenden von Diätpillen und Diuretika bis zu voll ausgeprägten Ess-Störungen wie Anorexie und Bulimie. Das Syndrom wird auch bei Langstreckenläuferinnen beobachtet, die den hohen Energiebedarf ihrer anstrengenden Aktivität nicht decken können.

Amenorrhöe

Als Definition der Amenorrhöe kann das Fehlen von drei bis sechs aufeinander folgenden Menstruationszyklen angesehen werden. Sie kann durch Mangelernährung ausgelöst sein und zu einer erhöhten Inzidenz von Muskel- und Skelettproblemen führen. Hat die Sportlerin für mehr als sechs Monate keine Menstruation und ist eine Schwangerschaft ausgeschlossen, sollten Hormonuntersuchungen und Knochendichtemessungen durchgeführt werden.

Osteoporose

Die Osteoporose ist als verminderte Knochendichte infolge eines Ungleichgewichtes zwischen Knochenresorption und Knochenneubildung definiert. Die am häufigsten betroffenen Knochen sind der trabekuläre Knochen am distalen Ende des Radius, die Wirbelkörper und der Schenkelhals. Das Risiko einer primären Osteoporose kann genetisch oder hormonell bedingt sein oder in Zusammenhang mit der Ernährung und den Lebensgewohnheiten (wie Training) stehen. Eine sekundäre Osteoporose kann durch eine zugrunde liegende Erkrankung oder durch Drogen ausgelöst ein. Eine Sportamenorrhöe und eine folgende Verminderung der Eierstockhormone können ebenfalls zur Osteoporose führen. Der Knochenverlust bei jungen Frauen mit einer Amenorrhöe kann dem 2- bis 6-prozentigen Verlust entsprechen, der auch bei der postmenopausalen Osteoporose auftritt, und er kann ebenfalls irreversibel sein. Frauen mit einer Amenorrhöe benötigen eine Kalziumaufnahme von 1.500 mg/Tag, um das Kalziumgleichgewicht aufrechtzuerhalten. Eine Kalziumzufuhr allein wird jedoch einen Knochenschwund nicht verhindern. Ziel muss die Rückkehr der normalen spontanen Menstruation sein. Andernfalls müssen ovarielle Hormone verordnet und ersetzt werden, um einen weiteren Knochenschwund zu vermeiden. Eine Erhöhung des Körpergewichts um 2–3% ist empfehlenswert. Extreme Aktivitäten sollten vermieden werden, mäßiges Training ist dagegen wünschenswert (S. 12).

Bis zu 40% der amerikanischen Sportlerinnen leiden unter Amenorrhöe und bis zu 60% der Kunstturnerinnen im College leiden unter Ess-Störungen. Bei einer langfristigen Amenorrhöe sollte ein Arzt konsultiert werden. Die Störungen dieser Triade sind chronische Zustände mit hohen Krankheitsraten infolge von Dehydratation, Elektrolytstörungen, kardialen Arrhythmien (unregelmäßigem Herzschlag), Depressionen und einem erhöhten Verletzungsrisiko, wozu auch Stressfrakturen gehören. Da diese Störungen oft versteckt oder geleugnet werden, ist es oft schwierig, sie zu erkennen. Eine frühzeitige Erkennung und Überweisung zur Behandlung können jedoch die Prognose verbessern.

Wenn eine Sportlerin eine Stressfraktur erleidet, sollte die Sportlerinnen-Triade vermutet werden.

Literatur

Snow-Harter C (1994) Bone health and prevention of osteoporosis in active and athletic women. In: Agostini R (ed.) The Athletic Woman. Clinics in Sports Medicine, 13/2, pp. 389–404. Philadelphia: WB Saunders.

Yeager KK et al. (1993) The female athlete triade. Medicine & Science in Sports and Exercise 25:775.

Schwangerschaft

Körperliche Aktivität hat keinen nachteiligen Effekt auf eine normale Schwangerschaft, sie sollte jedoch im Verlaufe der Schwangerschaft gemäßigt werden. Physische Fitness kann sowohl die Schwangerschaft als auch die Entbindung erleichtern. Die meisten aktiven Sportlerinnen hören im 4. oder 5. Schwangerschaftsmonat mit Wettkämpfen auf und geben sich mit einem begrenzten Trainingsprogramm zufrieden. Vorsicht ist jedoch insbesondere bei Kontaktsportarten und Sportarten ratsam, bei denen es zu einer starken Zunahme der Körpertemperatur kommen kann.

Nach der Entbindung sollte sportliche Aktivität erst nach 6–8 Wochen wieder aufgenommen werden, nachdem die Blutungen beendet sind und der Uterus seine normale Größe wiedererlangt hat. Während der ersten acht Wochen nach der Entbindung sind Beckenmuskelübungen (Beckenbodentraining) hilfreich, um späteren Problemen wie einer Gebärmuttersenkung vorzubeugen. Weiteres Training und Wettkampfsport können danach schrittweise wieder aufgenommen werden.

Viele Frauen stillen ihre Babys, die Milchproduktion wird durch zu hartes körperliches Training nachteilig beeinflusst. Auch sind während der Stillzeit die Brüste verhältnismäßig groß und daher durch körperliche Aktivität leichter zu schädigen.

Lebensführung

Doping

Doping erhöht das Verletzungsrisiko und gefährdet die Gesundheit. Darüber hinaus ist es illegal und Betrug. Diesbezügliche Regeln sind vom internationalen Olympiakomitee und anderen Institutionen aufgestellt worden und müssen befolgt werden.

Alkohol

Alkoholgenuss beeinträchtigt die Leistung und verursacht eine erhebliche Steigerung des Verletzungsrisikos. Die Metabolisierung von Alkohol im Körper erfolgt mit konstanter Geschwindigkeit und wird weder durch körperliches Training noch durch Saunagänge beeinflusst. *Sport und Alkohol passen nicht zueinander.*

Übergewicht und Fettsucht

Übergewichtige Menschen sind normalerweise weniger körperlich aktiv als leichtgewichtigere Menschen und haben daher tendenziell ein weniger robustes Muskel- und Skelettsystem. Dies, zusammen mit dem höheren Gewicht, das sie tragen müssen, erhöht das Verletzungsrisiko und kann die Gelenkdegeneration beschleunigen.

Fettsucht ist ein signifikanter, wenn auch wahrscheinlich verhältnismäßig geringer Risikofaktor für die Entwicklung kardiovaskulärer Erkrankungen. Ihre Hauptursache ist ein Überangebot von ungenutzter Nahrungsenergie; eine zugrunde liegende körperliche Erkrankung ist eher die Ausnahme als die Regel. Der Energieüberschuss wird in Fettgewebe umgewandelt.

Ein Mann, der eine sitzende Tätigkeit ausübt und keinerlei körperliches Training in seiner Freizeit durchführt, benötigt 8.000–10.000 kJ (2.000–2.500 kcal) in 24 h. Die Ernährung der meisten Menschen ist jedoch nicht ideal, sodass für die Sicherstellung einer ausreichenden Aufnahme wichtiger Nährstoffe der Gegenwert von 10–12.000 kJ (2.500–3.000 kcal) täglich erreicht werden muss, was für viele Leute bedeutend mehr ist, als sie tatsächlich benötigen. Das Problem kann gelöst werden durch:

- Reduktion der Nahrungsmittelmengen, wobei eine ausgeglichene Ernährung sichergestellt sein muss;
- Erhöhung des Metabolismus durch Training oder körperliche Aktivität.

Eine Kombination beider Methoden ist erfolgreicher als eine allein.

Flüssigkeiten

Schwitzen und Flüssigkeitsversorgung

Bei physischer Anstrengung steigt die Körperkerntemperatur. Die abkühlende Wirkung von Wind und Wärmeverlust durch Abstrahlung reichen nicht aus, um einen gefährlichen Anstieg der Körperkerntemperatur zu verhindern; ergänzt wird die Wärmeregulation durch Produktion und Verdunstung von Schweiß. Schwitzen beginnt nach 1½ bis 3 min Arbeit und nimmt ständig zu, bis es ein Gleichmaß nach etwa 10–15 min erreicht hat, bei feuchter Umgebung kann es länger dauern.

70% des menschlichen Körpers bestehen aus Wasser, das meiste davon ist in den Zellen enthalten. Beim Schwitzen wird Flüssigkeit hauptsächlich aus diesem intrazellulären Vorrat abgezogen, was zu einem gegenteiligen Effekt auf den Zellmetabolismus führt. Flüssigkeitsverlust verursacht daher eine beeinträchtige Leistung, die sichtbar wird, wenn 1–2% des Körpergewichtes als Schweiß verloren wurden. Beträgt der Flüssigkeitsverlust 4–5% des Körpergewichtes, ist die Fähigkeit zu harter körperlicher Arbeit um fast 50% vermindert. Weiterer Flüssigkeitsverlust führt wahrscheinlich zu einem Kollaps, was gelegentlich bei sportlichen Wettkämpfen passiert, insbesondere bei langen Veranstaltungen bei warmem Wetter.

Flüssigkeitsersatz

Um die körperliche Leistungsfähigkeit, insbesondere bei längeren Trainingseinheiten oder im Wettkampf, aufrechtzuerhalten, ist eine ausreichende Flüssigkeitszufuhr notwendig. Wenn ein Spiel oder ein Wettkampf sich über eine lange Zeit in einer warmen Umgebung erstreckt und der resultierende Flüssigkeitsverlust beträchtlich ist, ist es nahezu unmöglich, die gesamte verlorene Flüssigkeit in dieser Zeit zu ersetzen. Es ist daher wichtig, bereits am Tag vor dem Wettkampf und während des Aufwärmens für einen ausgeglichenen Flüssigkeitshaushalt zu sorgen, sodass der Flüssigkeitshaushalt von Anfang an adäquat ist. Dauert ein Wettkampf weniger als 30 min, ist es normalerweise nicht notwendig, eine Pause für die Flüssigkeitsaufnahme einzulegen.

Durstgefühl ist keine genaue Richtlinie, wenn es darum geht, Flüssigkeit zu ersetzen, die durch Schwitzen verloren wurde. Wenn man seinen Durst stillt, ersetzt man im Allgemeinen nur die Hälfte der erforderlichen Flüssigkeit, und jeder, der eine anstrengende körperliche Tätigkeit ausübt, ist gut beraten, wenn er erheblich mehr trinkt, als er für notwendig erachtet. Für einen genauen Ausgleich sollte man das Körpergewicht kontrollieren.

Die Flüssigkeit, die man ersetzt, sollte die richtige Zusammensetzung aufweisen, um diejenigen Substanzen zu ersetzen, die der Körper bei anstrengenden physischen Tätigkeiten verliert. Wasser ist der wichtigste Bestandteil, man benötigt jedoch auch Zucker. Zucker wird aus dem Darmtrakt in den Blutkreislauf aufgenommen und zu den Muskeln, dem Gehirn und dem Nervensystem transportiert. Bei deutlich reduziertem Blutzuckerspiegel sinkt die Leistung. Zumeist treten Schwäche und Schwindelgefühl sowie Hunger auf, und es kann zu einem Kollaps kommen. Urteilsvermögen und Reaktionszeit sind beeinträchtigt, sodass das Verletzungsrisiko erhöht ist.

Obwohl eine gewisse Zuckermenge in der substituierten Flüssigkeit notwendig ist, sollte zu viel (> 6–8%) vermieden werden, da hierdurch die

Flüssigkeit im Magen zurückgehalten wird (und gelegentlich Unwohlsein verursacht).

Außer bei extrem hoher Trainingsintensität ist die Flüssigkeitsaufnahme in den Körper unabhängig von der Intensität der Aktivität, sodass es keine Rolle spielt, ob der Körper sich in Ruhe befindet oder hart arbeitet. Die Entleerungsgeschwindigkeit des Magens wird jedoch durch anstrengende körperliche Aktivität reduziert. Dementsprechend hört die Magenentleerung praktisch auf, wenn die getrunkene Flüssigkeit einen hohen Zuckergehalt hat, die Flüssigkeit wird dann nicht mehr in den Darmtrakt weitergeleitet. Sportler sollten daher ihren Flüssigkeitsausgleich während der weniger anstrengenden Wettkampfphasen zu sich nehmen. Beim Training in sehr warmer Umgebung sollte einfaches Wasser getrunken werden.

Der ausgewählte Flüssigkeitsersatz sollte gut schmecken (z.B. mit Zitronengeschmack) und eine Temperatur von 25–30° C haben. Da es schwierig ist, mehr als 300–400 ml Flüssigkeit auf einmal zu trinken, sollte diese Menge häufig aufgenommen werden (z.B. alle 15–25 min) und z.B. beim Orientierungslauf, Querfeldeinlauf oder Skilaufen gleichmäßig etwa alle 5–6,5 km. Je heißer das Wetter, desto mehr Flüssigkeit wird auch während der Trainingseinheiten benötigt. Die Flüssigkeitsaufnahme während des Trainings sollte einerseits dazu dienen, sich eine häufige Flüssigkeitsaufnahme schon vor dem eigentlichen Wettkampf anzugewöhnen, und andererseits dazu dienen, ein gutes Tempo aufrechtzuerhalten, was zumindest genauso wichtig ist. Bei jedem Training von mehr als 40 min sollte Wasser mit oder ohne Zucker häufig getrunken werden.

Eine geeignete Lösung kann durch das Auflösen von 25–75 g Zucker oder Glukose in 1 l Wasser hergestellt werden. So entsteht ein Zuckergehalt von 2,5–7,5%, was dem Zuckergehalt der meisten auf dem Markt erhältlichen Sportgetränke entspricht.

- Während des Aufwärmens sollten 250–500 ml Flüssigkeit getrunken werden.
- Während sportlicher Aktivität sollte regelmäßig und häufig eine Zuckerlösung eingenommen werden. Im Winter kann der Zuckergehalt 5–15% betragen und im Sommer 2,5–7%.
- Nach sportlicher Aktivität sollten große Mengen von Flüssigkeit längere Zeit vor dem Zubettgehen aufgenommen werden, darin sollten Zucker und Elektrolyte (z.B. Saft) enthalten sein.
- Man kann das Gewicht jeden Morgen kontrollieren, da Veränderungen meistens Folge einer Änderung des Flüssigkeitsgehaltes sind.

Ernährung

Muskeln benötigen Energie, um zu arbeiten. In Ruhe wird die durch den Metabolismus von Körpersubstanzen gelieferte Energie hauptsächlich für die Aufrechterhaltung der Temperatur von 37° C sowie der lebenswichtigen Funktionen der inneren Organe benötigt. Während körperlicher Aktivität ist die Energieproduktion in der Muskulatur 50- bis 100-mal höher als während der Ruhezeiten.

Fettgewebe, von dem ein durchschnittlicher Mann 8–10 kg in den unterschiedlichen Körperteilen besitzt, ist unser größtes Treibstofflager und liefert 36 kJ/g (9 kcal/g) Energie.

Die aufgenommenen Kohlenhydrate (z.B. Brot, Reis und Kartoffeln) werden als Glykogen in der Muskulatur und Leber gespeichert. Normalerweise enthält Muskulatur 10–15 g/kg Glykogen, und zusammen ergeben Muskel- und Leberglykogen 400–500 g. Glykogen liefert insgesamt 17 kJ/g (4,1 kcal/g) an Energie oder 6.600–8.300 kJ (1.500–2.000 kcal). Dies ist ungefähr die

Energiemenge, die ein Spitzenskiläufer oder Radfahrer während 1½ h harten Wettkampfes verbraucht. Dementsprechend ist Glykogen eine begrenzte Energiereserve.

Wahl des Energielieferanten

Werden reine Kohlenhydrate metabolisiert, entstehen 21 kJ (5,1 kcal) Energie bei jedem Liter Sauerstoff, der verbraucht wird, und die entsprechende Rate für Fett beträgt 20 kJ (4,7 kcal). Wenn im Wettkampf die Geschwindigkeit so hoch ist, dass die Sauerstoffabsorption des Sportlers ohnehin ihr Maximum erreicht hat oder gerade unter dem Maximum liegt, werden Kohlenhydrate als erster Brennstoff verbraucht. Fettsäuren stellen jedoch eine ebenso gute Brennstoffquelle dar; je höher die Muskulatur trainiert ist, desto mehr Fett wird metabolisiert.

In Ruhe und bei mäßiger Muskelarbeit mit minimaler Belastung des Sauerstofftransportmechanismus wählt der Körper Fett als Hauptbrennstoff. Wenn die Geschwindigkeit der Muskelarbeit auf mehr als 70% der maximalen Sauerstoffaufnahme ansteigt, werden die Kohlenhydrate zur primären Energiequelle.

Kohlenhydrate (Glykogen) sind der wichtigste Brennstoff für Sportler – sowohl bei langen als auch kurzen Wettkämpfen. Während der Glykogenvorrat abnimmt, fängt der Körper allmählich an, Fett zu verbrennen, indem er dies tut, nimmt die Geschwindigkeit ab. Die Ergebnisse eines Wettkampfes können direkt durch einen Glykogenmangel beeinträchtigt werden.

Unter normalen Umständen reichen die Glykogenvorräte des Körpers, um Energie für Wettkämpfe von 1–1,5 h Dauer zu liefern. Bei länger dauernden Anstrengungen sollten die Kohlenhydratvorräte durch die Ernährung aufgefüllt werden.

Kurze Wettkampfdauer

Vor Wettkämpfen, die bis zu einer Stunde dauern, muss die Ernährung nicht besonders angepasst werden, da die normalen Glykogenreserven des Körpers ausreichen. Eine nicht erforderliche hohe Kohlenhydrataufnahme führt zu einer Gewichtszunahme und erhebliche Mengen von Flüssigkeit werden in Muskeln und Leber für die Glykogenspeicherung gebunden (1 g Zucker bindet 2–3 ml Wasser).

3–4 h vor jedem Wettkampf sollte eine leichte Mahlzeit gegessen werden.

Lange Wettkämpfe

Vor Wettkämpfen mit 1–3 h Dauer sollte man die Vorbereitung im Hinblick auf die Ernährung bedenken. Bei Sportarten wie Gehen, Laufen, Orientierungslauf, Rad fahren, Ski laufen und Kanu fahren, die von physischer Fitness abhängen, wird der vorhandene Glykogenvorrat meist während des Wettkampfes aufgebraucht. Daher sollte die Ernährung in den Tagen vor dem Wettkampf kohlenhydratreich sein. Da es etwa 48 h dauert, um Glykogenvorräte aufzubauen, sollte 48 h vor dem Wettkampf kein längerfristiges hartes Training durchgeführt werden, welches die Glykogenvorräte wieder verringern würde.

Sehr lange Wettkämpfe

Bei Wettkämpfen, die länger als 3 h dauern (z.B. Marathonläufe), ist das Endergebnis zu einem gewissen Teil von dem Glykogengehalt des Körpers zu Beginn des Wettkampfes abhängig.

Verminderte Glykogenvorräte und niedrige Blutzuckerspiegel beeinträchtigen die physische wie auch die mentale Leistung und erhöhen das Verletzungsrisiko.

Training und Wettkampf im Ausland

Um die Vorteile eines Trainings oder Wettkampfes in einem anderen Land zu maximieren, sind bestimmte Aspekte einer Auslandsreise vor der Abfahrt zu bedenken.

Plant man eine Auslandsreise, sollten Informationen über das örtliche Wetter und die Luftfeuchtigkeit zur betreffenden Zeit eingeholt werden. Es sollten auch Details über die Höhenlage, Zeitunterschiede usw. bekannt sein. Auf der Basis dieser Informationen können Flug und Abflugzeit so arrangiert werden, dass der Effekt des Jetlags minimiert wird und es möglich ist, sich nach der Ankunft zu akklimatisieren. Andere wichtige Faktoren betreffen den Lebensstandard und die Hygieneverhältnisse des besuchten Gebietes, vorherrschende Krankheiten und die vorhandene medizinische Versorgung. Bereits eine gewisse Zeit vor größeren Wettkämpfen sollte der Vereinsarzt den Wettkampfort besuchen, um Vorbereitungen für den Besuch der Mannschaft zu treffen (idealerweise in dem Jahr, in dem der Wettkampf stattfindet).

Veränderungen im Tagesrhythmus

Zeitunterschiede zwischen der Heimat und dem Zielort können den Tagesrhythmus des Körpers stören und so Schlaf, Körpertemperatur, kardiovaskuläre Funktionen, geistige Leistungsfähigkeit, Appetit, gastrointestinale Aktivität und bestimmte Hormonspiegel beeinflussen.

- *Schlafstörungen* führen zu Lethargie und Antriebslosigkeit. Bei einem Flug in westliche Richtung, z.B. von Europa in die USA, verändert sich die Zeit um 5–8 h, und es dauert 2–4 Tage, bevor der Schlafrhythmus sich normalisiert. Die notwendige Anpassungszeit ist bei jüngeren Menschen und bei extrovertierten, fitten „Nachtmenschen" geringer. Manche Menschen haben große Schwierigkeiten, sich diesen Änderungen anzupassen.
- *Veränderungen der Körpertemperatur* beeinflussen den Metabolismus und können die Leistung beeinflussen.
- Die *Konzentrationsfähigkeit* ist beeinträchtigt und kann 4–6 Tage vermindert sein.
- Eine *Veränderung in den Essgewohnheiten* und *reduzierter Appetit* können auch die Aktivität des Magen-Darm-Traktes beeinträchtigen, sodass es zur Obstipation oder Diarrhöe kommt.
- Die Wiederherstellung des *hormonellen Gleichgewichts* benötigt länger als die Wiederherstellung der normalen Temperatur, während dieser Zeit ist die Leistung wahrscheinlich beeinträchtigt. Bei Frauen kann es zu Veränderungen im Menstruationszyklus kommen, und die Menstruation kann entweder ausbleiben bzw. eher oder später als erwartet eintreten.

Generell führt jede Stunde Zeitunterschied zu je einem Tag physischer Störungen.

Die Beschwerden, die eine Folge des gestörten Tagesrhythmus sein können, kann man verhindern, indem man in der Woche vor der Abreise den Rhythmus bereits um je 2 h pro 24 h anpasst. Wenn alternativ die Anpassung erst am Zielort erfolgt, sollte man die Abreise so wählen, dass die Ankunft deutlich vor dem Wettkampf liegt (wenigstens 6–10 Tage davor, wenn Atlantik oder Pazifik überquert werden).

Krankheitsprophylaxe

Bevor man ins Ausland reist, müssen rechtzeitig Informationen über die entsprechenden Pflicht- bzw. empfohlenen Impfungen eingeholt werden. Impfungen gegen bestimmte Erkrankungen wie Typhus und Cholera müssen rechtzeitig vor der Abreise durchgeführt werden, damit der Körper Zeit hat, die entsprechenden Abwehrkräfte aufzubauen. Im Falle von Malaria muss eine Prophylaxe in Form von Tabletten vor, während und nach Besuchen in Gebieten mit bestehendem Infektionsrisiko durchgeführt werden. Eine Immunglobulin-Injektion einige Tage vor der Abreise verschafft für 4–5 Wochen einen gewissen Schutz gegen Hepatitis und ist insbesondere bei Reisen in weniger entwickelte Gebiete empfehlenswert. Personen, die viel reisen, sollten gegen Hepatitis geimpft werden.

Auslandsreisende kommen mit Bakterien und Viren in Kontakt, die sich von denen zu Hause unterscheiden, und können daher für Infektionen wie Magen-Darm-Beschwerden und Erkältungen anfälliger sein. Peinliche persönliche Hygiene ist daher unbedingt erforderlich. In vielen Ländern ist normales Leitungswasser nicht zum Trinken geeignet, und man sollte stattdessen in Flaschen abgefülltes Mineralwasser trinken. Gibt es Zweifel hinsichtlich des Hygienestandards, sollten heiße, gekochte oder gebratene Mahlzeiten bestellt werden und kalte Speisen, Salate, Torten und Nachtische, an einigen Orten sogar Eiscreme, vermieden werden. Obst sollte vor dem Essen geschält werden. Wenn dies nicht möglich ist, sollte es mit Mineralwasser abgewaschen werden. Getränke zu den Mahlzeiten sollten Mineralwasser, in Flaschen abgefüllte Softdrinks, pasteurisierte Milch oder gekochte Getränke wie Kaffee oder Tee sein.

Es ist auch wichtig herauszufinden, ob das örtliche Wasser sauber genug ist, um darin zu baden, in Hotels mit zweifelhaftem Standard ist zudem das Duschen dem Baden vorzuziehen. Ein im Ausland erkranktes Team-Mitglied sollte isoliert werden, und es sollte ein Arzt konsultiert werden.

20 Training

Vorbereitung für Sport und Wettkampf

Nur ein vollständiges Trainingsprogramm führt zu guten Ergebnissen, da es den Sportlern mit einem minimalen Risiko ermöglicht, ihre Muskeln aufzubauen, Gelenke und Knochen zu kräftigen und die Koordination zu verbessern. Aktives Training führt letztendlich zu verbesserten Leistungen, vorausgesetzt, dass auch ein insgesamt gesunder Lebensstil mit ausgeglichener Ernährung und angemessener Erholungszeit vorliegt.

Es ist wichtig, dass Körperteile, die während des Trainings belastet werden, die Möglichkeit erhalten, sich auszuruhen und zu erholen. Je härter das Training, desto länger ist die für eine vollständige Erholung benötigte Pause. Wiederholtes Training mit großer Belastung würde z.B. 1–5 Tage Erholung vor der nächsten Trainingseinheit erfordern. Weniger anstrengende Trainingsformen können täglich durchgeführt werden. Diejenigen jedoch, die entweder eine lange Trainingspause hatten oder körperlich nicht fit sind, profitieren kaum vom täglichen Training. Sie sollten stattdessen allmählich beginnen, mit 2–3 Trainingstagen pro Woche.

Sportler sollten die Anforderungen der von ihnen gewählten Sportart analysieren, bevor sie sich für ein Trainingsprogramm entscheiden. Neben den speziellen Techniken der jeweiligen Sportarten gibt es andere Faktoren, die die Leistung beeinflussen – jeder Sportler muss sich folgende Fragen stellen:

1. Welche Faktoren beeinflussen die Leistung in dem von mir gewählten Sport?
2. Welche dieser Faktoren kann ich durch Training beeinflussen und verbessern?
3. Wie sollte ich trainieren, um jeden dieser Faktoren am besten zu beeinflussen?
4. Wie viel Zeit sollte ich dem Training widmen, um jeden spezifischen Faktor zu beeinflussen, und wann sollte das Training durchgeführt werden?
5. Wie sollte ich unter Berücksichtigung all dieser Faktoren trainieren, um das Verletzungsrisiko auf ein Minimum zu reduzieren?

Trainingsintensität, Belastung und Erholungszeit sollten vom Sportler so angepasst werden, dass sie dem erreichten Grad der körperlichen Fitness entsprechen.

Allgemeine körperliche Fitness

Um Verletzungen zu vermeiden, ist eine gute körperliche Verfassung von größter Bedeutung. Menschen mit einer unterdurchschnittlichen allgemeinen Fitness sind eher durch Unfallverletzungen und Überlastungsschäden gefährdet.

Nach einer Periode körperlicher Inaktivität sinkt die Fähigkeit der Körpergewebe zur Sauerstoffverwertung deutlich ab. In einem Experiment blieben fünf gesunde Testpersonen 20 Tage ohne jegliche körperliche Aktivität im Bett. Diese relativ kurze Inaktivitätsperiode verminderte ihre Fähigkeit, Sauerstoff zu verwerten, um 20–45%. Dieses und ähnliche Experimente zeigen, wie schnell der Körper sich den physischen Anforderungen, die man an ihn stellt, anpasst. Werden die Anforderungen reduziert, kommt es zu einer entsprechenden Verminderung der Herzauswurfleistung, die Muskelmasse (Hypotrophie) und das Blutvolumen nehmen ab. Der Körper transportiert Sauerstoff weniger effektiv von den Lungen in das Gewebe, und als Folge nimmt die Fähigkeit der Muskulatur, Nährstoffe in Energie umzuwandeln, ab.

Allgemeine körperliche Fitness kann durch Übungen und körperliche Aktivität erreicht werden, die man während des gesamten Jahres fortführt. Tägliches Training, das eine gute allgemeine körperliche Fitness zum Ziel hat, sollte allmählich gesteigert werden, dieses gilt vor allem für diejenigen, die nicht mehr jung sind. Während der Rehabilitationszeit nach einer Krankheit, Verletzung oder Trainingspause ist es wichtig, dass ein vernünftiges Maß körperlicher Fitness erreicht wird, bevor Wettkämpfe wieder aufgenommen werden.

Die Aufwärmphase

Aufwärmübungen sind dazu gedacht, den Körper auf die nachfolgende sportliche Aktivität vorzubereiten. Sie haben zwei Funktionen: Verletzungen zu vermeiden und die Leistung zu verbessern.

Im Ruhezustand ist die Durchblutung der Muskulatur gering, und die meisten der kleinen, sie versorgenden Gefäße sind geschlossen. Beim Aktivitätsbeginn erhöht sich die Durchblutung der Muskulatur und die Gefäße öffnen sich. Im Ruhezustand versorgen 15–20% des Blutumlaufes die Muskulatur, während es nach 10–12 min Training 70–90% sein können. Ein Muskel kann seine maximale Leistung nur erreichen, wenn alle seine Blutgefäße voll in Funktion sind. Körperliche Arbeit erhöht die mögliche Energieleistung und die Temperatur der Muskulatur, was wiederum zu einer verbesserten Koordination mit geringerem Verletzungsrisiko führt.

Ein allmähliches Aufwärmen führt zu einem deutlich verminderten Verletzungsrisiko und einer verbesserten Leistung; gleichzeitig liefert es auch eine psychologische Vorbereitung für die anstehende Aufgabe. *Aufwärmübungen sollten mit Bewegungen großer Muskelgruppen beginnen,* da diese die Hauptgebiete der Blutumverteilung sind. Nach einem allgemeinen Aufwärmen kann man mit speziellen Übungen beginnen. Läufer z.B. sollten ihr Aufwärmen auf die Muskeln und Gelenke der unteren Extremitäten konzentrieren. Auch das Dehnen von Muskeln und Gelenken ist notwendig, große Belastungen an den Grenzen des Bewegungsumfanges der Gelenke sollten jedoch vermieden werden (Abb. 20.1). Die letzte Phase des Aufwärmens konzentriert sich auf die Technik, vielleicht wird hier der Start überprüft oder eine sportartspezifische Bewegung geübt. Die Geschwindigkeit der Übungen kann allmählich gesteigert werden, und das Aufwärmen sollte, in Abhängigkeit von der jeweiligen Sportart, mindestens 10–30 min dauern.

Abhängig von den Umgebungsbedingungen (wie Temperatur und Feuchtigkeit) kann es von Vorteil sein, nach dem Aufwärmen ein frisches Hemd anzuziehen, um ein Auskühlen der Muskulatur durch Verdunstung des Schweißes zu verhindern. Um warm zu bleiben, kann auch ein Trainingsanzug übergezogen werden. Der Effekt des Aufwärmens nimmt rasch ab, und idealerweise sollte die Zeit zwischen Aufwärmen und eigentlichem Wettkampf nicht mehr als 10 min betragen. Aufwärmübungen soll-

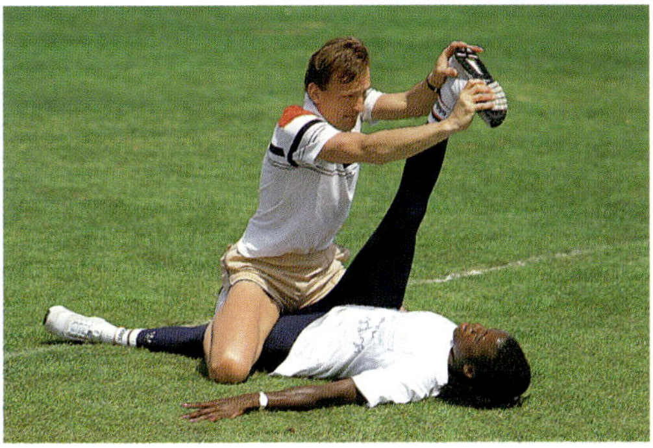

Abb. 20.1: Dehnung von Muskeln und Gelenken ist ein wichtiger Bestandteil des Aufwärmens vor dem Sport. Passives Dehnen erfordert einen erfahrenen Physiotherapeuten (mit freundlicher Genehmigung von All Sport: Fotograf, Gray Mortimore).

ten sowohl vor dem Wettkampf als auch vor dem Training vollständig durchgeführt werden, sie stellen ganz eindeutig einen wesentlichen Faktor bei der Vermeidung von Verletzungen und zur Verbesserung der Leistung dar.

Nach dem Training oder Wettkampf sollten Abkühlübungen wie leichtes Joggen durchgeführt werden. Um einen optimalen Effekt zu erzielen, sollten auch Dehnungsübungen Bestandteil dieses Abkühlprozesses sein.

Wirkung von Inaktivität und Training auf Körpergewebe

Das Muskel- und Skelettsystem, zu dem Knochen und ihre Gelenke, Bänder, Muskeln, Sehnen, Nerven und Blutgefäße gehören, reagiert durch qualitative Veränderungen auf das Ausmaß körperlicher Aktivität.

Auswirkungen auf den Knochen

Bei Sportlern, die einige Zeit immobilisiert waren oder nicht trainiert haben, kommt es zu einer Entkalkung des Skelettsystems. Hierdurch wird der Knochen geschwächt, und das Frakturrisiko steigt. Immobilisation stimuliert die Knochenresorption und unterdrückt die Knochenneubildung, was zur Osteoporose führt. Vom gesamten Knochenverlust entfallen 30% auf erhöhte Knochenresorption und etwa 70% auf verminderte Knochenneubildung. Wird Gewichtsbelastung trotz Immobilisation gestattet, ist der Knochenverlust geringer als bei voller Entlastung. Wird die Knochenstruktur regelmäßig durch körperliche Aktivität trainiert, passt sie sich den erhöhten Anforderungen an und wird robuster, obwohl diejenigen Bereiche, die verminderter Belastung ausgesetzt sind, einer gewissen Schwächung und Degeneration unterliegen können. Diese Veränderungen vollziehen sich während der Rehabilitationsperiode nach einer Verletzung langsam und, was am wichtigsten ist, bei anhaltendem, unausgeglichenem Training von Kindern und jungen Menschen (s. Kap. 16). Diese Veränderungen können auf Dauer bestehen bleiben.

Es besteht eine Beziehung zwischen den unterschiedlichen Belastungsstadien und der Gewebequalität: Beim Training erfolgt die Anpassung umso schneller und besser, je geringer die Ausgangsbelastung war. Während der Immobilisation ist die Entmineralisation schneller und schwerwiegender, je höher die vorhergehende Belastung war. Das Umgekehrte gilt in beiden Fällen.

Auswirkungen auf den Knorpel

Nach Bewegungsverlust und bei Entlastung kommt es zu frühzeitigen histologischen Veränderungen im Gelenkknorpel. Wasser- und Proteoglykangehalt (S. 18) nehmen ab, es kommt zu verminderter metabolischer Aktivität, insbesondere in den Gebieten, die Druckbelastungen ausgesetzt sind. Die Knorpeloberfläche wird weich und fragmentiert, die Chondrozyten (Knorpelzellen) sterben in zunehmendem Maße ab, die Kollagenfasern zerteilen sich, lösen sich auf und zerfasern, und der Knochen unter dem Knorpel wird entmineralisiert. Diese frühen Veränderungen sind wahrscheinlich reversibel. Es gibt jedoch Vermutungen, laut deren Veränderungen nach acht Wochen vollständiger Immobilisation irreversibel sind und ein Circulus vitiosus beginnt, der zur Arthrose führt.

Die zentralen Bereiche der Gelenkoberflächen sind im Hinblick auf die Belastung am widerstandsfähigsten. Die Gelenkperipherie sollte nicht überlastet werden. Zum Beispiel sollten Versuche zu hüpfen, zu hocken oder einen Spagat zu machen, erst unternommen werden, wenn diese extremen Haltungen allmählich in das reguläre Trainingsprogramm wieder aufgenommen worden sind. Der beste Weg, den Gelenkknorpel in einem guten Zustand zu erhalten, ist vorsichtiges Training, da jegliche wiederholte, unausgeglichene und extreme Belastung ihn schädigen kann.

Auswirkungen auf die Muskulatur

Muskelgewebe beginnt bereits nach 1–2 Wochen der Immobilisation oder der fehlenden Benutzung zu hypotrophieren. Das Ausmaß der Hypotrophie hängt von folgenden Faktoren ab:

- Dauer der Immobilisation – je länger die Immobilisation, desto ausgeprägter ist die Hypotrophie;
- Haltung während der Immobilisation – Gewebe, das unter Spannung immobilisiert wird, hypotrophiert bedeutend weniger als entspanntes Gewebe;
- Zustand vor der Verletzung – trainierte Sportler erleiden offensichtlich verhältnismäßig größere Verluste durch Immobilisation als untrainierte Menschen;
- schnelle und langsame Muskelfasern können unterschiedlich auf die Immobilisation reagieren;
- Geschlecht und Alter können das Ausmaß der Hypotrophie beeinflussen.

Der relative funktionelle Verlust ist größer als der Verlust an Muskelmasse oder Volumen. Beide Verluste wiederum sind größer als der Verlust des Extremitätenumfanges. Typischerweise nimmt die isometrische oder konzentrische Kraft des menschlichen Quadrizepsmuskels nach einer vollständigen Immobilisation von 6 Wochen um ungefähr 30–40% ab, während der durch CT oder MRT gemessene Querschnitt des Muskels um 20–30% abnimmt, und der Oberschenkelumfang, gemessen mit einem Bandmaß, um 10–20%. Der Hauptgrund für den größeren Verlust an Muskelfunktion im Vergleich zum Muskelquerschnitt kann neurologisch bedingt sein, d.h. in einem Verlust der neuralen Aktivität des Muskels begründet liegen. Eine Immobilisation schädigt auch die mechanischen Eigenschaften der Muskel-Sehnen-Einheit, insbesondere indem Kraft und Elastizität beeinträchtigt werden.

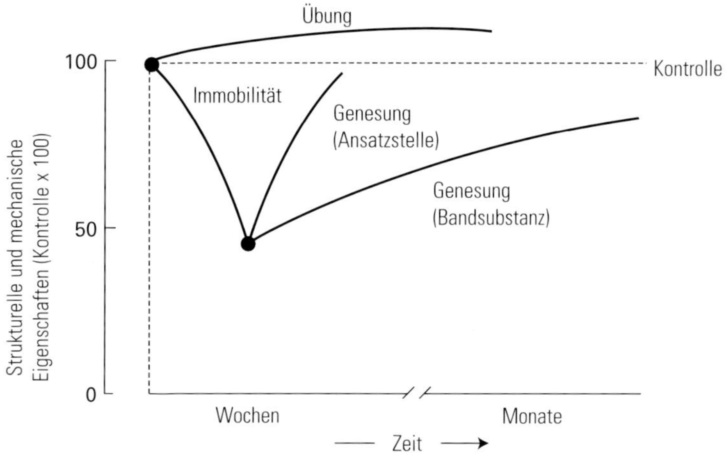

Abb. 20.2: Muskel- und Skelettgewebe verbessern und erhalten ihre strukturellen und mechanischen Eigenschaften, wenn sie kontinuierlich trainiert werden; Immobilisation hat den gegenteiligen Effekt (mit Erlaubnis der International Society of Biorheology and IOS Paris).

Bei regelmäßigem Training nimmt die Muskulatur an Größe zu (hypertrophiert). Mit zunehmendem Alter wird die Muskelmasse mehr oder weniger aufrechterhalten, die Muskelkraft nimmt jedoch ab, da ein gewisser Anteil des Muskelfaservolumens durch Fett ersetzt wird. Die Hypotrophie tritt verzögert ein und kann durch Training rückgängig gemacht werden. Eine gesunde aktive Muskelstruktur kann dazu beitragen, die Gelenke vor Verletzungen zu schützen, indem die Verteilung der einwirkenden Kräfte verbessert wird.

Auswirkungen auf Sehnen

Inaktivität und Immobilisation verursachen eine Sehnenhypotrophie, obwohl diese langsamer eintritt als beim Muskel. Die Zugfestigkeit, Elastizität und das Gesamtgewicht des Sehnengewebes nehmen ab; die Kollagenfasern, aus denen die Sehne zusammengesetzt ist, werden dünner und verlieren ihre Ausrichtung; die Verbindungen zwischen den Sehnenfibrillen können kleiner werden und ihre Anzahl kann abnehmen.

Regelmäßiges Training kann die Stärke des Bindegewebes erhalten und die normalerweise mit zunehmendem Alter auftretende Degeneration verzögern. Training verbessert auch die mechanischen Eigenschaften (Materialzusammensetzung) und die strukturellen Eigenschaften (Reißfestigkeit) der Sehne (Abb. 20.2).

Auswirkungen auf Bänder

Inaktivität schwächt die Bänder und Gelenkkapsel. Es ist bekannt, dass Bänder sich verkürzen und schrumpfen, wodurch die Beweglichkeit eingeschränkt wird und die Gelenke inadäquat belastet werden. Insgesamt kommt es zu einer Abnahme der Kollagenmasse. Die Zugfestigkeit des vorderen Kreuzbandes nimmt laut Untersuchungen an Tieren um ein Viertel ab, ebenso die Elastizität. Regelmäßiges Training verbessert die mechanischen Eigenschaften (Materialzusammensetzung) und auch die strukturellen Eigenschaften (Querschnitt oder Größe) der Bänder. Die Gelenkkapsel ist bei Überlastung und Reizung sehr empfindlich und reagiert durch vermehrte Absonderung von Synovialflüssigkeit, was zu einem Gelenkerguss führt.

Die Auswirkungen von Inaktivität und Immobilisation können verheerend sein. Weitere Untersuchungen und Informationen über Möglichkeiten, diese schädlichen Auswirkungen zu begrenzen, sind notwendig.

Rehabilitation und Remobilisation

Die Effekte von Rehabilitation und Remobilisation unterscheiden sich je nach Gewebe. Im Allgemeinen treten die positiven Effekte der Rehabilitation und Remobilisation langsamer auf als die negativen Effekte der Immobilisation. Die funktionellen Eigenschaften der Skelettmuskulatur können sogar Jahre nach einer Verletzung und nachfolgender Immobilisation deutlich beeinträchtigt bleiben. Man weiß immer noch nicht, ob die ausgeprägten strukturellen Veränderungen in der Muskulatur dauerhaft sind und wenn ja, welches ihre Auswirkungen auf die funktionelle Wiederherstellung bei der Remobilisation sind.

Knochen sprechen gut auf Remobilisation und Belastung an, wenn die Immobilisation nicht mehr als sechs Monate beträgt; nach diesem Zeitraum wird die Osteoporose mehr oder weniger irreversibel.

Literatur

Kannus P, Jozsa L, Renström P et al. (1992) The effects of training, immobilization and remobilization on musculoskeletal tissue. 1. Training and immobilization. Scandinavian Journal of Medicine and Science in Sports 2: 100–118.

Kannus P, Jozsa L, Renström P et al. (1992) The effects of training, immobilization and remobilization on musculoskeletal tissue. 2. Remobilization and prevention of immobilization hypotrophy. Scandinavian Journal of Medicine and Science in Sports 2: 164–176.

Woo SL, Gomez MA, Wood YK, Akeson WH (1982) Mechanical properties of tendons and ligaments. II. Biorheology 19: 397–408.

21 Rehabilitation

Bewegungstherapie und physikalische Therapie

Allgemeine Übungen sind Bestandteile des Aufwärmens vor dem Training und Wettkampf und sind notwendig, um Verletzungen zu vermeiden.

Die Trainer und Physiotherapeuten in der Sportmedizin nehmen sowohl an der Vorbeugung wie auch an der Behandlung von Verletzungen teil. Sofern es um die Prävention geht, verfügt jede Sportart über eigene Bewegungsmuster, die zu unterschiedlichen Belastungstypen verschiedener Muskelgruppen führen. Die Kenntnis dieser Bewegungsmuster ist für die Trainer und Physiotherapeuten unverzichtbar, da es ihre Aufgabe ist, die Bedeutung des Aufwärmens zu betonen, adäquate Vorschläge für Kraft- und Beweglichkeitstraining im Hinblick auf die Anforderungen des jeweiligen Sportes zu machen und ein spezielles Training für den einzelnen Sportler zu empfehlen, welches auf seinen speziellen Bedürfnissen basiert.

Ist eine Verletzung verheilt, ist es das Ziel, die ursprüngliche Funktion des betroffenen Körperteils wiederherzustellen. Die Anweisungen des Trainers sind von größter Bedeutung, wenn es darum geht, das Training der richtigen Muskelgruppen mit adäquaten Bewegungen und einer ausgeglichenen Belastung sicherzustellen.

Erwägt man eine operative Therapie, kann die physikalische Therapie sowohl vor als auch nach der Operation wertvoll sein. Vor einer Meniskusoperation beispielsweise ist es notwendig, dass der Patient die Oberschenkelmuskulatur trainiert, da sie für die Stabilisierung des Kniegelenkes verantwortlich ist und bei gutem Trainingszustand vor der Operation die Rehabilitation erleichtert.

Auch die Beurteilung des individuellen funktionellen Zustandes fällt in den Bereich des Trainers und des Physiotherapeuten. Die Analyse von Ursachen und Folgen funktioneller Beeinträchtigung ermöglicht es, ein Behandlungsprogramm für Muskeln, Gelenke und Bänder aufzustellen. Die eingesetzten Behandlungsmethoden umfassen Beweglichkeits-, Kraft- und Koordinationstraining in vorgegebenen Anteilen. Auch Motivation, Schonung und Maßnahmen zur Linderung von Schmerzen und Schwellungen gehören dazu.

Die Behandlung funktioneller Störungen, z.B. Bewegungseinschränkungen durch Muskelschädigungen, basiert auf neuromuskulärer Stimulation und einer Verbesserung des Zusammenspiels zwischen Nerven und Muskulatur. Dieses Zusammenspiel wird gestört, wenn Gelenke immobilisiert werden, und es kommt zu einem erhöhten Tonus in den das Gelenk umgebenden Muskeln. Die Behandlung zielt auf eine Entspannung der Muskulatur, um den Bewegungsumfang zu verbessern. Dehnungsübungen sollten langsam und gleichmäßig ausgeführt werden, um eine rasche reflektorische Muskelkontraktion zu vermeiden (Dehnungsübungen s. S. 487).

Bei jeglichem Krafttraining ist es unbedingt notwendig, die korrekte Belastung einzusetzen. Nach einer Verletzung sollte das Training der Art und dem Ausmaß der Schädigung sowie dem jeweiligen Heilungsstadium angepasst sein. Krafttraining sollte niemals die Schmerzgrenze überschreiten. Die erste Stufe ist normalerweise isometrisches Training ohne äußere Belastung, danach können Trainingshäufigkeit und zuletzt die Belastung schrittweise erhöht werden. Wenn das isometrische Training schmerzfrei ausgeführt werden kann, kann mit dem dynamischen Training begonnen werden. Hydrotherapie erlaubt ein früheres und aggressiveres Eingreifen, um die physiologische Rekonvaleszenz zu fördern. Das Muskeltraining kann durch elektrische Muskelstimulation unterstützt werden, wenn konventionelles Training nicht durchgeführt werden kann.

Das ausschließliche Training eines verletzten Bereiches sollte vermieden werden, und ein umfassendes Trainingsprogramm sollte aufgestellt werden, in dem alle für die jeweilige Sportart relevanten Trainingselemente enthalten sind.

Es ist wichtig, den Heilungsprozess zu beobachten, sodass der verletzte Bereich nicht überlastet und die Heilung dadurch verzögert wird. Sportler haben nicht immer die Geduld, das Ausheilen einer Verletzung abzuwarten, häufig wird mit dem intensiven Training zu früh begonnen. Diese Tatsache verdeutlicht noch einmal die wichtige Rolle des Trainers und des Physiotherapeuten, die einen Überblick über das Trainingsprogramm behalten sollten, um sicherzustellen, dass es in Art und Intensität adäquat bleibt.

Physiotherapeuten und Trainer sollten in die Behandlung von Sportverletzungen weit mehr einbezogen werden, als es heutzutage der Fall ist. Hierzu gehören funktionelles und sportartspezifisches Training sowie Tests, die benötigt werden, bevor der Athlet seinen Sport wieder aufnimmt.

Prinzipien

Das Ziel der Rehabilitation ist es, die Narbenbildung zu begrenzen und Kraft, Elastizität sowie Kontraktilität der Gewebebestandteile zu erhalten. Das Ziel beim Training dieser Muskeln, Sehnen und Gelenke nach einer Verletzung ist es:

- eine normale Beweglichkeit (Bewegungsumfang) der Gelenke wiederzuerlangen;
- Bindegewebsfasern der Sehnen und Muskeln auf eine optimale Länge zu dehnen;
- Kraft und Ausdauer der Muskulatur zu erhöhen;
- Stärke der Muskeln und Sehnenansätze zu erhöhen;
- Koordination und Propriozeption zu verbessern.

Biomechanische Überlegungen

Der Bewegungsumfang eines Gelenkes wird normalerweise durch die Gelenkoberflächen, die Bänder und die Gelenkkapsel sowie durch die Länge und Flexibilität der Muskeln und Sehnen begrenzt. Bänder und Gelenkkapseln sind relativ unelastisch, sie sind für die Aufrechterhaltung einer passiven Stabilität verantwortlich, wohingegen Muskeln und Sehnen die aktive Stabilität kontrollieren.

Muskeln, Sehnen und Bänder enthalten Kollagenfasern. Eine Sehne z.B. besteht zu 90% aus Kollagenfasern und zu 10% aus elastischen Fasern. Die

Kollagenfasern verlaufen in den Sehnen, Sehnenansätzen und den Übergängen zur Muskulatur parallel. In Ruhe stehen sie nicht unter Spannung, werden jedoch bei Muskelkontraktionen gedehnt und belastet. Kollagengewebe kann elastisch oder plastisch sein und verfügt über eine hohe Viskosität (innere Reibung). Die Tatsache, dass es sowohl viskös als auch elastisch ist, bedeutet, dass die Geschwindigkeit, mit der es belastet wird, relevant ist. Je schneller eine Sehne belastet wird, desto unelastischer (steifer) und unnachgiebiger wird sie. Bei langsamer Belastung dagegen nehmen ihre elastischen und plastischen Eigenschaften zu.

Damit sich die plastischen Eigenschaften des Kollagens in Sehnen ändern, muss es einer Extension für mindestens 6 s ausgesetzt sein. Bei einer Temperatur von ungefähr 38° C oder gerade oberhalb der normalen Körpertemperatur kommt es zu einer Zunahme der Elastizität und Plastizität der Kollagenfasern, dementsprechend sollte ein sorgfältiges und gründliches Aufwärmtraining durchgeführt werden, bevor man mit dem Beweglichkeitstraining beginnt. Ein örtliches Anwärmen der Sehnen, dem sich ein langsames Dehnen bis zur Schmerzgrenze anschließt, führt zu einer Extension der Kollagenfasern der Sehne bis zu ihrer maximalen Länge. Das Dehnen sollte innerhalb von 15–20 min nach der örtlichen Wärmeanwendung erfolgen, andernfalls geht der Aufwärmeffekt verloren.

Bewegungsumfang (range of motion, ROM)

Der volle schmerzfreie Bewegungsumfang (ROM) ist das Ziel aller Rehabilitationsprogramme. Dieses Ziel muss jedoch nicht vollständig erreicht sein, bevor man mit Kräftigungsübungen beginnt, sofern die Durchführung der Übungen schmerzfrei möglich ist. Übungen für den Bewegungsumfang können durch Thermotherapie erleichtert werden, indem Schmerzen begrenzt und die Durchblutung des betroffenen Gebietes verbessert wird, wodurch es zu einer erhöhten Gewebedehnbarkeit kommt. Die Übungen können aktiv oder passiv ausgeführt werden. Passive ROM-Übungen erlauben frühzeitige Bewegungen ohne den Einsatz kontraktiler Gewebe. In den frühen Phasen der Rehabilitation wird die passive Beweglichkeit oftmals indiziert sein, um eine Heilung des Gewebes zu erlauben; aktive Bewegungen können schmerzhaft sein. Aktive ROM-Übungen erfordern Muskelaktivität, damit Bewegung entsteht. Dies ist die Methode der Wahl bei fortschreitender Rehabilitation, wenn die Muskeln ohne Risiko eingesetzt werden können.

Beweglichkeit

Beweglichkeit – die Fähigkeit, ein Gelenk schmerzfrei in vollem Umfang zu bewegen – ist ein wichtiges Ziel der Rehabilitation. Beweglichkeit trägt wahrscheinlich zu einem flüssigen Ablauf von Bewegungsmustern bei. Man ist sich weitgehend einig darüber, dass eine adäquate Beweglichkeit notwendig ist, um eine gute Leistung zu erzielen und Verletzungen zu verhindern, obwohl diese Annahme im Wesentlichen auf Beobachtungen und nicht auf Untersuchungen basiert.

Beweglichkeitsübungen sollten so beschaffen sein, dass sie den Bewegungsumfang eines Gelenkes verbessern. Zu ihnen gehören statische Dehnungsübungen (Stretching), propriozeptive neuromuskuläre Fazilitation (PNF) und dynamische Dehnungsübungen.

Statisches Stretching ist eine äußerst effektive und populäre Technik. Bei dieser Methode wird ein Muskel passiv gedehnt und für 10–60 s (zumeist 20 s) gehalten. Statisches Stretching ist wahrscheinlich sicherer als dynamisches Stretching, da hierbei die Gefahr einer nachteiligen Überschreitung der Dehnbarkeitsgrenzen der jeweiligen Muskulatur geringer ist. Training mit statischem Stretching sollte in das Rehabilitationsprogramm nach einer Verletzung integriert werden. In den meisten Fällen kann man damit frühzeitig nach einer Verletzung beginnen, obwohl hierbei nach einer Muskel- oder Sehnenverletzung die Zustimmung eines Arztes abgewartet werden sollte. Im Allgemeinen kann das statische Stretching begonnen werden, wenn keine lokale Druckempfindlichkeit im Verletzungsgebiet mehr besteht und wenn statische Muskelkontraktionen ohne Schmerzen ausgeführt werden können. Statisches Stretching kann jedoch auch eingesetzt werden, um die Heilung in einem verletzten Muskel oder einer Sehne zu beurteilen, indem die Schmerzgrenze als Maß für das Stadium des Heilungsprozesses eingesetzt wird.

Propriozeptive neuromuskuläre Fazilitation (PNF) ist eine Technik, die bei Beweglichkeitsübungen eingesetzt wird. Hierbei kombiniert man abwechselnd isometrische und isotonische Kontraktionen und anschließende Entspannung sowohl der agonistischen als auch der antagonistischen Muskelgruppen. Die Übungen werden oftmals mit einem Partner durchgeführt und bestehen aus einer 10-sekündigen Kontraktion, der eine 10-sekündige Entspannung und Dehnung folgen.

Dynamisches Stretching beinhaltet wiederholte Auf- und Abbewegungen mit geringer Amplitude. Es wird im Allgemeinen als unsicherer angesehen, da es zu schnellen Dehnungen und relativ unkontrollierten Kräften innerhalb des Muskels kommt, die die Grenzen der Muskelfaser überschreiten können. Korrekt angewandt kann es jedoch effektiv sein.

Während jeder Beweglichkeitsübung sollte die betroffene Muskulatur warm sein und langsam gedehnt werden und bis zum Erreichen eines geringen Widerstandes oder einer geringen Spannung kontrolliert werden. Um die Beweglichkeit zu verbessern, sollte jede Übung täglich mit 5 oder 6 Wiederholungen durchgeführt und für mindestens 20 s gehalten werden. Stretching sollte in das Aufwärmtraining integriert werden, um die Muskeln auf die nachfolgende Aktivität vorzubereiten. Stretching nach dem Sport kann Muskelkater teilweise verhindern und durch das Dehnen lockerer warmer Muskeln die Beweglichkeit verbessern helfen.

Kräftigung

Die Entwicklung von Muskelkraft ist ein notwendiger Bestandteil eines jeglichen Rehabilitationsprogramms. Kraft ist die Fähigkeit eines Muskels, gegen einen Widerstand zu arbeiten. Muskelschwäche oder ein Muskelungleichgewicht kann zu einer abnormalen Bewegung oder beeinträchtigten Leistung führen. Zu einer physiologischen Verbesserung kommt es nur, wenn eine Person von ihren Geweben physisch mehr verlangt als normalerweise gefordert ist – das „Überlastungsprinzip“. Die Muskeln und Sehnen müssen über die normale Belastung hinaus gefordert werden, um ihre Leistung und Kraft wirksam zu steigern. Progressives Training gegen Widerstand (aus dem Englischen: progressive resistance exercise, PRE) ist die häufigste Form des Krafttrainings, um Muskulatur nach einer Verletzung wiederaufzubauen. Dabei ist es wichtig, dem überlasteten Gewebe Erholung zu ermöglichen und hierfür eine angemessene Zeit zur Verfügung zu stellen.

Muskeltraining nach einer Verletzung

Die Muskelkraft ist proportional zum Muskelquerschnitt (das heißt zum Durchmesser und der Anzahl der Muskelfasern). Je größer der Querschnitt, desto größer die Kraft, die der Muskel erzeugen kann. Der Grad der erzeugten Kraft variiert indirekt proportional zur Geschwindigkeit, mit der der Muskel sich kontrahiert. Die maximale Kraft entsteht bei isometrischen Kontraktionen, bei denen eine große Anzahl von motorischen Einheiten eingesetzt wird. Je schneller sich ein Muskel kontrahiert, desto geringer ist die Kraft, die er erzeugen kann, da weniger motorische Einheiten eingesetzt werden.

Krafttraining erhöht nicht nur die Kraft der Muskulatur, sondern auch die Stärke ihrer Ansätze. Aufgrund ihres langsamen Metabolismus nimmt die Stärke von Sehnen, Bändern und Knochen nicht so schnell zu wie die der Muskulatur, diese Tatsache sollte man beim Training Heranwachsender berücksichtigen. Während der Rehabilitation nach einer Verletzung sollte das Krafttraining bis zur Schmerzgrenze durchgeführt werden. Um die Rekonvaleszenzzeit zu verkürzen, kann das Muskeltraining des verletzten Bereiches entsprechend den folgenden Richtlinien beginnen.

Muskelkontraktion ist die Basis für jegliche Bewegung und Training. Es gibt drei Arten der Muskelarbeit: Isometrische (oder statische) Arbeit bedeutet Kontraktion ohne Längenänderung des Muskels (z.B. das Halten eines Gewichtes bei ausgestrecktem Arm); konzentrische Arbeit bedeutet, dass die Muskeln sich kontrahieren und gleichzeitig verkürzen, sodass ihre Ansätze sich annähern (z.B. die Kontraktion der Quadrizepsmuskulatur beim Treppensteigen); exzentrische Arbeit bedeutet, dass die Muskeln sich gleichzeitig kontrahieren und verlängern, sodass ihre Ansätze auseinander weichen (z.B. die Aktionen der Quadrizepsmuskulatur, wenn man treppab geht).
Bei Aktivitäten, bei denen es zu einem Wechsel von exzentrischer zu konzentrischer Muskelarbeit oder umgekehrt kommt, besteht die Gefahr eines Muskel- oder Sehnenrisses. Konzentrische Arbeit ist hauptsächlich die Beschleunigung eines sich bewegenden Objektes, exzentrische Arbeit ist das Abbremsen. Die Verletzungen treten oftmals während des Abbremsens auf.

Statisches (isometrisches) Training

Nach vielen Gelenk- und Muskelverletzungen kann man sofort mit isometrischem Training beginnen (Abb. 21.1). Die besten Resultate erzielt man, wenn die Muskelkontraktionen bis zur Schmerzgrenze durchgeführt werden. Eine langsame isometrische Kontraktion erhöht die Belastung des verletzten Gewebes allmählich. Durch die Kontraktion wird das betroffene Gelenk oder die Extremität nicht bewegt. Hierdurch ist es leichter, ein Überschreiten der Schmerz- oder Kraftgrenze zu vermeiden. Das Training beginnt mit verhältnismäßig wenig Muskelkontraktionen pro Tag und steigert sich allmählich.

> Vor einer Steigerung der Belastung sollte die Anzahl der Muskelkontraktionen gesteigert werden.

Zwischen aufeinander folgenden isometrischen Muskelkontraktionen sollten Pausen eingelegt werden, sodass die in dem Gewebe gebildete Milchsäure abtransportiert werden kann. Wenn möglich, sollte ein Physiotherapeut ständig überprüfen, dass durch das Training keine neuen Probleme entstehen. Sofern keine anderen medizinischen oder strukturellen Kontraindikationen bestehen und isometrisches Training ohne Schmerzen durchgeführt werden kann, kann man mit überwachtem, dynamischem Training beginnen. Diese Art des Trainings ist z.B. für die Extensoren und Flexoren des Kniegelenkes geeignet.

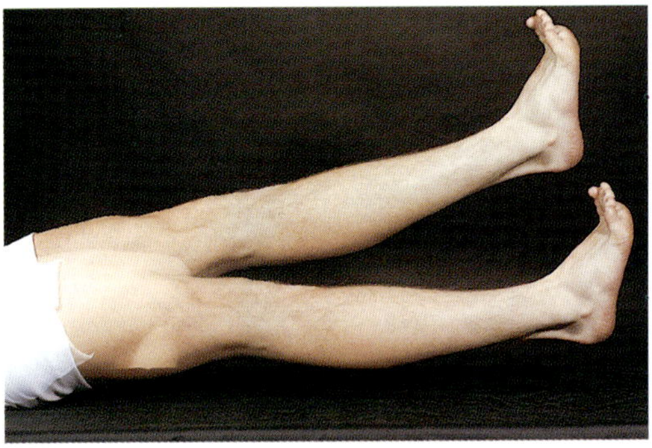

Abb. 21.1: Beispiel für eine isometrische oder statische Muskelübung der Kniegelenkextensoren.

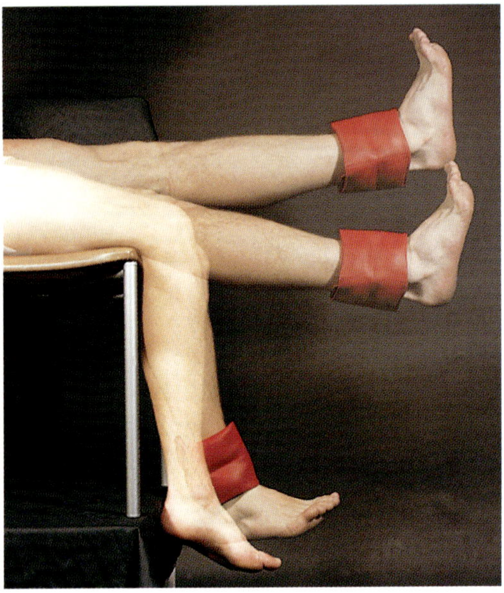

Abb. 21.2: Beispiel für eine dynamisch isotone Muskelübung der Flexoren und Extensoren des Kniegelenkes.

Dynamisches Training

Nachdem alle Verbände entfernt und von medizinischer Seite die Erlaubnis gegeben wurde, das Gelenk zu bewegen, kann man mit dynamischem Training beginnen, wobei anfänglich nur das Körpergewicht oder das Gewicht der Extremität als Belastung eingesetzt wird (Abb. 21.2). Anschließend kann die Belastung schrittweise gesteigert werden, indem zusätzliche äußere Widerstände wie Gewichte eingesetzt werden. Bei dynamischem Training mit Gewichten (isotonisches Training) kann die maximale Belastung eines Gelenkes nur in einem Teil des Bewegungsumfanges erreicht werden. Dies birgt das Risiko einer Gelenküberbelastung in seinen schwächeren Bereichen in sich. Dieses Risiko ist bei isokinetischem Training deutlich reduziert, es sind hierfür allerdings spezielle Apparate notwendig (Abb. 21.3). Isokinetisches Training bedeutet Arbeit mit einer konstanten Geschwindigkeit, normalerweise in Grad/Sekunde ausgedrückt. Die Geschwindigkeit wird durch den Physiotherapeuten oder Trainer vorgegeben. Der Widerstand während des gesamten Bewegungsumfanges wird durch den Kraftaufwand der behandelten Person bestimmt. So ist es möglich, während des gesamten Bewegungsumfanges den maximalen schmerzfreien Widerstand zu trainieren. Das Überlastungsrisiko des verletzten Gewebes wird dadurch begrenzt, dass die trainierende Person ihren Krafteinsatz unterhalb der Schmerzgrenze halten kann.

Dynamisches Training sollte mit einer geringen Belastung beginnen, in den frühen Stadien sollte das Trainingsprogramm durch eine Erhöhung der Übungs-

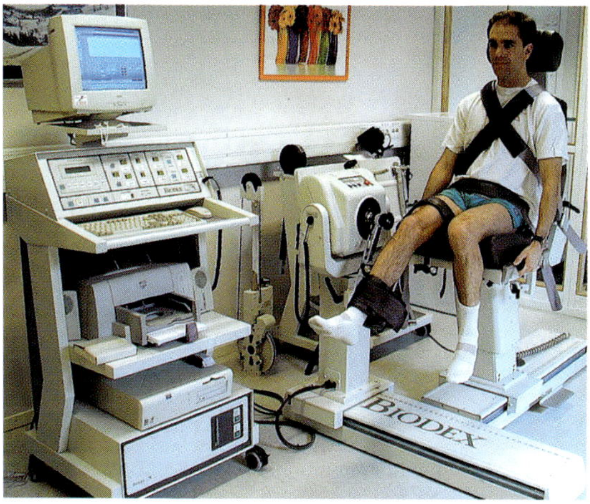

Abb. 21.3: Spezieller Apparat für dynamisches, exzentrisches, isokinetisches Training.

frequenz und nicht durch eine Erhöhung der Belastung erweitert werden. So können Ausdauer und Durchblutung des Muskels verbessert werden, bevor der Muskel weiter belastet wird. Bei Belastungssteigerung ist es wichtig, daran zu denken, dass die Kräfte, denen man ein Gelenk aussetzt, groß sein können. Platziert man beispielsweise beim Training des Kniegelenkes ein Gewicht über dem Sprunggelenk, nimmt die Belastung des Kniegelenkes um das Zehnfache zu.

Dynamisches Training hat einen begrenzten Effekt auf die isometrische Muskelkraft, es sei denn, man trainiert mit geringer Geschwindigkeit, wobei dies eher einem statischen Training gleichkommt. Ebenso hat statisches Training nur einen begrenzten Effekt auf die dynamische Kraft eines Muskels. Anders ausgedrückt: Jegliches Training sollte relevant und so spezifisch gestaltet sein, dass dadurch an Elementen der jeweiligen Sportart gearbeitet wird.

Zusammenfassung

Isometrisches (statisches) Training wird primär in den frühen Stadien der Rehabilitation bei Muskel-Sehnen-Verletzungen eingesetzt oder bei Immobilisation einer verletzten Extremität. Dynamisches isotonisches Training wird in den späteren Stadien der Rehabilitation eingesetzt, kann aber auch benutzt werden, um einen gewissen Grad von Kraft bei präventivem Training in Risikobereichen aufrechtzuerhalten oder zu erhöhen. Dynamisches isokinetisches Training ist weniger anstrengend, da es bei der Wahl einer höheren Bewegungsgeschwindigkeit möglich ist, den Widerstand an den Punkten zu verringern, die im Bewegungsumfang schmerzhaft sind. Zusätzlich führt Isokinetik zu einer deutlichen Kraftzunahme, unabhängig davon, ob sie bei hoher oder geringer Geschwindigkeit mit maximalem Widerstand ausgeführt wird. Training mit unterschiedlichem, jedoch nicht anzupassendem Widerstand ermöglicht es, einzelne Muskelgruppen isoliert zu trainieren, und es erleichtert exzentrische Muskelarbeit und Beweglichkeitstraining.

Nach der anfänglichen Rehabilitationsperiode kann die Schmerzgrenze während der letzten wenigen Kontraktionen im Übungsprogramm überschritten werden, um eben diese Schmerzgrenze zu erhöhen.

Folgende Punkte sind vor Beginn des Krafttrainings zu beachten:

- Jegliches Krafttraining sollte mit Aufwärmübungen beginnen.
- Jegliches Training sollte ohne Belastung beginnen und die Schmerzgrenze nicht überschreiten.
- Es sollte eine allmähliche Zunahme der Belastung erfolgen, aber es ist besser, die Anzahl der Wiederholungen mit gleicher Belastung zu erhöhen, bevor die Belastung erhöht wird.
- Asymmetrische Übungen sollten normalerweise vermieden werden. Ruhe und Erholungsphasen sind bei allen Arten des Krafttrainings wichtig.

- Krafttraining sollte mit Beweglichkeitstraining kombiniert werden.
- Am Ende der Rehabilitation sollte das Krafttraining so sportartspezifisch wie möglich durchgeführt werden.

Übungen mit offenen und geschlossenen kinetischen Ketten

Eine Verletzung und die nachfolgend fehlende Bewegung haben einen negativen Effekt auf den Propriozeptionssinn in Gelenken, Sehnen und der Skelettmuskulatur. Unterschiedliche Übungen sollten eingesetzt werden, um normale Kraft und propriozeptive Funktion wieder herzustellen. Zwei dieser Übungsarten sind als Übungen mit offenen und geschlossenen kinetischen Ketten bekannt.

Übungen mit offenen Bewegungsketten sind solche, bei denen ein proximales Körpersegment fixiert wird und ein distales Segment während eines relativ freien Bewegungsumfanges Kraft ausübt. Beispiele für offene Bewegungsketten sind das Überkopfdrücken oder Wurfübungen für den Oberkörper im Sitzen und Streckübungen für die Kniegelenke im Sitzen oder Zugübungen für die unteren Extremitäten. Übungen mit offenen Bewegungsketten können einen großen Zuwachs der maximal erzeugten Kraft bewirken, einige der am häufigsten eingesetzten Übungen mit offenen Bewegungsketten sind jedoch auf ein einzelnes Gelenk oder Bewegungen in nur einer Ebene begrenzt. Dadurch entsprechen sie nur in begrenztem Ausmaß nützlichen funktionellen Aktivitäten. Dementsprechend ist ihr Einfluss auf die gleichzeitige Verbesserung von propriozeptiven Fähigkeiten und Kraft reduziert.

Bei *Übungen mit geschlossenen Bewegungsketten* wird das distale Körpersegment fixiert, während das proximale Segment relativ frei ist. Beispiele für Übungen mit geschlossenen Bewegungsketten sind Klimmzüge und Liegestütze für den Oberkörper und Aufrichtübungen für den Unterkörper. Ein Physiotherapieball ermöglicht viele unterschiedliche und sportartspezifische Übungen mit geschlossenen Bewegungsketten. Bei diesen Übungen wird häufig das Körpergewicht des Trainierenden eingesetzt, um den gesamten oder einen Teil des Widerstandes herzustellen, und es werden dabei Bewegungen des Körpers gegenüber einer fixierten Hand- oder Fußposition eingesetzt. Übungen mit geschlossenen Bewegungsketten beteiligen häufig zahlreiche Gelenksegmente, die sich gleichzeitig durch zahlreiche Bewegungsbögen bewegen. Die meisten Übungen mit geschlossenen Bewegungsketten sind gewichtsbelastet und stimulieren zumindest eine gewisse gleichzeitige Kontraktion von Agonisten/Antagonisten. Beide dieser Faktoren tragen zu einer Reduktion der Scherkräfte in einem Gelenk bei, erhöhen die propriozeptive Aktivität in Gelenken und Sehnen und verbessern die Haltung und Stabilisationsmechanik.

Sowohl Übungen mit geschlossenen als auch mit offenen Bewegungsketten können eine wichtige Rolle bei Wiedererlangung von Kraft, Propriozeption und funktionellen Fähigkeiten spielen.

Plyometrik

Der Erfolg in den meisten Sportarten hängt von technischem Geschick, Geschwindigkeit, Muskelstärke und -kraft und einer Reihe von koordinierten Aktivitäten ab, die miteinander verbunden den Sport ausmachen. Während Konditions- und Gewichttraining eine Zunahme von Kraft und Ausdauer bewirken können, bedürfen Geschwindigkeit und koordinierte Bewegungen spezieller Trainingstechniken. Eine Trainingsform, die darum bemüht ist, Bewegungsgeschwindigkeit und neuromuskuläre Koordination mit Kraft zu kombinieren, nennt man „Plyometrik“.

Plyometrik erhöht die Erregbarkeit des Nervensystems, indem der in der Skelettmuskulatur inhärente Zyklus von Dehnung und Verkürzung aktiviert wird. Durch eine schnelle anfängliche exzentrische Dehnung eines Muskels wird Spannung produziert, bevor eine explosive konzentrische Kontraktion des gleichen Muskels ausgelöst wird. Bei diesem Mechanismus wird die vor der Dehnung vorhandene Energie sowohl in gleicher als auch entgegengesetzter Richtung freigesetzt, wobei es zu einer kraftvollen Reaktion des sich kontrahierenden Muskels kommt. Man stelle sich einen Sportler vor, der im Begriff ist, einen Standweitsprung auszuführen. Als letzter Schritt vor dem Sprung sind die Beine gebeugt und Knie und Hüfte bewirken eine exzentrische Dehnung des Quadrizeps. Mit dem Absprung des Sportlers vollzieht sich eine rasche konzentrische Kontraktion der gleichen Muskelgruppe, um die Kraft zu erzeugen, die notwendig ist, den Sportler nach vorne zu beschleunigen. Im Gegensatz dazu stelle man sich den gleichen Sportler vor, der den Sprung ohne vorherige Dehnung (und Spannung) des Quadrizeps ausführt, und man beachte den Unterschied in der Sprungweite.

Nach einer Verletzung ist dieser neuromuskuläre Weg durch fehlenden Gebrauch geschwächt. Das Wiederauftrainieren dieses Mechanismus ist für eine sichere und erfolgreiche Rückkehr zum Sport wichtig. Plyometrische Programme sollten mit Vorsicht eingesetzt werden, da sie intensiv, explosiv und belastend für das jeweilige Gewebe sind. Es ist notwendig, dass der Sportler, der an dieser Art des Trainingsprogramms teilnimmt, einen normalen Bewegungsumfang und eine normale Beweglichkeit des betroffenen Körperteils zeigt und über fast normale Kraft verfügt. Das Programm sollte sich allmählich steigern und mit kleinen Bewegungen auf der Stelle beginnen. Zum Springen sollte man sich mit einer hohen Amplitude vorarbeiten, auch sportartspezifische Übungen sollten eingeschlossen werden. Die Erholungszeit zwischen den plyometrischen Trainingseinheiten sollte 3–5 Tage betragen, damit sich die Muskulatur erholen kann. Es muss unbedingt betont werden, dass dieses eine Aktivität für die letzte Phase der Rehabilitation darstellt, da sie eine gute Kraft voraussetzt und hohe explosive Kräfte hervorruft.

Propriozeption und Koordination

Propriozeptoren sind spezielle sensorische Rezeptoren, die sich in Sehnen, Gelenken, Muskeln und Bändern befinden und auf Dehnung, Spannung und Druck reagieren. Diese Rezeptoren registrieren Veränderungen in der Haltung und Bewegung und senden sofort ein Feedback, welches dem Sportler eine Bewegungsänderung erlaubt, um eine Verletzung zu vermeiden. Verletzungen und nachfolgende Immobilisation oder fehlender Gebrauch verändern die Funktion dieser Propriozeptoren und führen zu einer verlängerten Reaktionszeit, vermindertem Gleichgewicht und verlangsamter motorischer Kontrolle. Dieser Zyklus kann das Risiko für eine erneute Verletzung erhöhen.

Koordination und Propriozeption sind eng miteinander verbunden. Um bei Bewegungen bestimmte Aufgaben erfüllen zu können, bedarf es der muskulären Interaktion durch Einsatz dieses propriozeptiven Feedbacks. Verletzungen beeinträchtigen das Timing, den Rhythmus und die Einschätzung spezifischer Fähigkeiten.

Ein umfassendes Rehabilitationsprogramm muss das Wiederauftrainieren dieser Propriozeptoren beinhalten. Das Training sollte mit Balanceübungen auf einem Kippbrett beginnen oder das Fuß-vor-Fuß-setzen mit geschlossenen Augen üben. Danach kann man mit Zickzacklauf, Rückwärtslauf und Achtenlauf fortfahren. Die Intensität sollte gesteigert werden, wenn der Sportler in der Lage ist, jede Aufgabe effizient und schmerzfrei zu bewältigen. Zusätzliche Agilität und Koordinationsgeschicklichkeit können durch den Einsatz von Ausrüstungsgegenständen wie z.B. einem Ball (Werfen, Fangen, Schießen usw.) erreicht werden. Kann der Sportler diese Aufgaben erfüllen, und zeigt er schmerzfreie, flüssige, weiche Bewegungen, kann die Wiederaufnahme des Sports erwogen werden.

Das propriozeptive Training ist einer der wichtigsten Aspekte der Rehabilitation.

Kardiovaskuläre Ausdauer

Die kardiovaskuläre Ausdauer ist ein wichtiger Bestandteil der körperlichen Fitness, der während des Rehabilitationsprozesses nicht ignoriert werden darf. Häufig auch als aerobe Kapazität bezeichnet, ist die kardiovaskuläre Ausdauer definiert als die Fähigkeit des Körpers, über eine längere Zeit submaximales Training aufrechtzuerhalten. Diese Fähigkeit hängt im Wesentlichen von der Effizienz des pulmonalen und kardiovaskulären Systems ab. Eine Schwächung des Systems setzt rasch ein, normalerweise innerhalb von 1–2 Wochen nach Beendigung des Trainings.

Es ist wichtig, mit aerobem Training während der Rehabilitation zu beginnen, sobald dies gefahrlos möglich ist, um eine Schwächung zu vermeiden. Sportler mit Verletzungen der oberen Extremitäten können oftmals bereits in frühen Stadien der Rekonvaleszenz bequem einen Heimtrainer benutzen. Verletzungen der unteren Extremitäten können eine schwierigere Herausforderung darstellen, es gibt aber zahlreiche Ausdaueraktivitäten ohne Gewichtsbelastung, die von Anfang an gefahrlos möglich sind. Schwimmen, Fahren auf einem Heimtrainer und sogar Rudern können in ein Trainingsprogramm aufgenommen werden. Um die kardiovaskuläre Fitness aufrechtzuerhalten, ist es empfehlenswert, das Training 3 bis 5-mal pro Woche für 20–30 min und bei 70–90% der maximalen Herzschlagrate des Sportlers durchzuführen.

Sportartspezifisches Geschicklichkeitstraining

In das Rehabilitationsprogramm müssen sportartspezifische Anforderungen integriert werden. Jeder Sport stellt spezielle Anforderungen an den Athleten. Eine funktionelle Progression ist eine Folge oder Reihenfolge von Aktivitäten, die tatsächliches sportliches Geschick simuliert, sodass der Athlet allmählich die Fähigkeiten wiedererlangen kann, die notwendig sind, seinen Sport sicher und effektiv auszuüben. Diese funktionellen Übungen erlauben eine schrittweise Verbesserung der Kraft, Ausdauer, Beweglichkeit, Koordination und Agilität. Dieser Schritt während des Rehabilitationsprozesses ist unverzichtbar, um Angst und Bedenken des Sportlers im Hinblick auf die Rückkehr zum Sport nach einer Verletzung zu mindern.

Rückkehr zum Sport

Die letztendliche Entscheidung, ob ein Sportler fit genug ist, um seinen Sport wieder aufzunehmen, liegt beim Arzt. Die Kriterien für eine sichere Rückkehr zum Sport beinhalten eine volle schmerzfreie Beweglichkeit, normale und gleiche Kraft beidseits und die Fähigkeit, den Anforderungen des Sports ohne Schmerzen oder Schwellung zu genügen. Sportartspezifische Tests sollten vor der Wiederaufnahme des Sports durchgeführt werden. Obwohl nicht alle Verletzungen verhindert werden können, hat ein fitter Sportler mit guter Kondition ein geringeres Risiko einer erneuten Verletzung.

Schultern, obere Extremitäten

Es gibt mehrere Punkte, die man bei der Schulterrehabilitation beachten muss, unabhängig von der Vielzahl der Verletzungen, die im Schulterkomplex möglich sind.

- Der Schultergürtel besteht aus einer Reihe komplexer Gelenke, die zusammenarbeiten, um eine weiche, rhythmische und koordinierte Bewegung zu ermöglichen. Die Komplexität dieser Kombination von Gelenken und ihre große Abhängigkeit von den Weichteilgeweben, um sowohl dynamische als auch statische Stabilität zu gewährleisten, machen die Rehabilitation der Schulter oft zu einer schwierigen Herausforderung.
- Die Rotatorenmanschette und die periskapulären Muskeln müssen gemeinsam rehabilitiert werden, um die dynamische Stabilität des Schultergürtels aufrechtzuerhalten.
- Eine Schwäche der Skapulastabilisatoren verändert die Biomechanik des Schultergürtels: Es kommt zu einer abnormalen Belastung der vorderen Kapsel, größerer Kompression der Rotatorenmanschette und verminderter Aktivität der Rotatoren.
- Es muss ein normaler Bewegungsumfang des Schultergürtels erreicht werden, um die rhythmische thorakoskapulare und glenohumerale Beweglichkeit zu erhalten. Hierbei sollten sowohl die Kapselbewegungen als auch die Flexibilität des Muskelweichteilgewebes beachtet werden. Eine vermehrte thorakale Krümmung (Kyphose) führt zu verminderter glenohumeraler Beweglichkeit.
- Das Verständnis der Biomechanik und Kinematik der Schultergelenkbewegungen und der Anforderungen unterschiedlicher Sportarten und Aktivitäten ist notwendig, um wichtige Informationen über die Verletzung und die Bedürfnisse der Rehabilitation zu liefern.

Bewegungsübungen für die Schulter

Pendelübungen

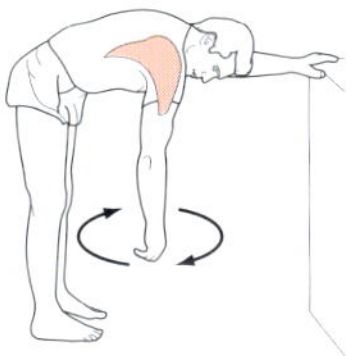

Es gibt drei Ziele für die Pendelübungen: Verbesserung der muskulären Entspannung; Wiederherstellung eines begrenzten schmerzfreien und entspannten Bewegungsbogens und Vorbereitung des Schulterkomplexes für zusätzliche Aktivitäten. Im Stehen hält man sich mit dem nichtbeteiligten Arm an einem stabilen Objekt fest. Man beugt sich in der Taille leicht nach vorne und lässt den betroffenen Arm gerade herunterhängen, wobei alle Schultermuskeln entspannt werden.

Man schwingt den Arm vorsichtig (a) vorwärts und zurück, (b) von einer Seite zur anderen und (c) im Kreis, zunächst im Uhrzeigersinn und dann gegen den Uhrzeigersinn, wobei der Durchmesser des Kreises vergrößert wird. Unter Ausnutzung des Schwunges sollte man die Muskeln so entspannt wie möglich lassen. Man wiederholt die Übung 10 bis 15-mal in jeder Richtung. Durch ihre schmerzlindernde und entspannungsfördernde Eigenschaft sind die Pendelübungen auch als „Abkühlübungen" gut geeignet.

Übungen mit einem Stab

Durch den Einsatz eines Stabes, Stockes oder Besenstiels kann man den nichtbeteiligten Arm einsetzen, um den betroffenen Arm bei einer Verbesserung des Bewegungsumfanges zu unterstützen.

Streckung im Schultergelenk (Elevation)

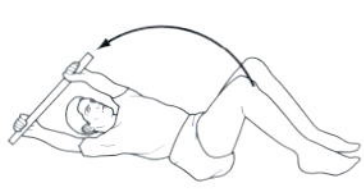

Auf dem Rücken liegend fasst man den Stab mit beiden Händen, die Hände etwa schulterbreit auseinander, die Handflächen nach unten. Man beginnt mit über den Hüften liegendem Stab. Man hebt den Stab mit gestreckten Armen vor sich so weit wie möglich hoch, bis man eine Dehnung spürt (hierbei hilft der unverletzte Arm dem verletzten Arm), pausiert in der maximalen Höhe für 5 s und kehrt zur Ausgangsposition zurück. Wiederholung 10-mal.

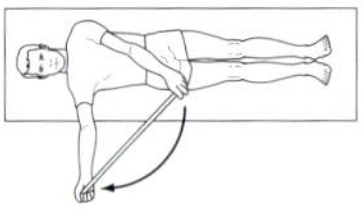

Abduktion
Auf dem Rücken liegend fasst man den Stab mit beiden Händen, die Hände etwa schulterbreit auseinander, die Handflächen nach unten. Man beginnt mit über den Hüften liegendem Stab. Man setzt den Stab ein, um den verletzten Arm so weit wie möglich nach außen zu schieben, am weitestmöglichen Punkt pausiert man für 5 s und kehrt in die Ausgangsposition zurück. Wiederholung 10-mal.

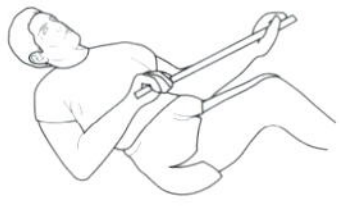

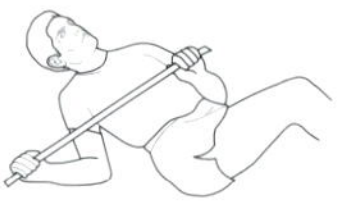

Innen-/Außenrotation
Auf dem Rücken liegend fasst man den Stab mit beiden Händen, Ellenbogen 90° gebeugt, die Hände schulterbreit auseinander. Durch Einsatz des Stabes rotiert man den betroffenen Arm so weit wie möglich nach außen und lässt dabei die Ellenbogen an die Taille gepresst. Man hält die Position für 5 s und kehrt in die Ausgangsposition zurück. Wiederholung 10-mal. Man wiederholt die Übung und rotiert den betroffenen Arm über den Körper in die andere Richtung.

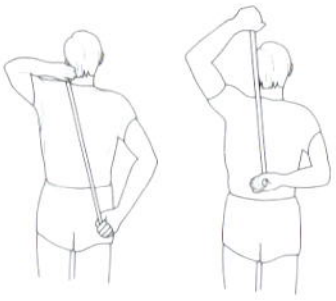

Innenrotation hinter dem Rücken
Man hält den Stab vertikal hinter dem Rücken, der nichtverletzte Arm fasst den Stab oben. Man setzt diesen Arm ein, um den betroffenen Arm so weit wie möglich am Rücken entlang hochzuziehen. Man hält für 5 s und kehrt dann in die Ausgangsposition zurück und wiederholt 10-mal.

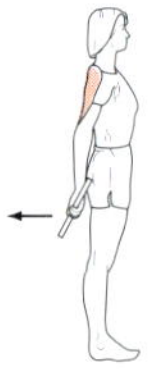

Extension
Man steht mit den Armen seitlich am Körper, Ellenbogen gestreckt. Man hält den Stab mit beiden Händen hinter dem Rücken, sodass die Handflächen vom Körper wegzeigen. Man drückt den Stab langsam vom Körper weg. Man hält für 5 s und kehrt dann in die Ausgangsposition zurück. Man wiederholt diese Übung 10-mal.

Stretching der oberen Extremität

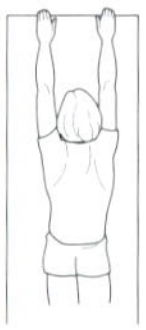

Stretching des Latissimus und des Teres minor
Man stellt sich in einem Türrahmen, fasst mit den Fingerspitzen des betroffenen Armes über den oberen Türrahmen und beugt sich durch den Türrahmen nach vorn. Man spürt die Dehnung entlang der Unterseite der Arme. Man hält für 20 s und wiederholt 5 bis 6-mal.

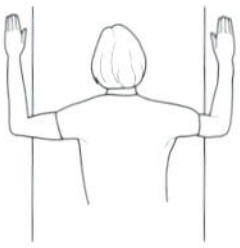

Pectoralis-Stretching
Man stellt sich in einen Türrahmen, Ellenbogen 90° gebeugt und Oberarme parallel zum Fußboden. Man hält die Ellenbogen gegen den Türrahmen und lehnt sich nach vorne. Die Arme werden nach hinten gedehnt, während der Körper sich vorneigt. Man sollte die Dehnung an der Vorderseite der Schulter spüren. Man hält für 20 s und wiederholt 5 bis 6-mal.

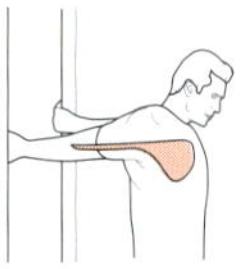

Stretching von Pectoralis, Bizeps und Deltoideus
Man stellt sich in einen Türrahmen, die Hände in Schulterhöhe hinter dem Körper. Man fasst den Türrahmen rückwärts, die Daumen zeigen dabei nach oben. Man beugt sich durch den Türrahmen nach vorne und lässt die Ellenbogen dabei gestreckt. Die Dehnung sollte an der Vorderseite der Brust spürbar sein. Man hält für 20 s und wiederholt 5 oder 6-mal.

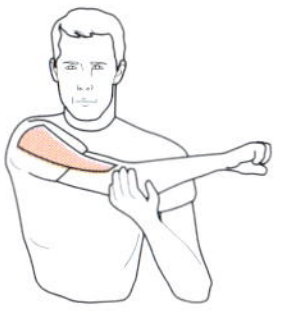

Stretching von Deltoideus und Rhomboideus (hintere Kapsel)
Man greift den Ellenbogen des betroffenen Armes mit dem unverletzten Arm. Man zieht den betroffenen Arm in Schulterhöhe vor die Brust. Die Dehnung sollte hinter der betroffenen Schulter und an der Rückseite des Oberarmes spürbar sein. Man hält für 20 s und wiederholt 5 oder 6-mal.

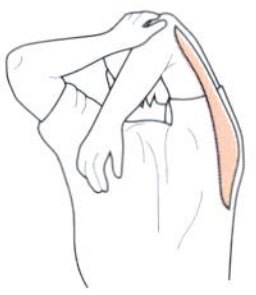

Stretching des Trizeps (untere Kapsel)
Man hebt den betroffenen Arm über den Kopf und beugt den Ellenbogen hinter dem Kopf. Mithilfe des anderen Armes zieht man den Ellenbogen des betroffenen Armes vorsichtig hinter den Kopf. Die Dehnung sollte an der Rückseite des betroffenen Oberarmes spürbar sein. Man hält für 20 s und wiederholt 5 oder 6-mal.

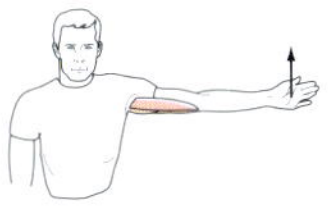

Stretching des Bizeps
Man hält den betroffenen Arm in Schulterhöhe seitlich vom Körper gestreckt. Man beginnt mit der Handfläche nach oben zeigend und dreht dann die Handfläche zum Boden. Langsam bewegt man den Arm auf den Rücken, wobei der Ellenbogen gestreckt bleibt. Man sollte die Dehnung im Oberarm spüren. Man hält für 20 s und wiederholt 5 oder 6-mal.

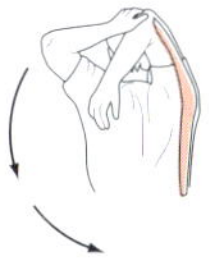

Latissimus dorsi
Man wiederholt das Trizeps-Stretching und beugt den Rumpf zur entgegengesetzten Seite. Man spürt die Dehnung entlang des Rumpfes. Man hält für 20 s und wiederholt 5 oder 6-mal.

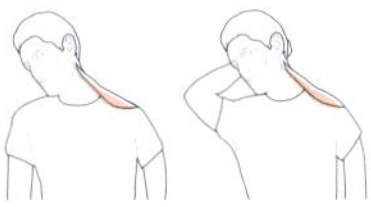

Levator-Stretching
Man sitzt und beugt den Kopf diagonal nach vorne, wobei man den rechten Ellenbogen ansieht. Man spürt die Dehnung an der linken Seite des Halses, der Schulter und am oberen Rücken. Wiederholung zur Gegenseite. Man hält für 20 s und wiederholt 5 oder 6-mal.

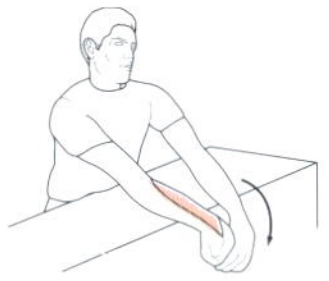

Stretching der Handgelenkbeuger
Man streckt den Ellenbogen vollständig und greift mit nach oben zeigender Handfläche die andere Hand. Man zieht das Handgelenk so weit wie möglich nach hinten. Die Dehnung sollte an der Unterseite des Unterarmes spürbar sein. Man hält für 15–20 s. Wiederholung 5 bis 6-mal.

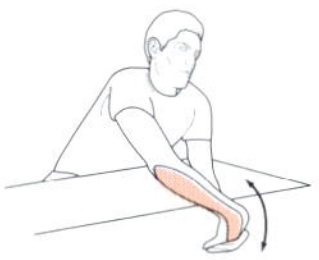

Stretching der Handgelenkstrecker
Man streckt den Ellenbogen vollständig, und bei nach unten zeigender Handfläche greift man die Hand mit der anderen Hand. Man drückt das Handgelenk so weit wie möglich nach unten. Die Dehnung sollte an der Oberseite des Unterarmes spürbar sein. Man hält für 15–20 s und wiederholt 5 bis 6-mal.

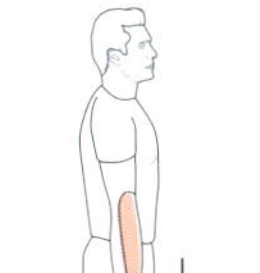

Stretching beim „Tennisellenbogen" (Stretching der Handgelenkextensoren und Pronatoren)
Im Stehen legt man den betroffenen Handrücken auf einen Tisch, wobei der Ellenbogen gestreckt bleibt. Man drückt auf den Tisch. Man greift die betroffene Hand mit der anderen Hand und dreht das Handgelenk und die Hand der betroffenen Seite nach außen, wobei das Handgelenk gebeugt bleibt. Die Dehnung sollte an der Oberseite des Unterarmes und an der Oberseite des Handgelenkes spürbar sein. Man hält für 15–20 s und wiederholt 5 bis 6-mal.

Schulterkräftigung

Übungen mit dem Gummiband

Man befestigt ein Stück eines breiten Gummibandes an einem stabilen Objekt, wie z.B. der Tür oder einem schweren Ausrüstungsgegenstand oder Möbelstück. Zum Halten verknotet man auch das andere Ende. Jede Übung sollte langsam und kontrolliert ausgeführt werden, um das Produkt der Bewegungsgrößen zu minimieren. Man führt 2 oder 3-mal eine 10–15fache Wiederholung durch. Während der Übungen muss der Rumpf stabilisiert werden.

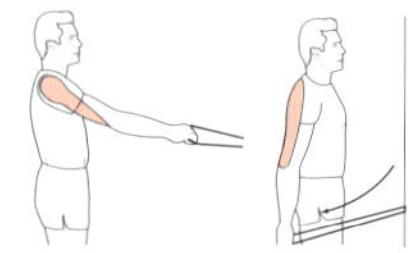

Schulterextension (Latissimus dorsi, Trizeps, Teres major)

Man stellt sich mit dem Gesicht zum Gummiband, der betroffene Arm wird vollständig ausgestreckt. Man zieht das Band gerade zurück, wobei auch der Arm gestreckt gehalten wird. Man kehrt langsam in die Ausgangsposition zurück und wiederholt die Übung.

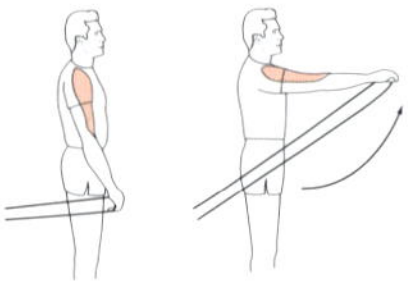

Elevation (vorderer Deltoideusanteil, Bizeps, Infraspinatus)

Man stellt sich mit dem Rücken zum Gummiband, der betroffene Arm wird gestreckt und zeigt seitlich des Körpers nach unten. Der Arm wird gestreckt gehalten und bis auf Schulterhöhe nach vorn gehoben. Man kehrt langsam in die Ausgangsposition zurück und wiederholt die Übung.

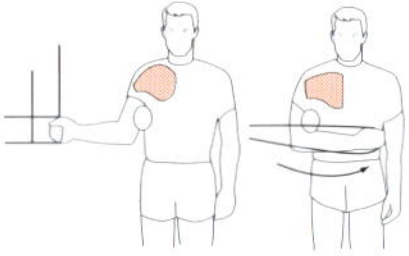

Innenrotation (Subscapularis, Pectoralis)

Man steht seitlich mit der betroffenen Schulter zum Gummiband, der Ellenbogen wird 90° gebeugt. Man klemmt sich ein zusammengerolltes Handtuch zwischen Körper und Ellenbogen. Man greift das Gummiband mit der betroffenen Hand und zieht das Band durch Rotation des Armes in der Schulter vor den Körper, wobei der Ellenbogen am Körper anliegend bleibt. Man kehrt langsam in die Ausgangsposition zurück und wiederholt die Übung.

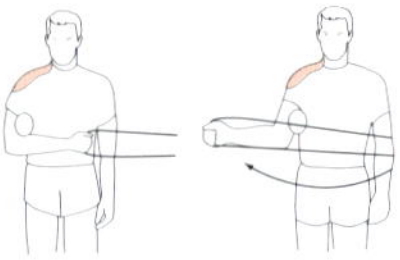

Außenrotation (Teres minor, Infraspinatus)

Man steht seitlich mit der gesunden Schulter zum Gummiband. Auf der betroffenen Seite wird ein zusammengerolltes Handtuch zwischen Körper und 90° gebeugtem Ellenbogen eingeklemmt. Man greift das Gummiband mit der betroffenen Hand und zieht es durch Drehung des Armes in der Schulter vom Körper weg, wobei der Ellenbogen an den Körper gepresst bleibt. Man sollte nicht so weit ziehen, dass Schmerzen in der Schulter entstehen. Man geht langsam in die Ausgangs-position zurück und wiederholt die Übung.

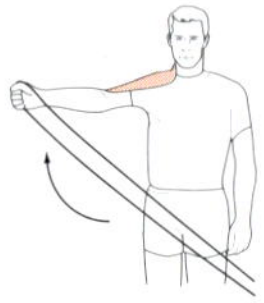

Abduktion (Deltoideus, Supraspinatus)

Man steht seitlich mit der nicht betroffenen Schulter zum Gummiband, der Arm wird gerade an der Körperseite gehalten. Man hebt das Gummiband vom Körper weg bis auf Schulterhöhe, wobei der Daumen nach oben gedreht wird. Man kehrt langsam in die Ausgangsposition zurück und wiederholt die Übung.

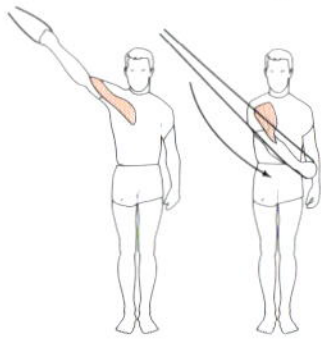

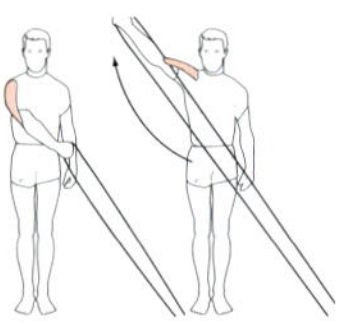

Diagonale Bewegungsmuster

(1) Man steht seitlich mit der betroffenen Schulter zum Gummiband, und der Arm wird seitlich nach oben ausgestreckt, wobei die Handfläche nach vorne zeigt. Man zieht den Arm vor dem Körper zur entgegengesetzten Hüfte nach unten. Man kehrt langsam in die Ausgangsposition zurück und wiederholt die Übung.

(2) Man steht seitlich mit der betroffenen Schulter vom Gummiband abgewandt. Man führt den betroffenen Arm diagonal vor dem Körper zum Gummiband, wobei die Handfläche nach hinten zeigt, und führt den Arm diagonal vor dem Körper, wie abgebildet, nach oben. Man kehrt langsam in die Ausgangsposition zurück und wiederholt die Übung.

Isolierte Schulterübungen

Übungen der Schulter sollten sowohl Beschleunigung als auch Abbremsen trainieren. Die folgenden Übungen isolieren einzelne Muskeln, die die Schulter umgeben. Diese Übungen sind unverzichtbar, wenn Bewegungen des Schulterkomplexes rhythmisch und korrekt funktionieren sollen. Die Übungen sollten präzise und mit kleinen Gewichten in der Hand ausgeführt werden (0,5–1,5 kg). Die Gewichte sollten so leicht sein, dass die Bewegungen ohne Schmerzen vollständig ausgeführt werden können. Man sollte 2 bis 3-mal eine 10–15fache Wiederholung durchführen (abhängig vom Sport).

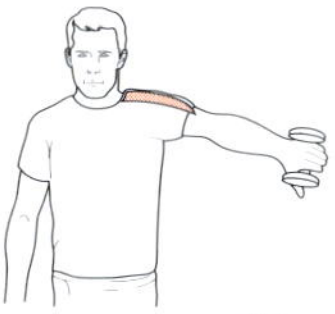

Übung mit der „leeren Dose“ (Supraspinatus)

Man steht mit gestrecktem Ellenbogen und der Daumen zeigt zum Körper. Man hebt den Arm diagonal um 45° seitlich vom Körper, wobei der Daumen nach unten zeigt. Man beendet die Übung in Schulterhöhe. Man hält für 3 s und senkt den Arm langsam ab und wiederholt die Übung.

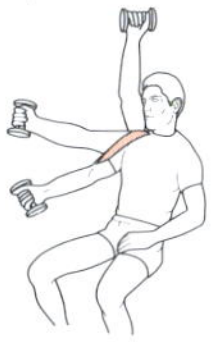

Elevation in der Skapulaebene (Stabilisatoren der Skapula)

Man steht mit gestrecktem Ellenbogen und nach oben gedrehtem Daumen. Man hebt den Arm diagonal in einem Winkel von 45° vom Körper wegzeigend über den Kopf. Man hält für 3 s und senkt den Arm langsam ab und wiederholt die Übung.

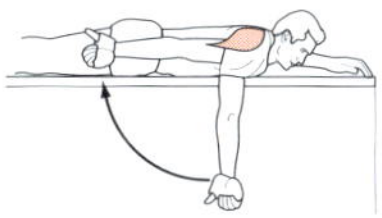

Schulterextension in Bauchlage (Rhomboideus, Latissimus, Teresmajor)

Man legt sich bäuchlings auf einen Tisch oder an den Rand eines Bettes und lässt den betroffenen Arm gerade nach unten hängen. Man lässt den Ellenbogen gestreckt und den Daumen nach innen rotiert. Man hebt den Arm rückwärts bis auf Tischhöhe. Man hält für 3 s und senkt den Arm langsam ab und wiederholt die Übung.

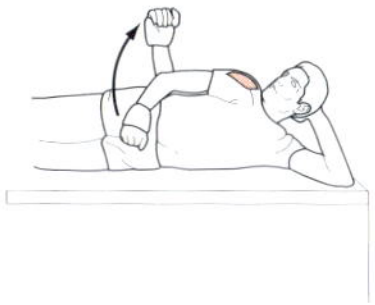

Außenrotation in Seitlage (Teres minor, Infraspinatus)

Man liegt auf der nicht betroffenen Seite, wobei der betroffene Arm auf dem Körper ruht, der Ellenbogen wird dabei 90° gebeugt. Der Ellenbogen des betroffenen Armes bleibt am Körper fixiert und der Arm wird in der Schulter nach außen gedreht. Man hält für 3 s und senkt den Arm langsam ab und wiederholt die Übung. Diese Übung sollte nicht bis zur Schmerzgrenze durchgeführt und in bestimmten Fällen sollte das Bewegungsausmaß begrenzt werden.

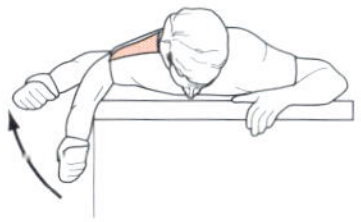

Innen-/Außenrotation in Bauchlage (Infraspinatus, Subscapularis, Stabilisatoren der Skapula)

Man legt sich bäuchlings auf einen Tisch, wobei der Arm in der Schulter seitlich um 90° angehoben wird, der Ellenbogen 90° gebeugt ist und die Handfläche zum Boden zeigt. Während der Oberarm durch den Tisch unterstützt wird, dreht man die Schulter langsam so weit wie möglich nach außen und dann nach innen. Man hält für 3 s in jeder Position und senkt den Arm langsam ab und wiederholt die Übung.

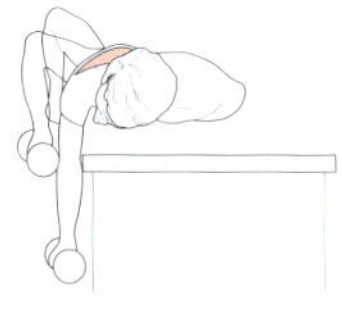

Ruderübungen in Bauchlage (Stabilisatoren der Skapula, Trizeps, hinterer Deltoideusanteil, Teres major)

Man legt sich bäuchlings auf einen Tisch, der Arm hängt gerade nach unten. Man hebt den Arm gegen die Decke, wobei der Ellenbogen voranzeigt und kneift dabei die Schulterblätter während des Anhebens zusammen. Man hält 3 s, senkt den Arm langsam ab und wiederholt die Übung.

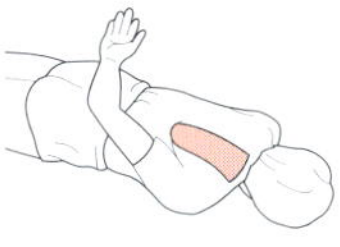

Heben der Hände vom Rücken (Rhomboidei, Suprascapularis)

Man liegt auf dem Bauch und legt den betroffenen Arm hinter dem Rücken bei leicht gebeugtem Ellenbogen auf das Gesäß. Man hebt den Arm gegen die Decke und versucht dabei, nicht den Ellenbogen zu strecken. Man sollte darauf achten, beim Anheben des gesamten Armes die Bewegung aus der Schulter heraus auszuführen. Man hält für 3 s, senkt langsam ab und wiederholt die Übung.

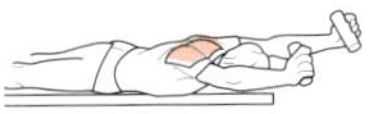

Überkopfheben (unterer Trapeziusanteil)
Man liegt auf dem Bauch, Arme gerade über Kopf gestreckt. Man hebt die Arme so weit wie möglich vom Boden. Man achtet darauf, dass Kopf und Schulterblätter unten bleiben. Man hält für 3 s und senkt langsam ab. Wiederholung der Übung. Alternativ kann man die Arme abwechselnd diagonal bewegen (ein Arm hoch, ein Arm herunter).

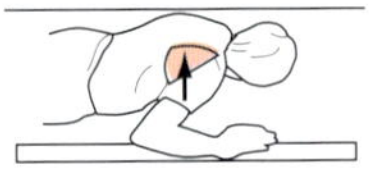

Anheben des Armes in Bauchlage (mittler Trapezius)
Man liegt auf dem Bauch, der Arm ist bei 90° Beugung des Ellenbogens ebenfalls 90° zur Seite ausgestreckt, die Handflächen zeigen nach unten. Man hebt den gesamten Arm in Richtung Decke an, wobei die Schulterblätter zusammengekniffen werden. Der Kopf ist dabei unten zu halten. Man hält für 3 s, senkt langsam ab und wiederholt die Übung.

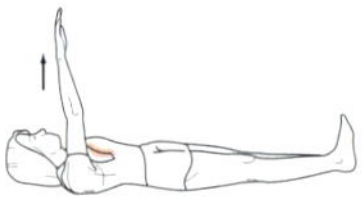

„Verlängerung" der Skapula (Serratus anterior)
Man liegt auf dem Rücken und streckt den betroffenen Arm im 90°-Winkel gegen die Decke, Ellenbogen gestreckt. Man reckt den ganzen Arm in Richtung Decke (das Schulterblatt sollte sich vom Boden heben). Man hält für 3 s, senkt langsam ab und wiederholt die Übung.

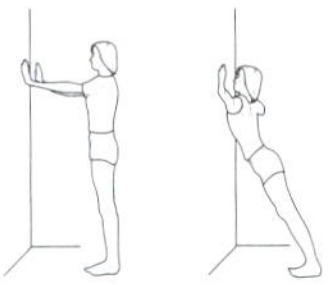

Liegestütze an der Wand (Stabilisatoren der Skapula)
Man stellt sich in eine Ecke, die Füße etwa einen Schritt von der Wand entfernt. Man hebt die Hände in Schulterhöhe gegen die Wände. Man lehnt sich langsam in die Ecke und drückt sich dann zurück. Man wiederholt die Übung. Alternativ kann man sich vorwärts mit erhobenen Händen in die Ecke fallen lassen.

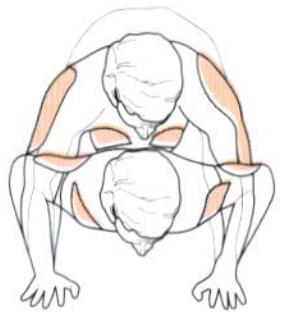

Erweiterte Liegestütze (Stabilisatoren der Skapula)
Man führt einen normalen Liegestütz aus. Sind die Ellenbogen gestreckt, versucht man, sich weiter hoch zu drücken, indem man einen runden Rücken macht. Man hält für 3 s, senkt langsam ab und wiederholt die Übung.

Rehabilitationsprotokolle

Rehabilitationsprotokolle für spezielle Verletzungen finden sich in den folgenden Tabellen:
- Impingementsyndrom: Tab. 21.1;
- vordere Schulterluxation: Tab. 21.2.

Ellenbogen, Handgelenk und Hand

Ellenbogenrehabilitation

Unabhängig von der Verletzung muss das Rehabilitationsprogramm auf Entzündungen, eingeschränkte Beweglichkeit, Schmerzen, Schwäche und funktionelle Beeinträchtigungen ausgerichtet sein. Die Gefahren der Ellenbogenimmobilisation, Arthrofibrose und adhäsiven Kapsulitis (Gelenkeinsteifung) sind ausführlich nachgewiesen. Der frühe Beginn von Bewegungsübungen ist ein Muss, will man die degenerativen Auswirkungen der Immobilisation minimieren. Wie bei jeder Rehabilitation ist Kraft für eine korrekte Funktion wichtig. Der frühzeitige Beginn von Muskelaktivierung ist im Rehabilitationsprozess wichtig, um eine Gewebehypotrophie zu vermeiden und die Muskulatur wieder zu schulen. Athleten, deren Sportart Werfen beinhaltet, sollten auch Übungen zur Stabilisation der Skapula zusammen mit Kräftigungsübungen für den gesamten Schulter-Ellenbogen-Komplex ausführen.

Tab. 21.1: Rehabilitationsprotokoll beim Impingementsyndrom (siehe S. 134)

	Frühphase	Zwischenphase	Spätphase	Rückkehr zur Aktivität
Ziel	Schmerz und Entzündung reduzieren Gelenk- und Kapselbewegung wiederherstellen	Kraft der Rotatorenmanschette und periskapulären Muskulatur entwickeln Volle schmerzfreie AROM	Kraftimbalance beseitigen Muskuläre Ausdauer verbessern	Funktionelle Steigerung der Aktivität
Manuelle Therapie	Dehnung der hinteren Kapsel	Weiterhin Kapseldehnung	Weiterhin Kapseldehnung	
ROM	Übungen mit Stab – IR/AR – IR hinter dem Rücken – Extension – Elevation	Weiterführen, wenn Defizite verblieben sind	Weiterführen, wenn Defizite verblieben sind	
Kräftigung	Isometrische Übungen: IR, AR, Abduktion, Extension, Elevation Isolierte Schulterübungen: – Extension in Bauchlage – Rudern in Bauchlage – Serratus anterior – AR in Seitlage	Weiterführung der bisherigen Übungen Zusätzlich isolierte Schulterübungen: – „leere Dose", „volle Dose" – unterer Trapezius – mittlerer Trapezius – IR/AR in Bauchlage	Weiterführung der bisherigen Übungen Ergänzen: – Übungen mit Gummiband – diagonale Übungen mit Gummiband – Liegestütze mit Zusatzbelastung – Liegestütze an der Wand Isotone Kraftgeräte für die obere Extremität	Weiter isotone Kraftgeräte für die obere Extremität Weiter umfassendes Kräftigungsprogramm gezielt für die periskapuläre Muskulatur und Rotatorenmanschette einschließlich exzentrischer Übungen
Dehnung	Dehnung des Deltoideus/der Rhomboidei Dehnung des Pectoralis	Abduktion, Elevation im Türrahmen Bizepsdehnung	Weiterhin Dehnung Dehnung des Pectoralis	Weiterhin Dehnung der oberen Extremität
Funktion/ Propriozeption	Neuromuskuläre Impulsmuster	Leichte sportliche Aktivität unter der Horizontalebene, wenn schmerzfrei (Übungen mit dem Therapieball)	Simulierte sportliche Aktivität mit Gummiband, schweren Bällen, Abbremsübungen (Bälle fangen)	Rückkehr zum Sport, wenn schmerzfrei und volle Kraft

AROM, active range of motion (aktiver Bewegungsumfang); AR, Außenrotation; IR, Innenrotation; ROM, range of motion (Bewegungsumfang).

Tab. 21.2: Rehabilitation der vorderen Schulterluxation (siehe S. 125)

	Immobilisationsphase (0–3 Wochen)	**Frühe Phase** (3–6 Wochen)	**Zwischenphase** (6–12 Wochen)	**Spätphase** (über 12 Wochen)	**Rückkehr zur Aktivität**
Ziel	Heilung des Gelenkkapseltraumas Schmerz lindern/kontrollieren	ROM beginnen und erhalten	ROM normalisieren Aggressive Kräftigung	Kräftigung mobilisieren Funktionelle Steigerung der Aktivitäten	Vorbereitung auf Rückkehr zur Aktivität
ROM	Permanente Armschlinge Pendelübungen AROM Ellenbogen, Handgelenk, Hand	Pendelübungen Übungen mit Stab: Elevation, Extension, Abduktion Vermeiden kombinierter Abduktion und AR	Weiter ROM-Übungen Vermeiden kombinierter Abduktion und AR	Abduktion mit AR erlaubt	
Dehnung	Keine			Dehnungsprogramm für obere Extremität	Dehnungsprogramm für obere Extremität
Kräftigung	Isometrisches Krafttraining Skapulastabilisierung	Isolierte Schulterübungen: – PNF – Schulterextension in Bauchlage – Rudern in Bauchlage – Serratus anterior – AR in Seitlage, begrenzte ROM – Rhomboidei Übungen mit Gummiband: IR/AR, begrenzte ROM, Elevation, Extension	Weiter vorherige Übungen Ergänzen isolierter Schulterübungen: – unterer Trapezius – mittlerer Trapezius – IR/AR in Bauchlage – Skapula Liegestütze mit Zusatzbelastung Isotone Kraftmaschine für obere Extremität	Fortsetzen des vorherigen Programms Ergänze: – Übungen in vielen Ebenen – diagonale Kräftigung – Liegestütze – Liegestütze an der Wand	Fortsetzen des vorherigen Programms
Funktion/ Propriozeption	Keine		Leichte sportspezifische Übungen	Simulierte sportliche Aktivität mit Gummiband, schweren Bällen	Rückkehr zum Sport, wenn ROM und Kraft normal sind

AROM, active range of motion (aktiver Bewegungsumfang); AR, Außenrotation; IR, Innenrotation; PNF, propriozeptive neuromuskuläre Fazilitation; ROM, range of motion (Bewegungsumfang).

Handgelenk- und Handrehabilitation

Da die Funktion des Handgelenkes und der Hand für Alltagsaktivitäten unverzichtbar ist, bedarf es besonderer Sorgfalt, damit die funktionelle Integrität dieser Strukturen nicht beeinträchtigt wird. In Ergänzung zu Bewegungsübungen und Kräftigungsübungen muss man besonderes Augenmerk auf Geschicklichkeitsübungen und taktile Fähigkeiten richten. Handgelenk und Hand bilden eine Folge komplexer Gelenke, die zusammenarbeiten, um eine große Beweglichkeit und zahlreiche Funktionen zu ermöglichen. Eine Immobilisation kann zu Gelenkkontrakturen und Steifigkeit führen, daher sollten aktive Bewegungsübungen beginnen, sobald diese ohne Gefahr durchgeführt werden können. Ein detailliertes Verständnis der Aktionen der Handgelenkmuskulatur ist notwendig, um Gelenkbewegungen zu isolieren. Die Beweglichkeit der Mittelhandknochen sollte durch den Physiotherapeuten manuell überprüft werden. Ellenbogen und Unterarm sollten bei Rehabilitationsübungen stabilisiert werden, um kompensatorische Bewegungen zu minimieren.

Bewegungsübungen (ROM)

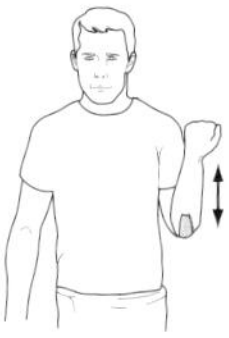

Ellenbogenflexion und -extension

Man steht mit herunterhängenden Armen und beugt und streckt den Ellenbogen langsam so weit wie möglich. Jede Position wird für 5 s gehalten. Wiederholung 10-mal.

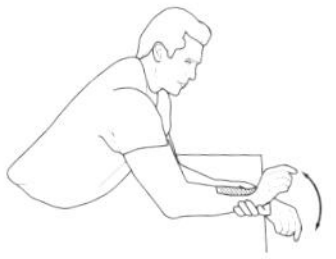

Handgelenkbeugung und -streckung

Man legt den Unterarm auf einen Tisch, wobei die Hand über den Rand hängt, die Handfläche zeigt nach oben. Dann bewegt man die Hand im Handgelenk so weit wie möglich nach oben und unten. Man achte darauf, nicht den Unterarm vom Tisch zu heben. Man hält in jeder Position für 5 s und wiederholt die Übung 10-mal.

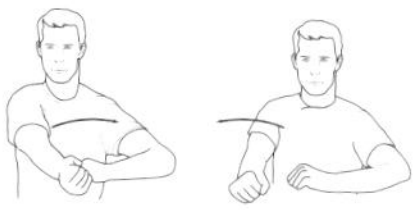

Handgelenkpronation und -supination

Man legt den Unterarm auf einen Tisch, wobei die Hand über den Rand hängt. Man beginnt mit der Handfläche nach oben zeigend und rotiert die Hand vollständig nach außen (Supination) und vollständig nach innen (Pronation). Man hält in jeder Position für 5 s und wiederholt 10-mal.

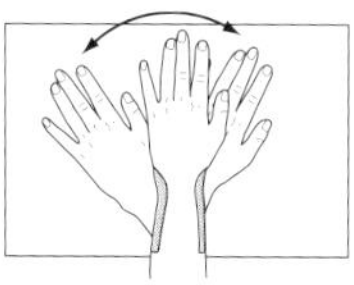

Radial- und Ulnarabduktion des Handgelenkes

Man legt Unterarm und Hand auf einen Tisch, Handfläche nach unten und bewegt die Hand von einer Seite zur anderen, wobei sie flach auf dem Tisch liegen bleibt. Man hält in jeder Position für 5 s und wiederholt 10-mal.

Kräftigung von Ellenbogen, Handgelenk und Hand

Als Widerstand benutzt man ein kleines Gummiband. Man führt 2 bis 3-mal 10–15 Wiederholungen durch.

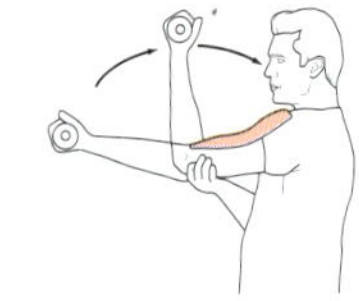

Bizepsanspannung
Man unterstützt den betroffenen Arm im Ellenbogengelenk mit der anderen Hand. Man beugt den Ellenbogen langsam so weit wie möglich und streckt den Ellenbogen danach so weit wie möglich. Man hält für 3 s am Ende jeder Bewegung und wiederholt die Übung.

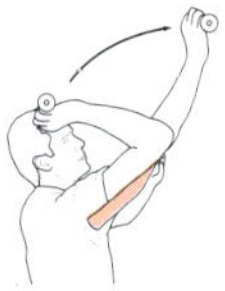

Trizepsanspannung
Man hält den betroffenen Arm über den Kopf. Man unterstützt ihn am Ellenbogen mit der anderen Hand. Man streckt den Ellenbogen überkopf und geht langsam in die Ausgangsposition zurück. Man hält für 3 s am Ende jeder Bewegung und wiederholt die Übung.

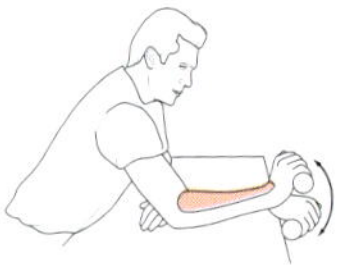

Handgelenkstreckung
Man legt den Unterarm auf einen Tisch, wobei die Hand mit der Handfläche nach unten zeigend über die Tischkante hängt. Man hebt und senkt die Hand im Handgelenk langsam so weit wie möglich, dabei muss man darauf achten, dass man den Unterarm nicht vom Tisch anhebt. Man hält in jeder Position für 3 s und wiederholt die Übung.

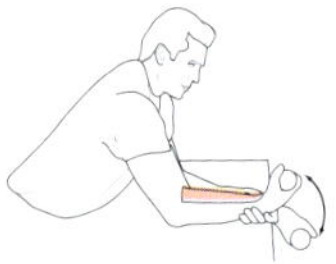

Handgelenkbeugung
Man legt den Unterarm auf einen Tisch, wobei die Hand mit der Handfläche nach oben zeigend über die Tischkante hängt. Man hebt und senkt die Hand langsam im Handgelenk so weit wie möglich, dabei muss man darauf achten, dass sich der Unterarm nicht vom Tisch anhebt. Man hält in jeder Position für 3 s und wiederholt die Übung.

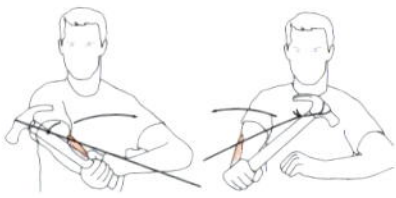

Pronation/Supination
Man legt den Unterarm auf einen Tisch mit dem Handgelenk über der Tischkante. Man beginnt, mit der Handfläche nach oben zeigend, die Hand vollständig nach außen (Supination) und vollständig nach innen zu drehen (Pronation), wobei als Widerstand ein Gummiband eingesetzt wird. Man hält in jeder Position für 3 s und wiederholt die Übung.

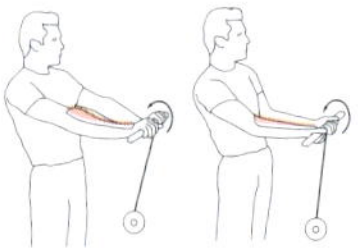

Aufrollübungen
Für diese Übung ist ein ca. 30–60 cm langer Stock, Besenstiel oder Stab erforderlich, an dem in der Mitte ein 1,2–1,5 m langes Seil befestigt ist. Am anderen Ende des Seiles ist ein 0,5–2,25 kg schweres Gewicht befestigt.

- Extensoren: Man greift den Stab zu beiden Seiten des Seiles, Handflächen nach unten zeigend. Man wickelt das Seil auf, indem man den Stab auf sich zu dreht; anschließend wird das Seil gleicherweise wieder langsam abgewickelt.
- Flexoren: Die Übung entspricht der für die Extensoren, jedoch wird sie mit den Handflächen nach oben zeigend durchgeführt.

Anmerkung: Bei Patienten mit Impingementsyndromen der Schulter ist diese Übung mit Vorsicht anzuwenden.

Hand- und Fingerkräftigung

Übungen mit einem Gummiband
Man legt ein Gummiband um die geschlossenen Fingerspitzen einer Hand und spreizt die Finger gegen den Widerstand des Bandes.

Balldrücken
Man nimmt einen Tennis- oder Übungsball in die Hand und drückt ihn wiederholt rasch zusammen.

Hals

Vor dem Beginn des Trainings sollten der Hals und Nacken sorgfältig von einem Arzt untersucht werden, da sich hier zahlreiche empfindliche Stukturen befinden.

Übungen für den Bewegungsumfang (ROM)

Vor Beginn des Übungsprogramms ist ein Check-up durch einen Physiotherapeuten oder Sporttrainer ratsam. Vor dem Durchführen jeder Bewegung sollte der Kopf so ausgerichtet werden, dass sich die Ohren gerade oberhalb der Schultern befinden. Alle Bewegungen sollten langsam und vorsichtig ausgeführt werden, ohne plötzliche oder springende Bewegungen. Es sollten 3–5 Wiederholungen durchgeführt werden.

Kinneinziehen
Man benutzt die Muskeln an der Halsvorderseite, um das Kinn gegen den Hals zurückzuziehen. Man hält für 5 s.

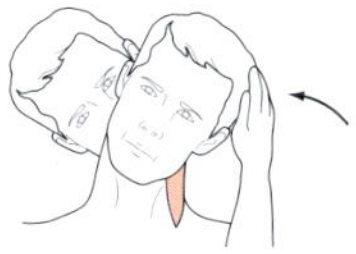

Seitwärtsneigung
Man neigt den Kopf seitwärts, wobei sich Ohr und Schulter annähern. Hierbei achte man darauf, dass man nicht die Schulter zum Ohr hochzieht. Man hält für 10–15 s. Man kehrt in die Neutralstellung zurück und wiederholt zur entgegengesetzten Seite.

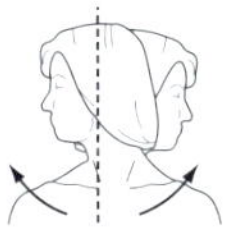

Drehungen
Man dreht den Kopf langsam, um über die Schulter zu blicken. Man hält für 10–15 s. Man kehrt in die Neutralstellung zurück und wiederholt zur Gegenseite.

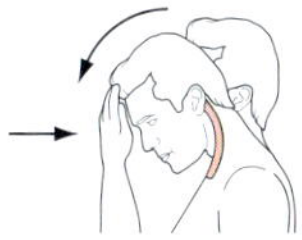

Flexion
Man neigt das Kinn langsam zur Brust, wobei der Kopf nach vorn gekippt wird. Dabei ist die Dehnung im Nacken zu spüren. Man hält für 10–15 s und wiederholt die Übung.

Halskräftigung

Beim Durchführen dieser Übungen kann die Hand eingesetzt werden, um Widerstand zu bieten. Der Widerstand sollte sanft und gleichmäßig ausgeübt werden, wobei der Kopf nicht bewegt wird. Man hält für 5–10 s und wiederholt die Übung 5–10-mal. Bei bei Dehnungsübungen für den Hals ist Vorsicht geboten.

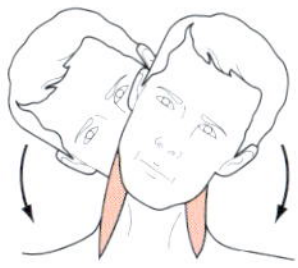

Seitwärtsneigung gegen Widerstand
In sitzender Position wird die rechte Handfläche direkt oberhalb des Ohres gegen den Kopf gelegt. Während der Kopf nach rechts geneigt wird, benutzt man die rechte Hand, um der Bewegung Widerstand entgegenzusetzen.

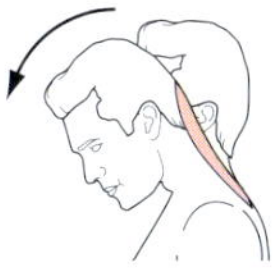

Flexion gegen Widerstand
In sitzender Position wird die Handfläche in Stirnmitte aufgelegt. Man neigt den Kopf vorwärts, während die Hand Widerstand bietet.

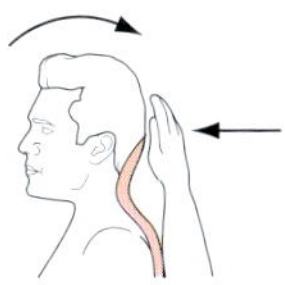

Extension gegen Widerstand
In sitzender Position wird die Handfläche gegen den Hinterkopf gehalten. Man neigt den Kopf rückwärts, während die Hand Widerstand bietet.

Untere Brust- und Lendenwirbelsäule

Rehabilitationsprogramme für die untere Brust- und Lendenwirbelsäule müssen auf individuellen Untersuchungsbefunden basieren, um den speziellen Bedürfnissen des Patienten zu genügen. Erste Voraussetzung ist eine gründliche körperliche Untersuchung, die auch eine Beurteilung der Körperhaltung, der Kraft und Bewegungsausmaße sowie eine Schmerzbeschreibung und Einzelheiten der Schmerzlokalisation enthält. Basierend auf dieser Beurteilung wird dann ein Rehabilitationsprogramm erstellt. Zusätzliche Schwerpunkte sind dynamische Stabilisierungsübungen der Lendenwirbelsäule und Schulung des Sportlers über Körpermechanik, Heben, Bewegen und Haltung. Die tiefe Rumpfmuskulatur (Musculus transversus abdominus und Musculus multifidus) sorgt für die Stabilität der Wirbelsäule; Muskelkontrolle führt zur Schmerzkontrolle.

Übungen für den Bewegungsumfang (ROM)

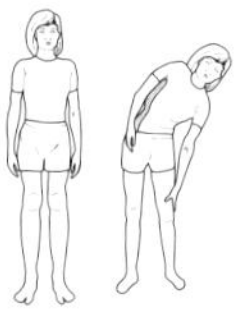

Seitwärtsneigung im Stehen (Lendenwirbelsäule/Brustwirbelsäule)
Bei aufrechtem Stand neigt man sich zur Seite und gleitet dabei mit der Hand an der Außenseite des Beines entlang, so weit dies problemlos möglich ist. Man wiederholt zur Gegenseite, die Übung wird 10-mal in jede Richtung wiederholt.

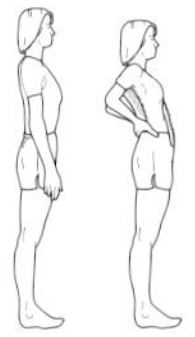

Rückwärtsneigung im Stehen (Lendenwirbelsäulen-/ Brustwirbelsäulenextension)

Bei aufrechtem Stand mit den Händen in der Lendenwirbelsäule beugt man sich langsam so weit dies problemlos möglich ist nach hinten. Man hält für 5 s und entspannt anschließend. Man wiederholt 10-mal.

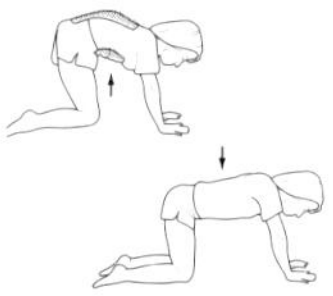

„Katzenbuckel“ (Lenden-/Brustwirbelsäulenflexion und -extension)
Man kniet sich hin und stützt sich mit den Händen ab, dann wird der Rücken langsam so weit wie möglich aufgewölbt und langsam wieder ins Hohlkreuz gegangen. Man wiederholt 10-mal.

Kräftigung der unteren Brust- und Lendenwirbelsäule

Die Kräftigung der unteren Brust- und Lendenwirbelsäule geschieht am besten unter professioneller Anleitung. Die korrekte Form des Trainings ist entscheidend, um Sicherheit und Effektivität zu gewährleisten. Diese Übungen können bis zur Muskelermüdung durchgeführt werden, solange die korrekte Ausführung beibehalten werden kann. Das richtige Gleichgewicht zwischen Bauch- und Rückenmuskulatur sollte eingehalten werden. Krankengymnastikbälle sind gut für die Kräftigung des Rumpfes (s. Abb. 9.10).

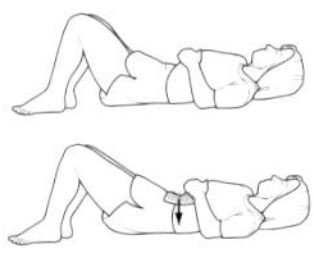

Beckenkippung (Multifidus, Rotatoren, Transversus abdominis)
Man liegt mit gebeugten Knien auf dem Rücken, die Füße flach auf dem Boden. Man spannt die Bauchmuskulatur an, um die Hüfte nach rückwärts zu kippen und drückt die Lendenwirbelsäule flach gegen den Boden. Man hält für 10 s, danach Entspannen. Man wiederholt die Übung 10-mal.

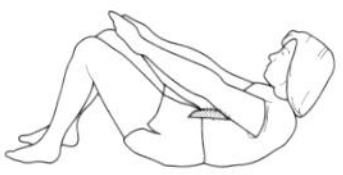

Unvollständige Sit-ups (oberer Anteil des Musculus rectus abdominis)
Man liegt mit gebeugten Knien auf dem Rücken, Füße flach auf dem Boden und nimmt dann die oben beschriebene Position der Beckenkippung ein. Die Arme werden vor dem Körper ausgestreckt. Man zieht das Kinn ein und rollt den Oberkörper so weit ein, dass sich die Schulterblätter vom Boden heben. Man hält für 10 s, atmet normal und entspannt anschließend. Man wiederholt die Übung 10-mal.

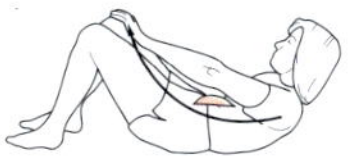

Diagonale Sit-ups (Rectus abdominis, schräge Bauchmuskulatur)
Man liegt mit gebeugten Knien auf dem Rücken, Füße flach auf dem Boden und nimmt dann die beschriebene Position der Beckenkippung ein. Man führt einen unvollständigen Sit-up aus, wobei mit der linken Hand zum rechten Knie gegriffen wird. Man hält für 10 s, atmet normal und entspannt anschließend. Man wiederholt in der entgegengesetzten Richtung. 10-mal in jeder Richtung.

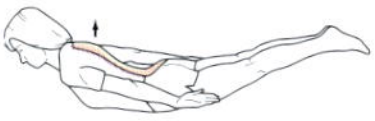

Thorakale Extension (Musculus erectus spinae)
Aus der Bauchlage mit den Armen neben dem Körper hebt man durch Anspannung der Rückenmuskulatur den Oberkörper vom Boden, wobei das Kinn eingezogen wird. Man hält für 5 s, atmet normal und entspannt anschließend. Man wiederholt die Übung 10-mal. Diese Übung ist nicht für jeden geeignet.

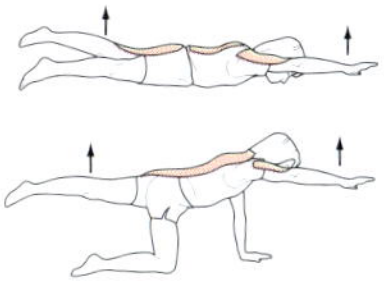

Diagonales Arm- und Beinheben (lumbale Stabilisation)
Auf dem Bauch liegend mit nach vorn ausgestreckten Armen hebt man den linken Arm und das rechte Bein, hält für 10 s gestreckt und entspannt anschließend. Man wiederholt die Übung mit dem anderen Arm und Bein. Anschließend fährt man mit der gleichen Übung auf allen Vieren (auf Händen und Knien) fort. Man wiederholt diese Übung 10-mal.

Dehnung der Lendenwirbelsäule

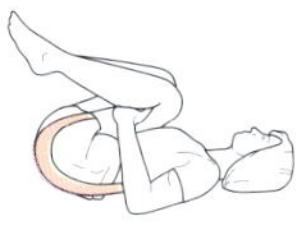

Beide Knie zur Brust (lumbale Flexion)
Man liegt mit gebeugten Knien und den Fußsohlen flach auf dem Boden auf dem Rücken. Mithilfe beider Hände führt man zunächst das eine Knie zur Brust, dann das andere. Man hält für 10 s, dann senkt man die Beine nacheinander ab. Man achtet darauf, die Beckenkippung beizubehalten, während man die Beine absenkt. Man wiederholt die Übung 10-mal.

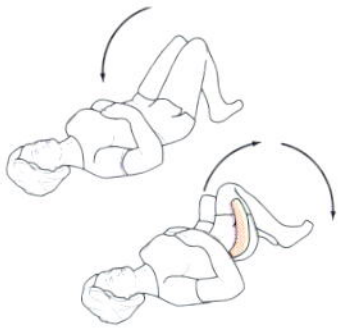

Drehung mit gebeugten Knien (lumbale Rotation)
Man liegt mit gebeugten Knien und den Fußsohlen flach auf dem Boden auf dem Rücken. Man rollt die Knie vorsichtig zu einer Seite, hält für 10 s und kehrt in die Ausgangsposition zurück. Anschließend rollt man zur Gegenseite und hält für 10 s. Man wiederholt diese Übung 10-mal in jeder Richtung.

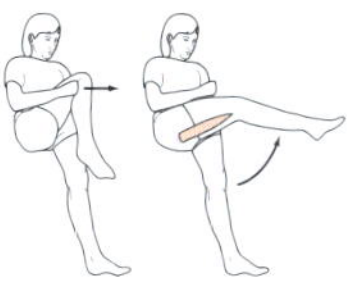

Dehnung des Piriformis (Musculus piriformis und Glutealmuskulatur)
Man liegt mit gebeugten Knien und Fußsohlen flach auf dem Boden auf dem Rücken. Mit einer Hand greift man zum gegenüberliegenden Knie. Man zieht das Bein hoch und in Richtung der gegenüberliegenden Schulter vor die Brust. Man hält für 20 s und entspannt danach. Man wiederholt diese Übung mit dem anderen Bein.

Hüfte und Becken

Bei Verletzungen des Beckens, der Hüfte und des Oberschenkels sind die größten Weichteilstrukturen des Körpers betroffen. Solche Verletzungen können extrem behindernd sein und erfordern oft erhebliche Zeit für die Rehabilitation. Die gesamte untere Extremität muss bedacht werden, hinzu kommen Gang- und Haltungsanalyse. Bei der Rehabilitation der Hüfte und des Beckens sollten propriozeptives Training und Gleichgewichtsübungen frühzeitig in das Programm integriert werden.

Übungen für den Bewegungsumfang (ROM)

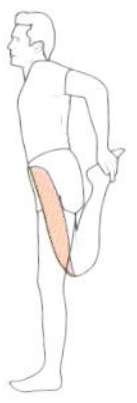

Hüftflexorendehnung im Stehen (Iliopsoas, Quadrizeps)

Im Stand wird ein Knie gebeugt, wobei das Sprunggelenk des gebeugten Knies mit den Händen umfasst wird. Vorsichtig wird die Ferse gegen das Gesäß gezogen und die Hüfte gestreckt. Hierbei muss man darauf achten, weder ins Hohlkreuz zu fallen noch sich in der Taille nach vorn zu beugen. Man zieht solange am Sprunggelenk, bis eine Dehnung an der Oberschenkelvorderseite spürbar wird. Man hält für 20 s und wiederholt 5 oder 6-mal.

Alternativ kann man sich auch auf das rechte Knie knien, während der linke Fuß auf dem Boden steht. Man rotiert den rechten Fuß nach lateral, während man sich mit dem Körper nach links neigt.

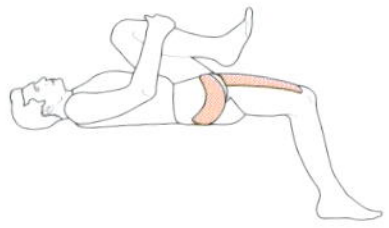

Dehnung des Iliopsoas (nach Thomas)

Man setzt sich an den Rand eines Bettes oder Tisches und zieht ein Knie vor die Brust und hält es mit beiden Händen. Dann in Rückenlage, wobei das andere Bein über die Tischkante hängt. Die Dehnung sollte an der Vorderseite der Hüfte und des Oberschenkels spürbar sein. Der Rücken muss flach auf dem Tisch liegen und darf nicht zum Hohlkreuz aufgewölbt werden. Für 20 s halten, 5 oder 6-mal wiederholen.

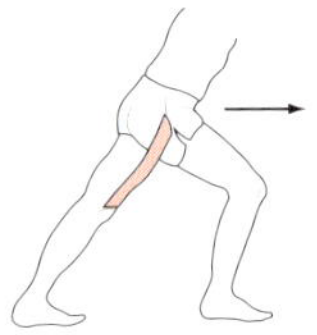

Modifikation: Diese Dehnung kann auch von einem Ausfallschritt ausgehend durchgeführt werden. In Schrittposition lehnt man sich mit dem Oberkörper vor, während man das Knie des vorn stehenden Beines bis 90° beugt. Das hintere Bein sollte in der Hüfte gestreckt werden, wobei das Knie sich auf den Boden stützt. Man beugt sich nach vorn und streckt die Hüfte des hinteren Beines weiter. Die Dehnung sollte an der Vorderseite der Hüfte des hinteren Beines spürbar sein. Man hält für 20 s und wiederholt 5 oder 6-mal.

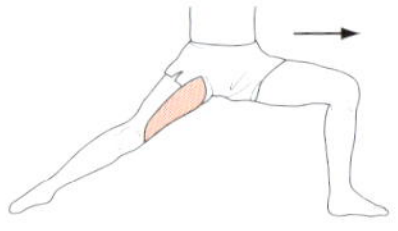

Seitlicher Ausfallschritt (Adduktoren)

Man steht mit weit gespreizten Beinen und aufrechtem Oberkörper. Man beugt sich zu einer Seite und beugt das Knie auf dieser Seite, wohingegen das andere Bein gerade zur Seite ausgestreckt bleibt. Die Dehnung sollte an der Innenseite des gestreckten Oberschenkels spürbar sein. Man hält für 20 s und wiederholt 5 oder 6-mal.

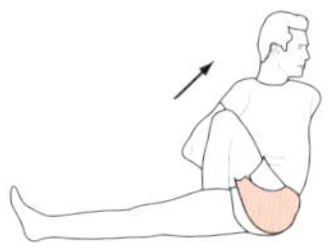

Dehnung bei Hüftrotation (Glutealmuskulatur)

Aus dem Langsitz wird das linke Bein mit gebeugtem Knie über den rechten Oberschenkel gekreuzt und der linke Fuß flach auf den Boden gesetzt. Man legt den rechten Ellenbogen um das linke Knie und zieht das linke Knie zur rechten Schulter hoch. Die Dehnung sollte über dem linken Gesäß spürbar sein. Man hält die Position für 20 s. Man führt diese Übung auch zur Gegenseite durch und wiederholt 5 oder 6-mal.

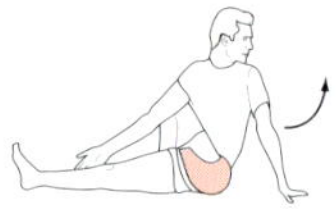

Modifikation: In der gleichen Position kann man auch das linke Knie vom Körper wegdrücken und den Oberkörper nach links drehen. Diese Dehnung spürt man im Rücken. Man hält für 20 s und wiederholt 5 bis 6-mal für jede Seite.

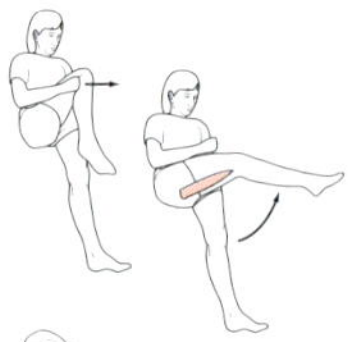

Dehnung des Piriformis (Musculus piriformis und Glutealmuskulatur)

Man liegt mit gebeugten Knien und Fußsohlen flach auf dem Boden auf dem Rücken. Mit einer Hand greift man zum gegenüberliegenden Knie. Man zieht das Bein hoch und in Richtung der gegenüberliegenden Schulter vor die Brust. Man hält für 20 s und entspannt danach. Man wiederholt diese Übung mit dem anderen Bein.

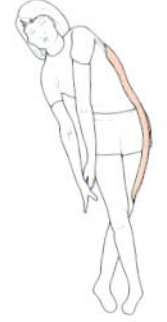

Dehnung des Tractus iliotibialis (Tensor fasciae latae)

Im Stand kreuzt man das rechte Bein hinter das linke. Man drückt die rechte Hüfte zur rechten Seite, während man den Oberkörper reckt und nach links beugt. Die Dehnung sollte über der rechten Hüfte und dem rechten Oberschenkel spürbar sein. Man hält für 20 s und wiederholt diese Übung zur Gegenseite 5 oder 6-mal.

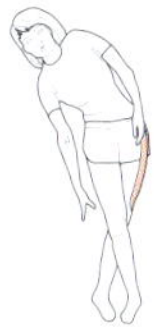

Modifikation (Tensor fasciae latae, Gluteus medius): Das betreffende Bein wird schräg hinter das andere Bein gestellt. Man drückt die Außenseite des Fußes gegen den Boden und beugt sich zur Gegenseite. Die Dehnung sollte an der Außenseite der betreffenden Hüfte spürbar sein. Man hält für 20 s und wiederholt 5 bis 6-mal.

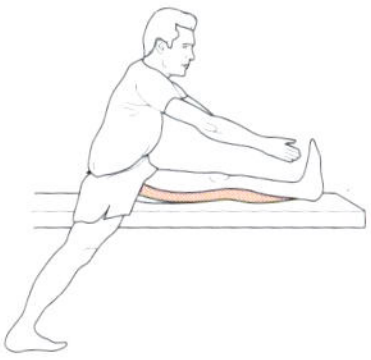

Sitzdehnung (Hamstrings/beugeseitige Oberschenkelmuskulatur)
Man sitzt am Rande einer Stufe mit einem Bein gebeugt oder gestreckt auf der Stufe und dem andere Bein neben der Stufe. Man beugt sich aus der Hüfte nach vorne in Richtung Zehen, bis man eine Dehnung an der Oberschenkelrückseite spürt. Hierbei muss auf einen gestreckten Rücken geachtet werden. Man hält für 20 s und wiederholt 5 bis 6-mal.

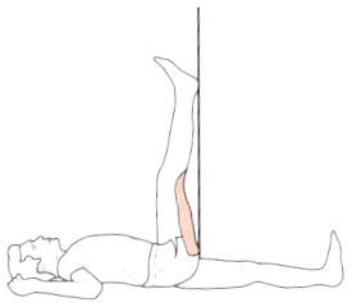

Dehnung an der Wand (Hamstrings/beugeseitige Oberschenkelmuskulatur)
Auf dem Rücken liegend streckt man ein Bein durch einen Türrahmen, während das andere Bein gestreckt an die Wand gelegt wird. Man rutscht mit dem Gesäß gegen die Wand, bis man eine Dehnung an der Rückseite des Oberschenkels spürt. Die Hüften dürfen dabei nicht rotieren und die Knie nicht gebeugt werden. Man hält für 20 s und wiederholt 5 bis 6-mal.

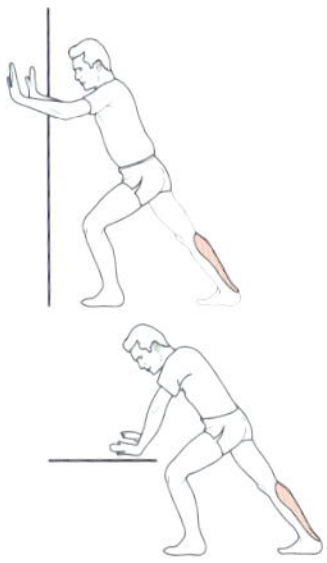

Wadendehnung (Gastroknemius)
Man stellt sich mit etwa einem Schritt Abstand im Ausfallschritt mit dem Gesicht zur Wand. Das hintere Bein wird gestreckt und die Ferse auf dem Boden gehalten, die Zehen zeigen nach vorn. Man stützt sich mit den Händen gegen die Wand und beugt sich nach vorn, bis man eine Dehnung an der Rückseite des hinteren Kniegelenkes spürt. Man hält für 20 s und wiederholt 5 bis 6-mal.

Soleus: Man wiederholt diese Dehnung und beugt dabei das hintere Bein leicht im Kniegelenk. Man sollte die Dehnung etwas tiefer in der Wade spüren. Man hält für 20 s und wiederholt 5 bis 6-mal.

Hüftkräftigung

Jede Übung sollte langsam und kontrolliert durchgeführt werden. Widerstand kann durch Gewichtsmanschetten oder ein Gummiband erzeugt werden. Man sollte 2 bis 3-mal 10–15 Wiederholungen durchführen.

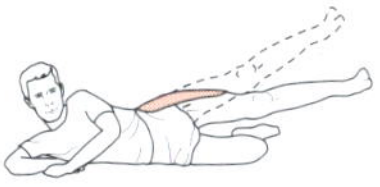

Hüftabduktion (Gluteus minimus/maximus, Tensor fasciae latae)
Man liegt auf einer Seite und hebt langsam das betreffende freie Bein gerade seitlich an. Man hält für 5 s, senkt langsam ab und wiederholt.

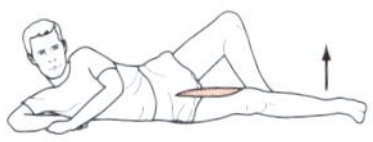

Hüftadduktion (Adduktoren)
Man liegt auf einer Seite und stellt das freie Bein hinter das andere Bein auf den Boden. Das betreffende auf dem Boden liegende Bein wird gestreckt 15 cm vom Boden abgehoben. Man hält für 5 s, senkt langsam ab und wiederholt.

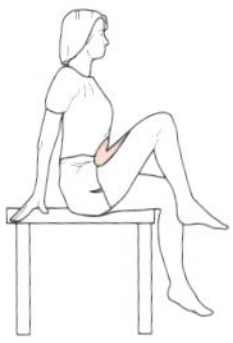

Hüftflexion (Rectus femoris, Iliopsoas)
In sitzender Position wird das betreffende Bein langsam aus der Hüfte heraus angehoben. Man hält für 5 s, senkt langsam ab und wiederholt.

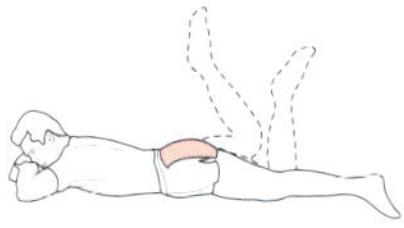

Gluteale Extension (Gluteus maximus)
Auf dem Bauch liegend wird das Knie des betreffenden Beines 90° gebeugt. Das gesamte Bein wird aus der Hüfte heraus angehoben, wobei das Knie 90° gebeugt bleibt. Man hält für 5 s, senkt langsam ab und wiederholt.

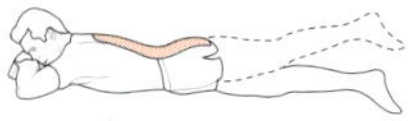

Hüftextension (Hamstrings, Gluteus maximus)
Bauchlage mit gestreckten Beinen. Man hebt das ganze betreffende gestreckte Bein aus der Hüfte heraus vom Boden ab. Man hält für 5 s, senkt langsam ab und wiederholt.

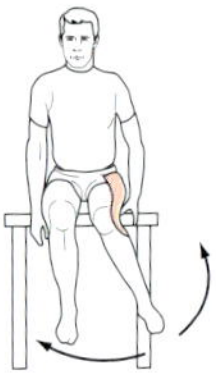

Außen- und Innenrotation der Hüfte (Außen- und Innenrotatoren der Hüfte)
Am Tischrand oder auf einem hohen Stuhl mit gebeugten Knien sitzend rotiert man das Bein in der Hüfte nach außen. Man hält für 5 s, kehrt langsam in die Ausgangsposition und Innenrotation zurück, hält für 5 s, senkt langsam ab und wiederholt.

Übungen mit dem Rutschbrett wirken sich günstig bei Leistenverletzungen aus.

Knie

Die neuesten Trends in der Rehabilitation des Kniegelenkes betonen die sofortige Mobilisation, sofortige Belastung, frühzeitige Übungen mit geschlossenen Muskelketten (S. 492), Kräftigungsübungen und eine frühzeitige Rückkehr zu Aktivitäten. Wirksame Rehabilitationsprogramme erfordern das Verständnis der jeweils durchgeführten operativen Therapie, der Kniegelenkstruktur und der Art der Verletzung. Kräftigungsübungen sollten sowohl geschlossene als auch offene Muskelketten berücksichtigen und den speziellen Bedürfnissen des Patienten angepasst sein. Die Beurteilung der patellofemuralen Achse sowohl statisch als auch dynamisch, Patellaausrichtung und Führung der Patella ist unerlässlich, um die vollständige Funktion des Kniegelenkes und der umgebenden Muskulatur wiederherzustellen.

Übungen für den Bewegungsumfang (ROM)

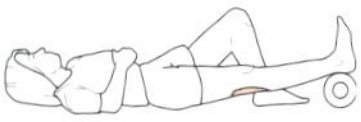

Schwerkraftunterstützte Kniestreckung
In Rückenlage legt man das Sprunggelenk des betreffenden Beines auf ein zusammengerolltes Handtuch. Man achte darauf, dass das gesamte Bein vom Boden abgehoben ist, insbesondere die Kniekehle. Man entspannt sich und erlaubt so der Schwerkraft, das Kniegelenk in die Streckung zu ziehen. Man hält für 10–15 min. Diese Dehnung kann mit Anspannungsübungen des Quadrizeps und dem Anheben des gestreckten Beines kombiniert werden (s.u.).

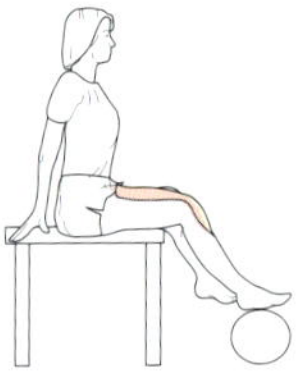

Schwerkraftunterstützte Beugung des Kniegelenkes
Man sitzt am Rand eines Tisches oder hohen Stuhles und legt das betreffende Bein auf einen Krankengymnastikball. Man beugt das Knie des betreffenden Beines, bis es sich gespannt anfühlt. Während der gesamten Übung soll das betreffende Bein entspannt bleiben. Man hält für 20-30 s, entspannt und wiederholt 10-mal.

Kniegelenkkräftigung

Jede Übung sollte langsam und kontrolliert durchgeführt werden. Durch Gewichtsmanschetten oder ein Gummiband können die Übungen gegen Widerstand ausgeführt werden. Man sollte 2 bis 3-mal 10-15 Wiederholungen durchführen.

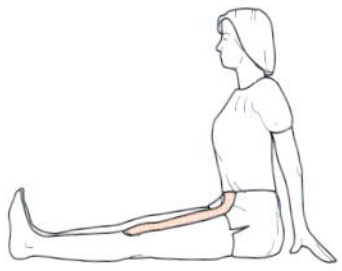

Quadrizepsanspannung im Sitzen (Quadrizeps)
Man sitzt mit ausgestreckten Beinen auf dem Boden und spannt die streckseitige Oberschenkelmuskulatur so an, als wolle man das Knie in den Boden drücken. Man hält für 10 s, entspannt und wiederholt. Diese Übung kann man auch auf einem Stuhl sitzend ausführen, wenn man dabei die Ferse des betreffenden Beines auf den Boden legt.

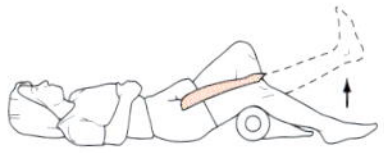

Extension mit kurzem Bewegungsbogen (Quadrizeps)
Auf dem Rücken liegend beugt man ein Bein im Kniegelenk, während das andere ausgestreckt und ein zusammengerolltes Handtuch unter die Kniekehle gelegt wird. Man spannt die Oberschenkelmuskulatur an, um den Unterschenkel aus dem Kniegelenk heraus in einem kurzen Bewegungsbogen zu strecken. Dabei muss die Rückseite des Kniegelenkes auf dem Handtuch liegen bleiben. Man hält für 10 s und senkt langsam ab.

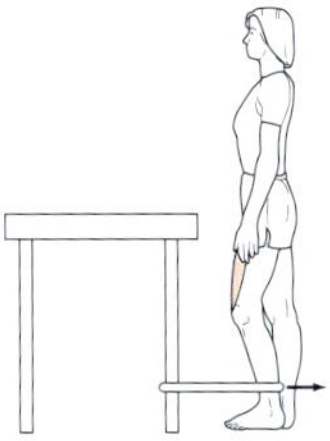

Endgradige Kniegelenkextension (Vastus medialis, Quadrizeps)
Man befestigt ein Ende eines Gummibandes an einem unbeweglichen Objekt, stellt sich davor und schlingt das andere Ende um das betreffende Kniegelenk. Man tritt einen Schritt zurück, sodass das Gummiband unter Spannung gerät. Während das andere Bein gestreckt gehalten wird, beugt man das betreffende Knie leicht und spannt dann die Oberschenkelmuskulatur an, um das Kniegelenk wieder in die volle Streckung zu bringen. Man hält für 5 s, entspannt und wiederholt.

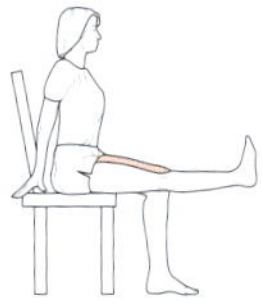

Kniegelenkextension mit großem Bewegungsbogen (Quadrizeps)
Man setzt sich an den Rand eines Tisches oder hohen Stuhles, Knie gebeugt und streckt langsam das betreffende Knie vollständig. Man hält für 5 s, senkt langsam ab und wiederholt.

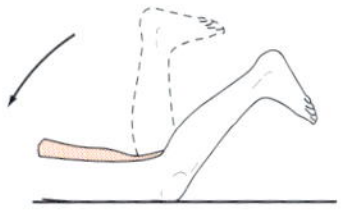

Flexion mit großem Bewegungsbogen (Hamstrings)
Man legt sich mit gestreckten Beinen auf den Bauch und beugt langsam das Kniegelenk so weit wie möglich durch Einsatz der beugeseitigen Oberschenkelmuskulatur. Man hält für 5 s, senkt langsam ab und wiederholt.

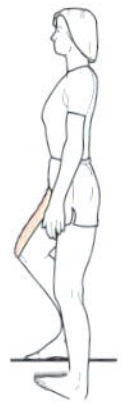

Stufenherauf- bzw. -herabsteigen (Quadrizeps, Hamstrings, Glutaeus)
Man beginnt mit einer 5 cm hohen Stufe und steigert langsam bis zu 15 cm. Man stellt sich seitlich zur Stufe, mit dem Fuß des betreffenden Beines auf der Stufe. Unter Einsatz des betreffenden Beines steigt man die Stufe hinauf und dann langsam zurück auf die Ferse (nicht auf die Zehen) des anderen Beines. Erneutes Aufsteigen aus der Fersenposition und Wiederholung. Man achte darauf, das Kniegelenk des betreffenden Beines gerade über dem Sprunggelenk zu halten und sich nicht zu weit nach vorne zu beugen. Wiederholung.

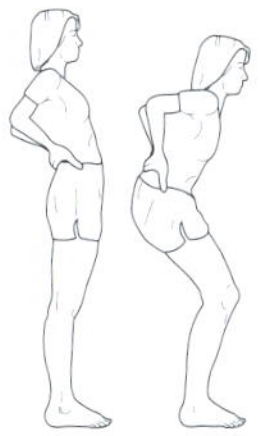

Beidbeinige Kniebeugen (Quadrizeps, Hamstrings, Glutaeus)
Man steht mit den Füßen schulterbreit auseinander. Man beugt sich leicht nach vorn und beugt die Knie etwa bis zu einem Winkel von 45°. Man hält für 5–10 s, richtet sich dann auf, wobei die Kniegelenke jedoch nicht in vollständiger Streckstellung „einrasten“ sollten. Um diese Übung zu verstärken, kann man ein zusammengerolltes Handtuch oder einen Ball zwischen den Knien zusammendrücken. Man wiederholt die Übung.

Diese Übung kann man anstrengender gestalten, indem man die Kniegelenke mehr als 45° beugt, die Übung sollte jedoch eine Anstrengung für die Muskulatur bleiben und nicht schmerzhaft für die Gelenke werden.

Übungen mit geschlossenen Muskelketten unter Einsatz eines Therapieballes sind hilfreich, um das Kniegelenk und den ganzen übrigen Körper zu stabilisieren. Exzentrische Übungen sollten sich am Ende eines solchen Programms anschließen.

Rehabilitationsprotokolle

Rehabilitationsprotokolle für bestimmte Verletzungen finden sich in folgenden Tabellen:
- isolierte Zerrung des MCL: Tab. 21.3;
- patellofemurales Schmerzsyndrom: Tab. 21.4;
- partielle Meniskektomien oder Arthroskopie: Tab. 21.5;
- Meniskusnaht: Tab. 21.6;
- Rekonstruktion des vorderen Kreuzbandes (Patellarsehne): Tab. 21.7.

Sprunggelenk

Die Biomechanik des Sprunggelenkes und Fußes ist für die normale Funktion der unteren Extremität von Bedeutung. Der Fuß stellt das letzte Gelenk in der unteren Bewegungskette dar.

Übungen für den Bewegungsumfang (ROM)

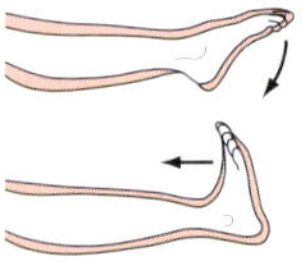

Dorsalflexion/Plantarflexion des Sprunggelenkes

Man sitzt mit ausgestreckten Beinen und zieht den gesamten Fuß und das Sprunggelenk so weit wie möglich nach oben, wobei das Kniegelenk gestreckt bleibt. Man hält für 5 s, danach drückt man Fuß und Sprunggelenk so weit wie möglich vom Körper weg. Man hält für 5 s und wiederholt.

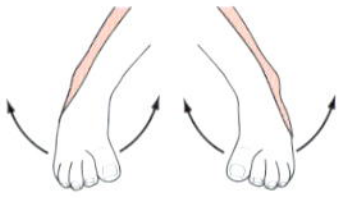

Supination/Pronation des Sprunggelenkes

Man sitzt mit ausgestreckten Beinen und dreht die Fußsohle so weit wie möglich nach innen. Hierbei muss man darauf achten, dass die Bewegung im Fuß stattfindet und nicht das gesamte Bein rotiert wird. Man hält für 5 s, danach wird die Fußsohle so weit wie möglich nach außen gedreht. Man hält für 5 s und wiederholt.

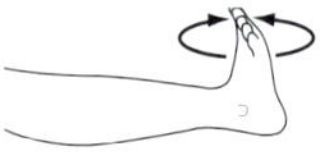

Sprunggelenkkreisen

Man sitzt mit ausgestreckten Beinen und lässt den betreffenden Fuß im Uhrzeigersinn kleine Kreise beschreiben. Man wiederholt entgegen dem Uhrzeigersinn. Man beginnt mit kleinen Kreisen und lässt sie allmählich größer werden. Man wiederholt 10-mal in jeder Richtung.

Sprunggelenkkräftigung

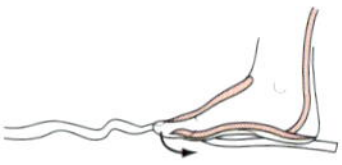

Handtuchrollen (Zehen- und Fußflexoren, -extensoren)

Im Sitzen breitet man ein Handtuch vor sich auf dem Boden aus. Man setzt die Ferse des betreffenden Fußes auf das Handtuch und versucht, mit den Zehen das Handtuch zusammenzurollen, wobei der Rest des Fußes stillgehalten wird. Man steigert die Übung durch ein kleines Gewicht oder ein Buch als Widerstand am Ende des Handtuches und wiederholt 5 bis 10-mal.

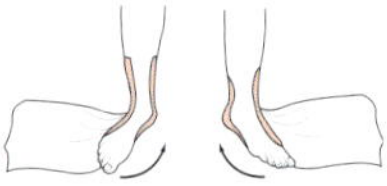

Handtuchsupination/-pronation (Supinatoren/Pronatoren von Sprunggelenk und Fuß)

Im Sitzen breitet man ein Handtuch seitlich des betreffenden Fußes aus. Man setzt die Ferse auf das eine Ende des Handtuches und dreht den Fuß nach innen, sodass Zehen und Fuß an dem Handtuch ziehen. Man wiederholt, bis das Ende des Handtuches erreicht ist. Man breitet das Handtuch erneut aus und wiederholt 5 bis 10-mal.

Wiederholung der Übung mit dem an der Innenseite des Fußes ausgebreiteten Handtuch. Dabei wird der Fuß nach außen gedreht und wieder an dem Handtuch gezogen. Wiederholung 5 bis 10-mal.

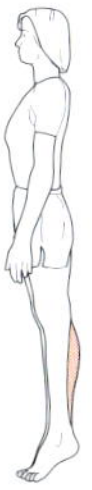

Zehenstand (Gastroknemius, Soleus)
Man steht mit gleichmäßig auf beide Füße verteiltem Gewicht. Man erhebt sich langsam so weit wie möglich in den Zehenstand, danach Absenken. Man wiederholt 10 bis 15-mal. Man steigert die Übung so weit, bis man nur noch auf dem betreffenden Bein steht und wiederholt die Übung. Zur Erweiterung des Bewegungsumfanges kann man die Übung am Rande einer Stufe mit freischwebenden Fersen durchführen.

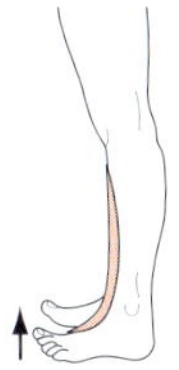

Fersenstand (Dorsalflexoren des Sprunggelenkes)
Man steht mit gleichmäßig auf beide Füße verteiltem Gewicht. Man hebt die Zehen und den Vorfuß vom Boden, wobei die Fersen auf dem Boden stehen bleiben. Man senkt langsam ab und wiederholt 10 bis 15-mal.

Übungen mit einem Gummiband
Man befestigt ein Gummiband an einem stabilen Objekt direkt oberhalb des Fußbodens. Man führt 2 bis 3-mal je 10–15 Wiederholungen der Übung durch.

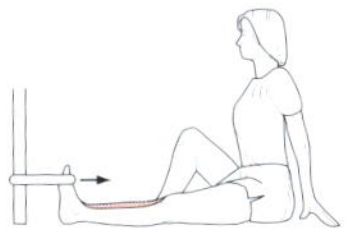

Dorsalflexion gegen Widerstand
Man sitzt mit ausgestreckten Beinen auf dem Boden und schlingt das Gummiband genau oberhalb der Zehen um den Fuß. Man rutscht so weit zurück, dass das Gummiband leicht angespannt wird. Man zieht das Sprunggelenk langsam so weit wie möglich gegen den Widerstand des Gummibandes zum Körper. Man senkt langsam ab und wiederholt.

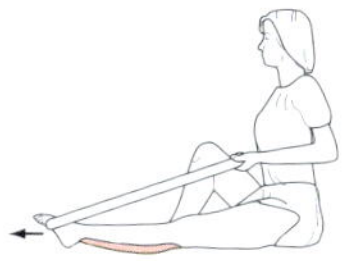

Plantarflexion gegen Widerstand
Diese Übung kann anstelle des Zehenstandes durchgeführt werden, wenn dem Patienten der hierbei nötige Grad der Belastung noch nicht möglich ist. Man sitzt mit ausgestreckten Beinen auf dem Boden und schlingt ein Ende des Gummibandes um den Vorfußballen, das andere Ende wird in der Hand gehalten. Man streckt den Fuß langsam gegen das Gummiband aus und kehrt langsam in die Ausgangsposition zurück. Man wiederholt die Übung.

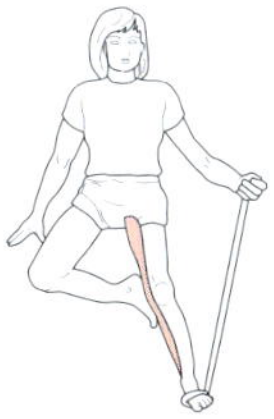

Supination gegen Widerstand
Man sitzt mit ausgestreckten Beinen auf dem Boden und schlingt ein Ende des Gummibandes direkt oberhalb der Zehen um den Vorfuß. Das freie Ende des Gummibandes sollte zur Außenseite des Fußes zeigen. Man rutscht mit dem Körper ein wenig zur Seite, bis das Gummiband angespannt wird. Dann dreht man die Fußsohle langsam nach innen, sodass am Gummiband gezogen wird. Hierbei muss man darauf achten, dass die Bewegung aus dem Fuß kommt und nicht das ganze Bein rotiert wird. Man kehrt langsam in die Ausgangsposition zurück und wiederholt die Übung.

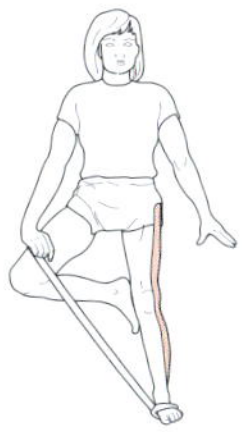

Pronation gegen Widerstand
Man sitzt mit ausgestreckten Beinen auf dem Boden und schlingt ein Ende des Gummibandes direkt oberhalb der Zehen um den Vorfuß. Das freie Ende des Gummibandes sollte dabei zur Innenseite des betreffenden Beines zeigen. Man rutscht mit dem Körper so weit zur Seite, dass sich das Gummiband anspannt. Man dreht die Fußsohle langsam nach außen, sodass an dem Gummiband gezogen wird. Man muss hierbei darauf achten, dass die Bewegung aus dem Fuß kommt und nicht das gesamte Bein rotiert wird. Man kehrt langsam in die Ausgangsposition zurück und wiederholt die Übung.

Tab. 21.3: Rehabilitationsprotokoll für isolierte mediale Kollateralbandzerrung (MKB) (siehe S. 284)

	Frühphase	Zwischenphase	Spätphase	Rückkehr zur Aktivität
Ziele	Reduzierung/Kontrolle von Schmerz, Schwellung Schutz des Gelenkes ROM erhalten Vermeidung einer Quadrizepsatrophie	Steigerung ROM Schutz des Gelenkes Wiederherstellung der Kraft Steigerung der Funktion	Verbliebene Kraftdefizite beseitigen Funktionelles Fortschreiten der Aktivitäten	Vorbereitung auf Rückkehr zur Aktivität
Erlaubte Belastung	Bis Toleranzgrenze Stabilisierende Orthese der Wahl	Volle Gewichtsbelastung	Volle Gewichtsbelastung	Volle Gewichtsbelastung
ROM, Beweglichkeit	PROM/AROM Knie Flexion/Extension Dehnung der Hamstrings	Fortsetzen der ROM-Übungen Dehnung der Hamstrings Dehnung der Hüftbeuger	Fortsetzen, wenn Defizite verbleiben	
Kräftigung mit offenen Muskelketten	Quadrizepsanspannung Anheben des gestreckten Beines Kniestreckung mit kurzem Bewegungsbogen Hüftkräftigungsübungen	Fortsetzen der Kräftigung Isotonische Kräftigung von Quadrizeps/Hamstrings durch schmerzfreie ROM	Gesamte untere Extremität isotones/isokinetisches Programm	Fortsetzen der vorhergehenden Kräftigung
Kräftigung mit geschlossenen Muskelketten	Beidbeinige Kniebeugen 0-45° endgradige Kniestreckung	Beidbeinige Kniebeugen 0-80° Ausfallschritt, Sprung, Hüpfen Stufe hoch/runter	Seitlicher Ausfallschritt, Hüpfen, Sprünge, „schnelle Füße" vorwärts, rückwärts Hocken	Hüpfen, Sprungübungen Kreuzschritte Plyometrische Übungen
Funktion/Propriozeption	Fitness erhalten: Standradfahren, Schwimmen mit Kraulbeinschlag, Laufen im tiefen Wasser	Zweibeinstand auf Kippbrett Einbeinstand, Balanceübungen Fitness erhalten: Radfahren, Schwimmen, Treppensteigen, Aquajogging	Einbeinstand auf Kippbrett Gleitbrett, Beweglichkeit/Gleichgewichtsübungen Fitnesstraining: Rennen, Radfahren, Schwimmen	Funktionelle Laufmuster Sprungseil Sportspezifische Übungen
Einschränkungen oder Empfehlungen	Kein Springen, plötzliche Richtungswechsel oder Sportarten, bei denen getreten wird, kein Brustbeinschlag beim Schwimmen	Kein Springen, plötzliche Richtungswechsel oder Sportarten, bei denen getreten wird	Funktionelle Orthese Krafttest	

AROM, active range of motion (aktiver Bewegungsumfang); PROM, passive range of motion (passiver Bewegungsumfang).

Tab. 21.4: Rehabilitationsprotokoll für das patellofemorale Schmerzsyndrom (siehe S. 317)

	Frühphase	Zwischenphase	Spätphase	Rückkehr zur Aktivität
Ziele	Schmerz und Entzündung reduzieren Kräftigung des Vastus medialis beginnen	Beweglichkeit der unteren Extremität steigern Wiederherstellung der Kraft Patellalauf verbessern	Beseitigung verbliebener Kraftdefizite Funktionelle Zunahme der Aktivität	Vorbereitung auf Rückkehr zum Sport
Erlaubte Belastung	Vollbelastung	Volle Gewichtsbelastung	Volle Gewichtsbelastung	Volle Gewichtsbelastung
ROM, Beweglichkeit	Dehnung der Hamstrings Dehnung der Hüftbeuger Dehnung des Quadrizeps	Verstärkte Dehnung der unteren Extremität	Weiterführen, wenn Defizite verbleiben	
Kräftigung mit offenen Muskelketten	Anheben des gestreckten Beines Hüftübungen in Seitlage Quadrizepsanspannungen Knieextension mit kurzem Bewegungsbogen	Vorherige Übungen fortsetzen Isotone Quadrizeps/Hamstring-Kräftigung mit kurzem Bewegungsbogen, sofern schmerzfrei Bei Schmerzfreiheit Kräftigung der Hamstrings	Konzentrierte exzentrische Kräftigung des Quadrizeps Bei Schmerzfreiheit isotone Kräftigung von Quadrizeps/Hamstrings mit vollem Bewegungsbogen	Fortsetzen der vorherigen Kräftigung
Kräftigung mit geschlossenen Muskelketten	Beidbeinige Kniebeugen 0-45° Endgradige Kniestreckung	Stufe hoch/runter Beidbeinige Kniebeugen 0-45° Endgradige Kniestreckung	Ausfallschritte, Hüpfen,Hocken, „schnelle Füße" (vorwärts, rückwärts)	Seitliche Ausfallschritte, Hüpfen, Kreuzschritte, leichte plyometrische Übungen
Funktion/Propriozeption	Erhalten der Fitness: Standradfahren, Schwimmen, Laufen in tiefem Wasser	Zweibeinstand auf Kippbrett Einbeinstand, Gleichgewichtsübungen Fitness erhalten: Radfahren, Schwimmen, Treppensteigen, Aquajogging	Einbeinstand auf Kippbrett Gleitbrett, Beweglichkeits- und Gleichgewichtsübungen Laufen, Radfahren, Schwimmen	Funktionelle Laufmuster Seilspringen Sportspezifische Übungen
Einschränkungen oder Empfehlungen	Übungen vermeiden, die den Patellaandruck steigern	Übungen vermeiden, die den Patellaandruck steigern		Bei Schmerzfreiheit Rückkehr zum Sport

Tab. 21.5: Rehabilitationsprotokoll nach Meniskusteilresektion oder Arthroskopie (siehe S. 302)

	Frühe Phase (0-2 Wochen)	**Zwischenphase** (2-4 Wochen)	**Späte Phase** (4-8 Wochen) und **Rückkehr zur Aktivität**
Ziele	Minderung/Kontrolle von Schmerz, Schwellung Steigerung ROM Quadrizepsrekrutierung	Steigerung ROM Wiederherstellung der Kraft Funktion steigern	Verbliebene Kraftdefizite beseitigen Funktionelle Steigerung der Aktivität Rückkehr zur Aktivität
Erlaubte Belastung ROM, Beweglichkeit	Soweit wie möglich PROM/AROM Kniebeugung/Streckung Dehnung der Hamstrings Patellamobilisation	Vollbelastung Weiterführen der ROM-Übungen Dehnung der Hamstrings Dehnung der Hüftbeuger im Stand	Volle Gewichtsbelastung Wenn Defizite verbleiben, fortfahren
Kräftigung mit offenen Muskelketten	Heben des gestreckten Beines Hüftkräftigungsübungen Quadrizepsanspannungen Anheben des gestreckten Beines Kniestreckung mit kurzem Bogen	Beginn der isotonen Kräftigung von Quadrizeps/Hamstrings soweit wie möglich	Volles isotones/isokinetisches Programm für untere Extremität
Kräftigung mit geschlossenen Muskelketten	Beidbeinige Kniebeugen 0-45° Endgradige Kniestreckung	Beidbeinige Kniebeugen 0-60° Stufen hoch/runter	Seitliche Ausfallschritte, Hüpfen, Springen, „schnelle Füße" (vorwärts, rückwärts) Hüpfübungen, Kreuzschritte, Plyometrische Übungen
Funktion/Propriozeption	Fitness erhalten: Standrad fahren, Schwimmen, Aquajogging (wenn die Inzisionen verheilt sind)	Zweibeinstand auf Kippbrett Einbeinstand, Gleichgewichtsübungen Fitness erhalten: Radfahren, Schwimmen, Treppensteigen, Aquajogging	Einbeinstand auf Kippbrett Gleitbrett, Beweglichkeit- und Gleichgewichtsübungen Funktionelle Laufmuster Seilspringen Rennen, Radfahren, Schwimmen
Einschränkungen oder Empfehlungen	Kein Sport	Kein Springen, Sport mit plötzlichen Richtungswechseln	Bei 85% Kraft Rückkehr zum Sport

AROM, active range of motion (aktiver Bewegungsumfang); PROM, passive range of motion (passiver Bewegungsumfang).

Tab. 21.6: Rehabilitationsprotokoll nach Meniskusnaht (siehe S. 304)

	Zeit nach der Operation			
	1-7 Tage	1-4 Wochen	4-12 Wochen	12-16 Wochen
Ziele	Minderung/Kontrolle von Schmerz, Schwellung Quadrizepsatrophie vermeiden	ROM steigern Gelenk schützen Funktion steigern	ROM steigern Kräftigung beginnen	Kraftdefizite beseitigen Rückkehr zu funktionellen Aktivitäten
Erlaubte Belastung	Teilbelastung in langer Beinschiene in fixierter 0°-Stellung	Vollbelastung in Schiene in 0-30°-Einstellung	Vollbelastung Schiene für 6 Wochen beim Gehen tragen, dann nach und nach ablegen	Vollbelastung
ROM, Beweglichkeit	Begrenzte Patellamobilisation AROM, wenn es der Operateur erlaubt	Patellamobilisierung nach 2 Wochen: – AROM Übungen nur 0-90° – Dehnung der Hamstrings	AROM-Übungen 0-120° nur Hamstringdehnung	ROM-Übungen steigern Dehnung der Hamstrings
Kräftigung mit offenen Bewegungsketten	Heben des gestreckten Beines Hüftübungen in Seitenlage Quadrizepsanspannung im Sitzen	Schiene bei Übungen bis zur dritten Woche belassen: – Quadrizepsanspannung im Sitzen – Anheben des gestreckten Beines – Kniestreckung mit kurzem Bogen – Hüftübungen in Seitlage mit und ohne Belastung	Bei Übungen Schiene abnehmen Vorangegangene Kräftigungsübungen bis zu 4,5 kg fortsetzen	Vorangegangene Kräftigungsübungen fortsetzen, ggf. mit Gewichten bis zu 14 kg Beinstreckung 0-60°, bis zu 14 kg Bein anheben Hüftkräftigung
Kräftigung mit geschlossenen Muskelketten	Keine	Zehenstand, Fersenstand Hüftübungen in Seitlage	Nach 8 Wochen: – Nur beidbeinige Kniebeugen 0-60° – Stufe hoch/runter – Ausfallschritt nach vorne – beidbeiniger Stand auf dem Kippbrett – Einbeinstand, Balanceübungen	Nach 4 Monaten: – Karioka, Sprünge, seitliche Ausfallschritte – plyometrische Übungen
Funktion/Propriozeption	Keine	Gleichgewichtsübungen im Stand auf stabiler, ebener Oberfläche	Gangtraining Fitnessübungen: Schwimmen mit Kraulbeinschlag, Radfahren, Skilanglauf, Aquajogging Nach 8 Wochen: Treppensteigen	Laufen, Rad fahren Nach 4 Monaten: – funktionelle Laufmuster – Seilspringen – sportspezifische Übungen
Einschränkungen oder Empfehlungen	Keine Übungen mit Belastung Kein Sport	Keine Übungen mit Belastung	Kein Springen oder plötzliche Richtungswechsel	Mit Erlaubnis des Arztes Rückkehr zum Sport

Tab. 21.7: Standard-Rehabilitationsprotokoll nach Rekonstruktion (Patellarsehne) des vorderen Kreuzbandes (VKB) (siehe S. 281)

	Rehabilitationsphase/Zeitrahmen		
	1. Präoperativ	2. Postoperativ (ersten 7-10 Tage)	3. Rückkehr zur Belastung/vollen Bewegung (bis zu 11 Wochen)
Ziele	• Schmerz/Schwellung reduzieren • ROM verbessern (wenigstens 0-120°) • Kraft verbessern, soweit möglich • Allgemeine Kraft erhalten/aerobe Kapazität, soweit möglich	• Volle Streckung (im Vergleich zum nicht operierten Knie) • Zumindest 90° Kniebeugung • Schwellung und Schmerz reduzieren • Quadrizeps/Hamstrings-Funktion verbessern	• Normaler Gang ohne Schiene • Keine Schwellung • Voller Bewegungsumfang • Verbesserte Kraft (Hüfte/Knie/Sprunggelenkmuskulatur) • Verbesserte Propriozeption/Gleichgewicht/ Haltungsstabilität· • Allgemeine Kraft erhalten/aerobe Kapazität, soweit möglich
Methoden	Vor der Operation Messungen: • IKDC Score • Stabilitätsmessung des Knies (KT 1000) • Isokinetische konzentrische/exzentrische Kraftmessung des Quadrizeps und der Hamstrings • Propriozeption/Haltungsstabilitätstest (KAT 2000) Initiale Behandlung: • Kälte und Kompression • Passive Kniestreckübungen • Aktive Kniebeugeübungen • Quadrizepskontrolle und Übungen mit Anheben des gestreckten Beines • Belastung, soweit möglich, Schiene und Gehstützen, wenn nötig	Operationstag, Beginn in der Klinik Behandlung: • Kälte und Kompression (Kältemanschette) • Passive Kniestreckübungen • Aktive Kniebeugeübungen • Quadrizepskontrolle und Übungen mit Anheben des gestreckten Beines • Belastung, soweit möglich, wenn nötig, mit Schiene und Gehstützen • Anweisungen zum Heimprogramm Anmerkungen: • Ambulante Behandlungen 2-3 mal pro Woche • Keine hochintensiven Übungen für andere Körperabschnitte • Gehstützen sind notwendig, bis der Gang normal und schmerzfrei ist • Anlage einer Schiene in den ersten 3 Wochen bei Aktivitäten mit Gewichtsbelastung	Nach Realisierung der Ziele von Phase 2 Zusätzliche Behandlung: • Patellamobilisation (wenn notwendig) • Dehnung der unteren Extremität (besonders der Hamstrings und des Gastroknemius) • Gangübungen (mit Spiegel und/oder Therapeut) • Bewegungsübungen mit geschlossenen Muskelketten • Kräftigungsübungen für die Hamstrings • Training der Propriozeption, Balance und Koordination • Standfahrrad (wenn Flexion > 100°) • Schwimmbadübungen (vermeide Brustbeinschlag) Übungen, die nach 5-6 Wochen ergänzt werden können (nach dem Ermessen des Therapeuten): • Aktives dynamisches Quadrizepstraining, 90-40° Kniebeugung • Funktionelle Übungen (Seilspringen, Gleitbrett, etc.) • Spezifisches exzentrisches Training der unteren Extremität (Treppabgehen, Trampolinspringen) • Fahrradfahren (draußen)·

Tab. 21.7: Fortsetzung

	Rehabilitationsphase/Zeitrahmen		
	Anmerkung: Übungen und Aktivitätsniveau steigern, unter Betonung schmerzfreier Bewegung und Kraftentwicklung sowie allmähliche Rückkehr zur Aktivität, bis ein Plateau erreicht ist oder eine Operation durchgeführt wird		• Gehübungen draußen, flach oder bergauf (bei unebenem Terrain Stöcke benutzen) Anmerkungen: Mit mäßiger Intensität Oberkörper/Bauch/gegenseitiges Bein trainieren
Ziele	4. Rückkehr zu Geradeausaktivitäten • Aktives Quadrizepstraining gegen Widerstand ohne Schmerzen • Normales Rennen • Allgemeine Kraft erhalten/aerobe Kapazität, soweit möglich	5. Rückkehr zu Aktivitäten mit plötzlichem • Richtungswechsel (4-6 Monate) • > 90% des normalen Muskeldrehmoments (isokinetisch gemessen) • Laufen jeder Art, ohne Schmerz und unter voller Kontrolle· • Springen ohne Schmerzen und unter voller Kontrolle	6. Rückkehr zum Wettkampf (nach 6 und mehr Monaten) Rückkehr zu uneingeschränkter Aktivität, wenn erreicht sind: • Voller Bewegungsumfang und Flexibilität der Muskulatur im Seitenvergleich • Isokinetische Kraft > 90% der Gegenseite • Keine Schmerzen oder Schwellung nach dem Training • Gute Ergebnisse bei allen funktionellen Tests
Methoden	Nach Realisierung der Ziele von Phase 3 Zusatzbehandlungen: • Submaximales isokinetisches Quadrizepstraining (offene Muskelkette, konzentrisch/exzentrisch, voller Bewegungsumfang) • Geradeausjoggen auf unebenem Untergrund, flach oder nur bergauf • Übergang zu normalem sportspezifischen Training für alle Körperbereiche	Nach Realisierung der Ziele von Phase 4 Zusatzbehandlungen:· • Joggen auf unebenem Untergrund • Joggen mit Richtungswechseln (90°, 180°) • Zickzacklaufen mit plötzlichen Richtungswechseln (45°) • Beschleunigungs- und Verlangsamungstraining • Sportspezifisches Ganzkörpertraining mit Betonung des Beinkrafttrainings	Nach Realisierung der Ziele von Phase 5 Messungen: • IKDC Score • Kniestabilität messen (KT 1000) • Isokinetische konzentrische/exzentrische Kraftmessung des Quadrizeps und der Hamstrings • Propriozeption/Haltungsstabilitätstest (KAT 2000) • Objektive Funktionstests, wie Einbeinsprung, Dreisprung, und/oder Treppenhüpfen • Sportartspezifisches Training auf dem Sportplatz

Rehabilitationsprotokolle

Rehabilitationsprotokolle für bestimmte Verletzungen finden sich in folgenden Tabellen:
- Sprunggelenkzerrung: Tab. 21.8;
- Außenbandrekonstruktion: Tab. 21.9;
- Achillessehnenrekonstruktion: Tab. 21.10.

Training der unteren Extremität

Übungen für propriozeptives Gleichgewicht und Agilität

Gleichgewicht auf einem Bein

Man hält sich an einem stabilen Objekt fest (Küchentheke, Tisch) und trainiert die Balance auf dem verletzten Bein:
- mit geöffneten Augen;
- mit geschlossenen Augen;
- im Stand auf einem Buch oder einem Kissen;
- indem man sich allmählich vom Halt löst.

Man sollte hierbei die Zeit stoppen und versuchen, die Dauer der Balance zu steigern.

Balancierbrett

Man hält sich an einem stabilen Objekt (Küchentheke, Tisch) fest:
- Man setzt die Füße an die Ränder des Brettes:
  1. Man kippt das Brett von vorne nach hinten, Wiederholung 1–3 min.
  2. Man kippt das Brett von einer Seite zur anderen, Wiederholung 1–3 min.
  3. Man versucht, so zu balancieren, dass die Ränder des Brettes den Boden nicht berühren.
  4. Man versucht allmählich, sich vom Halt zu lösen.
- Man stellt einen Fuß in die Mitte des Brettes. Wiederholung der Schritte 1-3.
- Man wirft gleichzeitig einen Ball oder führt eine andere sportartspezifische Aktivität aus.
- Versuch, die Übungen mit geschlossenen Augen auszuführen.

Unterschiedliche Lauf-/Gehrichtungen (mit oder ohne Gymnastikseil)

Man beginnt im Schritt-Tempo; Steigerung auf viertel, halbe und dann volle Geschwindigkeit (laufen):
- vorwärts;
- rückwärts;
- seitwärts (Seitgalopp) – Führung mit dem linken Fuß, danach mit dem rechten;
- Kreuzschritt (Karioka).

Springen und Hüpfen

Man beginnt mit geschlossenen Beinen. Man klebt ein Stück Klebeband auf den Fußboden, um darüber zu hüpfen; man beginnt mit kleinen Sprüngen und erhöht allmählich Geschwindigkeit und Distanz:
- Springen von vorn nach hinten;
- Springen von einer Seite zur anderen.

Tab. 21.8: Rehabilitationsprotokoll für akute Sprunggelenksdistorsionen (siehe S. 368)

	Frühphase	Zwischenphase	Spätphase	Rückkehr zur Aktivität
Ziele	Schmerz und Schwellung reduzieren Gelenk schützen ROM erhalten	AROM/PROM steigern Gelenk schützen Funktion verbessern Kräftigung beginnen	Kraftdefizite beseitigen Funktionelle Steigerung der Aktivitäten	Rückkehr zur Aktivität vorbereiten
Erlaubte Belastung	Soweit wie möglich mit stabilisierender Sprunggelenkschiene der Wahl	Vollbelastung mit stabilisierender Sprunggelenkschiene der Wahl	Vollbelastung	Vollbelastung
ROM, Beweglichkeit	Aktive PF/DF, Zehenstreckung	AROM SUP/PRO,PROM-Übungen: PF/DF, SUP/PRO Wadendehnung im Stehen	Wadendehnung im Stehen	Vorheriges Programm fortsetzen
Kräftigung mit offenen Muskelketten	Isometrische PF/DF; SUP/FRO Handtuchrollen	Gummischlauchübungen: PF/DF, SUP/PRO Handtuchrollen Handtuch SUP/PRO	Vorhergehendes Programm fortsetzen Ergänzen: – Gummibandübungen – multiaxiale Sprunggelenkübungen	Vorheriges Kräftigen fortsetzen Kräftigung der unteren Extremität
Kräftigung mit geschlossenen Muskelketten	Einbeinbalance, soweit möglich	Zehenstand Hackenstand	Ausfallschritte, Hüpfen, Springen „Schnelle Füße" (vor, zurück) Rückwärts/vorwärts Laufen	Karioka, Seitwärtshüpfen, Sprünge Plyometrische Übungen
Funktion/Propriozeption	Fitness erhalten: Standradfahren, Schwimmen	Zweibeinstand auf Kippbrett Balanceübungen, Einbeinstand Fitness erhalten: Radfahren, Schwimmen, Treppensteigen, Laufen im Wasser	Einbeinstand auf Kippbrett Gleitbrett, Agilität/Balanceübungen Rennen, Radfahren, Schwimmen, Treppensteigen	Funktionelle Laufmuster Seilspringen Beweglichkeitsübungen im Quadrat

AROM, active ROM (aktiver Bewegungsumfang); DF, Dorsalflexion; SUP, Supination; PRO, Pronation; PF Plantarflexion; PROM, passive ROM (passiver Bewegungsumfang).

Tab. 21.9: Rehabilitationsprotokoll nach Außenbandrekonstruktion (anatomisch) (siehe S. 378)

	Zeit nach der Operation			
	0-3 Wochen	3-6 Wochen	6-12 Wochen	12 Wochen bis 4-6 Monaten
Ziele	Schmerz und Schwellung reduzieren ROM-Übungen beginnen	ROM normalisieren Kräftigung beginnen Funktion steigern	Kraft normalisieren Funktionelle Defizite reduzieren	Rückkehr zur Aktivität vorbereiten
Erlaubte Belastung	Belastung mit Sprunggelenkschiene oder Stiefelorthese, soweit möglich	Vollbelastung mit Sprunggelenk-schiene der Wahl	Vollbelastung Sprunggelenk schiene bei der Aktivität	Vollbelastung
ROM, Beweglichkeit	PROM DF/PF Begrenzte AROM Zehen Flexion/Extension	AROM DF/PF Vermeidung extremer SUP/PRO Nach 8 Wochen: Achillesdehnung	AROM-, PROM-Übungen Achillessehnendehnung	ROM fortsetzen, Dehnung
Kräftigung mit offenen Muskelketten	Keine	Nach 8 Wochen: – isometrische DF/PF, SUP/PRO – Gummibandübungen: DF/PF	Volle isotone/isokinetische Kräftigung in allen Ebenen Gummibandübungen in vier Ebenen	Vorangegangene Dehnungen fortsetzen
Kräftigung mit geschlossenen Muskelketten	Keine	Zehenstand Hackenstand	Vorwärtausfallschritte, Hüpfen, Springen „Schnelle Füße" (vorwärts, zurück)	Karioka, Seitwärtshüpfen, Ausfallschritt, Sprungübungen, plyometrische Übungen
Funktion/Propriozeption	Fitness erhalten: Standfahrrad mit angelegter Stiefelorthese	Zweibeinstand auf Kippbrett Gangtraining Fitnessübungen: Radfahren, Schwimmen, Laufen in tiefem Wasser	Einbeinstand auf Kippbrett Gleitbrett Fitnessübungen: Radfahren, Schwimmen, Treppensteigen	Funktionelle Laufmuster Seilspringen Sportspezifische Übungen Beweglichkeit/Balanceübungen Joggen auf ebenen Oberflächen nach 4 Monaten
Einschränkungen	Keine Dehnung oder Kräftigung	Keinen Sport mit Belastung	Keine	Keine

AROM, active range of motion (aktiver Bewegungsumfang); DF, Dorsalflexion; SUP, Supination; PRO, Pronation; PF, Plantarflexion; PROM, passive range of motion (passiver Bewegungsumfang).

Tab. 21.10: Rehabilitationsprotokoll nach Achillessehnenrekonstruktion (siehe S. 352)

	Zeit nach der Operation			
	0-4 Wochen	4-12 Wochen	12 Wochen bis 6 Monate	6-8 Monate
Ziele	Schmerz und Schwellung reduzieren ROM-Übungen beginnen	Beginnen, ROM zu normalisieren Funktion steigern Kräftigung beginnen	Kraft normalisieren Funktionelle Defizite reduzieren	Rückkehr zur Aktivität vorbereiten
Erlaubte Belastung	Belastung soweit möglich, in Stiefelorthese oder Schiene	Vollbelastung unter Anlage einer Sprunggelenkschiene und in Joggingschuhen	Vollbelastung	Vollbelastung
ROM, Beweglichkeit	AROM/PROM PF nur 0-20° Aktive Zehenflexion/Extension	Vorsichtige AROM/PROM DF/PF, SUP/PRO Vermeide extreme DF Nach 8 Wochen: – Achillesdehnung – Wadendehnung im Stehen	AROM-, PROM-Übungen Achillesdehnung Wadendehnung im Stehen	
Kräftigung mit offenen Muskelketten	Keine	Nach 6 Wochen: – isometrische Übungen in allen Richtungen Nach 8 Wochen: – Gummibandübungen – DF/PF, SUP/PRO	Isotone/isokinetische Kräftigung der unteren Extremität in allen Richtungen	Vorherige Kräftigung fortsetzen
Kräftigung mit geschlossenen Muskelketten	Keine	Nach 8 Wochen: – Hackenstand – Zehenstand	Geradeaus-Ausfallschritte, Sprünge „Schnelle Füße" (vorwärts/zurück)	Karioka, Seitwärtshüpfen, Ausfallschritte Plyometrische Übungen
Funktion/Propriozeption	Fitness erhalten: Standrad	Zweibeinstand auf Kippbrett Gangtraining Fitnessübungen: Radfahren, Schwimmen – keine Wende oder Sprünge	Einbeinstand auf Kippbrett Gleitbrett, Beweglichkeit/Balance Fitnesstraining: Radfahren, Schwimmen, Treppensteigen, Joggen auf ebenen Oberflächen nach 4 Monaten	Einbeinhacken/-zehenstand Funktionelle Laufmuster Seilspringen Sportspezifische Übungen
Einschränkungen oder Empfehlungen	Keine Dehnung oder Kräftigung Narbenmobilisierung empfehlen, sobald die Wundheilung es erlaubt	Kein Sport mit Belastung	Nach 4 Monaten Rückkehr außer zu Kontaktsportarten	Keine

AROM, active range of motion (aktiver Bewegungsumfang); DF, Dorsalflexion; SUP, Supination; PRO, Pronation; PF Plantarflexion; PROM, passive range of motion (passiver Bewegungsumfang).

Man trainiert beidbeiniges Geradehochspringen, wobei man versucht, die Höhe jedes Mal zu steigern.

Man klebt mehrere Klebestreifen auf den Fußboden und springt in zufälligen Mustern von einem Streifen zum nächsten.

Hüpfen auf einem Bein, Steigerung zum Springen über eine Linie:
- Geradehochspringen auf einem Bein;
- Hüpfen von vorne nach hinten;
- Hüpfen von einer Seite zur anderen.

Laufübungen

Man beginnt auf einer flachen, ebenen Oberfläche:
- man beginnt mit einer Viertelgeschwindigkeit und joggt nur auf geraden Linien;
- man steigert zu halber Geschwindigkeit auf Geraden und Viertelgeschwindigkeit in Kurven;
- man steigert zu Dreiviertelgeschwindigkeit auf Geraden, halber Geschwindigkeit in Kurven;
- man steigert zu voller Sprintgeschwindigkeit auf Geraden und joggt in Kurven;
- man fügt kurzfristige Beschleunigung, Verlangsamung und wieder Beschleunigung hinzu.

Können diese Übungen vollständig durchgeführt werden, geht man zu anderer Bodenbeschaffenheit über.

Zickzacklauf

Mit dieser Übung fährt man fort, wenn man die vorangegangenen Laufübungen vollständig durchführen kann. Man stellt Kegel oder Hindernisse in gerader Linie im Abstand von 60–90 cm auf:
- man beginnt mit einer Viertelgeschwindigkeit und läuft im Zickzack durch die Hindernisse;
- Steigerung durch Erhöhung der Geschwindigkeit;
- Steigerung durch Verringerung des Abstandes zwischen den Hindernissen (Kegeln).

Achtertourlaufen

Man beginnt, indem man in großen Achtertouren joggt:
- man joggt sowohl im als auch gegen den Uhrzeigersinn;
- Steigerung durch Erhöhung der Geschwindigkeit;
- Steigerung durch Verkleinerung der Achtertour.

Vierecklauf

Man stellt Pilone oder Linien in Form eines Quadrates auf:
- man beginnt mit einem großen Quadrat und läuft im und gegen den Uhrzeigersinn, wobei man stets in die gleiche Richtung schaut;
- man verkleinert allmählich die Größe des Quadrates;
- man fügt andere Aktivitäten wie Hüpfen, Springen und Seitwärtslaufen hinzu.

Pivotieren

Man stellt einen Fuß fest und übt, in unterschiedlichen Richtungen davonzulaufen:
- 90°-Winkel;
- 180°-Winkel.

Sportartspezifische Übungen

Man ergänzt die obigen Laufübungen durch Dribbling mit einem Fußball, Hockeyball oder Basketball.

Merksätze

1. Vor den Übungen durch Stretching und langsames Joggen aufwärmen.
2. Abkühlen nach den Übungen durch Stretching und langsames Joggen.
3. Beim Zickzacklauf und Achtertourenlauf stützende Schuhe tragen.
4. Stützende Orthesen (Knie, Sprunggelenk) sollten so getragen werden, wie sie vom Physiotherapeuten, Trainer oder Arzt verschrieben werden.
5. Kommt es zur Schwellung, zu Schmerzen oder einem Instabilitätsgefühl während oder nach den Übungen, sollte der Physiotherapeut oder Trainer konsultiert werden, zudem sollte Eis angewendet und die Extremität 15–20 min hochgelagert werden.

Kraft- und Geschwindigkeitsübungen

Kniehochziehen
Man läuft auf der Stelle und zieht dabei die Knie so hoch wie möglich. Man konzentriert sich auf die Höhe des Kniegelenkes, nicht auf die Geschwindigkeit. Durchführung der Übung 1-mal für 15 s, 1-mal für 20 s und wiederum 1-mal für 15 s. Die Übung wird mit geschlossenen Augen wiederholt.

Schnelles Hüpfen
Man hüpft so schnell wie man kann, wobei sich die Füße kaum vom Boden heben. Gleichzeitig werden die Arme schnell bewegt. Man führt diese Übung 2-mal über 55 m durch und wiederholt mit geschlossenen Augen.

Kraftvolles Hüpfen/Springen
Man zieht beim Hüpfen das rechte Knie hoch und belässt das linke Bein gestreckt. Es folgt ein kraftvolles Wechseln der Beine. Der Kopf sollte dabei aufrecht sein und der Rücken gerade. Man konzentriert sich hierbei auf Explosivität und Weite, auch die Arme werden schnell mitbewegt. Diese Übung wird 2-mal über 55 m durchgeführt.

Einbein-Springen
Das in Hüfte und Knie gebeugte rechte Bein wird kraftvoll in Hüfte und Knie vollständig gestreckt, wobei der Boden nicht berührt wird und man auf dem linken Fuß landet; die Vorwärtsbewegung sollte durch Hüpfen auf dem linken Bein und die Kraft in der Bewegung des rechten Beines entstehen. Durchführen der Übung 2-mal über 55 m.

Hochspringen
Man beugt ein Bein kraftvoll in Hüfte und Knie, sodass der Körper eine Aufwärtsbewegung im Sprung erreicht. Man sollte sich hierbei auf Höhe konzentrieren und nicht auf Geschwindigkeit oder Vorwärtsbewegung. Die Übung wird 2-mal über 55 m durchgeführt.

Ausfallschritte
Man beugt das Knie vor dem Körper an und streckt das Bein in eine Ausfallschrittposition vorwärts. Das andere Knie sollte dabei gebeugt werden, bis es *nicht ganz* den Boden berührt. Man hält für 5 s und wiederholt. Diese Übung sollte langsam ausgeführt werden. Die Übung wird 2-mal über je 55 m durchgeführt.

Beidbeinige schnelle Sprünge
Man springt so hoch wie möglich, bei der Landung werden die Knie gebeugt. Man zieht die Knie hoch und nach vorne. Nach der Landung springt man erneut. Mit den Armen unterstützt man das Hochkommen. Man führt zwei bis drei Serien mit je 10–15 Sprüngen durch; zwischen den Serien macht man 1 min Pause.

Einbeinig schnelle Sprünge
Man springt in der gleichen Haltung wie für die beidbeinigen schnellen Sprünge auf einem Bein so hoch wie möglich. Man führt zwei Serien mit 10 Wiederholungen und je 2 min Pause zwischen den Serien durch.

Hüpfen in der Hocke

Die Füße etwa schulterbreit gespreizt verschränkt man die Finger hinter dem Kopf. Man senkt sich in eine halbhockende Position und springt sofort explosiv so hoch wie möglich. Man führt 3 Serien mit 20 Wiederholungen durch, zwischen den Serien macht man jeweils 2 min Pause.

Schnelle Füße

Man klebt einen Tape–Streifen auf den Fußboden und stellt sich hinter diese Linie. So schnell wie möglich tritt man über die Linie und zurück, dabei wechselt das führende Bein. Man führt diese Übung in 10-, 20-, 30- und 60-Sekundenintervallen durch. Man wiederholt die Übung in Seitwärtsrichtung und Steigerung durch Springen oder Hüpfen über die Linie.

Sportartspezifische Rehabilitation im Wasser

Hydrotherapie und Aquatraining haben viele Vorteile (Abb. 21.4). Sie erlauben ein früheres und aggressiveres Training. Die höhere Effektivität im Hinblick auf Durchblutung, Atmung und Metabolismus ist genauso wichtig wie die Verbesserung des Bewegungsumfanges, der Kraft, Stärke und Ausdauer. Nebenwirkungen wie psychisches Wohlbefinden und Entspannung sind ebenfalls willkommen.

Der Therapeut muss die hydrodynamischen Prinzipien des Auftriebs, der Viskosität, des Wasserdrucks und der Temperatur genauso verstehen wie die biologischen Auswirkungen beim Eintauchen in das Wasser: Ziel ist es, dieses Wissen mit den Erfordernissen der Diagnose, der Sportart und den Zielen des Athleten zu kombinieren. Die Steuerung der Trainingsintensität ist wichtig, damit der Athlet auf dem richtigen Niveau trainiert. Um die Trainingsintensität zu erhöhen, wird der Einsatz schnellerer und größerer Bewegungen oder der Einsatz von Ausrüstungsgegenständen, die Widerstand erzeugen, empfohlen.

Gesunde Sportler können das Wassertraining als Ergänzung zu ihrem normalen Training einsetzen, um so Verletzungen durch Übertrainieren zu vermeiden.

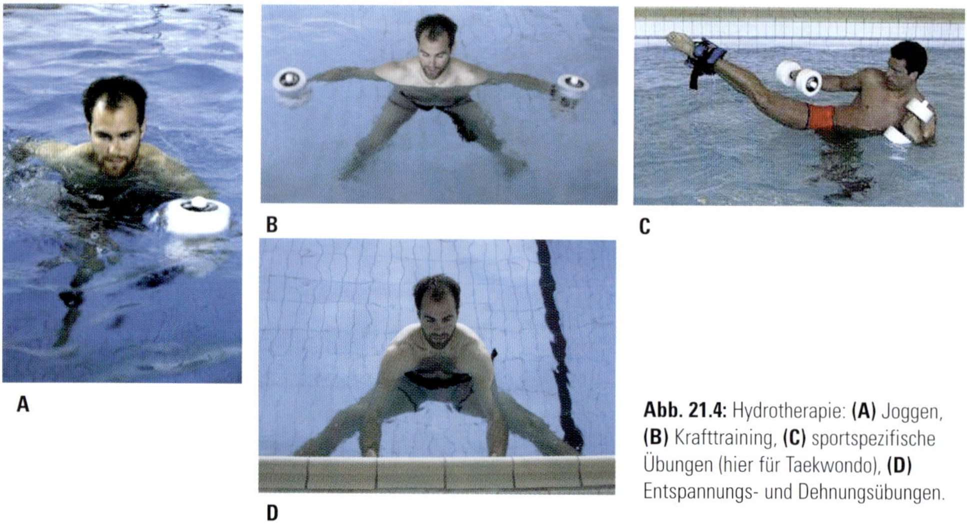

Abb. 21.4: Hydrotherapie: **(A)** Joggen, **(B)** Krafttraining, **(C)** sportspezifische Übungen (hier für Taekwondo), **(D)** Entspannungs- und Dehnungsübungen.

Sachverzeichnis

Anmerkung: *Kursiv* gedruckte Seitenzahlen betreffen Abbildungen und **fett** gedruckte betreffen Tabellen. Wenn sich die Abbildungen auf derselben Seite wie der Text befinden, werden sie nicht extra angezeigt. Hinweise zu den Seiten IX-X betreffen Definitionen im Glossar.

L

M

N

O

P

T

U

V

W

Z